REVOLUÇÃO EM MENTE

COLEÇÃO PERSPECTIVAS

© 2008, George Makari.
All rights reserved

Coordenação textual: Luiz Henrique Soares e Elen Durando
Preparação de texto: Rita Durando
Revisão: Simone Zac
Capa e projeto gráfico: Sergio Kon
Produção: Ricardo W. Neves e Sergio Kon

CIP-Brasil. Catalogação na Publicação
Sindicato Nacional dos Editores de Livros, RJ

M195r

Makari, George, 1960-
    Revolução em mente : a criação da psicanálise / George Makari ; prefácio Rafael Alves Lima ; tradução Paulo Sérgio de Souza Jr. - 1. ed. - São Paulo : Perspectiva, 2024.
    512 p. : il. ; 23 cm. (Perspectivas)

    Tradução de: Revolution in mind : creation of psychoanalysis
    Inclui índice
    ISBN 978-65-5505-205-3

    1. Freud, Sigmund, 1856-1939. 2. Psicanálise - História. I. Lima, Rafael Alves. II. Souza Jr., Paulo Sérgio de. III. Título. IV. Série.

24-94146
    CDD: 150.19509
    CDU: 159.964.2(09)

Meri Gleice Rodrigues de Souza - Bibliotecária - CRB-7/6439
20/09/2024   26/09/2024

1ª edição

Direitos reservados à
EDITORA PERSPECTIVA LTDA.
Alameda Santos, 1909, cj. 22
01419--100 São Paulo SP Brasil
Tel. (11) 3885--8388
www.editoraperspectiva.com.br

2024

George Makari

REVOLUÇÃO EM MENTE
A Criação da Psicanálise

Prefácio: RAFAEL ALVES LIMA
Tradução: PAULO SÉRGIO DE SOUZA JR.

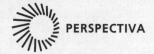
PERSPECTIVA

Para Arabella, Gabrielle e Jack,
maravilhas minhas.

Sumário

PREFÁCIO_ Rafael Alves Lima
[11]

NOTA DE EDIÇÃO
[19]

PRÓLOGO
[21]

PARTE I
CONFECCIONANDO A TEORIA FREUDIANA
[27]

1 UMA MENTE PARA A CIÊNCIA
[29]

2 CIDADE DE ESPELHOS, CIDADE DE SONHOS
[66]

3 O MATRIMÔNIO INFELIZ ENTRE PSIQUÊ E EROS
[92]

PARTE II
CONFECCIONANDO OS FREUDIANOS
[127]

4 VIENA
[129]

5 ZURIQUE
[171]

6 A INTERNACIONAL DOS FREUDIANOS
[199]

7 INTEGRAÇÃO/DESINTEGRAÇÃO
[220]

PARTE III
CONFECCIONANDO A PSICANÁLISE
[265]

8 TUDO PODE PERECER
[267]

9 EM BUSCA DE UM NOVO CENTRO
[288]

10 UMA NOVA PSICANÁLISE
[325]

11 A PSICOPOLÍTICA DA LIBERDADE
[357]

EPÍLOGO
[409]

Notas [427]
Autorizações [479]
Créditos das Ilustrações [481]
Índice [485]
Agradecimentos [505]

Prefácio

Rafael Alves Lima
Professor do Instituto de Psicologia da Universidade de São Paulo

"Por onde posso começar a estudar a história da psicanálise?"

Há ótimas boas respostas para essa questão. Porém, quando o assunto é história, é fundamental que as boas respostas se alternem de tempos em tempos ao sabor da disponibilidade de novas referências historiográficas. É por isso que *Revolução em Mente* chega em português para ser, seguramente, uma das melhores respostas a essa pergunta no nosso tempo.

Não há hoje quem negue que o interesse pela história da psicanálise está em uma crescente no Brasil. Felizmente, ao que tudo indica, estamos conseguindo paulatinamente superar os vícios imediatistas do pensamento que apartam a história (a província das ocorrências) da filosofia (a província dos conceitos) no nosso campo. É desejável que uma disciplina frequente a outra, permitindo uma intersecção produtiva, sobretudo quando o propósito é investigar, como anuncia o subtítulo da obra, *a criação da psicanálise*. Afinal, a sensatez metodológica aconselha a não tomar fatos e sistemas conceituais de modo a acovardá-los atrás dos caprichos de quem os fundou. Abundam afirmações do próprio Freud que o recolocam reiteradamente no centro gravitacional historiográfico quando se pretende falar em "criação da psicanálise": como não retratar Freud como o astro em torno do qual as estrelas de menor densidade orbitam? Ou mais ainda: como superar o par criador-criatura quando a psicanálise é, também, uma "cocriação"?

SOB TAIS CIRCUNSTÂNCIAS, abrir o horizonte da pesquisa histórica em psicanálise foi e seguirá sendo um desafio constante para aqueles que nela se aventurarem. Ao recusar o empuxo à história heroica que costuma grassar nas historiografias oficiais (e oficialescas) da psicanálise, *Revolução em Mente* se firma como um trabalho primoroso, amparado em uma riquíssima variedade de fontes primárias. O livro retrata um Freud incompatível com o autorreferido "isolamento esplêndido", para identificar um Freud relacional, que reage às pressões do campo, que faz planos ousados e que ousa se reinventar à luz das intempéries e dos acontecimentos. Um Freud de predicados excepcionais, sem dúvida, mas nem por isso destacado das relações sociais que moldaram as condições objetivas de sua experiência intelectual.

Apesar de ser um ótimo início de conversa, *Revolução em Mente* não é exatamente um trabalho introdutório no sentido vulgar do termo. George Makari é desses (bons) historiadores que não se poupa de tomar posições e não se esconde atrás de uma suposta neutralidade historiográfica; pelo contrário, sua escrita densa e objetiva é a prova de que ele faz muitas escolhas para construir sua narrativa, e é prudente estarmos advertidos disso. Talvez por isso este livro venha a ser recebido por leitores que já foram minimamente apresentados ao universo psicanalítico, como se eles fossem os que saberiam calibrar a recepção, filtrar os arroubos interpretativos ou qualquer coisa que o valha. Contudo, espero que não seja assim: gostaria de ver *Revolução em Mente* ingressando na apresentação aos iniciantes junto com biografias, dicionários e – por que não? – *podcasts* e outras mídias afins. A despeito da extensão da obra, o estilo de escrita do autor prima pela síntese (uma escolha acertada, a meu ver); suas frases altamente condensadas não douram a pílula na consumação de retratos breves de situações complexas, o que é sempre, de algum modo, um risco que inevitavelmente se corre. As ênfases não prometem harmonia ou simetria, e nem têm o dever de prometê-las: correr riscos nada mais é do que uma forma de assumir o compromisso da historiografia crítica.

Devemos também celebrar que estamos em um momento propício no Brasil para a recepção de *Revolução em Mente*, uma vez que diversas autoras e autores citados (Gross, Rank, Ferenczi, Spielrein, Horney) receberam tradução direta do alemão para o português nos últimos anos. Uma boa "garimpada nos sebos" deve garantir algumas edições mais antigas (Stekel, Anna Freud, Binswanger), uma atenção às recentes reedições e reimpressões (Klein, Winnicott) garante outros exemplares e, aliados às já tradicionais edições convencionais (Freud, Jung, Reich), nada há que uma boa visita a bibliotecas universitárias e um pouco de boa vontade não resolva. É preciso exaltar o trabalho de edição e tradução aqui feito porque temos ao fim uma obra que contempla todo esse nosso universo editorial brasileiro, com observações e notas de rodapé precisas. Nesse sentido, saudemos *Revolução em Mente* também como um instrumento de pesquisa bastante valioso para o mapeamento de fontes primárias.

QUANTO À ESTRUTURA da obra, vale destacar a densidade metodológica que anima a escrita de Makari. *Revolução em Mente* é uma história contada e dividida em três grandes confecções, que por sinal receberam títulos deveras elucidativos. Aproveitando a metáfora "tecidual" que eles sugerem, somos primeiro apresentados à tessitura da trama fundamental, que corresponde à teoria e à metapsicologia freudiana. Posteriormente temos a confecção dos freudianos, os artesãos e artistas têxteis, sujeitos cujas mãos agem enfim sobre a teoria, agitando-a, imprimindo-lhe as marcas. Por fim, chegamos à psicanálise propriamente dita, tecido de gramatura grossa muito firme e pouco transluzente – ou seja, chegamos ao campo propriamente dito que passar a ter existência abstrata para além de seus agentes, mas nunca sem eles.

Prefácio

A primeira parte relativa à confecção da teoria inicia com um ótimo apanhado das disputas em jogo na psicologia francesa da segunda metade do séc. xix, uma ambiência intelectual em que Freud aporta em 1885 com diversas particularidades quanto a questões políticas, religiosas e filosóficas. Passando pelo impacto do positivismo comtiano no mundo *psi* europeu, o livro atravessa o *Projeto de 1895*, os *Estudos Sobre a Histeria* e tantos outros textos até *A Interpretação dos Sonhos*, momento em que Freud encontra condições intelectuais objetivas para se situar nos interstícios de tantas outras versões ocidentais modernas que se lhe avizinharam – lembremos da kantiana, em que o louco é um sonhador em vigília, ou da schopenhauriana, em que o sonho é uma loucura breve ou que a loucura é um sonho longo. Assim, Makari escolta Freud, ancorando-o no porto de sua própria originalidade na entrada do século xx, tendo em mente uma concepção verdadeiramente revolucionária do que é o inconsciente. Sabemos que não é fácil cumprir o pré-requisito básico de conhecer os fundamentos da teoria psicanalítica com rigor e profundidade. Para quem está sendo apresentado pela primeira vez ao nome de George Makari, vale apontar que o que não lhe faltam são credenciais: psiquiatra, psicanalista e historiador de formação, professor, pesquisador e escritor premiado com livros traduzidos em diversas línguas. Ora, o autor não só demonstra dominar tais fundamentos teóricos como sabe extrair deles a viabilidade de uma história bastante sólida. No entanto, é preciso dizê-lo, há atalhos inoportunos, que apelam por frescor estilístico mas que, no fim, apenas reivindicam a já conhecida e vendável aproximação arisca entre o leitor da obra e a experiência intelectual freudiana. Sobretudo no primeiro terço do livro, Makari por vezes se vê diante da encruzilhada da controvérsia e opta por recair na armadilha da polêmica. Há uma em especial que não temos como ignorar, a "predileta das prediletas" das obsessões revisionistas, o supostérrimo caso entre Freud e sua cunhada. *Revolução em Mente* se curva a autores de reputação bastante duvidosa – notadamente, Peter Swales e Franz Maciejewski – e concede mais espaço para a corja do *Freud bashing* do que nós psicanalistas e historiadores da psicanálise aqui no Brasil estamos dispostos a conceder. Infelizmente ele perderá bons leitores nesse momento do livro. Trata-se, a meu ver, do principal lamento em relação à obra: quando a controvérsia intelectual sucumbe às lambanças revisionistas, *Revolução em Mente* fica em uma corda bamba historiográfica completamente desnecessária. Apesar disso, as polêmicas são muito pontuais e passageiras; como os deslizes não triunfam sobre a honestidade historiográfica da obra, nós leitores conseguimos renovar nossos votos de confiança na narrativa e seguir adiante.

Posto isso, e retomando o justo equilíbrio entre texto e contexto, dessa primeira parte merece destaque o terceiro capítulo, dedicado ao tema da sexualidade, ponto nevrálgico da história do pensamento freudiano cujo legado está em franca disputa hoje. Ao recuperar a teoria freudiana da sexualidade em diálogo com a sexologia e com a medicina da época, o argumento adentra na controversa questão do abuso sexual infantil e, por conseguinte, do abandono da teoria da sedução; desse modo, *Revolução em Mente* fortalece a ascensão da hipótese sobre a fantasia, a centralidade do caso Dora e o rompimento com Fliess para tomá-los como parâmetros centrais para toda e qualquer análise histórica dos *Três Ensaios* de Freud. Aqui, do ponto de vista da narrativa geral do livro, mais do que repetir 1900 para reeditar um Freud solar, Makari elege 1905 para descortinar os satélites "freudianos", deslocando o eixo historiográfico do destino da psicanálise para a interação entre Freud e os agentes do campo, interação essa mediada inicialmente pela tentativa de superação da incomunicabilidade entre a medicina científica teórica e a prática clínica.

É NESSA OUTRA proposta de confecção da história deveras original que Makari adentra na segunda parte do livro. Duas capitais europeias abrem essa seção. Primeiro, a Viena *fin de siècle*, retratada de uma forma sintética e potente; aqui somos introduzidos na ambiência estética e intelectual dos fins do século XIX e primeiríssimos anos do século XX, período em que a teoria freudiana repercutia sabidamente mais nos cafés do que no campo científico. Com vendas irrisórias de seus primeiros livros, Freud esteve no boca a boca dos formadores de opinião pública (como Karl Kraus) até alcançar seu público intelectual mais amplo. A Sociedade das Quartas-feiras é muito bem situada, uma vez que nela se testavam não apenas os calibres da aplicação da psicanálise nos objetos e fenômenos da cultura, assim como a replicação que o burburinho dos *points* vienenses provocava na psicanálise de volta. Nessa parte do livro, somos apresentados aos freudianos e aos antifreudianos, como é possível supor; não obstante, a categoria que mais rende historiograficamente aqui parece ser aquela relativa às posições intermediárias – poderíamos chamá-los "semifreudianos", posto que são descritos no livro como "semiadeptos" ou "semifiéis". A enorme desconfiança em relação ao caráter medular da sexualidade na metapsicologia freudiana – significativamente menor em relação a outros aspectos da teoria – caracterizou essas adesões parciais, e Freud sabia disso como ninguém. A tensão instalada adquire assim precedência explicativa no que tange tanto ao aparecimento das perspectivas da psicanálise aplicada (Rank, Sadger, Wittels) quanto às famigeradas dissidências (Stekel, Adler, Jung) que se desdobrariam nos anos vindouros. Justamente, a capital seguinte será Zurique e o respectivo grupo de Burghölzli. Makari acerta ao optar por dois centros do argumento, com Eugen Bleuler ao lado de Carl Gustav Jung, sem ignorar nomes de grande importância para o campo, como Ludwig Binswanger, agentes fundamentais na disputa pela legitimidade da psicanálise no campo das ciências. Evidentemente, a dissidência de Jung se arrasta pelos capítulos seguintes do livro, em que o foco já não está mais nas capitais, mas sim no mundo: merece destaque o sexto capítulo, em que se inaugura o grande projeto de Freud e dos freudianos de internacionalização do movimento psicanalítico. Os psicanalistas se revelaram exímios estrategistas na dinâmica das publicações, veiculando o nome "psicanálise" nos periódicos como forma de angariar credibilidade e estabelecer distinções com outras correntes da psicoterapia ou da psicopatologia. Estabeleceram-se assim os arranjos próprios da diplomacia acadêmica e as complexas decisões de organização de congressos, plataformas para

Prefácio

um freudismo em disputa às vésperas dos decisivos anos 1910. Makari mais uma vez acerta ao retratar o congresso de Salzburgo de 1908 como uma espécie de divisor de águas do ponto de vista tático, pois nele se tornariam mais visíveis os grupos analisados: freudianos, antifreudianos e "semifreudianos". Para o leitor iniciante, recomendamos prestar atenção nos nomes aqui elencados e nas posições por eles assumidas (Ferenczi, Jones, Abraham e tantos outros) pois por meio deles é possível mapear muito bem o caos das dissidências que tomaram conta da virada da década. Portanto, no fundo, um dos grandes méritos do livro consiste em deslindar os destinos do freudismo por meio dos freudianos e suas respectivas agendas intelectuais – mais precisamente, nas contendas observáveis nos congressos realizados por eles mesmos. É por isso que *Revolução em Mente* realiza uma história intelectual da psicanálise de pleno direito.

Por extensão, o sétimo capítulo é dedicado à fundação da International Psycho-analytic Association (IPA), que tem a internacionalização cravada no nome. Aqui é o congresso de Nurembergue de 1910 que ganha destaque, pois nele seriam negociados os aspectos relativos à técnica psicanalítica. O Complexo de Édipo é contextualizado como um estabilizador fundamental do discurso psicanalítico sobre a etiologia das neuroses, operacionalizado como uma baliza para a autocrítica do analista dema-siadamente seduzido pelos pendores de suas contratransferências. A luta contra os "semiadeptos", notadamente aqueles que assumiam a teoria do conflito mas rejeita-vam as teses da psicossexualidade, seria implacável aqui e alçaria outros patamares na constituição do freudismo. Na primeira metade dos anos 1910, ser psicanalista passa a ser sinônimo de ser integralmente leal (e em larga medida obediente) à pes-soa e à teoria de Freud. Mas, como diria Maiakóvski, o mar da história é agitado, as diretrizes da análise histórica do último bloco do livro estão nas guerras e suas con-sequências nefastas.

A CONFECÇÃO DA psicanálise, referente à terceira parte do livro, inicia não por acaso com a I Guerra Mundial. Trata-se não apenas de uma das mais intensas fases da pro-dução intelectual de Freud, com as conferências introdutórias na Universidade de Viena, os artigos sobre metapsicologia e os artigos sobre técnica. Há também ao longo da segunda metade dos anos 1910 um tópico clínico que interpelaria a psicanálise de modo definitivo, exigindo de Freud e dos freudianos um reposicionamento substan-tivo de premissas: a saber, as neuroses de guerra. Por meio delas, Makari aborda os anos sombrios da Guerra até o candente tema das clínicas públicas de psicanálise, lidas aqui sob o impacto das transformações sociais que os traumas de guerra exi-giriam reparar. Freud fará uma intensa revisão de sua teoria até o fatídico *Além do Princípio do Prazer*, ao passo que Berlim e Budapeste se tornariam solos propícios para o fortalecimento do debate sobre a técnica psicanalítica – incluindo as contro-vérsias em torno das obras de Rank e Ferenczi da primeira metade dos anos 1920 – e, sobretudo, a questão da formação de analistas. Para quem se interessa por esse último tema, não seria um exagero dizer que toda essa terceira parte do livro, com a devida atenção dada às fontes citadas, é leitura obrigatória. Chamo a atenção para os dois últimos capítulos, em que o penúltimo versa a respeito da Policlínica de Berlim, realizando uma exposição mais longa sobre Reich e sobre a chamada esquerda freudiana. O último capítulo por sua vez inicia com o polêmico último Ferenczi e atravessa as circulares de Fenichel para descrever com competência os difíceis anos 1930, precisamente o movimento que ficou conhecido, segundo a expressão de Anna Freud, como "um novo tipo de diáspora": o dramático exílio dos psicanalistas ante a ascensão do nazismo. Makari faz um belo e generoso retrato de Klein, um dos pontos altos do livro, para assinalar o deslocamento do pólo irradiador do movimento psicanalítico para Londres durante a II Guerra Mundial. O livro se encerra salientando o papel das "grandes controvérsias" entre Klein e Anna Freud no contexto britânico e abrindo espaço para um breve epílogo apresentando uma parte dos destinos do freudismo nos EUA nos anos 1940, história ainda pouco explorada entre nós brasileiros, de que certamente vale a pena começar a ter notícias por aqui.

ESPÉCIME RARO ENTRE OS livros de história da psicanálise, *Revolução em Mente* faz uma história intelectual do freudismo notável. Narra a saga freudiana em busca da originalidade de sua teoria, corroborada em um complexo cálculo de aproximação e distância entre seus pares e ímpares. É evidente que, a depender da profundidade que se queira ter sobre algum personagem dessa história em específico, certos comentários ou interpretações mais sintéticas soarão injustas. Quando isso acontecer, recomenda-se ao leitor: procurar as fontes citadas, ler os originais e reformular as interpretações visando a um retrato mais justo. Com o perdão da platitude: não existe e é desejável que nem venha mesmo a existir algo como uma versão derradeira da história. Pois bem, se é assim que a (boa) história deve se comportar, admitindo sua incompletude – e no caso da história da psicanálise não há razão para supor algo diferente disso –, provoquemos *Revolução em Mente* para que ele possa ser assimilado como uma extraordinária plataforma interpretativa aberta e sujeita a críticas, repleta de dados e indicações de fontes primárias, sobretudo para os já devidamente iniciados. Já para aqueles que estão à procura de um livro de história da psicanálise imponente e bem escrito para adentrarem no estudo de Freud e dos freudianos, com a devida profundidade narrativa, que se beneficia da pesquisa rigorosa e da coragem analítica, vale dizer que a leitura deste livro decerto provocará a curiosidade que ocorrências e conceitos psicanalíticos habitualmente provocam. Da próxima vez que te (ou se) perguntarem: "por onde posso começar a estudar a história da psicanálise?", *Revolução em Mente* há de ser lembrado como uma ótima resposta atualizada – ou, melhor ainda, como uma ótima "pergunta devolvida", como gostamos os psicanalistas: que tal este aqui?

Nota de Edição

As traduções da obra de Sigmund Freud são objeto de controvérsia mundo afora, pois cada uma possui seus parâmetros e seu viés conceitual. O fato que desejamos ressaltar é que, nas mãos de Makari, pelas escolhas dos autores e dos embates que ele privilegia, a questão terminológica parte de – assim como rende – vários debates, trazendo à tona não só a complexidade de articular os termos em alemão com suas respectivas escolhas para o inglês e, aqui, as traduções ao português brasileiro (o que, por si só, já seria complexo); mas também as rusgas, digamos, de ordem mais paroquial: o jargão psicanalítico e seus dramas político-institucionais. Não tem sido diferente entre nós. Assim, não obstante utilizar as traduções correntes, quando disponíveis, foram realizadas alterações sempre que julgado necessário, indicando tais casos como "trad. modificada".

Inicialmente, a referência à psicanálise (*Psychoanalyse*, na grafia atualizada e mantida até hoje em alemão) como "análise psíquica" (*psychische Analyse*), mas também psico-análise (*Psycho-Analyse*), com hífen, rendeu a abreviatura "Ψα", que aparece em muitos textos antigos, sobretudo as correspondências. Derivações dessa abreviatura também foram utilizadas, como é o caso de "Ψαstas" para "Psico-Analistas" (psicanalistas). Quando grafias históricas aparecem nas citações, elas foram mantidas.

Por fim, uma questão que perpassa boa parte do livro e cuja discussão tornou-se especialmente controvertida entre os pares. A tradição de leitura do *Angst* freudiano no português brasileiro, referendada ainda pelo vocabulário lacaniano com a sua *angoisse*, acostumou se a verter esse termo primordialmente como "angústia" – mesmo que a palavra, em alemão, seja corriqueiramente utilizada para denotar *medo*. Nessa toada, muito da literatura psicanalítica – acompanhando uma tendência de época, cumpre dizer – acabou por enfraquecer esse aspecto e colocar em cena outros afetos (em inglês, isso resultou em *anxiety* e *anguish*, por exemplo, que são os termos que o nosso autor utiliza). A tradução, no entanto, procurou recuperar esse diálogo a partir do campo semântico em que o vocábulo se insere em língua alemã.

Prólogo

Quando o médico de 29 anos desceu daquele trem no outono de 1885, ele era um fracasso. Ambicioso, porém pobre, já se havia aventurado num punhado de ciências, mas ainda não tinha nada que lhe garantisse um futuro. Chegando aos bulevares de Paris, deixava para trás uma tempestade de controvérsias que se armava em torno das suas alegações acerca de uma nova droga milagrosa chamada "cocaína". Com o pressionar das expectativas de matrimônio com a noiva, o médico aceitou o que então parecia inevitável: não se tornaria cientista universitário e teria de abrir um consultório de onde tirar seu sustento. Podia ser que ele se visse forçado a emigrar para a Inglaterra, para a Austrália ou para a América; mas, primeiro, tentaria ganhar a vida em sua cidade natal, Viena. Antes dessa sina inevitável, num derradeiro suspiro de nobre aspiração científica, pleiteou um subsídio para estudar em Paris, com o qual foi contemplado. E o que ele estava por descobrir nessa cidade iria colocá-lo num longo e sinuoso trajeto em direção a uma das grandes revoluções intelectuais do século xx.

Ou talvez não.

Hoje, a identidade e o legado desse jovem são acaloradamente disputados. Sigmund Freud foi um gênio. Sigmund Freud foi uma fraude. Sigmund Freud foi realmente um homem de letras, ou quiçá um filósofo ou um criptobiologista. Sigmund Freud descobriu a psicanálise ao mergulhar fundo em seus próprios sonhos e penetrar os mistérios de seus pacientes. Sigmund Freud roubou de outras pessoas a maior parte das suas ideias boas, e o restante ele tirou da imaginação – que, por sinal, ele tinha de sobra. Freud foi o criador de uma nova ciência da mente, que dominou o mundo ocidental durante boa parte do século xx. Freud foi um ilusionista, em nada científico, que produziu um delírio em massa. Quem foi Freud? Quem são os freudianos, os psicanalistas freudianos, os psicanalistas? E quem somos nós, aqueles de nós que, no Ocidente, deparamos com os termos e conceitos da psicanálise permeando o nosso linguajar cotidiano, modificando nos mais íntimos níveis o modo como pensamos a respeito de nós mesmos, envolvendo-nos no que o poeta W.H. Auden chamou de "todo um clima de opinião"[1]?

Por muitos anos essas perguntas pareciam respondidas. A história da psicanálise havia sido passada de geração em geração por compatriotas de Freud. Eles retrataram o pai de seu campo como um homem de estupenda originalidade, de grande virtude, e de uma genialidade quase incomensurável. Freud descobriu verdades eternas acerca da mente, disseram, e essas verdades haviam sido salvaguardadas pelos seus seguidores. Na América do pós-guerra e em algumas partes do Ocidente, esse Freud se tornou uma moeda essencial da vida intelectual. Nos últimos trinta anos, porém, essas narrativas-padrão foram cada vez mais questionadas. Novos documentos, novas fontes e novas histórias tornaram mais improvável esse retrato mais antigo e digno de adoração. Quando a genialidade e a virtude de Freud foram colocadas em dúvida, os psicanalistas contemporâneos lutaram contra inúmeras forças que pareciam minar o seu empreendimento – desde a melhoria dos produtos farmacêuticos e a ascensão da neurociência cognitiva até as exigências das seguradoras de saúde. Logo começou a circular uma nova moeda. Lê-se: "Freud está morto." À medida que o século xxi vai passando, parece que temos de escolher: Freud como eterno gênio ou Freud como relíquia e fraude.

Este livro oferece uma alternativa diferente e um outro tipo de história. Em todo o recente burburinho acerca de Freud, muitas vezes passou despercebido o fato de que essas narrativas aparentemente antitéticas são lados de uma mesma moeda. Tanto os mais devotos admiradores quanto os mais ferozes detratores de Sigmund Freud assumem que as respostas para as perguntas cruciais feitas pela psicanálise podem ser encontradas na biografia do jovem que desceu daquele trem, em Paris, no ano de 1885. Consequentemente, embora tenham sido escritos centenas de estudos e biografias sobre Freud, a seu favor e contra ele, ainda não se fez uma descrição mais ampla da ascensão da psicanálise em seu lugar de origem: a Europa Ocidental e Central[2]. Como resultado disso, uma ampla gama de ideias, experiências, opiniões e debates desapareceu. Perdemos boa parte da noção do que era lógico e ilógico em termos disso que foi uma empreitada extremamente humana; mas, mais que isso, perdemos um mundo – um mundo não muito distante, mas tornado mais remoto pelas chacinas europeias do século xx. Um mundo que confeccionou Freud, os freudianos e o psicanalistas, mas também um mundo em parte confeccionado por eles.

A psicanálise emergiu entre 1870 e 1945 em comunidades europeias que acabaram dizimadas e dispersas. Conquanto tenha sobrevivido em costas estrangeiras, a psicanálise foi apartada de seu próprio passado. Remanescentes de uma grande discussão sobre a natureza da mente e sobre os seus distúrbios perseveraram nessas novas terras sem os contextos que outrora haviam conferido a esses debates uma definição mais abrangente. Com o retalhar da rica tapeçaria da *Mitteleuropa*, e com a Alemanha em ruínas, ficou mais simples imaginar que uma figura imortal fosse responsável por esse novo e estranho modo de entendimento, fosse ele uma ciência ou uma completa fraude.

Em 1993, a revista *Time* captou esse estranho estado de coisas quando publicou uma reportagem de capa com a seguinte manchete macabra: "Freud morreu?" Para

Prólogo 23

não ficar para trás, treze anos depois a capa da *Newsweek* declarou: "Freud não morreu."[3] Ao que parece, após deixar o mundo num dia de outono de 1939, um Freud fantasmagórico ainda perambula por aí, extemporâneo. Mas, apesar disso, o fato é que Sigmund Freud foi um homem *temporâneo*. Como uma série de historiadores já mostrou, muitos aspectos do pensamento de Freud dependeram de ideias apresentadas por outras pessoas em campos como medicina, política, teologia, literatura, filosofia e ciência, indo desde os antigos até seus contemporâneos. Esse trabalho revisionista é tão rico e abundante, e às vezes tão promíscuo em suas conclusões, que é difícil sintetizar. Quando damos um passo para trás e abarcamos essas atribuições, pode parecer que uma anula a outra. Se Sigmund Freud realmente derivou a psicanálise de Aristóteles, de Sófocles e da *Bíblia*, assim como de Shakespeare, Wordsworth, Goethe e Nietzsche – isso para não mencionar Johann Herbart, Ernst Brücke e Pierre Janet, para nomear apenas alguns –, parece justo concluir que esse estranho amálgama era só dele.

Mas não é esse o caso. A psicanálise emergiu numa época em que os europeus estavam mudando dramaticamente os modos como enxergavam a si próprios. Ela brotou de um aglomerado de teorias concorrentes entre si que haviam sido todas erigidas por abalos sísmicos na filosofia, na ciência e na medicina. Este livro é uma tentativa de abranger esses grandes abalos e localizar as origens específicas da psicanálise como corpo de ideias e como movimento. Um vasto pano de fundo é requerido para situar as influências particulares que definiram a psicanálise, visto que Sigmund Freud não derivou os princípios centrais de seu campo de um único pensador ou campo. Mais propriamente, ele reuniu novas ideias e evidências de uma série de domínios para dar forma a uma disciplina nova. O objetivo era conquistar para a ciência o tradicional objeto da cultura humanista: a vida interior dos seres humanos.

Livres das doutrinas religiosas da alma, muitos europeus do final do século XIX lutaram para reconciliar as suas próprias experiências internas com as demandas do positivismo científico, o universo mecanicista de Isaac Newton e a biologia evolutiva de Charles Darwin. Eles tentaram dar sentido ao que significava, junto a tudo isso, possuir um mundo interno, uma vida mental, ser cônscio e psicologicamente humano. Freud foi um dos muitos intelectuais do final do XIX e começo do XX que responderam a essa confusão tentando forjar uma ciência da vida. As regras para essa nova ciência híbrida não teriam origem na biologia evolutiva ou na física newtoniana, apenas, pois havia algo de peculiar e marcadamente problemático nessa empreitada. Como alguém poderia construir uma ciência objetiva da subjetividade? Por séculos, a ciência ocidental deu passos largos insistindo que um conhecimento confiável só era possível se o objeto de estudo fosse observável ou quantificável. Mas e a vida mental, então, um domínio que não parecia ser nenhum dos dois? Um âmbito tão controverso poderia ser simplesmente descartado como irreal, caso já não fosse do conhecimento de todos que o domínio psíquico existe, minimamente para eles mesmos em suas próprias consciências. Essa era uma questão crítica encontrada pelos aspirantes a cientistas da mente. Sigmund Freud foi um dos muitos pensadores que tentaram solucionar esse enigma; e as suas soluções, por fim, renderam-lhe seguidores e um futuro grandioso.

Ao longo deste livro, Freud desempenhará um papel importante, como deve ser. Porém, trata-se menos da lenda de um homem do que da história de uma série de acaloradas contendas intelectuais. No decorrer desses embates, indivíduos se uniram, formaram alianças e se confrontaram. Por fim, essas disputas campais definiram um modo de pensar que veio a ser intimamente associado ao nome de Freud. Juntamente com o médico de Viena, encontraremos os homens e mulheres criativos que contribuíram em muito para esse novo modo de pensar acerca da mente. Alguns eram céticos e derrotistas; outros, inovadores que posteriormente foram marginalizados, difamados ou tão somente esquecidos. Com o tempo, Freud tornou-se um nome para toda uma comunidade de investigadores. Por conseguinte, é difícil discernir as considerações essenciais que participaram da confecção da psicanálise. Muitas vezes, elas pareceram ser somente uma questão de biografia.

Ao retirar o nosso foco de Freud, no entanto, vemos emergir uma história nova. A confecção da psicanálise pode ser dividida em três fases intimamente entrelaçadas e sequenciais. Primeiro, a partir de seu engajamento com três preexistentes comunidades intelectuais do século xix, Sigmund Freud criou uma teoria da mente sustentável em termos científicos e um modelo de terapia psíquica[4]. Freud mergulhou nesses diferentes campos de estudo, pegando em cada um deles um pouco de tudo, enquanto renomeava e reconceituava elementos cruciais pelo caminho. Ele propôs soluções criativas para problemas de longa data que dividiam esses velhos campos; e então, em 1905, organizou uma síntese abrangente que consolidou o seu trabalho prévio num novo campo freudiano. Nas décadas seguintes, homens e mulheres migraram de suas outras disciplinas em direção a Freud. Desse modo, pode-se dizer que o que Sigmund Freud fez não foi tanto criar uma revolução na forma como homens e mulheres compreendiam as suas vidas interiores; ele assumiu, isso sim, o comando de revoluções que já estavam em andamento.

A segunda fase começou durante os primeiros anos do século xx, quando um grupo cada vez maior de freudianos se formou e começou a difundir suas ideias Europa e América afora. Apenas uma década depois, essa comunidade rachou e desmoronou em meio a acusações de que se havia tornado autoritária e não científica. Os cismas que resultaram na saída de Eugen Bleuler, Carl Jung e Alfred Adler, dentre outros, expuseram a natureza altamente tênue das reivindicações de conhecimento que supostamente deveriam manter unidos os freudianos.

A terceira e última fase dessa história veio na esteira dessas cisões. Após a Grande Guerra, emergiu uma comunidade recém-constituída que não era tanto freudiana, mas, de modo mais geral, psicanalítica. Durante os anos de 1920 e 1930, essa comunidade pluralista traçou diferentes fronteiras e compromissos centrais num esforço de estabilizar seu campo e administrar melhor a sempre preocupante questão acerca de como conhecer as obscuras reentrâncias do mundo interno de outrem. As respostas então estabelecidas ajudariam a moldar a psicanálise pelo meio século que estava por vir.

Prólogo

Quando o século XXI começa, há imperiosas razões para retornar aos grandes debates que definiram a psicanálise. O campo está em turbulência. Dizem que o seu futuro é duvidoso. Alguns acreditam que a psicanálise é uma pseudociência irremediável. Outros querem salvá-la esteando as suas reivindicações científicas. Outros, ainda, acreditam que a salvação só virá quando os psicanalistas reconhecerem que o seu empreendimento não é científico, mas semelhante ao trabalho nas humanidades. E a despeito dessa confusão, a despeito de todas essas falhas extravagantes, a psicanálise continua sendo, das descrições gerais da vida interior, a mais nuançada que possuímos. Leiam as entrelinhas de biografias, romances, perfis jornalísticos e roteiros e irão encontrar explicações do caráter humano que estão profunda e inextricavelmente em dívida com essa história. Falem com o maior número de pessoas que se encontram em alguma forma de terapia derivada da psicanálise e irão ouvir ecos desse passado. Quando falamos sobre quem somos, deliberadamente ou não, com frequência utilizamos o linguajar da psicanálise.

Revolução em Mente é uma análise histórica das questões fundamentais no cerne dessa que é a mais influente teoria da vida interior humana. Muitas dessas questões permanecem até hoje em aberto, pois essa é uma história inacabada de um empreendimento complexo, quiçá impossível. É a história de um grupo de médicos, filósofos, cientistas e escritores tentando apreender a coisa mais efêmera e, no entanto, enlouquecedoramente óbvia: a mente. É também a história de um mundo político que, por um curto e fértil período, facultou a homens e mulheres a liberdade de examinar questões potencialmente explosivas acerca do que nos torna humanos. E é a história de como, no decorrer do processo, alguns falharam, alguns entraram em desespero, enquanto outros procuraram refinar os seus métodos, tentando reiteradamente mapear aquele local que todos nós escondemos em nossa cabeça.

Parte i :

CONFECCIONANDO A TEORIA FREUDIANA

1

Uma Mente Para a Ciência

Está errado dizer: Eu penso.
Deveríamos dizer: Pensam-me [...]
EU *é um outro.*
Arthur Rimbaud, 1871[1].

I.

Quando o Iluminismo projetou o racionalismo científico para o alto, até os corpos celestiais, e para baixo, até a escabujante vida microscópica, houve um objeto que pareceu impossível de penetrar: a mente. O paladino francês da ciência e do ceticismo racional, René Descartes, estabeleceu isso em seu *Discurso do Método*, quando declarou que o eu se encontrava além da investigação racional, em nada diferindo da alma imaterial descrita pelos padres da Igreja[2]. Crenças religiosas a respeito da vida interior se provariam duradouras e influentes; porém, durante a segunda metade do século XIX, noções como essas começaram a perder credibilidade e, nesse terreno então cedido, uma ciência da vida mental criou as suas raízes.

Quando Sigmund Freud chegou a Paris no ano de 1885, a França se havia estabelecido como o centro da pesquisa de ponta sobre questões psicológicas. Poucos cientistas em Berlim ou Viena se preocupavam em investigar o psiquismo, o eu, a alma, o si-mesmo ou os domínios mentais maculados pela religião ou pela metafísica especulativa. Em Paris, contudo, graças a um novo método, cientistas foram atraídos para o estudo do mundo interior. Esse método, a *psychologie nouvelle*[3], transformou a França num antro de estudos do sonambulismo, dos automatismos humanos, das personalidades múltiplas, da dupla consciência e dos si-mesmos secundários, assim como das possessões demoníacas, dos estados de fuga, das curas pela fé e dos sonhos despertos. O maravilhoso e o miraculoso trilharam o seu caminho partindo de vilarejos isolados, abadias e salões de carnaval, de exorcistas e charlatães e velhos mesmeristas, rumo aos grandiosos salões da ciência acadêmica francesa.

O nascimento dessa nova psicologia ocorreu quando a própria França estava renascendo. Cerca de um século depois da revolução, os franceses sofreram uma humilhante derrota para os prussianos em 1870, resultando na queda do Imperador Luís Napoleão III e no nascimento da Terceira República. Muitos puseram a culpa dessa derrocada militar na ciência francesa e no seu fracasso em acompanhar os avanços feitos em terras alemãs. O republicanismo francês combinou o anticlericalismo e um compromisso com a revitalização da ciência. Com o diminuir da autoridade que a Igreja Católica francesa possuía para ditar o pensamento sobre a alma, uma ousada e nova psicologia científica emergiu.

Na época, a psicologia era considerada um ramo da filosofia, não da ciência; porém, o paladino da *psychologie nouvelle*, Théodule Ribot, propôs-se a mudar isso[4]. Nascido em 1839, filho de um farmacêutico interiorano, Théodule foi forçado pelo pai a se tornar funcionário público. Após três anos nessa lida, anunciou que estava indo para Paris pleitear o ingresso na prestigiosa École Normale Supérieure[5]. Dois anos depois, Ribot conseguiu uma vaga na universidade, onde logo desenvolveu uma antipatia pela filosofia espiritualista dominante defendida por Victor Cousin. Uma estranha mescla de razão e fé, a psicologia de Cousin misturava as noções de alma e Deus com descrições naturalistas da mente.

Ribot não conseguia aceitar. A despeito das denúncias do clero local, ele saiu em busca de um método que pudesse tornar a psicologia integralmente receptiva à investigação científica. Mergulhando nos escritos de pensadores britânicos, Ribot surgiu em 1870 com *La Psychologie anglaise contemporaine: École expérimentale* (A Psicologia Inglesa Contemporânea: Escola Experimental)[6]. Apesar do título seco, o livro começava com um espirituoso manifesto que iria definir a psicologia na França pelas décadas que estavam por vir.

As noções convencionais tanto de filosofia quanto de ciência impossibilitavam o estudo objetivo da mente[7], explicava Ribot. Ele atacou filosofias como as de Descartes e Cousin, insistindo que a psicologia devia se livrar da metafísica e da religião. Os psicólogos não poderiam comentar sobre questões transcendentais, nem falar honestamente acerca da alma. E eles não podiam contar com os métodos filosóficos de poltrona, mas precisavam empregar métodos da ciência natural[8].

Ribot encontrou um público ávido por tudo isso. Muitos de seus contemporâneos estavam prontos para alijar antigas filosofias da alma em prol do estudo naturalista. Mas como a psicologia seria reconfeccionada em ciência? Para responder a essa pergunta, Ribot assumiu um diferente conjunto de críticas conduzidas pelo fervoroso profeta da ciência: Auguste Comte[9]. Apesar de levar uma vida errática e marginal, Comte conseguiu ter uma extraordinária influência nos intelectuais, políticos e cientistas europeus do final do século XIX. Em 1855, o francês estabeleceu uma história de todo o conhecimento humano, declarando que o estágio mais primitivo era a teologia, o mito e a ficção, que então progrediam para um segundo estágio de abstração metafísica. Por fim, as noções filosóficas seriam superadas pelo mais perfeito estágio de conhecimento, que era o conhecimento científico e "positivo". Por isso o programa

Uma Mente Para a Ciência

de Comte foi apelidado de "positivismo"[10]. Com a ascensão da Terceira República, em 1870, a visão comtiana de progresso foi adotada pela elite política francesa como um modelo tanto para a ciência quanto para a reforma social.

O pensamento de Comte impôs um grande dilema para Ribot, pois o fundador do positivismo acreditava que no cerne do conhecimento psicológico jazia um problema insolúvel. Os psicólogos contavam com a auto-observação para chegar a coisas como pensamento, sentimento e desejo. Tal observação interna – o conhecimento advindo de uma mente olhando para dentro de si mesma – era exatamente o que constituía a subjetividade. Portanto, Comte concluiu que a psicologia nunca poderia ser objetiva, e seu rápido levantamento dos esforços prévios pareceu amparar essa conclusão condenatória:

> Há dois mil anos que os metafísicos cultivam assim a psicologia, e não puderam até agora concordar com uma única proposição inteligível e solidamente firmada. Estão até hoje divididos numa multidão de escolas que disputam incessantemente sobre os primeiros elementos de suas doutrinas. A observação interior engendra quase tantas opiniões divergentes quantos indivíduos há que acreditam a ela se entregar.[11]

Na segunda metade do século XIX, qualquer um que procurasse estabelecer princípios para uma psicologia científica – incluindo John Stuart Mill, na Inglaterra; Franz Brentano, na Áustria; e William James, nos Estados Unidos – teria de enfrentar a devastadora denúncia de Auguste Comte.

Comte apontava aos positivistas o único caminho viável que ele enxergava para a psicologia: o campo deveria restringir-se a sinais observáveis como a fisionomia ou o comportamento. Para o embaraço de seus admiradores, Comte previa então que o futuro da psicologia estava na frenologia. Inicialmente concebida como o estudo da localização cerebral, a frenologia se havia degenerado em charlatanismo e no estudo de caroços e calombos cranianos, baseada na crença de que essas protuberâncias refletiam capacidades e deficiências mentais. Na época em que Ribot empunhou a caneta, a sugestão de Comte era ridícula.

Além disso, Ribot não estava disposto a esvaziar a psicologia de pensamentos, emoções e todas as demais experiências interiores. Em vez disso, propunha um tipo diferente de ciência da mente, na qual se podem fazer legítimas reivindicações acerca desse domínio obscuro e inconstante. A psicologia precisava mesclar cuidadosamente a introspecção e a observação externa. A introspecção era crucial para chegar aos fenômenos mentais, mas essas impressões subjetivas precisavam ser estabilizadas e corroboradas por uma miríade de métodos, incluindo "a percepção de sinais e gestos, a interpretação de signos, a indução de efeitos a causas, a inferência, o raciocínio por analogia"[12]. Discussões entre métodos subjetivos e objetivos eram estéreis: a psicologia científica de Ribot exigia ambos[13].

Esse era o método híbrido de Ribot, mas ele ainda precisava circunscrever o seu objeto de estudo. Se não o comportamento visível ou os calombos cranianos, o que irá definir o psiquismo na sua psicologia? Em vez de assumir uma abordagem qualquer, Ribot propôs três perspectivas relacionadas. A experiência interior poderia ser estudada por uma avaliação, em linhas gerais, de como as percepções, as ideias e os sentimentos eram ligados, sintetizados e trazidos à consciência. Uma "psicologia associativa" como essa teve como pioneiros, na Inglaterra do século XVII, John Locke e David Hume – filósofos que também fundaram o empirismo científico. Os dois corpos de pensamento tinham relação um com o outro. O empirismo buscava explicar como os humanos chegaram a conhecer o mundo ao seu redor, dando ênfase à observação e às conexões causais e sintéticas que poderiam ser forjadas por meio da experiência humana (mesmo de experiências ou experimentos humanos encenados). Tentativas de explicar como os humanos chegaram a conhecer o mundo externo levaram inevitavelmente esses filósofos a modelar a nossa máquina de conhecimento: a mente. E assim eles inauguraram a psicologia associativa.

Posteriormente desenvolvido por David Hartley, James Mill, John Stuart Mill e Alexander Bain, o associacionismo pôs fim às faculdades assumidas como inatas tais como a razão, a imaginação ou a moralidade, procurando mostrar, em vez disso, como funções tão complexas poderiam emergir tão somente da combinação de elementos psíquicos básicos como ideias e percepções sensoriais. Eles pensavam a mente como um tear, entrelaçando visões, sons, ideias e sentimentos num todo unificado. Decerto muita coisa poderia dar errado nesse processo; associações equivocadas eram responsáveis pelos erros, ilusões e delírios humanos. John Locke pensava que essas falsas conexões eram tão comuns quanto a insensatez, tão comuns quanto a infância, tão comuns quanto a loucura cotidiana da "maioria dos homens"[14].

O associacionismo apresentava grandes vantagens para uma psicologia científica, pois não falava em alma nem insistia nas faculdades hipotéticas que, por fim, com frequência pareciam arbitrárias. Em vez disso, essa ferramenta teórica mínima permitia uma análise cerrada das correntes fugazes da experiência interior. Além disso, essa teoria da mente coexistia bem com a mente (implícita) que operava na ciência empírica. Para conhecer o mundo interno de outrem, bastava explorar e fazer associações sobre as associações da outra pessoa. Ribot previu – corretamente, como acabou se revelando – que o associacionismo proporcionaria uma robusta estrutura para a experimentação psicológica.

Essa doutrina britânica, no entanto, também possuía as suas limitações. Os associacionistas só levaram adiante um simples preceito referente à emoção: os humanos buscam o prazer e evitam a dor. Prazer e dor, argumentavam eles, poderiam servir como pilares para paixões humanas complexas feito amor, ódio, esperança e tristeza. A despeito dessa poderosa noção, como apontou Ribot, o associacionismo geralmente levava a enfocar mais o jogo interno de ideias do que "os sentimentos, as emoções, os fenômenos afetivos em geral"[15]. Em segundo lugar, a maior parte da psicologia associativa assumia que a experiência só fornecia uma mente que, pelo contrário, se mostrava desnuda. Para compensar esse prejuízo, Ribot sugeriu um segundo foco para a psicologia: a hereditariedade. Em 1873, ele publicou *L'Hérédité: Étude psychologique*

Uma Mente Para a Ciência

33

sur ses phénomènes, ses lois, ses causes, ses conséquences (A Hereditariedade: Estudo Psicológico Sobre Seus Fenômenos, Suas Leis, Suas Causas, Suas Consequências), em que argumentou que a evolução e a herança biológica eram responsáveis por boa parte do funcionamento psicológico[16].

Com isso, Ribot criou uma estrutura robusta que organizou a investigação psicológica francesa pelos próximos trinta anos. O conteúdo psicológico seria estudado por princípios associativos, enquanto as alegações relativas às capacidades e funções psíquicas seriam baseadas em teorias sobre a hereditariedade. Além disso, ele acrescentou uma última etapa nesse programa de pesquisa. Uma vez que os experimentos laboratoriais no cérebro e na mente eram difíceis de ser realizados, Ribot propôs que a doença mental agiria como o braço experimental da psicologia: "os desarranjos mórbidos do organismo que produzem distúrbios intelectuais, as anomalias, os monstros de ordem psicológica, são para nós como que experimentos preparados pela Natureza; e são dos mais preciosos, uma vez que a experimentação é mais rara"[17].

As soluções de Théodule Ribot foram adotadas por muitos, e em pouco tempo ele estava no centro de uma comunidade interdisciplinar cada vez maior de pesquisadores do campo psicológico. Resplandecendo em novas ideias e cercado por um conjunto de colegas brilhantes, exclamou: "Que orgia cerebral!"[18] Nomeado editor da *Revue Philosophique de la France et de L'Étranger* (Revista Filosófica da França e do Estrangeiro) em 1876, Ribot procedeu à propagação da *psychologie nouvelle* por toda uma rede de alienistas, médicos, filósofos e cientistas na Europa e nos Estados Unidos. Entre 1881 e 1885, publicou *Les Maladies de la mémoire* (Doenças da Memória), *Les Maladies de la volonté* (Doenças da Vontade) e *Les Maladies de la personalité* (Doenças da Personalidade). Todas essas obras foram extremamente populares, chegando a conhecer de vinte a trinta e seis edições – e isso só na França[19]. Em 1888, foi confiada a Ribot uma cadeira em psicologia experimental no prestigioso Collège de France[20]. Quatorze anos depois, quando ele se aposentou, o seu sucessor, Pierre Janet, elogiou-o como o maior responsável por definir a psicologia francesa e dar a ela uma orientação tão original e rica[21].

Janet não estava exagerando. Entre 1870 e 1900, Ribot forjou uma psicologia científica que tornou a França famosa. Mas a sua fama seria eclipsada por um médico que, durante anos, parecera não ter respeito algum pela psicologia. Em 1884, Ribot relatou inocentemente que havia encontrado um jeito fácil de conseguir novos artigos para a *Revue*. "Charcot e seus alunos (a Escola da Salpêtrière) gostariam muito de fazer uma incursão na psicologia fisiológica. Como os vejo constantemente e estou em bons termos com eles, tenho uma boa posição por lá."[22]

O francês Jean-Martin Charcot era um dos mais lendários médicos da Europa, mas antes de 1884 havia mostrado pouco interesse pela linha de trabalho de Ribot. Médico, neurologista e positivista estrito, ele acreditava que a mente não passava de um epifenômeno do funcionamento cerebral, nada além da espuma agitada pelo mar[23]. Mas como o próprio Ribot descobriu, o afamado neurologista havia sido obrigado a reconsiderar essa suposição, e nesse processo ele começou a fazer afirmações extraordinárias acerca da vida psíquica – afirmações que iriam cativar os círculos médicos por todo o mundo ocidental.

Nascido e criado em Paris, Charcot viu sua carreira decolar em 1862, quando foi designado médico na Salpêtrière – um imenso complexo que abrigava cerca de cinco mil mulheres, muitas das quais eram insanas, demenciadas, destituídas ou consideradas incuráveis[24]. Seguidor de Comte, Charcot e sua equipe de médicos procederam ao estudo da caótica massa de sofrimento com a qual depararam. Enquanto muitos médicos tinham esperança de que o estudo laboratorial do tecido doente tornaria a medicina mais científica, Charcot adotou métodos positivistas para a medicina clínica e advogou pela observação cerrada de pacientes como uma maneira de classificar as doenças de um jeito novo. Por volta de 1870, Charcot e seus colaboradores haviam conseguido oferecer descrições clássicas da esclerose lateral amiotrófica e da esclerose múltipla, e feito contribuições importantes para o estudo do reumatismo, da gota, da artrite e da ataxia locomotora.

Charcot adentrou então o duvidoso terreno das *névroses* – ou "neuroses", como dizemos. Definidas pelo que não eram, as *névroses* eram distúrbios nervosos que não apresentavam lesões cerebrais ou vertebrais. Um emaranhado de complexos sintomáticos e distúrbios difíceis de definir, elas abarcavam um dos mais antigos e misteriosos dentre eles: a histeria. De acordo com seu assistente, Pierre Marie, Charcot começou a investigar essa enigmática doença pela mais inesperada das razões. Os administradores do hospital precisavam reformar uma instalação decrépita, de modo que transferiram uma enfermaria de epiléticos para uma ala cheia de mulheres doentes mentais. De repente, as histéricas começaram a ter convulsões. Os médicos então depararam com o dilema de tentar distinguir as convulsões histéricas das convulsões reais. Com isso, Charcot e seus colaboradores se viram forçados a confrontar uma pergunta ainda mais complicada: o que era a histeria?[25]

Diagnóstico feito pela primeira vez há mais de 2.500 anos, por muito tempo a histeria foi pensada como uma doença da mulher. Como denotava a etimologia da palavra, esse sofrimento foi primeiramente considerado uma deambulação do útero; e na primeira metade do século XIX, a histeria permaneceu atrelada à sexualidade feminina. Isso começou a mudar quando, em 1859, o médico parisiense Paul Briquet publicou um estudo pioneiro. Examinando mais de quatrocentos casos, descobriu que a histeria, ainda que predominantemente encontrada em mulheres, não era exclusividade feminina; para cada vinte casos em mulheres, Briquet encontrou um caso em homens. O médico também reportou uma baixa incidência da doença entre freiras e uma alta incidência em prostitutas, refutando uma antiga ideia de que a frustração sexual causava essa enfermidade. A histeria, concluiu ele, era uma neurose do cérebro que afetava a expressão emocional. Briquet ainda enfatizou o quanto a hereditariedade desfavorável atuava em combinação com as emoções violentas para desencadear a doença. Embora muitos ginecologistas ainda insistissem que a histeria se devia a *une chose génitale*[26], Briquet permitiu que neurologistas e psiquiatras enxergassem o transtorno nesses novos termos[27].

Uma Mente Para a Ciência

Seguindo Briquet e outros, Charcot passou a se dedicar a esse Proteu das enfermidades. Caleidoscópio móvel de desconcertantes sintomas que por muito tempo frustrou as tentativas de classificação, a histeria parecia não apresentar nenhum padrão objetivo. Muitos pensavam não ser uma doença, mas sim subterfúgio e falsidade femininos. Jean-Martin Charcot encontrou ordem onde outros não viam ordem alguma. As histéricas sofriam de ataques que possuíam estágios patofisiológicos discretos, concluiu ele após muito estudo. Em seu estado mais puro, a *grande hystérie* era marcada pelo *grande attaque*[28], em que as enfermas percorriam uma elaborada sequência com quatro estágios. Os sintomas eram prontamente observáveis; a causa, hereditariedade desfavorável. Nada precisava ser dito acerca dos pensamentos ou sentimentos da histérica, do seu psicológico, do seu mundo subjetivo. A histeria poderia ser entendida apenas por meio de sinais externos objetivamente observáveis[29].

As notícias sobre a realização de Charcot se espalharam. Espectadores atônitos lotavam o auditório da Salpêtrière, onde pessoas histéricas se contorciam, tremiam e paralisavam durante os seus elaborados ataques. Charcot e seu grupo começaram a fotografá-las em diferentes estágios da enfermidade, na esperança de que isso fosse comprovação científica – a sua versão da lâmina microscópica do patologista[30].

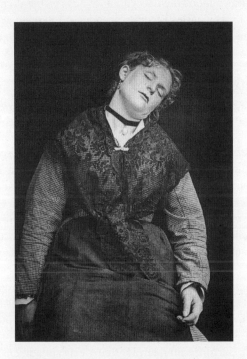

FIG. 1:
Uma histérica em estado de "sonambulismo provocado".
Hospital Salpêtrière, Paris, c. 1879.

O estudo de Charcot foi além dos círculos médicos. Próximo dos positivistas e reformistas do governo, ele compartilhava da crença de que o progresso chegaria quando a religião se rendesse à ciência. Durante os primeiros anos da Terceira República, quando as forças clericais ainda possuíam apoio nos círculos políticos, espiões que frequentavam as aulas de Charcot reportavam as suas frequentes piadas anticlericais[31]. No entanto, não foi preciso nenhum espião para reconhecer o impacto político de estudos que patologizavam as visões extáticas e sagradas. Bastava ler o colega de Charcot, Désiré-Magloire Bourneville, vaticinando que em pouco tempo tanto o miraculoso quanto o demoníaco seriam expostos como simplesmente histéricos[32].

Uma agenda desmistificadora e anticlerical também pode ter encorajado Charcot a dar sua próxima guinada fatídica. Em 1878, o neurologista passou a se dedicar ao estudo do hipnotismo. Um século antes, um médico vienense chamado Franz Anton Mesmer havia chegado a Paris, fugindo de sua cidade natal em meio a acusações de charlatanismo e importunação sexual. Com curas espetaculosas atribuídas à força invisível do magnetismo animal, Mesmer tornou-se uma sensação em Paris; no entanto, a Academia Francesa de Ciências convocou um júri para avaliar os méritos de suas declarações, condenando-o como um sedutor e uma fraude – o que, pelas décadas seguintes, relegaria o estudo dos estados mentais alterados aos rincões da França[33].

O distinto fisiologista francês Charles Richet reacendeu o interesse geral pelos estados mesméricos durante os anos de 1870. Utilizando o termo do médico britânico James Braid, Richer atribuiu a "hipnose" a uma disfunção fisiológica. Em 1878, Charcot levou sua reputação para o estudo desses estados bizarros; e cinco anos depois ele compareceu, perante a mesma Academia de Ciências que condenara Mesmer, para demonstrar como o seu estudo acerca do hipnotismo seria diferente. O hipnotismo era uma perturbação fisiológica e neuropatológica, não uma potência mesmérica assustadora[34]. Dois dos aliados de Charcot, Alfred Binet e Charles Féré, explicaram que, ao contrário dos que haviam feito experimentos anteriormente, eles sequer se preocupariam com "fenômenos psíquicos complexos", pois estes careciam das características materiais que os pusessem acima de qualquer dúvida. E então, um reavivado estudo da hipnose tornou-se cientificamente legítimo, graças a essa ênfase estrita em sintomas corporais[35]. Falando à academia, Charcot detalhou as dramáticas contraturas e convulsões do *grand hypnotisme* (grande hipnotismo), que provavam que a hipnose não era nem miraculosa nem charlatanismo, mas simplesmente o triste resultado de um estado nervoso anormal[36].

Com notável rapidez, Charcot triunfara sobre dois mistérios médicos monumentais: a histeria e o hipnotismo. Diligentemente, o tempo todo ele manteve distância de forças interpessoais mágicas ou de influências psicológicas obscuras que pudessem, de alguma forma, dar indícios de forças imateriais e invisíveis. Esses estados mentais eram, todos eles, resultado de perturbação neurológica. A causalidade era uma via de mão única que ia do corpo à mente. Ou assim pensava Charcot.

A transformação de Jean-Martin Charcot começou de forma bastante simples. Ele e seus colaboradores descobriram que, caso sugestionassem uma pessoa histérica

Uma Mente Para a Ciência 37

hipnotizada de que o seu braço estava paralisado, uma paralisia iria advir. Por mais incrível que parecesse, naquele estranho estado, a ideia de uma paralisia parecia criar uma paralisia. Para explicar como isso seria possível, era necessário um modelo de como uma ideia poderia afetar o corpo. Quer dizer, Charcot precisava de uma psicologia. E, com isso, o renomado positivista e seus seguidores foram direto ao jardim proibido de Auguste Comte.

SIGMUND FREUD CHEGOU à Salpêtrière em 1885, quando Charcot e sua equipe estavam absortos no estudo de como ideias e emoções inconscientes podiam causar sintomas neurológicos. Adotando o modelo de Ribot, o neurologista francês fazia uso da psicologia associativa juntamente com explicações hereditárias. Um sugestionamento hipnótico, concluiu ele, permitia que uma ideia adentrasse a mente num estado dissociado, inconsciente e bastante isolado. Os sugestionamentos caíam num espaço distinto da imbricada coleção de associações que normalmente constituía a consciência. Nessa região obscura, ideias dissociadas pareciam agir no corpo de um modo livre e automático[37].

As noções de uma ação fisiológica inconsciente eram lugar-comum no final do século XIX. De fato, alguns – como William Carpenter, na Inglaterra, e William James, na América – especulavam que os seres humanos pudessem ser autômatos inteiramente governados pela fisiologia inconsciente. Mas a explicação charcotiana para o sugestionamento hipnótico não se baseava na fisiologia, e sim na psicologia. Ideias inconscientes podiam se apoderar de um corpo. Era sugerir a uma pessoa histérica hipnotizada que sua perna estava paralisada, e *voilà!* Sem que ela soubesse o que estava acontecendo, a perna ficava morta.

Os médicos da Salpêtrière ficaram particularmente fascinados com os estranhos casos de dois homens que eles chamaram de "Pin" e "Porez". Esses operários franceses apresentavam paralisias que, anatomicamente falando, eram impossíveis. Ao mesmo tempo, Pin e Porez não pareciam estar fingindo as suas enfermidades. Talvez eles fossem histéricos sob influência de ideias inconscientes. Mas nenhum dos dois era hipnotizável, e para Charcot isso significava que não podiam ser histéricos. Ele acreditava que todos os histéricos eram hipnotizáveis; essa seria uma das características mais proeminentes.

Pin e Porez levaram pancadas nos braços, mas esses ferimentos eram pequenos demais para resultar em danos reais aos nervos. Cada um deles sacodiu a poeira e seguiu com a sua vida, sofrendo de uma paralisia apenas dias depois. Fascinado, Charcot examinou os homens e concluiu que os traumas haviam afetado suas mentes, assim como seus corpos. Ele começou a investigar e ficou aturdido ao descobrir que uma pancada brusca no braço de uma pessoa histérica sob hipnose poderia criar os mesmos sintomas que afligiam Pin e Porez. O golpe por si só havia agido como se fosse um sugestionamento verbal.

Eram todas paralisias psíquicas ou paralisias da imaginação, concluiu Charcot[38]. Nos casos de Pin e Porez, ele argumentou que o choque do trauma inicial fez os seus

Parte i : Confeccionando a Teoria Freudiana

sistemas nervosos entrarem na espiral de algo como um estado hipnótico, ponto em que cada um deles teve a seguinte ideia: *não consigo mexer o braço*. Esse pensamento de pânico normalmente seria recebido por um esquadrão de ideias associadas, incluindo ideias tranquilizadoras que podem continuar testando o braço e vendo que ele parecia bem. Mas "a aniquilação do eu" produzida pelo choque traumático deixou aquela ideia apavorante (*não consigo mexer o braço*) isolada, inconsciente. A partir daí, ela atuou com toda a impunidade de um comando hipnótico[39]. O temor de ficar paralisado agiu como um autossugestionamento, e a paralisia se tornou real[40].

A imaginação, ao que parecia, era capaz de adoecer um homem. Mas apenas em casos de trauma. Emprestado do léxico da cirurgia, "trauma" emergiu na psiquiatria e na neurologia do século xix para explicar choques nervosos como a "espinha de ferrovia" e o "cérebro de ferrovia", que as pessoas pensavam ser ocasionados pelos sacolejos naquele novo monstro, a locomotiva[41]. Era aceito que um choque traumático podia interromper processos associativos no cérebro. Mas o foco de Charcot no autossugestionamento era inédito e criou confusão. Se o autossugestionamento tinha origem na própria mente do paciente, como é que essa ideia acabava fora dos limites da consciência?[42] A hipnose demonstrava como sugestionamentos externos poderiam desembocar no inconsciente; porém, como isso se daria com as próprias ideias de alguém? Charcot argumentava que uma mente traumatizada estava propensa à dissociação, de tal modo que ideias se desprendiam da matriz estável de associações conscientes. Além do mais, ele sugeria que emoções fortes, como raiva ou terror, poderiam servir como traumas, resultando em dissociação e autossugestionamento[43].

A teoria psicológica de Charcot, cada vez mais desenvolvida, teve implicações terapêuticas fascinantes. Se uma ideia poderia causar paralisia, então talvez pudesse curar. De 1885 a 1886, Charcot e seus colegas tentaram um tratamento pela fala com Pin e Porez:

> Em primeiro lugar, atuamos e continuamos a atuar todo dia em suas mentes o máximo possível, afirmando de maneira positiva um fato do qual estamos perfeitamente convencidos – de que a paralisia deles, a despeito de sua longa duração, não é incurável; e de que, pelo contrário, ela certamente será curada por meio de um tratamento apropriado... se eles forem bons a ponto de nos auxiliar.[44]

O sugestionamento terapêutico objetivava contrapor o autossugestionamento e aliviar os sintomas, ainda que isso não fosse a cura. Charcot jamais titubeou em sua crença de que a neurose traumática só poderia acontecer em indivíduos maculados por uma hereditariedade degenerativa, que fala alguma seria capaz de remediar[45].

Quando Freud chegou a Paris, toda uma comunidade de psicólogos e médicos franceses estava no encalço da vida interior, investigando as associações e as dissociações, o papel da hereditariedade e a luz que a psicopatologia podia lançar sobre o funcionamento mental normal. Tendo primeiro triunfado sobre a histeria e o hipnotismo sem adentrar a zona cientificamente duvidosa da psicologia, Jean-Martin

Charcot e seus colaboradores encontravam-se discutindo o papel dos estados psíquicos inconscientes em casos de automatismo psíquico, consciência dual, personalidade múltipla e estados de fuga. Médicos de toda a Europa afluíam para Paris a fim de testemunhar espantosos casos de hipnose, danças estranhas executadas por pessoas histéricas e males bizarros provocados por ideias. Iam para lá se inteirar dos estudos baseados no método científico da *psychologie nouvelle*: estudos subscritos pela autoridade de homens como Ribot e Charcot; estudos baseados em muita coisa que estava prestes a desmoronar, pois algo dera muitíssimo errado.

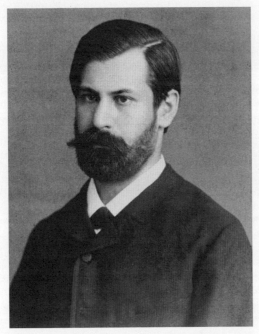

FIG. 2:
Sigmund Freud em 1885, ano em que viajou a Paris para estudar com Charcot.

II.

Quando Sigmund Freud recebeu um subsídio de viagem oferecido pelo Fundo do Jubileu da Universidade de Viena, ele era um homem que havia experimentado uma série de perspectivas de futuro, sendo que nenhuma delas serviu muito bem[46]. Tendo aspirado a uma carreira na zoologia, depois na fisiologia e na neuroanatomia, ele se voltou para a medicina, na qual considerava especialidades como a neurologia e a psiquiatria. Aos vinte e nove anos ele ainda era pobre, já não tão jovem, e estava sem perspectivas de conseguir uma vaga na universidade. Sua noiva esperava que ele tivesse os recursos necessários para o casamento. Na procura desesperada por uma oportunidade, depositou as suas esperanças em um novo método histológico de coloração de células nervosas e depois colocou sua fé num novo agente farmacológico chamado "cocaína". Mas os maravilhosos efeitos da cocaína começaram a revelar um lado obscuro; e então, tendo ouvido acerca das pesquisas de Charcot sobre as neuroses, Freud foi a Paris para tentar de novo.

Nascido de pais judeus em Freiberg, na Morávia, aos 6 de maio de 1856, o seu nome era Sigismund Freud, na verdade. Quando o menino estava com quatro anos, a família se mudou para a capital do Império Austro-Húngaro, Viena, e ali "Sigmund" frequentou o Leopoldstädter Gymnasium, onde se mostrou um aluno extraordinário. Estudando latim e grego – e clássicos como Ovídio, Horácio, Cícero, Virgílio, Sófocles, Homero e Platão –, ele chegou rapidamente à frente de sua turma. Como judeu, era membro de uma minoria achacada e marginalizada; porém, no Império Habsburgo, aqueles eram anos de liberalização. O Imperador Franz Josef havia aumentado os direitos civis para os judeus, e até mesmo incluído uma série de ministros judeus em seu gabinete. Para Freud e seus jovens amigos judeus, aqueles homens eram heróis. Atraído por figuras históricas como Brutus e Aníbal, o garoto se imaginava um defensor contra a tirania e considerava um futuro no Direito. Ele se declarava republicano antiaristocrata e anticlerical, bem como materialista ferrenho. Depois de se matricular na Universidade de Viena no outono de 1873, o jovem provou ser muito franco, mesmo quando isso significasse estar na oposição. Embora apoiado por muitos, confrontou o antissemitismo à sua volta, e certa vez bateu de frente com uma pequena aglomeração que se mobilizava contra o "judeu imundo"[47].

Na época em que entrou para a vida universitária, no entanto, Sigmund já não estava mais primordialmente interessado em política e Direito. Cativado pelo ensaio de Goethe sobre a natureza, mudou seus planos para ciência e medicina. Depois de se matricular em Medicina, inscreveu-se para cursar Anatomia, Química, "Biologia Geral e Darwinismo", Botânica, Fisiologia e Física[48]. No inverno de 1874, também começou os estudos em Filosofia, a única disciplina não científica que ele cursou, trabalhando com um professor que acabara de refugiar-se em Viena, Franz Brentano.

Sacerdote católico e filósofo, Brentano se distanciou da Igreja após sua declaração a respeito da infalibilidade papal. Seu sonoro desdém por essa doutrina foi tornando a sua atuação acadêmica em Würzburg cada vez mais insustentável. Ao mesmo tempo, Brentano descobriu Comte e o trabalho dos filósofos associativos britânicos. Renunciou à cátedra, deixou a Igreja e começou a planejar uma nova vida. O seu passaporte seria um trabalho na psicologia científica.

Brentano, como Ribot, esforçou-se por separar a psicologia da filosofia, sem deixar todo o empreendimento colapsar diante de noções positivistas da ciência. Para tanto, passou a se dedicar ao problema da introspecção. Em seu *Psychologie vom empirischen Standpunkt* (A Psicologia do Ponto de Vista Empírico), de 1874, Brentano esforçou-se por distinguir a introspecção da percepção interna. A primeira era um tipo de observação interior treinada que alguns alegavam se aproximar da observação empírica do mundo externo. Brentano dizia que tudo isso era uma bobagem impossível. Não podemos ficar

Uma Mente Para a Ciência

fora de nossas próprias mentes para observar nossas mentes com as nossas mentes. Mas a percepção interna era uma questão completamente diferente. Era tão comum quanto sentir alegria, evocar uma lembrança ou prestar atenção num pensamento. A percepção interna não pode ser objetiva, permanecendo um ponto de partida crítico para qualquer psicologia. Por sorte, a memória humana permite a recordação e o exame desses momentos transitórios. Além de enfatizar o poder estabilizante da memória, Brentano convocou um estudo aprofundado da linguagem e do gesto como um modo de auxiliar o nosso conhecimento acerca do mundo interno de outrem. Os psicólogos também deveriam prestar especial atenção nas crianças e nos animais, assim como nos estados mentais patológicos e ocorrências psicológicas estranhas, aconselhava ele[49].

Em virtude desse trabalho, Brentano auferiu uma cátedra em Viena no ano de 1874; nesse mesmo ano, Sigmund Freud se tornou um de seus alunos[50]. Divertindo-se inicialmente com o fato de que Brentano argumentava a favor da existência de Deus, Freud logo se perguntou se poderia defender seu materialismo perante a afiada lógica do professor. Após enviarem críticas formais às suas posições, Freud e seu amigo Josef Paneth se viram convidados à casa de Brentano para debaterem. Freud logo caiu na do filósofo. Seu professor era "um crente, um teólogo (!), um darwiniano e um danado de um esperto; um gênio, de fato" – escreveu o jovem[51].

Brentano encorajou o aluno a enxergar toda a tradição da filosofia como uma estrada rumo à ciência. Ele atacava abordagens teóricas da psicologia, opunha-se aos que nunca se davam ao trabalho de testar suas ideias no mundo, e "declarava-se irrestritamente um seguidor da escola empirista que aplica o método da ciência à filosofia e à psicologia". Aconselhando os alunos a estudar Locke, Hume, Kant e Comte, Brentano também alertava contra qualquer tentativa prematura de unir fisiologia e psicologia, argumentando que a ciência da mente ainda era demasiado pouco desenvolvida para qualquer enlace desse tipo[52]. Tratava-se de uma lição que Freud só iria aceitar depois de anos de embate, mas que posteriormente iria repetir aos seus próprios alunos.

Simultaneamente, esse admirador de Aníbal começou a reformular suas noções a respeito do que tornava um homem radical. Freud declarava não ser antipático ao socialismo, à reforma educacional, à redistribuição da riqueza e a outras reformas que poderiam facilitar a luta darwiniana pela existência[53]. Mas ele acreditava que os verdadeiros radicais manifestavam o seu espírito revolucionário por meio da rejeição do dogma religioso e da aceitação dos ditames do materialismo e do empirismo. Muitos da geração de Freud compartilhavam da crença de que a ciência iria reformar a vida política e social. Os cientistas iriam contribuir para a derrota das superstições, das ficções religiosas e das ilusões ideológicas, fornecendo conhecimento válido que permitisse uma visão mais clara da realidade, por meio da qual as elites políticas poderiam governar de modo mais justo e racional.

Depois de dois anos e meio de aulas, Freud embarcou em sua primeira tentativa de descobrir novos conhecimentos por meio de uma pesquisa na zoologia, campo que havia proporcionado um bocado de evidências à teoria evolutiva. Seis meses depois de estudar as gônadas das enguias, Freud juntou-se ao laboratório fisiológico de Ernst Wilhelm von Brücke, o homem que havia levado a ciência laboratorial para Viena. Pelos próximos seis anos, trabalhou duro no laboratório de Brücke, tendo todo o gosto em examinar células nervosas. Ele fez algumas descobertas menores, desenvolveu um novo corante e, aos vinte e seis anos de idade, podia se gabar de uma série de publicações de seu trabalho[54].

Em meio a esses estudos, Freud cumpriu um ano de serviço militar compulsório, período em que, para manter-se ocupado, traduziu alguns ensaios de John Stuart Mill sobre temas como a emancipação da mulher[55]. De volta a Viena, finalmente se apresentou para os exames finais do curso de medicina no ano de 1881, sete anos e meio depois de iniciar os estudos médicos e levando dois anos e meio mais que a média dos estudantes. Freud foi aprovado, atribuindo posteriormente o sucesso à sua extraordinária memória, já que não se dera ao trabalho de ir bem preparado para as provas.

O fato é que, para o jovem Freud, a prioridade era menos tornar-se médico do que fazer descobertas científicas e se tornar professor universitário. Seu sonho era continuar no laboratório de Brücke; porém, em 1882, quando ficou noivo de Martha Bernays, de Hamburgo, esse sonho acabou. Freud informou Brücke de que tinha intenções de casar-se, e seu mentor o puxou de lado, chamando-o à realidade. Os dois assistentes de Brücke eram cientistas extraordinários e estavam muito longe de se aposentar. Não havia nenhum outro cargo remunerado para oferecer a Freud, que agora tinha uma noiva esperando por ele. Desalentado, Freud aceitou o conselho de Brücke e foi se tornar um clínico.

Nos três anos seguintes, desapareceu pelas enfermarias e clínicas do Hospital Geral de Viena. Vivendo nas instalações da instituição, Freud só voltava para casa nos finais de semana. Enquanto continuava com algumas pesquisas de laboratório, pelejava para se encaminhar como clínico. Aproximou-se de Hermann Nothnagel, um professor de medicina, na esperança de se tornar *Aspirant*[56] no hospital; dessa forma os jovens médicos podiam trabalhar para se tornar *Sekundararzt*[57] ou médico assistente. Sendo ele próprio um neuropatologista, Nothnagel apreciou o trabalho histológico do jovem. Ele admitiu Freud e, nas duas décadas que se seguiram, mostrou-se um importante aliado.

Nothnagel recebeu uma recomendação de outro médico que realizava pesquisas laboratoriais, o psiquiatra Theodor Meynert, com quem Freud havia estudado no inverno de 1877[58]. A fama de Meynert provinha de seus estudos anatômicos do sistema nervoso, mas ele também havia ganhado notoriedade graças aos médicos de manicômio que levantaram dúvidas acerca das suas habilidades clínicas. Em 1875, o diretor da instituição manicomial que abrigava o departamento de Meynert chegou a exigir sua demissão, mas o reitor da Escola de Medicina de Viena apressou-se para criar uma segunda cátedra de psiquiatria para o seu protegido. Graças a esse incidente, Viena teria duas cátedras universitárias de psiquiatria, permitindo uma diversidade de opiniões que se provaria crucial para figuras contestatórias como Freud[59].

Seguro em seu cargo acadêmico, Meynert havia começado a trabalhar numa obra de fôlego que ele esperava definir a psiquiatria e elaborar os papéis relativos à mente

Uma Mente Para a Ciência

e ao cérebro. Para ele, a doença cerebral era a única causa dos distúrbios mentais; os fatores psicológicos eram irrelevantes. Quando Meynert estava dando os retoques finais no primeiro volume dessa obra, Freud entrou para o seu departamento. De maio a setembro de 1883, Freud enfrentou casos de alcoolismo, paralisia progressiva e pacientes vagamente diagnosticados como loucos. Também encontrou algumas poucas histéricas, mas elas não pareciam ter deixado grandes impressões[60].

Imerso na medicina clínica, Freud continuou ambicioso, agora buscando novos tratamentos revolucionários[61]. Deparou com um artigo apregoando a cocaína, uma droga nova que havia sido utilizada para tratar a abstinência de morfina na América. "Não precisamos de mais que um golpe de sorte deste tipo para considerar montar uma casa", escreveu ele a Martha, sua noiva[62]. Freud encomendou cocaína, experimentou e ficou convencido de que essa espantosa substância poderia curar doenças cardíacas, exaustão nervosa e depressão leve, sem mencionar as agonias da abstinência de morfina. Ernst Fleischl von Marxow, amigo e professor de Freud no laboratório de Brücke, se havia viciado em morfina depois de uma amputação deixá-lo com uma dor crônica. Freud forneceu a nova droga a Fleischl, na esperança de que pudesse ajudar a pôr fim em seu vício[63].

Seis semanas depois de experimentar cocaína pela primeira vez, Freud redigiu um exuberante artigo a respeito da droga para o *Centralblatt für die gesammte Therapie* (Gazeta Central de Terapia Integral)[64]. Estava ávido por ser notado, especialmente depois de testemunhar os elogios que cobriram um colega que, aconselhado por ele, havia obtido sucesso na utilização da droga como anestésico cirúrgico. Freud se arvorou defensor dos possíveis usos médicos e psiquiátricos da cocaína, e o seu apelo começou a receber atenção. Sua monografia sobre a cocaína foi retomada pelo prestigioso jornal vienense *Neue Freie Presse* (Nova Imprensa Livre). Em pouco tempo, Freud foi inundado com pedidos de informação. Apresentando as suas descobertas à Sociedade Fisiológica de Viena e à Sociedade Psiquiátrica de Viena, ele anunciou a droga como eficaz e inofensiva[65].

Ela, entretanto, não era inofensiva. Na primavera de 1885, Freud sabia que o dito tratamento de Fleischl com cocaína não o havia livrado do vício em morfina, mas, em vez disso, criou uma dependência de ambas as drogas. Além do mais, o crescente uso de cocaína por Fleischl levou a psicoses tóxicas horripilantes. Foi questão de tempo até que outros tomassem ciência desses perigos e atacassem Freud por advogar precipitadamente pelo uso da cocaína. Esse opróbrio público poderia causar danos duradouros à reputação de um jovem médico, mas Freud ainda tinha apoiadores poderosos na universidade. Quando a derrocada da cocaína estava chegando ao limite, Freud reuniu o apoio de Brücke, Meynert, Nothnagel, dentre outros, e ganhou do Fundo do Jubileu da universidade o subsídio para ir a Paris. Era uma boa hora para ele sair da cidade.

Antes de partir para a França, Freud pediu demissão do Hospital Geral. O seu noivado com Martha Bernays já se arrastava há três anos e meio. Ele não estava conseguindo bancar o próprio sustento e era profundamente dependente de uma série de benfeitores que lhe haviam emprestado dinheiro para sobreviver. Preparou-se para

44   *Parte i : Confeccionando a Teoria Freudiana*

sair de Viena, convencendo as autoridades universitárias de que, quando estivesse na Salpêtrière, iria estudar neuropatologias atróficas em crianças. Mas Freud confidenciou à noiva o verdadeiro plano: fazer seu nome no campo dos distúrbios nervosos[66]. Essa viagem iria transformá-lo em um famoso especialista dos nervos. Ao ganhar o subsídio, um Freud eufórico escreveu a Martha:

> Ah, que maravilha! Vou chegar com dinheiro, ficar um bom tempo e te levar algo bonito; depois vou para Paris e me torno um grande acadêmico, daí volto para Viena com uma auréola enorme, gigantesca, e em breve nos casamos. Vou curar todos os casos incuráveis de problemas nervosos; contigo estarei saudável, e seguirei te beijando.[67]

Em 29 de setembro de 1885, Freud chegou a Paris e alugou um quarto no Hôtel de la Paix, no Quartier Latin[68]. Enquanto escrevia febrilmente artigos sobre neuropatologia, começou a fazer visitas à famosa clínica da Salpêtrière. Às segundas-feiras, Charcot ministrava palestras públicas focadas em suas pesquisas mais recentes, ao passo que às terças ele discutia algum caso intrigante trazido do ambulatório para ser diagnosticado. As quartas-feiras eram destinadas a palestras sobre oftalmologia, e o restante da semana era preenchido com rondas hospitalares. Deixando de lado várias outras palestras, Freud encontrou tempo para frequentar autópsias forenses no Necrotério de Paris[69].

O dr. Charcot anunciava que os dias das grandes descobertas no campo da anatomia patológica eram coisa do passado. O futuro estava naqueles distúrbios nervosos sem lesões anatômicas: as neuroses. Durante os meses de Freud em Paris, o foco do interesse de Charcot era a histeria masculina causada por traumas, como os casos de Pin e Porez[70]. A histeria traumática havia encontrado resistência por parte dos neurologistas alemães – especialmente de Hermann Oppenheim, em Berlim[71]. Após sua estada em Paris, um Freud diligente viajou a Berlim e se encontrou com Oppenheim, que via essas enfermidades em termos puramente anatômicos. Freud voltou para casa ainda convencido de que Charcot estava com a razão.

Freud também retornou de Paris certo de que os estados alterados exibidos em hipnose eram reais. Contou aos seus financiadores que havia testemunhado os incríveis fenômenos do hipnotismo, que "teve que ser arrancado, de um lado, do ceticismo e, de outro, do embuste"[72]. Compreendia, no entanto, que os acontecimentos na Salpêtrière eram tão bizarros que suscitariam sérias dúvidas, a não ser que fossem testemunhados em primeira mão. Ele próprio teve suas dúvidas quando, seis anos antes, o hipnotista itinerante Carl Hansen foi a Viena, alertando um amigo: "mantenha sua mente cética e lembre-se de que 'maravilhoso' é uma exclamação de ignorância, e não o reconhecimento de um milagre"[73].

No entanto, o que Freud viu na Salpêtrière era impressionante. Uma demonstração rotineira podia ser a seguinte: uma mulher está sentada numa cadeira, hipnotizada; um médico a informa de que, ao acordar, ela não será capaz de mover o braço direito; a paciente sai do transe e não consegue mover o braço direito; ela não sabe o porquê e

Uma Mente Para a Ciência

talvez fabrique uma história que pareça fazer sentido para a sua debilidade; o médico a coloca novamente em transe, fazendo então o sugestionamento de que o braço está bem; ela emerge do transe e seu braço está bem. Isso não era apenas um grande teatro, era chocante inclusive para cientistas instruídos numa abordagem cerebral da mente. E esses efeitos estupendos não eram só uma fonte de maravilhamento, mas também fenômenos analisados por aquele sumo positivista, Charcot. Os psicopatologistas franceses haviam provado que existiam estados psicológicos inconscientes bizarros.

O mundo de Freud começou a virar de cabeça para baixo:

> Estou realmente muito confortável agora e acho que estou mudando muito. Vou lhe dizer em detalhes o que está me afetando. Charcot, que é um dos maiores médicos e um homem cujo bom senso beira a genialidade, está simplesmente destruindo todos os meus objetivos e opiniões. Às vezes saio de suas palestras, como a de Notre Dame, com uma ideia inteiramente nova sobre perfeição.[74]

Em seguida, ele escreveu um relatório para a universidade a respeito da sua viagem; relatório que continha vívidas descrições do trabalho de Charcot sobre a histeria e o hipnotismo, bem como tépidos pedidos de desculpa por dedicar tão pouco tempo a doenças orgânicas. Ele não estava realmente arrependido. Deslumbrado com Charcot e sua equipe de brilhantes colegas como Joseph Babinski, Georges Gilles de la Tourette e Paul Richer, Freud voltou de Paris com um novo objetivo. Ele iria se tornar o homem de Charcot em Viena.

Antes de deixar a França, Freud havia campeado agressivamente uma entrada no círculo próximo de Charcot. Embora tenha se queixado para Martha de que o seu francês era tão ruim que ele mal conseguia pedir comida num café, o jovem ofereceu para Charcot os seus serviços de tradução ao alemão. Charcot aceitou. "Isso há de me tornar conhecido pelos médicos e pacientes na Alemanha", transbordou Freud[75]. Os dois homens mantiveram uma correspondência enquanto Freud traduzia o terceiro volume das *Leçons sur les maladies du système nerveux* (Lições Sobre as Doenças do Sistema Nervoso), de Charcot, do qual boa parte dizia respeito à histeria, à hipnose e às paralisias traumáticas. O próprio Freud ficou especialmente intrigado com as paralisias criadas pela imaginação[76].

Em casa, Freud se preparou para a guerra em Viena, sabendo que os seus colegas eram céticos no que diz respeito ao que é psicológico, ideogênico, hipnótico e histérico – isso para não mencionar o que vinha da França. Apesar disso, começou a palestrar em sociedades de fisiologia e psiquiatria acerca das teorias de Charcot, concordando em escrever um relatório para a Sociedade de Médicos de Viena sobre as suas experiências. No relatório, Freud apresentou o pensamento francês a respeito da histeria masculina. Alguns médicos na plateia reconheceram que a histeria em homens era possível, mas outros contestaram com rispidez os estágios indicados por Charcot. Sem rodeios, Meynert pressionou Freud a encontrar um único caso de paralisia traumática em Viena[77].

Um mês depois, Freud apresentou um caso desses ao grupo[78]. Mas o sabor de vitória logo azedou. Meynert, furioso, não embarcaria em nada daquilo, sugerindo que os franceses haviam arruinado o seu ex-aluno[79]. Freud lembrou mais tarde: "com a histeria masculina e a geração de paralisias histéricas através da sugestão, achei-me impelido à oposição"[80]. Meynert, como Freud observou amargamente, acreditava que ele havia sido engolfado pela "malignidade de Paris"[81].

O efeito dessa pequena controvérsia foi que Sigmund Freud tornou-se um proeminente emissário vienense das ideias francesas acerca da histeria, da hipnose, da psicologia e da psicopatologia. Embora houvesse uma forte resistência a essas noções nos círculos austríacos, Freud parecia não se impressionar. Ele havia visto histéricas passando pelos estágios charcotianos; havia visto paralisias criadas por mera menção a uma ideia; havia visto coisas como essas com os seus próprios olhos. Aquilo que seus colegas em Viena haviam lido e que eles desdenhavam, Freud havia testemunhado. Como judeu e forasteiro, bem sabia do poder que o preconceito tem para cegar[82]. Sem o receio de ser minoria, vinculou-se ao grande Charcot e às suas teorias da histeria, do trauma e do hipnotismo, adotando a psicologia associativa e, por um momento, até a sua ênfase na hereditariedade. Agora o futuro estava claro para Sigmund Freud. Ele se casou com a noiva, abriu um consultório particular e assumiu seu papel como leal representante vienense do pensamento de Jean-Martin Charcot – justo quando a reputação do neurologista parisiense começou a despencar.

III.

Em 1886, um professor de medicina francês da cidade interiorana de Nancy anunciou que Charcot, o mestre decodificador da histeria, havia sucumbido a uma espécie de histeria. Em poucos anos, ficou evidente que era verdade; e como consequência disso, muito da obra de Charcot sobre histeria e hipnotismo estava errado. Esse iminente desastre compeliu Freud a amadurecer rapidamente, passando de acólito a pensador mais independente, à medida que foi tendo de se mexer desesperadamente para reformular as suas próprias posições. Embora se ativesse aos objetivos da psicologia científica e às noções charcotianas de trauma psíquico, Freud acabaria aceitando que as maiores realizações parisienses no entendimento das neuroses eram invenções de sua própria imaginação.

O Davi que abateu esse Golias da medicina foi Hippolyte Bernheim. Antes de 1882, esse médico de Nancy tinha pouco a ver com as doenças nervosas. Naquele ano, um de seus pacientes fora curado de dor ciática por um médico de província, que gozava de uma reputação ligeiramente ruim, chamado Ambroise Auguste Liébeault. Liébeault era um hipnotista da velha guarda que havia continuado obstinadamente a empregar esse método durante os inóspitos anos de 1850 e 1860. Com pouco alarde, escrevera *Du sommeil et des états analogues* (Do Sono e dos Estados Análogos), no qual argumentava que os estados hipnóticos eram formas de sono ocasionadas por sugestionamento[83]. Bernheim procurou Liébeault e se tornou seu aluno. Em 1886,

Uma Mente Para a Ciência

publicou o seu próprio estudo de referência, *De la suggestion et de ses applications à la thérapeutique* (Do Sugestionamento e de Suas Aplicações à Terapêutica), no qual apresentou uma explicação puramente psicológica da hipnose[84].

Charcot havia triunfado sobre a histeria e o hipnotismo conceituando esses mistérios como nada além de disfunções neurais herdadas que resultavam em estados de consciência alterados. Pouco convencido, Bernheim começou a fazer experimentos com hipnose e decidiu que estados como esses não eram nada patológicos. Na verdade, descobriu que transes hipnóticos eram fáceis de obter entre a grande maioria dos homens e mulheres de todos os temperamentos[85]. A hipnose apenas exagerava uma propriedade comum da vida psicológica e não era uma disfunção fisiológica, concluiu ele.

Bernheim foi mais longe. A hipnose, acreditava ele, não era sequer necessária para que os sugestionamentos de alguém se apoderassem de outrem. As ideias passavam de uma mente inconsciente a outra o tempo todo. As janelas da mente ficavam abertas, recebendo ordens, sugestionamentos e ideias dos outros, e então confundindo noções alheias como sendo as suas próprias. Toda a psicologia humana era caracterizada por essa "credulidade" flagrante. Falsas impressões e ideias eram prontamente aceitas pela mente graças à cerebração inconsciente automática, à fragilidade da razão e à necessidade demasiado humana de acreditar. Religião, educação, tradição, moralidade, fidelidade ao Estado e convencionalidade social; o trabalho de advogados, políticos, professores, oradores, charlatães e sedutores: tudo isso era evidência de um mundo dominado pelo sugestionamento e pela credulidade. A credulidade não era estranha ou incomum, mas sim algo essencial à vida psicológica normal[86]. Embora Charles Richet e outros tivessem observado a possibilidade de o sugestionamento se instalar sem hipnose, antes disso ninguém com reputação científica havia tido a audácia de fazer afirmações tão abrangentes.

Vinda das margens da medicina francesa e permanecendo num forte contraste com os avanços duramente conquistados pela *psychologie nouvelle*[87] e com o prestígio de Charcot, a teoria de Bernheim não parecia ter grandes chances. Além disso, as teorias de Charcot eram precisas, lógicas e baseadas em princípios científicos amplamente compartilhados, ao passo que a análise de Bernheim era nebulosa e emproada. Mas Bernheim tinha um poderoso trunfo. Como principal exemplo de sugestionamento e credulidade, ele apontava a pesquisa de Jean-Martin Charcot. Os estágios de hipnotismo charcotianos, insistia ele, eram inteiramente imaginários[88]. De acordo com o médico de Nancy, Charcot e seus seguidores haviam sugestionado involuntariamente com os estágios de hipnotismo os seus pacientes, que então obedeciam a eles. Em vez de investigar a mente de outrem, esses cientistas olharam para um espelho. Bernheim chamou esse baile de expectativas e mimetismo de "cultura da histeria"; e ele informou seriamente os seus leitores de que nenhum dos estágios charcotianos, supostamente universais para o hipnotismo, poderiam ser encontrados em Nancy[89].

Assim começou um furioso combate. Os médicos da Salpêtrière malharam Hippolyte Bernheim, chamando-o de bufão atrapalhado cuja atuação se dava fora da ciência. No Congresso Internacional de Hipnotismo de 1889, em Paris, um dos aliados de Charcot, Pierre Janet, declarou que as opiniões de Bernheim eram "não só anticientíficas e antifisiológicas", como também "antipsicológicas"[90]. Os ataques à credibilidade científica de Bernheim ficaram mais pesados, pois a Escola da Salpêtrière enxergava nesse médico de Nancy um rival que eles temiam poder derrubar não apenas uma teoria do hipnotismo, mas também todo o projeto da psicologia científica. Se Bernheim estivesse certo, se os sugestionamentos e a credulidade fossem realmente tão comuns, como se poderia esperar conhecer empiricamente algo acerca do mundo interior de outrem? Se todo mundo estivesse contaminado pelo sugestionamento e pela crença cega, quem poderia ser um observador imparcial ou um sujeito não influenciado? Na visão de Bernheim, observador e observado, sugestionador e sugestionado, cientista e histérico – em última instância, sujeito e objeto – eram impossíveis de se distinguir com qualquer clareza. Não havia como os cientistas do campo da psicologia estarem fora disso, pois eles estariam sendo sugestionados mesmo quando estivessem sugestionando.

Um médico da Salpêtrière salientou a conclusão aparentemente absurda que os seguidores de Bernheim eram forçados a aceitar. Pela sua teoria, "todo homem razoável estaria, então, constantemente sob a influência do sugestionamento"[91]. Bernheim não teria discordado. Mas tais afirmações chocantes alastraram o mal-estar. Por volta de 1886, relatos de contágios psíquicos e histeria em massa chegaram à imprensa francesa[92]. Acaso uma mulher poderia assassinar seu amado por causa dos sugestionamentos de outrem? Será que um povo, movido por sugestionamentos, poderia se levantar contra um governo? A terra da Revolução Francesa e da Comuna de Paris deparou com o receio de que um outro levante em massa estivesse a um hipnotista maligno de distância[93].

Para Sigmund Freud, não era possível dar de ombros para as contestações de Bernheim. A reputação e a clínica de Freud estavam intimamente associadas com o prestígio da Escola da Salpêtrière. Ele entendia que as alegações de Bernheim serviriam de reforço àquelas pessoas na Alemanha – e elas eram muitas – que sempre pensaram a hipnose como uma farsa grosseira. Freud assumiu a tradução alemã do livro de Bernheim, convencido de que isso o ajudaria a sair na frente de uma crítica potencialmente devastadora[94].

Em 1888, quando curiosos leitores alemães adquiriram uma tradução do *De la suggestion et de ses applications à la thérapeutique*, de Hippolyte Bernheim, eles encontraram um tradutor intrusivo que tomava a liberdade de divergir do autor. O tradutor insurgia contra aqueles que poderiam utilizar o trabalho de Bernheim para negar a realidade da hipnose e concluir que todas aquelas descrições eram baseadas num misto de crença ingênua e trapaça. Defendendo os cientistas que pesquisavam a histeria da acusação de que eles próprios estariam histericamente iludidos, Freud atacou quem rejeitava os estudos de Charcot como se fossem "erros de observação" inúteis; quem se retraía em direção à crença de que a hipnose estava "além do entendimento científico"[95].

Freud defendeu Charcot, dizendo que o cuidadoso trabalho do neurologista havia provado que o hipnotismo era legítimo e, portanto, pelos padrões científicos, real.

Infelizmente, estava ficando mais difícil insistir nisso. Os debates entre a Escola de Nancy e a da Salpêtrière geraram uma avalanche de pesquisas, e os resultados foram devastadores. Otto Wetterstrand relatou ter hipnotizado 3.589 pessoas; ele nunca viu os estágios de Charcot[96]. Um após o outro, os estudos foram mostrando que uma ampla porcentagem de pessoas normais era, de fato, hipnotizável. Em 1892, Albert von Schrenck-Notzing publicou um estudo com 8.705 sujeitos, dos quais apenas 519 não puderam ser hipnotizados[97]. A hipnotizabilidade não parecia ser um sinal específico da histeria, ou mesmo de qualquer patologia; parecia algo banal.

Freud enfrentou um dilema: de um lado, havia uma teoria psicológica que minava a legitimidade científica da pesquisa psicopatológica acerca do hipnotismo e da histeria; do outro, havia uma legítima teoria científica psicopatológica que cada vez mais ia parecendo muito simplesmente equivocada. Após 1888, Freud se distanciou de seus colegas de Paris e tomou o cuidado de não defender os estágios da histeria charcotianos ou o hipnotismo, chegando a afirmar explicitamente que era de responsabilidade dos funcionários da Salpêtrière provar essas teorias. Eles jamais conseguiriam.

Como seus colegas na Salpêtrière, no entanto, Freud estava ávido por defender a realidade do hipnotismo mediante a formulação de teorias conformes aos padrões científicos do conhecimento. Se a histeria era real, argumentava ele, deveria basear-se em alguma outra coisa que não em atos aleatórios de sugestionamento e credulidade. O hipnotismo também deveria estar vinculado a regras e seguir algumas leis inerentes. Hippolyte Bernheim, tal como o seu tradutor para o alemão acusava, simplesmente não se perguntou que regras poderiam ser essas[98].

Para prosseguir nessa direção, Freud sugeriu que os leitores de Bernheim parassem de pensar o encontro hipnótico como drama interpessoal entre um hipnotista de olhos arregalados e um sujeito desfalecido. Em vez disso, deviam voltar sua atenção para as condições intrapsíquicas que tornavam uma pessoa propensa ao sugestionamento alheio. Uma vez conhecidas, essas mudanças internas explicariam tanto o fenômeno interpessoal descrito por Bernheim quanto as mudanças corporais que Charcot catalogara.

Essa estratégia crítica permitiu que Freud reduzisse os problemas extremamente complexos acerca de como duas mentes interagiam e limitasse a sua exploração ao funcionamento de uma mente: a do paciente. Tomando emprestado o trabalho de Charcot sobre a paralisia traumática, Freud argumentou que todos os sugestionamentos eram resultado de autossugestionamentos internos prévios. Enquanto Bernheim acreditava que o "sugestionamento abre as portas", na verdade as portas "abriam-se lentamente por autossugestionamento", declarava Freud. Alguma ideia interna dissociada preparava o terreno para que um sugestionamento assumisse o controle; todos os resultados obtidos pelo médico de Nancy eram, então, resultado de um estado receptivo provocado pelo autossugestionamento[99].

Freud traduziu Bernheim para eliminar suas alegações mais danosas e garantir a respeitabilidade científica da pesquisa sobre histeria e hipnose. Ele compreendeu que, se o modelo de Bernheim da persuasão interpessoal poderia estar enraizado num processo mental interno, a sugestionabilidade continuaria sendo um legítimo objeto de estudo que não poderia ser atribuído às provocações do médico. Freud argumentava que, longe do âmbito cotidiano da consciência, ocorriam mudanças psicofísicas inconscientes internas que criavam um estado de sugestionabilidade; os sugestionamentos posteriores se enraizavam nesse solo fértil e causavam os sintomas específicos da histeria. Se o médico vienense estivesse certo a esse respeito, os cientistas que pesquisavam a histeria poderiam seguramente ignorar as dinâmicas interpessoais e confusas de Bernheim e seguir Charcot dedicando-se ao estudo do mundo interno[100].

O argumento freudiano era astuto e suas conclusões, perseverantes. Um foco intrapsíquico insistente iria orientar as abordagens freudianas da mente pelo próximo século. Além disso, Freud havia demonstrado uma capacidade impressionante de recompor debates e virá-los de ponta-cabeça. Ao admitir a realidade das observações de Bernheim, puxou o tapete das explicações centrais do médico de Nancy, de modo a reafirmar os limites entre observador e observado, tão cruciais ao conhecimento científico. Ele garantiu o compromisso charcotiano com o método científico, ao alijar os estágios da hipnose e da histeria pregados pelo mestre, e ficou do lado da afirmação de Bernheim segundo a qual a hipnose era baseada, fundamentalmente, na psicologia inconsciente[101]. Então, à medida que Freud ia recompondo criativamente a contestação de Bernheim, a capacidade do jovem médico vienense de assumir o comando de debates cruciais seria testada novamente, à medida que outro dos pilares que sustentavam Charcot e a *psychologie nouvelle* começou a ruir.

NA SEGUNDA METADE do século XIX, as causas hereditárias eram extremamente populares na medicina francesa, particularmente na psiquiatria. Diante da esmagadora complexidade das esferas nervosa, cerebral, mental, pessoal, comportamental e social, os médicos franceses viram a hereditariedade como uma resposta coringa para perguntas que, na verdade, eles não conseguiam compreender. Depois de 1870, a herança biológica era amplamente aceita como causa das funções psíquicas e a principal precondição que levava a um colapso mental durante acontecimentos acidentais. Essa explicação da enfermidade mental foi defendida pelo devoto católico Bénédict-Augustin Morel, cujas noções de degenerescência hereditária ecoavam a queda da graça que afligia os homens desde Adão[102]. As suas teorias foram adotadas por outros como Valentin Magnan, que, quando Freud estava em Paris, conduzia discussões na Sociedade Médico-Psicológica acerca da degenerescência. Até então, a hereditariedade havia conquistado a maioria dos céticos. Na França, poucos eram os médicos que acreditavam que os distúrbios mentais pudessem ser adquiridos de uma outra forma qualquer.

Jean-Martin Charcot foi ainda mais longe com esses pressupostos hereditários. Considerando a noção de "família neuropática" – emprestada de seu aluno Charles Féré – e estudando as genealogias, Charcot reuniu uma série de enfermidades, atribuindo todas elas ao mesmo defeito herdado. Ele mapeou árvores genealógicas em que histeria, alcoolismo, suicídio, paralisia progressiva, apoplexia, distúrbios reumáticos e artríticos vicejavam. Quando contestado a respeito da herança comum dessas enfermidades, Charcot apontava para as conjunções neuropáticas que poderiam ser encontradas entre os "israelitas"[103]. Ribot também argumentava que o mais puro exemplo de hereditariedade psicológica vinha do estudo dos judeus, que, por "guardarem ciosamente a pureza de sua raça", tornaram-se um distinto exemplo das forças hereditárias. Da parte de Ribot, ele concluiu tratar-se de uma dotação que fazia com que os judeus fossem demasiadamente sentimentais e imaginativos, com uma aptidão para a poesia e para a música, mas não para a escultura ou a pintura, e mentes tristemente mal adaptadas para a ciência[104].

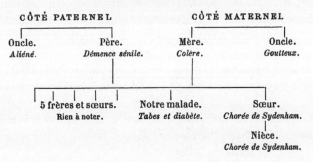

FIG. 3:
Demonstração feita por Charcot de uma família "neuropática" judia em que enfermidade mental, demência, gota, tabe dorsal, coreia de Sydenham e diabetes são todas consideradas familiares e resultado de degeneração.

Durante a sua estada em Paris, Freud chegou a acreditar que ele próprio também provinha de uma família neuropática judia. O jovem médico informou a noiva de que na família de seu tio havia uma criança débil mental e duas outras que sucumbiram à loucura. Freud confessou sempre ter pensado que a família estivesse livre de taras hereditárias, mas em Paris enxergou as coisas de um jeito diferente. Para consolar Martha, ele a avisou: "Essas histórias são muito comuns em famílias judias."[105]

Entre as muitas doenças que Charcot encontrou nesses agrupamentos familiares estava a tabe dorsal, também conhecida como ataxia locomotora. Charcot era uma autoridade na doença, pois esteve envolvido nos primórdios de sua descoberta. Nos anos 1880, no entanto, surgiu uma teoria que vinculava esse transtorno à sífilis, uma infecção que alguns acreditavam também ser responsável pela epidemia, em manicômios, de pacientes sofrendo da paresia geral dos loucos.

Charcot zombava daquilo tudo. Ele não tinha dúvida de que essas doenças eram resultado de má hereditariedade. Mas tal como era o caso com o hipnotismo, os números começaram a se acumular contra ele. Em 1891, pesquisadores apresentaram dados que mostravam que entre 90 e 91% dos pacientes com tabe dorsal tiveram uma infecção prévia de sífilis[106]. Muitos médicos mais jovens, mesmo na Salpêtrière, adotaram as novas teorias dos germes. Quando ficou claro que Charcot estava errado, as suas ousadas afirmações acerca do papel da hereditariedade em outras doenças – como a histeria – também foram postas em dúvida.

Enquanto essas nuvens se formavam sobre Charcot, Freud estava ocupado traduzindo as *Leçons du mardi* (Lições de Terça-Feira) do neurologista, que foram publicadas em fascículos entre 1892 e 1894. Outra vez, em expressivas notas de rodapé, o tradutor para o alemão tomava a liberdade de discordar do autor, agora no que diz respeito a questões relativas à hereditariedade. Ao receber as provas com as respectivas correções, Charcot respondeu ao acólito vienense:

> A propósito, estou encantado com as notas e os comentários críticos que encontrei ao pé das páginas das *Leçons*. Vá em frente, não há problema! *Vive la liberté!*, como dizemos por aqui. Após essa declaração, pedirei o mesmo do senhor, para lhe dizer de meu espanto em ver a que ponto a teoria da natureza sifilítica da tabe e a da P.G.P. estão agora causando estragos entre as melhores cabeças. Realmente, a cifra de 90% (assumindo que seja precisa) pode exercer muita influência sobre uma mente estável! – mas o que o senhor faz com os outros 10%?[107]

A respeito do poder da hereditariedade nervosa, Charcot encorajou Freud a ir verificar por si mesmo, assim como lhe apontou o caminho das pedras recomendando que estudasse as genealogias das famílias judias.

Com o campo científico voltando-se contra Charcot, Freud também se lançou contra a teoria da degeneração. A teoria da *famille névropathique*[108] precisava desesperadamente de uma reavaliação e não podia ser defendida, escreveu ele[109]. Nos rodapés, Freud deixou claro também considerar que Charcot estava errado acerca da natureza hereditária da histeria. Na verdade, confessou que ele e um colega consideravam que a histeria era tão somente o resultado de um trauma.

Antes de essas observações serem escritas, Sigmund Freud poderia ter sido incluído num batalhão de pensadores europeus que se voltaram para a psicopatologia francesa, absorvendo os seus métodos, as suas premissas e a sua lógica. Como outros, ele adotou um enquadramento que incluía tanto a psicologia associativa quanto a explicação hereditária para os distúrbios da mente. Mas à medida que esse bastião teórico começou a ruir, Freud talhou um novo. As suas críticas a Bernheim e Charcot marcam os contornos daquilo que iria se tornar um terreno claramente freudiano. Diferentemente daqueles, em Paris, que ainda se agarravam a reivindicações relativas à degeneração muito tempo depois de elas terem se tornado difíceis de defender, Freud – talvez livrado pela sua própria marginalidade enquanto judeu e apoiado pelo fato de que se faziam usos antissemitas dessa teoria – as deixou passar. Foi uma sábia decisão. Noutros tempos, a hereditariedade psicológica forneceu aos psicólogos e psicopatologistas franceses uma maneira fácil de deslocar os fenômenos mentais da filosofia e do misticismo para a ciência positivista e para a biologia, mas ela se havia tornado pouco mais que um preconceito. Embora Freud tenha reconhecido prontamente que

Uma Mente Para a Ciência 53

"Charcot foi o primeiro a nos ensinar que, para explicar a neurose histérica, devemos concentrar-nos na psicologia"[110], ele se afastou do reforço biológico que Charcot utilizava para justificar sua psicologia. Livre dessas amarras, Freud seguiu flutuando. Ele teria de encontrar a sua própria âncora.

IV.

Por volta de 1892, Freud começou a destacar-se num campo apinhado de psicopatologistas e terapeutas que trabalhavam com sugestionamento. O tradutor de Bernheim se apresentava como um pensador – contra Bernheim – empenhado em estudar processos intrapsíquicos. Ele iria impulsionar agressivamente esse foco. O tradutor de Charcot se apregoava como um homem que não acreditava que a degeneração causasse histeria ou uma série de outros padecimentos. Em vez disso, reconhecia a força do trauma psíquico e do autossugestionamento inconsciente como fatores proeminentes, uma outra ideia que ele carregaria consigo.

À medida que Freud desenvolvia as ideias que iriam formar a base de sua teoria, em seu país ele deparava com uma veemente oposição às noções francesas de hipnose, sugestionamento e enfermidade psíquica. O jovem médico que havia feito um mau julgamento quanto à segurança da cocaína agora se via defendendo a hipnose daqueles que, em Viena, alertavam que esse método fantástico poderia, na verdade, causar insanidade. Caso estivesse sozinho, Freud teria tido dificuldades para enfrentar esses céticos, mas ele não estava.

O hipnotismo havia encontrado alguns aliados em Viena. Nos anos de 1870, fisiologistas como Ernst Fleischl, amigo de Freud, fizeram experimentos de hipnose com animais. E o método havia sido retomado pelo médico dissidente Moritz Benedikt, que, influenciado pela obra de Charles Lasègue, fez experimentos de hipnose com pessoas histéricas no final dos anos 1860. Benedikt foi confrontado pelo seu superior à época, o dr. Josef Breuer, que lhe disse para desistir daqueles procedimentos estranhos. Benedikt concordou; porém, depois de se encontrar com Charcot em 1878, retornou à hipnose. Em 1880, quando as apresentações do hipnotista de palco Carl Hansen resultaram na proibição de quaisquer outras exposições do tipo em Viena, Benedikt defendeu o hipnotismo perante a Sociedade de Médicos. Foi Benedikt quem forneceu a Freud uma carta de apresentação para Charcot; e foi ele, mais que qualquer outro, quem conferiu certa credibilidade à hipnose em Viena antes de 1886[111].

Quando Freud voltou de Paris para casa, ele também descobriu que dois psiquiatras germanófonos muito proeminentes haviam começado a se dedicar à hipnose: Richard von Krafft-Ebing e August Forel. Krafft-Ebing havia sido designado para a segunda cátedra de psiquiatria na Universidade de Viena, em 1889. Forel era um médico suíço, com impecáveis credenciais como anatomista cerebral, que se havia tornado diretor do manicômio Burghölzli, de Zurique, e que, posteriormente, iria escrever uma carta apresentando Freud a Bernheim e Liébeault. Freud exultou com a chegada de Krafft-Ebing, que pensava como ele, e teve todo o gosto de citar Forel como prova de que "um homem pode ser um notável anatomista do cérebro e, não obstante, enxergar na hipnose algo mais do que um absurdo"[112].

Mas o homem que forneceu o maior apoio à obra de Freud sobre histeria e hipnose foi o clínico geral e fisiologista Josef Breuer. Filho de um acadêmico judeu progressista e de uma mãe que havia morrido quando ele era criança, Breuer graduou-se em medicina pela Universidade de Viena no ano de 1864. Quatro anos depois, trabalhando com o fisiologista Ewald Hering, Breuer estava convencido de que a respiração era controlada por um processo nervoso automático, o qual ele tratou de demonstrar como um fato. A sua fama como fisiologista aumentou quando, em 1873, ele descobriu os canais semicirculares no ouvido.

A pesquisa de Breuer possuía um tema: ele investigava as formas como os reflexos regulavam e estabilizavam a vida humana. De algum modo, apesar do grande sucesso, a carreira universitária de Breuer estagnou. Após várias recusas e frustrações, em 1885 ele renunciou à carreira acadêmica e se tornou clínico particular, embora não fosse um clínico particular qualquer[113]. Breuer se tornou um dos médicos mais procurados de Viena, clinicando para aristocratas e membros da elite vienense. Ele poderia simplesmente ter permanecido assim, caso não tivesse conhecido Sigmund Freud em meados da década de 1870. Por volta de 1882, Breuer – juntamente com Ernst Fleischl, Josef Paneth e Samuel Hammerschlag – se tornou um dos benfeitores financeiros de Freud. O jovem Freud era convidado à casa dele com frequência, e foi durante uma dessas visitas que o anfitrião lhe contou a história de uma paciente, Bertha Pappenheim, uma mulher cujo caso seria visto como fundacional por legiões de psicanalistas que viriam a conhecê-la como "Anna O."[114]

Bertha vinha de uma família judia ortodoxa; porém, diferentemente de seus pais, ficava muito mais extasiada com a literatura e o teatro do que com a religião. No verão de 1880, seu pai ficou doente, e logo depois ela começou a sofrer de sintomas violentos e caóticos. Breuer foi chamado para tratá-la; não seria uma tarefa fácil. Dois anos depois, quando a jovem precisou ser hospitalizada, Breuer redigiu um extenso relato da enfermidade da moça, compartilhando as suas primeiras tentativas de dar sentido a esse caso impressionante[115].

De acordo com o médico, Bertha apresentava sinais clássicos de histeria, causada por uma tara hereditária misturada com influências excitatórias. Quando o amado pai ficou gravemente doente, ela realizou uma vigília à beira de sua cama. De repente, foi assolada por alucinações com serpentes. Depois, sofreu de repetidas "ausências", acompanhadas de visões, paralisias e anormalidades fisiológicas. Ela se queixava de que havia sido cindida em "dois eus, um real e um maligno"[116]. Bertha só conseguia mover o braço para a direita e enxergar apenas algumas partes de um rosto. Ela desenvolveu estranhas contraturas, anestesias, espasmos e, de tempos em tempos, ficava surda. Ainda mais bizarramente, era incapaz de falar sua língua materna, embora se comunicasse fluentemente em inglês.

Esses sintomas eram bastante dramáticos; porém, aos olhos de Breuer, não eram misteriosos. Bertha sofria de um caso severo de histeria que havia resultado em estados

Uma Mente Para a Ciência 55

mentais alterados e num emaranhado de males psíquicos e somáticos. Nesse tratamento, no entanto, o caso foi nada menos que espantoso. O médico que outrora se opôs ao uso que Benedikt fazia da hipnose experimentou esse método com Bertha. Ele logo descobriu que não havia necessidade de hipnose, pois muitas vezes a paciente já estava num estado mental semelhantemente alterado[117]. Com a orientação de Bertha, Breuer chegou à conclusão de que, quando ela se encontrava num estado como esse, caso lhe fosse facultado narrar as suas fantasias interiores, os seus sintomas diminuiriam. Por meio da fala, muito simplesmente, ela se via aliviada de algumas de suas debilidades.

Após a morte do pai, em abril de 1881, Bertha piorou e tornou-se suicidária, às vezes recusando comida de todos exceto de seu amado médico. Breuer começou a atender Bertha com mais frequência, administrando o que ela chamou pelo célebre nome de *talking cure*[118], na qual ela depurava a sua mente por meio de um procedimento verbal. Breuer concluiu que, durante o dia, Bertha processava acontecimentos psíquicos de um modo patológico; porém, quando eram narrados, esses estímulos psíquicos perdiam o poder de fazer mal a ela[119].

As estranhas fantasias de Bertha também continham sementes de verdade. Por exemplo, para a surpresa daqueles que cuidavam dela, Bertha insistia teimosamente em dormir de meias, até o dia em que se lembrou de que, quando o pai estava doente, ela desafiava as ordens médicas e se esgueirava até o quarto dele à noite. Dormia de meias a fim de se preparar para essa peregrinação noturna. Depois de se lembrar disso, Bertha tirou calmamente as meias e foi para a cama. Rememorar havia deslindado o sintoma. Noutra ocasião, recusou-se a beber qualquer coisa, subsistindo de frutas e melões. Ao relembrar que havia visto um cão bebendo de um copo e ficado enojada, Bertha pediu água e tomou. Instruído por esses incidentes reveladores, Breuer começou a tratar a paciente auxiliando-a a recobrar suas memórias perdidas. Toda noite, o médico chegava para varrer da mente de Bertha os resíduos diurnos.

Isso foi uma nova guinada nas tentativas médicas de utilizar ideias e palavras para aliviar sintomas histéricos. Josef Breuer e Bertha Pappenheim construíram em conjunto um método por meio do qual aquilo que trazia alívio não eram os sugestionamentos diretivos de um médico, mas sim a narração e a recordação do paciente. Muitas vezes, infelizmente, o alívio era fugaz. Os sintomas de Bertha foram ocupando cada vez mais o tempo de Breuer; ele recorreu a drogas como hidrato de cloral e morfina. Por fim, hospitalizou Bertha à força. Quando foi internada num manicômio, em 21 de julho de 1882, ela estava viciada em morfina. O médico da internação tentou desmamá-la dessa droga e emplacar outros tratamentos – sanguessugas, corrente farádica e arsênico –, todos eles em vão. Enquanto isso, Breuer se esforçava por assegurar ao diretor do manicômio que a enfermidade de Bertha não era fingimento[120].

Quando chegou a Paris para estudar com Charcot, Sigmund Freud sabia do caso de Bertha Pappenheim. Na capital francesa, aprendeu mais sobre os estados auto-hipnóticos e as neuroses traumáticas, assim como tentou, sem sucesso, fazer com que Charcot se interessasse pelo caso de Bertha. Quando voltou para Viena cheio de ideias francesas, Freud encontrou em Josef Breuer um forte aliado e uma fonte constante de encaminhamentos. Depois de Bertha, Breuer havia prometido nunca mais tratar um caso de histeria, e era com entusiasmo que ele encaminhava casos novos ao colega mais jovem[121]. Os dois discutiam constantemente acerca desses pacientes, e Breuer logo mudou o jeito de pensar. Se, em 1882, conceituou a patologia de Bertha falando em estímulos psíquicos e excitações fisiológicas, num linguajar em comum com a psicofísica, sob a influência de Freud ele adotou os termos de Charcot[122]. Os estados auto-hipnóticos vinham do trauma e do choque nervoso; os sintomas de Bertha estavam relacionados com associações que se haviam tornado dissociadas; a sua recusa a beber água era similar à recusa de Porez em mover o braço. Não era obstinação, nem sequer propriamente uma recusa, mas sim o resultado de uma ideia inconsciente que tinha rédeas soltas sobre o corpo dela.

Em 1887, Freud começou a fazer experimentações com tratamentos que envolviam sugestionamento, inclusive com o método de Josef Breuer. Embora outros como Alfred Binet e Joseph Delboeuf houvessem aconselhado, em casos de paralisia traumática, instar os pacientes a se lembrarem de seus traumas, de modo que o médico pudesse sugestionar que tudo estava bem, ninguém pensava que a rememoração sozinha iria curar. Em 1888, Freud começou a anunciar essa nova guinada[123]. Um ano depois, argumentou que o funcionamento nervoso na histeria poderia ser alterado por uma ideia patogênica. Se essa ideia fosse "eliminada ou essa lembrança [fosse] enfraquecida", o transtorno poderia ser curado[124].

Choque nervoso, trauma, dissociação interna, ideias inconscientes, uma cura por meio da rememoração: por volta de 1892, Freud e Breuer começaram a entrelaçar esses elementos de uma forma única. Em breve, Freud iria adicionar um elemento crítico e sintetizar essas ideias por meio da postulação do papel central de uma batalha interna de ideias, um conflito mental. A primeira pista dessa nova integração veio quando Freud descreveu o caso de uma paciente curada por meio de hipnose[125]. Ele tinha sido chamado para atender uma mulher que se havia tornado histérica de um dia para o outro. Freud conhecia bem a família e estava convencido de que eles não apresentavam nenhuma tara hereditária. Essa paciente era uma *hystérique d'occasion*[126] que, ao parir um novo bebê, adoeceu repentinamente. A despeito das dificuldades em amamentar que ela havia tido no passado, a mãe estava empenhada no aleitamento. Mas ela se viu incapaz de comer, incapaz de amamentar e, às vezes, incapaz até de erguer o bebê até o peito. Freud começou a tratá-la com o sugestionamento padrão. Ela iria comer, aleitar bem, e o bebê iria prosperar – insistia ele, obstinadamente. Mais tarde, naquele mesmo dia, a mulher alimentou a si mesma e ao seu bebê; um dia depois, porém, tornou a cair no estado anterior. Incapaz de levar a criança ao peito, ela caçoou do tratamento de Freud. Ele tentou uma nova tática. Sob hipnose, disse a ela que, quando ele fosse embora, ela pediria por comida e perguntaria à família como era possível que eles a deixassem morrendo de fome, sendo que sabiam que precisava de alimento para amamentar a criança. Foi o que ela fez, e os seus problemas terminaram ali.

Para explicar essa reviravolta, primeiro Freud insistiu que o linguajar de sugestionamento e contrassugestionamento fosse substituído por uma divisão da vida mental

Uma Mente Para a Ciência

em intenções e expectativas. Normalmente em íntima ligação, a expectativa (*Eu vou falhar, vou ser incapaz de comer e amamentar*) havia se dissociado da intenção de amamentar. Ela havia existido como ideia inconsciente, exercendo uma "contravontade" à intenção consciente da paciente. O sugestionamento freudiano alçou sutilmente à consciência da mãe essa contravontade, permitindo que esta voltasse ao aglomerado normal de associações, onde perdeu imediatamente o seu poder[127].

Freud insinuou que contraforças dissociadas podem ser comuns, pedindo que os seus leitores se lembrassem do estudo charcotiano sobre os endemoniados na Idade Média. Não era muitas das vezes justamente a freira devota, afinal, que começava a blasfemar ou entregar-se a um comportamento erótico ultrajante? Não era o menino bem-comportado que, durante ataques histéricos, se tornava um arruaceiro desenfreado? "São os grupos de ideias recalcadas – laboriosamente recalcadas – que entram em ação nesses casos", declarou Freud. Por isso, estados histéricos podem até ser *produzidos* por uma supressão "laboriosa"[128]. Freud recuou rapidamente em relação a esse último pensamento desconcertante, mas logo retornaria a ele.

Charcot havia estabelecido que, entre pessoas suscetíveis, o trauma poderia ocasionar neurose. Mas Freud insistia que essa mulher não apresentava sinal de degeneração. Não havia sido traumatizada por nada além de seus próprios pensamentos. Não havia sido atacada; não havia caído. Sucumbira à enfermidade devido a uma batalha de ideias intrapsíquica. Os hipnotistas há muito pelejavam com a batalha interpessoal que ocorria entre médico e sujeito. Freud testemunhou um conflito de vontades como esse durante uma visita que ele fez à cidade de Nancy, quando Bernheim repreendeu um paciente por falhar em aceitar seu sugestionamento. "O senhor está se contrassugestionando!" – exclamou, furiosamente, o médico[129]. Em seguida, Freud se perguntou se um homem não tinha o direito de se defender com contrassugestionamento quando outra pessoa tentava subjugá-lo com sugestionamentos. Freud internalizou essa batalha, transformando o conflito entre o sugestionamento de um médico e o contrassugestionamento defensivo de um paciente num conflito entre as intenções de um indivíduo e o seu próprio desejo de suprimir essas ideias.

A ciência do cérebro que lhe era contemporânea pode ter ajudado Freud nessa reconceituação. Seu antigo professor, Theodor Meynert, havia postulado que o cérebro requeria controles internos sobre os seus impulsos primitivos; uma inibição desse tipo era crucial para o funcionamento cerebral normal. É claro que o modelo de Meynert era neurológico e nunca deu a entender que o controle pudesse ser exercido psicologicamente. Freud sugeriu que a própria mente poderia controlar ideias disruptivas e, durante o processo, produzir enfermidade[130]. Dessa forma, ele estava propondo que a mente era autorreguladora. Era uma proposta fascinante que ele e outros iriam seguir por décadas.

Em 1892, Sigmund Freud e Josef Breuer descreveriam as suas descobertas. Um ano depois, apressaram-se para publicar "Sobre o Mecanismo Psíquico dos Fenômenos Histéricos: Comunicação Preliminar", a fim de proteger sua prioridade de autoria num campo efervescente[131]. Definindo sua noção de "histeria traumática" como uma extensão das paralisias traumáticas de Charcot, os vienenses reconheceram que o seu modelo havia sido antecipado pelo mestre e por seguidores seus, como Alfred Binet, Pierre Janet e Joseph Delboeuf[132]. Eles confirmaram a alegação de Charcot de que as ideias poderiam causar sintomas histéricos, observando que, a esse respeito, eram acompanhados por alguns outros pesquisadores alemães – em especial, Paul Möbius[133]. E alargaram a noção de trauma para incluir emoções como o pavor, que acreditavam levar a ideias dissociadas e sintomas simbolicamente relacionados. Em casos de histeria, concluíram eles, o trauma resultava numa cisão da consciência, que era a *dupla consciência* tão comumente encontrada nos relatos de caso franceses.

Se, com isso tudo, Breuer e Freud estavam estendendo o trabalho da Escola da Salpêtrière, cada um deles também acreditava possuir uma nova contribuição fundamental. Para Freud, era a de que o conflito psíquico e a supressão de ideias seriam suficientes para produzir histeria. A grande ideia de Breuer era a sua terapia da memória, na qual a recordação de ideias dissociadas poderia trazer alívio sintomático. "O histérico sofre sobretudo de reminiscências" – declararam conjuntamente os autores[134]. Separadas das associações normais, algumas recordações agem como corpos estranhos e jamais são dissipadas. O tratamento com hipnose trazia essas memórias para a consciência e fornecia uma poderosa sensação de alívio – um "efeito catártico"[135]. Termo antigo, "catarse" era empregado por Aristóteles para explicar os efeitos emocionais que a tragédia dramática tinha sobre o público. O tio de Martha Freud, Jacob Bernays, havia escrito um tratado acadêmico sobre essa teoria, que então serviu para nomear a inovação de Breuer: o método catártico[136].

Pouco tempo depois de Breuer e Freud publicarem a "Comunicação Preliminar", Jean-Martin Charcot morreu de repente, deixando a outros o seu legado em apuros. Dois anos depois, Breuer e Freud publicaram *Estudos Sobre a Histeria*, um livro que procurou ampliar um aspecto desse legado[137]. O livro foi construído em torno de cinco relatos de caso. O primeiro era o de Bertha Pappenheim, então renascida como "Anna O." Recontando essa história surpreendente, Breuer deixou a impressão de que Anna O. havia sido curada pelo seu tratamento[138]. Essa lorota é desconcertante, pois tanto Breuer quanto Freud sabiam que Bertha havia pingado de sanatório em sanatório entre os anos de 1883 e 1887. Além do mais, o fracasso de Breuer em curar essa mulher dificilmente seria uma condenação para um tratamento que ele recomendava apenas para alívio sintomático. Freud também teve pouca participação nessa construção, pois ele se distanciava explicitamente do manejo que Breuer fez do caso, dando a entender que o diagnóstico do autor veterano estava errado e que outros métodos – como, por exemplo, o dele próprio – poderiam ter ajudado mais a paciente[139].

Os quatro outros casos provinham da clínica de Freud. *Frau*[140] Emmy von N. era uma aristocrata vienense que ele tratou em 1888; era propensa a tiques e repentinos espasmos de horror nos quais gritava: "Fique quieto! Não diga nada! Não me toque!" Katharina era uma camponesa que havia sido abusada sexualmente; Freud a conheceu quando estava praticando montanhismo pelos Alpes. Além disso, havia dois casos críticos de 1892, *Miss* Lucy R. e *Fräulein* Elisabeth von R[141]. Em ambos,

Uma Mente Para a Ciência

Freud teve dificuldades de fazer com que as mulheres entrassem em transe hipnótico, e então recorreu ao método catártico de Breuer, mas sem hipnose. No início, Freud fez experimentos com um método no qual ordenava que as pacientes se deitassem, fechassem os olhos e se concentrassem[142]. Ele se lembrava de Bernheim ter dito que, caso o médico desse uma ordem firme e aplicasse pressão na cabeça do paciente, os estados hipnóticos poderiam ser recordados em estados de vigília. Freud cogitou que o mesmo pudesse funcionar para as memórias dissociadas[143], e ele descobriu que sim.

Depois de apresentar esses relatos de caso, Josef Breuer compôs um capítulo teórico próprio sobre a histeria. Ele deixou claro que, a despeito de sua formação e do seu prestígio como fisiologista, estava escrevendo como psicólogo científico: "Nessas considerações, pouco se falará do cérebro e nada sobre as moléculas. Processos psíquicos serão tratados na linguagem da psicologia; afinal, não pode mesmo ser de outro modo."[144] Nenhum outro léxico poderia ser utilizado para discutir o tema central dessa obra: o poder das ideias inconscientes na histeria. "Temos de reconhecer que realmente, como mostraram os meritórios pesquisadores franceses, grandes complexos de ideias e processos psíquicos intrincados e ricos em consequências permanecem, em alguns doentes, completamente inconscientes e coexistem com a vida psíquica consciente."[145]

O pensamento de Breuer havia pendido para os franceses e para Freud; porém, ele não aceitava a inovação central de seu colaborador. Breuer caçoava da ideia de que todas as histerias eram causadas por ideias patológicas – uma teoria que ele, diplomaticamente, atribuiu a Paul Möbius, embora soubesse muito bem que o seu coautor também adotava esse ponto de vista. Breuer achava a teoria ridícula, pois seria como concluir que, dado que uma ideia poderia causar uma ereção, as ideias sozinhas causariam todas as ereções[146]. Talvez algumas ideias afetivamente carregadas pudessem ser tornadas inconscientes por banimento deliberado, mas isso não se devia a nada mais extravagante que uma simples falta de atenção. Muito mais importantes eram as ideias que jamais poderiam ser objeto de atenção. Elas existiam num estado cerebral anormal, os "estados hipnoides", que só se desenvolvem em pessoas com heranças patológicas[147].

Essa teoria teria soado bastante familiar em Paris, mas o radical coautor de Breuer tinha outras ideias. Em 1894, Freud publicou um artigo no qual desenvolvia os seus pensamentos ainda desengonçados acerca das intenções e defesas psicológicas, teorizando que a guerra interna resultante causava uma forma adquirida de histeria, neurose obsessiva e psicose alucinatória. Freud tentou demonstrar que a cisão de associações da consciência era causada pela mente atuando contra si mesma, e não uma questão de hereditariedade[148].

Freud havia atribuído à mente o poder de ferir a si mesma. Saber e sentir demais poderiam adoecer. Ideias ofensivas perturbavam a mente e, em resposta, a mente desenvolvia a habilidade de se proteger. A supressão servia à mente roubando o poder de uma ideia ameaçadora e despojando-a de efeito. Um pensamento aterrador poderia ser banido, embora em enfermidades não psicóticas o *sentimento* de terror permanecesse flutuando na consciência, ligando-se então a alguma ideia aparentemente inócua, a qual se tornava estranhamente carregada. Isso explicava como nasciam as fobias ou as obsessões irracionais. Noutros casos, o afeto desligado poderia ser convertido numa alteração corporal, como nas paralisias histéricas. Essas patologias neuróticas desenvolviam-se a partir da ameaça interna e da defesa, resultando em ideias cindidas e ligações errôneas que Freud chamou de "falsas conexões"[149].

Ao falar em falsas conexões, Freud desfez algumas das suas próprias. O maior responsável por reavivar o hipnotismo na Áustria e na Alemanha, August Forel, teria se referido a esse mesmo processo como autossugestionamento[150]. Na verdade, Forel lia o trabalho de Freud como uma extensão da teoria do autossugestionamento[151]. No entanto, ao passar do autossugestionamento para a falsa conexão, Freud começou a se afastar do discurso hipnótico. Diferentemente de Breuer, ele utilizava um linguajar mais dependente da psicologia associativa, e isso por uma boa razão. Ele havia desistido da hipnose, que achou difícil de realizar. Nos *Estudos*, declarou que o seu método agora envolvia uma busca consciente por quebras na associação e falsas conexões, um processo que chamou de "análise psíquica"[152].

Indo mais longe, Freud confessou ter sérias dúvidas a respeito da teoria breueriana dos estados hipnoides, ousando sugerir que essa cisão da mente não se devia a um funcionamento cerebral patológico, mas sim a um conflito psíquico[153]. Não havia uma propensão inata para as psiconeuroses, apenas trauma, conflito e ideias guerreando com defesas internas. Josef Breuer não teria como ficar satisfeito com ser minado por seu coautor mais jovem, e o fato é que Breuer e Freud nunca mais escreveriam uma obra juntos. Como havia feito com Charcot, Freud tomou empréstimos de Breuer e então, armado com as ideias do mestre, partiu para o enfrentamento do professor. Ele seguiu outros com avidez, apenas para se posicionar contra eles num franco – e muitas vezes agressivo – combate intelectual. Era uma postura heroica, digna de um Aníbal da mente.

Depois de mergulhar na teoria psicológica e psicopatológica francesa, agora Sigmund Freud estava ávido por anunciar aos quatro ventos a sua própria originalidade. Ao longo de *Estudos Sobre a Histeria*, insistiu que não era apenas mais um seguidor de Charcot, porque rejeitava a hereditariedade como uma explicação da doença mental; e advertia aos demais que ficassem longe do "preconceito teórico de que lidamos com cérebros anormais de *dégénérés* e *déséquilibrés*"[154]. O proveito dessa posição contrária apresentada por Freud era potencialmente imenso. Abria uma porta para os médicos fazerem mais que aliviar sintomas em cérebros biologicamente danificados: agora eles poderiam curar doenças que eram resultado de pensamentos.

Mas, para não haver confusão, Freud deixou claro que ele tampouco era filho de Hippolyte Bernheim. A despeito do fato de também se arvorar defensor das causas psicológicas, Freud não apoiava o uso do sugestionamento como terapia; em vez disso, advogava pela análise psíquica. Os analistas escavariam os estratos da vida psíquica, forçando o caminho através das resistências, rastreando fios que levam a pontos nodais e perseguindo memórias até o núcleo de alguma organização patogênica. A descrição

Uma Mente Para a Ciência

de Freud evoca um aventureiro em terras estrangeiras. E ao passo que a resistência do paciente deve ser "rompida", escreveu ele, o aventureiro não precisa se preocupar com a sua objetividade:

> Vemos então, com surpresa, *que não estamos em condições de impor ao paciente algo sobre as coisas que ele supostamente ignora, ou de influenciar os resultados da análise despertando sua expectativa*. Não consegui uma única vez modificar ou falsear a reprodução das lembranças ou a conexão dos acontecimentos através de minha previsão.[155]

Freud havia trabalhado duro para garantir a posição científica do médico num campo que alguns descreviam como repleto de credulidade e sugestionamento. Mas ele estava indo mais longe, muito mais longe. Afirmou categoricamente que os histéricos – aqueles pacientes que muitos pensavam ser caracterizados pela sugestionabilidade – eram imunes ao sugestionamento durante uma análise íntima de seus mundos internos. Freud escreveu: "Portanto, não é preciso temer manifestar ao paciente alguma opinião sobre a conexão que virá; isso é inócuo."[156] Essa era a teoria inicial da técnica freudiana, um método destinado a tornar manifestas as associações internas do paciente; um método que enfocava ideias, afetos, memórias e lacunas na experiência interna, e um modo de investigação em que o sugestionamento não era problema. A fim de estabilizar as bases científicas para o seu trabalho psicológico, Freud se havia impelido ao limite da credibilidade. Porque a sua teoria era baseada na recordação de memórias, ele se sentiu compelido a asseverar – em oposição a uma vasta literatura – que os médicos não conseguiriam sugerir memórias falsas, mesmo se tentassem. Era uma posição em relação à qual ele viveria para se arrepender.

Freud reconheceu que alguns problemas interpessoais podem complicar uma análise psíquica, mas, diferentemente da Escola de Nancy, concedeu a esses problemas um lugar pequeno e secundário. O distanciamento pessoal era possível. Ou então a paciente (sempre referida como "ela") pode ser tomada por um temor de envolvimento sexual com o médico. Mais importante ainda: uma "transferência" pode se apoderar da figura do médico. Freud escreveu sobre uma mulher que, certa vez, teve vontade de beijar um homem – desejo que a aterrorizava e que há tempos ela havia banido. Agora histérica, tinha ido até o dr. Freud em busca de tratamento. No processo de sua análise, tal sentimento, então dissociado de toda e qualquer memória, retornou e estava ligado ao médico, produzindo transferência. Freud não havia sugestionado a mulher a beijá-lo; o desejo de beijar um amor há muito perdido é que foi erroneamente atrelado a ele[157].

Dado que a transferência não se baseava numa interação real entre médico e paciente, ela livrava Freud das acusações de sedução sexual que assombraram por muito tempo os tratamentos mesméricos, por sugestionamento, psíquicos e hipnóticos. "Desde que constatei isso", escreveu ele, "posso presumir, a cada solicitação similar da minha pessoa, que tenha voltado a ocorrer uma transferência e falsa conexão."[158] A transferência era fruto da busca freudiana pelas forças mentais legítimas que subjaziam aos dramas interpessoais da hipnose e da histeria. Tornou-se uma arma para superar as preocupações com a objetividade de um campo atormentado por simuladores, observadores crédulos e delírios que passavam, invisíveis, entre médico e paciente. A transferência reafirmou o limite entre médico e paciente de um modo que minorou as ansiedades crescentes que haviam emergido acerca da natureza dessas fronteiras.

Outrora o homem de Charcot em Viena, Freud havia saqueado a *psychologie nouvelle*, adotando muitas de suas teorias e muito de sua lógica em relação à natureza da psicologia científica. Quando o campo foi atacado, ele imaginou posições sintéticas baseadas num foco intrapsíquico, ao passo que rejeitou agressivamente a proposição de que a histeria era devida a uma hereditariedade defeituosa. Concordando com Bernheim quanto à natureza psicológica dos estados hipnóticos, ele contestou a teoria médica de Nancy acerca do sugestionamento, optando, em vez disso, pelo seu modelo de guerra entre desejos e defesas internas. Por volta de 1895, Sigmund Freud se havia distinguido dos outros psicopatologistas de orientação francesa com as suas noções de neurose de defesa, conflito mental, análise psíquica e transferência. Ao longo do processo, ele começou a refinar o antigo ditado: conhece-te a ti mesmo. Se Freud estivesse certo, os humanos não teriam como suportar conhecer a si mesmos integralmente.

MEDIANTE UM PROFUNDO engajamento com a medicina francesa, Sigmund Freud propôs um modelo que tinha o potencial de redefinir o estudo da psicopatologia; em Paris, contudo, as suas ideias lhe renderam inimigos para toda a vida, fazendo com que a França fosse hostil aos freudianos pelas próximas décadas. Por muito tempo se presumiu que o homem que encabeçava a campanha contra Freud fosse o herdeiro de Charcot. Com uma formação excelente e uma ascendência notável, Pierre Janet concluiu os estudos em filosofia na École Normale Supérieure[159] em 1882, aos vinte e dois anos de idade, e mudou-se para Le Havre para lecionar. Ali tropeçou numa antiga célula de magnetistas animais, e com eles começou a conduzir uma pesquisa hipnótica com histéricos. Em 1886, Janet publicou uma série de artigos na *Revue Philosophique* (Revista Filosófica), de Ribot, na qual expôs as suas teorias sobre estados de consciência alterados[160]. Dois anos depois, publicou *L'Automatisme psychologique: Essai de psychologie expérimentale sur les formes inférieures de l'activité humaine* (O Automatismo Psicológico: Ensaio de Psicologia Experimental Sobre as Formas Inferiores da Atividade Humana), um trabalho robusto e erudito que unificava múltiplas vertentes da psicologia propostas por filósofos, hipnotistas e alienistas[161].

Para Janet, o elemento básico da análise psicológica era a atividade inconsciente automática. Para conduzir estudos experimentais, ele adotou a abordagem em que Ribot fora pioneiro. Gestos, linguagem e sinais corporais serviam como confirmação indireta de estados psíquicos e forneciam um terreno sólido para uma psicologia objetiva[162]. Reunindo a vasta pesquisa que havia sido feita na França sobre os estados alternantes do eu, Janet postulou estados simultâneos, porém distintos, de consciência;

Uma Mente Para a Ciência

estados que oscilavam e que, às vezes, eram inteiramente removidos da consciência. Ele descreveu múltiplos centros de atividade automática e si-mesmos paralelos. Esses si-mesmos subconscientes eram resultado de dissociação psicológica[163]. A partir das suas pesquisas, Pierre Janet havia alterado a famosa frase de Descartes "Penso, logo sou" para "Pensamos, logo sou" – ou, ainda mais curiosamente, "Pensamos, logo somos".

A despeito da juventude do autor, a obra psicológica de Janet era mais nuançada e sofisticada que as de seus pares. Em 1890, ele foi intimado por Charcot a ir a Paris e lá começou os seus estudos em medicina. Logo depois de concluí-los, em 1893, Janet foi designado chefe do laboratório de psicologia na Salpêtrière. Quando, naquele mesmo ano, Breuer e Freud disponibilizaram às pressas a "Comunicação Preliminar", Janet tomou conhecimento. Numa síntese bibliográfica, observou que os esforços dos autores eram os mais importantes de uma série de novos esforços para definir a histeria. Importantes, mas não o suficiente para redigir corretamente os nomes de ambos. Janet fez referência a "Brener e Frend", e compreendeu a obra deles como mera confirmação do seu próprio trabalho: "Estamos muito felizes que os autores, em sua pesquisa independente, foram capazes, com tamanha precisão, de comprovar a nossa – e agradecemos a eles pela simpática citação."[164] O nome de Freud Janet vai acertar porque é algo que irá persegui-lo até o túmulo. Em 1895, ele viria a descobrir que nenhum dos autores de *Estudos Sobre a Histeria* parecia ávido por reconhecer o herdeiro aparente de Charcot. Na verdade, pareciam ter a intenção de substituí-lo.

Em 1893, Janet informou seus leitores de que a noção breueriana de estado hipnoide apenas reforçava teorias francesas já existentes[165]. Embora Breuer e Freud admitissem o mesmo em sua comunicação preliminar, por volta de 1895 Breuer distanciou-se da crença janetiana de que os histéricos eram degenerados inferiores, dizendo que pensava ser mais provável que eles sofressem de uma forma de excesso psicológico[166]. Ainda assim, não havia como evitar que a teoria de Breuer fosse considerada uma versão da teoria de Janet. Janet poderia até mesmo afirmar que o tratamento catártico de Breuer estava relacionado à sua própria obra terapêutica publicada, por meio da qual ele havia tentado costurar associações fragmentadas em seus pacientes[167]. Quando se tratava de prioridade científica e originalidade, Pierre Janet não tinha grandes motivos para se preocupar com Josef Breuer.

Janet não conseguiria dispensar tão facilmente o autor menos conhecido, Freud, que rejeitava agressivamente a teoria da degeneração, uma parte essencial do entendimento janetiano da neurose[168]. Janet reconhecia que experiências traumáticas poderiam instigar a criação de ilhas dissociadas e si-mesmos secundários, mas insistia que dissociações como essas só poderiam acontecer em quem sofria de degeneração. "Assim como em todas as outras enfermidades mentais", Janet acreditava que a má hereditariedade desempenhasse um papel dominante na histeria[169].

Ao rejeitar a teoria da degeneração, Freud se distinguiu de outros, mas também perdeu algo tremendamente valioso. Desde Ribot, um compromisso com a hereditariedade havia recompensado aqueles que nela acreditavam com um ancoradouro biologicamente plausível para os pensamentos e os sentimentos. Aqueles que estudavam o psiquismo não estavam mais no reino invisível da experiência interior; não eram os enteados malquistos da ciência de Auguste Comte. Sem a hereditariedade como presumida causa biológica da psicopatologia, Freud teria dificuldades com uma longa fila de críticos que viam as suas empreitadas como flutuação numa espécie de mente metafísica que estava apartada do mundo material. Para Freud, essa ainda não era uma preocupação primordial. Se o método catártico e a análise psíquica aliviavam sintomas histéricos, se uma ideia ou uma memória reavivada faziam com que uma paralisia desaparecesse, ele sabia haver evidência científica de um tipo dramático. A efetividade terapêutica foi não apenas de grande valor clínico para Freud, como também a prova científica que ele utilizou contra os céticos. Se as ideias curavam uma enfermidade, quem poderia dizer que elas não a tinham causado?

E então, a despeito de seus compromissos comuns com uma psicologia das ideias inconscientes, a despeito de seu compromisso com a psicoterapia, a despeito de ambos descenderem de Charcot, ou talvez justamente por causa de todas essas coisas, Sigmund Freud e Pierre Janet tornaram-se rivais encarniçados. Janet fez pouco caso do trabalho de Freud, qualificando-o como uma derivação, e menosprezou as suas inovações críticas como falhas. Freud o agrediu resolutamente porque, no que diz respeito aos histéricos, Janet insistia que aquilo que estava em jogo era a herança de uma mentalidade débil – e Freud, por sua vez, situou o seu próprio trabalho como um corretivo.

No fim, os admiradores de Pierre Janet se perguntariam o que aconteceu. Esse pensador – que, por seu brilhantismo e suas conexões, parecia destinado a dar continuidade à psicologia científica francesa – foi sendo cada vez mais ofuscado pelo homem que outrora ele havia chamado, com alguma esperança, de "Frend"[170]. Janet não estava sozinho. Pelas duas próximas décadas, psicopatologistas e psicoterapeutas franceses iriam se queixar cada vez mais do fato de que a sua tradição, os seus trabalhos, as suas descobertas estavam sendo esquecidos. Sigmund Freud os havia cooptado, insistiriam eles; e, em alguns aspectos, tinham razão[171]. Freud se havia imbuído das noções francesas de psicologia científica e psicopatologia apenas para se separar dessas origens. Em Nancy, viam em Freud um rival que possuía uma explicação mais detalhada e cientificamente coerente para o conceito que era central para eles próprios: o sugestionamento. Em Paris, quem continuasse defendendo a teoria da degeneração cairia em descrédito, ao passo que Sigmund Freud colhia as recompensas por ter apontado o estudo da psicopatologia para uma direção diferente.

Com e contra Charcot, com e contra Bernheim, com e contra Breuer: Sigmund Freud foi de um lado a outro, ao longo do processo, criando um ramo diferenciado da psicopatologia francesa. Depois de 1895, se você se sentisse atraído pela psicopatologia francesa ou interessado por psicoterapias que envolviam sugestionamento, poderia dedicar-se a ambas estudando o trabalho de Sigmund Freud. Em 1913, quando Pierre Janet finalmente colocou em ação um ataque em larga escala contra Freud, já era tarde demais. O professor francês se viu num debate com um freudiano engajado que, anos antes, havia ido atrás de seu interesse pela *psychologie nouvelle* e acabou chegando ao médico vienense[172].

Uma Mente Para a Ciência

Além disso, por volta de 1913, as acusações de Pierre Janet contra Freud já não se sustentavam. Nessa época, Sigmund Freud dificilmente poderia ser diminuído como um psicopatologista de derivação francesa, pois ele havia continuado a desenvolver e transformar sua teoria num corpo de ideias que não era simplesmente francês. Depois de 1895, tendo aderido ao estudo das causas psíquicas, Sigmund Freud partiu para uma perigosa jornada que os franceses não tinham necessidade de empreender. Para um médico, o caminho pela frente era estranho, pois parecia ir na direção de terras geralmente reservadas a romancistas e poetas:

> Como outros neuropatologistas, fui formado na prática dos diagnósticos locais e do eletrodiagnóstico, e a mim mesmo ainda impressiona singularmente que as histórias clínicas que escrevo possam ser lidas como novelas e, por assim dizer, careçam do cunho austero da cientificidade. Devo me consolar com o fato de que evidentemente a responsabilidade por tal efeito deve ser atribuída à natureza da matéria, e não à minha predileção; o diagnóstico local e as reações elétricas não se mostram eficazes no estudo da histeria, enquanto uma exposição minuciosa dos processos psíquicos, como estamos acostumados a obter do escritor, me permite adquirir, pelo emprego de algumas poucas fórmulas psicológicas, uma espécie de compreensão do desenvolvimento de uma histeria.[173]

Deixando para trás a psicopatologia francesa, Freud iria pôr à prova e firmar as suas novas descobertas – situadas em algum ponto entre a literatura e a neuropatologia – arranjando para elas um lugar num modelo da mente que fosse sustentável em termos científicos.

2

Cidade de Espelhos, Cidade de Sonhos

"Imagens muito estranhas", disse, "como também os prisioneiros de que falas"
"Parecem-se conosco", respondi.

PLATÃO, *A República*[1].

I.

Quando estava dando os retoques finais nos *Estudos Sobre a Histeria*, Freud voltou as suas energias para uma nova e intimidadora tarefa. Ele precisava desenvolver um modelo da mente no qual as suas teorias do conflito psíquico fizessem sentido; precisava compreender como uma mente poderia cindir-se contra si própria. Como é que ideias e sentimentos poderiam causar enfermidade? Que tipo de mente faria isso?

Essas perguntas forçaram Freud a se colocar enigmas que haviam atormentado os filósofos por milênios. Ele não tinha escolha, a não ser atirar-se nas perigosas corredeiras entre mente e corpo. Uma questão, é claro, parecia resolvida. Na qualidade de um cientista do cérebro de finais do século XIX, Freud teria rejeitado qualquer indício da alma como sendo um obscuro desafio à razão e ao conhecimento científicos. O cérebro era o órgão da mente – repetiria ele, com gosto, junto de seus colegas cientistas. Mas muitas perguntas permaneciam em aberto. A mente era completamente controlada pelo cérebro? As suas funções poderiam ser reduzidas a funções cerebrais mais simples? Poesia, arte e moralidade poderiam ser integralmente explicadas pela fisiologia nervosa?

Ao enfatizar as causas psíquicas, Freud foi pressionado a abordar essas espinhosas questões. Para tanto, voltou-se para debates de longa data na filosofia e na ciência alemãs sobre a natureza da mente. Cem anos de controvérsia haviam legado uma rica série de modelos concorrentes entre si e altamente complexos, dentre os quais Freud poderia escolher quando começasse a conjugar uma teoria da mente na qual as suas ideias sobre o conflito mental fizessem sentido.

Cidade de Espelhos, Cidade de Sonhos

No início dessa tradição estava o filósofo de Königsberg, Immanuel Kant. Em 1781, Kant ficou famoso por sua "revolução copernicana", na qual integrou dois adversários filosóficos: empirismo e racionalismo. Os empiristas, seguindo Aristóteles, acreditavam que a mente espelhava a realidade. Portanto, o mundo poderia ser diretamente conhecido por meio da experiência sensorial. Para muitos empiristas, a mente era essencialmente passiva, uma argila moldada pelos acontecimentos, não se moldando por si só. Em contrapartida, racionalistas como Descartes viam o eu como um construtor e um organizador central da percepção e da realidade. Fazia tempo que cada uma dessas posições havia mostrado a sua fraqueza: os empiristas estritos eram incapazes de explicar fenômenos como as ilusões visuais; e os racionalistas faziam do mundo real pouco mais que uma fabricação da mente, de modo que a realidade se tornava, no tropo favorito da época, nada além de um sonho.

Será que a mente era um espelho ou uma máquina de sonhar? Em *Crítica da Razão Pura*, Kant conferiu muito peso à solidez do conhecimento empírico auferido dos sentidos, mas também localizou um limite nesse conhecimento[2]. A mente não espelhava meramente a realidade. Ela dependia de formas *a priori* para organizar os fluxos e refluxos daquilo que, caso contrário, pareceria caótico. Espaço, tempo e causalidade não eram meramente percebidos; eram categorias transcendentais não derivadas da experiência. Essas categorias *a priori* estruturavam o mundo "fenomenal", permitindo uma experiência consciente unificada. Seguindo esse raciocínio, havia um mundo fora da percepção humana, um mundo para além do conhecimento humano. Kant o chamou de reino "numenal" das coisas-em-si incognoscíveis. Pelo modelo de Kant, a mente era como um espelho de parques de diversão, que moldava e retorcia uma realidade mais profunda e invisível.

A teoria de Kant teve significativas implicações para a ciência. Os empiristas haviam frisado o papel da pura observação no trabalho científico, que era coerente com o seu modelo associativo de como a mente funcionava. Kant propôs um tipo diferente de ciência que fazia sentido com a sua teoria da mente. Ele atribuiu um papel limitado, porém crucial, aos princípios sintéticos *a priori* que organizavam fatos e observações. O conhecimento científico era composto de observações ativamente unidas por teorias dedutivas que, em última instância, não eram derivadas da experiência, mas metafísicas. Para explicar, Kant se voltou para a física newtoniana, que, conforme apontado por ele, *a priori* se baseava na geometria e na matemática euclidianas. O exemplo era expressivo, pois no final Kant concluía que o conhecimento científico só poderia ser encontrado em domínios baseados na matemática. Uma vez que a psicologia parecia não quantificável, ele se juntou ao coro de pensadores que acreditavam que ela jamais seria uma ciência[3].

A *Crítica da Razão Pura* dominou a vida intelectual alemã por décadas; foi avidamente lida, mal interpretada, citada e apropriada[4]. Talvez a mais influente das filosofias pós-kantianas que emergiram tenha sido a filosofia da natureza, de Friedrich Schelling. Schelling sugeria que a obra de Kant não devia ser vista como algo que argumentava em favor de dois mundos distintos, cindidos nos reinos fenomenal e numenal. Antes mesmo, ele acreditava que Kant estava traçando uma distinção entre dois aspectos do mesmo mundo[5]. Sujeito e objeto, uma criança e uma pedra, consciência e átomos, os vivos e os mortos: tudo isso eram duas facetas da mesma unicidade. A própria natureza era um organismo vivo; portanto, tais antíteses deviam ser pensadas juntas, sem tentar reduzir um termo ao outro. Para a psicologia, a mensagem central de Schelling era a de que a mente e o cérebro eram modos diferentes de abordar a mesma essência unificada. Nenhum deles podia ser explicado pelo outro; ambos tinham de ser compreendidos como facetas do mesmo todo – posição que viria a ser conhecida como monismo de aspecto dual[6].

A filosofia da natureza teve um impacto abrangente nas artes e nas ciências alemãs do início do século XIX – isso para não mencionar o romantismo inglês e o transcendentalismo estadunidense. Os poetas e escritores românticos alemães retomaram a obra de Schelling, que os encorajou a forjar um vínculo íntimo entre as suas próprias vidas interiores e o mundo natural[7]. A filosofia da natureza também encorajou os cientistas a estudar a possível unidade de fenômenos aparentemente díspares. Os físicos começaram a procurar unidade em forças como a eletricidade e o magnetismo, obtendo resultados impressionantes[8]. Os biólogos vincularam diferentes formas de vida inorgânica e orgânica numa grande curva evolutiva[9]. Carl Carus, por exemplo, engendrou esquemas nos quais os humanos sobrevinham entre o mundo inconsciente da natureza e a consciência do homem[10]. Na medicina, a filosofia da natureza encorajou os médicos a fazer experimentos com terapias psíquicas para doenças físicas. Os discípulos da medicina romântica argumentavam que, uma vez que psíquico e físico estavam intimamente conectados, a mente poderia, de alguma forma, curar o corpo[11].

Enquanto os filósofos da natureza andavam em busca da unicidade da mente e do corpo, outros – para o enorme desgosto de Kant – abandonaram os aspectos transcendentais de seu pensamento e tomaram a sua obra como um catalisador para o desenvolvimento de teorias a respeito da subjetividade humana. Kant deu origem a uma reviravolta nas posições teóricas acerca do caráter formativo das ideias e da vida mental. Por exemplo, Jakob Friedrich Fries e Friedrich Eduard Beneke fundaram uma teoria chamada de "psicologismo", na qual eles reduziam questões filosóficas a questões subjetivas, psicológicas. O influente Johann Fichte rejeitava o mundo transcendental kantiano como um reino de aparições, fantasmas e deuses, mas aderia avidamente a Kant para justificar a sua própria crença de que o estudo da subjetividade e da autoconsciência eram tarefas cruciais para a filosofia[12].

Destituído de dimensão metafísica, o pensamento pós-kantiano estava a um passo de distância da ciência do cérebro. A figura que fez a ponte entre esses dois mundos foi o brilhante misantropo Arthur Schopenhauer. Tendo sido estudante de medicina e aluno de Fichte, Schopenhauer foi encorajado por Johann Wolfgang Goethe a se dedicar ao estudo da visão. A partir de seus estudos, desenvolveu uma teoria das cores que lançou as bases para a sua influente filosofia.

Numa equivocada leitura gerativa, Schopenhauer alegou que as categorias *a priori* de Kant não eram transcendentais, mas materiais: elas eram resultado da atividade

Cidade de Espelhos, Cidade de Sonhos

cerebral. O cérebro projetava cores no mundo e as percebia, equivocadamente, como sendo existentes lá fora[13]. O cérebro é que produzia o amarelo e o laranja: não havia tais matizes no sol poente. Quatro anos depois, Schopenhauer ampliou essa concepção em sua obra *O Mundo Como Vontade e Como Representação*[14]. Todas as nossas representações mentais eram resultado de funcionamentos psíquicos internos que haviam sido projetados no mundo. Schopenhauer chamou a força interna que causava essas projeções de "Vontade", que ele alegava ser a coisa em si incognoscível kantiana. (Como Schopenhauer poderia dizer que conhecia aquilo que ele próprio definira como incognoscível era uma questão mais complicada.) A Vontade era um afã renitente e cego que era inconsciente e biológico: era a tempestade da natureza dentro de nós. A Vontade pressionava e compelia. Ela coagia o intelecto e moldava e distorcia invisivelmente as nossas representações mentais do mundo.

A filosofia de Schopenhauer encontrou adeptos nas ciências que começaram a buscar por poderes distorcivos na vida mental[15]. O cientista que mais fez para conectar a filosofia pós-kantiana à ciência foi o pai da fisiologia humana, o médico Johannes Müller. Influenciado por suas próprias experiências alucinatórias, Müller se propôs a investigar as "fantásticas aparições visuais"[16]. Em 1833, publicou o seu robusto *Handbuch der Physiologie des Menschen* (Manual de Fisiologia Humana), em que oferecia comprovação científica para as convicções de Schopenhauer[17].

Os achados experimentais de Müller chocaram aqueles que estavam agarrados ao senso comum de que as suas mentes lhes proporcionavam uma imagem precisa do mundo. Müller demonstrou que estímulos extremamente diferentes produziam a mesma sensação num nervo sensorial. Caso você estimulasse o nervo óptico com eletricidade, com um objeto iluminado ou com pressão manual, o resultado era sempre idêntico: o sujeito via luz e cor. Portanto, Müller provou que a causa externa de uma sensação estava apenas arbitrariamente relacionada com o que víamos. Ele argumentou que nervos de diferentes órgãos sensoriais devem ter as suas próprias qualidades específicas. O nervo óptico registrava estimulação com luz e cores, quer os estímulos se devessem a luz e cores, quer não. Müller chegou à extraordinária conclusão de que o nosso dito conhecimento empírico do mundo não possuía nenhuma correspondência direta com a realidade. A nossa percepção do mundo era manufaturada na mente do mesmo jeito que a mente confeccionava alucinações, fantasias e sonhos.

II.

Se Freud estivesse em busca de uma teoria da mente que justificasse as suas noções de causas psíquicas e conflito mental por volta de 1830, ele poderia ter escolhido entre os muitos modelos apresentados pelos médicos românticos alemães – tanto *Naturphilosophen*[18] quanto filósofos e cientistas pós-kantianos. Mas, em 1895, o caminho de Freud não era tão claro. Após 1850, a medicina romântica, a filosofia da natureza e a maioria das formas da filosofia pós-kantiana tinham caído em descrédito. A metafísica alemã foi alvo de uma tremenda repercussão negativa nas ciências, repercussão que jogou uma pá de cal em qualquer abordagem filosófica da mente pelas próximas décadas. Em meados do século, o francês Auguste Comte falou por muitos quando chamou a abstrata filosofia alemã de "falsa" e "fracassada".

A reação contra a metafísica foi encabeçada pelos próprios alunos de Johannes Müller. Müller havia criado em Berlim um laboratório destinado ao estudo da fisiologia. Em 1847, seus acólitos – Emil Du Bois-Reymond, Hermann von Helmholtz e Ernst Brücke – encontraram-se com Carl Ludwig, então professor em Marburg. Juntos, formaram a Sociedade Física de Berlim e declararam que o seu objeto era o estudo da vida humana sem recorrer à metafísica. Eles miravam especialmente na crença mülleriana em uma força vital irredutível que anima as coisas vivas e concordavam quanto ao fato de que especulações acerca das forças vitais devessem ser estritamente proibidas. Não iriam assumir que uma força da vida ou da mente animava o corpo, mas procederiam como se a vida fosse completamente determinada por processos mecânicos. A própria vida poderia ser explicada tão somente pela análise química e física, acreditavam eles. Tendo isso como elo, o Movimento Biofísico deu início à sua pesquisa. A partir desse ponto de vista, uma nova geração cada vez maior de cientistas alemães atacou problemas no campo da fisiologia humana e foi recompensada com uma enorme quantidade de descobertas importantes.

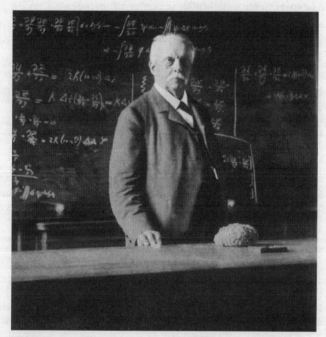

FIG. 4:
Hermann Ludwig Ferdinand von Helmholtz, 1894: cientista alemão, kantiano e um dos fundadores do Movimento Biofísico.

Hermann von Helmholtz era o mais famoso, embora, no fim das contas, não representasse o grupo todo[19]. Aluno que ia mal na escola e desabrochou tarde, Helmholtz foi instruído em casa pelo pai, Ferdinand, professor de Potsdam e ávido seguidor de Fichte[20]. Embora almejasse ser cientista, Hermann tomou um caminho mais prático e se formou médico antes de ingressar no laboratório de Johannes Müller. Aos vinte e seis anos de idade, Helmholtz ganhou grande destaque. O seu escrutínio da crença mülleriana numa irredutível fonte de vida levou a perguntas acerca da natureza da energia. Em 1847, por meio da sua "Lei da conservação da força", Helmholtz mostrou que a força podia se manifestar de diferentes formas (química, elétrica, magnética), ao passo que o montante total de energia permanecia inalterado[21]. A insistência da filosofia da natureza numa força vital unitária ajudou a produzir essa descoberta monumental; descoberta que, ironicamente, ajudou a acabar com essa filosofia, ao promover a crença de que os segredos da natureza poderiam ser revelados – bastava alguém seguir a trajetória de diferentes transformações de energia[22]. Agora parecia que as forças inorgânicas poderiam se tornar orgânicas. O segredo da vida era que não havia segredo; toda a vida poderia ser reduzida à dinâmica, à mecânica e às leis newtonianas.

Essa visão mecanicista ganhou destaque durante os anos 1850 e 1860, afastando especulações inexatas sobre almas, espíritos e forças vitais. Quando os líderes do Movimento Biofísico ganharam prestígio, eles buscaram reorientar os pressupostos de sua cultura acerca da natureza do próprio conhecimento. Emil Du Bois-Reymond indagou por que a palavra alemã para "ciência" (*Wissenschaft*) não conotava a ciência natural (*Naturwissenschaft*), como na França, mas sim a ciência humana (*Geisteswissenschaft*)[23]. "Ciência humana" foi um termo cunhado em 1843 por um historiador alemão que o utilizava para abranger disciplinas como história, geografia, psicologia e sociologia – estudos centrais para a educação da elite alemã[24]. Os biofísicos procuraram minar o prestígio dessa ciência. Em 1862, Helmholtz observou que, diferentemente da ciência natural, as ciências humanas eram subjetivas e baseadas no psicológico do conhecedor[25]. Du Bois-Reymond foi mais longe, chocando muitos ao sugerir que a única ciência cultural válida era uma que seguisse os métodos da ciência natural. Nas duas próximas décadas, seguiu-se um debate sobre o caráter das diferentes ciências; e a espetacular ascensão da biofísica fez com que esse debate pendesse, cada vez mais, para a superioridade das ciências naturais.

A Viena de Freud ostentava três célebres pesquisadores do cérebro dedicados à agenda da biofísica: Ernst Brücke, Sigmund Exner e Theodor Meynert. Um dos fundadores da biofísica em Berlim, Brücke levou o desafio desse movimento para Viena, onde inaugurou o primeiro laboratório fisiológico da cidade, em 1849. Ele considerava que todo o funcionamento nervoso, incluindo o funcionamento cerebral, era uma ação reflexa pela qual a excitação de entrada viajava ao longo dos nervos sensoriais e era descarregada por nervos motores. Os acontecimentos psíquicos eram efeitos colaterais da ação reflexa e nunca causavam manifestações biológicas por si sós. O modelo de Brücke não tinha espaço para a agência humana ou para o livre-arbítrio. O homem era uma batedeira movida a reflexos[26].

72   *Parte i : Confeccionando a Teoria Freudiana*

Freud decidiu estudar medicina depois de tomar conhecimento do ensaio de Goethe "Da Natureza", no qual o poeta imagina romanticamente a natureza como uma mãe que tudo abarca; porém, quando entrou para o laboratório de Brücke, em 1876, ele sentiu que havia encontrado o seu lar intelectual. Pelos próximos seis anos, Freud trabalhou com gosto em projetos neuroanatômicos e aliou-se intimamente à comunidade de pesquisadores do – e em torno do – laboratório de Brücke. Ele idolatrava o professor e ficava profundamente impressionado com os seus dois brilhantes assistentes, Sigmund Exner von Ewarten e Ernst Fleischl von Marxow. Ao passo que Freud estava mais próximo do pobre Fleischl, que era viciado em morfina, Exner era a força mais dominante no laboratório.

Exner havia estudado com Helmholtz em Berlim, onde se revelou ao obter resultados inovadores sobre a visão; e em 1875, ele causou um burburinho com as suas contribuições para a fisiologia da audição. Junto com Josef Paneth, amigo de Freud, Exner se tornou perito na localização das funções cerebrais; e, em 1894, tentou sintetizar o florescente conhecimento sobre a anatomia, a fisiologia e a função dos nervos em seu *Entwurf zu einer physiologischen Erklärung der psychischen Erscheinungen* (Projeto Para uma Explicação Fisiológica dos Fenômenos Psíquicos). Exner argumentava que todos os fenômenos psíquicos eram explicados pela ação reflexa, pelo fluxo da energia nervosa, e por centros inatos para dor e prazer. O ser humano era um boneco, e a consciência era um mecanismo, dentro do boneco, composto de trilhamentos de estimulação elétrica inibidos e excitados. Exner solucionou o problema mente-cérebro descartando os fatores psíquicos, embora lamentasse um pouco o fim do livre-arbítrio, uma vez que isso tinha implicações tão amplas em assuntos como a educação e o direito penal[27].

Após deixar o laboratório de Brücke, Freud quis permanecer fiel aos ditames mecanicistas que ele havia aprendido, e isso não foi difícil. No Hospital Geral de Viena, Freud trabalhou sob a coordenação de Theodor Meynert – o professor que depois ficou aflito com o interesse de Freud pelas concepções francesas da histeria. Quando Freud chegou ao hospital, Meynert era famoso, pois em 1867 ele havia mostrado que as estratificações do córtex cerebral eram camadas de diferentes tipos de neurônios, um achado que inaugurou o estudo da arquitetura celular no cérebro. A sua pesquisa anatômica rendeu inúmeras outras descobertas, incluindo a de que a mielina se formava sobre os nervos durante o desenvolvimento, o que implicava que as funções neurais não eram definidas ao nascer, mas se desenvolviam ao longo do tempo. Esse achado possibilitou imaginar que algumas doenças do sistema nervoso podem não estar determinadas ao nascer, por hereditariedade, mas, em vez disso, podem ser resultado de maturação deficiente – uma linha de pensamento que Freud adotaria mais tarde.

Como Brücke e Exner, Meynert permaneceu dedicado à compreensão da vida mental como interação de energias e forças mecânicas. Em 1877, começou a escrever um exaustivo manual que resumiria o seu pensamento acerca do cérebro e da mente, e forneceria explicações para a psicopatologia e o tratamento psiquiátrico. *Psychiatrie: Klinik der Erkrankungen des Vorderhirns begründet auf dessen Bau, Leistungen und Ernährung* (Psiquiatria: Clínica das Doenças do Prosencéfalo Com Base em Sua

Cidade de Espelhos, Cidade de Sonhos

Estrutura, Suas Funções e Seu Nutrimento) foi publicado em 1884[28]. Uma façanha, o livro oferecia um modelo completo de como as células e a fisiologia nervosas eram organizadas por ações reflexas automáticas, e de como essas funções respondiam pela psicologia e pelo comportamento humanos. Meticulosamente documentado e imensamente ambicioso, o tratado de Meynert era destinado a cimentar sua reputação como o maior cientista do cérebro na Europa. Era também uma tentativa de afastar a psiquiatria da teoria da degeneração francesa e colocá-la na direção do pensamento desenvolvimentista e anatômico. Em sua introdução, Meynert dinamitou a fiabilidade "mística" em explicações degenerativas, uma posição que deve ter encorajado Freud quando ele também começou a se distanciar desse conjunto de pressupostos[29].

Sofisticado, culto e astuto, Meynert havia criado um modelo rico em implicações. O cérebro, argumentava ele, era dividido em funções cerebrais inferiores e superiores, ambas motivadas por reflexos. Os reflexos automáticos e herdados dos centros subcorticais eram opostos, controlados e inibidos por reflexos associativos adquiridos nas regiões superiores do córtex cerebral. Meynert pediu aos seus leitores que imaginassem uma criança pequena que, inocentemente, estende a mão para tocar uma chama brilhante cintilando. Guiada por seus reflexos inferiores, a criança estica a mão... e se queima. Posteriormente, quando esses mesmos reflexos guiassem o dedo da criança em direção à chama, eles seriam opostos e sobrepostos por um reflexo aprendido, que vincula a chama brilhante cintilando com uma dor aguda[30].

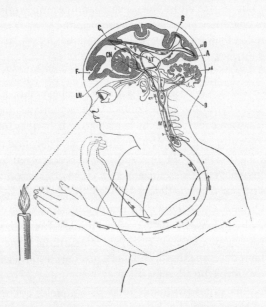

FIG. 5:
Um diagrama de movimento consciente como resultado de reflexos cerebrais. Theodor Meynert, 1885.

Com esse modelo de dois níveis, Meynert acreditava ter estabelecido um tipo de psicoanatomia em que a psicologia poderia ser inteiramente representada por um cérebro movido a reflexos. Fatidicamente, Meynert levou longe essas alegações, enraizando funções psíquicas complexas em regiões particulares do cérebro[31]. Os críticos se perguntaram se ele havia simplesmente traduzido a psicologia associativa numa linguagem anatômica e fisiológica. Sim, havia. Mas Meynert também tinha feito algo que distinguiu o seu modelo. Os associacionistas há muito lutavam para encontrar um lugar para a motivação interna, o desejo e a agência em seus esquemas extremamente cognitivos. Meynert encontrou um modo de enlaçar a psicologia associativa com uma força motriz interna e, ao fazê-lo, apostou na filosofia de Arthur Schopenhauer.

Após publicar sua grandiosa obra *O Mundo Como Vontade e Como Representação*, em 1819, Schopenhauer viveu boa parte da vida na obscuridade. Mas, pouco antes de sua morte, experienciou um súbito ressurgimento. Por volta de 1880, a sua genialidade foi aclamada por Friedrich Nietzsche e Richard Wagner. A fama de Schopenhauer foi posteriormente favorecida pelo tremendo sucesso de *Philosophie des Unbewussten: Speculative Resultate nach inductiv-naturwissenschaftlicher Methode* (Filosofia do Inconsciente: Resultados Especulativos Segundo o Método Indutivo da Ciência Natural), de Eduard von Hartmann. O livro de Hartmann conversou com um número cada vez maior de pensadores comprometidos com a ciência, mas que estavam consternados com a redução dos seres humanos a máquinas. O livro foi um sucesso, passando por nove edições em quinze anos. Nele, Hartmann demonstrou que a filosofia de Schopenhauer era coerente com o pensamento fisiológico mais recente, oferecendo um modelo da atividade mental que era mais refinado que aqueles que transformavam os seres humanos em bonecos mecânicos[32].

Meynert concordou. Em suas palestras, ele citava Schopenhauer, ao propor a visão de que as nossas percepções e associações eram enevoadas, coloridas, dirigidas e transformadas por um "impulso da Vontade". Ele acreditava que a mente não era um espelho, mas criava a experiência interna a partir de moldes internos[33]. Homens e mulheres eram movidos por essa Vontade numa busca corporal primeva pelo prazer. Prenunciando a teoria posterior de Freud, Meynert descreveu o eu primevo como uma coleção de sensações corporais prazerosas. As sensações desprazerosas eram afastadas pelo si-mesmo por meio de defesas[34]. Além disso, um eu secundário emergia com o passar do tempo, e ele poderia entrar num intenso conflito com o eu corporal primário[35]. A despeito dessas semelhanças com o modelo freudiano do conflito mental, Meynert diferia dele de maneira crítica; ele se mantinha firme na crença de que as ideias não podiam desempenhar um papel causal nesses processos. A sua mente era uma mente de reflexos digladiantes.

Tratava-se de uma síntese brilhante, mas para aqueles que tencionavam uma solução para o problema mente-cérebro havia menos no modelo de Meynert do que parecia à primeira vista. Meynert só afirmava que a criação de ideias ocorria em tratos corticais específicos. Infelizmente, não havia evidência de que os tratos nervosos designados possuíam ideias enfiadas dentro deles, um fato que não passou despercebido a

Cidade de Espelhos, Cidade de Sonhos

alguns leitores. O erudito estadunidense William James prestigiou Meynert colocando a sua obra no início do robusto balanço de psicologia científica por ele publicado em 1890. Mas James rejeitava a psicoanatomia de Meynert e dizia que qualquer psicologia deve permitir algum papel causal para ideias e sentimentos, algo que o modelo meynertiano não fazia. James pediu aos seus leitores que traduzissem a construção meynertiana de volta em psicologia pura: "Assim obtemos toda e qualquer verdade psicológica que o esquema de Meynert possui sem nos enredarmos numa anatomia e numa fisiologia duvidosas."[36]

III.

À medida que Sigmund Freud se aproximava do intimidante trabalho de criar uma nova teoria da mente em 1895, ele podia olhar para trás e ver os esforços de seus professores mais brilhantes. Exner e Meynert eram, ambos, comprometidos com a quantificação científica e a explicação mecanicista; ambos acreditavam que a mente podia ser reduzida à fisiologia e à anatomia cerebrais; e ambos, levando essas crenças o mais longe que podiam, evidenciaram graves problemas. A consideração exneriana foi publicamente condenada por Josef Breuer e, entre outros, pelo próprio irmão de Exner, pois ela negava o que o bom senso parecia exigir: algum domínio para a agência humana. Meynert viu-se desdenhado como "mitologista cerebral" pelo seu intento especulativo de igualar ideias e neurônios. Ambos levaram a agenda biofísica para a mata escura da investigação psicológica, de onde ela retornou surrada e coberta de sangue[37].

O estágio de Freud no laboratório de Brücke e sua fidelidade à biofísica foram formativos, mas à medida que ele foi tentando criar um modelo da mente que permitisse a causação psíquica da enfermidade, foi ficando claro que a biofísica, muito simplesmente, não oferecia nenhum auxílio. Isso foi parte de um fracasso mais amplo, pois nos anos 1880 o programa biofísico havia encalhado. Os físicos se deram conta de que teorias puramente mecânicas da natureza eram inadequadas, e os fisiologistas voltaram as suas energias para outros projetos[38]. Em nenhum outro lugar os limites da biofísica eram mais aparentes que na psicologia. A biofísica não oferecia nenhum caminho para compreender a psicologia exceto pela eliminação do próprio objeto de estudo, o psiquismo, e a sustentação *de facto* de que todos os acontecimentos psíquicos eram idênticos a acontecimentos cerebrais subjacentes. Mesmo os mais ferrenhos defensores da biofísica acabaram por admitir a derrota. Numa palestra ministrada em Leipzig no ano de 1872, Emil Du Bois-Reymond anunciou que o problema da consciência estava além do alcance da ciência[39]. Oito anos depois ele listou sete "enigmas mundiais" e incluiu, entre esses imponderáveis, a consciência e o livre-arbítrio – questões vitais para qualquer psicologia[40]. Esse pronunciamento pessimista vindo do líder da comunidade científica berlinense seria motivo de desesperança, caso não houvesse outro método científico para estudar a psicologia. Mas não era esse o caso. Quando a biofísica revelou seus limites, outra abordagem científica da mente emergiu. Freud estava entre uma série de cientistas que se voltaram da biofísica para esta alternativa: a psicofísica.

O pioneiro da psicofísica foi o extraordinário Gustav Fechner. Fechner – médico, físico e escritor ocasional de filosofia mística – estava decidido a estabelecer a filosofia da natureza de Schelling em bases científicas. Ele não poderia conceber a natureza como uma máquina morta, pois como é que uma mãe morta poderia dar à luz filhos vivos? Fechner adotou um pseudônimo, "Dr. Mises", e com esse codinome publicou o seu *Das Büchlein vom Leben nach dem Tode* (O Pequeno Livro da Vida Após a Morte), no qual delineou um esquema de desenvolvimento que vinculava todas as coisas orgânicas e inorgânicas, da natureza à consciência. O homem vivia três estágios: no útero, dormia; na vida, alternava entre sono inconsciente e consciência; na morte, adentrava uma vigília eterna. Os pensamentos e motes conscientes muitas vezes derivam da inconsciência, como ficava mais manifesto na loucura e na clarividência[41].

Na época em que Fechner publicou essas reflexões, o físico tinha razão em se esconder por trás de um pseudônimo. Entre os cientistas, a filosofia da natureza havia se tornado um constrangimento. Fechner não se importava. Depois de se recuperar de uma enfermidade que durou três anos e o levou à beira da insanidade, ele tinha certeza de que tudo na natureza era, em sua essência, guiado por um princípio de *Lust*, ou seja, de prazer. A busca por prazer e a evitação da dor guiava a vida, assim como as leis de Newton governavam as pedras e o ar[42]. Em 1848, Fechner publicou *Nanna: oder über das Seelenleben der Pflanzen* (Nanna, Ou Sobre a Vida Anímica das Plantas), um livro no qual defendia essa força espiritual onipresente na natureza[43].

Se Fechner tivesse continuado nessa linha até as décadas materialistas de 1850 e 1860, ele teria sido marginalizado como um retrógrado e um excêntrico. No entanto, em 1850, o trabalho de Gustav Fechner deu uma guinada que fez dele um herói para os cientistas do psiquismo. O professor de Fechner, E.H. Weber, era um fisiologista que postulava uma regra para a relação entre um estímulo externo e a sensação interna[44]. Em 1850, Fechner passou a se dedicar ao estudo experimental dos estímulos externos e suas representações psíquicas. Após uma década de engenhosa pesquisa, ele publicou o seu trabalho de referência, *Elemente der Psychophysik* (Elementos de Psicofísica). Esse livro ofereceu uma abordagem inovadora para o estudo das relações exatas entre mente e corpo. Diferentemente da biofísica, a psicofísica não procuraria reduzir as experiências psíquicas internas a um substrato biológico. Seguindo a abordagem de duplo aspecto de Schelling, Fechner via o psíquico e o material como duas facetas da mesma entidade, muito semelhantemente aos aspectos convexo e côncavo de uma mesma superfície curva. O reino interior só poderia ser experienciado por dentro; ele era necessariamente subjetivo e psíquico. O reino exterior era objetivo e material. A psicofísica ligaria os dois no estudo de suas interações, e seguiria a pista da transformação da energia passando dos estímulos físicos à experiência mental qualitativa[45].

Fechner passou anos mensurando o efeito de vários tipos de estimulação sobre o mundo interno. Diferentemente de seu *alter ego*, o Dr. Mises, Gustav Fechner empregou um método científico rigoroso e permaneceu comprometido com o questionamento cético. Fechner era rápido em perceber os problemas com as suas próprias hipóteses e estava disposto a ceder prioridade de autoria a outros. "De forma alguma estou querendo dizer que o conteúdo desta obra é absolutamente novo", sofismou ele, "e seria uma recomendação ruim, caso o fosse"[46].

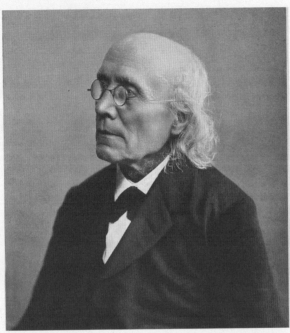

FIG. 6:
Gustav Theodor Fechner:
filósofo da natureza e fundador da psicofísica.

Fechner estava parcialmente certo. Ele e Weber haviam sido influenciados e precedidos pelo filósofo Johann Friedrich Herbart. Foi Herbart quem sugeriu que seria possível mensurar as mudanças psíquicas estudando ocorrências "liminares" nas quais, por exemplo, um som poderia ser finalmente ouvido. Mas Fechner operacionalizou essas ideias para fazer experimentos com aquilo que ele chamava de efeitos de "limiar" – por exemplo, monitorar o momento em que as estrelas se tornavam visíveis quando o dia virava noite; mensurar a distância precisa na qual uma vela desaparecia da vista. Por meio desse método, ele revelou liminares internos. Os estímulos subliminares, ponderava ele, registravam-se na mente e iam aumentando até cruzar a linha da consciência[47].

Por volta de 1860, Gustav Fechner postulou a existência cotidiana de conteúdos psíquicos inconscientes. "Desde que o estímulo ou a diferença de estímulos permaneça abaixo do limiar, a sua percepção é, como se diz, inconsciente", escreveu. Ele avaliou os limiares conscientes para a visão, a audição e a sensação; e concluiu que essas barreiras para a consciência eram cruciais à sobrevivência, porque atuavam como proteção contra o permanente bombardeio – o mundo fervilhante, sibilante e pulsante. Se um traço mental ficasse abaixo de um determinado nível de energia, ele seria percebido inconscientemente, mas não seria conscientemente visto ou ouvido[48].

Fechner chamou seus estudos inovadores de "Psicofísica Externa", e expressou a esperança de que, um dia, uma psicologia mais plena incluísse o estudo de como o psiquismo interagia com estímulos internos inconscientes – o que ele chamou de "Psicofísica Interna". Em 1860, quando publicou os *Elemente der Psychophysik*, ele foi aclamado por, dentre outros, o jovem físico Ernst Mach[49]. Gustav Fechner havia feito o que Immanuel Kant e Auguste Comte julgaram impossível. Ele havia encontrado um modo de tornar a psicologia – ao menos a psicologia da percepção – científica e quantificável.

Os intelectuais que estavam à procura de uma psicologia científica enalteceram Fechner. O eminente fisiologista sensorial e psicólogo Ewald Hering encorajou seus alunos, incluindo Josef Breuer, a adotar a abordagem fechneriana[50]. O afamado zoologista alemão Ernst Haeckel adotou a lógica de Fechner e a utilizou para desafiar a crença de Du Bois-Reymond de que jamais poderia haver uma ciência da consciência. Os enigmas do mundo postulados por Du Bois, retorquiu Haeckel, eram deslindáveis por uma ciência que não cedia aos princípios redutivos da biofísica. Essa outra ciência abarcava uma realidade dual, em que "a matéria não pode existir e ser operativa sem o espírito, nem o espírito sem a matéria"[51].

Hering e Haeckel eram vozes poderosas na ciência alemã. Mas o mais eminente aliado de Gustav Fechner era ninguém menos que Hermann von Helmholtz. Por volta 1860, o antigo herói do Movimento Biofísico havia voltado os seus formidáveis talentos para o estudo da percepção. No decorrer do processo, ele abandonou o reducionismo da biofísica e adotou uma abordagem dual da mente e do cérebro. Enquanto o mundo externo poderia ser conhecido por meio do estudo matemático e científico, o mundo tal como o percebemos internamente se baseava no registro de qualidades pelos nossos órgãos dos sentidos – como provara Johannes Müller. Os sinais qualitativos eram lidos na mente por um processo de correspondência inconsciente que juntava o novo sinal à memória de um sinal similar, um processo que Helmholtz chamava de "inferência inconsciente"[52]. Esse processo desandava nas ilusões em que o espectador confundia inconscientemente algo do passado com um presente alheio[53].

A teoria helmholtziana da percepção estava profundamente em dívida com o pensamento pós-kantiano, tanto que Arthur Schopenhauer, já em idade avançada, acusou Helmholtz de plágio. No entanto, para os seus colegas da biofísica, a teoria helmholtziana da inferência inconsciente era nada menos que uma traição. Ela parecia reabrir a porta que os biofísicos esperavam ter fechado; uma porta que eles temiam que levasse de volta às especulações românticas acerca do espírito, da alma e de forças mentais não físicas[54]. Ainda assim, Helmholtz não foi dissuadido de considerar o papel mais amplo que os processos mentais inconscientes podem desempenhar. Dado o quão ricamente elaborados e reais os nossos sonhos parecem quando estamos mergulhados neles, Helmholtz não poderia descartar a possibilidade de que os

Cidade de Espelhos, Cidade de Sonhos

mais extremos dentre os idealistas subjetivos estavam corretos[55]. Será possível que as nossas mentes constroem tão poderosamente as nossas percepções que o mundo, tal como o conhecemos, pareceria um sonho? Um dos homens de ciência mais ilustres da Alemanha recusou-se a dispensar essa possibilidade.

Helmholtz esperava criar um novo campo de estudo na fronteira entre ciência natural e ciência humana, dedicado a compreender as interações da fisiologia com a psicologia. Essa fronteira logo ficaria abarrotada. Em 1874, um dos ex-assistentes de Helmholtz, Wilhelm Wundt, publicou *Grundzüge der physiologischen Psychology* (Linhas Gerais da Psicologia Fisiológica), que estabeleceu uma ambiciosa agenda para o novo campo. A psicofísica, ou a psicologia fisiológica, faria a ponte entre o mundo da mecânica newtoniana e o mundo dos sentimentos, ideias e representações mentais. Nem a fisiologia nem a psicologia encontrariam uma solução sendo subsumidas uma à outra[56].

Nas últimas décadas do século XIX, a psicofísica floresceu na Alemanha e na Áustria. Quando Helmholtz morreu, em 1894, Carl Stumpf enalteceu-o como o homem que havia feito mais que qualquer outro para "transpor o abismo entre a Fisiologia e a Psicologia – uma ponte sobre a qual milhares de outros homens agora vão e vêm constantemente"[57].

POUCO DEPOIS DE retornar de Paris, Freud publicou artigos neurocientíficos nos quais insinuou a insuficiência de um modelo biofísico da mente. Num verbete sobre o cérebro – não assinado, datado de 1888, escrito para um dicionário médico –, o autor, assumindo que o seu leitor possuía um "cérebro fresco" diante de si, descreveu diligentemente como esse órgão funcionava processando energia de acordo com a teoria da ação reflexa. Diferentes estados de consciência resultavam dessas mudanças, mas a própria experiência consciente, insistia ele, não era meramente o resultado de reflexos cerebrais e também necessitava ser estudada por meio da introspecção e das experiências internas de percepção sensorial[58].

Em 1888, Freud também sugeriu que qualquer teoria que não considerasse a causação psíquica estaria desafiando o bom senso. A causação psíquica poderia ser demonstrada por atos cotidianos como a atenção e o ato voluntário de lembrar-se de um nome, levando um pensamento à consciência[59]. Em sua essência, o comportamento humano era psíquico. Um homem apanhava uma uva não apenas porque o seu maquinário corporal se movia, mas porque ele queria.

O autor anônimo também observou que ideias e memórias poderiam permanecer inconscientes se considerações éticas estivessem no caminho, e ele sugeria que diversas intenções psíquicas podem agir em concorrência uma com a outra[60]. Para os leitores alemães, essas noções teriam sido atribuídas a algum seguidor de um dos patriarcas da psicofísica, Johann Friedrich Herbart. Herbart não só inaugurou o pensamento acerca dos limiares psicológicos como também concebeu uma elaborada teoria do conflito mental, na qual ideias opunham-se vigorosamente umas às outras à medida que lutavam por consciência. Isso resultava na supressão de algumas delas, ao passo que outras conseguiam chegar ao nosso conhecimento consciente[61]. Freud conhecia o trabalho de Herbart, visto que, quando estava no ginásio, havia estudado o manual herbartiano de psicologia escrito por Gustav Adolf Lindner[62].

Ao se afastar da biofísica, Freud também estava seguindo as inclinações de seu mentor, Josef Breuer, fervoroso admirador de Fechner e ex-aluno de Ewald Hering. Freud havia conseguido uma vaga no laboratório de Hering, em Praga, no ano de 1884, e admirava enormemente o ensaio do fisiologista sobre a memória inconsciente, chamando-o de "obra-prima"[63]. Como muitos de sua geração, Freud também reverenciava o trabalho de Hermann von Helmholtz, e sua admiração não diminuiu depois que o ex-biofísico passou a se dedicar à psicologia inconsciente[64].

Mas antes de aderir à psicofísica, Freud teve de lidar com algumas críticas sérias. Franz Brentano havia apontado que esse método era incapaz de enfrentar a maioria dos fenômenos psicológicos, tais como o desejo e as ações da vontade. Sigmund Exner também havia argumentado contra a psicofísica. Nessa altura, Freud frequentava o curso de Exner sobre a fisiologia dos sentidos; o cientista vienense, que se dedicava ao estudo do cérebro, podia ser ouvido declarando que não era confiável trabalhar com sensações quantitativas em paralelo com percepções qualitativas[65].

Freud considerou alternativas ao modelo psicofísico para estudar a mente. No mesmo dicionário médico, escreveu um segundo verbete anônimo sobre as afasias, enfermidades que causavam problemas na fala ou na compreensão da linguagem[66]. Após concluir esse verbete de dicionário, mergulhou ainda mais fundo no estudo das afasias, e três anos depois publicou *Sobre a Concepção das Afasias: Um Estudo Crítico*[67]. A breve obra era animada pela rejeição do autor em relação à abordagem que Meynert fazia dessa enfermidade[68]. Freud ecoou aqueles que acreditavam que a mescla meynertiana de linguagem psicológica e anatômica só promovia confusão[69]. Não se poderia dizer levianamente que um nervo aloja uma palavra ou uma ideia.

Posteriormente, Wilhelm Wundt considerou a obra de Freud sobre as afasias um argumento para a análise psicofísica; mas enquanto as estudava, Freud estava, na verdade, sondando uma abordagem diferente para a mente e o cérebro[70]. Ele sugeria ser possível considerar que as ocorrências mentais e cerebrais correm em paralelo, citando o neurologista inglês John Hughlings Jackson, que se arvorava defensor do "paralelismo psicofísico"[71]. Hughlings Jackson queria simplificar a neurologia segregando os sistemas físico e psíquico em operações distintas que não afetavam uma a outra. Essa falta de interseção nesses dois reinos livrava o neurologista de problemas relativos à psicologia e, em contrapartida, permitia ao psicólogo deixar de se preocupar com as misteriosas influências do corpo. Hughlings Jackson não tardou em admitir que se tratava meramente de uma distinção pragmática destinada a facilitar a pesquisa num campo extremamente complexo. Ele também esperava que essa segregação forçasse uma moratória sobre as tentativas grosseiras e infundadas de simplesmente contornar os problemas de como o psíquico e o físico interagiam[72].

O paralelismo psicofísico pode ter sido útil para o estudo da fala; a longo prazo, porém, provou-se sem serventia para Freud. Isolar a mente do corpo não tinha como

Cidade de Espelhos, Cidade de Sonhos 81

auxiliar um médico que estivesse profundamente engajado no estudo da histeria. As experiências de Freud na Salpêtrière convenceram-no de que a mente afetava o cérebro e o corpo. Ele estava muito ligado às tentativas de afetar o corpo por meio da mente, e havia praticado curas por sugestionamento, hipnose e tratamentos psíquicos para fazer exatamente isso. Freud não poderia arcar com o isolamento da mente em relação ao cérebro. Ele teria de encontrar outra maneira.

IV.

Quando *Estudos Sobre a Histeria* estava prestes a ser publicado, Sigmund Freud trabalhava fervorosamente para organizar uma imponente teoria do funcionamento mental em que houvesse um papel para a defesa e o conflito psíquicos. Esse esforço apaixonado tornou-se o que ele chamou de seu "tirano" particular[73]. Após um dia longo de trabalho clínico, Freud sentou-se por volta de onze da noite e trabalhou madrugada adentro procurando integrar física, biologia, neurologia e psicologia. Movido a cocaína, esperava confeccionar uma psicologia para os neurologistas, fazendo da psicologia uma ciência natural – um trabalho que ficou conhecido como o "Projeto de uma Psicologia" de Freud.

A defesa freudiana da defesa psíquica agigantou-se. Ele achou necessário retomar a panóplia das questões "da qualidade, do sono e da memória – em suma, a psicologia inteira"[74]. Destemido, seguiu em frente. Do verão para o outono, estendeu diversos rascunhos, enchendo um caderno após o outro com esboços de um modelo que ia desde os processos neurais mais básicos até às complexidades da experiência interior. Compreensivelmente, Freud se fiou em muitos pressupostos que haviam guiado os seus professores. Em 25 de setembro de 1895, o rascunho começava como se fosse um manifesto biofísico dos anos 1850: "A intenção é fornecer uma psicologia que há de ser uma ciência natural: isto é, representar processos psíquicos como estados quantitativamente determinados de partículas materiais especificáveis."[75]

Para fazer isso, no entanto, Freud assumiu uma abordagem descaradamente kantiana. Nos anos 1880, um movimento de "Retorno a Kant" havia ganhado impulso nos círculos alemães, clamando pela rejeição da metafísica especulativa, bem como das especulações materialistas que comumente se passavam por ciência. Durante esse período, Freud comprou e anotou a *Crítica da Razão Pura* de Kant, e a influência kantiana no "Projeto"[76] é visível. Como o filósofo, Freud permitiu que teorias dedutivas guiassem a busca por evidência empírica, e ele organizou a sua psicologia científica em torno de teoremas *a priori* que iriam conectar os fatos. Esses teoremas, por sua vez, seriam remodelados e aperfeiçoados de acordo com novas evidências.

Os teoremas *a priori* de Freud vinham da física e da biologia. Primeiro vieram as leis newtonianas do movimento e da conservação de energia[77]. Em 1892, Freud havia reconhecido a potência de aplicar esses pensamentos à psicologia. Escrevendo para Breuer, ele explicou que o sistema nervoso se empenhava por constância descartando a excitação de entrada por meio da associação ou da ação motora[78]. As ideias também poderiam perturbar o equilíbrio do sistema nervoso, caso os afetos associados com ideias precisassem ser descarregados. No "Projeto" de Freud, esse princípio iria guiar todo funcionamento mental.

O segundo teorema de Freud estava fundamentado na unidade anatômica básica do sistema nervoso, o neurônio. Essas células eram a unidade essencial ao processamento da energia neural e eram carregadas com energia. Algumas poderiam dissipar essa energia transferindo-a, mas outras, não. Qualquer extrapolação para a psicologia teria de ser coerente com o modo como os nervos funcionavam.

Com esses teoremas orientadores a postos, Freud começou a construir. Assim como o sistema nervoso havia incrementado neurônios diferentes, motores e sensoriais, ele fez a hipótese de que o cérebro havia desenvolvido neurônios específicos que desempenhavam diferentes funções. As células nervosas "Phi", permeáveis, acolhiam estímulos novos e eram cruciais para a percepção. As células "Psi", mais impermeáveis, retinham os seus conteúdos e explicavam a memória. Por fim, Freud postulou audaciosamente um terceiro sistema, os neurônios "Ômega", que transformavam quantidades de energia em qualidades psíquicas. Essas células eram as entidades mágicas que transformavam a energia em experiência interior, consciência e percepção[79].

Mas como se dava esse quê de feitiçaria? Freud, como muitos cientistas que vieram na esteira de Johannes Müller, argumentava que as qualidades não eram encontradas no mundo, mas confeccionadas no cérebro. Ele propunha que o ritmo periódico e o padrão de estímulos quantitativos fossem percebidos como qualidade. Freud inferia que o sistema Ômega percebia a periodicidade quantitativa e a transformava em signo. O resultado disso era a consciência[80].

O "Projeto" também incluía um modelo dinâmico da mente. Como Schopenhauer e Meynert, Freud situou uma pulsionalidade desejosa no centro da vida mental. Voltou-se a atenção para essa pressão interna por satisfação. Procuramos o que queremos encontrar. E, como Meynert, Freud sustentava que processos mais elevados inibem essa ação impulsionada. As defesas psíquicas eram codificadas, lembradas e reproduzidas sempre que necessário. Elas eram não apenas patológicas, mas cruciais à saúde, tornando possível aos humanos distinguir entre desejo interno e realidade externa, para ultrapassar as necessidades animais e desenvolver a razão. Os desejos irrestritos persistiam num só lugar: os sonhos[81].

Havia muito mais nesse esboço febril abrangendo psicologia e psicopatologia. Por fim, Freud relatou que "tudo pareceu encaixar-se, as engrenagens se entrosaram e tive a impressão de que a coisa passara realmente a ser uma máquina que logo funcionaria sozinha"[82]. Mas o monstro de Frankenstein nunca piscaria os olhos e se ergueria da mesa do laboratório. No final de novembro, Freud confessou: "Não entendo mais o estado mental em que maquinei a psicologia." Era uma "espécie de loucura"[83]. Ele engavetou os rascunhos e nunca os publicou.

O "Projeto" foi um teste que permitiu que Freud comparasse as diversas concepções da mente, filosóficas e científicas. Central para esse esforço foi a experimentação de Freud com uma articulação entre psicologia e anatomia ao estilo de Meynert, com

Cidade de Espelhos, Cidade de Sonhos

base em seus neurônios Phi, Psi e Ômega. Embora essa fundamentação biológica parecesse oferecer tremendas vantagens, Freud acabaria por concluir que ela reluzia como ouro de tolo. Como Breuer advertiu, se "em vez de 'ideia' quiséssemos dizer 'excitação cortical', esta última expressão apenas teria sentido para nós se nesse disfarce reconhecêssemos o velho conhecido e tacitamente restabelecêssemos a 'ideia'"[84]. A verdade é que essas coisas, como neurônios Phi e Psi e Ômega, não existiam; elas eram apenas nomes inventados, pseudocientíficos, para funções psicológicas.

No "Projeto", Freud também teve uma oportunidade de avaliar a promessa da psicofísica. Ao conservar uma dimensão psíquica em seu modelo do cérebro, criou um lugar para a consciência, a agência humana, a causação e a defesa psíquicas, e ele pôde utilizar os dados que vieram dessa introspecção. Mas esse modelo era bastante restrito, na medida em que exigia um foco em fenômenos nos quais a psicologia poderia estar, de algum modo, ligada a mudanças físicas. Embora esse enquadramento pudesse criar uma psicologia da percepção, como apontou Brentano, ele tinha pouco a oferecer em outros assuntos psicológicos. A psicofísica havia forçado uma união entre experiências psíquicas internas e alterações fisiológicas, estivessem as partes prontas, ou não, para um matrimônio como esse. Em 1890, o mais proeminente porta-voz da psicofísica, Wilhelm Wundt, renunciou publicamente a essa abordagem e advogou pelo estudo apenas da psicologia. Aguilhoado por essa traição, Hermann von Helmholtz dedicou um bocado de energia durante os seus últimos anos para manter a psicofísica de pé. Foi um esforço inútil. À medida que a psicologia experimental de Wundt foi crescendo em popularidade e prestígio, ela se colocou como uma denúncia ao projeto mais antigo e desencorajador.

Nessa paisagem teórica em mutação, o "Projeto" de Sigmund Freud foi escrito e abandonado. Por volta de 1896, os antigos figurões – Brücke, Meynert e Helmholtz – haviam todos morrido. Freud ainda perseguia o sonho de criar um grandioso esquema da mente, mas ele parecia perdido. Em fevereiro de 1896 ele escreveu: "Tenho-me ocupado continuamente com a psicologia – na verdade, com a metapsicologia"; e dez meses depois ainda relatou perseguir em vão a sua "cria ideal e acabrunhada – a metapsicologia"[85]. Embora essa perseguição estivesse repleta de um desejo juvenil por conhecimento filosófico, ela permaneceu focada nos fenômenos que dominaram as psicologias pós-Kantianas. Freud escreveu pensativo: "Se eu pudesse fornecer uma explicação completa das características psicológicas da percepção [...], teria descrito uma nova psicologia."[86] No entanto, esse projeto parecia não ter fim, e Freud sabia disso. Quando chegou 1897, ele tentou fazer cara de valente, exclamando ao colega Wilhelm Fliess: "Não havemos de naufragar. Em vez do canal que estamos procurando, é possível que encontremos oceanos [...]. É só me darem mais dez anos e concluirei as neuroses e a nova psicologia."[87]

V.

Em 23 de outubro de 1896, o pai de Sigmund Freud, Jacob, morreu. Isso foi um cataclisma que abalou o médico de quarenta anos e inaugurou um período de luto e autorreflexão. Posteriormente, Freud chamaria a morte de um pai de "o acontecimento mais significativo, [a] perda mais cortante, da vida de um homem"[88]. Para cuidar de si, Freud, suspeitando que ele próprio apresentava um quadro de neurose, iniciou uma autoanálise psíquica. Embora houvesse uma longa e venerada tradição de médicos fazendo experimentos consigo mesmos e submetendo-se à investigação psicológica, isso era algo mais estranho. Como alguém poderia esperar investigar objetivamente os meandros inconscientes de sua *própria* subjetividade?

Se a auto-observação treinada apresentava graves defeitos para dar conta da observação da vida consciente, ela, por definição, era cega aos conteúdos inconscientes dissociados que Freud procurava em sua análise psíquica. Os românticos que buscavam os recônditos inconscientes da mente fizeram experimentos com haxixe ou outros inebriantes; mas se Freud fizesse isso, ele perderia todo e qualquer direito de pretender um estudo naturalista e adentraria naquilo que Baudelaire chamou de *les paradis artificiels*[89]. A auto-hipnose oferecia possibilidades; no entanto, sem um laboratório e colegas para observá-lo, o que Freud recordaria daquelas horas perdidas?

Freud se voltou para os seus sonhos. Extrapolando a crença da Escola de Nancy, segundo a qual a hipnose era uma forma de sono, ele poderia considerar a vida onírica análoga às alucinações inconscientes e hipnóticas[90]. Muito antes da morte de seu pai, Freud chegou a ter curiosidade a respeito dos sonhos, mas começou a levá-los mais a sério quando eles passaram a fazer parte das suas análises com neuróticos. Em julho de 1895, quando estava de férias no Hotel Bellevue, em Kahlenberg, com vista panorâmica para Viena, Freud teve um longo e vívido sonho ao qual iria retornar por diversas vezes. Nesse sonho, ele estava numa festa, e um tratamento que dera errado virou o assunto da conversa com outros médicos. O sonho da "injeção de Irma", como veio a ser chamado, acabou por ajudar a convencer Freud de que o inconsciente poderia ser acessado dessa forma. A análise desse espetáculo interior confirmou o que Freud havia postulado anos antes: os sonhos eram como miragens conjuradas por homens no deserto. Eram alucinações de desejo.

Após aquela noite de verão, Freud começou a prestar mais atenção em seus sonhos. Um ano depois, na noite que se seguiu ao enterro de seu pai, ele teve outro sonho. Estava num lugar estranho com uma placa em que se podia ler: "Solicita-se fechar os olhos." Freud reconheceu o local: era a sua barbearia. No dia do enterro do pai, ele havia ficado esperando ali e chegado atrasado ao velório. Quando chegou, a família estava descontente com ele e se sentindo ofendida. Freud interpretou o sonho como uma ordem de cumprir com seu dever filial e uma autorrecriminação por negligenciar o pai[91].

Solicita-se fechar os olhos. Essa ordem ganhou mais significado quando Freud ficou menos preocupado com a psicologia da percepção e se voltou para o mundo alucinatório do sono. Na primavera de 1897, ele começou a trabalhar numa teoria dos sonhos com a qual se sentia "bem seguro"[92]. Alguns meses depois, começou sistematicamente a sua autoanálise. Presumindo que um impulso deliberado jazia dissimulado em todo sonho, Freud procedeu ao registro de seus sonhos depois da morte do pai. Para forçar a abertura de uma janela para dentro de si mesmo, desenvolveu técnicas como, por

Cidade de Espelhos, Cidade de Sonhos **85**

exemplo, escrever esses sonhos por extenso e depois reescrevê-los e analisar as diferenças entre os rascunhos. As mudanças, argumentou Freud, seriam resultado de suas próprias defesas e apontariam para áreas de conflito[93]. Era um método engenhoso, uma maneira de um homem pensar contra ele próprio. O investimento de Freud em sua autoanálise aumentou. "Minha autoanálise é, de fato, a coisa mais essencial que tenho no momento", contou para Wilhelm Fliess em 15 de outubro de 1897[94].

Na mesma carta, Freud revelou um desejo primordial que ele havia descoberto:

> Descobri, também em meu próprio caso, me apaixonar por mamãe e ter ciúme de papai, e agora o considero um acontecimento universal do início da infância [...]. Se assim for, podemos entender o poder de atração do *Oedipus Rex*. [...] Cada pessoa da plateia foi, um dia, um Édipo em potencial na fantasia, e cada uma recua, horrorizada, diante da realização de sonho ali transplantada para a realidade.[95]

Por meio da leitura minuciosa de seus próprios sonhos, Freud também compreendeu que o ciúme e a rivalidade na infância o haviam deixado com uma grande culpa, especialmente depois que seu irmão mais novo, Julius, morreu[96].

Freud concluiu diversos capítulos de um novo livro sobre sonhos. Migrar a sua atenção para esse teatro interno levou-o "muito mais fundo na psicologia do que [...] havia imaginado"[97]. De fato. Após muito escrever e reescrever, Sigmund Freud publicou *A Interpretação dos Sonhos* em novembro de 1899. Em sua forma final, tratava-se, na verdade, de dois livros. Um era uma descrição detalhada de um novo método para descobrir o verdadeiro significado dos sonhos; o segundo era um modelo psicofísico da mente que tomou o sonho, e não a percepção, como atividade paradigmática da mente. Diferentemente de tudo o que havia sido escrito pelos psicólogos franceses, o livro freudiano dos sonhos seria, em parte, Kant e Schopenhauer; em parte, Brücke, Exner e Meynert; em parte, Helmholtz, Hering e Fechner; e, em sua forma sintetizada final, Freud.

O MUNDO ONÍRICO há tempos era fonte de fascínio para filósofos, poetas e escritores. Por que sonhamos? O que os sonhos representam? Sonhar é uma forma fundamentalmente diferente de consciência? Por que nos lembramos de alguns sonhos e de outros, não? Em *A Interpretação dos Sonhos*, Freud revisitou esses mistérios, mesclando as suas reflexões próprias com as de filósofos como Aristóteles, Artemidoro, Kant, Schelling e Schopenhauer.

Perguntas infernizantes também haviam surgido no estudo científico dos sonhos, pois na época em que Freud começou seus estudos, os sonhos eram um campo bem estabelecido para o estudo empírico das correntes ocultas da vida mental. Em 1894, quando psicólogos estadunidenses compilaram *The Psychological Index* (Índice Psicológico), listando todas as obras acadêmicas de colaboradores ingleses, franceses e alemães, eles dedicaram uma subseção a "Dormir, sonhos, subconsciência". Nesse período, era possível encontrar de dez a vinte obras por ano sobre o assunto. Esses estudos realizaram diferentes abordagens, mas os dois esquemas mais importantes para compreender os sonhos vieram de comunidades discursivas que Freud conhecia bem: hipnotistas e psicofísicos[98].

Ambroise Auguste Liébeault prosseguiu ativamente com o argumento de que o hipnotismo era uma forma de sonho, uma alegação que ecoava a antiga crença de que os sonhos eram uma espécie de loucura do sono. "Kant diz em algum lugar (1764), o louco é um sonhador em vigília" – Freud informou aos leitores –, e "Schopenhauer chama o sonho de loucura breve e a loucura de sonho longo"[99]. Se levados a sério, esses aforismos implicavam que, ao penetrar os sonhos, também é possível trazer à luz os mistérios da enfermidade mental.

Os psicofísicos também haviam começado a se dedicar à vida onírica, a despeito das severas dificuldades que ela apresentava para eles. A psicofísica tinha como foco a maneira como os estímulos externos são registrados na percepção e na consciência. Os sonhos pareciam a própria antítese disso. Tratava-se ali de uma experiência vívida que ocorria quando os olhos estavam fechados. Pouca ou nenhuma estimulação perceptiva parecia estar envolvida. Não obstante, os psicofísicos agarravam-se ao seu método e postulavam que os estímulos externos invadiam silenciosamente a consciência durante o sono, instigando um turbilhão de atividade psíquica. Wundt argumentava que, para quem está dormindo, um vento forte à noite pode se tornar uma matilha de lobos uivantes. Os sonhos eram ilusões provocadas, insistia ele[100].

Se a vida mental era cientificamente cognoscível, insistia Freud, ela tinha de ser pautada por leis; tinha de ser determinística, e não baseada em acontecimentos fortuitos. Os sonhos não poderiam ser simplesmente o resultado de persianas batendo à noite, mas tinham de ser, sobretudo, internamente determinados. Procedendo da forma como havia feito quando se viu confrontado com debates sobre sugestionamento, Freud indagou: Quais são as causas oníricas internas e pautadas em leis? Muitos já haviam sugerido que os estímulos físicos internos, como pontadas de fome ou indigestão, podem catalisar sonhos[101]. Mas, e quanto às fontes psicológicas internas? Wundt negava essa possibilidade; Freud, por sua vez, desmerecia Wundt e seus seguidores como ideólogos que eram prisioneiros de suas próprias crenças. Como experimentalistas do campo psicológico, sobrevalorizavam tudo o que estivesse aberto a experimentação. Freud os desafiou, tanto eles quanto aqueles psiquiatras que se esquivavam das forças psicológicas: "como se o reconhecimento disso nos levasse de volta aos tempos da filosofia da natureza e da alma metafísica"[102]. Se os cientistas ainda não conseguiam alcançar a vida mental para encontrar conexões com a biologia, não havia razão para se esconder do problema.

Com essa crítica, Freud estava num terreno sólido. Ao insistir na rebuscada noção de que os estímulos externos geravam todas as experiências perceptivas nos sonhos, Wundt e seus colegas só revelaram os limites da psicofísica. Em contraposição, Freud propunha um método para o estudo das causas psíquicas internas. Como ele bem havia intuído, ao escrever sobre a histeria em 1895, esse método seria um cruzamento de literatura e física, e requereria tanto análise literária quanto um modelo para o processamento da energia corporal.

Cidade de Espelhos, Cidade de Sonhos

A abordagem freudiana havia desenvolvido consideravelmente desde o seu sonho de 1895, no Hotel Bellevue, com a injeção de Irma. Na verdade, ele havia ficado tão seguro de si que imaginou uma futura placa, naquele mesmo hotel, proclamando: "Aqui, no dia 24 de julho de 1895, o segredo do sonho se revelou ao dr. Sigm. Freud."[103] Em *A Interpretação dos Sonhos*, o sonho da injeção de Irma funcionou como um espécime a ser dissecado psicologicamente aos leitores. Freud precisou de menos de uma página para contar o sonho, mas outras dez para desenredá-lo. Como se estivesse lendo poesia antiga, trabalhou linha por linha, frase por frase, detalhe por detalhe, procurando contextos e conexões perdidos. Ele se fiou largamente em sentimentos, memórias e pensamentos dispersos que o sonho provocava no sujeito desperto, sempre atento aos detalhes que pudessem revelar um sentido mais amplo. Também procedeu como se o sonho fosse uma fantasia histérica. A sua tarefa era reconstruir as associações desfeitas que pudessem fazer dele um todo significativo.

Essa abordagem exegética era desencorajadora; isso porque, diferentemente de um sintoma histérico, os sonhos não eram observáveis. Pior ainda, muitas vezes mal eram lembrados – chegando à consciência fragmentados, apenas. Freud agarrou-se à ideia de que os pensamentos que perturbavam o sonho não eram aleatórios, mas pistas em si mesmos. Ele precisava apenas que seus pacientes relatassem fielmente os acontecimentos tal como os haviam experienciado. Infelizmente, isso também era problemático. Para fazer seu método funcionar, Freud requeria um nível de cooperação e abertura que era difícil de imaginar. No livro dos sonhos, Freud sugeria uma espécie de introspecção treinada, a controversa estratégia há muito defendida por filósofos, mas posta em questão por Comte, Brentano e outros. Não obstante, Freud pedia que seus pacientes prestassem muita atenção às suas respectivas vidas internas, aos seus pensamentos e sentimentos fugidios, e não editassem suas observações. Não era para recriminá-los ou apagá-los, mas simplesmente relatá-los. Para facilitar essa introspecção, Freud pedia que os pacientes se deitassem em seu divã turco. Solicitava que fechassem os olhos para interromper os estímulos arrebatadores que chegavam pela visão e para facilitar um foco intenso no mundo interno da fantasia, do pensamento e do sentimento[104]. *Solicita-se fechar os olhos.*

Ao analisar a história da injeção de Irma, Freud mostrou como o sonho dissimulava um desejo velado de ser absolvido da culpa. A partir daí, Freud apresentou a asserção categoricamente simples de que o sonho era a realização de um desejo primevo. Diversos tipos de desejo eram responsáveis por uma multiplicidade de sonhos. Se você comesse anchovas salgadas antes de ir para cama, poderia sonhar que estava bebendo água. Freud contou de uma jovem que havia ficado isolada do convívio social enquanto tomava conta de um filho doente. Durante esse período, ela sonhou com uma festa frequentada por dignitários como Alphonse Daudet[105]. Parecia claro e bastante simples. Talvez simples demais.

Se os sonhos eram tentativas alucinatórias de retornar às experiências primevas de satisfação, como é que ir a uma festa – uma grande festa, inclusive – seria uma experiência primeva? E quanto aos pesadelos? Seriam realizações de desejo? Embora o significado subjacente de todo sonho fosse a realização de um desejo, Freud acrescentou a seguinte ressalva: os desejos primevos não se faziam presentes de forma direta. Eles se apresentavam disfarçados. A mente seria como "o escritor político que precisa dizer verdades desagradáveis aos poderosos"[106], e só pode fazer isso por meio de símbolos indiretos que escapam ao censor. Os desejos só conseguem ser expressos se eludirem as censuras psíquicas. O que as pessoas se lembram de seus sonhos é apenas o conteúdo manifesto e inofensivo. Mais profundamente, desejos mais inquietantes jazem sob sonhos inócuos, como o sonho da jovem que desfrutava de uma noite com celebridades. Essa camada mais profunda poderia ser alcançada por um destrinçamento simbólico que apresentava o significado latente do sonho.

Além disso, os sonhos possuíam uma estrutura sintática própria. Eles não eram lineares e lógicos, mas condensados, compostos por uma linguagem simbólica emaranhada. Cada um desses símbolos era a ponta de um *iceberg*, um ponto nodal numa rede de significação oculta. Qualquer elemento de sonho era não apenas o resultado de um elemento psíquico, mas era "sobredeterminado" por inúmeras outras fontes dissimuladas. Os sonhos também eram estruturados por aquilo que Freud chamou de "deslocamento". Ideias de alta intensidade eram levadas clandestinamente à consciência atrelando-se a elementos insossos, porém relacionados, que poderiam passar despercebidos ao censor[107].

Claramente, Sigmund Freud havia proposto um modo radicalmente novo de pensar acerca dos sonhos, mas ele acreditava ter feito muito mais. Os sonhos o haviam levado a "uma descoberta de validade geral" sobre a consciência e a estrutura da mente. Em sua essência, a mente era uma tecelã de sonhos. Portanto, o estudo dos sonhos poderia oferecer aquilo que "esperamos, em vão, receber da filosofia": um modelo válido e abrangente da vida mental[108].

A segunda tarefa de *A Interpretação dos Sonhos* era cumprir essa promessa, e o resultado ficou conhecido como modelo freudiano topográfico da mente. Seu pensamento aqui era estimulado não apenas por sua exploração dos sonhos, mas também pela leitura de Gustav Fechner[109]. Em 1898, Freud escreveu ao amigo Wilhelm Fliess para se queixar a respeito dos inúmeros textos maçantes sobre sonhos pelos quais havia passado. No entanto, um autor havia tocado um ponto nevrálgico. A única "ideia sensata ocorreu ao velho Fechner, em sua sublime simplicidade: o processo do sonho se desenrola num território psíquico diferente. Farei um relato sobre o primeiro mapa grosseiro desse território"[110]. Em seu relato publicado, Freud colocou as coisas em termos um pouco diferentes: "o grande G. Th. Fechner faz a conjectura [...] de que *o palco dos sonhos é diferente daquele da vida de representações da vigília*. Segundo ele, nenhuma outra suposição permite compreender as particularidades especiais da vida onírica"[111]. Inspirado por esse lampejo, Freud criou uma nova teoria.

Para tanto, Freud não abandonou o velho princípio *a priori* que insistia que todo fenômeno mental se baseia nas leis físicas do universo, mas renunciou a toda e qualquer oportunidade de vincular as funções psíquicas a algum neurônio ou região cerebral específicos[112]: "Deixemos de lado que o aparelho psíquico em questão também nos

Cidade de Espelhos, Cidade de Sonhos

é conhecido como preparado anatômico, e evitemos ceder à tentação de determinar anatomicamente a localidade psíquica. Vamos permanecer no terreno da psicologia."[113]

Freud conceituou o inconsciente e a consciência não como algo localizado numa ou noutra parte do cérebro, mas sim como estruturas psicológicas organizadas[114]. Seu mapa grosseiro dessas localidades psíquicas surgiu no denso capítulo 7 do livro sobre os sonhos, no qual o autor propôs que os domínios psíquicos conscientes e inconscientes eram separados por uma barreira. Mas diferentemente da noção fechneriana de um simples limiar de estímulos, Freud propôs que uma ativa barreira de defesa separava os domínios conscientes e inconscientes. Um "censor" agia como guarda de fronteira para impedir que elementos disruptivos invadissem a consciência[115].

Com isso, Freud havia conseguido. Ele construiu um elegante modelo da mente que deu sentido às defesas psíquicas. A mente não era apenas um contentor passivo de sensações e experiências, mas estava ativamente se autorregulando e protegendo a consciência. Os conteúdos mentais entravam em três categorias: eram "Conscientes", "Inconscientes" ou potencialmente conscientes, isto é, "Pré-Conscientes". Os acontecimentos mentais poderiam então ser entendidos por meio da análise de duas forças psíquicas opostas: desejos e censura. Seguindo Kant, o inconsciente freudiano era incognoscível em si mesmo e não era estruturado por considerações de tempo, espaço e causalidade. Não conhecia opostos, antíteses e categorias lógicas, mas era o material da paixão animal. O poder desse domínio oculto era conhecido apenas indiretamente por meio de seus efeitos na consciência[116]. Nada do inconsciente chegava à consciência sem passar pelas defesas[117].

Sigmund Freud, como os românticos alemães e os filósofos da natureza, acreditava que o inconsciente desempenhava um papel vital na vida psíquica, o que os sonhos deixavam óbvio. Se essa ênfase na vida onírica tinha um quê de Romantismo, ela era contrariada pela grande dependência que Freud possuía em relação à lógica mecanicista. As excitações adentravam o sistema perceptivo e saíam com ações motoras, fazendo o sistema voltar a um estado de energia mais baixo. A tensão era desprazerosa, e a liberação da tensão era a própria definição de prazer. No sono, a inibição da liberação motora fazia a excitação neural fluir para trás, levando a um reavivamento de memórias inconscientes. Freud chamou isso de "regressão"[118]. Esse fluxo reverso de energia levava à excitação da imagem de satisfação guardada da infância. No sono, a regressão levava à alucinação, ao passo que, na vida desperta, uma experiência amarga havia provado que as alucinações não eram satisfatórias em si mesmas. Visto que uma imagem de água não matava a sede de alguém, essas aspirações mágicas eram cada vez mais contidas como dolorosas e frustrantes. A censura evitava que tais desejos infiltrassem a consciência: a única vez que eles ganhavam passe livre era durante o sono[119].

Para Freud, a mente se havia tornado uma cidade de sonhos. Sonhar já não era mais um fenômeno ímpar. Antes mesmo, estruturava e elucidava os problemas da consciência e da percepção. A visão subjetiva, a ilusão, a fantasia, os sonhos e a força desvirtuante da Vontade haviam sido utilizados por cerca de um século por filósofos e cientistas alemães a fim de vislumbrar o papel do psiquismo na estruturação do nosso conhecimento do mundo. No modelo de Freud, essas forças eram primárias, tão primárias que deixavam um papel muito pequeno para várias outras coisas.

E então, Freud enfrentou outro problema. Qualquer pessoa suficientemente audaciosa para fazer grandes reivindicações em nome de um inconsciente fisiológico ou psicológico enfrentaria inevitavelmente uma pergunta perturbadora: Qual o papel da consciência? Freud conseguiu ajuda para responder a essa pergunta na obra de um filósofo e psicólogo alemão contemporâneo. O professor Theodor Lipps, de Munique, seria lembrado por desenvolver o conceito de empatia, mas ele também elaborou ideias sobre processos inconscientes. No verão de 1898, Freud ficou maravilhado ao encontrar os seus próprios pensamentos afirmados em Lipps. Cerca de um mês depois, notou que ele e Lipps haviam maquinado as mesmas noções de "a consciência, a qualidade, e assim por diante"[120]. A ideia seminal que Freud encontrou ecoada em Lipps era a seguinte: a consciência poderia ser vista como uma espécie de visão interior, um órgão sensorial para pensamentos e sentimentos.

No livro dos sonhos, Freud empregou essa analogia. Ele escreveu que alguns que aceitaram o poder do inconsciente tiveram grande dificuldade em encontrar um papel adequado para a consciência, mas: "A analogia do nosso sistema *Cs.* [consciência] com os sistemas de percepção nos poupa embaraço."[121] Utilizando esse enquadramento, Freud definiu a interação do inconsciente e da consciência baseando-a na forma como a percepção funcionava. O inconsciente era como o mundo externo; ele apresentava quantidades incognoscíveis à consciência, que funcionava como um olho ou um ouvido, e transformava essas quantidades em qualidades psíquicas perceptíveis. O fervilhar e o sibilar caótico da vida interior inconsciente eram tornados coerentes e perceptíveis pela consciência.

Martelando essa ideia, Freud escreveu: "[o inconsciente é] tão desconhecido para nós, em sua natureza íntima, quanto a realidade do mundo externo, e nos é apresentado de modo tão incompleto pelos dados da consciência quanto o mundo externo pelas indicações de nossos sentidos"[122]. E então, a teoria freudiana da mente se tornou duplamente complicada. O mundo lá fora era incognoscível-em-si; o mundo interno, dominado por um reino inconsciente igualmente incognoscível-em-si. A consciência era uma lâmpada fraca que tremeluzia em meio à escuridão de dentro e de fora.

Somente estudando as distorções da consciência alguém poderia reconhecer a mão oculta do inconsciente. O inconsciente se dava a conhecer por sutis infiltrações na consciência, um processo que Freud chamou de "transferência". Ele já havia utilizado o mesmo termo, *Übertragung*, tanto de um modo não específico, que denotava uma transferência de energia neuronal, quanto como um conceito psicológico, que descrevia falsas conexões histéricas[123]. Então emparelhou esses dois significados e os colocou no centro de seu novo método. Um desejo inconsciente transferia a sua energia para alguma ideia ou percepção pré-consciente. Nos sonhos, o pré-consciente era condensado com impressões e memórias recentes que ofereciam um "ponto de união para a transferência"[124]. Nessa descrição, a teoria freudiana da falha de compreensão não era diferente do processo de ilusão visual descrito por Helmholtz e Theodor

Cidade de Espelhos, Cidade de Sonhos

Lipps[125]. Mas esses eram modelos mais de equívocos cognitivos do que de erros de leitura intencionais. Para Freud, nós nos enganamos porque queremos.

Foi esse o caminho de Freud para as trevas interiores. A interpretação dos sonhos era a sua *"via régia* para o [...] inconsciente"[126]. Os sonhos, aquelas ninharias aéreas de sono, aqueles mistérios conjurados no teatro da nossa vida inconsciente, haviam se tornado o próprio alicerce da mente humana. E diferentemente dos poetas românticos que poderiam ter compartilhado dessa crença, Freud reduziu os sonhos a uma única causa mecanicista universal e pautada por leis. Os sonhos vinham de desejos primevos. A mente era organizada em torno da energética do desejo e das defesas que se erguiam contra essas forças. Os desejos eram o motor das visões oníricas fantásticas e do anseio cotidiano. Apenas a censura nos impedia de viver num contínuo estado de alucinação e abria caminho para a lógica, a razão e, mais tristemente, para a neurose de defesa.

Com *A Interpretação dos Sonhos*, o esforço de Freud para explicar a causação psicológica e os conflitos mentais estava consumado. Seus estudos sobre a histeria e o seu engajamento com a psicopatologia francesa levaram-no a reconhecer que as causas psíquicas eram reais; e cinco anos depois, após ter viajado por um longo caminho povoado por filósofos, biofísicos e psicofísicos pós-kantianos, Freud chegou a um modelo da mente que fundamentaria as suas ideias nos anos por vir. Depois de fazer experimentos com a biofísica, a psicofísica e o paralelismo psicofísico, Freud surgiu com uma forma de estabilizar cientificamente o objeto de seu estudo – mente-cérebro – de uma maneira que abriu espaço para as causas psíquicas, sem sucumbir ao reducionismo biológico ou à metafísica. Seu modelo fugiu à tentação de fazer a psicologia parecer mais científica com reificações anatômicas especulativas, mas ainda insistia que a mente agia de acordo com as leis newtonianas. Misturando ideias com energia, o psíquico com o físico, Freud revelou um espaço rico e delimitado para o estudo naturalístico da subjetividade interior, da agência e da intenção.

Se o livro de Sigmund Freud sobre os sonhos continha muita coisa, poucos notaram. *A Interpretação dos Sonhos* vendeu mal e, embora tenha chamado a atenção de alguns nos círculos literários alemães e austríacos, foi, para a grande decepção do autor, em grande parte ignorada por médicos e cientistas. Ainda assim, Freud seguiu em frente na direção das questões geradas pela sua teoria de um inconsciente desejoso.

O que eram esses desejos? Será que todo desejo humano vinha da mesma fonte interior? Havia à espreita, no inconsciente, algo universal e pautado por leis que conectava todos os seres humanos, dos aborígines na Nova Guiné aos escriturários em Londres e freiras em Roma? Definir as origens do desejo humano seria o passo final na teoria freudiana da mente, mas para chegar lá ele teria de retornar a um mistério não solucionado que o havia deixado perplexo durante anos.

3

O Matrimônio Infeliz Entre Psiquê e Eros

[...] *para genro teu,* [...] *um monstro cruel e viperino* [...]
APULEIO[1]

I.

Com o começo do novo século, Sigmund Freud podia olhar para trás e ver quinze anos de trabalho que resultaram no amoldamento de teorias da psicologia normal e da psiconeurose. Ambas as teorias giravam em torno de como o psiquismo precisava se defender de suas próprias forças interiores a fim de conservar uma espécie de estabilidade interna. Mas ele ainda não havia sido capaz de definir com precisão as forças que perturbavam a mente. Quais eram os desejos inconscientes da vida onírica ou as memórias recalcadas que causavam histeria? Em *A Interpretação dos Sonhos*, Freud sugeriu que essas perguntas não poderiam ser integralmente respondidas. O inconsciente era como os númenos kantianos, incognoscíveis em si mesmos. No entanto, apenas cinco anos depois, o mesmo Sigmund Freud afirmaria peremptoriamente (um coro de críticos diria "demasiado peremptoriamente") que ele conhecia os conteúdos do inconsciente. Com essa alegação ele iria inserir a última peça no quebra-cabeças necessário para toda uma teoria freudiana; uma teoria que enraizava a mente no corpo, a razão humana na paixão animal, e o indivíduo na espécie. Para encontrar essa peça que faltava, Freud se voltou para uma ciência em desenvolvimento; uma ciência que perseguia segredos há muito escondidos nos quartos, bordéis, vielas, sociedades secretas, balneários, bares e necrotérios. O elemento-chave que iria consolidar as teorias freudianas da neurose e da psicologia geral veio da ciência da vida sexual.

A sexualidade preocupava os médicos há tempos, mas de um modo limitado. Eles se interessavam em questionar como os hábitos ou percalços sexuais desempenhavam um papel na enfermidade. Quando jovem, Freud ficou interessado no possível papel da sexualidade na neurose, a despeito de Jean-Martin Charcot e seus colaboradores terem feito uma vigorosa campanha para reprimir a ideia obsoleta de que as mulheres

O Matrimônio Infeliz Entre Psiquê e Eros 93

se tornavam histéricas devido à frustração sexual. Freud lembrou que Charcot e sua equipe consideravam a própria ideia de vincular a histeria a questões sexuais "uma espécie de insulto"[2]. Não obstante, alguns médicos ativeram-se à ideia de que a histeria era *une chose génitale*[3].

Um desses médicos era o pediatra berlinense Adolf Baginsky, que acreditava que a masturbação poderia causar histeria infantil[4]. No retorno de Paris para casa, Freud visitou Baginsky a fim de se preparar para um trabalho que ele havia arranjado como especialista na clínica pediátrica de Max Kassowitz, em Viena. Nos próximos onze anos, Freud atendeu distúrbios nervosos da infância na clínica de Kassowitz, e durante esse tempo também começou a crer que a superestimulação sexual na infância se escamoteava por trás de alguns distúrbios nervosos. Na mesma época, ele estava tratando adultos com histeria traumática e começou a suspeitar que esses traumas eram de natureza sexual[5]. Enquanto perlaborava essas ideias, fiava-se em seu confidente: Wilhelm Fliess.

Filho de judeus sefarditas, Fliess se havia formado em Berlim, onde estudou medicina com Helmholtz e Du Bois-Reymond. Em 1883, abriu um consultório de clínica geral em Berlim, mas a sua saúde se deteriorou e, em 1886, decidiu tirar um ano para se recuperar. Viajou para a Itália e para a França antes de uma estada de três meses em Viena, no ano de 1887. Foi nesse período que Fliess conheceu Freud, o que deu início a uma grande amizade.

À primeira vista, os dois homens formavam um par improvável. Wilhelm Fliess era um clínico geral que tinha como foco os distúrbios do nariz, ao passo que Sigmund Freud era um homem que se inclinava a explicar as neuroses e a mente. No entanto, ambos compartilhavam de um fascínio pelo modo como os reflexos no sistema nervoso coreografavam a vida fisiológica. A correspondência entre os dois cresceu intensamente por volta de 1893, o mesmo ano em que Fliess publicou a sua teoria segundo a qual um vasto complexo de sintomas corporais poderia ser atrelado ao que ele chamou de "neurose nasal reflexa". Ele argumentava que, por meio de ação reflexa, problemas nasais poderiam se tornar sistêmicos e afetar os órgãos sexuais. Por outro lado, seguia-se que distúrbios sexuais poderiam se manifestar no nariz. De fato, segundo Fliess, alguns problemas nasais derivavam da neurastenia, um transtorno que ele e um "colega estrangeiro" acreditavam se dever a "abuso sexual"[6].

A neurastenia, um diagnóstico psiquiátrico introduzido pelo médico estadunidense George Beard em 1869, era uma miscelânia de sintomas exemplificados por exaustão nervosa, mal-estar e letargia. Beard sustentava que, nesses casos, o excesso de estimulação nervosa levava à descarga excessiva. Por trás da debilitação resultante jaz alguma desconhecida vulnerabilidade hereditária que funcionava mal quando confrontada ao ritmo gritante da vida urbana. Beard também argumentou em favor de uma neurastenia sexual específica, que se manifestava na fraqueza e na impotência sexuais. Ele alertava que a masturbação excessiva e precoce, assim como formas não naturais de atividade sexual – como excitação prolongada sem orgasmo, coito interrompido e o uso de preservativos – eram potenciais causas desse transtorno[7].

Beard batizou a neurastenia como um "nervosismo estadunidense", mas a doença recusou-se a honrar as fronteiras nacionais. Em sua clínica, Sigmund Freud – o colega estrangeiro de Fliess – começou a atender uma série de neurastênicos. Diferentemente dos histéricos, extremamente saltitantes e dramáticos, esses pacientes pareciam enervados. Seguindo a neurastenia sexual beardiana, Freud concentrou-se no papel da sexualidade no colapso corporal. Ele e Fliess concluíram, ambos, que a masturbação excessiva era o abuso sexual que causava neurastenia.

A masturbação há muito preocupava os médicos, mas nos anos de 1870 tornou-se lugar-comum para os autores do campo da medicina zombar da lista de males aterrorizantes que outrora os doutores atribuíam a essa prática. Na mesma época, com frequência essas autoridades listavam uma série de distúrbios urológicos, gastrointestinais e nervosos que elas acreditavam afligir os onanistas, incluindo a epilepsia, a impotência, a neurastenia, a homossexualidade e a histeria[8]. Fliess e Freud somaram então as suas vozes a esse coro sinistro.

Na Europa de finais do século XIX, a masturbação e outras práticas sexuais eram escondidas detrás de um muro de vergonha, mentiras e silêncios. Freud tomou para si a tarefa de derrubar esse muro e revelar as práticas que estavam fazendo mal a seus pacientes. Depois de uma descoberta como essa, ele escreveu com orgulho: "alguém que não o tivesse buscado tão sistematicamente quanto eu tê-lo-ia deixado passar despercebido"[9]. Sem se deixar intimidar pela preocupação de que o sugestionamento pudesse distorcer seus resultados, Freud continuou com as suas investigações. Ainda assim, ele não podia deixar de notar seu crescente isolamento. Na primavera de 1894, ele escreveu a Fliess queixando-se de seus colegas vienenses: "Sou encarado como uma espécie de monomaníaco, embora tenha nítida sensação de haver tocado num dos grandes segredos da natureza."[10]

Esse grande segredo era que a causa da histeria traumática não residia nos acidentes de fábrica, nos estrondos ferroviários ou nas quedas aleatórias, mas sim em abalos sexuais no sistema nervoso há muito esquecidos. Em maio de 1894, Freud enviou a Fliess um breve esboço de sua teoria chamado: "Sobre a Etiologia e a Teoria das Principais Neuroses". As excitações sexuais internas normalmente operavam por meio da teoria da constância, mas os "fatores nocivos" sexuais perturbavam esse equilíbrio. A perturbação pode passar do corpo para a mente como tensão somática construída e transformada em tensão psíquica, que conduz ao recalcamento e à psiconeurose[11].

A explicação freudiana deveu seu linguajar e suas premissas à bio e à psicofísica. Ela era similar ao arrazoado de Josef Breuer para o método catártico; isso para não mencionar as cauterizações nasais de Fliess. A ideia era diminuir a estimulação interna, psíquica ou física e, por conseguinte, fornecer aos histéricos um alívio. Mais sinistramente, cirurgiões e ginecologistas alemães haviam chegado a realizar castrações femininas para reduzir a estimulação interna e tentar tratar mulheres consideradas neuróticas, histéricas, ou simplesmente indisciplinadas em termos sexuais[12].

Essa teoria da estimulação excessiva e da liberação necessária veio justo quando Freud estava escrevendo as suas seções de *Estudos Sobre a Histeria*. Embora se sentisse tentado, acabou decidindo não acrescentar essas ideias ao livro. Em vez disso, publicou um artigo separado no qual proclamou, audaciosamente, que a neurastenia

O Matrimônio Infeliz Entre Psiquê e Eros

era causada pela masturbação[13]. Sempre. Fazia tempo, sugeria ele, que essa conexão estava obscurecida por práticas diagnósticas imprecisas. Os médicos haviam confundido casos de neurastenia com o que Freud então queria chamar de "neuroses de medo". Diferentemente dos neurastênicos amortecidos, esses pacientes eram eivados de medo; sofriam de ataques de ansiedade e súbitas palpitações cardíacas. Ao passo que a neurastenia era devida à superindulgência sexual, a neurose de medo acometia virgens, puritanos, abstêmios sexuais, e aqueles que praticavam o coito interrompido. Era um transtorno dos sexualmente frustrados.

Quando Freud escreveu essas palavras, ele próprio estava experienciando "a horrível miséria da abstinência" de seus amados charutos. Alarmado por dores no peito, ele se havia colocado nas mãos de Breuer e Fliess, que diagnosticaram, ambos, uma intoxicação por nicotina e solicitaram que Freud parasse de fumar. A abstinência de nicotina, no entanto, fez com que ele se sentisse péssimo. E essa não foi a única forma de privação na mente do médico. Poucos meses antes ele confidenciou a Fliess que, depois de ter cinco filhos em seis anos, ele e a esposa estavam se abstendo de qualquer atividade sexual[14].

Os efeitos nocivos da superestimulação e da frustração sexuais enquadravam-se facilmente nos modelos neurofisiológicos de arcos reflexos e teriam feito sentido para os colegas de Freud. Mas, por outro lado, as suas ideias eram ultrajantes. Freud não disse que a masturbação causava neurastenia às vezes, mas que ela sempre o fazia. Era algo inédito sugerir que uma espécie de trauma causava, invariavelmente, uma neurose particular. A maioria dos clínicos do século XIX apresentou longas listas de possíveis causas suscitadoras, as quais eles conectavam vagamente a uma tara hereditária prévia. A afirmação de Freud era precisa, universal e segura: ele chegou até a desenvolver uma defesa teórica para a sua abordagem, chamada de "tese da especificidade"[15].

Essa tese era a adaptação freudiana da abordagem que fez da teoria dos germes um milagre médico. Nos anos 1880, o método de Robert Koch, que lhe permitiu isolar a tuberculose e a cólera, estabeleceu novos padrões para a comprovação em medicina clínica. Seus célebres postulados destinavam-se a distinguir a causa específica de uma enfermidade específica. Entre as suas estipulações estava a de que todo e qualquer agente causal isolado deve ser encontrado em *todo* caso da doença que se acreditava que ele causasse[16].

Quase imediatamente, a teoria dos germes salvou centenas de milhares de vidas e despertou a esperança de que algumas doenças que haviam sido proscritas como hereditárias pudessem, na verdade, ser infecciosas e passíveis de prevenção. Tal otimismo chegou à psiquiatria por meio do francês Alfred Fournier, que se havia convencido de que a sífilis era a causa dessa temida doença que lotava os manicômios, a Paralisia Geral dos Loucos[17]. (No final, ele estava certo.) Um dos professores de Freud em Paris, o médico Paul Brouardel, também se dedicava à teoria dos germes e estendeu o raciocínio dessa teoria para incluir o efeito das toxinas do ambiente, como alcoolismo, trauma e a investida sexual[18]. Brouardel – junto com o alemão Rudolf Virchow, dentre outros – encorajou os médicos a assumir a responsabilidade por salvaguardar o público de contágios como esses.

Sigmund Freud enxergou o segredo do trauma sexual naquela luz intensa. A sua teoria oferecia a esperança de substituir raciocínios hereditários desgastados e, potencialmente, curar distúrbios generalizados. Ao abordar a neurastenia, ele seguiu as regras de Koch quanto a isolar um fator ambiental crítico e alegar que ele sempre estava presente na doença. Se estivesse certo, Freud iria colocar um fim às nada edificantes listas de possíveis influências e substituí-las pela causa exata que deve ser evitada[19]. Freud estava certo de que práticas sexuais não salutares eram uma peste que ameaçava a comunidade. Ele disse a Wilhelm Fliess que a reforma sexual tinha de acontecer, para que homens e mulheres solteiros não precisassem encarar a escolha draconiana de se masturbar e ter neurastenia, ter uma gravidez indesejada, ou ter relações sexuais em contexto de prostituição e contrair doenças venéreas fatais. Na ausência da reforma, previu ele desoladoramente, a sociedade parecia "condenada a cair vítima de neuroses incuráveis"[20].

Embora Freud enxergasse a sua teoria do abuso sexual como um equivalente psiquiátrico da teoria dos germes, muitos de seus colegas não o faziam. Eles haviam considerado os fatores sexuais como possíveis colaboradores para a enfermidade mental – os fatores sexuais estavam em suas listas. Porém, como é que qualquer clínico, trabalhando com um número limitado de pacientes, poderia alegar saber que um determinado fator sempre causava uma enfermidade? Tais argumentos poderiam ser possíveis através de experimentação laboratorial, mas acaso seriam sustentáveis baseados na observação clínica? A despeito de sua simpatia por Freud, o ilustre médico de Munique, Leopold Löwenfeld, publicou uma enérgica objeção ao pensamento freudiano[21]. Freud revidou, insistindo que a neurose era causada unicamente por uma perturbação específica que vinha da vida sexual do paciente[22].

Em privado, Freud começou a expandir a sua teoria para outros distúrbios. Em 15 de outubro de 1895, escreveu a Wilhelm Fliess para informá-lo, de um modo bastante críptico, de que "a histeria é consequência de um *choque sexual* pré-sexual"[23]. Em 1º de janeiro de 1896, Freud explicitou seu pensamento: a histeria era causada pela molestação sexual durante a infância.

A molestação sexual de crianças não era desconhecida entre os médicos forenses do século XIX. Em seu manual de medicina forense, o perito berlinense Johann Ludwig Caspar reuniu estatísticas que mostravam que mais de 70% de todos os estupros eram de crianças abaixo de 12 anos de idade[24]. Por volta da mesma época, a literatura francesa sobre esses abusos sexuais foi iniciada por Ambroise Tardieu, que também publicou cifras assustadoras documentando o estupro infantil[25]. Em Paris, Freud frequentou as autópsias forenses do sucessor de Tardieu, Brouardel, ele próprio familiarizado com casos como esses – pois, enquanto especialista, havia testemunhado em 1880 o julgamento de Louis Menesclou, um homem que estuprou e assassinou uma criança de quatro anos[26].

No entanto, Freud não estava apenas dizendo que crianças molestadas se tornavam histéricas. Ele alegava que as molestações na infância supuravam silenciosamente por anos antes de causar histeria adulta. Como a sífilis, essa irrupção latente eclodia na enfermidade mental apenas tarde na vida. Freud argumentou que o acontecimento permanecia quiescente, apenas reunindo força patogênica com a emergência da

O Matrimônio Infeliz Entre Psiquê e Eros **97**

sexualidade madura. Somente então as memórias de molestação sexual iriam ganhar sentido, provocar horror e engendrar recalcamento. Por isso a molestação sexual na infância operava por aquilo que Freud chamou de "ação diferida"[27]. Essa noção fascinante tinha consequências muito abrangentes, pois implicava que as memórias do passado estavam constantemente sendo retramadas no presente, no qual recebiam nova significação e um novo lugar.

Eufórico com as suas descobertas, Freud disparou três artigos em periódicos alemães e franceses anunciando que o enigma da histeria havia sido solucionado[28]. Enquanto esperava pelas reações de seus colegas Europa afora, começou a perder o apoio de seu mais convicto aliado em Viena. Por volta de 1896, sua relação com Josef Breuer se havia melindrado. Os dois entraram em conflito aberto depois de um dos maiores atos de lealdade de Breuer. Em outubro de 1895, Freud havia ministrado uma série de três palestras na Faculdade de Medicina de Viena. Perante esse público eminente, expôs suas convicções em relação a causas altamente específicas de diferentes neuroses. Posteriormente, o grupo se encontrou para debater a fala. Como era previsível, alguns médicos recusaram-se a acreditar que a histeria e a neurastenia eram devidas a um tipo específico de abuso sexual[29]. Por exemplo, Richard von Krafft-Ebing não conseguia aceitar a minoração freudiana dos fatores constitucionais e o seu alargamento da etiologia sexual para dar conta de todos os casos de neurose obsessiva.

Os riscos de uma exposição assim tão pública eram altos para Freud. Com as vozes desdenhosas no ar, Josef Breuer levantou-se para defender o jovem pupilo. Breuer confessou que, inicialmente, ele também havia sido cético em relação às teorias sexuais do colega, mas foi por fim conquistado pelo peso da evidência clínica. Acaso Freud havia sugestionado essas questões sexuais a seus pacientes? Em absoluto. Breuer zombou daqueles homens de ciência que não davam conta de imaginar um abuso sexual, dizendo que eles próprios estavam se comportando como histéricos. Depois de proferir essa reprimenda, Breuer admitiu que as teorias sexuais de Freud podem ser sobrestimadas, e comunicou que não concordava que todos os sintomas histéricos fossem de origem sexual. Não obstante, saudou a teoria de Freud como um grande avanço[30].

Os debates viraram notícia nos jornais locais; não era pouco que um dos mais eminentes médicos de Viena tivesse se levantado para apoiar noções ousadas como aquelas. Mais tarde, Freud agradeceu o mentor por sua oportuna demonstração de solidariedade, mas foi pego de surpresa ao ouvir Breuer resmungar: "Mas, ainda assim, não acredito nela!"[31] Embora aceitasse a sexualidade como um fator crucial nas neuroses, Breuer não conseguia acreditar que toda histeria se devesse à molestação sexual. Para ele, o caso de Anna O. parecia uma prova mais que suficiente de que algumas histerias deviam-se a traumas que nada tinham a ver com sexo.

Ao longo dos próximos anos, Sigmund Freud passou a desprezar o homem que havia sido o seu respaldo financeiro, emocional e profissional. Ele iria sugerir que Breuer recuava pudicamente diante de questões sexuais, enquanto Breuer argumentaria que não foi o sexo, mas a ciência que fez com que os dois rompessem relações: "Freud é um homem dado a formulações absolutas e exclusivas", queixou-se ele em 1907[32].

Freud avançou, apresentando em seguida as suas teorias à Sociedade de Psiquiatria e Neurologia de Viena, em 1896. Dessa vez, Krafft-Ebing foi mais empático, chamando o esquema freudiano de "conto de fadas científico"[33]. Amargurado, porém incansável, Freud consolou-se com a crença de que os seus críticos estavam demasiado assustados e eram convencionais demais para abordar agressões investidas contra crianças. Ele seguiu confiante de que a teoria dos germes fornecia uma racionalidade adequada para a sua forma de teorizar, e continuou expandindo o seu pensamento para outras psiconeuroses. Argumentava que, caso as investidas ocorressem em diferentes períodos do desenvolvimento, a molestação sexual poderia resultar em diferentes neuroses. As investidas sexuais poderiam levar à histeria (se ocorressem do nascimento até os quatro anos de idade), à neurose obsessiva (dos quatro aos oito) e à paranoia (dos oito aos quatorze)[34].

Sozinho em seu estudo, Freud seguiu adiante, mas era difícil ignorar os protestos vindos de figuras como Löwenfeld, Krafft-Ebing e Breuer. Ele não podia deixar de notar que, diferentemente de seus primeiros adversários, esses homens defendiam algum papel para os fatores psíquicos na neurose e valorizavam a psicoterapia; eram seus aliados naturais. E, no entanto, todos eles se alinhavam contra a sua teoria do trauma. Se fosse para Freud ser o Robert Koch da neurose, ele teria muita gente para convencer. Em busca de mais evidência para as suas teorias, Freud se voltou para o grupo cada vez maior de cientistas da sexualidade que haviam estado ocupados pesquisando justo os abusos sexuais em que a teoria freudiana agora se baseava fortemente.

II.

Durante a segunda metade do século XIX, o estudo científico da sexualidade havia ganhado destaque na Europa e na América do Norte. Rotulado como "sexologia" nos Estados Unidos e "ciência sexual" na Alemanha, o novo campo encorajou pesquisadores a levarem um frio olhar de naturalista até assuntos há muito pensados como indecentes, imorais, repugnantes e pecaminosos. Os sexólogos eram encorajados a estudar as variantes da experiência sexual humana não como vícios, pecados ou crimes, mas como parte integrante do mundo natural. Eles estudariam a sexualidade em si e por si mesma[35].

Isso marcou uma mudança. Embora muitas vezes os médicos considerassem a sexualidade no que dizia respeito aos seus efeitos nocivos, os homens da ciência deixavam os costumes sexuais gerais para a Igreja e o Estado. Mas nas últimas décadas do século XIX, a crescente maré de darwinismo elevou o interesse científico pela sexualidade humana. A teoria darwiniana realçou a importância da seleção sexual e tornou os rituais de acasalamento dos animais algo primordial para a biologia. A teoria evolutiva encorajou os cientistas a arrancar as questões sexuais das mãos dos moralistas cívicos e dos líderes religiosos e desenvolver uma verdadeira ciência da vida sexual.

Ao mesmo tempo, o flagelo da sífilis forçava médicos e agentes públicos a entrar nos bordéis para interromper o ciclo de contaminação venérea. A fim de diminuir o contágio, pesquisadores sentiram que precisavam compreender por que as pessoas

O Matrimônio Infeliz Entre Psiquê e Eros

arriscariam as suas vidas frequentando a prostituição. Os primeiros sexólogos, como Benjamin Tarnowsky e Iwan Bloch, adentraram o meretrício num esforço de deter o alastramento da sífilis, e então permaneceram para relatar os desejos e práticas sexuais ali escondidos há tempos.

Juntamente com esses primeiros cientistas da sexualidade e médicos estiveram um punhado de reformistas que haviam ficado entusiasmados com a ideia de se opor abertamente à criminalização do comportamento sexual. O mais influente era um jurista gay de Hanover chamado Karl Heinrich Ulrichs, que em 1862 começou sua cruzada para anular as leis contra a sodomia na Alemanha. Utilizando o argumento darwiniano da bissexuação constitutiva e citando casos documentados de hermafroditismo em animais inferiores, Ulrichs argumentava que a paixão entre pessoas do mesmo gênero não era um vício, mas uma variante humana. Para Ulrichs, a homossexualidade masculina era simplesmente o resultado de uma alma feminina residindo num corpo masculino[36].

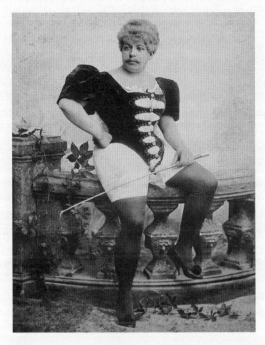

FIG. 7:
Cartão-postal de uma travesti, oriundo da coleção do médico e sexólogo vienense Richard von Krafft-Ebing. Krafft-Ebing ajudou a legitimar o estudo das "perversões" sexuais na medicina alemã e austríaca.

Os panfletos de Ulrichs foram parar nas mãos de psiquiatras como o médico berlinense Carl Westphal, que escreveu um dos primeiros artigos psiquiátricos sobre homossexualidade, e um jovem psiquiatra forense chamado Richard von Krafft-Ebing[37].

Nascido em Mannheim e formado em Heidelberg, Krafft-Ebing tornou-se professor de psiquiatria em Graz, onde se estabeleceu como especialista em psiquiatria forense. Durante aqueles anos, tomou conhecimento de inovações na França e fundou uma clínica particular na qual casos mais leves de enfermidade nervosa eram tratados com uma variedade de tratamentos hipnóticos e de sugestionamento. Por essa razão, Freud exultou quando Krafft-Ebing assumiu uma das duas cátedras de psiquiatria na Universidade de Viena em 1889. Quando Meynert morreu, em 1892, Krafft-Ebing ascendeu à sua mais prestigiosa cátedra, que incluía o controle da clínica psiquiátrica. Na década seguinte, ele foi o psiquiatra mais poderoso na Áustria.

A despeito de suas outras contribuições, o renome de Krafft-Ebing veio de seu trabalho na ciência sexual. Nos anos de 1870, publicou artigos sobre o que chamava de "perversão". Há tempos o estudo da sexualidade era repleto de neologismos criativos – muitas vezes em latim, para atalhar a ignóbil curiosidade dos leitores não médicos. Krafft-Ebing privilegiou o termo "perversão", que literalmente significava "desvio". Sua extensiva pesquisa culminou em 1886, quando publicou *Psychopathia sexualis: eine klinisch-forensische Studie* (Psychopathia Sexualis: Um Estudo Clínico-Forense), uma compilação monumental que iria dominar os estudos sobre a sexualidade pelos anos que estavam por vir[38]. Nela, Krafft-Ebing delineou quatro perversões principais. Os sádicos, que obtinham prazer sexual ao infligir dor em outros, receberam seu nome do célebre escritor francês, o Marquês de Sade. Os masoquistas, que extraíam prazer sexual de seu próprio sofrimento, foram nomeados a partir de Leopold von Sacher-Masoch – o autor, nascido em Graz, da *Vênus das Peles*. O termo antropológico "fetichista" foi adotado por Krafft-Ebing para aqueles cujo culto erótico de objetos não sexuais (como calçados) pareciam com o culto dos totens de povos primitivos. E a "inversão" descrevia aqueles que desejavam os membros de seu próprio gênero.

Krafft-Ebing passou os próximos dezessete anos acumulando mais e mais casos clínicos em seu compêndio, que, ao longo de doze edições, estava abarrotado com mais de trezentos casos que detalhavam atos sexuais diversos, incluindo incesto, bestialismo e necrofilia[39]. No decorrer desse enorme trabalho, Krafft-Ebing procedeu como um botânico ávido por organizar a flora das regiões selvagens da sexualidade. Ele também arriscou uma explicação para as diferenças sexuais, e foi ali que o nascente campo da ciência sexual se dividiu.

Ulrichs argumentava que a homossexualidade era uma variante natural e não requeria tratamento médico. Krafft-Ebing concordava que a homossexualidade era inata, mas pensava ser uma doença causada pela mesma coisa que causava a histeria, a neurastenia e uma série de outras enfermidades. Acompanhando Charcot e Valentin Magnan, na França, ele recorreu ao clichê científico já familiar e declarou que a homossexualidade era o resultado de uma hereditariedade degenerativa. A maioria dos sexólogos seguiram a mesma lógica e explicaram as diferenças sexuais por meio da degeneração[40].

No entanto, com o passar do tempo, Krafft-Ebing mudou de posição. Apostando em estudos embriológicos que mostravam que, habitualmente, o desenvolvimento normal deixava resquícios dos órgãos sexuais do sexo oposto, o professor concluiu

O Matrimônio Infeliz Entre Psiquê e Eros

que uma bissexuação primordial inerente havia sido provada. Portanto, uma variação do desenvolvimento poderia facilmente resultar na persistência de regiões cerebrais femininas em um cérebro masculino, ou vice-versa. Por volta de 1901, Krafft-Ebing havia chegado à opinião de que uma diferença sexual como essa era, na maioria das vezes, uma variação natural[41].

Teria havido consenso em torno da visão krafft-ebingiana se uma outra teoria não houvesse emergido; uma teoria que desafiou as explicações biológicas do desejo sexual. O médico Albert von Schrenck-Notzing, de Munique, tinha ficado intrigado e impressionado com um relato de caso no qual Krafft-Ebing utilizou hipnose para tratar uma homossexual húngara chama "Ilma"[42]. Ilma vivera num convento, mas fugiu aos dezenove anos. Depois de escapar, sofreu de estados de fuga e ausências peculiares. Tornou-se uma ladra, disfarçava-se de homem e tinha casos com mulheres. Uma dessas amantes entregou-a à polícia. Diagnosticada como uma histérica acometida por um "perverso sentimento congênito", Ilma foi tratada em Budapeste antes de fugir para Graz, onde foi novamente presa por roubo e colocada em tratamento – dessa vez com Krafft-Ebing. Ele concluiu que Ilma apresentava um caso raro de homossexualidade adquirida e começou a utilizar métodos hipnóticos e de sugestionamento para tratar os seus sintomas. Um sintoma que causava alarido era a desenfreada paixão de Ilma por uma irmã de caridade que trabalhava no hospital. Krafft-Ebing utilizou sugestionamento hipnótico para impedir que Ilma desse em cima da freira. Supostamente, o tratamento funcionou[43].

Inspirado, Schrenck-Notzing começou a fazer experiências com tratamentos que envolviam hipnose e sugestionamento para uma variedade de comportamentos sexuais. Em 1892, apresentou suas espantosas descobertas em *Die Suggestions-Therapie bei krankhaften Erscheinungen des Geschlechtssinnes mit besonderer Berücksichtigung der conträren Sexualempfindung* (A Terapia de Sugestionamento em Fenômenos Patológicos do Senso Sexual, Com Especial Consideração do Sentimento Sexual Contrário)[44]. O médico de Munique anunciou ter curado um grande número dos setenta casos de perversão sexual que ele havia tratado utilizando terapias psíquicas e de sugestionamento. Era difícil acreditar. Os tratamentos psíquicos, como todos presumiam, só poderiam curar enfermidades psíquicas. As descobertas de Schrenck-Notzing pareciam provar que as perversões eram, com frequência, de natureza psicológica, o que então contradizia a ideia de que elas eram ou variantes biológicas ou enfermidades degenerativas. Se assim fosse, as origens biológicas da perversão teriam sido muito superestimadas[45].

Para explicar seus achados, Schrenck-Notzing defendeu que as perversões se deviam a poderosas ideias que se instalavam na criança ainda indiferenciada. Por conta de as causas dessas perversões serem as ideias e suas associações, elas poderiam ser curadas por meios psíquicos. Percorrendo os casos emblemáticos de Westphal e Krafft-Ebing, Schrenck-Notzing mostrou como fatores psicológicos negligenciados podem ter sido formativos[46]. Por volta de 1899, o poderoso psiquiatra alemão Emil Kraepelin adere às impressionantes evidências de Schrenck-Notzing, que forneceu aos médicos uma nova esperança de "ampla melhora e até mesmo cura" em tais casos[47].

Ao longo dos anos 1890, diversos autores seguiram a formulação de Schrenck-Notzing, segundo a qual a estimulação sexual prematura e a associação fortuita na infância seriam o bastante para causar perversão sexual. Não havia consenso acerca do caráter da estimulação sexual prematura nesses casos, mas o que era pensado como o mais comum era a molestação sexual[48]. Dizia-se que a molestação sexual prematura de um menino por um homem faria esse menino desenvolver associações que levariam, posteriormente, ao desejo homossexual. Schrenck-Notzing utilizou esse raciocínio para explicar a prevalência da homossexualidade na Grécia Antiga e nas escolas para rapazes[49].

Quando mais médicos se voltaram para o estudo da sexualidade nos anos de 1880, encontraram uma fervilhante controvérsia no coração dessa disciplina nascente. Alguns sexólogos argumentavam que as diferenças sexuais deviam ser variantes biológicas; outros alegavam que elas eram resultado de hereditariedade degenerativa; e outros, ainda, diziam que esses estados se deviam ao rescaldo psicológico da estimulação sexual prematura. É nesse debate que Sigmund Freud entra.

III.

Quando as teorias freudianas do abuso sexual atravessaram o campo da sexologia, ele compreendeu. Era ali que iria encontrar um sólido apoio para as suas afirmações acerca do estupro e do abuso sexual de crianças. Os médicos generalistas podiam zombar, mas os sexólogos reconheciam a realidade desses episódios horrendos. Os sexólogos tinham até traçado o perfil dos molestadores sexuais. Krafft-Ebing descreveu os abusadores como alcoólatras, epilépticos ou pedófilos com inclinações mórbidas, assim como libertinos entediados, onanistas tímidos, criadas lascivas, governantas e amas[50]. Os primeiros perfis freudianos de abusadores sexuais eram coerentes com esses achados. Ele apontou o dedo para desconhecidos, crianças mais velhas, domésticas, governantas e parentes[51]. Freud foi encorajado quando um de seus pacientes voltou à sua cidade natal e confrontou-se com uma antiga ama que admitiu tê-lo seduzido sexualmente. "A concordância com as perversões descritas por Krafft é uma nova e valiosa confirmação da realidade", escreveu ele[52].

Embora aspectos da teoria freudiana estivessem em harmonia com o que era consenso na sexologia, a sua teoria da sedução também se opunha fortemente às teorias da sedução presentes no campo. Os sexólogos orientados para o papel do entorno acreditavam que o abuso sexual na infância originava perversão, não neurose. Se a sedução sexual levava à perversão, ela também causava neurose? Se for esse o caso, a etiologia específica freudiana não era nada específica. Freud se encontrou num impasse.

Um ano depois, ele voltou a esses problemas após uma arrebatadora guinada no pensamento. Freud concluiu então que as molestações sexuais eram perpetradas não por governantas malvadas, crianças mais velhas e desconhecidos, mas sempre pelo pai da criança. Embora casos de abuso sexual paterno tenham sido documentados, a crença de Freud quanto ao fato de que o pai seria o culpado em todos os casos de psiconeurose simplesmente não conhecia precedentes[53]. E à primeira vista, parece

O *Matrimônio Infeliz Entre Psiquê e Eros*

desnecessariamente imprudente. Por que não sugerir que alguns – ou mesmo muitos – casos se deviam a um abuso sexual paterno? Dada a limitada experiência clínica de Freud, por que acusar o pai em todos os casos? Exemplos particulares de pacientes que haviam sido abusados pelos pais haviam encorajado – talvez inflamado – Freud a ponto de ele chegar a uma condenação geral. Ele também podia ver que o desconforto entre os médicos sobre esse assunto poderia levar a um conluio involuntário por silêncio.

Mas Freud também ficou entusiasmado com o potencial poder explicativo dessa hipótese. Se um pai estivesse molestando os filhos em segredo, toda a prole pareceria partilhar de uma terrível tara hereditária. Sua árvore genealógica pareceria uma das linhagens degenerativas de Charcot, e seguiria um padrão daquilo que Freud então chamava de "pseudo-hereditariedade". "Parece-me cada vez mais que o aspecto essencial da histeria é que ela decorre da *perversão* por parte do sedutor, e *cada vez mais* que a hereditariedade é a sedução pelo pai", escreveu Freud a Fliess em dezembro de 1896[54].

Assim Freud foi capaz de sintetizar a sua teoria da sedução com teorias da sedução preexistentes. A estimulação sexual prematura poderia resultar em neurose ou perversão porque homens e mulheres processavam essas experiências diferentemente. Meninos abusados cresciam perversos, pais pedófilos que continuariam o ciclo de traumatização com os seus próprios filhos. Meninas abusadas respondiam com recalcamento e se tornavam neuróticas. Genealogias repletas de neurose e perversão não eram acometidas de sangue ruim, mas padeciam dos crimes sexuais do pai.

Uma vez que os sexólogos acreditavam que a perversão era mais comum em homens e os psiquiatras pensavam que a histeria – a neurose por excelência – era mais comum em mulheres, uma coisa foi somada à outra. Mas as mulheres perversas e os homens neuróticos pareciam não ter lugar no modelo freudiano. Para explicá-los, Freud apelou a uma bissexuação onipresente[55]. Uma bissexuação inata era um elemento comum no discurso sexológico, tendo sido invocada desde o início por Karl Ulrichs e Krafft-Ebing. Em 1896, Wilhelm Fliess também começou a considerar como a bissexuação inata poderia ser um fator determinante no funcionamento biológico. Freud agarrou-se à tábua de salvação teórica, arguindo que os homens neuróticos e as mulheres perversas tinham de ser o resultado do feminino nos homens e do masculino nas mulheres[56].

Freud organizou esses pensamentos fervilhantes na seguinte conjectura: *a histeria era o negativo da perversão*[57]. Essa não era uma questão menor, pois mediante esse raciocínio as memórias inconscientes que causavam histeria foram equiparadas com os atos que definiam a perversão. Uma vez que deveriam ser os mesmos, os conteúdos do inconsciente neurótico poderiam ser indiretamente determinados pelo estudo empírico das perversões sexuais. Nos anos seguintes, Freud enfatizou repetidas vezes que as ações perversas eram exatamente o mesmo em conteúdo que as fantasias recalcadas dos histéricos. Outrora, as perversões abundantemente documentadas haviam sido obstáculos para Freud e sua teoria da neurose. Com essa analogia, elas se tornaram a sua pedra de Rosetta para conhecer aquela região aparentemente incognoscível: o inconsciente[58].

Decerto, tudo isso era altamente especulativo. Em maio de 1897, no entanto, um estudante berlinense chamado Felix Gattel foi estudar com Freud, e ele foi colocado para testar as teorias do professor[59]. Na clínica de Krafft-Ebing, Gattel entrevistou uma centena de casos consecutivos no decorrer de três meses a fim de testar as hipóteses freudianas relativas à neurastenia e à neurose de medo. De fato, as entrevistas de Gattel estabeleceram uma correlação entre masturbação e neurastenia, bem como entre abstinência sexual e neurose de medo[60]. Mas Gattel também fez descobertas desconcertantes. Embora tentasse eliminar todos os casos de histeria de sua amostra, ele incluiu acidentalmente quatro histéricos e treze casos mesclados em que a histeria estava parcialmente envolvida. Nesses dezessete casos, apenas dois confirmaram uma sedução sexual na infância. Nenhum deles pelo pai do paciente[61]. Por si só isso não era tão condenatório, pois a teoria de Freud ditava que essas memórias de abuso poderiam ser inconscientes. Porém, o próprio fato de a amostra não histérica de Gattel acabar revelando que 17% possuíam algum componente de histeria também era motivo de dúvida. Isso significava que a incidência de histeria era muito alta?[62] Um ano antes, Freud havia se esforçado para se esquivar do argumento de que as crianças eram abusadas com uma frequência muito maior que a frequência de incidência da histeria, ao passo que, ao mesmo tempo, refutava alegações de que as investidas sexuais não eram suficientemente comuns para responder por todos os casos de histeria[63]. Agora ele tinha os números de Gattel para ponderar.

Enquanto o trabalho de Gattel estava em pleno andamento, Freud começou a se queixar de paralisia intelectual. Depois de um período de férias na Itália, assustou Wilhelm Fliess ao anunciar que não acreditava mais em sua teoria do trauma sexual. Ele admitiu que seus tratamentos baseados nessa teoria haviam fracassado. Os seus pacientes bateram em retirada sem serem curados. Então ele também se deu conta de que a "inesperada frequência de histeria" o havia forçado a postular um grande número de pais pedófilos, incluindo o seu próprio, o que parecia improvável. Para piorar, não havia um caminho claro para distinguir realidade e fantasia no inconsciente. Talvez alguns dos casos clínicos que ele havia julgado pela capa fossem, na verdade, fantasias, e não acontecimentos traumáticos. Por fim, considerou um mau sinal o fato de que, mesmo quando os histéricos se tornavam totalmente delirantes e desinibidos, a memória recalcada do abuso de infância não emergia[64].

Desmoralizado, Freud sentiu-se compelido a reconhecer que, a despeito de seus esforços, a hereditariedade parecia ter entrado de novo em cena para desempenhar o seu papel[65]. Mas ele não aceitou por muito tempo um pensamento tão convencional como esse. Em vez disso, abandonou sua tese da especificidade, aquela pretensão kochiana que havia levado Freud a apresentar argumentos que o seu conhecimento clínico não podia amparar. Embora reconhecesse uma gama mais vasta de acontecimentos traumatizantes, Freud afastou-se de uma ênfase exclusiva no abuso sexual e ressaltou o papel do autoabuso: a masturbação.

Muitos sexólogos alertavam quanto aos perigos da masturbação entre os jovens, mas havia um mistério no cerne desses alertas. Supunha-se que as crianças pequenas

O *Matrimônio Infeliz Entre Psiquê e Eros*

105

não possuíam pulsão sexual, de modo que não fazia sentido elas quererem estimular a si mesmas. Alguns sexólogos argumentavam que uma sedução sexual prévia atraía as crianças para atos lascivos como esse[66]. No outono de 1897, Freud incorporou essa lógica em sua teoria[67]. O crime de abuso sexual paterno foi substituído por uma causa não especificada de excitação sexual que, posteriormente, deixava a criança num estado de abstinência. A criança entrava num período de nostalgia, que Freud identificou como sendo a característica mais proeminente da histeria. Durante esse intenso estado de desejo, a criança inventava fantasias sexuais e começava a se masturbar, atiçando um sistema nervoso já superestimulado[68]. Quando a masturbação era reprimida, por fim, instalava-se a neurose.

Essa era uma tentativa desesperada de salvar uma teoria que estava destinada ao fracasso. No entanto, quase de passagem, essas ideias transicionais acrescentaram um novo elemento crítico que teria grande importância no pensamento freudiano. Em debates científicos, o médico vienense se havia posicionado repetidas vezes contra o acidental e o externo, focalizando sua investigação nos determinantes internos e pautados por leis. Então ele acrescentou uma nova força interna: a fantasia. Os devaneios sexuais compeliam à masturbação infantil e, assim, desempenhavam um papel causal na enfermidade[69]. Os histéricos só lançavam as bases para a sua enfermidade se, na infância, impelidos pela fantasia, masturbavam-se repetidas vezes.

Antes disso, a fantasia não desempenhava nenhum papel causal na teorização freudiana. Esses devaneios simplesmente mascaravam as memórias traumáticas, agindo como "estruturas protetoras, sublimações dos fatos, embelezamentos deles"[70]. Mas em seu novo pensamento, essas invenções psíquicas ajudavam a produzir a histeria. A masturbação agora estava posicionada entre Psiquê e Soma, entre mente e cérebro, entre devaneios e irritação neural[71]. Freud ficou confiante de que essa era a chave para a histeria, escrevendo: "Despontou em mim a descoberta intuitiva de que a masturbação é o grande hábito, o 'vício primário' [...] O papel desempenhado por esse vício na histeria é imenso."[72] Imenso, talvez; porém, obscuro. Ao logo do ano seguinte, Freud se debateu com essa teoria e não chegou a lugar nenhum.

Em janeiro de 1899, recebeu uma carta de um sexólogo que lhe apresentou um modo mais amplo de pensar a masturbação:

> Algo agradável sobre o qual eu tinha intenção de lhe escrever ontem foi-me enviado, de Gibraltar, por um tal de sr. Havelock Ellis; um autor que se preocupa com o tema do sexo e que, obviamente, é um homem inteligente, pois o seu artigo, que apareceu em *Alienist and Neurologist* (Alienista e Neurologista – outubro de 1898) e trata da conexão entre histeria e vida sexual, começa com Platão e termina em Freud. Ele concorda muito com este último e reconhece o devido valor de *Estudos Sobre a Histeria*, assim como de artigos posteriores, de forma muito sensata.[73]

Havelock Ellis iria se tornar o principal sexólogo da Inglaterra, mas em 1899 ele era um ilustre desconhecido. Ellis enviou a Freud um artigo inicial, o seu "Hysteria in Relation to the Sexual Emotions" (A Histeria em Relação às Emoções Sexuais), de

1898, no qual o escritor britânico expressava admiração pelo trabalho de Breuer e Freud, e parabenizava os pesquisadores vienenses por inaugurarem a pesquisa no campo da histeria como "uma transformação do autoerotismo"[74]. Isso por si só foi uma grande transformação, pois nem Breuer nem Freud tinham implicado qualquer relação do tipo. Mas o sr. Havelock Ellis, sim. Em "Auto-Erotism: A Psychological Study" (Autoerotismo: Um Estudo Psicológico), também de 1898, Ellis buscou isolar os sentimentos sexuais espontâneos que eram gerados na ausência de outra pessoa. De acordo com ele, esse autoerotismo era normal e estava intimamente relacionado com o devaneio diurno. Com moderação, a masturbação autoerótica não era prejudicial, embora Ellis alertasse que o seu excesso na adolescência pudesse levar a uma autoabsorção de tipo "narcísico". Quanto aos histéricos, eles eram diferentes do restante porque as suas vidas autoeróticas produziam conflito[75].

Freud e o sexólogo inglês travaram uma correspondência calorosa. Freud leu o ensaio de Ellis sobre o autoerotismo e adotou o termo quando começou a propor um papel mais amplo para os impulsos e as fantasias sexuais[76]. No entanto, ainda havia uma diferença central dividindo os dois homens. Freud acreditava que o trauma sexual havia turbado o sistema nervoso de uma criança pré-sexual nos casos de histeria, ao passo que Ellis sugeria que os histéricos tinham forças sexuais espontâneas feitas para o conflito. Quando as hipóteses freudianas sobre a masturbação começaram a colocar uma ênfase maior na força motriz da fantasia, ele se viu mais próximo de Ellis[77].

Em 9 de dezembro de 1899, Freud revelou a Fliess uma mudança intelectual de base. Ele agora propunha que a primeiríssima fase do desenvolvimento sexual normal não era nada pré-sexual, mas, seguindo Ellis, autoerótica. A masturbação já não era um trauma, mas parte de um estágio normal do desenvolvimento no qual uma criança tomava o seu próprio corpo como objeto de satisfação sexual. Essa fase era seguida por uma sexualidade mais madura, relacionada a objetos, que Freud chamou de "aloerotismo (homo- ou heteroerotismo)"[78].

Formulações gerais relativas à natureza da vida sexual não eram da competência de médicos generalistas. Ao passar do limitado contexto do trauma sexual para questões gerais acerca do desenvolvimento sexual humano, Sigmund Freud havia cruzado uma fronteira; ele se havia tornado um sexólogo. Enquanto tal, começou a considerar como a sexualidade podia fazer sentido, de um modo mais geral, em seu modelo da mente.

IV.

Escrevendo em outubro de 1899, Freud resumiu a última década de sua teorização:

"Aparelho psíquico Ψ
Histeria – clínica
Sexualidade. Orgânico."

O Matrimônio Infeliz Entre Psiquê e Eros   **107**

"Curiosamente", disse ele a Fliess, "há alguma coisa em ação no piso mais inferior. É possível que uma teoria da sexualidade seja a sucessora imediata do livro dos sonhos."[79]

Freud examinou cada vez mais o poder das forças sexuais intrínsecas. Se a sua teoria do psiquismo e as suas teorias clínicas estivessem ligadas a uma teoria da biologia sexual digna de crédito, ele não teria necessidade de fazer conjecturas acerca da anatomia cerebral ou da hereditariedade degenerativa. A mente estaria ligada ao corpo, e o psíquico estaria enraizado no físico. Mas esse degrau em direção ao mais baixo dos andares era traiçoeiro, como os professores de Freud haviam mostrado repetidas vezes. Inabalável, Freud se vangloriou: "não sou, de modo algum, um homem de ciência, nem um observador, nem um experimentador, nem um pensador. Sou, por temperamento, nada além de um *conquistador* – um aventureiro, se você quiser que eu traduza – com toda a curiosidade, ousadia e tenacidade que são características de um homem dessa espécie"[80].

A sexualidade iria se mostrar difícil de conquistar. Freud tinha esperanças de coroar seu livro de sonhos com um capítulo intitulado "Sonhos e Histeria", que unificaria o seu método de decodificar o inconsciente e a sua teoria da neurose. Mas ele não conseguiu com que tudo se alinhasse. Como é que poderia demonstrar o poder da interpretação dos sonhos para revelar os determinantes sexuais subjacentes da histeria, quando ele estava bastante inseguro a respeito do que eles eram? No verão de 1900, o humor de Freud foi por água abaixo. "Os grandes problemas permanecem ainda totalmente insolúveis", escreveu ele. "Tudo está fluindo e alvorecendo, num inferno intelectual, camada por camada; no âmago mais escuro, vislumbres dos contornos de Lúcifer-Amor."[81]

Então, no inverno do ano de 1900, uma mulher de dezoito anos chamada Ida Bauer adentrou o consultório de Freud. Pelos seus cálculos, Ida era uma histérica, e com ela Freud iria novamente tentar sondar o mistério desse transtorno. "Esse tem sido um período animado e me trouxe uma nova paciente, uma jovem de dezoito anos, um caso que se abriu suavemente para a existente coleção de gazuas", escreveu Freud com entusiasmo[82]. Essas gazuas vieram da interpretação dos sonhos. A análise onírica seria o microscópio a iluminar as causas inconscientes da miséria de Ida.

O resultado foi a *Análise Fragmentária de uma Histeria*, um relato breve e romanceado que exibia as extraordinárias habilidades retóricas de Sigmund Freud. O argumento era tão potente e persuasivo que Freud acabou convencendo muitos leitores de algo em que ele próprio já não acreditava mais. A história narrava as agruras de uma mulher com dezoito anos oriunda de uma família judia proeminente em Viena (o irmão de Ida, Otto, seria uma figura política crucial no cenário político austríaco)[83], "Dora", como Freud a chamou, já se havia consultado com diversos médicos, os quais tentaram tratar sua depressão e suas inconstantes enfermidades corporais com, dentre outras coisas, eletroterapia. Depois que os pais descobriram que ela havia escrito um bilhete de suicídio, levaram-na ao dr. Freud. Dora sofria de depressão, assim como de acessos de tosse histérica e curiosos episódios de respiração pesada. Era um caso que poderia facilmente ser categorizado, de acordo com os franceses, como uma *petite hystérie*[84]. Mas Freud prometeu aos leitores ir além dos rótulos e expor a causa da histeria de Dora, que envolveria centralmente uma disrupção da vida sexual da garota[85].

Parte i : Confeccionando a Teoria Freudiana

O sexo saltou para o primeiro plano na descrição freudiana. Dora havia sido enleada numa rede de investidas amorosas indesejadas e traições parentais. O pai havia estabelecido uma amizade íntima com uma tal de *Frau* K., e o marido dessa mulher, *Herr*[86] K., ficou interessado em Dora. A natureza desse interesse ficou clara quando *Herr* K. atraiu a menina – então com quatorze anos – até a sua casa, fechou as persianas e forçou-lhe um beijo. Enojada, Dora fugiu. Dois anos depois, *Herr* K. tentou seduzi--la novamente; dessa vez ela lhe deu um tapa, afastou-se indignada e contou para os pais. Eles confrontaram *Herr* K., mas, para o horror da garota, aceitaram a acusação, feita por *Herr* K., de que Dora havia sonhado com aquilo tudo. Furiosa e amargurada, Dora pediu ao pai que ele terminasse com *Frau* K. Ele se recusou. Dois anos depois, quando uma miserável Dora surgiu à porta de Freud, o pai contou ao médico que os distúrbios da filha tinham muito a ver com esses infelizes acontecimentos.

A saga da família Bauer estava atrelada a questões que haviam assombrado Freud. Qual o papel da sedução na histeria? Como seria possível diferenciar fantasias sexuais de memórias verificáveis? Freud apresentou então as suas ideias: o relato de Dora não era uma fantasia, era verdade. *Herr* K. havia tentado seduzir a menina de quatorze anos. No entanto, houve uma reviravolta. Dora manifestou sintomas histéricos antes de completar quatorze. Indicando o quão fiel ele era a uma noção de sexualidade animal e fisiológica, Freud afirmou que a repugnância de Dora após o beijo de *Herr* K. indicava que ela já devia ter sucumbido ao recalcamento. Na época das investidas de *Herr* K., "o comportamento de" Dora já era "completamente histérico"[87]. Ela *já* estava traumatizada. "Se não quiser-mos abandonar a teoria do trauma", argumentou Freud, "teremos de retroceder à infância a fim de lá procurar influências ou impressões que ajam de forma análoga a um trauma."[88]

Freud então preparou seus leitores para um material chocante. A franqueza quanto às questões sexuais era vital para o tratamento da histeria. Os leitores deveriam dei-xar de lado os preconceitos e recordar que a perversão mais desprezada socialmente, a homossexualidade, era tida em alta conta na Grécia Antiga, uma civilização muito superior à deles[89]. Soando igualzinho a um reformador sexual, Freud acrescentou que perversões menores, como o sexo oral, prevaleciam amplamente – como todo mundo parecia saber, exceto os médicos. As perversões não eram nem bestiais nem degeneradas; elas tinham de ser compreendidas, isso sim, por meio do estudo do desenvolvimento infantil. Os adultos que ficavam agarrados a modos sexuais pueris eram considerados pervertidos pela sociedade[90].

Nessa altura, o autor parecia ter divagado. Por que estava se dando ao trabalho de discutir a perversão num caso clínico de histeria? A resposta estava por vir. Os his-téricos, como todos os psiconeuróticos, declarou Freud, sofrem de fortes tendências perversas recalcadas:

> Logo, suas *fantasias* inconscientes apresentam o mesmo conteúdo que as ações documenta-das dos perversos, ainda que não tenham lido a *Psychopathia sexualis* de Krafft-Ebing, à qual pessoas ingênuas atribuem tanta culpa no surgimento de inclinações perversas. As psico-neuroses são, por assim dizer, o *negativo* das perversões.[91]

O Matrimônio Infeliz Entre Psiquê e Eros

Em suas fantasias inconscientes, os histéricos imaginavam fazer aquilo que os perversos *faziam*. Desejos perversos insatisfeitos estavam à espreita no inconsciente de Dora[92]. Para defender essa asserção, Freud voltou-se para os sonhos da jovem.

Dora contou a Freud a respeito de um sonho recorrente. Nele, a casa dela estava pegando fogo, e seu pai estava de pé junto à cama dela, acordando-a. Enquanto Dora se vestia, era possível ouvir a mãe dizendo que queria parar e salvar sua caixa de joias. O pai se recusava, dizendo que não deixaria a família morrer por aquilo. Tratava-se de um sonho, confidenciou a jovem, que ela teve pela primeira vez na casa onde *Herr* K. tentou seduzi-la.

Freud prosseguiu com uma dissecação hermenêutica cerrada, pedindo à garota que fizesse associações para cada elemento no sonho. No final, anunciou que Dora havia evocado o amor que sentia pelo pai[93] como uma transformação defensiva de *Herr* K. O pai estava na casa, onde ela quase fora seduzida, salvando a filha das chamas ardentes do desejo sexual. Numa frequência mais baixa, no entanto, o sonho representava algo mais antigo e mais estranho – era uma acusação velada de masturbação[94].

Dora, quando pequena, teve um histórico de sucção do polegar. Freud acreditava que, quando dissuadida do hábito de se autoestimular, a garota se viu deixada num estado de frustração de uma nostalgia despertada. Anos depois, quando começou a experimentar as inquietações do desejo sexual por outras pessoas, ela fantasiou que fazia sexo oral com o pai. Essas fantasias não eram patológicas em si e por si mesmas; no caso de Dora, porém, vinham carregadas de um anseio excessivo. Portanto, a menina se masturbava. Aos oito anos de idade, ela recalcou suas fantasias masturbatórias incestuosas e conscientes e sucumbiu à histeria. Dora não adoeceu por causa de seu amor edípico[95]. Antes mesmo, a masturbação reforçou patologicamente o seu amor demasiado humano pelo pai. Quando Freud a informou de suas conclusões, ela negou que se masturbava. Mas num gesto que Freud tomou como confirmação simbólica, ela começou a brincar nervosamente com uma bolsinha, abrindo-a, enfiando o dedo nela e depois fechando[96].

Logo depois, Ida Bauer saiu do consultório de Freud, sem ser curada, para nunca mais voltar. Apesar disso, o médico ficou empolgado. Começou a escrever o caso e, em 25 de janeiro de 1901, contou a Fliess: "Terminei ontem 'Sonhos e Histeria', e hoje já estou sentindo falta de um soporífero." O caso continha "vislumbres dos fundamentos organossexuais do conjunto" e era "a coisa mais sutil que escrevi até agora"[97]. Cinco dias depois, Freud acrescentou mais algumas palavras, dizendo que o caso deixava entrever algo acerca das zonas corporais erógenas e um franco reconhecimento da bissexuação[98]. Essa descrição se mostraria confusa; isso porque, na verdade, o relato publicado desse caso dedicou somente uma nota de rodapé à bissexuação e ao suposto amor de Dora por *Frau* K. A confusão provavelmente deriva do rápido desgaste dos laços entre Sigmund Freud e Wilhelm Fliess.

Enquanto expandia o seu trabalho sobre o reflexo nasal, Fliess começou por um caminho teórico do qual Freud não podia partilhar. Fliess havia ficado intrigado com o ciclo menstrual e divisou uma ambiciosa teoria dos ciclos periódicos masculinos e femininos. Em 1897, publicou *Die Beziehungen zwischen Nase und weibli-chen Geschlechtsorganen, in ihrer biologischen Bedeutung dargestellt* (As Relações Entre o Nariz e os Órgãos Sexuais Femininos, Apresentadas em Sua Significação Biológica), argumentando que um período sexual masculino de vinte e três dias existia lado a lado com um período feminino de vinte e oito dias. Esses ciclos inatos determinavam diversos processos biológicos flutuantes, incluindo a data de nascimento, o gênero e as enfermidades periódicas como enxaquecas, ataques de ansiedade, epilepsia, gota e acessos de asma – isso para não mencionar a data precisa da morte de alguém. Sur-preendentemente, declarou Fliess: "A data da morte é menstrual."[99]

Fliess insistia que ambos os ciclos, masculino e feminino, existiam em todos os seres humanos devido a uma disposição bissexual universal. O médico berlinense pro-punha que o período dominante iria determinar o gênero de um embrião. Ele mapeou uma mescla de acontecimentos de vinte e três e de vinte e oito dias; e empregando esses dois números, juntamente com a sua soma e diferença combinadas, acreditava poder explicar a data precisa de muitas ocorrências na vida de uma pessoa.

Quando Freud anunciou a Fliess que o caso de Dora deixava entrever uma bis-sexuação, estava fazendo um aceno amistoso na direção da teoria fliessiana – algo que ele nunca havia feito antes. Em 1896, enquanto desenvolvia a teoria da sedu-ção, Freud fez uso da teoria de Fliess[100]. Durante um encontro entre os dois em 1897, Fliess havia sugerido que o recalcamento pode ser engendrado por uma batalha entre períodos masculinos e femininos[101]. Os homens recalcavam seus períodos femini-nos, e as mulheres, os seus períodos masculinos – aventurava-se ele. Quando os dois amigos se encontraram depois em Breslau, Fliess revelou ter expandido essa teoria para abranger o fato de uma pessoa ser destra ou canhota. A teoria bissexual-bilate-ral – ou "bi-bi" – de Fliess era um pouco demais para Freud, que havia manifestado as suas dúvidas. Não obstante, o vienense especialista dos nervos continuou empol-gado com os pensamentos fliessianos acerca da sexualidade, declarando no verão de 1899: "Mas a bissexuação! É claro que você tem razão quanto a ela. Estou me acos-tumando a encarar cada ato sexual como um processo em que há quatro indivíduos envolvidos."[102]

Embora fascinado e às vezes persuadido, Freud acabou não podendo partilhar do entusiasmo de seu colega berlinense pelas periodicidades masculina e feminina. Pelos cálculos de Fliess, esses períodos inatos predeterminavam uma boa parcela do desenvolvimento biológico e psíquico, assim como a patologia. Se isso fosse verdade, outras causas de enfermidade – como as que Freud propunha – eram simplesmente irrelevantes. Com efeito, a teoria de Fliess minava por completo a teoria de Freud. Embora fosse com empolgação que ele fazia experimentos com os períodos fliessianos em cartas particulares escritas ao amigo, Freud era cauteloso quanto a demonstrar, nos veículos impressos, qualquer entusiasmo a seu respeito. Em fevereiro de 1897, garan-tiu a Fliess que não utilizaria as ideias do amigo sobre periodicidade, escrevendo: "A verdade é que desisti há muito tempo de qualquer tentativa, jamais feita a sério, de tocar o apito que você toca."[103]

O *Matrimônio Infeliz Entre Psiquê e Eros*

A despeito das tentativas de Freud em ser diplomático, por volta da época em que ele começou a atender Dora, os conflitos entre os dois homens começaram a transbordar. No outono de 1900, os médicos haviam combinado de se encontrar em Achensee, nos Alpes do Tirol, mas durante esse encontro eles brigaram feio. Fliess ficou com raiva pelo fato de Freud não aceitar a sua grande teoria[104]. Durante esse período nos Alpes, ele descartou desdenhosamente uma das interpretações de Freud, dizendo: "O 'leitor de pensamentos' lê apenas seus próprios pensamentos nas outras pessoas."[105] Era uma variação da crítica condenatória que Comte e uma legião de filósofos haviam vomitado contra aqueles que esperavam conhecer objetivamente a vida interior de outrem. Para Freud, ouvir isso de seu mais ávido apoiador foi algo devastador. A animosidade entre os dois ficou tão ruim que, em seguida, Fliess acusou Freud de atacá-lo fisicamente. Décadas depois, membros da família de Fliess iriam recordar que Wilhelm acreditava que Freud queria matá-lo[106].

O encontro em Achensee teve efeitos duradouros também em Freud. Muito depois, a condenação de Fliess chegou aos seus ouvidos. Quase um ano mais tarde, em agosto de 1901, Freud repreendeu o amigo por desdenhá-lo como um leitor de mentes[107]. Um mês depois, Freud voltou às críticas de Fliess, dizendo:

> Se, no instante em que uma interpretação minha o deixa pouco à vontade, você está pronto para concordar que o "leitor de pensamentos" não percebe nada no outro, meramente projetando seus próprios pensamentos, você também já não é mais minha plateia e deve encarar todo o meu método de trabalho como tão imprestável quanto os outros o consideram.[108]

Sigmund Freud havia moldado as suas derivações da psicopatologia francesa e da psicofísica alemã num modelo cientificamente plausível da mente. E, no entanto, ele ainda teve de enfrentar a acusação de que a sua ciência era fruto da imaginação, uma projeção da sua própria subjetividade. Pior ainda, a teoria freudiana encorajava uma especulação como essa, pois era baseada na crença de que os seres humanos têm de defender-se de um autoconhecimento desagradável. Como Nietzsche e Schopenhauer, Freud acreditava que nós necessitamos enganar a nós mesmos. Portanto, ele não podia esperar uma confirmação fácil de suas conjecturas acerca dos objetos de seu estudo; o seu modelo requer, antes mesmo, que os pacientes resistam a esses conhecimentos perturbadores e os rejeitem. No entanto, sem confirmação externa, acaso o método de Freud não estava propenso a distorções subjetivas de todo tipo? No caso de Dora, parecia haver ampla evidência disso. Freud persuadia, sugestionava e pressionava a jovem, fazendo-a, se não concordar, ao menos não discordar ativamente, enquanto ele a cobria de interpretações. Fliess sabia que a formulação etiológica barroca que Freud parecia descobrir nos sonhos de Dora era exatamente a mesma teoria de trabalho que ele havia elaborado antes mesmo de conhecer a mulher. Era algo fortuito, ou Freud havia simplesmente lido nela os seus próprios pensamentos?

Quando a amizade entre Freud e Fliess começou a desandar, o médico de Viena enviou para o berlinense um novo trabalho, *A Psicopatologia da Vida Cotidiana*. Freud havia voltado seus métodos interpretativos para pequenas ocorrências cotidianas, focalizando de um modo bastante engenhoso os pequenos erros linguísticos, atos falhos triviais e mal-entendidos que ele via como erupções do inconsciente simbolicamente carregadas[109]. Ele temia que Fliess desmerecesse o livro como nada além de projeções suas. Se fosse esse o caso, Freud aconselhou o amigo de outrora a jogar o manuscrito no lixo. Por mais de uma década Freud havia tentado garantir um lugar de observador empírico do psiquismo, mas ele ainda parecia vulnerável à zombaria – Sugestionador! Leitor de mentes! Tendo perdido a confiança de Wilhelm Fliess, Freud ficou inseguro de si. Ele iria guardar por quatro anos a sua análise completa de Ida Bauer.

Quando a relação com Fliess acabou, Freud fez uma tentativa derradeira de resguardar sua colaboração e fortalecer sua teoria. Ele escreveu:

> E agora, o principal! Tanto quanto posso perceber, meu próximo trabalho se chamará "A Bissexuação Humana". Descerá à raiz do problema e dirá a última palavra que me seja facultado dizer – a última e a mais profunda. Por ora, tenho apenas uma coisa para ele: a compreensão primordial que, já há muito tempo, ergueu-se sobre a ideia de que o recalcamento, meu problema nuclear, só é possível através da reação entre duas correntes sexuais. Precisarei de aproximadamente seis meses para reunir o material e espero descobrir que agora é possível executar esse trabalho. [...] A ideia em si é sua. [...] Assim, talvez eu precise tomar ainda mais coisas de empréstimo a você; talvez meu senso de honestidade me obrigue a pedir-lhe que seja coautor do trabalho comigo; desse modo, a parte anátomo-biológica ampliaria seu alcance – a parte que, se eu fizesse sozinho, seria minguada. Eu me concentraria no aspecto psíquico da sexualidade e na explicação do neurótico.[110]

Se Freud poderia oferecer uma legítima definição da base orgânica de suas teorias psicológicas, então talvez o seu trabalho interpretativo pudesse encontrar a estabilidade de que ele precisava. Se essa legítima definição era fliessiana, os dois podiam se reconciliar. Infelizmente, Fliess não se impressionou com essa oferta de colaborar no âmbito da *sua* descoberta. Ele lembrou Freud de que as suas próprias inovações vinculariam a periodicidade biorrítmica com a bissexuação, e castigou o colega por não o apoiar nisso. Era verdade, admitiu Freud, que ele não podia acompanhar Fliess no que se refere a essas questões – o que ele atribuiu, de forma bastante precária, à sua falta de habilidade matemática[111]. Não havia muito mais a dizer. Em meio a confusão e raiva, essa apaixonada colaboração acabou.

v.

Freud não tomou emprestada a teoria fliessiana da bissexuação para explicar o recalcamento, mas continuou a afastar a sua teoria sexual do trauma, indo em direção à fantasia interior e às forças biológicas. Ele questionou a sua ênfase anterior em acontecimentos infelizes, indagando se acaso teria sido o resultado de uma espécie de paranoia de sua parte. Depois de seu angustiante encontro

O Matrimônio Infeliz Entre Psiquê e Eros

113

com Fliess nas montanhas do Tirol, Freud começou a interrogar o seu próprio pensamento, inclusive a sua pronunciada tendência a crenças supersticiosas. Ele escreveu a Fliess: "Ao atribuirmos importância à ocorrência de um acidente externo, projetamos no exterior nosso conhecimento de que nossos acidentes internos são invariavelmente intencionais (inconscientemente)."[112] Já em 1895, Freud havia postulado que tais projeções poderiam ser utilizadas para autodefesa. Agora ele indagava se as suas teorias do trauma não seriam apenas isto: defensivas. Acaso a sua teoria das coisas ruins acontecendo para pessoas boas estaria obscurecendo uma visão mais profunda e mais perturbadora da natureza humana?

Algum tempo depois de 1901, Sigmund Freud rompeu decididamente com as teorias do trauma em que ele se havia fiado desde o seu encontro com Charcot e migrou para a visão de que a psiconeurose surgia de conflitos oriundos de uma pulsão sexual universal. Ele não descartou os efeitos patogênicos da molestação sexual, mas já não a colocava mais como causa central do recalcamento[113]. Após anos de silêncio, a nova teoria freudiana viria a público em 1905 e iria surpreender os resenhistas.

Três Ensaios Sobre a Teoria da Sexualidade era um livro fino com um título enganadoramente modesto[114]. Com a velocidade da luz, o autor desmontou, reestruturou e reapresentou as principais questões enfrentadas pela sexologia. O que possibilitava a diferença sexual? O que era inato e o que era resultado da experiência? O que constituía o desenvolvimento sexual normal? Que tipos de desejo sexual eram anormais? O que era o amor? Em três ensaios concisos e fortemente argumentados, Freud apresentou esmagadoras críticas às teorias da sexualidade predominantes, e então retirou desses escombros uma síntese centrada numa teoria da pulsão sexual, que ele chamou de "libido".

A noção de uma pulsão sexual inata não era propriedade exclusiva de Wilhelm Fliess e seu rodopio periódico. Tanto em *A Origem das Espécies* e *A Descendência do Homem*, Charles Darwin aventou a teoria de que a seleção natural e a sexual eram leis essenciais do mundo natural[115]. De acordo com a seleção natural, o mais apto de uma espécie tinha sucesso em se reproduzir e sobrevivia. A seleção sexual oferecia uma vantagem evolutiva àqueles que tinham êxito em atrair um parceiro. A natureza era orientada para uma coisa: reprodução e sobrevivência da espécie. Depois de Darwin, as vicissitudes da sexualidade animal tornaram-se um fulcro central para a história natural.

Quando garoto, Freud se havia extasiado com os escritos de Darwin[116]. No outono de 1873, quando chegou à Universidade de Viena, imediatamente ele procurou Carl Claus, renomado naturalista e darwiniano, que apresentou ao aluno um enigma embriológico. Um tal de dr. Syrski anunciara ter localizado os testículos de uma enguia supostamente hermafrodita. Em 1876, o jovem Freud foi enviado a uma estação de campo em Trieste, onde dissecou enguias para verificar as alegações de Syrski. No fim, Freud não achou essa pesquisa atraente, mas saiu do laboratório de Claus com uma apreciação mais profunda da sexualidade enquanto compreendida não através das lentes da convenção social, mas por meio da análise científica e da doutrina evolutiva.

Os cientistas que estudavam a sexualidade marchariam sob esse mesmo estandarte. Com eles, Freud se apropriou do direito de investigar a sexualidade com a indiferença de um homem dissecando enguias. Adotando a voz fria e distanciada de um cientista natural, ele anunciou, em 1905, que as concepções populares no que se refere à sexualidade ofereciam um retrato extremamente pouco confiável, tirado com erro e imprecisão. Em oposição, o autor contaria com o trabalho científico de sexólogos como Krafft-Ebing, Albert Moll, Paul J. Möbius, Havelock Ellis, Albert von Schrenck-Notzing, dentre outros[117].

No entanto, qualquer leitor que esperasse um resumo reverente da ciência sexual estava no caminho de uma decepção. Em menos de cem páginas, Freud abordou as alegações de sexólogos; depois procedeu a retrabalhar, renomear e reposicionar tantas das descobertas desses pesquisadores que, no fim, havia revirado seus dados e doutrinas em algo estranho. De saída, Freud insistiu no fato de que aquilo que a maioria dos sexólogos chamava de "pulsão sexual" precisava ser fragmentado em componentes e analisado. Apenas por meio dessa divisão crucial se poderia ultrapassar as esgotadas dicotomias de natureza e criação, normal e perverso.

Para provar o valor de uma análise como essa, Freud saltou para o grande debate no centro da sexologia: a homossexualidade. Ele advertiu que o amor entre pessoas do mesmo gênero incluía um complexo conjunto de comportamentos, não uma entidade única. Algumas pessoas eram homossexuais desde a mais tenra infância, enquanto outros se tornavam homossexuais apenas depois de uma experiência tardia. Algumas eram atraídas exclusivamente pelo mesmo gênero, enquanto outras oscilavam. Algumas estavam confortáveis com a sua orientação, outras a rejeitavam. Essa variedade humana, alertou Freud, facilitou aos sexólogos fazerem-se de desentendidos e concentrarem-se exclusivamente num pequeno subconjunto para apoiar uma teoria privilegiada, porém falha. O homem que outrora acreditava ter resolvido o enigma da histeria, baseado em suas experiências com vinte e poucos pacientes, agora reconhecia o perigo de alegações tão estreitamente fundadas. Ele se posicionou como árbitro imparcial, pronto para guiar o leitor por uma série de teorias parciais, enquanto ele procurava uma explicação mais convincente.

A degeneração não causava homossexualidade, começou ele. De fato, a "degeneração" havia se tornado um termo sem sentido, empregado de forma indiscriminada em quase todo caso que não fosse obviamente traumático ou infeccioso. Era uma farsa. Como é que poderia ser utilizado para descrever homossexuais quando eles eram, sob outros aspectos, normais? Esse grupo dificilmente poderia ser acusado de apresentar capacidades diminuídas, dado que alguns dos mais cultos e intelectualmente avançados membros da espécie humana estiveram entre eles. Talvez a homossexualidade fosse uma variação inata; porém, se assim for, o que dizer de quem se tornou homossexual tarde na vida? Além disso, os sexólogos haviam mostrado que as primeiras impressões – como a sedução – e as configurações sociais de um mesmo sexo podiam encorajar a homossexualidade. E a homossexualidade havia sido curada por sugestionamento, provando que ela poderia ser um traço psicológico adquirido. Freud

O *Matrimônio Infeliz Entre Psiquê e Eros*

admitiu que ele também havia chegado primeiro à conclusão de que a diferença sexual era adquirida, para só depois descobrir que a causa traumática por ele imaginada – a molestação sexual – afetava alguns, mas não todos[118].

Com esse jiu-jitsu intelectual, Freud expôs todas as três soluções predominantes como parciais e insatisfatórias. Depois, observou que os debates entre disposição inata e fatores acidentais eram "um caso no qual pessoas que pensam cientificamente distorcem a cooperação numa antítese"[119]. A libido não era nem inata, nem adquirida. Essas falsas dicotomias precisavam ser trocadas por uma teoria que mostrasse como os fatores inatos se encontravam com os estímulos ambientais "no meio do caminho"[120]. Para fazer uma teoria refinada como essa, Freud sugeriu decompor a libido em três partes: o impulso, o objeto e o alvo.

As teorias constitucionais propunham que os impulsos sexuais eram ou heterossexuais ou homossexuais. De acordo com essa lógica, a homossexualidade era uma forma psicológica de hermafroditismo – um cérebro feminino num corpo masculino[121]. Dada a escassez de evidências para alegações como essa, Freud rejeitou esse salto da embriologia à psicologia humana. Por fim, disse ele, essas teorias eram confusas porque assumiam que o objeto de desejo era inerente à própria pulsão sexual. Os homossexuais não diferiam dos demais em seu impulso sexual biológico, mas sim na escolha de objetos sexuais. O impulso sexual, continuou Freud, jamais era dependente de seu objeto. Era bastante possível possuir uma pulsão sexual inata normal e um objeto sexual muito atípico. Os pedófilos são um exemplo disso. A terrível frequência da molestação sexual de crianças por professores e criados não se devia a uma pulsão sexual anormal, mas sim à oportunidade fácil. E pensemos na zoofilia, essa paixão que foi em direção a outras espécies. Freud a considerava bastante comum entre rurícolas. Nessas variações, o impulso sexual era constante, ao passo que os fatores ambientais explicavam a seleção de um objeto de desejo desviante. Por fim, Freud distinguiu os alvos sexuais dos impulsos sexuais. Com esse desacoplamento, seria possível estudar transgressões anatômicas, como a utilização sexual dos lábios e da boca ou o uso de um fetiche[122].

Se no caso Dora ele havia sustentado uma clara distinção entre sexualidade normal e perversa, essas distinções haviam colapsado agora. Freud empurrou com força as fronteiras que os sexólogos haviam erguido e afirmou que as perversões eram bastante comuns. Nas circunstâncias certas, esses atos anormais podiam aparecer em muitas pessoas, pois as perversões normalmente só eram inibidas pela vergonha e pelas preocupações morais. Isto é, elas eram *recalcadas*. Em casos extremos de perversão, essa autocontenção não existia. "A conclusão que agora se apresenta para nós é que, de fato, há algo congênito na base das perversões, mas algo *que todos os seres humanos têm em comum*, que, como predisposição, pode oscilar na intensidade e ser enfatizado pelas influências da vida."[123]

Com vinte e cinco páginas dos *Três Ensaios* fica radiantemente claro que esse livro era uma bomba, que buscava nada menos que uma redefinição completa das categorias cruciais para o discurso sexológico. A apreciação de Freud logo expôs a esterilidade e as deficiências dos modelos concorrentes, e declarou que ambos os lados do debate sobre a diferença sexual estavam parcialmente errados. Isso preparou o terreno para novas distinções conceituais que ofereceram uma maior clareza: em resumo, a nova teoria freudiana. Além disso, o médico vienense objetivava nada menos que uma cooptação e uma integração das teorias sexuais anteriores em suas teorias preexistentes.

A abertura para essa integração surgiu quando Freud notou que as inclinações perversas eram normalmente recalcadas, e então ele se lançou numa discussão sobre como o impulso sexual era crucial não apenas nas perversões, mas também nas enfermidades de recalcamento: as psiconeuroses. Os neuróticos recalcavam os seus próprios desejos sexuais perversos, de modo que muitas – se não todas – as perversões comuns surgiam em sua vida mental recalcada. Indo mais longe, Freud declarou que todos nós éramos um pouco histéricos, o que agora significava que éramos todos também um pouco perversos[124].

Todos um pouco perversos? Como é que uma afirmação tão ultrajante poderia ser defendida? A resposta estava por vir. A perversão não era nem degenerativa, nem uma variação biológica[125]. Era o resultado de um impulso sexual universal. Para compreender esse impulso inato, Freud sugeriu que seus leitores voltassem a atenção não para os fetichistas ou sadomasoquistas, mas... para as crianças.

Isso deve ter surpreendido alguns leitores, acrescentando provocação à provocação. A maioria dos sexólogos do século XIX sequer acreditava que as crianças eram sexuais. Qualquer manifestação prematura de sexualidade numa criança era pensada como sendo resultado de algo terrível, degeneração familiar ou abuso sexual. Como escreveu o sexólogo italiano Paolo Mantegazza, a puberdade era "a passagem sobre a ponte fatal" da inocência à adolescência e à vida sexual[126]. No entanto, alguns dos colegas de Freud discordavam. A teoria de Wilhelm Fliess reivindicava que os períodos sexuais têm início no começo da vida; e o sexólogo berlinense Albert Moll, cuja obra Freud conhecia bem, publicou um trabalho em dois volumes sobre a libido sexual no ano de 1897, propondo que o impulso sexual começava cedo. A pulsão de "contretação" despertava na infância e produzia o desejo de contato físico: ela compelia os jovens a acarinhar, tocar e fantasiar com objetos de amor. Com a puberdade, Moll sugeria que essa pulsão era mesclada com uma pulsão genital, e juntas elas promoviam a sexualidade madura[127].

Freud foi mais longe: ele não estava sugerindo que as crianças eram vagamente estimuladas a tocarem umas às outras e a imaginarem um romance. De forma chocante, estava defendendo que os pequenos inocentes eram perversos. A sexualidade perversa havia sido muito cuidadosamente construída para fazer referência a grupos socialmente difamados, não à Rosinha e ao Ottinho. De um modo destemido, no entanto, Freud marchou em frente, estabilizado por uma retórica desapaixonada que fazia referência a membranas cutâneas e mucosas, e irritações, como se ele ainda fosse um zoólogo escrevendo sobre as gônadas de alguma criatura marinha.

A mensagem também era essa. A infância não poderia ser apreendida por reminiscências sentimentais; era um lugar estranho, uma terra perdida escondida da

O Matrimônio Infeliz Entre Psiquê e Eros

memória. Isso não significava que não restava nada de importante daqueles anos, mas sim que os vestígios perturbadores da nossa pré-história eram recalcados. A amnésia infantil, aventurou-se Freud, era o quê de histeria em todos os humanos. A criança outrora desavergonhada recalcava as suas mais tenras memórias e, quando crescida, criava mitos reconfortantes da infância como pura, afetuosa e boa. Para Freud, nós nos tornamos adultos, em parte, pelo esquecimento.

Para revelar o que os adultos precisam esquecer, Freud se voltou para os dados de campos diferentes e convergentes. Da sexologia, ele recorreu a Moll, Krafft-Ebing e outros que acreditavam que as crianças normais possuíam uma série de zonas corporais que eram altamente excitáveis: as zonas erógenas[128]. Freud já havia incorporado algumas dessas ideias em sua teoria do trauma sexual argumentando que essas zonas, normalmente quiescentes, poderiam ser despertadas por estimulação prematura e, por conseguinte, se tornar perversamente vivas. Agora ele admitia que essas zonas despertavam à medida que uma criança amadurecia, e com o passar do tempo integravam a sexualidade genital. Na perversão, entretanto, as zonas erógenas permaneciam como eram na infância[129].

Para Freud, as crianças eram perversas e os perversos ainda eram crianças. Ele explicava que a forma mais básica de sexualidade infantil derivava da estimulação da boca e dos lábios – a zona oral. Aqui, o médico vienense ecoava uma gama de sexólogos, assim como um pediatra húngaro, S. Lindner. A sucção era um prazer infantil primevo que começava no seio e levava a prazeres como a sucção do polegar. Freud chamou essa forma mais tenra do impulso sexual de "autoerótica". O objeto sexual era o próprio corpo da pessoa, e o prazer derivava da estimulação de suas áreas excitáveis. Uma outra zona erógena era o ânus. Essa zona, continuou Freud, num tom quase sinistro, era uma fonte de prazer para as crianças, como demonstrado pelo desejo que elas têm de reter as fezes e se estimularem manualmente[130]. Por fim, Freud incluía a zona uretral e a estimulação das membranas mucosas durante a micção como um prazer corporal.

Freud lembrou seus horrorizados leitores de que a criança era, acima de tudo, desavergonhada. Ela ainda não havia assimilado as proscrições da sociedade. Permitia-se todos os prazeres relacionados à sensação, ao olhar, ao contato e à crueldade. Ela não queria nenhum outro objeto além de si mesma. Mas, no decorrer do desenvolvimento, esses impulsos e alvos infantis foram normalmente recalcados, sublimados e transformados numa sexualidade orientada para objetos. Só que, quando a sexualidade genital foi recalcada, um represamento central resultou na inundação desses tributários mais antigos e secos. Então as zonas erógenas voltariam à vida e encheriam o inconsciente com fantasias perversas da sexualidade infantil. Em contrapartida, se essas mais tenras formas de sexualidade nunca fossem recalcadas, elas viveriam sem entraves, criando desejos sexuais exclusivamente orais ou anais – as ditas perversões.

E então Freud entrelaçou neurose, perversão e desenvolvimento normal num modelo que tinha como centro a complexa interação entre um impulso sexual despertado e as vicissitudes do recalcamento. Ele traçou uma linha de desenvolvimento separada para a escolha dos objetos sexuais, argumentando que durante a puberdade o desejo da criança deslocava-se criticamente de si mesmo para os outros. A procura por um objeto amoroso externo havia sido preparada, começando no seio da mãe. Para Freud, a descoberta de um objeto de satisfação sempre implicava uma redescoberta do primeiro objeto primário. Dito isso, encontrar um amor incluía um elemento de nostalgia, uma tentativa vã de recuperar um tempo quando os afagos, beijos e aconchegos da mãe com a criança despertaram, pela primeira vez, o impulso sexual no seu interior.

Embora a doação de amor parental implicasse uma meticulosa evitação de toda e qualquer estimulação sexual explícita, Freud afirmava que os primeiros sentimentos sexuais da criança eram pelos pais. Para ilustrar, ele faria referência a uma história que era familiar ao público, o drama sofocliano do Édipo Rei, o menino-rei levado a assassinar o pai e a desposar a mãe. Para Freud, era crucial que essa paixão infantil fosse frustrada, pois só assim uma criança poderia dar o fora de casa e encontrar amor sexual no mundo. Depois, os casais podiam se deleitar sussurrando um ao outro feito crianças, auxiliando então às cegas as fantasias incestuosas inconscientes[131]. Isso não era nem perversão, nem neurose. Isso era amor.

Antes de se despedir dos leitores, Freud retornou à mais espantosa de suas afirmações. Todos os humanos possuíam uma disposição perverso-polimorfa inata[132]. Ele pediu que os leitores considerassem essa afirmação a partir das perspectivas da antropologia e da evolução. Na criança perverso-polimorfa, declarou ele, era impossível não reconhecer as origens do homem[133]. A criança não reprimida era um vestígio dos nossos antepassados primitivos; era o homem e a mulher Cro-Magnon em todos nós. A perversidade polimorfa estava no inconsciente humano, pois era a pré-história da civilização recalcada.

Essa asserção só era plausível porque Freud e muitos de seus leitores – seguindo o célebre biólogo Ernst Haeckel – acreditavam que toda a história humana jazia em algum lugar das nossas mentes. Haeckel acreditava ter descoberto uma lei fundamental: a ontogenia era a recapitulação da filogenia. Isso significava que o desenvolvimento histórico do indivíduo da concepção à idade adulta espelhava exatamente a evolução da espécie de suas origens mais primitivas ao seu estado presente. Cada pessoa no decorrer de seu desenvolvimento reencenava toda a evolução da espécie humana. Graças à posição de Haeckel acerca da mente e do cérebro, isso se aplicava tanto à mente quanto aos pulmões. Disso se seguia que as crianças possuíam a mente dos homens das cavernas.

Era difícil, contudo, imaginar como a história de toda a vida psíquica poderia ser herdada. Em 1870, o mentor de Breuer, Ewald Hering, surgiu com uma explanação: a memória inconsciente. As experiências psíquicas se tornavam excitações nervosas que eram transferidas para células germinativas e passavam para a próxima geração. Se um pai desenvolvesse habilidades profundamente enraizadas como tocar piano, uma memória inconsciente dessa habilidade musical podia ser herdada. Quer envolvesse aranhas fiando teias, pássaros fazendo ninhos ou os dons composicionais de Mozart,

O *Matrimônio Infeliz Entre Psiquê e Eros*   **119**

os comportamentos aprendidos podiam ser passados, como instintos adquiridos, por meio da memória inconsciente. Os mais simples exemplos de memória inconsciente eram a fome e o instinto sexual, essas forças que haviam exercido os seus poderes sobre todas as criaturas orgânicas ao longo das eras. Para Hering, esses instintos de vida ou morte eram guardados e passados adiante em segurança, de indivíduo a indivíduo, graças ao seu armazenamento no inconsciente[134].

Entusiasmado admirador da teoria de Hering, Freud escolheu uma definição de memória inconsciente similar. As memórias inconscientes da sexualidade haviam sido muitíssimo conservadas. O princípio de prazer era um estratagema evolutivo para certificar-se de que essas necessidades animais fossem satisfeitas sem requerer o auxílio volúvel da consciência. A zona oral era uma pulsão de sugar que era requisito para a alimentação de um bebê. As zonas oral e anal poderiam ser justificadas movendo-se para cima e para baixo na escala evolutiva, e vinculando-as às necessidades das mais primitivas formas de vida, como as amebas. Com o advento da civilização humana, essas antigas pulsões foram recalcadas. Elas só continuaram manifestas na criança desavergonhada, no perverso, no primitivo, no selvagem e – afirmou Freud, compartilhando de uma misoginia que prejudicaria gravemente o seu pensamento no futuro – naqueles seres humanos não integralmente civilizados: as mulheres.

Ao vincular a sua teoria sexual com a biologia evolutiva, Freud reforçou a sua explicação e tornou-a mais plausível para aqueles que trabalhavam com as ciências naturais. Ele também buscou apoio na evidência antropológica descoberta por Iwan Bloch. Em forte contraste com as ideias de Freud, acreditava-se comumente que a civilização europeia havia se degenerado e se tornado vítima de uma alta incidência de perversidade sexual. Para testar essa hipótese, Bloch fez um trabalho de campo e descobriu que a sexualidade perversa não era mais comum nas ditas civilizações avançadas do que naquelas consideradas primitivas[135]. Na verdade, ele concluiu que as sociedades primitivas eram com frequência baseadas em perversidade sexual e promiscuidade.

Em 1914, quando Freud escreveu um prefácio à terceira edição dos *Três Ensaios*, ele declarou sem rodeios que "a disposição [humana] é justamente o precipitado de uma vivência mais antiga da espécie"[136]. Carregando dentro de si o peso acumulado da evolução, uma criança era conduzida por impulsos perversos arcaicos. Nas sociedades civilizadas, essas forças eram escondidas e tornadas inconscientes. Mas sob o verniz do progresso jazia uma força sexual primeva que era essencial à própria vida. Durante anos, Freud olharia para crianças, selvagens e primitivos, argumentando que todos eles viviam livres de recalque. Nesses seres, pode-se contornar os problemas de saber o que normalmente era esquecido e impossível de ser apreendido pela observação interna. Neles, era possível captar o mistério do inconsciente[137].

VI.

Entre 1885 e 1905, Freud se ocupou da psicopatologia francesa, da biofísica e da psicofísica alemãs, e da sexologia numa tentativa de dar sentido às desconcertantes forças psíquicas que pareciam causar enfermidades. Ele adentrou cada um desses campos, dominou os detalhes de cada discurso, e então estipulou soluções, modificações ou revisões para problemas prementes que cada disciplina enfrentava. As soluções de Freud eram organizadas por dois compromissos de longa data que haviam sido articulados por Théodule Ribot em 1870: ele se recusava a eliminar da psicologia a experiência interna, subjetiva, embora insistisse que o conhecimento psicológico fosse, de alguma forma, tornado científico. Essas preocupações, por vezes concorrentes, organizavam e infundiam os novos contornos que Freud deu a esses campos e, no fim, tornaram-se a espinha dorsal de um novo campo freudiano.

Já em 1899, Freud havia visto os delineamentos dessa extraordinária síntese se aproximando. Depois de concluir o livro sobre os sonhos, anunciou a Wilhelm Fliess que estava quase terminando "o primeiro terço da grande tarefa". Então ele listou os elementos dessa tarefa: "1. O orgânico-sexual; 2. o factual-clínico; 3. o metapsicológico."[138] Por volta de 1905, Freud havia concluído o trabalho. A libido causava as disrupções psíquicas na psiconeurose e era a fonte do desejo inconsciente nos sonhos. Ambos surgiam da pressão da pulsão sexual. O inconsciente incognoscível-em-si havia sido recém-definido de um modo que aclarava as fundações do modelo freudiano. O inconsciente não precisava ser descoberto caso a caso, pois se estava dizendo que ele era universalmente habitado por uma pulsão altamente conservada, a qual Freud definiu de uma maneira coerente com os dados evolutivos e antropológicos. Os problemas de conhecer o mundo interno de outrem diminuíram: todos os humanos eram conduzidos pela libido.

A libido era a fonte da energia da mente e a causa do conflito psíquico perpétuo. Os estranhos estados mentais dissociados estudados por psicopatologistas franceses poderiam ser redefinidos: eles se deviam não à hereditariedade degenerativa, mas a rupturas na consciência causadas pelo recalcamento e pelas pulsões sexuais inconscientes. As distorções e ilusões subjetivas que os psicofísicos pesquisavam poderiam ser estudadas por meio de uma psicofísica interna na qual a libido inconsciente distorcia a consciência. A libido freudiana também aclarava os debates quanto ao papel da natureza e da criação na diferença sexual, e expandia enormemente o domínio da sexologia. Em vez de ser apenas a investigação de ações, comportamentos e desejos manifestamente sexuais, Freud havia tornado a sexualidade central ao funcionamento de toda psicologia.

A teoria sexual era o elo perdido de Freud. Os *Três Ensaios* não eram apenas um suplemento ao trabalho prévio freudiano: eram uma série de respostas para perguntas deixadas em aberto por suas teorias anteriores. A libido era a fundação sobre a qual Freud agora situava o resto de seu edifício teórico. "Creio que ninguém", escreveu ele em 1905, "negará o caráter de fator orgânico à função sexual, na qual vejo a fundamentação da histeria e das psiconeuroses."[139]

O Matrimônio Infeliz Entre Psiquê e Eros

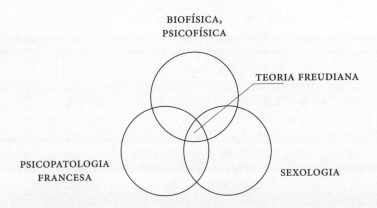

FIG. 7:
A psicossexualidade, síntese de Freud, pegou a noção de causalidade psíquica da qual os franceses foram pioneiros, colocou-a num modelo de mente/cérebro que coadunava com a teoria newtoniana, e combinou-a com uma pulsão sexual subjacente que os sexólogos e os darwinianos viam como central à vida.

Ao cingir mente e corpo, a teoria da libido também vinculava esses dois reinos. Não havia necessidade de teoria da degeneração ou especulação psicoanatômica. Essas estratégias se haviam provado faltosas e agora poderiam ser evitadas. A sexualidade era claramente universal; também era tanto biológica quanto psíquica, uma interação de pulsões e representações mentais. Como Breuer havia observado sarcasticamente, era ridículo dizer que todas as ereções viessem de ideias, mas também era ridículo dizer que nenhuma ereção vinha delas. A libido permitiu a Freud propor uma força biológica subjacente digna de crédito, que tinha impacto no mundo psíquico. Embora procedendo de maneira puramente psicológica, ele sugeria que um dia as substâncias químicas poderiam explicar melhor a fonte da libido; mas, visto que se tratava de um fenômeno psicofísico, ele poderia se dar ao luxo de centrar toda a atenção apenas em suas manifestações psíquicas.

A teoria da libido também apresentava grandes vantagens para o estatuto científico do modelo freudiano. A construção de modelos na ciência procede frequentemente por meio de uma busca por coerência. Se as ideias de um domínio científico são harmônicas a evidências vindas de outro, mesmo na ausência de provas cabais elas ganham credibilidade. Como Ribot, que havia esteado o seu estudo dos estados subjetivos internos enraizando-os na hereditariedade, Freud desenvolveu a sexualidade de um modo que fosse coerente com a teoria evolutiva e os modelos contemporâneos de funcionamento biológico.

Por fim, o advento da teoria da libido alterou imediatamente o pensamento freudiano acerca de seu método de análise psíquica. No mesmo ano em que publicou os *Três Ensaios*, ele finalmente publicou também a sua análise de Ida Bauer. Foi uma decisão misteriosa porque a redação do caso, que já estava com quatro anos, era baseada

122 *Parte i : Confeccionando a Teoria Freudiana*

em sua agora repudiada teoria do trauma. Freud não reescreveu o manuscrito inteiro nem eliminou o papel do trauma, mas examinou o manuscrito, escreveu o "Prefácio" e acrescentou algumas novas citações. O mais importante: anexou um "Posfácio" no qual refletia acerca do fracasso desse caso e, ao fazê-lo, articulou um novo modo de analisar a mente de outrem.

A teoria do trauma transformou o analista psíquico num cão de caça que havia de descobrir dolorosas memórias enterradas. Esse método levantou questões acerca da fiabilidade da memória histórica e da estabilidade dessas descobertas, dado o modo astuto como os humanos ficcionam as suas próprias vidas – isso para não mencionar a influência distorciva da exigência do médico de que houvesse, necessariamente, um trauma no passado que devesse ser recordado. A teoria da libido desviou a atenção de Freud da recuperação da memória para o constante poder do desejo não apenas no passado, mas também no presente – tal como revelado na transferência.

Alguns meses antes de conhecer Ida Bauer, Freud havia começado a reconhecer a potência desse desvio: "Estou começando a entender que a aparente interminabilidade do tratamento é algo que ocorre regularmente e que está ligado à transferência", contou ele a Fliess[140]. Em sua versão inicial do caso Dora, no entanto, Freud não abordou diretamente essa questão. Numa nota de rodapé anacrônica, que ele negligenciou apagar quatro anos depois, confidenciou: "Nesse ponto minha interpretação toca no tema da 'transferência', de alta importância prática e teórica, mas que não terei muita oportunidade de aprofundar neste ensaio."[141] Com a nova clareza proporcionada pela teoria da libido, no entanto, Freud retornou à transferência em 1905:

> Que são transferências? São novas edições, reproduções dos impulsos e fantasias que são despertados e tornados conscientes à medida que a análise avança, com a substituição – característica da espécie – de uma pessoa anterior pela pessoa do médico. Colocando de outra forma: toda uma série de vivências psíquicas anteriores é reativada, mas não como algo passado, e sim na relação atual com o médico.[142]

As transferências ressuscitavam o passado no presente. Escondidas em fantasias silenciosas, associações difusas, pequenos comportamentos e explosivos dramas interpessoais, as transferências manifestavam os laços libidinais esquecidos do paciente com os primeiros objetos. Freud sugeriu que esse despertar do passado deveria se tornar o centro da atenção do psicanalista. No momento em que um neurótico entrava em tratamento psicanalítico, a formação de sintomas neuróticos começava a ser substituída por essas novas estruturas mentais. As transferências eram aparições de um tempo que se perdeu, mas ainda era preciso lidar com a sua força, e então o médico se tornava um substituto para esses protótipos arcaicos de objetos amados – mãe, pai, irmão e irmã. Freud confessou ter arruinado o caso de Dora porque, numa busca contumaz por memórias dolorosas e trauma, negligenciou o riquíssimo drama que ocorria entre ele e a jovem paciente[143]. A transferência cortava diretamente do aqui-agora para o há muito esquecido.

O Matrimônio Infeliz Entre Psiquê e Eros

OUTRORA OS poetas clássicos cantaram sobre o matrimônio entre Psiquê e Eros. Em 1905, após anos de trabalho, um médico vienense presidiu uma união similar. Fundindo noções dinâmicas do psiquismo francesas com sexologia, Freud criou um modelo da mente biologicamente enraizado que admitia causas e intenções psíquicas. Uma pulsão sexual universal oferecia uma definição pautada por leis aos conteúdos do inconsciente e dirigia a consciência. Na perspectiva de Freud, as crianças espetam, cutucam, chupam e encaram como se fossem selvagens pré-históricos; porém, à medida que elas envelhecem, sua vida mental desenvolve a capacidade de batalhar com essas partes animais de seus si-mesmos interiores. Essa batalha nunca teria fim: o matrimônio freudiano de Eros e Psiquê seria um matrimônio repleto de conflito e mal-estar.

Desde Aristóteles, a ciência procedeu tentando reduzir grandes complexidades a entidades essenciais mais simples. Por esse critério, Freud – se a sua síntese estava correta – tinha feito algo espetacular. Ele se havia ocupado de debates complexos na psicologia e na psicopatologia, querelas sobre a mente e o cérebro, a natureza e a criação, a causa interna e a experiência externa, a perversão e a neurose, o comportamento humano normal e o anormal, o desenvolvimento individual e a evolução, o medo e o desejo; e, por fim, ele poderia resumir suas respostas numa palavra altamente teorizada: *psicossexualidade*. Ribot, Charcot, Bernheim, Janet, Brücke, Helmholtz, Exner, Meynert, Breuer, Fliess, Fechner, Hering, Lipps, Wundt, Krafft-Ebing, Schrenck-Notzing, Moll, Möbius, Haeckel, Lamarck e Darwin. Todos esses homens estavam na labuta para responder algumas dessas mesmas questões. Mas após repetido esforço, fracassos dramáticos e, finalmente, uma série de hábeis engajamentos teóricos, foi Sigmund Freud quem pegou a robusta complexidade desses problemas e sintetizou uma teoria do psiquismo que era rica em implicações e poder explicativo, ainda que de uma simplicidade impressionante: a *psicossexualidade*[144].

Entre 1895 e 1905, Freud publicou três trabalhos principais sobre histeria, sonhos e teoria sexual. Depois de 1905, todos os três poderiam ser vistos como argumentos para a causação e a determinação psíquicas, o desejo inconsciente e as teorias da neurose e da perversão baseadas na psicossexualidade. Enquadrados dessa forma, esses trabalhos organizavam uma nova abordagem para o estudo da vida mental. A síntese freudiana era muito mais que uma maneira de fazer uma contração histérica desaparecer: era um novo espaço discursivo que levou a *Geisteswissenschaft* para dentro da *Naturwissenschaft*[145]. Ela ampliou a ciência natural de modo que esta poderia se ocupar das grandes questões da interioridade humana – aquele espaço explorado pelos grandes romances psicológicos e pela poesia dos franceses, russos e ingleses –; dos estudos de caráter no teatro, de Ésquilo e Shakespeare a Ibsen e Schnitzler; das reveladoras lições de história humana, assim como da crônica da fantasia humana e da crença em religiões, contos de fada e fábulas. Por meio dessa integração parecia que a ciência poderia ser resgatada de uma constrangedora pobreza, e as humanidades poderiam então ser compreendidas segundo leis universais.

A psicossexualidade situava todo um leque de estudos do coração e da mente humanos, de modo a fazerem sentido num universo newtoniano, na biologia darwiniana, e num mundo onde a verdade era decidida pelas exigências epistemológicas da ciência. E enquanto a síntese freudiana estava ocupada nascendo, uma série de pontos de vista concorrentes estavam em declínio. A despeito de possuírem um sofisticado modelo de vida mental, os psicopatologistas franceses continuaram obstinadamente comprometidos com a teoria da degeneração, o que lhes limitou a capacidade de expansão para a psicologia geral. Terapeutas que trabalhavam com sugestionamento lutavam para estabelecer uma base científica digna de crédito para os seus tratamentos. Freud poderia explicar os mesmos estados psíquicos inconscientes dinâmicos de acordo com um modelo científico que era coerente com a biologia evolutiva. A redução biofísica da mente ao cérebro havia se mostrado um beco sem saída no que diz respeito à consciência, e aqueles que deram início à psicofísica viram-se limitados pela promessa extremamente difícil embutida no próprio nome de seu campo. O modelo freudiano da mente incluía qualidades psíquicas juntamente com quantidades energéticas, mas procedia como um método puramente psicológico. Os sexólogos se haviam dividido entre teorias de corpos sem mente praticando atos sexuais e mentes sem corpo em busca de prazer. Em sua procura por terra científica firme, esses cientistas do sexual haviam naufragado quando chegou a vez de modelar as interações entre corpo e mente. A teoria da libido oferecia para isso uma explicação sintética. Sigmund Freud havia proposto soluções para problemas internos em todas essas disciplinas, e depois reuniu essas soluções mais locais numa nova teoria abrangente com nova terminologia e novos métodos. Dessas disciplinas mais antigas nascia um novo campo de estudo: um campo de estudo freudiano.

A partir dessas mesmas origens, Freud faria muitos inimigos. A sua ciência da mente ofenderia líderes religiosos que a enxergavam como uma degradação materialista da alma eterna. Ele herdou os inimigos da psicopatologia francesa, da psicofísica e da sexologia, pois aqueles psiquiatras que resistiam à psicologia dinâmica, aqueles que permaneciam comprometidos com uma neuropatologia de base estritamente cerebral, e aqueles que desprezavam a sexologia, também iriam rejeitá-lo. Além disso, ele se viu contraposto a fervorosos oponentes oriundos dos próprios campos que ele havia explorado. Os psicopatologistas franceses queixavam-se amargamente de terem sido plagiados pela teoria freudiana, a despeito do fato de que o desenvolvimento teórico de Freud após 1895 tinha pouca coisa a ver com os franceses. Psicólogos e psiquiatras acadêmicos alemães que seguiram Wilhelm Wundt da psicofísica à psicologia empírica argumentavam veementemente que o trabalho de Freud carecia da credibilidade científica que eles haviam encontrado na experimentação laboratorial. Quando confrontado a esses ataques, Freud não subestimou o poder de suas próprias ideias. Esses psicólogos, comentaria ele, eram como os gigantes em *Orlando Furioso*, que continuavam atacando o inimigo ainda por muito tempo depois de suas próprias cabeças terem sido cortadas[146].

À medida que os inimigos foram se apresentando, os aliados também o fizeram. Agora que muitos caminhos levavam a Freud, os seguidores começaram a chegar até

O Matrimônio Infeliz Entre Psiquê e Eros

ele. Se você estudasse sexualidade, hipnose, histeria, sonhos ou memória, qualquer um deles poderia levá-lo ao trabalho de Sigmund Freud. Se você quisesse ser psicopatologista e tratar enfermidades psicogênicas com psicoterapia, poderia recorrer a Freud. Se quisesse ser um sexólogo que estudasse e tratasse perversões, poderia encontrar orientações em Freud. Se quisesse estudar psicofísica e analisar a relação do inconsciente com a consciência, e da mente com as energias corporais, poderia contar com Freud. Seguindo um ou todos esses caminhos, os aprendizes entravam num novo nexo freudiano que ligava a psicopatologia, a psicologia normal, a psicoterapia, a sexologia, a biologia evolutiva e o estudo hermenêutico da memória, do simbolismo e dos sonhos. Em breve, uma pequena comunidade iria se consolidar ao redor dessas ideias e abordagens. Eles viriam a ser conhecidos como "os freudianos".

Parte ii :

CONFECCIONANDO OS FREUDIANOS

4

Viena

Onde estão os novos médicos da alma?
FRIEDRICH NIETZSCHE, 1881[1].

I.

A primeira comunidade intelectual em torno de Freud aglutinou-se em sua cidade natal, Viena. Psiquiatras, neurologistas, terapeutas com formação médica, escritores, críticos culturais e reformadores sociais chegaram até esse pensador, que, em sua síntese abrangente, dialogava com algum aspecto das suas respectivas preocupações. No entanto, como iriam descobrir, várias dessas pessoas diferiam em muito nos seus pressupostos, objetivos e métodos. Durante os primeiros anos, esses seguidores vienenses se envolveram num debate feroz – e, por vezes, vicioso – sobre quem eram e o que exatamente esperavam alcançar.

Como docente na universidade, Sigmund Freud vinha ministrando palestras sábado à noite para pequenos grupos desde meados da década de 1880. Em 1902, seu prestígio acadêmico aumentou quando ele foi agraciado com o título honorífico de "professor"; no entanto, as suas palestras ainda não atraíam mais que uns gatos pingados[2]. Naquele mesmo ano, no entanto, Freud deparou com um grande interesse pelo seu trabalho vindo de alguns médicos locais. No inverno de 1902, enviou convites a quatro colegas e pediu que se juntassem a ele em sua casa para discutir questões de psicologia e neuropatologia. Em homenagem ao dia escolhido para a reunião, o grupo iria se chamar Sociedade Psicológica das Quartas-Feiras (*Psychologische Mittwoch-Gesellschaft*), somando-se aos muitos outros pequenos grupos, associações, clubes e partidos que floresceram em Viena na virada do século. Juntamente com nefalistas, feministas, grupos étnicos, médicos socialistas, fabianos, antissemitas, pangermanistas, reformadores educacionais e artistas secessionistas, a Sociedade Psicológica das Quartas-Feiras reuniu alguns vienenses que compartilhavam interesses comuns.

Formar a Sociedade não foi ideia de Freud. O impulso veio de um médico local, Wilhelm Stekel. Ele havia estudado na Faculdade de Medicina da Universidade de

Viena, onde havia trabalhado na equipe de Krafft-Ebing. Após deixar a academia, abriu um consultório, mas se sentia despreparado para lidar com os problemas de seus pacientes. Entediado, lançou-se à escrita de folhetins: ensaios breves, muitas vezes pessoais, que eram impressos na parte de baixo dos jornais vienenses. Ele conheceu outro médico, Max Kahane, que lhe contou sobre as palestras de Freud, ministradas sábado à noite. A depender do relato em que se acredita, a subsequente transformação de Stekel ocorreu ou depois de ler *A Interpretação dos Sonhos*, ou após ter sido tratado com sucesso por Freud em razão de um problema sexual[3]. Stekel compôs então uma resenha brilhante do livro de Freud sobre os sonhos para o *Neues Wiener Tagblatt* (Novo Diário Vienense), em que anunciava o alvorecer de "uma nova era na psicologia"[4]. Começou a redigir mais folhetins sobre Freud, tantos que os seus editores, atacados, solicitaram que escrevesse sobre outra coisa – qualquer outra coisa.

Max Kahane também foi convidado à casa de Freud na Berggasse, n. 19. Kahane era um velho amigo cuja carreira corria em paralelo à de Freud. Eles frequentaram a mesma escola secundária e a mesma universidade; recém-formados, ambos ficaram fascinados pela psicopatologia francesa e assumiram a tarefa de traduzir alguns desses trabalhos franceses para o alemão (Kahane produziu um volume sobre Charcot e Janet e retrabalhou a tradução que Freud fez de Bernheim para uma segunda edição[5]). Ambos tinham interesse pelas doenças da infância e atenderam no Instituto de Pediatria de Max Kassowitz antes de, por fim, seguirem caminhos diferentes. Mas Kahane mantinha-se a par do trabalho de Freud frequentando as palestras do amigo na universidade. Crítico do elitismo presunçoso que ele encontrou entre os médicos acadêmicos, Kahane se dedicava aos imperativos práticos da medicina e estava intrigado com as inovações terapêuticas de Freud. Quando publicou um manual de clínica médica em 1901, incluiu uma menção ao novo tratamento psicológico de Freud[6]. Naquele ano, fundou um sanatório, e um ano depois tornou-se membro fundador do grupo das quartas-feiras.

Enquanto os primeiros membros da sociedade eram todos judeus de nascença, Rudolf Reitler era filho de uma proeminente e abastada família judia que se havia convertido ao catolicismo – um método que não era incomum de se adaptar ao antissemitismo de Viena. Como Kahane, Reitler era um dos amigos de infância de Freud. Ele também havia estudado medicina na Universidade de Viena e, frequentando as palestras de sábado à noite, estava sempre de olho nas inovações de Freud. No mesmo ano em que Kahane abriu um sanatório, Reitler abriu o seu próprio instituto dedicado a tratamentos termais.

O membro mais jovem do grupo era Alfred Adler. Enquanto estava na Faculdade de Medicina de Viena, ele se havia impressionado com Krafft-Ebing e a psicopatologia francesa; e, como os outros, frequentou algumas das palestras noturnas de Freud. Socialista, Adler compartilhava com Max Kahane o desdém pelas abstrações da medicina acadêmica e estava comprometido com uma medicina que trabalhasse pela melhoria da sociedade. Em 1898, escreveu um livro sobre as doenças ocupacionais na alfaiataria e, em seguida, uma série de folhetins que exigiam que a universidade estabelecesse uma cátedra em medicina social, assim como assumisse os problemas causados pela

Viena 131

higiene precária, pela pobreza e pela ignorância[7]. Adler abriu um consultório médico generalista em 1899, e pouco depois disso consultou Freud acerca de um de seus casos[8].

Stekel, Kahane, Reitler e Adler. Todos eram médicos lutando para trilhar um caminho na clínica. Todos estavam economicamente – e, em alguns casos, ideologicamente – comprometidos com a terapêutica. E quando se juntaram a Freud, todos eles depararam com um problema em comum: haviam sido formados pela Faculdade de Medicina de Viena, a Meca de elite da medicina europeia, onde os médicos eram ensinados a pensar como cientistas de alto nível, e então, de forma pouco cerimoniosa, eram expulsos da torre de marfim com muito pouco para orientá-los quando se tratava dos assuntos de vida ou morte que enfrentavam no trabalho diário.

EM 1900, VIENA era indiscutivelmente o maior centro de estudos médicos na Europa. Sua Faculdade de Medicina ostentava um extraordinário rol de cientistas e descobridores famosos. A universidade havia ganhado proeminência juntamente com outras escolas médicas do universo de língua alemã que, durante a segunda metade do século XIX, assumiram a liderança em basear os estudos de medicina nas ciências naturais. Diferentemente dos franceses, que formavam médicos em clínicas hospitalares, as escolas alemãs estavam localizadas em universidades onde os alunos de medicina ficavam amplamente integrados à química, à física, à fisiologia, bem como a outros currículos científicos. Enquanto o ensino à beira do leito continuava sendo o método privilegiado na França, na Alemanha a formação médica se dava no laboratório e na sala de conferências. Por volta de 1870, graças a diversas conquistas científicas, a medicina científica alemã deixava o mundo ocidental com inveja[9].

Em Viena, essa virada da pragmática médica para a ciência foi efetuada pelo anatomista e reitor da Faculdade de Medicina, Carl Rokitansky. Ele insistiu que a anatomia patológica fosse colocada no centro de todas as especialidades. Dissecções e o estudo microscópico de órgãos e tecidos doentes deveriam ser o alicerce da medicina. Com Rokitansky no leme, pesquisadores em Viena fizeram grandes avanços científicos, mas esses avanços não vieram sem um custo. Conforme os professores focalizavam avidamente o trabalho laboratorial, os hospitais de Viena foram ficando em condições precárias. Em 1887, o vienense Engelbert Pernerstorfer, membro do Conselho Imperial, denunciou os hospitais da cidade por negligência criminosa de seus pacientes. Uma década depois, não havia mudado muita coisa[10].

Não era por acaso. A medicina científica alemã tinha pouca consideração pela terapêutica. A maioria das terapias não podia ser cientificamente provada e era baseada em pouco mais que boatos e experiências esparsas de médicos experientes. O ceticismo quanto à possibilidade de terapias racionais se tornou extremo em Viena, onde imperava uma postura de niilismo terapêutico. De 1850 a 1880, líderes proeminentes da Faculdade de Medicina sugeriram que a terapêutica era, na melhor das hipóteses, inútil; e na pior, perigosa. Essas crenças eram defendidas por professores como Józef Dietl, que argumentava que o atual estado do conhecimento impossibilitava oferecer qualquer tratamento de base científica. Ele sugeria que os médicos se concentrassem unicamente em compreender as doenças, não em tratá-las. Uma frase que Dietl repetia com frequência era que só a natureza podia curar[11].

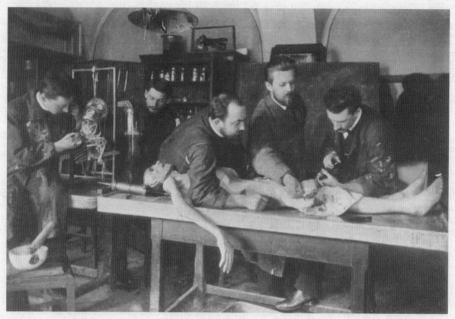

FIG. 9:
Estudantes de medicina da Universidade de Viena na sala de dissecação do Instituto de Anatomia, 1884.

Se Dietl esperava que algum dia a pesquisa pudesse reduzir a lacuna entre ciência e clínica médica, isso não era de muito consolo para os doentes. Nem era de grande auxílio para a vasta maioria dos médicos graduados que, a cada ano, caíam de paraquedas na clínica. Como Freud descobriu, poucos alunos conseguiam cargos como cientista na universidade. Depois de um treinamento laboratorial extensivo e anos de palestras acadêmicas, a maioria dos médicos formados na Alemanha passava à prática sem bagagem para lidar com os problemas clínicos com os quais deparava. Os médicos eram forçados a abandonar rapidamente as suas identidades de estudiosos da natureza e adotar uma variedade de tratamentos que, provados ou não, sustentariam as suas clínicas e proporcionariam algum alívio aos pacientes. Como resultado disso, duas culturas médicas bastante díspares existiram lado a lado na Alemanha e na Áustria *fin de siècle*. Um pequeno – mas prestigioso – corpo docente universitário insistia em promover a ciência, ao passo que a maioria dos clínicos médicos fazia o que podia para dominar terapias muitas vezes não comprovadas. Comentando a respeito dessa situação, Rudolf Virchow observou secamente: "Dizem que o médico acadêmico nada pode fazer, e que o clínico nada sabe."[12]

Viena 133

Na Universidade de Viena, no entanto, havia algumas exceções, e esses professores com inclinação mais terapêutica seriam cruciais aos primeiros freudianos. Em 1850, Johann von Oppolzer foi designado para integrar o corpo docente contra a vontade do professorado. Era um ativista da terapêutica que havia auferido o desprezo de homens como Rokitansky; porém, os pacientes afluíam até ele, o que o tornou um dos clínicos mais procurados para consulta na Europa. Oppolzer fazia experimentos com diferentes tipos de hidroterapias; mas, talvez o mais importante, recusava-se a desistir de seus pacientes[13]. A sua abordagem enérgica mostrou-se popular com alguns alunos; inclusive com o jovem Josef Breuer, que se tornou seu assistente em 1867. No ano de 1871, Oppolzer morreu e Breuer deu início à sua clínica particular, na qual iria inventar uma terapia extraordinariamente ambiciosa para uma enferma chamada Bertha Pappenheim.

Nos anos 1880, alguns outros defensores da terapêutica médica foram parar em Viena. Hermann Nothnagel se havia formado em Berlim, onde primeiro ficou tentado a se tornar um patologista pesquisador. Em vez disso, voltou-se para a prática clínica da medicina e, em 1870, escreveu um guia prático de farmacoterapia. Em 1882, chegou à Universidade de Viena e começou a compilar um enorme manual de patologia e terapias práticas. Ele acreditava que o alívio do sofrimento – não o estudo científico da doença – era a maior obrigação ética dos médicos. Seguindo Rudolf Virchow, Nothnagel via a doença como sendo a vida sob condições alteradas. Estudando cuidadosamente o indivíduo, acreditava que um médico poderia chegar a compreender a natureza específica de sua patologia, e então determinar as circunstâncias corretas nas quais aquele indivíduo poderia curar-se efetivamente.

Depois que Freud se apresentou a Nothnagel em 1882, o médico mais velho provou-se um aliado fiel. Alguns dos mais dedicados seguidores de Freud chegaram a ele depois de se impregnarem com os ideais terapêuticos de Nothnagel. Alfred Adler dizia que Nothnagel havia sido a sua maior influência na faculdade de medicina[14]. Stekel foi aluno, paciente e amigo de Nothnagel; mas também descobriria que, a despeito das belas palavras sobre a obrigação dos médicos em relação à cura, o professor tinha um repertório de tratamentos assustadoramente limitado. Em 1901, quando foi atrás dos cuidados de Nothnagel para aliviar uma dor de cabeça, o grande professor lhe aplicou sanguessugas para fazer uma sangria.

A chegada de Richard von Krafft-Ebing a Viena no ano de 1889 anunciou uma posição mais ativista para o departamento de psiquiatria da universidade. O pupilo de Rokitansky, Theodor Meynert, havia alinhado veementemente o seu departamento psiquiátrico com o estudo da neuroanatomia, a despeito dos protestos dos médicos de manicômio com inclinação terapêutica. Quando Krafft-Ebing foi designado, apesar das objeções de Meynert, ele trouxe consigo uma perspectiva mais clinicamente inclinada. Em Graz, Krafft-Ebing havia empregado hipnose e um tratamento com sugestionamento que ele chamava de "psicoterapia"[15]. Quando ascendeu à cátedra de Meynert, em 1892, de repente Viena, diferentemente da maioria dos outros departamentos psiquiátricos de língua alemã, poderia se vangloriar de um catedrático que não estava comprometido com pesquisa anatômica. As suas palestras voltaram os interesses de vários alunos de medicina para uma direção mais clinicamente orientada.

Embora a medicina vienense fosse geralmente conhecida pelo pessimismo terapêutico, os médicos que se juntaram a Freud em 1902 haviam todos estudado com figuras como Nothnagel e Krafft-Ebing e estavam curiosos a respeito de tratamentos como aqueles à base de calor, ar, água e eletricidade. Muitos deles haviam demonstrado um sério interesse pelos tratamentos dinâmicos nos quais os franceses haviam sido pioneiros; fazia sentido para eles, então, procurar o representante vienense desses tratamentos psíquicos. Freud lhes oferecia a esperança de outra forma de cura.

Ele também oferecia algo mais para esses homens. Embora houvesse muitas terapias médicas estranhas pairando por aí em 1900, poucas eram tão altamente teorizadas como a de Sigmund Freud. Por volta de 1900, Freud havia vinculado suas ideias não apenas ao trabalho de Charcot e Janet, mas também ao de Brücke, Helmholtz e Fechner. Ele possuía uma explicação detalhada e determinística de como a sua terapia funcionava, e um complexo modelo da mente radicado em psicologia descritiva, biofísica e psicofísica. Graças a esse ambicioso e nuançado modelo, Freud oferecia aos seus seguidores não apenas um aumento da eficácia clínica, mas também um novo sopro às suas identidades de cientistas naturais. Ao seguir Freud, os refugos da torre de marfim poderiam alegar ser ativistas clínicos *e* cientistas naturais. Poderiam tratar a histeria e ser cientistas da mente.

Assim, nos últimos meses de 1902, uma meia dúzia de médicos foi parar na Berggasse, n. 19, para se juntar a Freud numa discussão sobre psicologia científica e neuropatologia. Logo em seguida vieram outros. Em 1903, Paul Federn entrou para o grupo depois de ser enviado a Freud por Nothnagel. Em 1905, o amigo de Federn, Eduard Hitschmann, entrou para a turma; e em 1906 chegaram mais três: um clínico geral chamado Alfred Bass; um fisioterapeuta, Adolf Deutsch; e Isidor Sadger, um hidroterapeuta. Eles chegaram em busca de novos tratamentos para os seus pacientes, e às vezes para eles próprios[16]. Formados na tradição alemã de medicina científica, adotaram o método freudiano como forma de tratamento, assim como de estudo do psiquismo. E então o pequeno grupo começou a crescer, conforme mais médicos foram chegando à casa de Sigmund Freud à procura de algo novo.

II.

Aos médicos da Sociedade das Quartas-Feiras iriam se juntar não médicos oriundos da agitação cultural vienense, pois, por volta de 1902, as teorias médicas de Freud – bem como as suas posições sobre degeneração, repressão e sexualidade – haviam começado a se infiltrar em debates mais amplos na vida política e social austríaca. Muitos concluíram que o Império Austro-Húngaro estava mal, e que medidas radicais precisavam ser impostas antes que essa enfermidade se mostrasse fatal. Talvez Freud, concluíram eles, tivesse um tratamento para o mal-estar daquela cultura.

Diferentemente desses reformadores do *fin de siècle*, Freud, um homem de meia-idade, era um liberal da década de 1860, crescido numa época em que essa filosofia política havia depositado grandes esperanças no progresso e no esclarecimento

Viena 135

racionais. Essa esperança começou a florescer depois que o Imperador Franz Josef estabeleceu a primeira estrutura parlamentar pan-austríaca, em 1861. O otimismo cresceu ainda mais depois da ascensão do Bürgerministerium[17] de 1867. Naquele mesmo ano, aos judeus da Áustria-Hungria foi concedida igualdade civil – o que, com efeito, permitiu que eles se deslocassem livremente e levou muitos deles para Viena. Em 1868, as leis católicas sobre o casamento foram revogadas, marcando ainda mais o poder da reforma liberal e o recuo da Igreja.

Muitos homens e mulheres da geração de Freud acreditavam que a sociedade pudesse ser mudada pelo poder da razão e da ciência. Quando Hermann von Helmholtz ministrou palestras públicas descartando o conhecimento baseado em autoridade tradicional não apenas sob a alegação de ser vazio, mas imoral, a sua mensagem se fez ouvir na Igreja e na Corte. Ele argumentava que apenas a ciência fornecia um meio legítimo para compreender o mundo natural, social e político[18]. Quando a teoria evolutiva chegou à Alemanha e à Áustria, esse desafio aumentou. No final dos anos 1860, Ernst Haeckel estava atacando ostensivamente a Igreja e deplorando a maneira como a superstição e a crença religiosa retardavam o progresso social.

Nas últimas décadas do século XIX, no entanto, as evidências de progresso racional no Império Austro-Húngaro começaram a ficar escassas. O colapso do mercado de ações vienense, em 1873, resultou numa onda de falências bancárias e bancarrotas, seguida por anos de recessão econômica. Durante esse período sombrio, partidos antiliberais e de massa foram se formando e apelando, não à liberdade individual e à racionalidade, mas às identidades étnicas e nacionais de seus constituintes. Muitas vezes anticapitalistas e antissemitas, alguns populistas culpavam os judeus pela quebra do mercado de ações de Viena – isso para não mencionar as políticas liberais que haviam levado os judeus para Viena como cidadãos. Cada vez mais, promovedores de ódio como Georg Ritter von Schönerer propunham uma forma virulenta de política antissemita e reacionária.

As esperanças luminosas dos liberais da velha guarda começaram a embotar à medida que a reforma social foi sendo recebida pela ira populista. Nem mesmo a universidade era um paraíso ao abrigo da maré crescente de ódio étnico. Em 1876, o famoso médico Theodor Billroth questionou a prática de admitir estudantes de medicina judeus oriundos da Galícia e da Hungria, caracterizando esses alunos como presunçosos, sem talento e não alemães[19]. Em 1889, os grêmios universitários desfiliaram os não arianos. Alguns anos depois, a assembleia geral das fraternidades austríacas proibiu os judeus de duelar, alegando que eles não possuíam honra para defender. Em 1896, a Liga Antissemita foi formada na Áustria para proteger os artesãos de perderem seus lugares para artífices judeus. Casos de libelo de sangue continuaram a ser apresentados contra judeus pelo sacrifício de crianças arianas, com um veredito de culpado sendo proferido em 1899. Para completar, o político antissemita, cristão e socialista Karl Lueger foi eleito para prefeito da cidade de Viena, em 1897[20].

Nessa atmosfera cada vez mais hostil, os liberais instruídos da geração de Freud se viram em apuros. Muitos haviam arreado as esperanças políticas para trabalhar como servidores públicos e especialistas. Como funcionários públicos, advogados, juízes, médicos e cientistas, comprometiam-se com a crença de que a razão levaria à reforma. Por volta de 1900, estavam com a confiança minada. Essa atmosfera constituía o pano de fundo para as encarniçadas tentativas de Freud para auferir o título de "professor" na Faculdade de Medicina. Foi só quando um de seus ricos e nobres pacientes – que Freud apelidava cinicamente de "Peixinho Dourado" – interveio junto a oficiais do governo que o título lhe foi outorgado. Esse amargo episódio demonstrou que, a despeito de sua ênfase no mérito e nas realizações intelectuais, o liberalismo não contrariava de maneira eficaz nem o antissemitismo, nem os velhos métodos habsburgos de fazer negócios via riqueza, acesso e poder aristocráticos.

O que dera errado? No fim do século, os liberais tentavam dar sentido ao seu projeto fracassado. Uma explicação para o colapso da razão vinha da psiquiatria: a teoria da degeneração. O seu mais famoso expoente foi o judeu húngaro Max Simon Südfeld, que assinava como "Max Nordau". Formado em medicina, Nordau estudou com Charcot e se instalou em Paris, onde produziu resenhas políticas para jornais de língua alemã, bem como uma série de romances, peças e trabalhos de crítica cultural. Ele estava empenhado na crença de que a ciência levaria ao progresso social, e o desespero de que esse progresso havia sido atalhado incentivou o seu livro de 1892, *Entartung* (Degeneração)[21]. Uma obra de crítica social, *Entartung* parecia mais com um relatório de médico legista.

De acordo com Nordau, o *fin de siècle* europeu era caracterizado pela degenerescência, tal como manifestada pelos escritores e artistas que representavam a cultura. Eles aderiam ao irracional e ao místico, um traço muito perigoso, porque o conhecimento da realidade era crucial para a adaptação e a sobrevivência. Os degenerados do modernismo estético sofriam de uma espécie de insanidade moral; seu hedonismo sexual era infantil e egomaníaco; seus profetas, doentes como Ibsen, Tolstói, Wagner, Oscar Wilde, Zola e, mais centralmente, Friedrich Nietzsche. Graças a esses apóstolos da loucura, a degenerescência se havia tornado uma grave epidemia mental entre as classes urbanas instruídas. Se não fosse detida, Nordau previa que essa peste iria alastrar homicídios, suicídios, perversidade sexual, abuso de drogas e analfabetismo por toda a Europa[22].

Em seu indiciamento generalizado, Nordau não hesitou em impugnar a sua própria raça. Junto com Charcot, acreditava que os judeus eram desproporcionalmente degenerados. Para amenizar essa maldição hereditária, Nordau aconselhava pouco convincentemente a prática de ginástica. Outros divisariam soluções mais extremas; a crítica de Nordau foi retomada por antissemitas de direita que também enxergavam a degenerescência moderna como uma doença judaica. Eles convocavam uma *Lebensreform*[23] na qual os alemães renovariam seus seres interiores como arianos e rejeitariam a Modernidade, a industrialização e, acima de tudo, a moléstia carregada pelos judeus[24].

Desse modo, quando o jovem Sigmund Freud se posicionou contra a teoria da degeneração a serviço de lançar mais luz sobre o problema da neurose, ele também estava assumindo uma posição dentro de um debate político mais amplo acerca do colapso do liberalismo europeu[25]. A oposição freudiana à degeneração trouxe alguns

Viena   **137**

aliados improváveis para o lado dos velhos liberais, inclusive os próprios modernistas que Nordau acusava de semear doença. Esses escritores e artistas rejeitaram a noção de que eram eles o problema, e recorreram ao trabalho de Freud para, em parte, explicar a desordem ao seu redor.

Os modernos vienenses enxergavam diante de si uma cultura decadente limitada por tradições antinaturais e doentias. Garantidores do *status quo* durante muito tempo, os habsburgos haviam perdido rapidamente a autoridade. Embora Franz Josef tivesse conquistado muitos corações assegurando direitos iguais para as minorias, o suicídio de seu único herdeiro, o príncipe Rudolf, em 1889, acabou com qualquer esperança de que os habsburgos mantivessem o controle a longo prazo daquela que estava se tornando uma sociedade cada vez mais caótica. Por volta de 1900, os austríacos podiam até compartilhar certa afeição por seu monarca lelé e velhote, mas nada muito além disso. Quando o sufrágio masculino universal foi instituído, em 1907, o parlamento que surgiu dramatizou o fato de que a Áustria era o lar de um caldeirão étnico de alemães, italianos, polacos, tchecos, eslovacos, romenos, magiares, rutenos, croatas e eslovenos. O parlamento era composto por mais de trinta partidos diferentes, incluindo pangermanistas, sionistas, socialistas, socialistas cristãos e social-democratas. Os membros se dirigiam ao órgão em dez idiomas diferentes. Cada representante era autorizado a falar em sua língua nativa, muito embora – inacreditavelmente – não fossem fornecidos tradutores. As reformas liberais haviam levado a um governo parlamentar que se assemelhava à Torre de Babel[26].

Para alguns, isso simbolizava um dilema mais amplo. Dizia-se que ser vienense era ser um ponto de interrogação. Questões de nacionalidade, religião, língua e política foram todas contestadas. Não ajudou o fato de vozes proeminentes na ciência austríaca terem sugerido que o si-mesmo humano não tinha *lugar* ali. Ernst Mach havia afirmado que o si-mesmo nada mais era que um feixe estável de sensações díspares, uma extensão lógica dos métodos redutores da biofísica. Ao reduzir as qualidades psíquicas a suas quantidades energéticas, Mach havia tornado a identidade humana uma ilusão. Essa ideia foi retomada por um aluno seu, o romancista austríaco Robert Musil, que descreveu notoriamente um homem sem qualidades:

> Um habitante tem no mínimo nove caráteres, o profissional, o nacional, o estatal, o de classe, o geográfico, o sexual, o consciente e o inconsciente, e talvez ainda um caráter particular; reúne todos em si, mas eles o desagregam; na verdade, ele não passa de uma pequena cova lavada por muitos riachinhos.[27]

Musil acrescentou um décimo caráter, um espaço vazio invisível que tornava todos os outros irreais. E já que a irrealidade do si-mesmo poderia se tornar distinta e aparente, meditou Musil, foi bem o que aconteceu na monarquia austro-húngara.

Intelectuais de café e apóstolos do modernismo afirmavam que a culpa por esse estado de coisas era do peso da convenção religiosa e social, bem como do positivismo científico, que parecia produzir tão somente uma hiperracionalidade morta e estéril.

138   *Parte ii : Confeccionando os Freudianos*

Essa crítica foi mais poderosamente expressa no trabalho explosivo de Friedrich Nietzsche. Após perder a fé religiosa, Nietzsche caiu no feitiço de Arthur Schopenhauer e começou a conceber a si mesmo como um médico para uma cultura doente[28]. Animado pela crença de que a regeneração moral só viria de uma infusão do emocional e do irracional em um modo de ser que, caso contrário, seria convencional e semimorto, Nietzsche começou a dizimar crenças sociais e intelectuais. Para ele, os homens esclarecidos eram criaturas autoenganadoras que buscam constantemente aquilo a que chamam "verdade"; algo que, na realidade, era pouco mais que noções simplificadas e falsificadas destinadas a lhes oferecer alguma garantia num mundo caótico. Na base do conhecimento racional estava uma necessidade psicológica voraz e não dita. Em *A Gaia Ciência*, ele tentou construir uma ciência que atendesse essa necessidade e restituísse a saúde da cultura europeia:

> Eu espero ainda que um *médico* filosófico, no sentido excepcional do termo – alguém que persiga o problema da saúde geral de um povo, uma época, de uma raça, da humanidade – tenha futuramente a coragem de levar ao cúmulo a minha suspeita e de arriscar a seguinte afirmação: em todo o filosofar, até o momento, a questão não foi absolutamente a "verdade", mas algo diferente, como saúde, futuro, poder, crescimento, vida…[29]

Nietzsche lembrou seus leitores de que os humanos eram animais levados a conservar a espécie. Os imperativos da espécie exigiam pouco da consciência. Pensamento, sentimento, vontade, memória e ação inconscientes conduziam o comportamento humano. "O homem, como todo ser vivo, pensa constantemente, mas o ignora; o pensamento que se torna consciente representa apenas a parte mais ínfima [...]."[30] Em 1890, Nietzsche colapsou em Turim devido à sífilis terciária; ele iria morrer num manicômio dez anos depois, mas durante aqueles dez anos o seu trabalho começou a obter uma maior apreciação pública. Socialistas, anarquistas e progressistas alemães e austríacos atenderam, todos, ao apelo nietzschiano por libertação e adotaram a ética segundo a qual a saúde dos indivíduos vinha antes das regras convencionais, da ciência ou da moral da Igreja[31].

Em Viena, um dos principais defensores dessa libertação foi Hermann Bahr. Nascido numa família católica austríaca liberal, ele viajou para Paris e voltou mudado. Em vez de criticar o que os outros chamavam de "decadência", Bahr encarava isso como indicativo de uma virada para dentro, longe das tentativas pseudorracionais de retratar o mundo mecanisticamente. A decadência era uma guinada em direção ao sexual, ao psicológico, até ao si-mesmo psicopatológico[32]. O positivismo científico e a crença religiosa precisavam, ambos, ser substituídos pelo que Bahr chamava de "romantismo nervoso"[33]. Com foco no interior, Bahr esperava mapear o si-mesmo nervoso moderno e o seu universo.

Bahr retornou para Viena e foi o centro das atenções no Café Griensteidl, que alguns apelidaram de "Café Grössenwahn" – ou "Café Megalomania". O seu trabalho crítico e literário foi avidamente seguido pela elite cultural. A jovem Alma Schindler,

Viena 139

que em breve se tornaria esposa do compositor Gustav Mahler, achou um dos romances de Bahr vazio e obsceno, mas bastante aprazível. "Nunca experimentei nada como os arrepios físicos de seus episódios mais indecentes"[34], escreveu ela em seu diário. Ao redor de Bahr reuniu-se um grupo de escritores que incluía Arthur Schnitzler, Hugo von Hofmannsthal, Felix Salten e Richard Beer-Hoffmann – que, coletivamente, ficou conhecido como os escritores da *Jung-Wien*, e juntos tornaram famoso o modernismo literário austríaco.

Enquanto Bahr clamava por uma virada para dentro, outro escritor da *Jung-Wien* atacava o mundo que tornou necessário um retraimento como aquele. Peter Altenberg (nascido Richard Englander) havia tentado Direito e Medicina antes de ser declarado neurastênico e inapto para o trabalho. Livre de responsabilidades, tornou-se o derradeiro boêmio, passando dia e noite em cafés, bebendo e cabriolando com prostitutas. Ele escreveu pequenos esquetes em prosa, assim como ataques às qualidades antinaturais da cultura vienense. Em 1897, Altenberg publicou uma coleção intitulada *Ashantee*, inspirada pelo estabelecimento de uma aldeia da África Ocidental no Zoológico de Viena. Os habitantes dessa aldeia se tornaram o seu arquétipo de homem e mulher, vivendo em harmonia com a natureza, livres dos efeitos patológicos de um passado de ouro habsburgo. Altenberg buscou descartar a ética convencional e retornar a uma primitividade natural; na direção desse objetivo, defendeu uma panóplia de medidas de saúde visando a uma libertação das vestimentas, especialmente das roupas íntimas femininas. Seu lema era: "Nunca se está pouco vestido o suficiente!"[35] Num inverno ele pegou pneumonia e morreu.

Bahr e Altenberg foram inspirações para uma geração que se havia tornado cínica em relação à aristocracia e à Igreja, e também perdido a fé nos ideais liberais dos seus genitores. "Ninguém sabia exatamente o que acontecia", escreveu Robert Musil acerca desse período; "ninguém podia dizer se seria uma nova arte, um novo homem, uma nova moral, ou talvez uma alteração nas camadas sociais. Por isso, todos diziam o que melhor lhes convinha. Mas por toda parte pessoas erguiam-se para combater as coisas antigas."[36] Algumas dessas tropas inquietas adotaram um si-mesmo erótico, nervoso, moderno; e, ao fazê-lo, esperavam por um modo de vida mais natural e saudável. Nesse esforço, encontrariam apoio, justificação e orientação na obra de Sigmund Freud. Quando a psicanálise freudiana começou a se enraizar em Viena, Viena começou a se enraizar na psicanálise.

III.

Freud acreditava que convenções opressivas em relação à sexualidade poderiam ocasionar enfermidades, e estava alarmado com os dilemas sexuais que os jovens enfrentavam por causa das exigências da sociedade. Dessa forma, ele encontrou uma causa em comum com um grupo crescente de reformadores sexuais em Viena. O escritor austríaco Stefan Zweig observou: "Não foi preciso muito tempo para que descobríssemos que todas as autoridades em quem confiáramos até então – escola, família, a moral pública – comportavam-se de modo estranhamente pouco sincero nesse ponto da sexualidade. Mais ainda: que também de nós exigiam segredo e falta de sinceridade."[37] Quando se tratou de pressionar pela reforma sexual, eticistas, feministas, estetas boêmios e críticos foram todos atraídos pelo dr. Freud, e utilizaram suas ideias para conferir peso científico aos seus argumentos.

Eles precisavam de reforço porque os reformadores estavam enfrentando um inimigo formidável na Áustria: a Igreja Católica. A doutrina católica definia o sexo fora do casamento como um pecado, mas o segredo conhecido por toda gente era o de que o sexo extraconjugal era um negócio que, em Viena, ia de vento em popa. A cidade abrigava o que Zweig chamou de "imenso exército" de prostitutas[38]. Alguns argumentavam que as práticas sexuais sigilosas eram a única coisa que segurava as pontas das falsas aparências de uma classe média moralista e monogâmica. Em 1912, uma sondagem pediu aos estudantes de medicina vienenses que revelassem o seu primeiro parceiro sexual: 4% nomearam uma potencial cônjuge; 17%, uma empregada ou garçonete; e 75% confessaram terem sido iniciados na vida sexual por uma prostituta[39].

Os debates sobre ética sexual também expandiram para abranger a dita Questão Feminina. O liberalismo austríaco havia oferecido aos homens a promessa de autonomia e autorrealização; porém, na Áustria católica, as mulheres não haviam recebido as mesmas oportunidades. Elas não podiam aceder a categorias profissionais, receber formação universitária ou votar. Deviam se casar, criar os filhos e ser monogâmicas, não importa o que os maridos fizessem. E não deviam mostrar muito interesse por sexo. O costume da classe média forçava as mulheres a esconderem seus corpos sob camadas de vestuário, e impingia uma ignorância a respeito da sexualidade nas meninas, tudo na esperança de manter a noção de uma mulher virtuosa e assexual. As mulheres que reconheciam os seus anseios eróticos eram vistas como aberrantes. Jovem e angustiada, Alma Schindler escreveu em seu diário: "Uma maldição sobre mim e meu temperamento sensual..." E depois: "Por que sou tão irrestritamente licenciosa? Eu *anseio* por estupro! – Seja quem for."[40] As jovens histéricas de Freud vinham desse mesmo mundo abafado.

No final do século XIX, as restrições sobre as mulheres começaram a ser desafiadas. Em 1897, a Universidade de Viena abriu as portas para elas, embora as católicas fossem desencorajadas a estudar medicina, onde teriam de ver homens nus[41]. Ao mesmo tempo, os movimentos de emancipação feminina começaram a brotar, guiados por vienenses como Rosa Mayreder, Grete Meisel-Hess, as irmãs Eckstein e Bertha Pappenheim, assim como a berlinense Helene Stöcker[42]. Algumas das primeiras feministas eram proletárias radicais que buscavam emancipar as mulheres clamando por uma nova ordem socialista, enquanto outras eram reformadoras de classe média. Grete Meisel-Hess era uma socialista que argumentaria que o capitalismo e a moral sexual contemporânea estavam adoecendo homens e mulheres[43]. Liberais mais tradicionais como Stöcker e sua Liga para a Proteção das Mulheres, assim como Bertha Pappenheim e a sua Federação de Mulheres Judias, estavam ali para deter a exploração sexual de mulheres que ocorria por meio da prostituição e da escravidão branca. Todas viam

Viena

os papéis tradicionais das mulheres como injustos. Algumas, como Meisel-Hess, contariam com a ideia freudiana de repressão para auxiliar em seus argumentos. Duas outras proeminentes feministas conheciam bem as teorias de Freud, pois tiveram um papel na criação delas. Bertha Pappenheim era a "Anna O." de Breuer, e Emma Eckstein foi uma das primeiras pacientes de Freud[44].

Os escritores da *Jung-Wien* também assumiram a causa das mulheres, mas a partir do seu próprio ponto de vista. Peter Altenberg vislumbrou uma nova relação entre os sexos na qual as mulheres não fossem sexualmente aviltadas, reprimidas ou exploradas. Num conto que data de 1896, chamado "Die Primitive" (Os Primitivos), ele descreveu ter ficado com uma mulher que falava de seu desejo sem nenhuma vergonha, como se ela fosse "a Terra no Período Cretáceo"[45]. Despudoradamente, ela tirou as roupas dizendo: "Eu amo o meu corpo e o trato como algo sagrado." Pela primeira vez, exclamou o narrador, essa mulher teve uma experiência de liberdade e compreensão com um homem, e não de exploração. Por quê? Porque o narrador compreendeu que o sexual, o corporal e o primitivo residiam no inconsciente de todas as pessoas. Ele havia concedido ao "'belo inconsciente' uma base filosófica, uma interpretação psicológica. Ele havia 'descoberto' o primitivo"[46]!

Esse acolhimento do sexual, do natural e do primitivo levou facilmente às afirmações freudianas relativas aos perigos da repressão sexual, e logo o médico se viu em meio às iniciativas por reforma. O divórcio era estritamente limitado na Áustria, como também o eram a contracepção e o aborto. Os críticos argumentaram a favor de novas leis para acabar com essa situação pouco salutar. Um incansável defensor dessa reforma foi Christian von Ehrenfels, amigo de Freud[47]. Para Ehrenfels, as exigências repressivas da civilização criavam uma dupla consciência. A civilização criou uma cisão patológica entre dia e noite, acima e abaixo, o socialmente sancionado e o sexual[48]. Para as mulheres, o problema era ainda pior, já que a civilização exigia que elas renunciassem a todos os impulsos sexuais, para não serem chamadas de prostitutas. Os homens, por outro lado, eram perseguidos pela crença cultural de que a monogamia era natural e, portanto, feitos para pensar que os seus impulsos sexuais poligâmicos eram malignos ou doentios. Fingindo ser virtuosos durante o dia, iriam se esgueirar até as prostitutas à noite, onde contraíam doenças venéreas. Ehrenfels escreveu que essa cisão psíquica havia sido descrita por Breuer e Freud, e podia ser curada pelo método por eles desenvolvido; mas ele também se perguntou quanto mais não poderia ser feito através de uma reforma sexual[49].

Em 1907, Ehrenfels foi além no seu livro *Sexualethik* (Ética Sexual), uma crítica da moral sexual contemporânea. Ele exigia uma nova ética baseada na poligamia. Citando Freud, argumentou que homens e mulheres haviam sido postos num vínculo impossível. Se os homens atendessem às demandas da civilização quanto à abstinência sexual, ficariam doentes. Os médicos eram compelidos a dizer aos rapazes para fazerem sexo ou correrem o risco de se tornarem neurastênicos. Muitas vezes, porém, os jovens moralistas relutavam em seduzir uma moça virgem; assim, depois de um grande tormento, acabavam na "cloaca da prostituição". Em vez de adquirirem um

142   *Parte ii : Confeccionando os Freudianos*

distúrbio nervoso, contraíam sífilis. Era necessário um novo código moral baseado na seleção natural, que seria facilitada se os homens mais viris se reproduzissem com muitas mulheres. Portanto, a natureza (e Ehrenfels) favoreciam a "poligenia", na qual os homens mais vigorosos fertilizavam diversas mulheres – quer em relações monogâmicas em série, quer simultaneamente[50].

Ehrenfels enviou um exemplar autografado de *Sexualethik* para Freud, que anotou a obra cuidadosamente[51]. Em resposta, Freud iria publicar o seu próprio ensaio reformista em 1908, "A Moral Sexual 'Cultural' e o Nervosismo Moderno", deixando claro que ele compartilhava das preocupações acerca dos perigos generalizados da repressão[52].

Essencial à crítica de Ehrenfels era uma visão do estado natural das relações sexuais. Apostando na horda primitiva de Darwin, Ehrenfels argumentava que a poliginia era o caminho natural, mas outros defendiam que as mulheres é que haviam sido feitas para serem polígamas, não os homens. Diziam que a mulher, em seu estado natural, desfrutava livremente do seu desejo sexual, uma linha de pensamento que fez da prostituta a mulher natural e, portanto, uma figura de certa veneração. Felix Salten, o adorado autor do livro infantil *Bambi*, dedicou boa dose de energia a escrever anonimamente *Josefine Mutzenbacher*, uma obra pornográfica que detalhava, muitas vezes em termos heroicos, as peripécias e os traumas sexuais de uma cortesã[53].

Em Viena, a figura mais associada à idealização da prostituta era Karl Kraus. Ele começou sua carreira literária no círculo da *Jung-Wien*, antes de romper com o grupo e fundar o seu semanário mordaz, *Die Fackel* (A Tocha), em 1899. Do alto de sua posição editorial, Kraus sondava a cultura vienense, atacando impiedosamente os oponentes como o liberal *Neue Freie Presse*. No outono de 1902, Kraus empunhou sua caneta para expor a corrupta moralidade sexual de sua cultura. Homossexualidade, adultério, prostituição e sexo extraconjungal deviam ser legalizados, argumentava ele. Aborto e contracepção deveriam estar disponíveis. As mulheres de classe média não deveriam ter de padecer da hipocrisia de uma tradição que não lhes permitia liberdade sexual, enquanto os homens tinham permissão para fingir pureza moral durante o dia e vadiar à noite.

Embora algumas das aversões de Kraus fossem idiossincráticas, as suas opiniões sobre as mulheres e sobre a sexualidade não o eram. Como Schopenhauer, Nietzsche e outros, ele via os homens como a corporificação da racionalidade, e as mulheres, como a corporificação da emoção e do desejo animal. Kraus se opunha às feministas porque enxergava a mulher como salvadora do homem: a mulher natural e sexual redimiria os homens áridos. Essa glorificada figura de libertação não era a mãe, a irmã ou filha da família burguesa, mas a cortesã.

Pontos de vista semelhantes foram elaborados no alarmante trabalho de Otto Weininger[54]. Como muitos reformadores em Viena, Weininger era filho de uma família de judeus de classe média. Ele estudou na Universidade de Viena e se interessou pela filosofia e pela psicologia. Antes de fazer uma viagem a Paris com seu amigo Hermann Swoboda, para o iv Congresso Internacional de Psicologia, participou das palestras

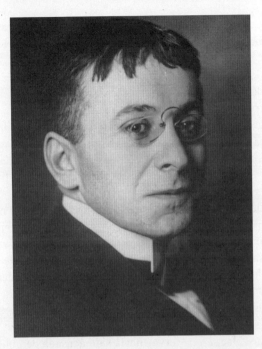

FIG. 10:
O escritor austríaco e editor do Die Fackel, Karl Kraus, 1908.

de Krafft-Ebing. Quando os dois amigos voltaram de Paris, Swoboda entrou em tratamento psicanalítico com Freud. A certa altura, contou a Weininger que seu médico acreditava que todos os humanos eram bissexuados. Com isso, dizem que Weininger bateu com a mão na cabeça e correu para escrever sua obra-prima.

Após a publicação de *Geschlecht und Charakter* (Gênero e Caráter), em 1903, Weininger se tornou uma sensação literária[55]. Para muitos, parecia que ele havia solucionado os enigmas da sexualidade humana e da identidade de gênero. Em seu livro, Weininger argumentava que todos os homens e mulheres eram parte masculinos e parte femininos, e que as razões dessas qualidades determinavam tanto o caráter de uma pessoa quanto o seu objeto de desejo sexual. Todas as pessoas buscavam um objeto que funcionasse dentro de uma proporção em relação às suas próprias qualidades masculinas e femininas – de modo a fazer, de um casal, um todo masculino e feminino. Utilizando essa teoria, Weininger também montou um argumento para a naturalidade da homossexualidade e da prostituição. O homossexual e a prostituta eram apenas diferentes amálgamas constitucionais entre o masculino e o feminino, que buscavam objetos com base nas necessidades de suas características.

Era difícil discernir o que masculino e feminino significavam agora que Weininger havia libertado esses conceitos do gênero. Para ele, no entanto, o verdadeiro feminino era pura sexualidade. O sexo para as mulheres era natural. A castidade era antinatural e impossível. Portanto: "a disposição e a inclinação para a prostituição são tão orgânicas numa mulher quanto a sua capacidade para a maternidade"[56]. Dois tipos de mulher (mãe e prostituta) podem estar mesclados; geralmente, porém, as mulheres eram poligâmicas, ao passo que os homens eram monogâmicos. As mulheres não tinham capacidade para a moralidade consciente ou a razão, mas em seu estado integralmente consumado, eram sexuais e irracionais – prostitutas.

Weininger argumentava que as suas ideias eram chocantes apenas porque a sociedade havia exercido uma influência perversora. Sem terem liberdade para viver naturalmente, as mulheres haviam sido traumatizadas. Citando a noção de Breuer e Freud, segundo a qual a histeria era resultado de trauma sexual, ele acrescentou que o trauma era causado pelo modo como as mulheres eram forçadas a se imbuir de noções masculinas da sua própria sexualidade. As mulheres civilizadas aprendiam a odiar a si mesmas por serem luxuriosas em segredo[57]. No fim, Weininger – de modo muito parecido com Schopenhauer – recomendou uma completa renúncia à sexualidade, até mesmo para a reprodução; ele publicou sua grande obra e cometeu suicídio logo depois, naquele mesmo ano. Após seu final trágico, ele se tornou muitíssimo popular entre os intelectuais europeus.

Kraus leu o livro de Weininger e ficou profundamente impressionado. Ele começou a brigar com os críticos que não conseguiam entender as mulheres e a sua natureza poligâmica; e, nesse espírito, em 1904, abordou o caso de Hervay[58]. Na cidade interiorana de Mürzzuschlag, *Frau* Hervay havia sido acusada de poligamia; durante o escândalo público que se seguiu, o marido dela, humilhado, cometeu suicídio. Após a publicação de um cáustico comentário sobre o caso, Kraus recebeu um cartão de visita, parabenizando-o pela "perspicácia, coragem e habilidade de apreender as amplas implicações de um pequeno caso"[59]. O cartão era de um médico vienense mais velho que possuía, ele próprio, bastante interesse na sexualidade.

O ENVOLVIMENTO DE Sigmund Freud com Kraus e outros reformadores sexuais vienenses ocorreu num momento crucial. Em 1904, Freud possuía uma reputação acadêmica e um pequeno séquito de médicos, mas não era famoso. Após seu rompimento com Breuer, e depois com Fliess, ele se sentia isolado[60]. Os médicos que se reuniam em sua casa e frequentavam suas palestras eram o seu único público. Seus livros não haviam tido muita saída: *Estudos Sobre a Histeria* levou treze anos para esgotar uma edição de 626 cópias, enquanto *A Interpretação dos Sonhos* levou oito para vender os seus seiscentos exemplares[61].

Então, de repente, esse médico liberal de meia-idade se viu acolhido por leigos que sonhavam com uma cultura nova. O mundo dessas pessoas não era a universidade, a clínica ou o laboratório, mas a cafeteria vienense, o ponto de encontro de artistas, escritores, reformadores e utópicos onde a refeição diária consistia nos muitos jornais que esses cafés disponibilizavam. Graças ao seu livro sobre sonhos, o nome de Freud começou a aparecer nesses jornais nos primeiros anos do século XX, mas o médico parecia indiferente. Ele possuía grandes esperanças de reconhecimento científico e

Viena   **145**

estava desapontado com a falta de reação que o seu trabalho havia gerado entre os colegas. Em 1902, ele se queixou: "Achei apenas duas resenhas em publicações especializadas."[62] Resenhas em jornais eram de pouco consolo. Em 1904, Freud começou a escrever uma série de ensaios sintetizadores no intuito de conquistar a comunidade médica, mas ainda professava uma orgulhosa falta de vontade de ir atrás das massas diretamente[63]. Quando Fliess sugeriu que o amigo vienense escrevesse um breve artigo sobre o livro dos sonhos para o *Neue Rundschau* (Novo Panorama) de Berlim, Freud lhe disse que não se rebaixaria a tomar medidas como aquela[64].

Apesar disso, Freud começou a se aproximar do público vienense. Em 1903, concordou com a publicação de textos breves no *Neue Freie Presse* (Nova Imprensa Livre), contribuindo com um total de cinco resenhas e um obituário no decorrer de dois anos[65]. Numa resenha, ele se posicionou de maneira eloquente como a voz de uma nova geração, desmerecendo um autor com as seguintes palavras: "Serve realmente como admoestação útil mostrar que muitas coisas consideradas 'evidentes' ou 'absurdas' por indivíduos de uma geração anterior são hoje tidas, inversamente, como absurdas ou evidentes."[66] O cartão de Freud para Kraus também pode ter sinalizado uma maior disposição para interagir com públicos não médicos. No interior da elite cultural de Viena, ler Kraus era algo obrigatório. Em seus cadernos, Alma Schindler voltou repetidas vezes ao tumulto em torno de Kraus e da sua mais recente diatribe; seus insultos contra o pintor Gustav Klimt, a ação judicial movida contra ele por Hermann Bahr, bem como a sua repetida selvageria contra figuras proeminentes[67]. Farsescas, brutais e muitas vezes hilárias, as opiniões positivas e negativas emitidas por Kraus eram devoradas pelos intelectuais de Viena.

Um dos seus alvos prediletos era a psiquiatria vienense. Depois de seu ensaio sobre o caso Hervay, Kraus mandou ver contra a psiquiatria forense. Ele estava horrorizado com os raciocínios indiscriminados que aqueles médicos utilizavam para internar pessoas em instituições psiquiátricas. Sobre o caso de Louise von Coburg, uma princesa considerada louca porque não amava o marido poderoso e aristocrata, Kraus escreveu: "A polícia e o exército possuem uma nova função: canalizar as pulsões sexuais em direções desejadas. Como resultado disso existe na Áustria um gabinete que pode ser chamado de Ministério do Ciúme. O Ministério não governa pela força nua; não envenena ou estrangula. Em vez disso, utiliza a psiquiatria."[68] Visto que Freud também desprezava o pensamento psiquiátrico tradicional no que se referia a essas questões, os ataques de Kraus criaram uma aliança entre os dois homens.

Em termos mais vitais, eles compartilhavam um interesse pela reforma sexual, fato que foi ressaltado quando Freud deu um depoimento público advogando por uma mudança nas leis de casamento. Em 1904, o governo austríaco havia designado uma comissão de inquérito para estudar a reforma. A Sociedade de Política Cultural – grupo de fabianos dedicados a uma síntese de socialismo e capitalismo – decidiu que iria conduzir uma investigação em paralelo[69]. Advogados e proeminentes feministas, incluindo Grete Meisel-Hess, foram solicitados a comparecer perante a essa outra comissão, e especialistas em assuntos sexuais e médicos foram convidados, inclusive Wilhelm Stekel e Sigmund Freud.

146 *Parte ii : Confeccionando os Freudianos*

As respostas do dr. Freud faziam o esforço de permanecer acima da disputa política. Ele se recusou a responder quaisquer questões que não estivessem diretamente relacionadas à sua *expertise* como médico. Numa série de respostas por escrito, no entanto, o médico especialista não escondeu as suas convicções. Acaso a poligamia sucessiva era coerente com as exigências das civilizações? Freud respondeu que poderia ser, e que uma mudança como essa na lei iria apenas sancionar condições que já existiam. A moralidade seria mais bem atendida pela legalização do sexo extraconjugal? Freud acreditava que sim. Um maior grau de liberdade sexual era a única maneira de realmente encorajar a moralidade, arriscou ele. Quanto às mulheres, Freud sugeriu que a plena igualdade entre os sexos era impossível por causa de seus diferentes papeis biológicos na reprodução. Argumentou, porém, que a indissolubilidade do casamento fazia um grande desserviço às mulheres, e defendeu a presença de representantes mulheres em todos os tribunais matrimoniais[70].

Freud foi mais expansivo sobre as consequências que a continência sexual apresentava para a saúde. Muitos médicos evitavam o assunto por medo de perturbar a ordem sexual vigente, mas a maioria dos homens achava impossível manter a abstinência por longos períodos. O dano físico de uma continência como essa era substancial e incluía uma disposição ao nervosismo. O dano psíquico era até mais prejudicial; minava "a autoconfiança, a energia e o arrojo". As mulheres podiam parecer capazes de abstinência sexual, mas isso era uma ilusão. Elas pagam um preço psicológico ainda maior (o que levou Freud, um ano depois, a alegar que havia justificação científica para a "emancipação das mulheres"[71]). Finalmente, Freud respondeu à explosiva pergunta de número 38. Se a abstinência não era física e psiquicamente possível, poderia o adultério em casamentos sexualmente extintos ser legitimado? Sim, respondeu Freud. Visto que a abstinência era patológica, "a existência de um casamento não é, em si mesma, motivo para obrigações sexuais quando o casamento já não cumpre a tarefa de satisfazer os instintos sexuais normais"[72]. A resposta de Freud pode ter sido reforçada pela sua experiência pessoal: após 1895, o casamento com Martha havia esfriado, e parece provável que em algum período depois de 1898 ele tenha tido um caso com a cunhada, Minna Bernays[73].

Para Karl Kraus, Sigmund Freud havia se tornado uma das poucas vozes da razão em meio a uma horda de psiquiatras corrompidos e ignorantes. Os leitores do *Die Fackel* (A Tocha) logo viram Kraus contrapondo a imoralidade generalizada dos psiquiatras com o bom-senso desse médico: "É preciso concordar com o prof. Freud quanto ao fato de que o lugar do homossexual não é nem a prisão, nem o manicômio", escreveu ele[74]. Em 1906, Freud se endereçou a Kraus calorosamente, escrevendo: "E encontrar meu nome mencionado repetidas vezes no *Fackel* é, presumivelmente, algo que se deve ao fato de os objetivos e opiniões do senhor coincidirem parcialmente com os meus."[75]

Seis semanas depois, Freud teve ainda mais razão para ficar contente. Em 21 de dezembro de 1905, os leitores do *Die Fackel* foram contemplados com a primeira resenha do novo livro de Freud, *Três Ensaios Sobre a Teoria da Sexualidade*. O resenhista não era um médico, mas sim um jovem escritor interessado em ética sexual. Em sua

Viena **147**

resenha, justapôs os *Três Ensaios* de Freud com uma obra do psiquiatra zuriquense August Forel. Já com certa idade, essa autoridade psiquiátrica suíça havia recomendado que os jovens assegurassem a saúde fazendo o possível para se livrar de pensamentos de cunho sexual[76]. "O tratado de Forel", comentou o resenhista, "não havia atingido suficientemente o nível em que a moderna ciência da sexualidade se encontra; Freud o deixara muito para trás."[77] Freud, continuava o crítico, questionou a moralidade e a metafísica convencionais que dominavam as culturas política e ética europeias, e assim forneceu a primeira descrição abrangente da fisiologia e da psicologia do amor.

Com seus vinte e três anos de idade, quem compôs essa brilhante resenha foi Otto Soyka. Soyka já havia escrito para Kraus uma crítica da psiquiatria, e dali a pouco contribuiria com uma outra acerca da moralidade sexual para o *Die Fackel*[78]. Em 1906, publicou *Jenseits der Sittlichkeits-Grenze* (Além dos Limites da Moralidade), o primeiro livro que utilizou a teoria psicossexual freudiana como base para uma nova ética sexual[79]. De acordo com Soyka, a única moralidade verdadeira do homem era a expressão de seus desejos e pulsões. Citando Freud, insistia que os desejos sexuais não eram apenas de procriação, e que as perversões sexuais não eram doenças[80]. Encorajava a homossexualidade como um instrumento educacional útil entre professor e aluno; queria que o masoquismo e a sodomia fossem aceitos[81]. Naquele ano, Soyka entrou para a Sociedade Psicológica das Quartas-Feiras, após ser indicado por Philipp Frey, um professor que, em 1904, havia acabado de publicar o seu próprio tratado, *Der Kampf der Geschlechter* (A Guerra dos Sexos)[82]. Embora Soyka logo fosse sair do grupo, ele foi seguido por outros que chegaram à Sociedade das Quartas-Feiras por meio dos debates sobre ética sexual.

Os elogios de Soyka em relação aos *Três Ensaios* foram compartilhados por uma líder feminista, Rosa Mayreder. Escrevendo no *Wiener klinische Rundschau* (Panorama Clínico Vienense), ela anunciou que Freud havia não só feito uma contribuição para os problemas da sexualidade, como também criado "sólidos fundamentos para uma nova teoria"[83]. Mayreder utilizou sua resenha para reiterar a posição que ela havia marcado em sua fria e devastadora *Zur Kritik der Weiblichkeit* (Crítica da Feminilidade)[84]. As noções acerca da mulher, em sua maioria, possuíam uma coisa em comum, observou ela: eram escritas por homens. Esses esboços – abstratos, contraditórios, e muitas vezes absurdos – eram, todos eles, projeções masculinas, invenções fantásticas da mulher como objeto de fetiche sexual[85].

A seu ver, Freud era diferente. "Pouquíssimos observadores foram capazes de se livrar dos preconceitos convencionais e oferecer aos seus estudos um verdadeiro valor científico", comentou Mayreder[86]. Ela elogiou Freud por resistir à "pseudopsicologia convencional e à sua irmã gêmea, a pseudomoralidade convencional". Freud oferecia uma profunda intelecção da sexualidade ao sugerir que a repressão caracterizava a psicologia da mulher[87].

Juntamente com o entusiasmo dos reformadores, os *Três Ensaios Sobre a Teoria da Sexualidade*, de Sigmund Freud, foram calorosamente endossados por seus colegas médicos. "Todos os pais e educadores devem fazer o seu dever de se familiarizar com as teorias do autor", escreveu um deles[88]. O respeitado sexólogo Albert Eulenberg ofereceu o comentário de que o brilhante Freud havia produzido uma "ótima safra"[89]. O psiquiatra suíço-estadunidense Adolf Meyer disse que o livreto era "essencial"[90]. Com os *Três Ensaios*, Freud impressionou neurologistas, psiquiatras e sexólogos, assim como críticos culturais e reformadores sexuais. Esse pequeno livro mostrava a sua habilidade de entrar em debates, procurar as falhas nas diferentes posições, e então apresentar novas sínteses surpreendentes. Ele já havia feito isso antes noutros domínios, mas essa foi a sua realização mais espetacular; e o seu sucesso cruzou os limites da categoria e alcançou um maior número de leitores.

A publicação dos *Três Ensaios* fez de Freud um herói na cena dos cafés vienenses. Ela o colocou no centro de uma rede de artistas, escritores, jornalistas, feministas e reformadores que acreditavam que a decadência da Viena dos habsburgos não se devia à hereditariedade degenerativa, mas sim a séculos de regras e normas pouco salutares. Acolhido por aqueles que queriam curar a cultura, Freud começou a responder a suas aberturas. Ele considerou recrutar mais intelectuais para a Sociedade Psicológica das Quartas-Feiras. Max Graf lembrou que Freud chegou a almejar o interesse do líder dos escritores da *Jung-Wien*, Hermann Bahr[91]. Isso nunca chegou a acontecer, mas Freud logo travou correspondência com um membro igualmente famoso desse grupo, Arthur Schnitzler.

Ex-médico, Schnitzler havia voltado suas energias à escrita e aos prazeres da vida como um boêmio frequentador de cafés e mulheres. Suas peças sondavam destemidamente as hipocrisias e as dores da ética sexual convencional, e muitas vezes provocavam indignação. Em 1906, Schnitzler reconheceu publicamente a influência de Freud sobre a sua obra, e o professor ficou entusiasmado. Ele escreveu ao dramaturgo:

> Há muitos anos tenho consciência da concordância de longo alcance que existe entre os seus e os meus pontos de vista quanto a algumas questões eróticas e psicológicas, e recentemente encontrei a coragem para enaltecê-la de modo expresso [...]. Pois pode imaginar o quanto me alegraram e honraram as linhas nas quais me diz que também meus escritos geraram no senhor semelhante excitação.[92]

Com médicos indo até Freud atrás de novas ferramentas terapêuticas e reformadores sexuais acolhendo os seus estudos psicossexuais como peça-chave para a reforma social, parecia que a espera de Freud por reconhecimento havia chegado ao fim. Foi então que veio o escândalo. De repente, no verão de 1904, Wilhelm Fliess escreveu ao antigo confidente depois de anos de silêncio. Ele havia cruzado recentemente com *Geschlecht und Charakter* (Gênero e Caráter), de Otto Weininger, no qual, para o seu horror, descobriu a sua teoria da bissexuação apresentada pelo autor. Visto que o amigo de Weininger, Hermann Swoboda, havia sido paciente de Freud, acaso Freud estaria de alguma forma envolvido nesse plágio? Teria ele arruinado a chance de o médico berlinense alcançar a fama? Freud respondeu que havia utilizado a ideia da bissexuação no tratamento de Swoboda. Se ele passou a ideia adiante para o amigo, o que Freud poderia fazer a respeito?[93]

Viena **149**

Fliess recusou-se a abandonar o assunto. Acaso era verdade, como o seu amigo em comum com Freud, Oskar Rie, lhe havia dito, que Freud tinha lido o livro de Otto Weininger ainda no manuscrito? – perguntou o médico berlinense. Encurralado, Freud admitiu ser verdade, dizendo que havia se esquecido dessa leitura, e reconheceu que o esquecimento representava um desejo inconsciente de roubar as ideias de Fliess. Com essa admissão, a correspondência entre Sigmund Freud e Wilhelm Fliess chegou ao fim[94]. Ainda assim, Fliess não deixaria o assunto morrer. Em 1906, quando Freud estava ganhando elogios de Karl Kraus, Arthur Schnitzler, Rosa Mayreder e Albert Eulenberg, Fliess publicou em livro um detalhado relato atacando o ex-amigo como mentiroso e plagiador, e reforçando a sua acusação por meio da publicação da carta derradeira e autoincriminatória de Freud[95].

Foi um momento perigoso para Freud, que já era um homem marcado por escândalos científicos além da conta. Mas agora ele tinha amigos poderosos na imprensa. Escreveu a Karl Kraus, esperando encontrar um espectador solidário. Quando o caso eclodiu, Kraus abafou as acusações de Fliess e apoiou Weininger e Freud. Depois, Freud admitiu que Kraus havia sido vital para a construção do movimento psicanalítico, embora por muitos anos o professor fosse ter diversos motivos para lamentar a sua ligação com essa cáustica figura[96].

IV.

Com a disseminação do prestígio de Freud, a Sociedade Psicológica das Quartas-Feiras cresceu. Em 1906, o grupo contratou um secretário para redigir uma ata formal. A essa altura, a Sociedade já não era mais o grupo aconchegante e informal que Wilhelm Stekel havia retratado em 1902 – cinco médicos se reunindo na casa de um neurologista proeminente, conversando sem pressa sobre charutos e questões de ordem sexual[97].

Em 1906, a adesão ao grupo havia crescido rapidamente e já estava em dezessete, chegando a 22 dentro de poucos meses. Esses homens agora se reuniam para uma apresentação científica seguida de uma discussão formal, de que se esperava que todos os membros participassem. A última palavra era reservada a Freud; mas, fora isso, essas reuniões não eram exclusivamente centradas no professor. Diferentemente de suas palestras na universidade – onde Freud comandaria o palco, lecionando e lançando perguntas para o público –, o professor não fazia discursos na Sociedade, tampouco apresentava o seu próprio trabalho com muita frequência. Em vez disso, a Sociedade Psicológica das Quartas-Feiras facultava a uma série de pessoas a participação ativa juntamente com Freud, pensando em voz alta, debatendo e engajando-se naquilo que se havia tornado uma ampla apreciação de tudo o que era psicológico.

Entre os novos recrutas estavam médicos como Adolf Deutsch, Paul Federn e Eduard Hitschmann, bem como escritores e intelectuais como Max Graf, David Bach e Hugo Heller. O membro da sociedade que mais possuía influência no universo da cultura vienense era Heller. Editor e livreiro, ele era grande apoiador dos escritores da *Jung-Wien* e dos artistas secessionistas. Mais tarde, ao precisar de um editor para lançar publicações no campo da psicanálise, era Heller que Freud iria recrutar.

Quando o novo secretário, Otto Rank, empunhou a caneta em 1906, ele registrou tanto o livre fluxo de ideias quanto o fluxo igualmente desinibido de veneno que escorria pelas reuniões. Ataques *ad hominem* eletrizavam a atmosfera da sociedade. Anos depois, Freud lamentou o fato de o grupo não ter sido capaz de deixar de lado as hostilidades pessoais e trabalhar junto sem percalços[98]. Mas essas hostilidades eram continuamente inflamadas pela confusão acerca dos métodos e propósitos do grupo. Era um grupo dedicado à *Naturwissenschaft* ou à *Geisteswissenschaft*[99], ou a alguma terceira via ainda não descoberta? Que tipo de conhecimento estavam buscando e que tipo de práticas apoiariam? Além disso, não havia consenso quanto ao papel de Freud. Acaso se tratava de um grupo que se havia reunido para aprender com o professor? Eles eram seus alunos, ou se tratava de um grupo de pesquisadores independentes que se haviam reunido por causa dos interesses que compartilhavam com Freud?

A ausência de acordo foi dramaticamente revelada quando a Sociedade foi convidada a se definir. Em janeiro de 1907, Max Eitingon foi para Viena como emissário da renomada clínica Burghölzli, em Zurique, onde se havia instalado um interesse pelos escritos de Freud. Eitingon esperava dar corpo aos pontos de vista da Escola de Viena. Perante os membros reunidos da Sociedade das Quartas-Feiras, ele pediu que pensassem sobre a causa da neurose, a essência do tratamento psicanalítico, e os tipos de resultado que poderiam ser esperados desse método clínico. Conforme ouvia as respostas oferecidas, Eitingon foi ficando cada vez mais consternado.

A vasta gama de respostas que brotaram dos membros da Sociedade era nada menos que impressionante. Na clínica de Charcot, um visitante poderia esperar ouvir as ideias charcotianas elaboradas por médicos principiantes. Um médico da geração de Freud, August Forel, descreveu como os alunos na faculdade de medicina tomavam muito cuidado para não contradizer os professores[100]. Eitingon veio de Zurique para escutar as ideias do professor Freud, explicadas pelos membros da sua escola. Na casa do professor, porém, todo mundo tinha a própria opinião particular. A psicanálise era profilática, ou talvez curativa, ou talvez educativa. Quanto à etiologia da neurose, um apontava para a disposição constitucional; outro, para a libido perversa anormalmente aumentada e a sífilis familiar; um terceiro, para órgãos defeituosos; um quarto, para o trauma sexual; um quinto, para o conflito psíquico generalizado; e um sexto, para os resíduos psíquicos do nascimento. O visitante de Zurique ficou tão exasperado que começou a argumentar com seus anfitriões, dando a entender que estavam diluindo aspectos específicos e potencialmente poderosos da teoria freudiana[101].

O professor teve a palavra final. Ele reiterou seu ponto de vista de que o conflito psicossexual causava neurose e não comentou sobre o fato de que a maior parte da Sociedade das Quartas-Feiras ou não aceitava ou não entendia a sua posição. Freud então voltou sua ira para o visitante: "A pergunta do sr. Eitingon transparece, pelo visto, a recusa teórica da etiologia sexual das neuroses sustentada pela Escola de Zurique."[102] Se era verdade que a simples indagação de Eitingon, tal como registrada,

Viena

não assumia a sua etiologia sexual, ela tampouco negava à sexualidade um papel – como haviam feito explicitamente, naquele mesmo encontro, muitos dos seguidores vienenses de Freud. Agindo como se houvesse consenso no interior de seu próprio grupo, Freud partiu para a ofensiva contra o forasteiro, reforçando um senso de unidade no grupo vienense.

Mas não havia como esconder: o visitante tinha revelado que a Sociedade das Quartas-Feiras era uma confederação informal de hereges. Os membros não compartilhavam das mesmas teorias e sequer advogavam pelos mesmos métodos de pesquisa. Freud havia criado – e ainda estava modificando – um inovador e inventivo modelo de estudo dos fenômenos mentais. Talvez tenha sido a parte mais incomum e original de sua contribuição até então, mas os membros da sua Sociedade possuíam as suas ideias metodológicas próprias. Alguns diziam que a abordagem psicanalítica consistia no fortalecimento do campo do psiquismo por meio de uma espécie de treinamento psíquico; outros insistiam em fazer do paciente o seu próprio terapeuta; alguns seguiam Freud ao enfatizar a transferência, ao passo que outros acreditavam que a análise abluía os resíduos insalubres feito um tratamento psíquico hidromineral[103].

Essas disparidades entre os membros da Sociedade devem ter sido algo particularmente decepcionante para Eitingon, porque, em 1907, captar a técnica clínica de Freud não era uma tarefa fácil. Em Viena, os membros da Sociedade tinham a vantagem de poder frequentar os atendimentos oferecidos por Freud às segundas-feiras, quando podiam lhe apresentar casos para supervisão. Mas nos encontros da Sociedade, a técnica psicanalítica não era um foco de discussão habitual. Wilhelm Stekel acreditava que as questões de técnica não podiam ser transformadas em leis e deviam ser feitas sob medida para cada paciente. Alfred Adler expressava a opinião de que o método psicanalítico nunca poderia ser ensinado. Freud discordava, expressando a esperança de que o método psicanalítico pudesse ser aprendido e se tornasse algo estabelecido, "uma vez que a arbitrariedade dos psicanalistas individuais é refreada por regras testadas"[104].

A Sociedade das Quartas-Feiras era uma miscelânia de opiniões arbitrárias com algumas regras testadas. Além do mais, não existia nenhuma diretriz clara para averiguar opiniões diversas, para que se pudesse insistir nelas ou rejeitá-las imparcialmente. Eles não possuíam um método estável e não podiam desenvolver princípios explicativos que não lhes exigissem constantemente um bocado de explicação. Os problemas de desenvolver um método comum estavam soterrados sob a excitação da descoberta. Freud estava trabalhando avidamente para solidificar a sua teoria da psicossexualidade; no caso de um menino que ele chamou de "Pequeno Hans", por exemplo, o médico não estava muito preocupado com o potencial conflito envolvido no fato de que Max Graf era não apenas o analista, mas também o pai da criança[105]. De igual maneira, no caso de Ernst Lanzer, Freud não se sentiu compelido a discutir os extraordinários problemas técnicos que surgiram. Quando ele tentou interpretar a dinâmica psicossexual de Lanzer, o paciente o xingou "do modo mais grosseiro e vil", vomitando fantasias de profanação do médico e de sua filha[106]. As diatribes de Lanzer eram como a sujeira que continuava a se acumular no microscópio de Freud; a única coisa que o cientista fazia era continuar limpando.

Na pressa da exploração, a forma como se viajava parecia menos importante do que chegar ao destino. Na Sociedade, Freud e os demais desembestavam numa miríade de direções, rumo aos confins da psicopatologia e aos passados de seus pacientes. E para eles, assim como com muitos revolucionários, os meios eram menos importantes que os fins.

EMBORA AS QUESTÕES de método tenham permanecido soltas e indefinidas por algum tempo, o caráter amplamente aberto da Sociedade Psicológica das Quartas-Feiras em Viena começou a mudar entre 1906 e 1908. Um conjunto de regras, algumas delas implícitas, surgiu para controlar que tipos de reivindicação eram aceitáveis nessa comunidade. Esses padrões se apresentariam após uma série de conflitos declarados, dos quais o primeiro envolveu Wilhelm Stekel. Stekel era um dos poucos membros que, de fato, praticava a psicanálise clínica. Sua experiência clínica ocasionou uma crise na Sociedade, pois representou uma provocação direta à autoridade de Freud e forçou o grupo a decidir exatamente até onde essa autoridade se estendia.

Stekel era um escritor prolífico e, em 1907, escreveu um panfleto popular sobre a causa do nervosismo. Quando o grupo das Quartas-Feiras leu o livro, eles descobriram que Stekel afirmava que todas as neuroses estavam baseadas no conflito psíquico. O que poderia parecer *plus Freud que Freud*[107] era, como um membro pontuou causticamente, uma contradição com as crenças do professor[108]. O fato é que Freud asseverava que, diferentemente das psiconeuroses, as neuroses atuais (neurastenia e neurose de medo) se deviam a distúrbios puramente sexuais, e não possuíam nenhum envolvimento psicológico. Na Sociedade, a visão contraditória de Stekel foi recebida com desdém. Inaugurando uma crítica que, feito o conhecido gênio, seria difícil de colocar de volta na garrafa, Rudolf Reitler declarou que a teoria stekeliana da neurose era, isso sim, um sintoma da neurose de Stekel. Ao negar as reais causas sexuais, ele havia sucumbido ao recalcamento[109].

Freud não retomou esse ataque pessoal; na qualidade de médico de Stekel, não poderia tê-lo feito sem violar os direitos de confidencialidade do paciente. Em vez disso, acusou Stekel de não acompanhar seus avanços. As neuroses – quer as atuais, quer as psiconeuroses – eram todas baseadas em questões sexuais, mas apenas algumas se baseavam no conflito psíquico, explicou Freud pacientemente. Vencido, Stekel confessou ter escrito a brochura num estado de grave depressão.

Na reunião seguinte, Stekel se esforçou muito para provar sua boa-fé. Quando Alfred Meisl apresentou uma comunicação sobre a vida instintual – comunicação na qual distinguia entre instintos de fome e de amor –, Stekel malhou o autor por não reconhecer a prioridade autoral de Freud e acrescentou que, na comunicação, o que era bom não era original. Repetindo a linha do ataque que Reitler havia desferido sobre ele, Stekel argumentou haver "recalques pessoais do autor por trás dos 'componentes

Viena **153**

assexuais da pulsão de autoconservação' postulados por Meisl"[110]. Por fim, Freud se viu mobilizado a defender o pobre Meisl, que nunca mais apresentou nada e, pouco tempo depois, deixou de ser membro do grupo.

A dureza e a qualidade invasiva desses ataques tiveram um efeito. Alguns membros nunca ousaram apresentar nada para o grupo. Outros fizeram o possível para evitar comentar algo durante o debate. Não era simples. A Sociedade tinha o costume de passar uma urna cheia de papeizinhos numerados. Cada membro devia tirar um número do pote e então, na ordem, debater a apresentação. Quando a urna dava as caras, logo se viam as costas de uma série de membros reticentes, que iam embora correndo antes de serem forçados a falar.

As atas da Sociedade poupam a Freud muito da culpa pela vituperação. Elas mostram um Freud que – dados os padrões autoritários para os professores de medicina em sua cultura – era razoavelmente caridoso com os pontos de vista dissidentes, e muitas vezes curioso acerca de sugestões inovadoras ou até bizarras. No debate com Stekel, no entanto, Sigmund Freud mostrou um outro lado, fazendo grandes esforços para acachapar a teoria do rival. E a despeito da bronca, Wilhelm Stekel recusou-se a recuar de sua afirmação de que todas as neuroses – inclusive as ditas neuroses de medo – deviam-se ao conflito psíquico. Além disso, ele acreditava ter evidências para respaldar sua alegação.

Um caixa de banco angustiado havia ido se consultar com Stekel por volta de 1907. O homem ficava apreensivo de atravessar uma praça pública. Quando diante dela, sentia-se inundado de medo e voltava para trás. De acordo com as teorias freudianas, essa fobia e o pânico que a acompanhava tinham de se dever a uma disfunção sexual na vida atual do caixa, talvez abstinência sexual ou coito interrompido. Depois de procurar em vão por uma causa como essa, Stekel começou a vasculhar por uma origem psicológica. Descobriu que o homem nunca havia se apaixonado, o que levava a presumir uma fixação parental. Então ele descobriu que o objeto dessa fixação, a mãe do homem, estava gravemente doente. Atormentado pelo fato de não poder custear o tratamento que o médico dela havia prescrito, o caixa desenvolveu um conflito psíquico devido ao seu impulso de roubar o dinheiro do banco em que trabalhava e salvar a amada mãe, e então fugir – atravessando não apenas a praça, mas o oceano – para a América. Tornando conscientes esses embates inconscientes, Stekel relatou que havia curado o homem de sua fobia. Stekel também alegava ter efetuado curas similares noutros dois casos"[111].

Num laboratório, mesmo o mais ditatorial dos professores pode ser forçado a mudar de opinião: Forel lembrava ter realizado um experimento que refutava as teorias de um dos seus professores, e o professor, embora enfurecido, não teve como não se convencer depois de repetir os experimentos do aluno[112]. Na medicina clínica, no entanto, não havia essa possibilidade. A palavra de um médico, segundo a qual ele havia curado um paciente considerado incurável, era a coisa disponível mais próxima da validação científica para uma terapia. As curas de Stekel deslocaram o debate na Sociedade, passando da discussão teórica à ponderação de evidências. Uma vez que

Freud considerava as neuroses atuais incuráveis, ele não poderia contrapor as curas de Stekel com as suas próprias. Parecia que Stekel havia gerado evidências clínicas que iriam *forçar* a aceitação do público.

Com empolgação, Stekel contou a Freud que queria escrever um trabalho científico sobre o medo. Freud prometeu-lhe um prefácio; porém, como lembrou Stekel, havia uma condição: "deveríamos repassar por todo o livro juntos, para que eu não escrevesse algo que não estivesse de acordo com a teoria dele"[113]. Stekel concordou. "Estava orgulhoso de explicar a Freud o mecanismo psíquico subjacente a esses casos", lembrou ele[114]. Se Stekel estava contradizendo um aspecto da teoria freudiana, também estava ampliando outro e expandindo a fama terapêutica da psicanálise. Em suma, parecia uma notícia bem-vinda aos interessados em levar a terapêutica psicanalítica adiante.

Apesar disso, Sigmund Freud não estava satisfeito. Ele insistia que os casos de Stekel deviam ser mistos de medo e histeria, e que as suas curas extraordinárias eram, portanto, o resultado de um diagnóstico equivocado, bastante comum. Stekel foi embora desanimado. Quando voltou até Freud, o professor propôs um acordo. "Vou lhe dar o presente dos reis", disse Freud. "Chamaremos todos os casos em que o medo tem uma raiz psicológica de 'histeria de medo', ao passo que os casos em que o medo pode ser remontado a traumas da vida sexual serão chamados de 'neurose de medo'." Com isso, Freud começou a revisar o trabalho em andamento. Por vinte domingos, Stekel foi até a Berggasse, n. 19, com os manuscritos em mãos[115].

Stekel também levou suas ideias ao grupo das quartas-feiras, onde não escondia suas diferenças com o professor. O conflito psíquico, insistia ele, era essencial a todas as neuroses de medo; esses distúrbios eram o resultado de um conflito entre uma força de vida e morte, que ele chamou de "Eros" e "Tânatos"[116]. Stekel evitou um confronto direto com Freud observando que o caso que ele havia apresentado ao grupo incluía uma história de coito interrompido, mas ainda assim a sua comunicação foi mal-recebida. Federn achou inconcebível que todas as fobias pudessem estar baseadas em ideias sexuais recalcadas. Outros se queixaram de que Stekel os havia deixado confusos. Freud ofereceu este simples esclarecimento: os casos de Stekel estavam todos mal diagnosticados[117].

Algumas semanas depois, Stekel estava de volta, palestrando sobre medo. Mais uma vez, a sua apresentação foi malsucedida[118]. Depois de pouco mais de um mês, ele se levantou para falar para a Sociedade de novo, mas agora o seu tom havia mudado. Ele apresentou o caso de um cantor que não conseguia cantar, e deu ao homem um diagnóstico de histeria de medo. A resposta da Sociedade foi dramática. Um dos piores críticos de Stekel, Eduard Hitschmann, o aplaudiu. Freud também alardeou as virtudes de Stekel, elogiando a sua habilidade de penetrar na essência de um caso[119].

Quando Stekel publicou *Nervöse Angstzustände und ihre Behandlung* (Estados Nervosos de Medo e Seu Tratamento), em 1908, sobre ele se debruçariam leitores alemães que buscavam orientação acerca das nuances da teoria e do método psicanalíticos[120]. Ele descreveu o objetivo do tratamento como a suspensão do recalcamento e apresentou o processo de associação livre freudiano, o problema da resistência e as regras para

Viena

a interpretação de sonhos. O centro do livro era – de acordo com Freud – as diferenças entre neuroses de medo e histerias de medo. Stekel propôs obedientemente que o conflito psíquico só causava histeria de medo. No entanto, ele não conseguiu escrever uma introdução para a seção sobre histerias de medo, e depois alegou que Freud – de forma bastante apropriada, dadas as circunstâncias – escreveu aquelas páginas por ele[121]. As descobertas clínicas de Stekel haviam sido recategorizadas, redefinidas, e tornadas insignificantes. Lá atrás, em 1895, Freud havia estabelecido que a histeria era causada por conflito psíquico; dizer que uma entidade histérica mista também se devia a um conflito psíquico era mais do que óbvio. A humilhação de Stekel, no entanto, não parou por aí. Quando chegou a hora de Freud entregar um prefácio, ele fez algo tão morno que Stekel rejeitou não apenas uma, mas duas vezes. Então, logo antes da publicação, Freud pediu que Stekel excluísse toda a seção sobre histeria de medo; noutras palavras, excluísse a única parte do livro que, de certa forma, divergia da teoria freudiana publicada. Incapaz de confrontar diretamente o professor, Stekel conseguiu que o editor dissesse que era tarde demais para uma mudança como aquela.

Na Sociedade, Freud se havia mostrado disposto a tolerar visões teóricas dissidentes. Mas diferenças teóricas eram apenas isto: teóricas. Elas não tinham peso empírico e não podiam exigir aceitação dos demais. Com Stekel, o desafio era outro. As suas curas eram precisamente o tipo de evidência com que a maior parte da medicina clínica contava. Já não se tratava de uma disputa entre teorias. Caso não fossem contestadas, a Sociedade teria de aceitar as opiniões de Stekel.

Além disso, se Stekel estava certo, todo um conjunto de pacientes que Freud dizia serem intratáveis haviam sido proscritos incorretamente. Se Freud estivesse errado acerca dessas questões clínicas, o que isso significaria para as suas demais observações? O professor Freud defendeu vigorosa e habilidosamente a sua autoridade como mestre clínico e observador objetivo, deslocando o debate das evidências de Stekel para questões de juízo clínico. Identificar a diferença entre neurose de medo e histeria de medo era um juízo e tanto. O professor era aquele que, desde o início, havia separado a neurose de medo da vaga categoria de neurastenia, e ele era o clínico mais estimado do grupo. Stekel era um generalista, um vulgarizador, e um homem cuja mordacidade já lhe havia rendido inimigos na Sociedade. Ele não conseguia reunir evidências para provar que os seus casos não eram mistos de medo e histeria, e com o debate reestruturado dessa forma, o resultado era garantido.

Freud não parou por aí. Ele cooptou as inovações de Stekel e as incorporou em sua própria teoria. Nos anos por vir, Sigmund Freud empregaria sempre a mesma estratégia: quando contrariado, lutaria acirradamente para garantir a sua posição e, depois de repudiar o inimigo, incorporaria tacitamente aos seus modelos sempre em expansão os aspectos da contestação que ele mais admirava. O campo freudiano acumulou muitos oponentes vencidos – dentre eles, Wilhelm Stekel. Em 1909, Freud anunciou que todas as fobias – antes atribuídas à neurose de medo e à disfunção sexual real – eram, na verdade, casos de histeria de medo. "Sugeri [a designação] ao dr. Wilhelm Stekel quando ele empreendeu a descrição dos estados nervosos de medo", escreveu Freud[122].

Ele esperava que esse diagnóstico fosse amplamente utilizado, agora acreditando que a histeria de medo era o mais comum de todos os distúrbios psiconeuróticos. O que antes era impossível tornou-se onipresente.

As afirmações de Stekel acerca da cura das neuroses de medo haviam sido entrelaçadas à teoria freudiana por meio de um reetiquetamento criativo. Discretamente, Freud havia puxado para a sua própria teoria o que era novo no trabalho de Stekel; e, ao longo desse processo, não deu o braço a torcer. A sua teoria das neuroses atuais permaneceu inconteste. Sua *expertise* clínica estava intacta. Para ele, tratava-se de um resultado vantajoso para ambas as partes. O mesmo não podia ser dito de Wilhelm Stekel.

O TRATAMENTO BARRA-PESADA com Stekel ajudou a definir o que era e o que não era aceitável entre os freudianos vienenses. Não se podia – ao que pareceu – questionar a autoridade clínica de Freud, a sua veracidade como observador empírico ou as suas afirmações terapêuticas. Porém, contestações mais abstratas e teóricas eram outra história, como ficou claro a partir da recepção oferecida a Alfred Adler pela Sociedade das Quartas-Feiras.

Depois da faculdade de medicina, Adler havia aberto um consultório no segundo distrito de Viena, uma região operária onde a sua clientela diferia dos abastados pacientes que frequentavam as clínicas de Breuer e Freud[123]. Atraído pelo socialismo, escreveu ensaios sobre a influência do entorno nas enfermidades; e foi nesse contexto que ele recorreu, pela primeira vez, ao trabalho de Freud[124]. Quando se juntou ao grupo das Quartas-Feiras a pedido de Freud, em 1902, Adler ainda nutria esperanças de retornar à medicina acadêmica.

No outono de 1906, Adler estava escalado para fazer uma apresentação acerca de um tópico arrolado como "Sobre a Base Orgânica das Neuroses". No fim, as atas do secretário registraram o título como "Sobre a Base da Neurose", mas na verdade o termo-chave era "orgânica"[125]. Pois essa comunicação era um prelúdio ao trabalho que Adler publicaria em breve, *Studie über Minderwertigkeit von Organen* (Estudo Sobre a Inferioridade Orgânica), no qual ele iria insistir na causa orgânica da neurose[126].

Adler considerava que a sua tese estava mais na tradição de Sigmund Exner e Ernst Haeckel que na de Sigmund Freud. Começando com as pulsões parciais que Freud atribuía às zonas erógenas, Adler imputou essas pulsões a vários órgãos do corpo e postulou um conflito entre *todas* as pulsões orgânicas e as exigências culturais postas sobre elas. Nesse modelo, muitas pulsões orgânicas podem entrar em conflito e ocasionar neurose. Adler fez uma fraca tentativa de dar prioridade à sexualidade ao dizer que todo órgão doente também estava secundariamente ligado a um órgão sexual doente, mas era difícil escapar à conclusão de que Adler havia, fundamentalmente, reescrito a teoria freudiana[127].

Além disso, a teoria adleriana era baseada na biologia degenerativa, a doutrina contra a qual Freud havia lutado por mais de uma década. Adler postulava que órgãos degenerados poderiam ser remediados por aquilo que ele chamava de

Viena

"sobrecompensação" cerebral[128]. Desse modo, Demóstenes, que era gago, tornou-se o maior orador na Grécia Antiga. Os músicos, argumentou Adler, geralmente possuem anomalias auditivas, e 70% dos pintores apresentam peculiaridades ópticas[129]. A partir desse raciocínio, defeitos orgânicos na infância e sobrecompensação cerebral eram regra na neurose.

Disso também se seguia que a teoria da libido era um erro. A inferioridade dos órgãos sexuais criava estruturas psíquicas hipertrofiadas que faziam com que a pulsão sexual persistisse fortemente na idade adulta. Uma pulsão sexual assim intensa não era algo normal: era uma sobrecompensação. Adler não fugiu das implicações desse entendimento:

> Devo afirmar que os interessantes fenômenos psíquicos de recalcamento, substituição e conversão, que Freud demonstrou em suas psicanálises e que eu também descobri serem os constituintes mais importantes das psiconeuroses, desenvolvem-se sobre a formação do psiquismo descrita acima, no caso das inferioridades orgânicas. De maneira semelhante, a afirmação usual acerca da "base sexual" das psicoses é esclarecida.[130]

Trocando em miúdos, a teoria psicossexual de Freud estava errada.

Podia-se imaginar que, depois de Adler apresentar essas ideias para a sociedade, os figurões do grupo das Quartas-Feiras começariam a rosnar. Na verdade, porém, a apresentação de Adler foi recebida calorosamente. Um médico fez a observação de que ele também sempre defendera a busca por fatores orgânicos nas neuroses. O próprio Freud elogiou o empreendimento de Adler. "A julgar por uma primeira impressão", disse ele, "há nele muitos acertos." Hugo Heller falou que se tratava de uma "enorme contribuição no plano intelectual", uma "continuação e complementação do trabalho de Freud". Apenas alguns derrotistas se recusaram a aderir ao elogio[131].

Surpreendentemente, Adler não deparou com uma óbvia linha de ataque *ad hominem*. Ele já havia mencionado o fato de que muitos médicos sofreram de enfermidades na infância e sobrecompensaram tornando-se médicos. Ele próprio havia sido um jovem adoentado, que sofria de um raquitismo debilitante, bem como de problemas respiratórios e de fala. Embora não esteja claro se os membros do grupo sabiam disso, é provável que não soubessem menos das enfermidades de Adler do que sabiam acerca da vida sexual de Stekel. Mas ninguém perguntou se o criador dessa teoria científica era, secretamente, também o seu sujeito. Pelo menos não ainda.

A apresentação teórica de Adler intrigou o público, na medida em que oferecia uma ponte para a medicina clínica. Já suas apresentações de caso não se saíram tão bem. Por exemplo, Adler descreveu um jovem e abastado estudante russo que havia chegado ao tratamento com uma "inferioridade do trato alimentar"; ele tinha um desejo compulsivo de segurar a cabeça embaixo d'água quando estava no banho. Diversos membros consideraram disparatada a interpretação do caso. Freud observou que ela não era sequer coerente com a própria teoria adleriana[132]. Na Sociedade, no entanto, Adler continuou a impingir seu ponto de vista acerca da inferioridade

158 *Parte ii : Confeccionando os Freudianos*

orgânica, insistindo que o escritor Jean Paul sofrera de inferioridade renal e procurando conexões entre símbolos e inferioridades orgânicas[133].

Com o tempo, as interpretações adlerianas começaram a deparar com um toque de exasperação; porém, no geral, uma grande liberdade de ação lhe foi concedida. A teoria adleriana poderia ser vista como uma robusta expansão que levaria o pensamento psicológico a uma ampla gama de questões médicas. Para uma disciplina nascente com poucos apoiadores na academia, essas potenciais vantagens não poderiam ser apressadamente desconsideradas. Talvez a ênfase adleriana na localização patológica, a sua confiança na hereditariedade defectiva e os seus pressupostos biológicos fossem o preço a pagar por uma teoria psicobiológica completa da enfermidade médica. Em toda doença, reivindicava Adler, a fraqueza biológica e a exigência cultural resultavam em estruturas psicológicas sintomáticas, pelas quais a mente tentava compensar a fraqueza anatômica. A despeito de sua oposição à teoria da libido e à primazia do conflito psíquico, o trabalho de Adler recebeu uma atenção respeitosa.

Em parte, a diferença entre a recepção de Stekel e de Adler tinha a ver com o caráter de cada provocação. Alfred Adler não tinha dados reais para respaldar suas alegações. A sua teoria era uma teoria abstrata que podia ser levada em consideração, mas ninguém se sentia forçado, por evidências tenazes, a adotar o seu ponto de vista. A obra adleriana podia ser vista como uma fascinante fisiologia teórica que não competia diretamente com as teorias psicanalíticas da mente. Na verdade, Carl Furtmüller, que era aliado de Adler, lembrou que Freud elogiou o trabalho adleriano como fisiologia[134]. Adler podia ser visto como alguém que estava adaptando um modelo parcialmente freudiano a uma ampla gama de enfermidades médicas. Era defensável desistir do conflito intrapsíquico e da psicossexualidade em nome de um modelo dinâmico que combinava alterações degenerativas com forças psíquicas? Adler pediu que os membros do grupo das Quartas-Feiras levassem essa pergunta em consideração, e para muitos a resposta era "talvez". Não havia uma necessidade urgente de decidir[135].

v.

Juntamente com os cientistas e médicos na crescente Sociedade Psicológica das Quartas-Feiras estiveram humanistas, críticos e reformadores sociais que, no linguajar da época, eram estudiosos de ciência cultural ou humana. Por volta de 1907, esses intelectuais eram cerca de um terço da Sociedade, e eles se juntavam a um número substancial dos médicos que também estavam seriamente interessados nessas questões. Entre esses pensadores encontravam-se revolucionários provocadores, que envasaram o pensamento freudiano e o arremessaram feito um coquetel molotov nos sacrossantos ideais sociais e culturais; e a presença deles juntamente com aqueles que estavam primordialmente interessados em tratamentos médicos tinha tudo para gerar atrito. Ao passo que as palestras sobre doenças e tratamentos contavam com as regras probatórias da medicina clínica e da ciência natural para obter sua autoridade, esses outros freudianos exploravam a cultura,

Viena 159

a história e a sociedade em apresentações que aspiravam a uma lógica persuasiva e a um amplo poder explicativo, não a provas científicas. A Sociedade logo se viu em conflito a respeito dessas noções em disputa acerca do que era real ou imaginado, razoável ou disparatado.

Otto Rank, o jovem secretário da Sociedade, estava entre os pesquisadores culturais, e o seu caminho até Freud havia sido diferente do caminho percorrido pelos médicos interessados em tratar as neuroses. Nascido Otto Rosenfeld, em 1884, Rank havia sido forçado, por necessidades econômicas, a frequentar uma escola técnica em vez de ir para a universidade. Infeliz, às vezes sem esperança, esse garoto judeu de dezenove anos mudou o sobrenome para "Rank" e a sua religião para "não professante"[136]. Autodepreciativo e cheio de desprezo pelos outros, sofria de um sentimento de vazio e pensava em suicídio com frequência. A esperança surgiu quando ele descobriu grandes escritores. "Jurei nunca esquecer Schopenhauer", escreveu ele em seu diário[137]. Depois, o jovem Otto proclamou Nietzsche o "nutridor" de sua geração[138]. Ele leu Darwin com avidez e descobriu que Otto Weininger lhe tirava o fôlego. Em privado, protestava contra a hipocrisia sexual de sua cultura, equiparava a essência da mulher com a sexualidade, e via o intercâmbio econômico no casamento como algo que não diferia da prostituição[139]. Com o tempo, o entusiasmo de Rank por Weininger e Nietzsche foi esfriando à medida que ele ia questionando as necessidades psicológicas que criaram essas filosofias. Esses pensadores "admiram o que não possuem e desprezam o que possuem", escreveu[140]. Ele se voltou da filosofia para a psicologia francesa e, em 1904, tentou obter recursos para ir a Paris a fim de aprender francês e traduzir algumas obras psicológicas para o alemão[141].

Em suas paixões intelectuais neorromânticas, Rank refletia os interesses de muitos de seus pares na Viena da virada do século. Eles também haviam migrado da política e da ciência natural para questões relativas à estética, ao si-mesmo e à psicologia[142]. A jornada de Rank deu uma guinada quando, em outubro de 1904, ele anotou em seu diário: "O canto onírico do mestre-cantor (Freud – *Interpretação dos Sonhos*)."[143] A partir de então, Freud – o mestre-cantor – apareceu repetidas vezes nos diários de Otto. O rapaz tentou sintetizar seus ídolos intelectuais do passado com aquele de então, soldando o inconsciente freudiano à vontade schopenhaueriana, e concluindo que a sexualidade era a essência de toda vida psicológica. Em maio de 1905, escreveu: "a sexualidade é a força que tudo conduz"[144].

O médico de Otto era Alfred Adler, que apresentou Rank ao seu novo herói. O rapaz foi armado com um manuscrito que impressionou Freud, pois o livro enfrentava ambiciosamente a psicologia da criatividade artística – território que a maioria das psicologias científicas receava percorrer. Sigmund Exner e Theodor Meynert puderam criar modelos científicos para explicar o funcionamento mental, mas fracassaram quando confrontados à intenção e à escolha humanas, mais dramaticamente exemplificadas na arte. Como é que um dos bonecos autômatos de Exner poderia escrever um grande soneto ou compor uma sinfonia? O jovem Rank tentou mostrar que, nesse aspecto, a psicossexualidade freudiana poderia ter êxito onde esses outros modelos haviam falhado. Ele retrabalhou esse texto sob supervisão de Freud e, em 1907, publicou *Der Künstler: Ansätze zu einer Sexual-Psychologie* (O Artista: Abordagens a uma Psicologia Sexual)[145]. O artista era como o neurótico, argumentava Rank; porém, os artistas possuem a capacidade de conhecer o próprio inconsciente ao reconhecer a sua força no mundo. A teoria rankiana acerca do conhecimento do interior de alguém por meio do reconhecimento de suas projeções vinha direto de Schopenhauer, e ela facilmente poderia ser transposta na teoria freudiana da transferência. Em seus diários, Rank escreveu: "Se o mundo é projeção minha, então tornar-me consciente dessa projeção é meu nascimento."[146] Rank terminou o livro com uma visão do artista como um super-homem; alguém que, por meio do conhecimento de suas próprias projeções, guiava a suas próprias pulsões sexuais com clareza e controle[147].

Em 10 de outubro de 1906, Rank entrou para a Sociedade Psicológica das Quartas-Feiras e começou seu trabalho de secretariado remunerado. Para marcar a admissão, ele apresentou seu próprio trabalho. Às oito e meia da noite, colocou-se diante de uma sala de médicos e críticos mais velhos e apresentou seu pensamento acerca da psicologia sexual e das artes. A partir dos registros da discussão, parece que Rank assumiu uma postura forte a respeito da ubiquidade dos instintos sexuais na criatividade e da presença de temas edípicos e incestuosos na arte[148]. Enfrentando aquele bando de homens mais instruídos, o inexperiente Rank podia ao menos se confortar com o fato de que o professor havia trabalhado de perto com ele sobre as suas teorias. Diante dos alunos do professor, ele tinha pouco com o que se preocupar.

Contudo, muitos na Sociedade das Quartas-Feiras não se consideravam alunos subservientes do professor. E então, sem dúvida para surpresa de Rank, a sua leitura foi atacada por ser freudiana *demais*. "Predomina no trabalho o esforço de interpretar tudo de acordo com o método de Freud. Esse esforço faz com que se veja no material algo que não está lá e se vá muito longe na interpretação", queixou-se um membro[149]. Um outro advertiu contra interpretar temas amplos como aqueles de um "ponto de vista tão distanciado"[150]. Um terceiro sentiu que Rank estava indo longe demais em suas interpretações, distendendo as ideias de Freud, como um "estiramento de uma fita elástica"[151]. Quando Rank apresentou pela segunda vez, Wilhelm Stekel se queixou de que "tudo ali é visto através da lente da teoria freudiana, sem jamais ir além de Freud"[152].

Os críticos – incluindo clínicos como Wilhelm Stekel, Max Kahane e Eduard Hitschmann – rejeitaram o uso rankiano da psicossexualidade como um conceito expansivo. Embora esses homens também dessem importância à psicossexualidade, afastavam-se da suposição de que ela poderia ser universalmente aplicada a todo fator inconsciente e a todo produto cultural. Eles também deixaram claro que estavam livres para pensar por si mesmos e não iriam participar da sociedade simplesmente para aprender e aplicar as noções freudianas.

Rank não hesitava com relação a isso. Era pupilo de Freud e não tinha interesse em debater o valor das teorias freudianas; ele estava interessado, isso sim, em expandir essa hermenêutica para a arte e a cultura, um domínio livre de contratempos

Viena **161**

como aprimoramento ou fracasso clínicos, curas ou desastres, e comprovação empírica. Armado com as técnicas interpretativas de Freud, Rank e uma série de outros humanistas foram ao encalço das manifestações ocultas da libido feito caçadores. Era nessa tropa de seguidores que a síntese psicossexual de Freud encontraria alguns de seus adeptos mais vociferantes.

AS APLICAÇÕES HUMANISTAS das teorias freudianas seguiram uma onda de escrita psiquiátrica sobre questões sociais, culturais e políticas na Europa de finais do século XIX. Muitas vezes, psiquiatras ambiciosos e conhecidos ofereceram pronunciamentos acerca de questões de importância social, mesmo quando as questões não se submetiam facilmente a categorias de doença corporal. Alguns tentaram reduzir questões culturais a questões científicas pressionando fenômenos complexos para dentro de categorias diagnósticas. Dessa forma, neurologistas e psiquiatras declararam uma grande variedade de fenômenos complexos na arte e na política, degenerativos ou neurastênicos, como sendo resultado dessa ou daquela suposta doença cerebral. O restante – e esse terreno era gigantesco – foi deixado a filósofos, escritores e artistas.

Os psiquiatras também se pronunciaram acerca de questões culturais por meio de um novo estilo de biografia. A "psicobiografia" foi inaugurada por volta de 1870 por um dos concorrentes de Freud, Paul Möbius. Ele acreditava que ninguém poderia compreender uma figura histórica sem uma avaliação médica e psiquiátrica[153]. Influenciado pela ideia de degeneração *supérieure*[154], Möbius analisava as vidas de gênios doentes; na época de sua morte, em 1907, ele havia produzido biografias de Rousseau, Goethe, Schopenhauer e Nietzsche. Outros médicos vieram em seguida com descrições sobre grandes homens e mulheres vistos pelas lentes da hereditariedade degenerativa. Periódicos foram fundados para fomentar esse tipo de trabalho. O amigo e rival de Freud, Leopold Löwenfeld, juntou-se a Hans Kurella para publicar patografias numa série de livros, apresentando textos sobre Otto Weininger, Ibsen, Berlioz, Guy de Maupassant e Tolstói[155].

Freud oferecia uma nova abordagem para a psicobiografia. Suas teorias não reduziam a psicologia ao cérebro e à biologia, mas criavam uma ponte entre *Naturwissenschaft* e *Kulturwissenschaft*[156], articulando as leis da vida psíquica num mundo biológico. Ao garantir uma abordagem científica dos sonhos, das fantasias e do pensamento, Freud ofereceu um modo de estudar não apenas a enfermidade, mas também as mentes, os si-mesmos e as personalidades, bem como o seu impacto numa cultura. Já em 1906, testou um estudo como esse quando escreveu uma curta e brilhante aplicação da sua teoria ao drama, parcialmente inspirado por uma peça escrita por Hermann Bahr. Embora ele tenha se recusado a publicar "Personagens Psicopáticos no Teatro", outros não hesitariam em deixar os seus respectivos trabalhos à solta, acessíveis ao público[157].

Consideremos Isidor Sadger. Na época em que entrou para a Sociedade das Quartas-Feiras, em novembro de 1906, ele era um veterano nas abordagens psicobiográficas tradicionais, tendo publicado estudos sobre Henrik Ibsen, Nikolaus Lenau e aquele herói dos alemães: Goethe[158]. Sadger estava em contato com Freud há mais de uma década, tendo frequentado as palestras do professor na universidade entre 1895 e 1904[159]. Quando da admissão no Grupo das Quartas-Feiras, Sadger revisitou o caso de Lenau, reiterando a sua crença de que a mania humana se devia à hereditariedade. O trabalho de Sadger foi tratado com respeito, embora Freud rejeitasse a ênfase na tara hereditária. A esse respeito, o dr. Sadger relembrou pacientemente o grupo de que "certas coisas não podem ser explicadas pela via psicossexual"[160].

Nos meses seguintes, Sadger reafirmou obstinadamente a sua crença nos fatores degenerativos tradicionais, ao mesmo tempo que acrescentou fatores psíquicos, às vezes eróticos, em suas formulações psicobiográficas. Ele advertiu que o grupo não superestimasse a relevância dos ensinamentos de Freud, lembrando-os de que a importância do sexo para a psicologia e para o inconsciente poderia ser enfatizada em demasia. Em 4 de dezembro de 1907, Sadger apresentou uma comunicação sobre o escritor suíço Konrad Ferdinand Meyer e, novamente, misturou influências degenerativas e eróticas.

Dessa vez seguiu-se uma discussão mordaz. Max Graf disse que Sadger se havia baseado levianamente na hereditariedade, e não perquirido o mundo interno do homem. Federn ficou furioso com o fato de que Sadger não havia dito nada sobre o desenvolvimento sexual do escritor[161]. Wilhelm Stekel, que já havia alertado a respeito do potencial incendiário da psicobiografia, estava estupefato e temia que o autor trouxesse grandes danos à Sociedade. Transformar amados heróis da cultura em degenerados corria o risco de provocar um ódio generalizado. Stekel já havia criticado Möbius por fazer isso, e agora Sadger estava fazendo o mesmo, comprometendo potencialmente a Sociedade. Ele pediu que o autor segurasse a publicação do trabalho. A essa avalanche de críticas, Sadger disse amargamente que não passava de insultos pessoais[162]. Naquela noite, o seu sobrinho, Fritz Wittels, estava no público e tentou, em vão, defender o tio. Ele se retirou, testemunha do tratamento pesado oferecido a quem parecia colocar um risco à Sociedade com as suas aplicações culturais do pensamento freudiano. Em breve, Wittels aprenderia essa lição em primeira mão.

Como uma série de partidários de Freud, Fritz Wittels era tanto médico quanto escritor. Após frequentar a Universidade de Viena, fez quatro anos de formação no Hospital Geral de Viena, período em que conheceu o professor, ao frequentar suas palestras[163]. Naqueles mesmos anos, Wittels voltou seus talentos para a crítica literária e cultural, e se viu catapultado aos holofotes devido à sua relação com Karl Kraus.

Em dezembro de 1906, Wittels escreveu a Kraus, sugerindo audaciosamente que os seus contos eram melhores que os de Strindberg. Wittels anexou uma amostra; Kraus gostou e publicou. Ele foi recebido na panelinha de Kraus e se tornou um escritor regular no *Die Fackel* (A Tocha). Naquele verão, uma "experiência pessoal" incitou Wittels a empunhar a caneta. Num artigo polêmico intitulado "Das größte Verbrechen des Strafgesetzes" (O Maior Crime do Código Penal), argumentou contra a criminalização do aborto. Como outros reformadores sexuais, ele se baseou em Freud para alegar que métodos contraceptivos como o coito interrompido causavam

Viena **163**

neurose de medo. Ele foi mais longe, argumentando que a criminalização do aborto levava ao assassinato de recém-nascidos, e que as forças do capitalismo, do Exército e da Igreja amparavam esse *status quo* a fim de acumular mão de obra barata para suas fábricas, buchas de canhão para a guerra, e mais fiéis para encher os bancos dos templos[164]. Temendo por sua reputação médica, Wittels publicou esse artigo explosivo sob o pseudônimo de "Avicena".

Freud sabia que Wittels havia escrito o texto. Num sábado, depois de uma das palestras, o professor abordou o jovem agitador e disse: "Foi você quem escreveu? É como uma petição e eu subscrevo cada palavra."[165] Wittels foi convidado a se juntar ao Grupo das Quartas-Feiras. Tratava-se de uma decisão que o professor iria lamentar. Com seus vinte e seis anos, Wittels havia saboreado a notoriedade, e lhe aprazia. Mergulhou no mundo dos cafés, como parte do círculo de Kraus, onde ouvia atentamente o editor expondo acerca de suas teorias sobre as mulheres. Então Wittels empunhou a caneta.

Ele juntou a misoginia de Kraus com o pensamento freudiano e preparou um artigo polêmico acerca do papel das mulheres na sociedade europeia. Em 10 de abril de 1907, apresentou essa elaboração ao Grupo das Quartas-Feiras. Aparentemente, versava sobre assassinas que, conforme argumentava o autor, eram histéricas que mataram após terem sido sexualmente rejeitadas. Mas a fala também era uma condenação geral da mulher e das histéricas, por quem o insolente Wittels confessou "sua antipatia pessoal"[166].

Não foi um início promissor. Stekel abriu a discussão observando que "o conferencista projetou, com sua atitude, o desagradável conhecimento de sua própria e insignificante histeria em uma classe de pessoas totalmente inofensiva"[167]. Essa foi a primeira de uma série de críticas que contestaram não apenas o argumento de Wittels, mas também as suas motivações. Por conta de o artigo ser tão transparentemente um produto dos seus próprios dilemas psicossexuais fervilhantes, Wittels forçou o público a tratar da questão mais ampla: qual psicológico era central, o de Fritz Wittels ou o da histérica? O problema era profundo e familiar, retornando a debates sobre as teorias stekelianas acerca do medo, a acusação fliessiana de Freud como um "leitor de mentes", os debates franceses acerca da natureza do sugestionamento, e a denúncia, feita por Auguste Comte, da psicologia como acientífica. Se isso não fosse contido, todas as declarações psicológicas poderiam repercutir entre os objetos de estudo propostos e os próprios investigadores.

A apresentação de Wittels foi condenada como esdrúxula e superficial. O próprio Freud concordou que a fala estava marcada pela neurose do autor[168]. Em 3 de maio de 1907, Wittels publicou no *Die Fackel* um artigo polêmico contra as médicas mulheres e, menos de duas semanas depois, apresentou-se de novo perante o Grupo das Quartas-Feiras. As mulheres haviam acabado de começar a ser admitidas nas faculdades de medicina alemãs; Wittels desaprovava. Visto que, para ele, assim como para Kraus, as mulheres eram seres exclusivamente sexuais, o interesse que possuiriam pela educação só pode se dever ao recalcamento histérico. As médicas eram perigosas;

164   *Parte ii : Confeccionando os Freudianos*

os pacientes não teriam confiança nelas. Quanto às psiquiatras, jamais entenderiam o psicológico de um homem[169]. Wittels não parou para considerar a consequência lógica dessa crença, que rebaixaria a sua própria autoridade para falar de maneira tão confiante acerca dos mundos internos das mulheres.

Outros não foram tão míopes. A diatribe de Wittels forçou os membros da sociedade a se concentrarem em como deveriam ser tratados usos culturais tão pessoais da teoria freudiana. Uma possibilidade era centrar-se menos no que ele dizia e mais em suas motivações. Max Graf notou a intensa sensação que acompanhou a apresentação de Wittels e propôs que isso resultava de sua raiva contra as mulheres que, em vez de quererem ter intercurso (com ele), preferiam continuar com os estudos. O professor Freud reprendeu Wittels: ele estava lidando com meias verdades, não era cortês com as mulheres e não possuía senso de justiça com relação ao ingresso delas na categoria médica. Wittels expressava um ponto de vista infantil: o de um jovem que, por conta de suas próprias necessidades sexuais, distorcia e depreciava a sexualidade feminina. No entanto, Freud acrescentou seu próprio preconceito, segundo o qual uma mulher não conseguiria atingir as realizações culturais de um homem[170].

Depois disso, o registro das atas fica confuso. Muito da discussão subsequente é direcionada à comunicação de Wittels sobre as médicas mulheres, mas outros comentários concernem a um texto seu entregue na reunião seguinte. Intitulado "Die große Hetäre" (A Grande Hetera), o assunto era, conforme especulou um acadêmico, demasiado escandaloso para a Sociedade registrar[171]. Se fosse esse o caso, não era escandaloso demais para o *Die Fackel*, no qual foi publicado seis semanas depois. Inspirado na jovem amante de Kraus, Irma, Wittels escreveu a respeito de uma mulher tão sexual que começou a vida erótica quando criança e continuou muitíssimo sexual pelo resto da vida. Completamente irreprimida, ela era serena e não era neurótica, embora sua natureza sensual a condenasse a ser perseguida pela sociedade como uma meretriz. Essa mulher não era prostituta, mas encarnava o ideal da antiga hetera grega. Para fundamentar essa gloriosa visão, Wittels citou Sigmund Freud[172].

Após comentar o ataque de Wittels às médicas, Freud migrou sua atenção para o tópico da hetera:

> O ideal da cortesã (*Hetäre*) é inútil para nossa cultura. Esforçamo-nos para revelar a sexualidade; porém, uma vez que isso se estabeleceu, exigimos que todo esse recalque sexual se torne consciente e que se aprenda a subordiná-lo às necessidades da cultura. Nós substituímos o recalque pela repressão normal. A questão sexual não deve ser dissociada da social, e quando se prefere a abstinência às condições sexuais miseráveis em que o sexo é vivenciado, não se o faz sem protesto.[173]

Freud continuou dizendo que a mulher que agia feito uma cortesã não era digna de confiança e não valia nada, era uma *Haderlump*, uma malandra. Quando teve a oportunidade de responder, Wittels disse estar tão chocado com o fato de Freud chamar a sua cortesã ideal de *Haderlump*, que ele ficou sem palavras[174].

Viena **165**

O aborrecimento de Freud com Wittels foi ainda mais intenso em privado. Pediu que Wittels lesse para ele o artigo sobre as cortesãs antes de publicar. Quando ele o fez, Freud não conseguiu conter o desgosto. Ele deixou claro que não era sua intenção conduzir o mundo a um frenesi irrestrito, mas sim facultar aos homens e às mulheres decidir conscientemente o que fazer e o que não fazer. Mas havia um abismo cultural entre o velho liberal cinquentenário e o radical sexual de vinte e sete anos. Esse choque de visões de mundo marcaria as relações de Freud não apenas com Wittels, mas também com outros que foram na sua onda[175]. Freud entendia o valor da liberdade pessoal como primário, mas também algo necessariamente restringido pela razão e pelas instituições, legais e sociopolíticas, que o incarnavam. Extremistas como Otto Soyka e Fritz Wittels não compartilhavam dessa opinião. Wittels clamava por uma revolução sexual; uma que iria erradicar as velhas estruturas e restabelecer, não a razão, mas a natureza em seu lugar de direito. Depois de ouvir as críticas de Freud, Wittels se reavaliou um pouco, e então publicou o ensaio[176]. Depois, relembrou que o artigo despertou indignação entre os seguidores de Freud, mas foi um sucesso nos cafés. Ele acrescentou: "sabemos, a partir de Freud, que os instintos sexuais recalcados transformaram homens em neuróticos em tal medida que toda uma era foi envenenada. O que não sabíamos era que ex-puritanos às soltas perdendo a compostura também não iriam ajudar"[177].

No inverno de 1907, Kraus ofereceu a Wittels uma chance de montar um número especial para o *Die Fackel*. Wittels dedicou o número à luta contra as doenças venéreas. Antes de publicar seu ensaio sobre o assunto, ele fez uma leitura na reunião das Quartas-Feiras. Ao que parece, Rank se recusou mais uma vez a tomar notas. No ensaio, tal como foi impresso, Wittels foi impiedoso. Ele atacou a classe dominante e a Igreja por utilizarem as doenças venéreas como modo de conservar a moralidade puritana e os seus próprios poderes. Citando Kraus, Wittels escreveu: "Como Sancho Pança cavalga atrás de Dom Quixote, a sífilis o faz com o Cristianismo."[178] Na Sociedade, Hitschmann concentrou imediatamente a atenção nas motivações neuróticas do próprio Wittels para escrever o artigo. Três coisas atalhavam a sexualidade do autor, concluiu Hitschmann secamente: a concepção, a castidade das estudantes de medicina e as doenças venéreas[179].

Wittels não se dera por satisfeito. Em 11 de março de 1908, ele apresentou novamente, dessa vez tecendo uma fantasia distópica que começava com um Éden sexual, livre e perverso-polimorfo, e terminava com o triste presente, no qual as mulheres queriam ser homens. O tio de Wittels, Isidor Sadger, havia apoiado o rapaz noutros momentos difíceis, mas nem ele conseguia mais dar conta. Sadger perguntou se a comunicação era para ser levada a sério. Stekel denunciou o ensaio como uma fantasia e Hitschmann rejeitou o trabalho de Wittels como o de um reacionário neurótico.

ASSIM COMO os debates sobre os trabalhos de Stekel e Adler ajudaram a definir os limites das discussões clínicas da Sociedade, a recepção de escritores como Rank, Sadger e Wittels começou a definir as regras para uma ciência cultural especificamente freudiana. Uma das principais preocupações era a de que esse trabalho, que abria para um discurso público mais amplo, pudesse prejudicar a reputação do grupo. O jornalismo incendiário taxava muitos como perigosos numa época em que Freud estava começando a conseguir seguidores. A Sociedade advertia quem buscasse fazer uma crítica cultural freudiana a censurar-se devidamente.

As apresentações de Wittels colocaram no centro uma outra questão crucial. Se o método freudiano oferecia um entendimento e uma delineação da subjetividade de alguém por meio da psicossexualidade, ele só poderia fazer isso se a psicossexualidade do autor não arruinasse o campo de pesquisa. No trabalho clínico, o risco de projetar o próprio inconsciente no inconsciente de outrem era grande, mas talvez fosse ainda maior nos escritos culturais, políticos e sociológicos. Wittels foi ridicularizado porque os seus violentos ataques pareciam expressões disfarçadas de seus próprios anseios sexuais. As invectivas e fantasias do rapaz deixaram o grupo em alerta. Essas teorias não deviam ser cavalheirescamente utilizadas como desculpa para gostos e antipatias pessoais.

Com seus discursos inflamatórios, Wittels também forçou o grupo a ponderar se os objetivos da agremiação eram estritamente clínicos e psicológicos, ou também políticos e reformistas, comprometidos com o ativismo social. Se Freud acreditava que a ética sexual convencional ocasionava neurose, era lógico pensar que o grupo pudesse atacar essas convenções. A Sociedade se engajaria nessa luta e, em caso afirmativo, até onde eles estariam dispostos a ir?

Como Freud, muitos na Sociedade estavam interessados tanto nos tratamentos clínicos quanto na reforma sexual, mas Wittels destacou o potencial conflito entre os dois. Ele deixou clara a sua posição quando denunciou "a arrogância de alguns senhores [...], que ignoram sistematicamente os fatos e só dão importância aos aspectos da teoria psicológica"[180]. Para Wittels, os compromissos políticos ideológicos prevaleciam sobre as tentativas de construir uma psicologia científica. Ele não se preocupava com o fato de que as polêmicas e o ativismo social pudessem acabar com as esperanças de uma ciência nova.

Mas a convocatória de Wittels para uma política freudiana não iria prevalecer. O mensageiro era desastrado; porém, mais importante ainda, a sua mensagem violava uma posição cara a muitos no grupo. Sigmund Freud havia se esforçado muito para construir uma abordagem do psiquismo que se pudesse reivindicar seguidora dos princípios científicos. Uma Sociedade das Quartas-Feiras altamente politizada teria o poder de anular qualquer reinvindicação desse tipo. A despeito da simpatia pelo movimento de reforma sexual que havia absorvido as suas teorias clínicas, Sigmund Freud insistia obstinadamente que os estudos científicos deveriam ditar a reforma social, não o contrário. Os reformadores que chegaram à Sociedade das Quartas-Feiras com uma agenda pronta recorriam a Freud porque ele lhes dera munição para crenças a respeito da sociedade com as quais eles estavam mais profundamente comprometidos do que com uma ciência da mente. Para muitos dos membros da Sociedade, Fritz

Viena

Wittels representava essa inversão de compromissos. A despeito de suas muitas tentativas de balançar o grupo, ele foi ostracizado e denunciado[181].

VI.

A Sociedade das Quartas-Feiras abrigava homens com interesses variados. Alguns foram atraídos pelo Freud francês de 1895, que estudava histeria e utilizava tratamentos psíquicos; entre eles estavam aqueles que eram céticos às ideias freudianas posteriores – em particular, à sua síntese psicossexual. Outros, fascinados pelo livro sobre os sonhos e o método interpretativo que ele oferecia para o mito e a literatura, tinham pouco interesse nos requisitos de epistemologia científica. Outros, ainda, ansiavam por uma reforma social e sexual, mas estavam menos investidos na psicologia clínica. Em resumo, Freud atraía pessoas interessadas nos muitos campos que ele havia explorado. Esses membros da Sociedade misturavam e combinavam o Freud de que dispunham com um conglomerado das suas próprias ideias sobre psicologia dinâmica, teoria da degeneração, ciência cerebral e sexologia. Desse emaranhado, inevitavelmente surgiam conflitos. Fritz Wittels, Eduard Hitschmann e Alfred Adler possuíam, todos eles, objetivos que difeririam um do outro e de Freud. A questão essencial se tornou a seguinte: como essas diferenças deveriam ser resolvidas? Quem tinha a palavra final quanto ao que era e o que não era aceitável nessa comunidade?

Por volta de 1908, haviam ocorrido debates sobre o trabalho de alguns dos mais criativos membros do grupo, e esses conflitos começaram a definir fronteiras provisórias. Desafios diretos à autoridade clínica de Freud não eram permitidos, mas os membros podiam teorizar livremente acerca da natureza da mente. Extensões servis e exageradas da psicossexualidade freudiana eram repreendidas, mas algum reconhecimento dos fatores sexuais era requerido. Críticas sociais baseadas em pretensões científicas eram encorajadas, mas apelos polêmicos por revolução não eram contemplados. Retórica e argumentação em dívida tanto com a ciência natural quanto com a ciência cultural seriam aceitas, mas era requerida uma vigilância aguda para prevenir reivindicações movidas por desejos irracionais e subjetivos. Sigmund Freud, Paul Federn, Wilhelm Stekel, Eduard Hitschmann e outros membros da Sociedade tentaram policiar essas fronteiras, com advertências severas, apelos pessoais e ataques ferozes quando as linhas eram cruzadas.

À medida que esses debates continuavam, a Sociedade Psicológica das Quartas-Feiras começou a repensar sua missão. Em 1908, foi feita uma proposta de mudar as normas de base: Alfred Adler sugeriu que abolissem a temida urna e tornassem a participação voluntária. Além disso, também solicitou que os novos membros fossem eleitos por uma votação secreta. Até então, o professor e alguns outros haviam convidado os membros, e estes haviam sido submetidos a uma votação aberta. Todos os votos registrados nas atas eram unânimes, fato que sugeria que os membros poderiam não ter se sentido confortáveis em tornar públicas as suas reservas. A despeito de alguns questionamentos menores, as propostas de Adler foram recebidas calorosamente.

Max Graf disse: "As propostas de reforma emanam de um sentimento de mal-estar. Não somos mais a Sociedade de antes. Ainda somos os convidados do prof. Freud, encaminhando-nos para constituir uma associação."[182] Em reconhecimento a essa mudança de identidade, ele sugeriu que o grupo não se reunisse mais na casa do professor, mas num estabelecimento universitário.

O debate parecia ir na direção de uma Sociedade diferente, onde o poder de Freud se tornaria compartilhado. Mas Paul Federn interveio, declarando que o grupo também deveria pôr fim ao que ele chamava de "comunismo intelectual". Ele demandou acaloradamente que uma ideia não fosse empregada sem o claro consentimento de seu autor. O alvo de Federn não tinha nome, mas isso não obscurecia o fato de que as suas acusações estavam sendo levantadas contra Stekel, que ele acreditava utilizar as ideias de Freud em seu jornalismo sem creditar o professor. Stekel tentou se defender, e Wittels correu para apoiá-lo, dizendo que ele também era incapaz de escrever qualquer coisa sem utilizar as ideias do professor e que nem sempre conseguia citar a fonte[183].

Enquanto as propostas de Adler impeliam o grupo a considerar uma estrutura mais democrática e acadêmica, a moção de Federn acusava membros de minimizarem a dependência que eles possuíam em relação a Sigmund Freud. O que era propriedade intelectual freudiana e o que eram os pressupostos de trabalho comuns do grupo? No afã de construir uma comunidade que compartilhasse determinados termos e conceitos, a Sociedade Psicológica das Quartas-Feiras se havia tornado um coletivo intelectual misto. No entanto, o termo utilizado por Federn, "comunismo intelectual", suscitou a preocupação de que a coesão social pudesse despojar os indivíduos de seus direitos. O comunismo – que, em 1908, se referia à Comuna francesa – implicava propriedade coletiva. Ninguém sabia direito o que era propriedade compartilhada na Sociedade Psicológica das Quartas-Feiras e o que pertencia somente a Freud. O dilema forçou os membros a voltar no tempo e levar em consideração as origens e as dívidas intelectuais de Freud. Afinal de contas, muito de sua terminologia e teoria derivava de outras pessoas. A organização era para ser um grupo formado por freudianos dedicados ou uma sociedade que, embora seriamente em dívida com Freud, se organizasse em torno de uma teoria comum proveniente de múltiplas fontes?

Por fim, essas questões foram postergadas para uma solução cavalheiresca. A Sociedade não iria regular a propriedade intelectual, mas deixá-la como um assunto de honra individual. A pessoa mais familiarizada com questões de propriedade intelectual, o editor Hugo Heller, defendeu Stekel e argumentou que ele deveria ficar livre para utilizar as ideias expressas nas reuniões, alertando que optar pelo contrário iria restringir seriamente a criatividade. Stekel sustentou que muitas ideias do grupo estavam "no ar", e não eram específicas de uma só pessoa. Com a generosidade dos abastados, Freud secundou a opinião de Heller e acrescentou que "cada membro poderia, ele próprio, dizer como gostaria que suas ideias fossem tratadas". Quanto ao professor, ele, "pessoalmente, cede os direitos de tudo o que diz"[184].

Dados o seu desejo de aclamação pública, o seu rancor em não obter reconhecimento pelo seu trabalho, e sua defesa ferrenha da própria prioridade autoral em

Viena **169**

matéria de propriedade intelectual, a magnanimidade de Freud não pareceria muito sincera. E, ainda assim, a sua declaração ofereceu aos camaradas a flexibilidade necessária para desenvolver um conjunto comum de pressupostos e uma identidade comum, em oposição ao papel muito mais restritivo de servos sob a tutela de um rei. Stekel fez um *mea culpa* e Federn retirou sua moção. Subsequentemente, uma proposta revisada foi aprovada por unanimidade: as ideias apresentadas na Sociedade poderiam ser utilizadas por outrem, a não ser que houvesse uma explícita proibição do autor[185].

Pacificada essa questão, as propostas de Adler foram levantadas novamente, mas não foram votadas. Em vez disso, nos primeiros sinais de burocratização, essas sugestões foram repassadas a um comitê *ad hoc*. O comitê emitiu suas decisões uma semana depois. A urna foi abolida. Mas a proposta de eleger membros por meio de voto secreto foi misteriosamente abolida, a despeito do forte apoio anterior. Os novos membros seriam admitidos por meio da utilização das regras antigas. "Esta assembleia", explicou o comitê, é "uma coisa intermediária entre um grupo convidado pelo prof. Freud e uma Sociedade"; portanto, "os senhores que são aceitos pelo professor também devem ser aceitos pelos demais"[186]. As reuniões continuariam sendo na casa do professor.

Seria difícil não inferir a intervenção de Freud nas decisões do comitê. Dois dos três membros – Adler e Hitschmann – já haviam defendido abertamente a votação secreta. Hitschmann permaneceu em silêncio acerca de sua mudança de opinião, mas Adler se sentiu compelido a divergir do relatório do comitê. Ele solicitou que as reuniões ocorressem num estabelecimento universitário e que fosse requerida uma maioria de dois terços para a eleição de membros. No fim, retirou sua proposta[187].

Adler havia emergido como o porta-voz mais eloquente das mudanças na Sociedade Psicológica das Quartas-Feiras. Social-democrata fervoroso, as suas preocupações com o regime democrático eram baseadas em sinceras convicções. Além disso, a sua proposta de adotar um estabelecimento universitário como espaço de reunião teria criado mais espaço dentro da Sociedade para as suas ideias divergentes. E também não seria nada mal se a afiliação não ficasse nas mãos do professor, de modo que homens e mulheres interessados nas ideias de Adler pudessem ser mais facilmente integrados ao grupo. Em maio de 1908, depois de ver falhar a sua objeção, Adler apresentou sua renúncia. Freud o convenceu a ficar dizendo que, no grupo, ele era quem possuía a mente mais afiada. Contudo, um divisor crucial havia sido cruzado: a Sociedade deveria permanecer na casa de Freud, sob a sua direção.

O grupo que desnorteou Max Eitingon com a sua gama de opiniões um ano antes estava mais focado agora. Uma teoria abrangente da psicossexualidade começou a organizar debates na Sociedade. Muitos rodearam com cautela essa ideia, tendo cada vez mais como foco o modo como ela vinculava mente e corpo, psique e soma, Kant e Darwin, Charcot e Krafft-Ebing, Helmholtz e Schnitzler. Eles começaram a explorar mais profundamente o modo como a psicossexualidade freudiana transformou a psicopatologia francesa, a psicofísica e a sexologia num campo novo e possivelmente uniforme.

Durante uma reunião da Sociedade, em 1907, um compromisso total com a teoria psicossexual freudiana foi abordado pela primeira vez, embora superficialmente. Ao discutir o trabalho de seu rival Paul Möbius – que havia, ele próprio, enfatizado o que há de ideogênico na histeria; que empregava a sexualidade e acreditava que a maioria dos processos psíquicos eram inconscientes –, Freud se queixou de que Möbius nunca reconhecia ou resenhava o seu trabalho. Na discussão, Max Kahane fez o seguinte resumo, sem rodeios: "Há apenas duas atitudes em relação às teorias de Freud: aderir a elas ou ignorá-las."[188] Na época, essa posição "ou-ou" fazia pouco sentido numa Sociedade cheia de parcialmente adeptos de muitos tipos.

Na primavera de 1908, os membros da Sociedade deram outro passo enorme rumo à consolidação de suas identidades. Os membros discutiram a possibilidade de ir a público com um questionário sobre sexualidade, em conjunto com o sexólogo berlinense Magnus Hirschfeld. Ao apoiar esse questionário, a Sociedade se posicionaria publicamente como uma voz única pela primeira vez. Como preparação para isso, o grupo decidiu mudar de nome. Por maioria de votos, em 15 de abril de 1908, essa comunidade vienense que, por seis anos, reuniu-se como uma Sociedade Psicológica transformou-se numa "Sociedade Psicanalítica"[189]. A mudança foi anotada sem comentários nas atas de Rank, mas ela era crucial. "Psicanálise" era a palavra de Freud. Já em 1894, ele havia pronunciado publicamente o termo *psychische Analyse* – ou "análise psíquica" –, e dois anos depois utilizou pela primeira vez *la psycho-analyse*, em francês, e *Methode der Psychoanalyse*[190], em alemão[191]. Entre 1904 e 1905, Freud escreveu uma série de ensaios breves consolidando e distinguindo os seus métodos pós-catárticos como psicanalíticos[192]. O novo nome reconhecia o compromisso da Sociedade com um método psicológico particular e a teoria fundada por Sigmund Freud.

Quando a Sociedade em Viena se tornou Psicanalítica, outros na Europa manifestaram também querer fazer parte de uma comunidade de freudianos. Em dezembro de 1907, Freud anunciou à Sociedade que o dr. Carl Jung, de Zurique, havia proposto um congresso em Salzburgo, na Áustria, para todos os seguidores de Freud. Doze dias depois de a Sociedade Psicológica das Quartas-Feiras se renomear, os membros do grupo viajaram para Salzburgo para participar do congresso. O I Congresso de Psicologia Freudiana foi organizado, não pelos membros da Sociedade de Viena, mas pelos seguidores freudianos de Zurique, pois alguns médicos zuriquenses haviam aderido às ideias de Freud, embora de uma maneira ditada por seus próprios compromissos anteriores e suas próprias histórias.

5

Zurique

I.

Por volta de 1900, teria sido difícil confundir Zurique com Viena. Viena era o centro de um império em declínio, uma metrópole multiétnica fervilhante sustentada com dificuldade por uma autoridade católica e monarquista. Zurique era a capital estável e protestante de um dos vinte e dois cantões suíços, cada um deles desfrutando de um bom grau de autonomia e democracia. Em Zurique – como Freud iria descobrir –, a autodeterminação comunitária era ferozmente valorizada. Como Viena, Zurique era uma cidade de língua alemã; porém, a Suíça era única, no que se refere ao fato de que ela unificava linguisticamente cidadãos franceses, italianos e alemães, permitindo que cada um tivesse a sua própria região. Após 1870, quando o nacionalismo implacável separou franceses e alemães, a Suíça permaneceu um livre mercado de ideias onde essas culturas se misturavam. Auxiliados por essas vantagens, os suíços desempenhariam um papel descomunalmente grande nas tentativas de sintetizar as ideias francesas e alemãs a respeito da mente, e eles seriam vitais à aceitação da psicologia de pendor francês do médico germanófono Sigmund Freud.

Na segunda metade do século XIX, a Suíça se havia tornado um paraíso para os livre-pensadores, especialmente aqueles que fugiram nos anos 1840, quando as revoluções liberais na França e na Alemanha fracassaram. Os partidários deixaram as barricadas em direção à fronteira suíça, e uma série de intelectuais – incluindo alguns dos principais psiquiatras e psicólogos da Europa – foi parar na Suíça[1]. Em 1863, um desses refugiados, August Zinn, apresentou à câmara municipal de Zurique um plano de reforma dos superlotados e mal geridos hospitais psiquiátricos, apoiando o professor de medicina da universidade local, Wilhelm Griesinger, famoso psiquiatra alemão emigrado que também havia defendido a mudança[2]. O plano dos dois envolvendo a criação de uma pequena clínica universitária foi derrotado pela câmara, que decidiu construir um hospital maior chamado Burghölzli. Em 1870, o Burghölzli abriu as portas, mas a essa altura Griesinger havia ido embora de Zurique insatisfeito. O hospital foi posto sob o comando de outro ilustre alemão pesquisador do cérebro, Bernhard Aloys von Gudden. Ele não estava particularmente interessado em administrar um hospital; dois anos depois, deixou a cidade e foi substituído por Eduard Hitzig.

Nascido em Berlim, Hitzig também estava comprometido principalmente com a pesquisa cerebral – no seu caso, fazendo experimentos com estimulação elétrica em cérebros de cães. Em Zurique, encontrava-se na posição um tanto absurda de só falar alto-alemão, o que significava que ele não conseguia entender o dialeto suíço-alemão falado pelos seus pacientes. Ao que parece, isso não lhe causou muitas dificuldades, pois Hitzig não passava muito tempo conversando com os pacientes. Por volta de 1878, ele também estava se preparando para ir embora, e a essa altura o hospital era uma tamanha bagunça que as tentativas de recrutar um novo diretor fracassaram. Por fim, o trabalho ficou para um médico suíço jovem e sério: August Forel assumiu a direção em 1879, com trinta e um anos, e logo transformou o Burghölzli num centro de referência para o ensino, a pesquisa e o atendimento psiquiátricos[3].

Filho de pai suíço e mãe francesa, Forel se tornou um ávido naturalista ainda jovem. Como muitos de seus contemporâneos, foi permanentemente modificado pela leitura de Darwin. Cursou medicina em Zurique, tornou-se psiquiatra, e foi para Viena estudar anatomia cerebral com o professor de Freud, Theodor Meynert. Chegando lá, o rapaz ficou horrorizado com a licenciosidade e o indecoro ao seu redor. Sua experiência com Meynert não foi melhor, pois os esquemas do grande anatomista cerebral pareceram fantasiosos ao jovem. Como diz Forel secamente: "Nem sempre consegui ver o que Meynert via."[4]

Em 1873, Forel se mudou para Paris, onde voltou a ficar chocado com a embriaguez e a prostituição generalizadas. Não tardou a recorrer ao santuário do laboratório de Bernhard von Gudden, em Munique, onde continuou silenciosamente o estudo da anatomia cerebral com o seu mentor. Quando o trabalho no Burghölzli lhe foi oferecido, Forel aceitou, a despeito de possuir habilidades clínicas muito limitadas. Talvez soubesse que essa deficiência não o distinguia muito dos seus antecessores.

No Burghölzli, Forel continuou com a pesquisa neuroanatômica, ampliando a sua reputação científica; porém, diferentemente de alguns dos que haviam estado na direção antes dele, também demonstrou zelo pelo atendimento clínico. Seu desejo de melhorar a vida dos pacientes era auxiliado pela sua capacidade de se comunicar com eles facilmente. Um de seus princípios terapêuticos mais centrais saiu de uma conversa com um aldeão que, de alguma forma, conseguiu curar um alcoólatra local. O diretor perguntou a esse humilde cidadão como é que ele havia feito aquilo, e o homem respondeu que conseguia fazer os outros pararem de beber porque ele próprio era abstêmio. Dali em diante, August Forel se tornou um feroz inimigo do álcool, impingindo abstinência à sua equipe, aos seus pacientes e a ele próprio.

Em sua busca por novos tratamentos, em algum momento por volta de 1885 Forel se voltou para a pesquisa francesa sobre hipnotismo. Em 1887, visitou Hippolyte Bernheim e logo começou a palestrar acerca do tema para grandes públicos na Universidade de Zurique. Forel e seus médicos empregaram sugestionamento hipnótico um

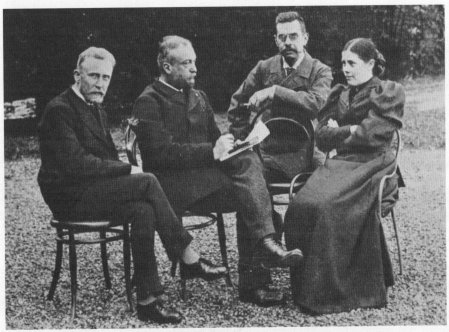

FIG. 11:
"O relatório matinal" no Burghölzli, por volta de 1890. Da esquerda para a direita: dr. Delbrück, dr. August Forel, dr. Bach e dra. Gottschal.

no outro e abriram um ambulatório para oferecer tratamentos sugestivos e hipnóticos para males físicos. Forel esteve profundamente comprometido com esses tratamentos psíquicos, editando um periódico e publicando amplamente sobre o assunto[5]. Durante esse período, ele e seus subordinados também fizeram experimentos com uma série de práticas psicoterápicas, inclusive tentar interpretar o significado simbólico de delírios em pacientes paranoicos no Burghölzli[6]. O fato de Forel endossar publicamente tratamentos psíquicos, sugestivos e hipnóticos franceses significava muito na Áustria, na Alemanha e na Suíça de língua alemã. Se um grande neurocientista "alemão" acreditava que havia algo no sugestionamento e no hipnotismo, os demais não poderiam descartar esse trabalho levianamente como tolice francesa.

Por meio do esmero de Forel, o Burghölzli se viu na vanguarda tanto da pesquisa sobre o cérebro quanto na terapia clínica. Seus assistentes eram recrutados para serem diretores em outros manicômios, professores de prestígio visitavam Zurique, e o Burghölzli se tornou um centro de formação em psiquiatria. Mas em 1898, o homem que havia efetuado essa transformação se demitiu abruptamente. Ainda que estivesse com apenas cinquenta anos de idade, Forel perdeu o apetite pela administração hospitalar; a direção foi entregue a um de seus ex-alunos, Paul Eugen Bleuler.

Bleuler nasceu em Zollikon, um vilarejo agrícola fora de Zurique. Em 1874, quando Eugen estava com dezessete anos, a sua irmã desenvolveu catatonia e foi hospitalizada

174 — Parte ii : Confeccionando os Freudianos

no Burghölzli. Durante a sua hospitalização, a família ficou enfurecida com o distanciamento arrogante do então diretor, Hitzig, que não conseguia entender uma só palavra que a garota doente dizia. Reza a lenda familiar que essa experiência impressionou tanto a mãe de Bleuler que ela incutiu no filho um desejo de ser um psiquiatra que conseguisse entender e ajudar aqueles cujas vidas tivessem sido dilaceradas pela enfermidade mental[7].

Bleuler graduou-se na Faculdade de Medicina da Universidade de Zurique em 1881; e então, como muitos outros, fez um grande *tour* científico, visitando os laboratórios e as clínicas mais prestigiosos da Europa. Em Paris, estudou com Charcot e Janet, e ficou impressionado com o poder do hipnotismo e dos processos mentais inconscientes. Trabalhou com anatomia cerebral por seis meses no laboratório de Gudden, em Munique; e em 1885, acompanhou Forel até Zurique para se tornar seu assistente.

O trabalho só foi oferecido a Bleuler depois que ele prometeu abrir mão do álcool, uma exigência que se havia tornado indispensável para Forel. Mas no Burghölzli, os dois homens que haviam jurado praticar o comedimento faziam experimentos com uma técnica que demonstrava quão limitado poderia ser o autocontrole humano. Eles hipnotizavam um ao outro. Em 1887, Bleuler publicou o seu primeiro artigo sobre hipnotismo e, dois anos depois, sucedeu-o com um relato em primeira pessoa sobre ser hipnotizado[8].

Depois de apenas um ano como assistente no Burghölzli, Bleuler foi designado diretor do manicômio de Rheinau. Abrigado num antigo mosteiro localizado em uma ilha no Reno, Rheinau era o último destino para os incuráveis do Burghölzli; continha mais de oitocentos deles. Ninguém mais adequado que Bleuler para assumir essa tremenda tarefa. Ele havia sido treinado por Forel para ser curioso, minucioso e otimista com os tratamentos terapêuticos. Era solteiro e, portanto, não tinha obrigações familiares para distraí-lo; além disso, carregava uma mágoa pessoal que o encorajava a jamais desistir de seus pacientes. Bleuler se jogou no trabalho. Trabalhava duro, duro demais. Pouco depois de chegar a Rheinau, ele informou Forel de que lhe havia ocorrido pensar o sono como nada mais que um hábito ruim. Dali a pouco colapsou de exaustão[9]. Forçado a aceitar o sono como um mal necessário, Bleuler mergulhou novamente no trabalho – cheio de determinação, porém descansado.

Nos doze anos seguintes, Eugen Bleuler viveu de perto com a psicose. Ele observou intimamente o comportamento de seus pacientes, os seus gostos e antipatias, suas habilidades para raciocinar e suas formas de loucura. Por fim, concluiu que o pessimismo reinante acerca da insanidade estava absolutamente equivocado. Em 1896, Emil Kraepelin havia apresentado a sua influente teoria da demência precoce. Como o nome sugeria, ele acreditava que esse tipo de psicose acarretava um declínio precoce e inevitável em direção à demência, com uma perda crescente de capacidade cognitiva. Forel também acreditava que os pacientes psicóticos estavam fadados à imbecilidade; porém, em Rheinau, Bleuler viu que muitos de seus pacientes psicóticos não eram demenciados. Ele redobrou os esforços para descobrir o que havia de errado com eles.

Acompanhando de perto os enunciados e os comportamentos de seus pacientes insanos, Bleuler teve certeza de que suas vidas mentais não haviam sido extintas.

Cada paciente possuía um alcance intelectual e emocional particular, e cada um reagia psicologicamente ao seu próprio ambiente. Uma tia favorita ou um irmão detestado desencadeavam respostas diferentes. Um membro do sexo oposto às vezes incentivava um paciente desenfreado a se tornar socialmente apropriado de repente. Isso devia significar que alguns sintomas eram reações psicológicas, e que a enfermidade não poderia ser totalmente reduzida a um processo orgânico e invariável. Nunca duvidando de que os seus pacientes possuíam uma enfermidade biológica, Bleuler decidiu que o psicológico também desempenhava um papel nas disfunções. Portanto, recorreu a terapias psicológicas para proporcionar algum alívio e desenvolveu uma forma de terapia de choque psicológica. Por exemplo, Bleuler poderia decretar que um paciente regredido recebesse alta de repente, ou convidar um paciente violento para um jantar formal na casa do diretor[10].

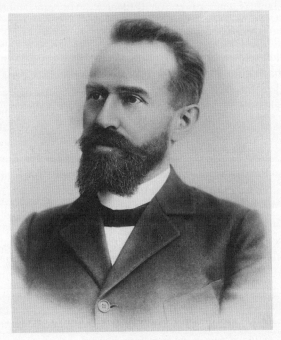

FIG. 12:
Eugen Bleuler em 1902, recém-designado diretor do Manicômio Burghölzli.

Durante esses anos, Eugen Bleuler começou a formular sua teoria da psicose. Ele distinguiu os sinais primários da enfermidade, diretamente relacionados à patologia biológica, dos sinais secundários, que eram reações psicológicas tanto à doença quanto ao ambiente. Quando Bleuler mergulhou no estudo dos novos modelos do psiquismo que emergiram na psicopatologia francesa, no hipnotismo e na histeria, a sua teoria começou a coalescer. Como resenhista de livros no *Münchener Medizinische Wochenschrift* (Semanário Médico de Munique), ele se mantinha a par dos escritos franceses sobre os estados alterados da mente; desempenhando esse papel, resenhou muitos trabalhos centrais, inclusive a obra de Josef Breuer e Sigmund Freud sobre histeria. Bleuler ficou impressionado e considerou o livro "uma das mais importantes novidades dos anos recentes no campo da psicologia normal e patológica"[11].

Quando convocado de volta ao Burghölzli em 1898, Bleuler levou consigo essas experiências formativas. Lá chegando, encontrou uma instituição em ascensão e, na sua primeira década na liderança, acelerou essa escalada. O hospital possuía um orçamento de oito mil francos no ano de 1900 e, por volta de 1913, administrava dez vezes essa quantidade. Em 1900, a equipe médica contava com quatro integrantes; Bleuler mais que duplicou esse número em treze anos. As internações no Burghölzli cresceram de 203 para 578 nesse mesmo período[12].

Ao chegar, Bleuler expôs a sua filosofia clínica. Muito dela era sabedoria popular, exceto por algumas sentenças nas quais Bleuler sugeria que o hipnotismo pode ser efetivo para o alívio sintomático e poderia até efetuar algumas curas[13]. Essas poucas palavras se tornaram uma ponte entre o novo diretor de Zurique e Sigmund Freud, mas os dois também compartilhavam muitas outras perspectivas. Quando em Rheinau, Bleuler havia trabalhado duro no problema de como a psicologia poderia ser uma ciência natural, esboçado a sua oposição a conceitos filosóficos metafísicos, e argumentado que os conteúdos mentais inconscientes e conscientes não eram qualitativamente diferentes. Como Freud, ele concluiu que os processos mentais complexos poderiam ser inconscientes, e que esse inconsciente psicológico estava implicado em ações dissociadas, estados de fuga, sintomas histéricos e casos de consciência cindida, dupla ou múltipla[14].

Assim como Freud – embora em grau muito menor –, Bleuler também se envolveu em debates acerca da sexualidade humana, em parte incentivado por seu ex-chefe, August Forel. Em Zurique, durante muitos anos Forel havia sido um dos principais defensores de uma abordagem moral da sexualidade; em 1888, quando as ligas de moralidade foram fundadas pela elite zuriquense, elas incluíram não apenas líderes municipais e o clero protestante, mas também ele. Ainda que esses grupos atacassem o duplo padrão sexual para homens e mulheres, eles prescreviam uma solução que era exatamente o oposto da maioria dos reformadores vienenses. Em vez de afrouxar as restrições sobre a vida erótica feminina, os zuriquenses queriam refrear a sexualidade masculina e impor a abstinência. A Liga da Moralidade de Zurique ficava de olho no teatro e na dança, mas o seu foco era o bordel como a verdadeira raiz do mal, e ela defendia uma abordagem estrita e criminal da prostituição. Quando um médico argumentou que a legalização e a intervenção higiênica estatal seriam mais efetivas como modo de limitar a propagação letal de doenças venéreas, Forel apoiou o contrarrumor que dizia que ele estava errado[15].

Depois de se aposentar em 1898, esse respeitável médico suíço foi apresentando uma mudança gradual de opinião. Ele continuou com o seu estudo de uma vida inteira acerca dos insetos, o que o conduziu à evolução, à seleção sexual e aos debates sobre sexualidade humana. Forel começou a se aliar com aqueles que exigiam uma nova ética sexual baseada na ciência natural. Após anos de estudo, publicou *Die*

Zurique 177

sexuelle Frage (A Questão Sexual)[16], em 1905. Embora considerado inofensivo pelos radicais vienenses, o livro era dinamite na Suíça. Um membro fundador da Liga da Moralidade de Zurique argumentou então que a abstinência sexual era antinatural e destinada ao fracasso. Com Freud e outros sexólogos, Forel concluiu que, embora a pulsão sexual tivesse de ser controlada, a abstinência completa poderia causar danos à saúde da pessoa. O sexo, asseverou ele, era um direito humano básico, bem como uma fonte de criatividade e felicidade.

Die sexuelle Frage foi aplaudido na imprensa médica e pelos progressistas na *Neue Zürcher Zeitung* (Novo Jornal de Zurique) e o *Züricher Post* (Correio Zuriquense)[17]. Bleuler também foi correndo apoiar Forel, mas os membros da Liga da Moralidade e os sacerdotes estavam furiosos e denunciaram o livro como uma aberração moral[18]. Em algumas partes da Suíça, Forel foi banido de falar em público.

Por meio do seu interesse pelo hipnotismo, pela psicopatologia francesa, pela biologia evolutiva e pela sexologia, August Forel atravessou algumas das mesmas estradas que Freud, e a sua familiaridade com esse território preparou o terreno em Zurique para uma franca apreciação do trabalho freudiano. Eugen Bleuler, aluno de Forel, se havia imbuído dos afãs do professor – inclusive o de não beber – e havia assumido o comando do Burghölzli depois de estar bem versado em hipnotismo, curas por sugestionamento, psicopatologia francesa e sexologia. Ele estava comprometido com o estudo científico natural do psiquismo, inclusive dos processos psíquicos inconscientes, e se tornou um ávido leitor de Sigmund Freud. Mas Bleuler também possuía interesses de pesquisa próprios, e era a integração desses interesses com as teorias de Freud que fariam o Burghölzli ser aclamado internacionalmente.

II.

Juntamente com uma série de psiquiatras acadêmicos da sua geração, Eugen Bleuler havia aberto mão da esperança de que a pesquisa anatômica renderia muito para o entendimento clínico e para o tratamento da enfermidade mental. Em vez disso, voltou-se para a psicologia científica na esperança de que ela pudesse oferecer ganhos mais imediatos. A emergência da psicologia experimental forneceu a possibilidade de um novo alicerce científico para a psiquiatria baseado em medidas quantificáveis.

Cedo na carreira, Bleuler experimentou a pesquisa psicológica estudando a sinestesia, aquela estranha confusão na qual um sujeito vê sons ou ouve cores. Fenômeno predileto dos poetas românticos, ela também era intrigante para cientistas que se empenhavam em compreender como a mente sintetizava – ou falhava em sintetizar – a experiência. Em Rheinau, Bleuler passou a acreditar que os psicóticos têm uma dificuldade semelhante. Eles sofriam de processos anormais de associação devidos a uma inerente falta de habilidade para unir as conexões. Quando chegou ao Burghölzli, Bleuler partiu para o estudo dessa de e de outras aberrações mentais com experimentos envolvendo associações de palavras.

Primo de Charles Darwin, o excêntrico e brilhante polímata britânico Francis Galton havia inaugurado o experimento com associação de palavras. Em 1879, Galton escreveu: "Meu objetivo é mostrar como o conjunto dessas ideias associadas – embora elas sejam, em sua maioria, extremamente fugazes e obscuras, e mal atravessem o limiar de nossa consciência – pode ser agarrado, arrastado para a luz do dia e registrado."[19] Uma vez registrados, esses pensamentos pouco nítidos proporcionavam um entendimento das motivações individuais profundas. "Ninguém pode ter uma ideia justa", escreveu ele, "antes de ter feito cuidadosos experimentos consigo mesmo, do turbilhão de semipensamentos despercebidos e imagens tênues que esvoaçam pelo seu cérebro, e da influência que eles exercem em sua vida consciente."[20] Sua técnica para tornar mais manifestas as suas próprias associações pouco conscientes era sagaz: ele passava o olho subitamente numa palavra impressa, deixava algumas ideias emergirem como resposta, e então registrava essas ideias antes de elas desaparecerem da mente[21].

Embora Gaitan tenha inventado os testes de associação de palavras, foi Wilhelm Wundt quem padronizou e popularizou o método. Em Leipzig, no ano de 1879, ele criou o primeiro laboratório de psicologia experimental, onde pesquisadores adotavam um método simples para estudar processos associativos: o Experimentador falava uma palavra e o Sujeito respondia com a primeira palavra que vinha à cabeça. Wundt categorizava essas associações e, a partir desses dados, ia reconstituindo as operações mentais. Em *Grundriss der Psychologie* (Esboço da Psicologia), Wundt rastreou as associações à medida que elas se fundiam em compostos mais complexos, argumentando que imaginação, entendimento, ilusões e alucinações, sonhos e fenômenos hipnóticos poderiam todos ser explicados assim. A mente poderia ser compreendida por meio da decomposição de fenômenos mentais em seus elementos; da análise de como esses elementos estavam conectados; e da determinação das leis que regem as suas relações[22].

Os métodos de Wundt se difundiram. Laboratórios de psicologia foram fundados em Göttingen, Berlim, Bonn, Munique, Genebra e Copenhagen, gerando interesse entre psicopatologistas e psiquiatras – Emil Kraepelin, inclusive. Kraepelin começou como pesquisador do cérebro; porém, depois de trabalhar com Wundt, decidiu que a psicopatologia poderia ser mais bem compreendida por um estudo psicológico preciso e metódico. Depois de se estabelecer em Heidelberg, montou um grupo de pesquisa; e, em 1895, eles começaram a publicar suas descobertas em seus *Psychologischen Arbeiten* (Trabalhos Psicológicos). No prefácio do primeiro volume, Kraepelin pagou tributo a Wundt e previu que a experimentação psicológica seria o futuro da psicopatologia científica[23].

As ideias de Kraepelin atraíram rapidamente os psiquiatras acadêmicos, porque elas ofereciam uma solução para uma crise que atormentava o campo. A despeito de décadas de trabalho, a busca por lesões cerebrais precisas específicas a doenças mentais dera poucos frutos. Em seu manual de psiquiatria *Psychiatrie für Ärzte und Studirende* (Psiquiatria Para Médicos e Estudantes), o aluno de Kraepelin, Theodor Ziehen, foi enfático: a psicologia, não a neurologia, tem de ser o alicerce para o estudo da psicopatologia[24]. Para investigar a enfermidade mental, Kraepelin e seu colega Gustav Aschaffenburg

Zurique 179

recorreram ao teste de associação de palavras. Aschaffenburg distinguiu as associações internas baseadas no significado (por exemplo, "rato-buraco-escuro") e as associações externas baseadas no som (por exemplo, "rato-pato-gato")[25]. Ao fazer isso, descobriu que sujeitos fatigados ou doentes estavam mais propensos a associações externas. Ele postulou que os estados psicopatológicos também podem ser caracterizados por diferentes padrões associativos. Outros seguiram essa linha de pensamento, mas o mais importante foi Ziehen, que, em 1898, começou a publicar seus estudos associativos com crianças. Ele mostrou que as associações que despertavam memórias desprazerosas levavam mais tempo para emergir. Ziehen também descobriu que era possível ligar tematicamente essas respostas diferidas e definir os conteúdos mentais obstrutores – considerados por ele um complexo de ideias emocionalmente acentuadas[26].

Em 1901, Eugen Bleuler estava pronto para adotar esses métodos experimentais para estudar as psicoses. Ele enviou para Munique um de seus novos assistentes, Franz Riklin, a fim de estudar com a equipe de Kraepelin. Quando Riklin voltou, Bleuler pediu que ele se juntasse a um outro médico para administrar os testes de associação de palavras em pacientes do Burghölzli. O outro médico era Carl Gustav Jung.

Jung desempenharia um papel significativo na psicanálise freudiana antes de sair para fundar a sua própria psicologia dinâmica. Nascido em Kesswil, uma cidade do nordeste da Suíça, em 1875, Carl era neto do médico basileiense Carl Gustav Jung, O Velho, que se havia destacado como um democrata fervoroso e um romântico fascinado por modelos psicológicos da enfermidade mental. O pai de Carl, Paul Achilles Jung, era um filólogo e linguista com formação universitária que se tornou sacerdote protestante. A mãe, Emilie, vinha de uma proeminente família da Basileia, os Preiswerk[27].

A família Jung era infeliz. O pai de Carl era propenso à depressão e acessos de raiva. As confidências íntimas da mãe deram a Carl a sensação de que ele havia tirado o lugar do pai. O próprio Carl era temperamental e propenso a episódios de grave desmoralização. Nos anos de 1890, o garoto adolescente descobriu Arthur Schopenhauer e ficou cativado pela visão trágica, apresentada pelo filósofo, do homem guiado por desejos cegos. Voltando-se para Kant, Carl acreditava ter entendido o erro de rota cometido por Schopenhauer: o filósofo havia dotado a incognoscível coisa em si com qualidades particulares, um erro epistemológico. A coisa em si, compreendeu Jung, graças a Kant, era tão misteriosa quanto a própria divindade[28]. Muito depois, Carl Jung iria preservar um domínio para o incognoscível em seu pensamento psicológico.

Em 1895, Jung começou a cursar medicina na Basileia, uma cidade germanó fona da Suíça. A Universidade da Basileia era um bastião liberal numa cidade que também abrigava tipos apocalípticos de protestantismo. Aos finais de semana, Carl estudava Kant e aquele filósofo do inconsciente: Eduard von Hartmann. Ele também se dedicava à obra de Friedrich Nietzsche, que causava uma ótima impressão. Em 1896, quando Carl estava na faculdade de medicina, seu pai morreu. Paul Jung estava doente, e em seus anos derradeiros o sacerdote havia tido uma crise de fé. Hospitalizado e moribundo, havia recorrido a livros sobre sugestionamento hipnótico a fim de compreender o que o afligia[29].

180   *Parte ii : Confeccionando os Freudianos*

Mesmo após a morte do pai, Jung – ou "Barril", como era conhecido por seus amigos de bar – continuou sendo um membro pujante e ativo da universidade e da sua Associação de Estudantes Zofingia[30]. Posteriormente, um amigo lembrou que Jung sempre estava pronto para a batalha com uma outra fraternidade universitária, apelidada de "Liga da Virtude" – uma alusão às ligas da moralidade que haviam atacado o sexo fora do casamento e outros vícios. Como membro da Associação Zofingia, Jung ministrou palestras que revelavam um desejo neorromântico de limitar a ciência e delimitar um espaço para o mistério e a subjetividade humana[31].

Esses discursos de juventude dramatizavam o fosso entre Carl Jung e as gerações anteriores de estudantes de medicina. Ao passo que os colegas mais velhos eram movidos por um desejo de reverter o dogma religioso e campear uma filosofia de vida mecanicista, racional e científica, Jung e muitos da sua geração se posicionaram contra os excessos de uma ciência hiperracional. Ele caçoava de quem papagueasse o "papai Du Bois-Reymond"[32]. Influenciado pelo Neorromantismo e formado pelo "nosso grande mestre" Kant, bem como por Schopenhauer e Nietzsche – para não mencionar as suas próprias convicções religiosas –, Jung estava ávido para abrir um espaço para o irracional e o subjetivo num mundo mecanizado[33].

Para desvendar esse território, Carl começou a conduzir algumas pesquisas sozinho, pegando uma linha de investigação da sua família. Os Preiswerk estavam interessados no espiritismo, um movimento que emergiu do grande despertar estadunidense dos anos 1840 e se tornou popular na Europa logo depois. A moda – que incluía receber mensagens dos mortos, misteriosas mesas girantes e médiuns – não se restringiu a pessoas leigas; ela também havia atraído acadêmicos e cientistas como F.W.H. Myers e William James.

No seu primeiro ano de medicina, Jung começou a frequentar sessões da família. Os encontros começavam com um jogo de salão envolvendo uma mesa girante. Suas tias e primas ficavam sentadas ao redor de uma velha mesa de carvalho e esperavam por rumores, batidas e outros sinais do além. Logo vinham sinais em abundância através da prima de Jung, então com quinze anos de idade, Helene Preiswerk. Heleninha, ao que parecia, podia falar com os mortos. Posteriormente à morte do pai, Carl compareceu muitas vezes às sessões; porém, após quatro anos o seu interesse diminuiu, especialmente depois de Heleninha ter sido pega trapaceando. Nessa altura, Carl havia decidido estudar psiquiatria. Quando partiu para a escrita de sua tese em medicina, escolheu como tema a prima e suas estranhas viagens para o além. Todavia, acreditando que ninguém na universidade seria receptivo a um trabalho como aquele, acabou deixando isso de lado[34].

Em 11 de dezembro de 1900, o jovem bacharel em medicina foi contratado como médico assistente no Burghölzli[35]. Jung encontrou em Bleuler um professor que estava fascinado por bizarros fenômenos mentais inconscientes e psicóticos[36]. Bleuler encorajava sua equipe a estudar a mais recente literatura sobre esses assuntos. Seis semanas depois de sua chegada a Zurique, Carl Jung cumpriu com essa obrigação ao apresentar para os colegas uma sinopse do mais recente trabalho sobre os sonhos realizado por Sigmund Freud[37].

Zurique **181**

Bleuler também encorajou Jung a mergulhar numa ampla gama de estudos psicopatológicos. Uma vez que o "Barril" havia feito um voto de abstinência e estava enfiado no hospital com poucas distrações, colocou-se a tarefa de ler os cinquenta volumes da *Allgemeine Zeitschrift für Psychiatrie* (Revista Geral de Psiquiatria), um dos mais antigos periódicos psiquiátricos da Alemanha. Diferentemente das revistas que permaneciam estritamente anatômicas e fisiológicas, esta era aberta a trabalhos em sexologia, hipnotismo, histeria, neurose, e a uma gama de terapêuticas. Nela, Jung encontrou artigos de Max Dessoir sobre a psicologia da vida sexual, o argumento de Eugen Bleuler para os fenômenos mentais inconscientes, e um texto de Krafft-Ebing sobre zoofilia.

Nesse cenário mais aceitável, Jung retomou o trabalho com a sua dissertação. Em 1902, ele o concluiu de um modo que mostrava uma mudança marcante em relação à época de faculdade. *Sobre a Psicologia e Psicopatologia dos Fenômenos Chamados Ocultos* não fez nenhuma declaração acerca da alma, nem levou em conta acontecimentos sobrenaturais[38]. Em vez disso, o seu compromisso era com desmistificar os estranhos eventos do espiritismo por meio da explicação científica natural. Jung apresentou o caso de uma médium de quinze anos e meio cujo histórico familiar abundava em casos de loucura. Utilizando o pseudônimo "srta. S.W.", Jung descreveu os episódios sonambúlicos da prima, as suas visões e as suas vozes. Detalhou sessões nas quais Heleninha falava o que lhe vinha do além, lia as mentes dos outros e revelava a ordem cósmica da vida. Jung contou com a literatura psicopatológica francesa como suporte teórico, salpicando seu texto com referências à *grande hystérie* de Charcot, à *désagrégation* psíquica de Janet[39], e ao trabalho de Charles Richet sobre processos inconscientes. Ele observou que a maioria dos psiquiatras alemães havia ignorado esses estados inconscientes, embora destacasse Freud e Löwenfeld como exceções.

Mas a autoridade à qual Jung mais recorreu foi um colega suíço, Théodore Flournoy[40]. Flournoy era um cientista que havia tentado tornar respeitável a pesquisa com espiritismo. Após estudar com Wundt, foi para Genebra e assumiu a cátedra de psicologia em 1891. No ano de 1892, inaugurou o primeiro laboratório de psicologia experimental na Suíça, e oito anos depois publicou seu clássico *Des Indes à la planète Mars* (Das Índias ao Planeta Marte)[41]. O livro, um estudo de caso de uma médium chamada Hélène Smith, atribuía os estados alterados da mulher à histeria, que era resultado de choques emocionais, trauma psíquico e estados hipnoides. Nesse sentido, o relato de Flournoy era bastante harmonioso com o pensamento etiológico de Josef Breuer.

A dissertação de Jung seguia Flournoy ao postular que a prima possuía uma segunda personalidade inconsciente que se havia cindido do eu consciente e poderia, portanto, realizar complexas tarefas por conta própria. O fato de a moça ler mentes resultava da sua extraordinária receptividade inconsciente, um dom que ela devia à sua própria histeria. "O sonâmbulo não só incorpora, por assim dizer, cada ideia sugestionadora", escreveu Jung, "mas também vive dentro do sugestionamento por excelência."[42] Inconscientemente, Heleninha se havia feito viver os sugestionamentos que a cercavam. Jung falou de passagem acerca do recalcamento, do esquecimento histérico, das identificações histéricas, e das teorias de Freud sobre os sonhos. No final, porém, a sua visão a respeito da histeria da moça era mais convencional: Heleninha possuía uma constituição patológica.

Após concluir a dissertação, em outubro de 1902, Jung acompanhou a prima Valerie Preiswerk até Paris e lá se encontrou novamente com a prima que lia mentes, Helene. Naquele inverno parisiense, frequentou palestras de Pierre Janet no Collège de France, antes de voltar para Zurique em 1903 para retomar, juntamente com Riklin, os seus experimentos com associação.

Nas palestras que ministrou no inverno de 1902, Pierre Janet discutiu como a fadiga podia revelar aspectos da psicopatologia e permitir a emergência de estados mentais inferiores[43]. Sob orientação de Jung, os experimentos com associação realizados em Zurique passaram a ter como foco forças similares que podiam revelar estados mentais inferiores, especialmente a noção postulada por Theodor Ziehen de um complexo emocionalmente acentuado. Jung se perguntava se tais complexos – caso fossem inconscientes, num sentido freudiano – podiam atuar como a fadiga e fazer associações irromperem. Ele direcionou nesse sentido os experimentos zuriquenses com associação. Em 1904, quando um resenhista hostil à tese de Jung escarneceu sua dívida com a psicopatologia francesa, ele retorquiu dizendo que o seu modo de análise não dependia do pensamento francês, mas sim dos estudos freudianos sobre a histeria[44]. O resenhista estava inegavelmente certo a respeito da tese junguiana de 1902; em 1904, porém, Carl Gustav Jung já se havia tornado um seguidor de Sigmund Freud.

"A ASSOCIAÇÃO É um fenômeno fundamental da atividade psíquica", declarou Eugen Bleuler em seu prefácio às notáveis descobertas reunidas pelos pesquisadores do Burghölzli, em 1906[45]. Assim, estudando as associações era possível captar todo o psicológico de um homem[46]. Além disso, analisando as associações era possível compreender o efeito da enfermidade na mente e até caracterizar várias enfermidades mentais. Bleuler anunciou que Carl Jung, Franz Riklin e o grupo do Burghölzli haviam feito tudo aquilo. Se a classificação empírica da enfermidade mental era o Santo Graal da psiquiatria, um método quantificável para penetrar os estados subjetivos interiores era o da psicologia. Bleuler declarou que, procuradas há muito tempo, ambas as soluções haviam sido encontradas. E ao mesmo tempo que reconhecia uma dívida com Wundt e outros, deixou claro que esses avanços também haviam sido grandemente influenciados por uma visão que veio de fora da psicologia acadêmica. Sigmund Freud havia revelado parte daquele novo mundo, anunciava Bleuler[47].

A excitação dos zuriquenses com Freud havia aumentado quando eles realizaram os seus experimentos entre 1903 e 1906. No início, a fim de estudar a psicose, Bleuler tentou estabelecer uma linha de base para os padrões associativos normais[48]. Jung e Riklin deram sequência ao trabalho e começaram a testar a si próprios e a outros membros da equipe hospitalar. Em 1904, publicaram os seus resultados surpreendentes. Depois de reunir as respostas de trinta e oito sujeitos normais a quatrocentos estímulos verbais, Jung e Riklin acreditaram poder classificar diferentes padrões associativos

Zurique 183

de acordo com diferentes tipos de caráter. Em vez de classificar as associações, eles começaram a classificar as pessoas naquilo que chamaram de personalidades objetiva e subjetiva. Os subjetivos foram subdivididos entre aqueles que avaliavam os objetos em si mesmos e aqueles em que o estímulo verbal provocava fortes "complexos" emocionais. Discutindo o segundo grupo, Jung e Riklin transformaram o conceito zieheniano de complexo emocionalmente acentuado, ao afirmar que os complexos poderiam ser inconscientes devido ao recalcamento, "no sentido de Breuer e Freud, com cuja obra estamos em dívida pelo valioso estímulo a nossas investigações"[49].

Os estudos com associação incorporavam brilhantemente achados psicológicos empíricos à teoria freudiana do recalque. Mas a bomba veio quando Jung e Riklin alegaram ter encontrado complexos inconscientes na população normal. Estaríamos todos sofrendo do recalcamento de ideias carregadas de afeto? Teríamos todos aquilo que um de seus pacientes chamou de "uma pequena alma na grande, envenenando-a quando desperta"?[50] A implicação era clara: a hipótese de Sigmund Freud segundo a qual o recalque era onipresente parecia ter encontrado confirmação científica.

II. *Teste*:	Verdade	nenhuma, não existe
I. "	Falsidade	mulheres, 5 segundos
II. "	Falsidade	homem, S. (no sentido de que o homem é falsamente organizado)
II. "	Falsidade	corrompimento do homem, S. (no sentido sexual)
III. "	Certo	nem tudo, S.
I. "	Injusto	Rússia, 2.8 segundos

FIG. 13:
O estudo realizado por Franz Riklin em Zurique no ano de 1906 incluía associações de palavra tiradas do caso de Catterina H., cujo namorado russo cometeu suicídio depois de desdenhado, o que a levou a um estado histérico. "s" indicava a presença de um complexo sexual.

Por volta de 1905, Jung adotou as ideias freudianas de um modo ainda mais explícito. Estudou os tempos de reação de seus sujeitos e descobriu que alguns eram mais longos que outros. Esses atrasos se deviam a complexos inconscientes recalcados; porém, indo mais longe, Jung argumentou que esses mesmos complexos eram tão centrais que caracterizavam o psicológico daqueles indivíduos. Ele descreveu uma mulher casada cujo complexo erótico ocorria em 18% das associações, e um rapaz cujo complexo familiar ocorria em 54%[51]. Esses complexos inconscientes marcavam as pessoas. Graças aos experimentos em Zurique, parecia que agora era possível localizar, definir e quantificar experimentalmente a composição do mundo inconsciente de um homem ou de uma mulher.

Entre 1904 e 1905, os zuriquenses publicaram uma sequência de estudos com associação que buscavam definir os complexos inconscientes na histeria, na epilepsia e na idiotia. Embora alguns desses complexos fossem entendidos como manifestações psicológicas de um transtorno biológico, Jung acreditava que, nas doenças psicogênicas, o próprio complexo era o que causava a enfermidade[52].

As implicações dessa enxurrada de achados eram grandes. Quando Bleuler deu um passo atrás para considerar o que queriam dizer com teorias da mente, ele começou com uma crítica contundente. O ceticismo acerca de um inconsciente psicológico havia feito os alemães deixarem o estudo científico desses processos para os franceses. A origem desse problema era Wilhelm Wundt. Formando praticamente todos os alemães que trabalhavam com psicologia empírica, Wundt havia transmitido o pressuposto de que as associações eram, por definição, conscientes, o que impossibilitava conceber processos inconscientes e estudar estados mentais dissociados. Bleuler lembrou seus leitores de que ele havia defendido, por mais de duas décadas, que os conteúdos mentais inconscientes e conscientes eram qualitativamente os mesmos – crença que ele observou ser compartilhada tanto por Hermann von Helmholtz quanto por Sigmund Freud[53].

Os estudos com associação realizados em Zurique foram publicados como um volume explosivo em 1906. O leitor que abrisse a obra esperando entrar no mundo experimental de Wundt e Kraepelin iria fechá-la ao chegar a terras estrangeiras. O aditamento junguiano, "Psicanálise e o Experimento de Associações", marcou a travessia dos zuriquenses das clínicas de Paris e dos laboratórios de Leipzig e Munique para um consultório localizado na Berggasse, n. 19, em Viena. Eles se haviam tornado seguidores de Sigmund Freud. Descrevendo as teorias freudianas, Jung advertiu que o método clínico do médico vienense não proporcionava um enquadramento seguro para coletar dados[54]. Criar esse enquadramento era o grande triunfo dos freudianos de Zurique.

OS EXPERIMENTOS ZURIQUENSES ocorreram durante um período crucial para a psicologia científica. Depois de 1900, psiquiatras e psicólogos começaram a fundar laboratórios, periódicos acadêmicos e organizações num ritmo febril, dando origem a uma nova comunidade. Quando o I Congresso Internacional de Psicologia Experimental foi anunciado em 1906, a informação se espalhou pela mesma rede de periódicos que receberiam notícias das descobertas zuriquenses.

Para Jung e seus colegas, o fórum mais importante para os seus trabalhos era o *Journal für Psychologie und Neurologie* (Gazeta de Psicologia e Neurologia), uma publicação suíça editada por Forel e um dos ex-alunos do Burghölzli, Oskar Vogt. O periódico havia mudado de nome de uma forma que espelhou a mudança de perspectivas daqueles que estavam ávidos para estudar a mente. Fundado em 1893 como *Zeitschrift für Hypnotismus, Suggestionstherapie, Suggestionslehre und verwandte psychologische Forschungen* (Revista de Hipnotismo, Terapia Sugestiva, Teoria do Sugestionamento e Pesquisas Psicológicas Aplicadas), o periódico abandonou sua filiação com as terapias envolvendo sugestionamento em 1896, tornando-se *Zeitschrift für Hypnotismus, Psychotherapie sowie andere psychophysiologische und psychopathologische Forschungen* (Revista de Hipnotismo, Psicoterapia, Bem Como Outras Pesquisas Psicofisiológicas e Psicopatológicas). Em 1902, os editores tiraram todas as referências ao hipnotismo e à psicoterapia e continuaram como *Journal für Psychologie und Neurologie* (Gazeta

Zurique **185**

de Psicologia e Neurologia). Vogt explicou que o periódico havia expandido a fim de abranger estudos em psicologia normal, patológica e comparada, bem como neurobiologia, embora conservasse uma ênfase especial em etiologias e terapias psíquicas[55].

Jung e Riklin publicaram seus primeiros estudos no periódico em 1904 e, ao longo do processo, levaram Sigmund Freud para o mundo da psicologia empírica. Freud não possuía um laboratório, tampouco resultados quantificáveis. Em 1904, a maioria dos psicólogos e psiquiatras experimentais ligariam Freud ao seu trabalho de 1895 sobre a histeria, mas os estudos zuriquenses mudaram isso ao oferecer às abrangentes teorias freudianas acerca de um recalque inconsciente uma verificação científica quantificável.

Na Genebra de língua francesa, os *Archives de Psychologie* (Arquivos de Psicologia) traziam notícias dos testes zuriquenses com associação. Fundado em 1901, o periódico era editado por Flournoy e Édouard Claparède. Antes de se aproximar dos estudos de Jung e Riklin com associação, que eram "muito importantes", os editores resenharam o livro freudiano sobre os sonhos, a tese de Jung, assim como *A Psicopatologia da Vida Cotidiana*, de Freud[56]. Para os cientistas do campo da psicologia falantes de francês, Sigmund Freud começou a importar, de repente.

Na Alemanha, os experimentos de Jung e Riklin foram recebidos de forma calorosa, em geral[57]. Peguem, por exemplo, a *Zeitschrift für Psychologie* (Revista de Psicologia). Ela também esteve às voltas com mudanças de filiação na última década do século XIX, quando tanto a psicologia quanto a psiquiatria buscavam definir a si próprias. Em 1890, o periódico passou a se chamar *Zeitschrift für Psychologie und Physiologie der Sinnesorgane* (Revista de Psicologia e Fisiologia dos Órgãos Sensoriais) e foi o principal veículo da psicofísica. Em 1906, ele rachou. Um periódico manteve o título antigo e a antiga missão, ao passo que o outro, *Zeitschrift für Psychologie*, abandonou todas as referências à fisiologia decorrente de Wundt. Editado pelo psicólogo experimental Hermann Ebbinghaus, o segundo periódico esteve muito atento aos estudos zuriquenses sobre associação, publicando seis resenhas extensas, embora não acríticas[58].

Os estudos de associação para fins diagnósticos tornaram as ideias de Freud relevantes para quem se interessava por Wundt e pela psicologia experimental, aqueles cientistas do psiquismo que estavam comprometidos com um estudo científico da vida interior. De um dia para o outro, eles também trouxeram renome para Carl Jung, que estava com trinta e um anos de idade. Por volta de 1906, os escritos e a pesquisa junguianos se haviam tornado amplamente reconhecidos. A sua noção do complexo inconsciente recalcado entrou para a psicologia e para a psiquiatria acadêmicas.

As notícias sobre o trabalho feito em Zurique atravessaram o Atlântico. No recém-estabelecido *Psychological Bulletin* (Boletim Psicológico), o psiquiatra suíço-estadunidense de nome Adolf Meyer havia adotado o ponto de vista de que a psiquiatria tinha de encontrar o seu embasamento científico na psicologia, e relatou entusiasmado que o artigo de Jung-Riklin sobre complexos inconscientes em sujeitos normais foi "a melhor contribuição individual à psicopatologia ao longo do ano passado"[59]. No final de uma resenha de oito páginas, Meyer se indagou se o trabalho de Breuer e Freud alcançaria a envergadura que parecia merecer, agora que os estudos de Jung e Riklin tinham fornecido uma validação tão poderosa. O estadunidense iria ajudar a responder à própria pergunta resenhando com entusiasmo cinco dos artigos dos zuriquenses no mesmo número do *Bulletin*[60].

Posteriormente, Meyer começou a se corresponder com Carl Jung, que se apresentou como um psicólogo pesquisador que estava tentando adaptar Freud a essa disciplina mais científica. "Venho trabalhando há algum tempo na tentativa de encontrar regras empíricas de psicanálise, o que não é tarefa fácil", escreveu ele. "Com a psicanálise, a pessoa pode se equivocar de caminho; porém, o experimento com associação é um guia absolutamente seguro."[61] Jung continuou a alertar que, embora os tempos de reação diferidos revelassem complexos, o *significado* da palavra que servia de estímulo ainda era subjetivo. Portanto, os testes de associação ofereciam apenas as linhas gerais para conduzir a psicanálise[62]. A despeito desses alertas, Meyer pressentia que o método junguiano de bases laboratoriais ratificaria objetivamente as declarações de Freud. Para E.B. TitchEner, um proeminente psicólogo estadunidense, Meyer defendeu Freud da acusação de que a sua psicologia tinha "duas gerações" de idade, salientando que a teoria junguiana do complexo trouxe Freud para a psicologia contemporânea de bases experimentais[63].

Por toda a América, os zuriquenses ajudaram Sigmund Freud a conseguir audiência entre os psicólogos científicos. "Agora que o senhor, Bleuler e, de certo modo, Löwenfeld conseguiram me arranjar uma audiência entre os leitores de livros científicos", escreveria Freud posteriormente a Jung, "o movimento em favor de nossas novas ideias continuará inarredavelmente, malgrado todos os esforços das autoridades moribundas."[64] O peso dos estudos realizados em Zurique foi majorado pela sua conexão com uma prestigiosa e bem-posicionada instituição, um centro que conectava franceses e alemães, publicava nas duas línguas e recebia alunos de ambas as comunidades. August Forel continuou sendo um dos psiquiatras com maior visibilidade na Europa; ele seguiu escrevendo e palestrando muito enquanto comandava a lealdade de um batalhão de ex-colegas e alunos. Bleuler havia crescido em envergadura, e os seus alunos, Carl Jung e Franz Riklin, o haviam ajudado a fazer do Burghölzli um centro internacional para o estudo da mente.

Em 1904, Bleuler acrescentou um novo médico à sua equipe: Karl Abraham, de Bremen. Em 1906, Ludwig Binswanger, de Kreuzlingen – sobrinho do conhecido psiquiatra Otto Binswanger –, entrou para a equipe do hospital, assim como um jovem estudante de medicina russo, Max Eitingon. Junto com Jung e Riklin, esses novos médicos começariam a fazer campanha para a psicanálise freudiana.

III.

Eugen Bleuler e Sigmund Freud tinham muito em comum: eram liberais dedicados ao poder da ciência; os dois começaram as respectivas carreiras como anatomistas cerebrais e então ficaram fascinados com a psicopatologia francesa e o hipnotismo; e, o mais importante, ambos estavam convencidos de que

Zurique 187

processos psíquicos inconscientes e complexos poderiam explicar os mistérios da mente. Porém, enquanto Freud era um clínico vienense que ganhava a vida tratando pacientes particulares, Bleuler era professor em Zurique, diretor de um laboratório e líder de um grande hospital que cuidava de pacientes severamente doentes. À medida que os médicos foram ficando mais próximos, essas diferenças foram ficando mais pronunciadas.

Na primeira carta trocada por eles, que data de 9 de junho de 1905, Bleuler escreveu a Freud como um admirador que não tinha receios em transmitir suas reservas. Tendo acabado de ler o livro freudiano sobre os chistes e os *Três Ensaios*, ele elogiou a teoria das piadas, mas manifestou dúvidas a respeito do pensamento sobre a sexualidade. Os *Três Ensaios* careciam dos detalhes e das evidências que Bleuler havia encontrado no outro trabalho de Freud. O zuriquense relutava em aceitar o uso freudiano de material obtido das análises de neuróticos adultos como comprovação de teorias sobre crianças normais. Ele sugeriu que as teorias sexuais freudianas seriam fortalecidas por um argumento filogenético e teleológico, e recomendou uma postura mais crítica em relação a Theodor Lipps. Bleuler concluiu dizendo esperar que Freud não considerasse arrogantes as suas contundentes objeções. Com isso, Eugen Bleuler se apresentou como admirador e especialista consagrado, um colega bastante disposto a questionar o juízo e a lógica freudianos[65].

No entanto, como a próxima carta de Bleuler revelou, os zuriquenses não estavam interessados apenas em debater ideias com Freud. Desde 1903, vinham tentando fortemente praticar a psicanálise. Um dos primeiros relatos de caso publicados em Zurique foi o caso "Lina H.", de Franz Riklin, uma análise realizada em 1903 de uma mulher de 29 anos com uma história de conversões histéricas e variações de humor. Utilizando a hipnose, Riklin remontou os sintomas da moça a um abuso sexual pelas mãos do pai. Juntamente com a hipnose, ele reportou o uso de testes com associação e interpretações simbólicas para desenterrar os complexos emocionais de Lina, recalcados e acentuados. Em suma, o estudo de caso de Riklin revelou um amálgama de métodos[66].

Sentindo que poderia se beneficiar com instrução prática, Bleuler pediu a assistência de Freud. O diretor estava às voltas com a análise de um paciente bastante difícil: ele próprio. Como os outros zuriquenses, ele estava experimentando o método psicanalítico de Freud em seus próprios sonhos e nos sonhos de colegas seus. A autoanálise de Bleuler não ia bem. "Embora logo depois da primeira leitura tenha reconhecido o seu livro dos sonhos como correto, é raro eu ter êxito em interpretar os meus próprios sonhos", confessou ele[67].

Essa confiança marcou o início de uma análise à distância, epistolar. Bleuler anexou quatro sonhos na carta, apelando ao "Mestre" que ele lhe mostrasse o caminho. Cinco dias depois, Bleuler agradeceu a Freud pela análise. Ele tinha de responder imediatamente, confessou, "como uma catarse", para se livrar do peso das críticas de Freud. Não era verdade que ele não havia sido capaz de interpretar *nenhum* de seus sonhos; em diversos momentos teve êxito. Certa vez, no entanto, a sua resposta fez referência a um evento que ocorreu depois do sonho, por isso só podia estar errada. Noutra, Bleuler apresentou um sonho a um grupo de médicos e suas esposas, mas o grupo foi incapaz de desemaranhá-lo. No entanto, quando deixou a sala e retornou, os outros haviam chegado a uma conclusão que estava, obviamente, incorreta. A mulher do diretor apresentou a interpretação do grupo, e Bleuler assegurou a Freud que ela refletia o jogo dos complexos inconscientes de sua esposa, não os seus[68].

A sombra familiar que obscurecia as iniciativas de uma mente conhecer outra havia voltado; no entanto, Eugen Bleuler estava despreocupado. Interpretações errôneas eram fáceis de ignorar, acreditava ele, ao passo que as corretas caíam como um relâmpago. Infelizmente, Bleuler sentia que as interpretações de Freud não eram carregadas de eletricidade. Em sua carta, mudou abruptamente o tema de discussão, passando da sua própria análise às reservas que ele possuía acerca da teoria sexual de Freud, parecendo sugerir que os significados sexuais eram parte da interpretação freudiana incorreta. Para Freud, isso sugeria que Bleuler era incapaz de pensar na teoria sexual freudiana, da mesmíssima forma como era incapaz de considerar racionalmente as interpretações sexuais que Freud fazia dos seus sonhos. Bleuler se orgulhava da sua abertura intelectual e fez o possível para garantir a Freud que a sexualidade não lhe causava vergonha, e que ele não era, no mínimo, recalcado.

Depois dessa asserção, o médico suíço cometeu um clássico lapso freudiano: "Eu mesmo não fui seduzido na infância", escreveu ele. "A minha pulsão sexual, no entanto, era algo claro para mim desde muito cedo, e acreditamos, minha mulher e eu, perceber claramente que o meu menino de 2 anos e 9 meses faz uma distinção entre os sexos." Primeiro Bleuler havia datilografado "mãe", depois riscou, pois queria escrever "mulher". Continuando na mesma carta, agora ele deu para trás e reconheceu possuir o complexo que Freud supunha, acrescentando que os erros datilográficos que arruinaram a sua escrita deviam ser resultado de seus complexos. Ainda assim, o diretor persistiu, anexando uma série de associações para Freud interpretar e acrescentando que Freud não precisava enviar os materiais de volta, a não ser que "lhes salte algo de muito especial". Outro erro: ele pretendia escrever "lhes"[69].

Freud não conseguiria resistir à tentação de interpretar esses lapsos. Depois de ler os pensamentos do professor, Bleuler voltou aos livros: "Acabei de ler os *Três Ensaios* novamente. Ainda acredito que minha resistência contra algumas deduções em específico não seja uma resistência emocional."[70] Bleuler defendeu sua crítica anterior e a sua própria constituição psicológica, dizendo que nenhum dos dois estava marcado pelo recalcamento. Como se quisesse enfatizar esse ponto, sua carta seguinte revelou sonhos sexuais com atendentes do hospital e com a irmã da sua esposa[71].

Algumas semanas depois, Bleuler agradeceu a Freud por lhe enviar o "brilhante" caso Dora, que ele e seus colegas estavam devorando com avidez[72]. O caso era a demonstração mais extensa de como Freud conduzia uma análise naquela época, e os zuriquenses liam atentamente em busca de pistas. Mas Bleuler começou a se cansar da sua própria análise postal. Começou a escrever cartas mais curtas e com menos frequência. Parece não ter mais pedido para Freud analisar seus sonhos. Depois de

Zurique 189

janeiro de 1906, o diretor do Burghölzli parou de compartilhar sonhos com pistolas e donzelas, e não quis saber mais notícias do seu próprio inconsciente.

Enquanto isso, Carl Jung estava passando por uma transformação. O jovem romântico, que outrora vislumbrou a superextensão do racionalismo científico, agora se via famoso pela quantificação científica de nada menos que os mais profundos estratos da interioridade humana. Atrevidamente, propôs-se a morder a mão que o alimentara, reposicionando-se não apenas como um pesquisador empírico, mas também como um psicólogo das profundezas. Como depois chegaria a dizer, ele queria deixar de ver de fora para ver dentro.

Em abril de 1906, Jung enviou a Freud o primeiro volume concluído dos *Diagnostische Assoziationsstudien* (Estudos de Associação Para Fins Diagnósticos). O médico vienense escreveu de volta, dizendo que estava tão ávido para ler o trabalho que já se havia apressado e adquirido um exemplar. "Confio", escreveu Freud, "que o senhor venha a estar, muitas vezes, em condição de me apoiar, mas aceitarei também, de bom grado, quaisquer retificações de sua parte."[73]

Freud precisava de um apoio quase que imediato. Embora a publicação dos estudos de Zurique tenha dado a ele maior legitimidade científica entre psicólogos e psiquiatras acadêmicos, ela também colocou em cena novos inimigos poderosos. Para homens como Gustav Aschaffenburg, Theodor Ziehen e Emil Kraepelin, os estudos de Zurique representavam uma ameaça. Antes de os estudos com associação serem publicados, esses acadêmicos achavam fácil ignorar Freud. Os zuriquenses, no entanto, utilizavam os métodos desses cientistas para confirmar algo ao qual os alunos de Wundt se opunham profundamente: a ideia freudiana de motivação inconsciente. Eles estavam prestes para serem mortos pelas próprias espadas, e não iam ficar sentados deixando isso acontecer.

Em 1899, Emil Kraepelin dispensou as teorias de Breuer e Freud acerca da histeria sem pensar duas vezes[74]. Mas em 1906, o assistente de Kraepelin, Gustav Aschaffenburg, desferiu um violento ataque contra o pensamento freudiano. Foi Aschaffenburg quem havia ensinado Franz Riklin a realizar os testes com associação; ele era um dos principais especialistas no método. Bastante significativo era o fato de, quando publicada essa crítica, Sigmund Freud nunca ter ouvido falar de Aschaffenburg[75]. O médico vienense e o psiquiatra de Munique haviam habitado esferas separadas, mas os estudos de Zurique fizeram com que elas colidissem. Ao despertar para o que estava acontecendo, Freud escreveu a Jung: "Temos aqui dois mundos em combate."[76]

Os zuriquenses não estavam querendo guerra. Estavam em termos cordiais com o grupo de Munique e com Aschaffenburg, com o qual Jung mantinha uma correspondência ativa, dedicada ultimamente a explicar as teorias freudianas[77]. Essas elucidações foram em vão. Em 27 de maio de 1906, falando perante um público de neurologistas e psiquiatras alemães, Aschaffenburg atacou novamente, dessa vez com um golpe mais detalhado contra Freud. A palestra era uma tentativa constante de demolir a reputação científica de Freud e foi publicada no *Münchener Medizinische Wochenschrift* (Semanário Médico de Munique)[78].

Segundo Aschaffenburg, o determinismo sexual freudiano era claramente absurdo. A histeria era uma doença psicogênica, mas não psicossexual. Ele havia ficado ultrajado com a "Análise Fragmentária de uma Histeria", em que a vida sexual de uma jovem se tornou foco da atenção de um médico. Além disso, o cientista acabou com o método freudiano. O médico não estaria descobrindo complexos sexuais, mas colocando ideias sexuais nas cabeças de seus pacientes por meio de sugestionamento. Era Freud quem vinculava a sexualidade aos pensamentos de seus pacientes. Para evitar causar danos, os médicos não deviam discutir o tema da sexualidade. O especialista de Munique também observou que a abordagem experimental defendida por Jung devia ser descartada. Para ir das associações registradas até os seus conteúdos inconscientes, Jung se entregava a saltos de inferência. O seu método era insensato, uma armadilha tautológica que não tinha nada a oferecer[79].

Depois disso, os zuriquenses pareciam preparados para aceitar o fato de que essa batalha era deles. Embora Freud tenha se recusado a responder a Aschaffenburg, tanto Carl Jung quanto Eugen Bleuler o fizeram. Eles conheciam as premissas de Aschaffenburg; conheciam seu público e foram eles que começaram a briga. Em novembro de 1906, a resposta de Jung a Aschaffenburg foi publicada no *Münchener Medizinische Wochenschrift*, em que ele argumentou pela clara distinção entre a teoria sexual de Freud e a sua psicologia, para "evitar jogar fora o bebê com a água do banho"[80]. Numa carta a Freud, Jung apresentou uma prévia de sua defesa: ele iria admoestar Aschaffenburg por não enxergar o valor da psicologia geral freudiana e acusá-lo de "repisar" as teorias freudianas a respeito do sexo – assunto sobre o qual Jung também admitira ter questões. Freud respondeu esperar que, com o tempo, o jovem colega se aproximasse mais de sua posição acerca da sexualidade[81].

Em sua refutação publicada, Jung acrescentou outra defesa: os resultados obtidos por Freud não poderiam ser contestados por aqueles que nunca "se deram ao trabalho de analisar experimentalmente o curso de suas ideias"[82]. Esse era o seu trunfo. Os cientistas deveriam aceitar ou rejeitar as descobertas, não de acordo com os seus gostos ou antipatias, mas apenas depois de uma cuidadosa tentativa de reproduzir resultados experimentais. Afinal de contas, que homem da ciência iria querer agir como quem se recusava a olhar pelo telescópio de Galileu? "Ouvimos falar de 'experimentos' e de 'experiências', mas nunca ouvimos dizer que o próprio crítico tenha empregado o método várias vezes." Tudo o que Aschaffenburg precisava fazer, continuou Jung desaforadamente, eram... testes com associação! "Há muito venho demonstrando, em meus trabalhos, que o experimento de associações, criado por mim, oferece em princípio os mesmos resultados que o método psicanalítico; da mesma forma que a psicanálise, a rigor, nada mais é que um experimento de associações."[83] Visto ser óbvio que o sugestionamento não era parte dos experimentos com associação, por que Aschaffenburg pensava que ele estava em vigor na psicanálise? Jung lembrou delicadamente ao seu público que Aschaffenburg havia realizado excelentes contribuições

Zurique

aos testes com associação, e que esses mesmos testes haviam confirmado o inconsciente freudiano.

Jung concluiu sua réplica ao poderoso psiquiatra por meio de severas repreensões a um terceiro. De passagem, Aschaffenburg havia citado a crítica de Walter Spielmeyer ao caso Dora[84]. Cheia de escárnio, essa resenha tinha como foco a interpretação freudiana dos símbolos sexuais e se fiou mais no sarcasmo que numa refutação fundamentada. Spielmeyer não era um aliado proeminente de Wundt e Kraepelin, mas apenas um jovem médico de Freiburg. Ele virou um alvo atraente para o ponto central de Jung: "Quando alguém ataca uma teoria cujas bases experimentais nunca examinou, ou quando acusa caluniosamente como não científicos os que se dão ao trabalho de pesquisar e tentar, coloca em perigo a liberdade de investigação."[85] Para um cientista, a crítica de Spielmeyer estava abaixo do nível do desprezo.

A defesa de Jung foi taticamente brilhante. No começo, ele cedeu um pouco de espaço à teoria sexual; porém, depois de questionar as bases empíricas da crítica de Aschaffenburg, retornou ao sexo e pegou de volta o terreno que originalmente lhe havia concedido. Seu aditamento cáustico não se direcionava ao admirado e bem relacionado Aschaffenburg, mas a alguém relativamente desconhecido; e a sua indignação não era em seu próprio nome ou em nome de Freud, mas sim da corrupção dos ideais científicos. Um ataque ao valor científico das teorias freudianas foi transformado em ataque aos valores científicos das críticas a Freud. Bleuler também se juntou à briga condenando Spielmeyer[86].

Ao se comprometer com seus colegas acadêmicos e, ao mesmo tempo, procurar forjar uma relação com Freud, Bleuler e Jung estavam tentando trilhar seu caminho em meio a campos inimigos. Como cientistas da Universidade de Zurique, para eles era crucial defender sua independência e sua objetividade científica. Ao mesmo tempo, tinham de defender Sigmund Freud, ao menos em parte, porque alguns aspectos das suas conclusões foram baseados em ideias freudianas. Os zuriquenses conseguiram isso fazendo uma distinção entre o *psico* e o *sexual*. Eles declararam fidelidade à primeira metade da síntese freudiana, mas permaneceram ressabiados com a teoria da libido. Dessa forma, pareciam reafirmar seu equilíbrio e sua independência. Os zuriquenses poderiam apontar dados experimentais que oferecessem apoio à noção freudiana de ideação inconsciente e à sua ação sintomática, e assumir uma posição forte, cingida pela sua ciência. Mas não tinham nada para vincular definitivamente os complexos sexuais a todas as neuroses, e eles o diziam abertamente.

Ao mesmo tempo, os zuriquenses estavam preocupados em não alienar Freud, em direção ao qual – e do qual, ao mesmo tempo – eles estavam correndo. Em 29 de dezembro de 1906, Jung enviou um artigo a Freud, pedindo que o professor vienense se lembrasse de que Bleuler estava escrevendo para um público acadêmico alemão, e que a crítica de Aschaffenburg "ergueu uma onda de protesto contra o senhor"[87]. Jung pediu que Freud considerasse o fato de que as suas diferenças poderiam se dever às amostragens de pacientes de ambos, que eram distintas entre si; à falta de experiência de Jung, bem como à "minha criação, meu ambiente e minhas premissas científicas", que eram bastante diferentes das do professor[88].

Criação diferente. Ambiente diferente. Premissas científicas diferentes. Nessas poucas palavras, Jung atingiu o cerne das diferenças entre os freudianos de Zurique e os de Viena. Um grupo era judeu; o outro, protestante. Um grupo residia em Viena, uma cidade sexualmente aberta; o outro, na quadrada cidade de Zurique. Um tinha um pé na biofísica e na psicofísica; o outro estava comprometido com o novo tipo de estudo psicológico, de base laboratorial, que havia emergido justamente de uma rejeição àquelas abordagens. Jung deixou claro não ter intenção de abandonar a sua boa reputação em psicologia e psiquiatria acadêmicas; pelo menos não ainda. Então relatou alegremente a Freud que havia introduzido um novo conceito do qual pensava que ele não iria gostar, mas que ajudaria a facilitar uma ligação com a psicologia de Wundt[89].

Freud parecia levar tudo isso numa boa. Ele não interpretou a reticência de Jung como resistência emocional. Em janeiro de 1907, pediu educadamente que Jung desse menos atenção aos críticos. "As 'sumidades' da psiquiatria na realidade não contam muito", escreveu Freud. "O futuro nos pertence, a nós e às nossas ideias." Pediu que Jung não desistisse de nada essencial para satisfazer essas autoridades, e que não se afastasse demais das opiniões dele. Se não, advertiu Freud, "poderemos um dia ser jogados um contra o outro". Freud deu a Jung mais um conselho: "Inclino-me a tratar os colegas que oferecem resistência exatamente como tratamos pacientes na mesma situação."[90] Talvez fosse uma advertência sutil.

O professor não foi tão esperançoso com Bleuler. Em 10 de janeiro de 1907, o professor de Zurique enviou a Freud um cartão-postal perguntando se o trauma sexual era a causa da histeria. Muitos ainda não tinham reconhecido que Freud havia abandonado a sua teoria sexual do trauma, mas Bleuler havia lido e relido os *Três Ensaios*, além de ter mantido com Freud uma correspondência justamente sobre a teoria sexual. Freud acusou Bleuler de incompreensão voluntária e trouxe à tona a defesa inadequada realizada por Bleuler quando ele foi atrás de Spielmeyer. Bleuler respondeu dizendo que "o senhor irá me desculpar, no entanto, quando perceber as dificuldades que defendê-lo representam"[91]. Nos bastidores, a irritação de Freud com Bleuler foi alimentada por Jung, que relatou a reserva do "solteirão empedernido" para com a teoria da libido, que era um jeito eficiente de desviar o foco das próprias reservas que Jung possuía acerca desse mesmo assunto[92].

O desejo que Jung possuía de se aproximar de Freud instigou uma viagem até Viena, acompanhado da esposa e de seu jovem assistente, Ludwig Binswanger. O grupo chegou a Viena num domingo, em março de 1907. Binswanger lembrou que Freud os convidou até sua casa; e pouco tempo depois de sua chegada, pediu que ambos compartilhassem seus sonhos. Ele interpretou os de Jung como um desejo disfarçado de substituir Freud, e os de Binswanger como um desejo de se casar com a filha de Freud[93]. Posteriormente, Jung se lembrou de que ele e Freud ficaram conversando por treze horas, e ele saiu impressionado com o empenho de Freud com a teoria sexual[94]. Jung ficou particularmente perturbado com a interpretação freudiana da psicossexualidade, que fazia parecer que toda a cultura pode ser reduzida a uma farsa animal. De acordo com Jung, Freud lhe pediu a promessa de jamais abandonar

Zurique

a teoria sexual. "O senhor vê que devemos fazer disso um dogma, um bastião inabalável", Jung relembrou Freud dizendo. Quando Jung perguntou contra o que isso seria um bastião, Freud respondeu: "Contra a negra maré de lama... do ocultismo."[95] Jung, cuja família estava profundamente imersa nessa maré negra, estava sendo solicitado a proteger a psicanálise disso.

Em 6 de março, os dois zuriquenses participaram da reunião da Sociedade Psicológica das Quartas-Feiras, em Viena. Freud puxou Binswanger de lado, percorreu seus seguidores vienenses com os olhos e disse com ironia: "Bem, agora o senhor já viu a cambada."[96] Nenhum dos vienenses possuía envergadura acadêmica: ninguém poderia ser comparado com Bleuler, Jung ou Riklin. Perto dos de Zurique, os vienenses pareciam uma gentalha. Naquela noite, Alfred Adler puxou uma discussão sobre a inferioridade orgânica. De algum modo o debate migrou da inferioridade orgânica para o tamanho dos pênis dos judeus e dos cristãos. Com o psiquiatra experimental de Zurique ali sentado, Otto Rank disse que os números 7 e 49 representavam o pênis pequeno e o pênis grande. Freud interveio: o número 3 representava o cristão; 7, o judeu menor; e 49, "o judeu maior"[97]. A maior parte dos psicólogos experimentais em seus laboratórios e jalecos brancos teria sentido calafrios diante dessa estranha hermenêutica.

Algumas semanas depois, Bleuler escreveu a Freud. Comentando a visita de seus conterrâneos, disse que deve ter sido agradável estar na companhia de alunos que ainda eram capazes de pensar um pouco[98]. A cortante insinuação era clara: Jung deve ter relatado que os freudianos de Viena estavam meramente seguindo o professor. Dez dias depois, Jung escreveu a Freud para criticar a plena aceitação de Otto Rank quanto à teoria da libido. Com Rank, disse ele, havia uma sensação desconfortável de um discípulo que *jurat in verba magistri*, isto é, jura pelo mestre[99].

POR VOLTA DE 1907, os freudianos possuíam dois centros distintos, um em Viena e o outro em Zurique. Embora todos almejassem uma aceitação por parte da cena médica e psiquiátrica dominante, os freudianos vienenses contavam com o apoio de clínicos particulares e uma rede de reformadores sociais e culturais comprometidos com a reforma sexual, ao passo que os zuriquenses eram parte de uma comunidade cada vez maior de psiquiatras acadêmicos que estavam empenhados no estudo científico da psicopatologia. Essas diferenças ficaram mais pronunciadas quando os zuriquenses foram atacados e escolheram defender a psicologia inconsciente de Freud, ainda que sem aderir à sua teoria sexual. Em sua relutância a adotar a teoria da libido, eles não estavam sós, pois a Sociedade das Quartas-Feiras estava cheia de teóricos que, em silêncio, não endossavam integralmente a teoria da libido. Mas os zuriquenses fizeram de sua hesitação parte de uma batalha bastante pública acerca do valor científico de Freud. Quando eles se voltaram publicamente contra esse aspecto do seu pensamento, Freud foi ficando cada vez mais preocupado com a possibilidade de que a sua grande síntese fosse desfeita. Começou a aumentar a pressão sobre os seus apoiadores mais proeminentes para que eles fechassem essa rota de fuga.

Durante essas intrigas, todas as partes concernidas lutaram para lidar de alguma forma com a preocupação de que eles ou eram resistentes às ideias de Freud, ou eram fiéis verdadeiros, principalmente para atender às suas próprias necessidades emocionais. Será que havia um jeito de se lançar na avaliação de uma teoria das motivações inconscientes e não ter as próprias motivações colocadas em questão? Como seria possível aceitar essas ideias sem se emaranhar numa rede de recusa emocional ou de credulidade infantil?

Para Freud, a resistência ao ser confrontado com a psicossexualidade era algo tão previsível vindo de médicos e cientistas quanto de pacientes. Por essa razão, ele instou Jung a tratar as críticas científicas como, em essência, emocionais. Daquele momento em diante, Freud renunciou cada vez mais à responsabilidade de distinguir críticas válidas de racionalizações compelidas por antipatia pessoal. Ao mesmo tempo, Bleuler começou a examinar seriamente as suas próprias recusas e resistências e a desenvolver uma teoria que especificava as raízes de um comportamento como esse. No decorrer do processo, ele iria levar os freudianos vienenses mais para o seu universo clínico, o mundo da psicose.

IV.

Em 1900, o Burghölzli recebeu 203 pacientes em internação; somente um deles foi considerado histérico. Nenhum foi diagnosticado com neurose obsessiva, e apenas dois foram rotulados como paranoicos. Enquanto Freud estava tratando psiconeuroses em seu consultório, o hospital de Burghölzli estava cheio de homens e mulheres que possuíam formas de insanidade constitucionais, orgânicas, epiléticas e intoxicantes. O maior grupo possuía o diagnóstico de "psicose idiopática adquirida", o que significava que ninguém conseguia sequer dar um palpite acerca da causa[100]. Para que Freud pudesse realmente entrar nesse universo clínico, os zuriquenses teriam de adaptar os métodos dele para esses pacientes.

O que havia de errado com os loucos e loucas nas enfermarias de Bleuler? O engajamento dos zuriquenses com Freud ofereceu-lhe uma nova perspectiva sobre esse dilema; dilema que havia tomado conta de seus pensamentos por anos. Encontrar uma categoria estável para as psicoses já era difícil o bastante e havia ocupado em muito a psiquiatria europeia do final do século XIX. Em 1883, Emil Kraepelin, que era aluno de Wundt, buscou categorizar racionalmente a doença mental da maneira como seu professor havia categorizado a psicologia normal. Fazendo uma revisão da literatura, ele descobriu uma enorme confusão de termos e conceitos e embarcou numa reorganização, com base na crença de que a enfermidade poderia ser caracterizada por causa, curso e prognóstico. Visto que a causa raramente era conhecida, Kraepelin se fiou sobretudo no curso e no prognóstico da doença. Seu termo, demência precoce, descrevia uma psicose que levava a uma deterioração precoce e permanente. Por fim, ele colocou a catatonia e a demência paranoide nessa mesma categoria, juntando alucinações, delírios e outros comportamentos estranhos numa única enfermidade[101].

Zurique

De acordo com Kraepelin, esse transtorno tinha de ser distinguido de dois outros: a insanidade maníaco-depressiva – na qual a desregulação do humor era o problema definidor e nenhuma deterioração cognitiva a longo prazo poderia ser encontrada – e a paranoia. Essa segunda perdeu muito na remodelação kraepeliniana, pois esse termo já havia sido dissolutamente banalizado para abranger um grande número de males. Kraepelin restringiu a paranoia a um pequeno subconjunto de psicóticos caracterizados por um transtorno de pensamento fixo; um do tipo que não diminuía com o tempo ou manifestava rebentamentos afetivos. A paranoia estava mais relacionada com as causas psicológicas e era mais receptiva a tratamentos e remissões espontâneas.

Cético quanto à crença de Kraepelin no inevitável declínio cognitivo da maioria dos pacientes psicóticos, Bleuler começou a se perguntar acerca de um curioso fenômeno exibido por algumas das pessoas em suas enfermarias. Elas eram profundamente resistentes aos desejos de seus médicos. Esse "negativismo" psicótico poderia dominar os pacientes, fazendo com que eles recusassem a atender aos pedidos mais simples. Esses pacientes eram dementes ou estavam num estado pouco receptivo ao sugestionamento? – "sugestionabilidade negativa", como diriam os hipnotistas. Bleuler se indagou se acaso esses dois estados de negatividade poderiam estar relacionados[102].

Ao mesmo tempo, Bleuler lutava com o seu próprio negativismo. De acordo com Freud, a recusa de Bleuler em aceitar suas interpretações sexuais eram resultado da emoção, não do intelecto. Com essa acusação ressoando em sua cabeça, Bleuler releu os *Três Ensaios* de Freud e bateu o olho no parágrafo no qual o autor declarava que determinados impulsos à perversão sexual eram regularmente encontrados como pares de opostos[103]. Ao ler isso, Bleuler teve uma epifania. Com empolgação, escreveu para contar a Freud: "a nossa vida inteira é regulada por uma ação combinada de forças contrastantes. Encontramos isso na área química, mas também nas áreas nervosa e psíquica"[104]. Considere os movimentos motores finos, em que a resistência é crucial para qualquer ação coordenada, continuou Bleuler. Considere a poderosa pulsão sexual e a poderosa resistência que ela encontra. Considere estados exagerados de negativismo intenso e absoluta sugestionabilidade. Tudo isso se devia a um processo subjacente comum que, posteriormente, Bleuler iria denominar "ambivalência". Ele falava no sentido literal: todos os fenômenos mentais estavam, como os elementos químicos, sujeitos a uma carga positiva e a uma carga negativa.

Bleuler tentou mostrar como as experiências de negatividade lançam luz sobre o modo como os processos mentais são, como disse Jung, um "jogo de contrários"[105]. Os neuróticos experimentavam sentimentos opostos lado a lado, mas os psicóticos haviam perdido a cola que mantinha esses sentimentos juntos. Sucumbiram aos puros estados positivos ou negativos. O negativismo era um estado no qual sentimentos positivos contrários se haviam cindido e desconectado. Vendo isso como fundamental, Bleuler daria à enfermidade decorrente o nome de "esquizofrenia" – literalmente, mentes cindidas.

Bleuler expandiu seus pensamentos sobre processos mentais ambivalentes numa monografia que data de 1906. Já que os afetos dirigem a mente, aparentemente também controlam questões cognitivas como a sugestionabilidade. O sugestionamento era uma erisipela de afetos que alastrava de pessoa para pessoa. Seu valor evolutivo era claro para qualquer um que já tivesse visto a conscientização de perigo se espalhar por um rebanho de gazelas. A sugestionabilidade era simplesmente uma forma pré-verbal por meio da qual os afetos eram comunicados; uma forma que começava com a vinculação entre a mãe e a criança. Era uma transferência normal de sentimentos de uma pessoa para outra. Uma ideia de uma pessoa amada era fácil de aceitar, pois ela voava nas asas do amor. Noções vindas de uma pessoa desagradável eram fáceis de rejeitar pela mesma razão afetiva. A sugestionabilidade poderia ser decomposta nos polos de total credulidade e recusa cega. O negativismo, a sugestionabilidade negativa e a sugestionabilidade positiva eram, todos eles, estados extremos devidos a rupturas no equilíbrio normal entre afetos negativos e positivos[106].

A linha de pensamento bleuleriana poderia ser lida como uma réplica pessoal a Freud: não gosto de você e é por isso que eu me recuso a me submeter à sua autoridade. No entanto, era mais que isso. Depois de contemplar diferentes linhas de pensamento sobre o negativismo, Bleuler havia lutado com Freud, examinado seus conflitos com o médico vienense e, no fim, criado uma nova teoria dos estados emocionais negativos. Em 1908, Freud acreditava que a sugestionabilidade se devia à transferência de sentimentos sexuais inconscientes e que a resistência era reativa, secundária a esses sentimentos sexuais recalcados. Bleuler sugeriu que esses estados negativos podiam ser primários, e poderiam ser mais bem explicados por uma dança sincopada entre dois afetos primários, o amor e o ódio.

A teoria de Bleuler oferecia uma nova abordagem para uma enfermidade sem remédio. Se o negativismo psicótico não se devia à degeneração cerebral, mas sim à cisão de afetos, então talvez os tratamentos psicológicos pudessem fazer algo para ajudar. Bleuler havia assumido uma posição semelhante em Rheinau, e agora dispunha de uma teoria mais completa para respaldar as suas crenças. Ele sabia que os desafios para implementar sua teoria seriam formidáveis. Muitos psicóticos eram indiferentes aos médicos, e praticar psicoterapia com esses pacientes requeria alcançá-los de alguma forma e penetrar nesse distanciamento.

Para tanto, os zuriquenses se concentraram no conceito de transferência. Com a exceção de Isidor Sadger, a maioria dos freudianos vienenses não ficara tão impressionada com essa ideia inovadora. Mas Bleuler e Jung logo reconheceram que ela poderia fornecer uma chave para abordar pacientes retraídos e perturbados. Em sua primeira carta para Freud, Jung perguntou sobre os meios de cura na psicanálise. A transferência era o mecanismo, respondeu Freud, e "a maior prova de que a pulsão por trás de todo o processo é de natureza sexual". Seis semanas depois, Freud contou a Jung que as curas psicanalíticas eram efetuadas por uma fixação da libido no analista[107]. Sem isso, os pacientes não se esforçariam ou escutariam as interpretações do analista. Portanto, a transferência era crucial para curar a neurose; porém, infelizmente os psicóticos não geravam transferências, apenas resistência. Isso parecia deixar poucas esperanças para os pacientes do Burghölzli.

Zurique **197**

Em janeiro de 1906, Freud enviou a Bleuler a psicanálise de um caso de paranoia. Bleuler agradeceu, discordou dele acerca do diagnóstico, e acrescentou casualmente que seria fácil empregar a teoria freudiana dos sonhos e trabalhar com histeria para explicar os sintomas da demência precoce[108]. Se os sonhos eram uma forma de loucura do sono, então os métodos freudianos de análise onírica poderiam ser utilizados para desvendar a insanidade. Em 1906, Bleuler escreveu "Freud'sche Mechanismen in der Symptomatologie von Psychosen" (Mecanismos Freudianos na Sintomatologia das Psicoses), no qual anunciou que os delírios e alucinações paranoicos não eram nada além de sonhos de desejo disfarçados, em que a realidade era simbolizada como um Outro persecutório[109]. Freud divergiu dessa análise, mas acrescentou: "Minha experiência no campo é, porém, limitada. A esse respeito, por conseguinte, tentarei acreditar no senhor."[110]

O zuriquenses logo produziram uma série de estudos freudianos sobre psicose e, em 1907, Jung publicou uma importante obra sobre o assunto que utilizava os estudos com associação e a teoria freudiana. Em "A Psicologia da *Dementia Praecox*", Jung propunha uma sobreposição entre os sintomas da histeria e a demência precoce, o que legitimava estender à psicose as opiniões de Freud sobre a histeria. Como a histeria, a demência precoce era baseada num complexo inconsciente. Porém, diferentemente da histeria, ela era causada por uma toxina – um fator "x". As psicoses tóxicas eram entidades bem estabelecidas que nenhum psiquiatra poderia criticar. Na verdade, o melhor exemplo de uma psicose dessas era causado pelo vilão do Burghölzli: o álcool. Jung sugeriu que a demência precoce era uma forma de histeria dramaticamente alterada por um veneno interno desconhecido[111].

Jung citava Sigmund Freud e Emil Kraepelin; Bleuler escreveu ao professor prometendo que o estudo da demência precoce logo iria se tornar um "panegírico" para as ideias do médico vienense[112]. Mas nem Kraepelin nem Sigmund Freud estavam engolindo essa proposta de fusão. Depois da publicação do livro de Jung, um dos assistentes de Kraepelin, Max Isserlin, publicou uma crítica mordaz[113]. "Há de, em breve, chegar a seu conhecimento que um assistente de Kraepelin massacrou-me", escreveu Jung a Freud. "Vê-se que pelo menos já começam a recorrer à artilharia pesada."[114] Ao mesmo tempo, as relações entre Bleuler e Freud também estavam esfriando. Jung informou Freud de que Bleuler havia rejeitado o conceito de autoerotismo e iria desenvolver o seu próprio conceito concorrente – o conceito de "autismo" – no manual de Gustav Aschaffenburg[115]. Era uma notícia chocante. Significava que Bleuler se havia voltado contra um aspecto da teoria da libido e concordado em escrever uma monografia, anunciando a sua rejeição para um dos mais veementes críticos de Freud. O homem que tornaria a demência precoce um panegírico para a teoria freudiana estava dançando com o inimigo.

Ora, Eugen Bleuler era inegavelmente o mais importante membro do movimento freudiano. Como diretor do Burghölzli, ele tinha o poder de manter as portas da instituição abertas ao pensamento freudiano ou fechá-las como bem entendesse. Era Bleuler quem havia apoiado os testes diagnósticos com associação e também foi ele

198   *Parte ii : Confeccionando os Freudianos*

quem enviou um freudiano, Franz Riklin, para gerir o manicômio de Rheinau. Bleuler havia apoiado Jung; e foi graças a Bleuler e aos seus colegas que pareceu possível que o pensamento de Freud se tornasse parte legítima da psiquiatria hospitalar europeia.

No outono de 1907, a importância de Bleuler ficou ainda maior quando, juntamente com Jung e Riklin, ele fundou uma Sociedade Freudiana de Médicos em Zurique. Quando a sociedade organizou sua segunda reunião em novembro daquele mesmo ano, o professor Bleuler deu início aos trabalhos com versos cômicos caçoando dos críticos de Freud. Vinte e cinco pessoas estavam na plateia, mais do que o esperado na maioria das noites de quarta-feira em Viena[116].

No decorrer de alguns anos, os zuriquenses haviam assumido a teoria freudiana e feito um bocado para fomentá-la. Os seus experimentos com associação forçaram muitos acadêmicos a prestar seriamente atenção às ideias de Freud. A noção junguiana de complexo era uma síntese elegante que havia levado o recalque freudiano para o léxico dos experimentalistas. O entendimento bleuleriano de negativismo e a sua aposta em analisar a loucura como se ela fosse um sonho tinha o potencial de impelir o pensamento freudiano para manicômios de toda parte.

Depois de Forel aceitar, de modo pioneiro, as teorias e os tratamentos psíquicos, Eugen Bleuler e seus colegas de Zurique adotaram Sigmund Freud e estabeleceram um próspero centro freudiano na Suíça. A partir dessa base, eles também disseminaram o pensamento freudiano por toda a Europa. O Burghölzli era uma parada no itinerário de estudantes de medicina e recém-graduados que viajavam para laboratórios e clínicas de ponta, antes de voltarem para casa e se estabelecerem em suas respectivas carreiras. Quando chegavam a Zurique, eram expostos ao pensamento freudiano, não apenas como um corpo de ideias, mas também como algo que havia sido experimentalmente comprovado e clinicamente colocado em prática. Em agosto de 1907, Jung informou Freud de que o Burghölzli havia hospedado seis estadunidenses, um russo, um húngaro e um italiano em apenas três semanas. Naquele mesmo verão, Carl Jung recebeu três candidaturas de alunos que queriam viajar até Zurique para fazer pesquisa com ele; eram originários de Budapeste, de Boston e da Suíça[117]. Uma série de alunos estrangeiros iria passar por Zurique e voltar para casa com a teoria freudiana na cabeça. E esses itinerantes, mais do que ninguém, iriam transformar os freudianos num movimento internacional.

6

A Internacional dos Freudianos

I.

O pequeno movimento freudiano estava crescendo. Sigmund Freud havia construído uma teoria que tirava suas ideias de muitas disciplinas, atraindo interesse de psicopatologistas dinâmicos e psicoterapeutas franceses, sexólogos, assim como reformadores sexuais, médicos clínicos procurando por tratamentos, e neorromânticos escolados em Nietzsche, Weininger e Kraus. Os zuriquenses haviam levado a Freud públicos novos e cruciais, graças à aplicação que fizeram da psicologia freudiana no laboratório e no hospital. Em junho de 1907, Jung escreveu a Freud, exultante: "*todas* as linhas convergem sobre sua pessoa"[1].

Mas em sua tentativa de unir Freud e a psiquiatria acadêmica, os zuriquenses incitaram alguns psiquiatras alemães ao ataque. Em revistas e conferências acadêmicas realizou-se uma pesada competição de ideias, e para os freudianos os riscos eram altos. Em 1907, o monumental I Congresso Internacional de Psiquiatria, Neurologia, Psicologia e Assistência aos Alienados ocorreu em Amsterdã. Na primavera desse mesmo ano, Jung informou Freud de que havia sido convidado, juntamente com Aschaffenburg, para debater teorias sobre a histeria. Jung se preparou para uma rinha de galo com o ex-aliado. Freud também havia sido contactado pelos organizadores da conferência. "Parecia haver um duelo planejado entre Janet e eu", escreveu ele, "mas detesto os combates gladiatórios diante da plebe insigne [...]. Cabe-lhe então medir-se com Aschaffenburg. Recomendo-lhe que seja implacável; nossos oponentes são paquidermes, o senhor tem de levar em conta o couro grosso que os reveste."[2]

Nas semanas antes da conferência de Amsterdã, Jung ficou tenso. Ele teria de defender Sigmund Freud em público diante de uma plateia solene, influente e cética. Na preparação, pediu a Freud um esclarecimento: ele acreditava mesmo que eram apenas os complexos sexuais que levavam a sintomas neuróticos? Freud respondeu que o papel determinante dos complexos sexuais era uma necessidade teórica que ainda não estava provada. Com essa margem de manobra, Jung foi para a sua "jornada apostólica" com a esperança de não ser o único freudiano em toda a Amsterdã[3].

200   *Parte ii : Confeccionando os Freudianos*

O i Congresso Internacional de Psiquiatria, Neurologia, Psicologia e Assistência aos Alienados reuniu muitos dos maiores psiquiatras, neuropatologistas e psicólogos do mundo. O desengonçado título da conferência era indicativo das fronteiras disciplinares ainda não estabelecidas, bem como a esperança de que todos esses profissionais pudessem se juntar em um mesmo campo – o da mente e do cérebro. Avanços na teoria neuronal e na anatomia patológica foram apresentados juntamente com discussões sobre psicologia clínica e estudos psicológicos de base laboratorial. Mais de seiscentas pessoas de 29 países participaram, incluindo delegados oficiais de 46 sociedades (médicas, neurológicas, psiquiátricas, hipnológicas, dedicadas ao trabalho com etilistas, manicomiais e psicológicas)[4].

Na manhã de 4 de setembro de 1907, a Seção de Psiquiatria e Neurologia convocou uma mesa sobre "Teorias Modernas da Gênese da Histeria". Os oradores foram Pierre Janet, Aschaffenburg, Jung e G. Jelgersma – o presidente do congresso. A manhã começou com o francês Janet, que empregou as suas noções de dissociação, ideias fixas e subconsciente para caracterizar a histeria. Depois veio Aschaffenburg, que apresentou o trabalho de Breuer e Freud, publicado em 1895, e se lançou numa crítica que condenava tanto as perspectivas freudianas quanto as junguianas como modos de pensamento que eram empiricamente infundados e completamente mal-orientados na ênfase que davam à sexualidade[5].

Carl Jung então subiu ao púlpito. Ele respondeu demorada, muito demoradamente, pois não havia cronometrado bem a sua apresentação. Depois dos trinta minutos a que tinha direito, Jung foi cortado sem terminar de se defender. Em sua fala, tal como publicada posteriormente, argumentou que as questões sobre Freud poderiam ser reduzidas a uma questão empírica: "As conexões associativas afirmadas por Freud existem, ou não?" Era uma questão sobre a qual Jung possuía uma grande quantidade de evidências, as quais ele apresentou. O zuriquense deu então um exemplo de uma análise freudiana contemporânea, algo que ia muito além das teorias anteriores de Breuer e Freud, e se baseava na sexualidade infantil recalcada criando um complexo inconsciente que se manifestava por meio de transferências[6].

Durante a discussão começaram os protestos dos paquidermes. O primeiro a objetar foi um concorrente seu no ramo da psicoterapia, Dumeng Bezzola. Líder suíço do movimento de abstinência, Bezzola se apropriou do método freudiano e depois voltou atrás para defender o seu próprio tratamento "psicossintético". Em seguida, um psiquiatra alemão, o professor Alt, condenou Freud, proclamando que jamais encaminharia um paciente a um sanatório que tivesse médicos freudianos. Isso foi recepcionado com aplausos e elogios da presidência. Então o professor Heilbronner, de Utrecht, afirmou que os experimentos com associação eram a única coisa de valor na teoria freudiana, e que as provas que Jung possuía do inconsciente freudiano eram fraudulentas. Sem dúvida para o alívio de Jung, essas condenações foram interrompidas por um médico de Zurique, Ludwig Frank, e outro de Munique, chamado Otto Gross, que defenderam Jung e Freud. Numa sessão posterior, Gross chegou a empregar a teoria freudiana e junguiana em sua própria comunicação[7].

A Internacional dos Freudianos

Enquanto os médicos alemães e suíços estavam envolvidos no que Jung chamou de "o grande debate Freud", os franceses se encontravam extremamente indiferentes[8]. Os médicos franceses se ativeram às conquistas francesas no campo da histeria, sem fazer nenhum comentário sobre os distúrbios do outro lado do Reno. No entanto, como Pierre Janet foi o último a ficar com a palavra, ele foi obrigado a fazer um balanço de todos os trabalhos. Aventurou-se a dizer que o trabalho de Breuer e Freud era "uma interessante contribuição à obra dos médicos franceses que, por quinze anos, vinham analisando os estados mentais de histéricos por meio do hipnotismo ou da escrita automática". Os franceses haviam mostrado o valor das ideias subconscientes, mas os vienenses pegaram o fato de que alguns histéricos possuíam uma *idée fixe*[9] com relação à sexualidade e generalizaram acerca do tema de modo selvagem. Por fim, a teoria de Freud era um trabalho derivado da psicopatologia francesa, que tinha sido arruinada pelo pendor demasiadamente alemão para as especulações filosóficas grandiosas[10]. Com isso, o congresso acabou com Freud e Jung.

Mais que qualquer outra antes dela, a Conferência de Amsterdã apresentou as novas linhas de oposição enfrentadas pelos calouros freudianos. Eles não foram atacados por psicoanatomistas e neuropsiquiatras que descartavam a própria noção de ciência psicológica, de causas ou tratamentos psíquicos. Os franceses haviam conquistado um contingente de médicos europeus quanto a esses pontos. Agora Freud, Jung e seus colegas enfrentavam concorrentes alemães e suíços; homens como Bezzola, que impulsionava a sua própria teoria de causa e cura psíquicas, assim como médicos franceses que descartavam as teorias de Freud, sustentando que o que era bom não era dele e o que era dele não era bom. Os franceses estavam confiantes de que as suas teorias e terapias eram o padrão para o campo, e que Freud não passava de uma nota de rodapé. Uma mesa no congresso dedicada às diferentes variedades da psicoterapia concordava com isso. A discussão se prolongou sobre as vantagens e desvantagens de várias psicoterapias que haviam emergido de tratamentos franceses com sugestionamento, mas em momento algum os palestrantes mencionaram a psicanálise freudiana[11].

Juntamente com esse sereno desdém francês estavam os ruidosos protestos dos psiquiatras acadêmicos alemães, em especial os de inclinação psicológica, seguidores de Wundt e Kraepelin. Devido aos experimentos zuriquenses com associação, esses psiquiatras viram os seus próprios métodos empíricos sendo utilizados para dar suporte ao trabalho freudiano. E se o trabalho de Freud era bobagem, os seus métodos seriam desacreditados. Eles atacaram a teoria sexual freudiana e atribuíram seus achados empíricos ao sugestionamento. Além disso, repreenderam seus colegas, Bleuler e Jung, pela notória falta de discernimento. Nos meses que vieram em seguida, esses adversários agrediram Jung repetidas vezes[12]. "Uma coisa é certa", escreveu Jung a Freud, "jamais a causa há de adormecer novamente. A morte pelo silêncio é o que há de pior, mas essa etapa está liquidada e finda."[13] Enquanto o cerco continuava, Freud garantiu a Jung: "Quanto mais inimigos, maior a honra."[14]

II.

Jung estava certo: de silêncio é que Freud e seu apoiadores não morreriam. Visto que os estudantes de medicina e os médicos iam até Zurique para fazer formação; visto que os leitores cravavam seus dentes nos escritos de Freud, Bleuler, Jung, Riklin, Adler, Sadger, Wittels e Stekel; visto que os participantes das conferências psiquiátricas eram forçados a tomar nota de suas teorias e métodos controversos, os freudianos estavam no mapa da psiquiatria europeia.

Contudo, embora a popularidade de Freud tivesse aumentado, ele ainda tinha pouco a oferecer aos recrutas. Quando, de Breslau, um aspirante a aluno entrou em contato, Freud se viu forçado a admitir que não teria como oferecer nenhuma enfermaria, nenhum laboratório e nenhum ciclo de palestras – muito pouco, realmente. Ele declinou, dizendo ao homem que não lhe poderia ensinar muito numa visita breve[15]. Ao contrário, o Burghölzli era um hospital-escola acadêmico que abrigava um fluxo contínuo de jovens médicos que, após a temporada em Zurique, iam de volta para Londres, Nova York, Budapeste, Jena, Genebra e Munique, levando para suas cidades natais o que Freud referiu jocosamente como "um foco de infecção"[16].

Esses freudianos vindos de longe começaram a clamar por um congresso internacional. Em 30 de novembro de 1907, Jung escreveu a Freud dizendo que um inglês e dois húngaros haviam dado a ideia de um congresso de seguidores freudianos[17]. Freud ficou encantado, mas essa ideia ficou adormecida quando Jung e o inglês, Ernest Jones, voltaram suas atenções para a fundação de um periódico internacional dedicado aos estudos freudianos[18]. Um periódico que poderia ter "psicopatologia" e "psicanálise" no nome, sugeriu Freud; ou, "mais atrevidamente", só psicanálise. Seria "uma questão de vida ou morte para nossas ideias", escreveu ele com empolgação. Jung respondeu entusiasticamente, mas contra-argumentou com "Arquivo de Psicopatologia", um título que tirava visivelmente toda e qualquer referência à criação de Freud[19].

Como um periódico internacional dificilmente conseguiria sobreviver com o pequeno número de freudianos, Jung imaginou consolidar um grupo de periódicos organizados por psicoterapeutas e psicopatologistas com interesses comuns. Viajou até Genebra para perguntar a Claparède e a Flournoy se estariam interessados em envolver os seus *Archives de Psychologie* (Arquivos de Psicologia), que estavam perdendo dinheiro, num periódico internacional comum. Eles concordaram, apesar das preocupações de que, na França, a audiência para um periódico freudiano seria pequena[20]. Depois Jung abordou Morton Prince, na América, sugerindo que também envolvesse o seu *Journal of Abnormal Psychology* (Revista de Psicologia Anormal) nesse novo periódico internacional. Prince rebateu com a oferta de fazer uma dupla publicação, perspectiva que Jung achou problemática[21].

Paralisadas as negociações a respeito do periódico, Jung voltou a colocar suas energias na organização de uma conferência. Logo em seguida, um panfleto saiu em seu nome:

A Internacional dos Freudianos **203**

Dos centros mais diversos, os seguidores dos ensinamentos de Freud expressaram o desejo de um encontro anual que lhes desse uma oportunidade de trocar ideias e discutir suas experiências práticas. Posto que os seguidores de Freud, embora ainda numericamente poucos, já estão espalhados por toda a Europa, sugeriu-se que nosso primeiro encontro ocorresse logo após o III Congresso de Psicologia Experimental, a se realizar este ano em Frankfurt (22-25 de abril), de modo a facilitar o comparecimento de colegas da Europa Ocidental. O local proposto para o encontro é *Salzburgo*.[22]

O encontro seria chamado de I Congresso de Psicologia Freudiana. O nome escolhido por Jung causou certa consternação em Ernest Jones, pois o título insinuava adesão mais a um homem que a um tema: "Eu me lembro de protestar em vão contra o desejo de chamá-lo de 'Congresso de Psicologia Freudiana', termo que ofendia minhas ideias de objetividade no trabalho científico", lembrou Jones posteriormente[23]. Ele propôs que o congresso recebesse o nome de "I Congresso Psico-Analítico Internacional", mas Jung despachou os panfletos sem nenhuma alteração, dizendo orgulhosamente ao professor que Jones havia ficado desgostoso com o "pretensioso título da circular"[24].

Freud deve ter se perguntado por que Jung achava o título pretensioso, embora de certa forma isso fosse óbvio. Em 1908, a maioria dos zuriquenses e muitos dos vienenses tinham compromissos teóricos que não estavam integralmente alinhados com os de Freud. Além disso, a maioria dos membros internacionais havia feito formação em Zurique, onde tinham absorvido as modificações junguianas e bleulerianas das teorias de Freud. Para muitos que poderiam comparecer, uma conferência anunciada como freudiana retratava de modo errôneo – ou até mesmo comprometia – seus interesses. Para mitigar essas preocupações, Jung frisou o "caráter absolutamente confidencial do projeto". Posteriormente, quando um participante perguntou como deveria citar a sua própria apresentação, Freud lhe disse que o congresso não deveria ser mencionado em público de forma alguma[25].

Cerca de quarenta pessoas se reuniram em 27 de abril de 1908, no Hotel Bristol, em Salzburgo, para participar de um encontro de freudianos internacional e privado[26]. O caráter internacional da reunião acabou sendo modesto; o encontro parecia uma excursão primaveril para vienenses e suíços[27]. Havia exatamente doze freudianos provenientes de fora da Áustria e da Suíça, mas cada um deles iria se tornar um emissário indispensável ao pensamento freudiano em lugares como Budapeste, Berlim, Nova York, Londres e Munique.

Um dos promotores do encontro de Salzburgo foi o galês Ernest Jones. Recém-formado, ele havia começado a estudar psicopatologia francesa quando o seu amigo, o cirurgião Wilfred Trotter, mencionou uma resenha na revista *Brain* (Cérebro) que detalhava os estudos freudianos sobre a histeria[28]. Por volta de 1906, Jones havia tentado praticar a sua própria forma de psicanálise em Londres. Após participar do Congresso Internacional de Amsterdã e apresentar uma comunicação sobre histeria que devia muitíssimo a Janet, Jones conheceu Jung[29]. Ele informou o zuriquense de que, sem fazer alarde, estava tentando praticar a psicanálise, e logo foi convidado a visitar o Burghölzli[30]. Quando em Zurique, Jones participou do segundo encontro dos freudianos de Zurique, e foi lá que ele e os "amigos budapestinos" de Jung maquinaram a ideia de uma conferência internacional. Ao retornar para Londres, Jones foi encorajado por Jung a estabelecer ali uma sociedade freudiana[31]. Em 27 de abril de 1908, Jones e Wilfred Trotter chegaram a Salzburgo. O cirurgião foi embora indiferente, mas Ernest Jones voltou para Londres e se dedicou à causa pelo resto de sua vida.

Os dois amigos de Carl Jung provenientes de Budapeste também clamaram por um encontro no qual pudessem construir laços com outros freudianos. Fülöp Stein era um psiquiatra húngaro e uma figura proeminente das cruzadas contra o álcool. No x Congresso Internacional Antiálcool, que ocorreu na cidade de Budapeste em 1905, Stein encontrou seu companheiro nefalista Eugen Bleuler. Não muito tempo depois, ele estava no Burghölzli, trabalhando no laboratório junto com Jung. Stein voltou para Budapeste como um entusiasta do método zuriquense.

Sándor Ferenczi havia caminhado pelas estradas da psicopatologia francesa, da sexologia e da psicologia acadêmica. Quando na faculdade de medicina da Universidade de Viena, frequentou palestras de Krafft-Ebing e começou a estudar a literatura francesa sobre hipnose e histeria. Deparou com o nome de Freud, mas não ficou muito impressionado. Depois de se graduar, voltou para Budapeste em 1897 e arrumou emprego na Enfermaria das Prostitutas do Hospital São Rókus. Ele continuou a pesquisar hipnotismo, escrita automática e terapias com sugestionamento; como outros de sua geração, irritava-se com o materialismo redutor que ele encontrava nos colegas cientistas. Como Jung e Flournoy, ficou interessado no estudo experimental do espiritismo como uma manifestação da vida mental inconsciente[32]. E por causa do seu trabalho com prostitutas, Ferenczi foi naturalmente atraído para a sexologia e a reforma sexual. Ele se tornou o representante budapestino do Comitê Internacional de Magnus Hirschfeld para a Defesa dos Homossexuais, um grupo que almejava legalizar a homossexualidade.

Embora o percurso intelectual de Ferenczi espelhasse em muitos aspectos o de Freud, ele permanecia indiferente ao médico de Viena. Chegou a recusar uma oferta de resenhar o livro freudiano sobre os sonhos. Em 1906, porém, depois de ler os experimentos junguianos com associação, Ferenczi saiu correndo para comprar equipamentos semelhantes e tornou-se um prosélito[33]. Após uma visita a Freud em Viena, Jung viajou para Budapeste, onde ficou com Stein e conheceu Ferenczi. Em 1907, Ferenczi chegou ao Burghölzli e foi, de certo modo, analisado por Jung[34]. Subsequentemente, Jung escreveu uma carta de apresentação para Freud em nome de Stein e Ferenczi. Os húngaros se encontraram com o professor em fevereiro de 1908, e Freud ficou tão impressionado que sugeriu, imediatamente, que Ferenczi apresentasse uma comunicação na reunião de Salzburgo, que já estava se aproximando. Em poucos meses, Sándor Ferenczi estava palestrando, escrevendo e, de modo geral, defendendo Freud e Jung entre os médicos e literatos de Budapeste[35].

O estadunidense no congresso de Salzburgo era Abraham Ardem Brill. Nascido de uma família judia na Áustria em 1884, Brill chegou à América aos quinze anos de

A Internacional dos Freudianos

idade. Enquanto fazia bicos, conseguiu frequentar o City College e depois se graduar pela Faculdade de Medicina de Columbia. Começou a trabalhar como patologista; porém, cansado dessa atividade, decidiu viajar para a Europa a fim de se preparar para a prática clínica. A primeira parada de Brill foi Paris, onde trabalhou para o neurologista Pierre Marie. Desanimado, Brill foi encorajado pelo estadunidense Frederick Peterson a viajar até o Burghölzli, o que ele fez no verão de 1907. Brill chegou no momento em que os zuriquenses estavam na crista dos estudos de associação para fins diagnósticos. Ele ocupou por nove meses o cargo de médico terceiro assistente, frequentou reuniões do grupo freudiano de Zurique, aprendeu o método de associação e tratou pacientes com esses novos métodos. Brill publicou um relato do tratamento que despendeu a um paciente com demência precoce, no qual utilizou testes de associação e interpretação freudiana. Ele concluiu que o paciente havia reprimido complexos sexuais, o que por si só ocasionou a sua psicose – uma posição puramente freudiana que nem Bleuler nem Jung estariam dispostos a considerar[36]. Brill também começou a traduzir o livro de Jung sobre a psicologia da demência precoce para o inglês, tarefa que iria levá-lo a traduzir Freud.

Em 1908, Brill voltou para Nova York, levando a psicanálise consigo. Diferentemente de Adolf Meyer, Morton Prince e outros, que só haviam lido Freud, Brill poderia vangloriar-se de ter sido instruído presencialmente na Europa. Ele orientou dois proponentes à psicanálise na América: James J. Putnam e Smith Ely Jelliffe. Jelliffe descobriu que a experiência de Brill havia aprofundado o seu entendimento, de modo que as suas explicações possuíam um modo de "reunir e cristalizar um grande pano de fundo de experiência médica geral. Senti que uma base sólida havia sido alcançada e poderíamos, então, construir com confiança"[37]. Com Brill, Putnam e Jelliffe, a psicanálise ganhou poderosos defensores nos Estados Unidos.

Max Eitingon, um russo abastado de Buchach, na Galícia, chegou a Zurique no ano de 1906 como estudante. Naquele mesmo ano, iniciou uma correspondência com Freud, após uma tentativa de encaminhar um paciente ao professor. Em Zurique, Eitingon tinha o apelido de "Oblómov", por causa do indolente personagem do romance russo que prometia muito e entregava pouco[38]. Mas tão logo instalado em Berlim, em 1909, ele passou a entregar muito, na verdade, e dedicou a sua fortuna ao estabelecimento da psicanálise na cidade.

O futuro líder da psicanálise em Berlim seria Karl Abraham. Nascido de pais judeus em Bremen, ele admirava o pensamento de Bleuler e estava determinado a trabalhar no Burghölzli[39]. Três anos depois de cursar medicina, Abraham garantiu uma vaga em Zurique, onde foi apresentado ao trabalho de Freud. Ao contrário dos muitos alunos encantados por Jung, Abraham guardava suas distâncias enquanto ia mergulhando apaixonadamente nas ideias freudianas. Em 1907, escreveu um artigo sobre trauma sexual e demência precoce, enviando-o a Freud. Freud parabenizou o rapaz, a despeito de seu uso bastante embaraçoso de uma teoria completamente repudiada. "Gosto, particularmente, do fato de o senhor ter confrontado o lado sexual do problema", escreveu ele, "o lado que dificilmente alguém está disposto a abordar."[40]

Em outubro, Abraham, que havia nascido na Alemanha, contou a Freud que estava deixando o Burghölzli: "Como um judeu na Alemanha e um estrangeiro na Suíça, nunca recebi nenhuma promoção em sete anos", queixou-se. Acreditando não ter futuro na psiquiatria universitária hospitalar, Abraham queria se mudar para Berlim e estabelecer uma clínica particular. Ele pediu a ajuda de Freud por meio da indicação de pacientes[41]. Reservado, Freud respondeu que muitas vezes precisava de um médico na Alemanha para encaminhar pacientes; e que, caso pudesse chamar Abraham de "meu pupilo e seguidor", ficaria muito feliz em lhe enviar pacientes. Freud também observou: "se minha reputação na Alemanha aumentar, isso certamente será de serventia para o senhor". Abraham ficou encantado e, quando chegou a Salzburgo, já estava planejando a "propaganda" que faria para conquistar Berlim para as tropas freudianas[42].

Outro médico que Jung convidou para Salzburgo era um homem que havia sido corajoso o suficiente para defender Freud em Amsterdã. Em 1908, Otto Gross talvez fosse o mais promissor dentre os jovens recrutas. Uma criança prodígio, ele era filho de um famoso criminologista, Hans Gross. Depois de cursar medicina em Graz, na Áustria, Gross assumiu um cargo como médico num transatlântico para a América do Sul, na esperança de estudar a vegetação da Patagônia, e foi lá que ele teve o primeiro contato com a planta de coca. Posteriormente, voltou para a Alemanha e trabalhou no laboratório do professor Gudden, antes de se tornar assistente do ex-aluno de Meynert, Gabriel Anton, em 1901. Na época em que entrou para a equipe de Emil Kraepelin, em 1906, o rapaz de 29 anos estava no caminho acadêmico certo e havia produzido uma série de artigos ambiciosos.

Gross pegou as proposições dos novos psiquiatras psicologicamente orientados e as utilizou para decompor e classificar estados mentais e perceptuais patológicos de uma forma original[43]. Como Bleuler, ele se voltou para o problema do negativismo; e, numa série de artigos, explorou sensivelmente os vários estados de não observância por parte do paciente, postulando que essas recusas eram especificamente baseadas num afeto de desamparo[44]. Em 1904, Gross classificou e distinguiu as formas de negativismo na neurose e na psicose, e associou o negativismo neurótico com o conceito freudiano de recalcamento inconsciente[45]. Em 1907, estendeu ousadamente o pensamento freudiano ao território de Kraepelin. Enquanto os zuriquenses buscavam remodelar a demência precoce para Freud, Gross tentou transformar outro dos principais diagnósticos de Kraepelin: a insanidade maníaco-depressiva. Gross, como os zuriquenses, se posicionava contra o Freud sexológico para defender uma noção mais geral de conflito psíquico[46]. O sucesso acadêmico e o alcance intelectual de Gross sugeriam que ele iria se tornar um dos principais membros do círculo freudiano. Porém, como Freud e Jung sabiam, com Otto Gross nem tudo era como parecia.

Um outro seguidor internacional com impressionante ascendência não estava em Salzburgo. Por causa de sua admiração por Bleuler, Ludwig Binswanger havia entrado avidamente para a equipe do Burghölzli em 1906. Nascido em Kreuzlingen, no lado suíço do Lago de Constança, Ludwig era filho de Robert Binswanger, diretor da clínica municipal onde Josef Breuer havia hospitalizado Bertha Pappenheim.

A *Internacional dos Freudianos*

207

Além disso, o tio de Binswanger, Otto, era um professor de psiquiatria muitíssimo respeitado em Jena, que, entre outros assuntos, havia escrito sobre histeria. Depois de estudar em Lausanne, Zurique e Heidelberg, Ludwig optou por voltar para o Burghölzli, onde empregou o método diagnóstico de associações sob a supervisão de Jung. Em 1907, Binswanger deixou o Burghölzli para trabalhar para o tio em Jena e tentou praticar a psicanálise com pacientes manicomiais. Quando os freudianos preparavam o encontro em Salzburgo, Binswanger estava se casando, o que talvez o tenha impedido de comparecer. Alguns meses depois, ele se juntou ao pai no Hospital Bellevue, em Kreuzlingen, onde se desenvolveria rapidamente até se tornar uma das figuras centrais na luta pela integração entre a psiquiatria acadêmica e o pensamento freudiano.

A despeito da ausência de Binswanger, houve um bando de apóstolos da psicanálise freudiana que foi embora de Salzburgo e estabeleceu comunidades freudianas em suas próprias cidades. Alguns estabeleceram instituições, ao passo que outros escreveram, palestraram, persuadiram ou apregoaram. O fio comum entre os freudianos internacionais era a dívida com os zuriquenses. Graças à validação empírica do trabalho de Freud realizada no Burghölzli, aqueles homens foram embora de Zurique confiantes de que a crença no inconsciente recalcado era cientificamente defensável. O inconsciente dinâmico havia sido provado em Zurique, acreditavam eles; e eles levaram essa convicção para um mundo que, muitas vezes, se mostrou incapaz de compreender.

SE O CONGRESSO de 1907, em Amsterdã, desentocou os tipos de oposição externa que os freudianos enfrentavam, o congresso de freudianos em Salzburgo iluminou potenciais conflitos no interior da comunidade nascente. Em Salzburgo, havia zuriquenses e vienenses, gentios e judeus, psiquiatras acadêmicos e clínicos particulares, médicos e reformadores sexuais, e essa grande diversidade causaria problemas.

Mesmo antes de o encontro de Salzburgo ser convocado, o desejo de Freud quanto a uma comunidade internacional havia mudado a relação que ele tinha com seus paladinos vienenses. Freud receava que os locais o constrangessem na frente dos acadêmicos suíços[47]. Jung tentou tranquilizar o professor; porém, confidenciou a Jones achar uma pena Freud estar cercado de uma "turma degenerada e boêmia"[48]. Jones visitou, ele próprio, o Grupo das Quartas-Feiras e concluiu que a visão de Jung era injusta e possivelmente antissemita, embora secundasse a crença de que os vienenses não impressionavam. Outro aprendiz de Zurique, Karl Abraham, comentou sobre a triste situação entre os vienenses, considerando insignificante a maioria deles[49].

Outro fator desempenhou um papel no desejo de Freud quanto a se distanciar de Viena e se aproximar de Zurique. Em 1906, os seguidores vienenses de Freud eram quase todos judeus[50]. Quer fosse simplesmente resultado da demografia do liberalismo vienense, quer do racismo, para Freud era nítido que, se a psicanálise fosse vista como uma ciência judaica, ela enfrentaria uma forte resistência. A inclusão dos zuriquenses na comunidade freudiana aplacaria o rótulo racista. Bleuler, Jung, Riklin,

Jones, Binswanger, Flournoy, Claparède e Prince eram todos cristãos, e a capacidade que possuíam de levar as teorias freudianas para o mundo não seria atalhada pelo antissemitismo[51].

Não obstante, se Freud simplesmente cedesse o movimento aos zuriquenses, sua síntese psicossexual poderia estar em perigo. Bleuler e Jung haviam assumido posições públicas contra o que viam como excessos da teoria sexual freudiana. Portanto, o congresso de Salzburgo tornou-se uma oportunidade para o professor persuadir os zuriquenses. Jung havia pedido que Freud realizasse uma apresentação clínica para dar início aos trabalhos – uma solicitação óbvia, visto que os freudianos que não viviam em Viena faziam pouca ideia de como conduzir uma análise. Ele optou por apresentar o caso de um advogado de 29 anos com uma neurose obsessiva (o caso do "Homem dos Ratos", ao qual retornaremos). Para Freud, esse caso provava que conflitos sexuais infantis causavam neurose, e era a chance de ele vender a teoria da libido aos zuriquenses.

Sua apresentação foi como água gelada para homens sedentos. Quando Freud deu a entender que estava terminando, foi persuadido a continuar; no fim, o professor havia falado por cerca de cinco horas. Não há registros da apresentação; porém, quando Freud discutiu o mesmo caso nas reuniões das Quartas-Feiras, ele falou sobre a associação livre como uma técnica clínica e a posicionou contra a técnica diretiva utilizada no laboratório de Zurique. Ao analisar o caso em Salzburgo, Freud descreveu a "alternância de amor e ódio em relação à mesma pessoa, a separação inicial entre as duas atitudes resultando, geralmente, na repressão do ódio"[52]. Esse pensamento deve ter soado familiar a Eugen Bleuler, pois um ano antes ele havia apresentado essa teoria a Freud em sua correspondência. Não está claro se Freud reconheceu a contribuição de Bleuler em Salzburgo; porém, em seus primeiros relatos publicados do caso, ele jamais menciona o médico suíço[53].

A apresentação de Carl Jung não foi surpresa para o público de Salzburgo, pois era uma reiteração do seu ponto de vista, já publicado, de que o complexo inconsciente na demência precoce atuava em combinação com alguma toxina "x" – e, portanto, era diferente da psiconeurose. Essa opinião comedida, compartilhada por Bleuler, era para ter provocado pouco debate. Quem em Salzburgo poderia reivindicar saber mais sobre demência precoce que Jung e Bleuler? Surpreendentemente, o dr. Karl Abraham. Ou era Sigmund Freud falando através dele? Freud havia aventado a ideia de que a demência precoce (ou melhor, a "paranoia", como preferia chamar) poderia ser causada por um conflito psicossexual no mais tenro estágio do desenvolvimento. Alguns dos médicos mais jovens, como Brill, haviam se dedicado a essa visão puramente psicológica da psicose. Mas Jung não poderia aceitar isso sem perder credibilidade na psiquiatria acadêmica. Ele sabia que a demência precoce era uma doença terrível e atroz com sintomas que tresandavam a um dano cerebral robusto. E ele já havia sido exposto a ataques fulminantes só por dar a entender que a fenomenologia dessa enfermidade poderia ser explicada psicanaliticamente.

A Internacional dos Freudianos

Ao contrário de Jung, Karl Abraham não tinha nada a perder. Um ano antes, havia começado a investigar a relação de fatores sexuais com a demência precoce. No início, ele também argumentou que os sintomas, por si sós, poderiam ser atribuíveis a traumas sexuais[54]. Quando Abraham enviou a Freud uma reimpressão do artigo, o professor respondeu que, enquanto os zuriquenses haviam estado ocupados desentocando similaridades entre a histeria e a demência precoce, ele estava pensando acerca das diferenças psicossexuais entre elas[55].

Abraham tomou a dianteira e, no inverno de 1907, visitou Freud e teve com ele uma longa discussão acerca da histeria e da demência precoce. "Freud", escreveu Abraham a Max Eitingon, "quer muito que eu trate desse assunto dentro em breve."[56] Havia um caso de psicose que Abraham estava tratando; um homem que Freud também havia atendido, ao qual ambos se referiam como "G." ou "o paciente Görlitz". "O caso de G. me parece muito importante para o nosso conceito de demência precoce – isto é, a sua diferenciação da neurose", escreveu Abraham a Freud. "G." apresentava um negativismo em sua rejeição sexual do mundo. Em janeiro, quando Abraham recebeu um convite de Jung para falar em Salzburgo, ele preparou uma comunicação intitulada "Die psychosexuelle Unterschiede zwischen Hysterie und altklug Demenz" (As Diferenças Psicossexuais Entre a Histeria e a Demência Precoce)[57].

Jung soube da correspondência de Abraham com Freud e comunicou ao professor a sua antipatia pelo ex-colega, que ele considerava um solitário competitivo e que não inspira confiança[58]. Não obstante, Karl Abraham apresentou sua comunicação em Salzburgo e não fez menção alguma às sugestões de Freud, menos ainda aos trabalhos inovadores de Eugen Bleuler e Carl Jung sobre demência precoce. Freud havia explicitamente convidado Abraham a se apropriar de suas sugestões, talvez entendendo que aderir a essa linha de pensamento abertamente pudesse colocar em perigo a sua relação com Bleuler e Jung. Mas Jung ficou furioso com a falta de consideração. "Em Salzburgo", esbravejou ele, "só fui capaz de evitar um escândalo rogando a certa pessoa, decidida a lançar luz sobre as fontes da palestra de A., que abandonasse essa ideia."[59] Quando chegou a hora da publicação no novo periódico internacional, Jung bateu o pé e disse a Freud que a revista não iria publicar um trabalho como aquele, que era fruto de plágio. No fim, Abraham acrescentou notas de rodapé creditando a influência de Jung e Bleuler, assim como as comunicações orais de Freud, porém, ele torceu o nariz para Jung e foi publicar o texto noutro lugar.

No relato publicado, Abraham apresentou uma visão schopenhaueriana de um mundo banhado em libido. A libido criava as respostas afetivas humanas às pessoas e às coisas, e projetava transferências sexuais por toda parte. A ausência dessas transferências caracterizava a demência precoce e o negativismo[60]. Essa desconexão emocional com o mundo era o resultado, durante o desenvolvimento, de um fracasso em progredir em relação ao estágio de autoerotismo; fracasso causado por uma constituição psicossexual anormal. Abraham reservou um tempo para colocar em dúvida a "recém-discutida teoria da toxina"[61]. Também sugeriu que um método psicanalítico modificado poderia restaurar a progressão no desenvolvimento e curar a psicose.

Embora as sementes de uma rivalidade tivessem sido plantadas, elas não eram o suficiente para atrapalhar as festividades em Salzburgo. A tensão entre os médicos e os utopistas sexuais, tampouco. Quando Otto Gross brindou Freud como um revolucionário moral, o professor respondeu secamente: "Somos médicos e queremos permanecer médicos."[62] Ainda assim, foi apenas um momento delicado num evento que, afora isso, foi um grande sucesso. Uma comunidade freudiana internacional se havia reunido. Sigmund Freud aproveitou a oportunidade para compelir suas opiniões acerca da psicossexualidade a um grupo que incluía muitos que haviam sido formados pelos céticos de Zurique. "Eu nunca tinha visto um triunfo mais notável do que o obtido por Freud naquele congresso", lembrou Fritz Wittels. "Os suíços, que são gente cautelosa, tinham um bom número de objeções para levantar, mas Freud ganhou o coração dos críticos com o arrojo e a clareza de seus enunciados."[63] O próprio Jung relatou que Bleuler havia deixado o congresso quase convencido da causa psicogênica da demência precoce. Freud saiu de lá certo de que, nas palavras de Wittels, "por meio do crescimento da Escola de Zurique, os seus ensinamentos seriam admitidos no domínio da ciência geral"[64].

Depois de Salzburgo, Freud manteve correspondências com seguidores que se encontravam em locais distintos – como Max Eitingon, Ludwig Binswanger, Karl Abraham, Sándor Ferenczi, A.A. Brill e Ernest Jones. O que poderia ter sido um título pretensioso para o encontro ficou mais perto da verdade quando terminou. Durante os trabalhos, Jung, Bleuler e Freud se encontraram com Jones, Ferenczi, Brill e Abraham para lançar as bases de um periódico freudiano internacional a ser publicado em alemão, com Bleuler e Freud como codiretores e Jung como o editor efetivo. À medida que os homens lutavam para encontrar o nome certo para o periódico, tácitas questões de identidade foram forçadas a se revelar. Enquanto a proposta de Jung, "Arquivo de Psicopatologia", não fazia menção a nada freudiano, Freud contrapôs com "Anuário de Pesquisas Psicossexuais e Psicanalíticas". Jung então propôs "Anuário de Psicanálise e Psicopatologia", que abandonava a referência à psicossexualidade, mas reconhecia explicitamente a psicanálise. Finalmente, ficou acertado que o periódico se chamaria *Jahrbuch für psychoanalytische und psychopathologische Forschungen* – ou "Anuário de Pesquisas Psicanalíticas e Psicopatológicas"[65]. Esse novo periódico, vinculando a psicanálise e o estudo geral em psicopatologia, deu aos freudianos um fórum onde, pela primeira vez, poderiam desenvolver as suas ideias entre eles próprios.

III.

O conflito de bastidores entre Abraham e Jung sinalizava que a euforia de Salzburgo não ia durar. Alguns freudianos aceitavam apenas aspectos limitados da teoria freudiana da libido, ao passo que outros aderiam integralmente à psicossexualidade. Entre esses partidários genuínos estavam três recrutas que possuíam laços com Zurique: Jones, Ferenczi e Abraham. Eles lançaram uma ofensiva contra os parcialmente freudianos como Bleuler e Jung – buscando, sem rodeios, ganhar pontos

A *Internacional dos Freudianos* 211

com o professor. Freud foi pego de surpresa por alguns desses fervorosos guerreiros e contou a Jung que Sadger era um "fanático congênito pela ortodoxia"; e Jones, um zelote que "renega toda a hereditariedade; aos olhos dele, até mesmo eu sou um reacionário"[66]. Alguns meses depois, Freud garantiu a um novo acólito que "não exigimos que papagueiem impensadamente as nossas ideias; e que os meus seguidores, todos eles, limitam-se a um julgamento reservado, até que o próprio trabalho os convença"[67].

Mas Freud jogava dos dois lados. Enquanto confortava alguns, encorajava os zelotes a manterem pressão sobre os zuriquenses com relação à teoria sexual. E Freud não hesitava na marcação. Depois de uma visita a Viena, Karl Abraham informou Eitingon de que Freud havia desenvolvido diferentes categorias para os seus seguidores:

> Freud chegou a dividir seus seguidores em três categorias: os da mais baixa não haviam compreendido nada além da psicopatologia da vida cotidiana; os da segunda, as teorias dos sonhos e neuroses; e os da terceira o acompanham na teoria da sexualidade e aceitam a sua extensão do conceito de libido.[68]

Feito um aluninho adulador, Abraham relatou: "ele me inclui na terceira categoria, o que me é muito gratificante"[69].

Os mais poderosos dentre os adeptos da teoria freudiana, Eugen Bleuler e Carl Jung, agora se encontravam pressionados por acadêmicos alemães, de um lado, e lança-chamas freudianos, do outro. Antes de Salzburgo, Freud havia repreendido Jung pela timidez e pelo comedimento em relação à libido, embora garantisse ao colega que uma aceitação parcial da teoria estava de bom tamanho. Através de Abraham, Freud conseguia manter indiretamente a pressão sobre os zuriquenses, que não demoraram a acumular poder suficiente para fazer um Freud à sua imagem e semelhança. O Freud deles havia conquistado reconhecimento científico e atraído novos seguidores, de modo que a reticência que possuíam com relação à questão da sexualidade tinha o poder de se multiplicar rapidamente.

Era um jogo delicado. Freud não queria pressionar Jung demasiadamente. Admoestou Abraham em razão da sua tentativa de forçar Jung a uma franca oposição e pediu que se lembrasse de que Jung não estava agindo de forma independente como diretor médico do Burgholzli. Ele também era filho de pastor, escreveu Freud, insinuando que alguém que já fora cristão devoto teria de superar grandes obstáculos internos a fim de aceitar a visão psicossexual freudiana. Ao mesmo tempo, Jung era crucial ao movimento, pois evitava que a psicanálise levasse a pecha de uma "questão nacional judaica"[70]. Os Jovens Turcos freudianos não cederam. Depois de Salzburgo, em carta a Ernest Jones, Jung voltou a defender suas opiniões sobre psicose:

> Quando Hegel julgou a reprovação de que a sua filosofia não conduzia aos fatos, ele disse: "azar dos fatos" (*Tanto pis pour les faits!*). Eu digo o oposto: se não sou capaz de estabelecer uma teoria psicológica clara da demência precoce, ainda faço o esforço de me adaptar às impressões que essa enfermidade nos transmite.[71]

O debate acerca da psicose se havia tornado não tanto uma discussão sobre uma enfermidade mental severa, mas um teste de lealdade a Freud. Afinal, Jung *não* rejeitava a teoria da libido em casos de psiconeurose. Ele só se afastava da afirmação de que ela sempre causava psicose. Jung escreveu a Freud e o alertou quanto ao fato de que seus seguidores devotos não fariam o movimento progredir[72]. Enquanto isso, Abraham continuou se queixando da hesitação de Jung. Freud trabalhou para acalmar ambas as partes, escrevendo a Jung: "Não devemos brigar enquanto sitiamos Troia."[73] Ao mesmo tempo, repreendeu Abraham: "ainda somos tão poucos que as discordâncias, baseadas em complexos pessoais, deveriam ser excluídas entre nós"[74].

O congresso de Salzburgo estimulou grande rivalidade também entre os vienenses, que se sentiram humilhados quando foram deixados de fora tanto do planejamento da conferência quanto das reuniões que criaram o novo periódico. Esses homens, alguns dos quais eram os mais antigos defensores de Freud, não estavam contentes. Depois de Salzburgo, Freud voltou para casa e encontrou uma carta de renúncia de Alfred Adler[75].

É provável que o descontentamento de Adler tenha sido causado pela recém-consolidação da Sociedade Psicanalítica de Viena em torno de Freud, assim como o diminuto papel a ele atribuído no encontro de Salzburgo. Mas os dois colegas também tinham discórdias teóricas. Dias depois de Freud tê-lo instado a permanecer na Sociedade, Adler apresentou uma comunicação que rompeu categoricamente com a teoria da libido. Ele defendeu que toda pulsão vinha de uma atividade orgânica, e que a pulsão agressiva existia de uma forma distinta da pulsão sexual[76]. Freud sugeriu que Adler havia deixado a psicologia para trás a fim de "fazer uma conexão com a medicina", e argumentou que aquilo que Adler chamava de pulsão agressiva nada mais era que a libido. As notas que Otto Rank tomou da reunião só dizem que se seguiu um longo debate[77].

Uma comunidade internacional freudiana havia começado a ganhar forma, mas as suas fronteiras estavam sendo negociadas. Entre os da "segunda categoria", que não aceitavam a psicossexualidade freudiana, estavam os três expoentes freudianos mais proeminentes: Bleuler, Jung e Adler. Todos eles estavam na defensiva depois de Salzburgo. Ao mesmo tempo, surgiram sérios problemas para os da terceira categoria, aqueles que aderiam integralmente à psicossexualidade freudiana sem titubear.

Otto Gross não era apenas um psiquiatra, ele era um revolucionário sexual. Seus brilhantes escritos psiquiátricos só insinuavam a sua crescente dedicação a uma visão utópica na qual o uso de drogas promovia a perda das inibições, o sexo livre e uma maciça rejeição da monogamia e da ordem patriarcal. Gross chegou a essas crenças, em parte, por meio de Freud, mas também de sua exposição aos zuriquenses – pois, em 1902, ele havia sido internado no Burghölzli devido à disparada de suas toxicodependências.

Quando Gross saiu do laboratório de Emil Kraepelin, em 1906, e passou a fazer parte da vicejante contracultura de Munique, ele defendeu a revolução em nome da psicanálise freudiana. Passava dia e noite sentado num café, com as roupas encardidas

A Internacional dos Freudianos   213

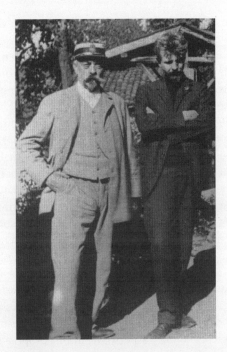

FIG. 14:
De pé, à direita do homem não identificado: Otto Gross, médico, libertino, freudiano e anarquista.

de cocaína, atendendo pacientes cujos honorários custeavam-lhe o vício. Como alguns radicais em Viena, Gross defendia a ideia de que uma sociedade livre de recalque curaria a neurose.

Carismático e encantador, o apelo grossiano por mudança logo encontrou ouvintes atentos entre artistas e intelectuais. Ele vivia o seu próprio credo e mantinha relações sexuais, abertamente, com pacientes e discípulos. Gross se enredou num quadrângulo amoroso que incluía sua esposa, Else e Frieda von Richthofen[78]. "Você nasceu para a liberdade, e apenas para a liberdade", Gross instou Frieda, que viria a se casar com o escritor inglês D.H. Lawrence e exercer uma forte influência sobre ele[79].

No congresso psiquiátrico de 1907, em Amsterdã, Gross conheceu Carl Jung e lhe contou sobre a sua adaptação do método psicanalítico freudiano. Depois Jung reportou a Freud:

> Diz-me o dr. Gross que, convertendo as pessoas em imoralistas sexuais, consegue impor à transferência uma parada brusca. A transferência para o analista e sua persistente fixação, no entender dele, são meros símbolos da monogamia e, como tais, sintomáticas do recalque. O estado realmente saudável, para o neurótico, é a imoralidade sexual. Daí ele associar o senhor a Nietzsche.[80]

214   *Parte ii : Confeccionando os Freudianos*

Em 1908, no encontro de freudianos em Salzburgo, Otto escreveu a Frieda dizendo que apresentaria o trabalho de sua vida: a aplicação da psicanálise à cultura. "Meu trajeto está livre, a gigantesca sombra de Freud já não atravessa o meu caminho."[81] Mas o trajeto de Gross estava longe de estar livre. A cocaína e a morfina haviam surtido os seus efeitos. Depois de Salzburgo, o brilhante e jovem revolucionário freudiano estava novamente hospitalizado no Burghölzli.

Durante o período no hospital, Gross não foi apenas desintoxicado. Ele também passou por uma análise com Carl Jung, com sessões de até doze horas por dia[82]. Durante esse tratamento extenuante, às vezes o jogo virava e Jung era analisado pelo paciente. Certo dia, Gross pulou os muros do Burghölzli e fugiu de volta para Munique, onde continuou a disseminar sua versão de uma utopia freudiana entre os moradores da cidade. Freud escreveu a Abraham: "parece haver um centro similar de infecção em Munique, e ele parece ter afetado os artistas mais loucos e pessoas do tipo"[83]. O professor aguardava as consequências das ações de Gross com um mau pressentimento. Para Jung, ele escreveu: "Está viciado [de novo] e só pode causar grande dano à nossa causa."[84]

Mal sabia Freud que Gross havia contaminado não apenas artistas loucos, mas também Jung. Depois de ele escapar do Burghölzli, Jung confessou que a partida do paciente o magoou profundamente: "A experiência foi uma das mais duras de minha vida, pois em Gross descobri muitos aspectos de minha própria natureza, a tal ponto que frequentemente ele parecia meu irmão gêmeo – a não ser quanto à demência precoce."[85] Não demoraria muito até que Freud descobrisse quais aspectos da própria natureza junguiana ele descobriria em Gross. Em março de 1909, Jung escreveu dizendo estar com dificuldades com uma antiga paciente, que demandava que a relação entre eles se tornasse sexual. Ele acrescentou a críptica observação de que, certa vez, havia tido "uma ideia totalmente inadequada de meus componentes poligâmicos"[86]. Em maio, Freud recebeu uma carta de uma interna do Burghölzli perguntando se ela poderia conversar sobre uma questão de grande importância. Freud pediu que ela explicasse e ele acabou ouvindo um bocado.

Sabina Spielrein havia ficado hospitalizada no Burghölzli de agosto de 1904 a junho de 1905. Posta sob os cuidados de Jung, o seu tratamento deu de cara com o problema da transferência. Sabina se apaixonou pelo médico. Em setembro de 1905, Jung escreveu sua primeira carta a Freud pedindo conselho sobre o assunto[87]. Nela, descrevia o complexo erótico e a transferência infeliz, mas nunca a enviou. Sabina contou ao professor Freud que, depois de tê-la atendido como médico, Jung se tornou seu amigo e, então, seu "poeta". De acordo com Spielrein, Jung, que era casado, havia se aproximado dela pregando o evangelho da poligamia e lhe falando "com grande emoção sobre Gross; sobre o grande lampejo que acabara de ter (isto é, sobre a poligamia). Ele não quer mais reprimir seus sentimentos por mim"[88]. As cartas de Jung a Spielrein na primavera e no verão de 1908 instam-na a adotar uma liberdade radical e não se asfixiar por convenções banais[89]. Spielrein também escreveu que Jung se encontrava com muitas outras mulheres além dela. A carta incluía a confissão perturbadora de

A Internacional dos Freudianos

que ela havia pensado em suicídio, e relatava um terrível episódio no qual ela havia atacado Jung com uma faca, se cortou e acabou coberta com o próprio sangue[90].

Jung se defendeu para Freud, dizendo que "durante toda a história as noções de Gross me passavam pela cabeça com demasiada insistência"[91]. Ao passo que Gross defendera a cura da transferência por meio do sexo, Freud advertiu Jung a fazer o oposto e superar o que ele chamava de "contratransferência". A contratransferência era um redespertar do passado libidinal do analista. Ela era "para nós um permanente problema", confessou Freud, e precisava ser controlada[92]. Esse reconhecimento crítico era primordial, mas durante anos não seria discutido em público por medo de que alimentasse quem estivesse ávido para proscrever a teoria freudiana como puro sugestionamento; como apenas lamentáveis delírios de leitores da mente que projetavam os próprios pensamentos em seus pacientes.

"A meu ver, o senhor andou oscilando entre os extremos Bleuler e Gross", escreveu Freud a Jung[93]. *Entre Bleuler e Gross*: eram esses os polos da comunidade freudiana. Bleuler aceitava o determinismo psíquico, mas permanecia sem se comprometer com a psicossexualidade. Gross aderiu avidamente à teoria sexual freudiana, e de um modo tão enfático que ela se tornou um apelo às armas, não um tratamento médico. Em 1909, Eugen Bleuler e Otto Gross definiam as margens do campo freudiano.

Quanto a Freud, ele deixou claro que, embora desaprovasse e temesse as ações de Gross, acabava por preferi-las ao ceticismo de Bleuler. O professor teria oportunidade de repensar essa preferência, pois assim como as notícias dos problemas de Jung chegaram a Freud, ele também ouviu notícias preocupantes acerca de Ernest Jones, que havia partido abruptamente de Londres para o Novo Mundo[94]. Depois que Otto Gross pulou os muros do Burghölzli, Jones se encontrou com ele em Munique e ficou fascinado. O profeta do amor livre se tornou, para Jones, o ideal de gênio romântico, e o seu primeiro instrutor na técnica da psicanálise. E então chegaram relatos de que Jones havia ficado com um harém de mulheres[95]. Ele não era iniciante no campo dos escândalos sexuais, pois já havia sido acusado duas vezes de abuso infantil quando vivia em Londres[96].

Freud estava bastante ciente de que escândalos sexuais poderiam transformar os freudianos em anátemas nos círculos científicos e médicos. Infelizmente, havia mais tumulto entre as tropas de choque sexual freudianas. Depois do encontro em Salzburgo, Freud voltou para casa e encontrou um apelo público de Karl Kraus, que pedia ao professor que contivesse seus seguidores[97]. Embora conservasse um respeito por Freud, Kraus vinha publicando apreciações cada vez mais negativas dos freudianos. Os alvos da ira krausiana incluíam Isidor Sadger, o patógrafo de venerados escritores alemães, mas o seu maior furor estava reservado para aquele que havia sido um aliado seu, Fritz Wittels[98].

A despeito do escárnio que recaía sobre ele nas reuniões das quartas-feiras, Wittels escolheu publicar suas polêmicas sexuais depois do encontro de Salzburgo. *Die sexuelle Not* (A Miséria Sexual) foi impresso em 1909 e dedicado a Sigmund Freud[99]. Kraus atacou o livro de Wittels como uma vulgarização de suas próprias ideias[100].

216   *Parte ii : Confeccionando os Freudianos*

Em retaliação, Wittels apresentou à Sociedade das Quartas-Feiras uma comunicação sobre Karl Kraus, retratando-o como um neurótico deformado[101]. Não contente, Wittels começou a planejar uma contraofensiva em larga escala, um *roman à clef* que ridicularizava Kraus – que ele renomeou como "Baita Fuça" – e caçoava de sua filosofia sexual como nada além de uma compensação para a própria feiura[102].

Ao tomar conhecimento do plano de Wittels, Kraus pediu que seu advogado fosse até Freud e informasse o professor de que, caso não ele interviesse, não seria poupado no *Die Fackel.* Freud puniu Wittels, disse que ele não tinha o direito de colocar o movimento em perigo com tamanha tolice, e acrescentou a ameaça: "o senhor, se publicar esse livro, será inviável em meu círculo"[103]. Wittels deixou a Sociedade imediatamente.

Os freudianos se haviam tornado um bando crescente de renegados, cujas fileiras oscilavam entre as ideias de Eugen Bleuler e as de Otto Gross. No centro estava um homem, envelhecendo, que labutava para endireitar esse estranho navio. Ele estava tentando evitar motins e, em 1909, pela primeira vez atirou um seguidor ao mar. Bleuler e Gross representavam as duas alas dos freudianos, uma não compartilhando da opinião da outra. Um lado negava a síntese psicossexual freudiana; o outro a distorcia. Bleuler manteria o psíquico e minimizaria o sexual; Gross e Wittels celebravam a liberdade sexual e não viam muito propósito no conhecimento do psíquico. Enquanto isso, os seguidores de Freud em Viena encaravam os zuriquenses com ressentimento, enquanto os judeus e os gentios faziam, com muita cautela, um balanço uns dos outros. E todas essas dificuldades internas ocorriam enquanto os psiquiatras acadêmicos alemães continuavam em pé de guerra contra Freud, Bleuler, Jung e seus apoiadores. No entanto, a despeito dessas fissuras na comunidade, o número de freudianos começou a crescer num ritmo explosivo.

IV.

Entre 1908 e 1911, os freudianos se consolidaram num movimento internacional. Para os líderes desse movimento, Sigmund Freud e Carl Jung, era hora de se ocupar dos possíveis aliados e rechaçar concorrentes e inimigos. Mas em 1909 já estava claro que os aliados chegavam em maior número que os adversários.

Em Viena, o aumento no prestígio de Freud e o crescimento do seu número de seguidores era óbvio. Em dezembro de 1908, Freud foi convidado a receber um título honorífico na Universidade de Clark, em Massachusetts. O convite veio do psicólogo G. Stanley Hall, que havia sido aluno de Wilhelm Wundt. Ele informou Freud de que Janet havia ministrado um curso similar em Clark e teve "uma profunda influência em voltar a atenção dos nossos principais estudiosos da psicologia anormal, especialmente os mais jovens, de uma base exclusivamente somática e neurológica para uma base mais psicológica". Hall sugeriu que o terreno havia sido preparado para Freud, e que uma visita sua poderia anunciar uma nova era para a psicologia nos Estados Unidos[104].

Freud dispensou Hall. Escrevendo para Jung, queixou-se de dificuldades econômicas e de agenda, mas também confessou uma hesitação quando se tratava dos estadunidenses:

A *Internacional dos Freudianos*

217

"Acho também que, tão logo descubram o fundamento sexual de nossas teorias psicológicas, eles hão de desistir de nós."[105] Mas depois de Hall fazer algumas mudanças na proposta, Freud retirou o que disse. Depois que outro homenageado cancelou sua presença no evento de gala, Carl Jung também foi convidado para receber um título honorífico e ser um dos vinte e nove conferencistas de destaque a falar na festividade.

Em setembro de 1909, Freud e Jung chegaram a Worcester, Massachusetts, acompanhados por Ferenczi, que Freud havia convidado para ir junto, e A.A. Brill, aliado deles em Nova York. Depois de se encontrar com Hall e William James, Freud apresentou uma série de cinco palestras que localizavam com lucidez o seu desenvolvimento teórico. Ele contestou a teoria janetiana da degeneração com a sua própria teoria da histeria, descreveu sua teoria topográfica da consciência e da inconsciência e, nas duas últimas palestras, discutiu a sexualidade de um ponto de vista individual e social. Jung apresentou duas palestras sobre os testes de associação de palavras e uma terceira sobre a psicossexualidade de uma menina normal com quatro anos de idade – que, na verdade, era sua filha, Emma. As duas primeiras palestras de Jung tinham o intuito de demonstrar que o complexo inconsciente estava comprovado cientificamente; a terceira, que a sexualidade infantil era uma realidade.

Depois da viagem, Freud descobriu que havia conquistado Hall, assim como o neurologista James Jackson Putnam, da Universidade de Harvard. Antes da visita de Freud, Hall comentou que "muitos, se não a maioria dos psicopatologistas, se apoiavam nos psicólogos clássicos como Wundt; as interpretações do senhor revertem a situação e fazem com que nós, que estudamos a psicologia normal, recorramos a esse trabalho no campo da psicologia anormal e limítrofe como nosso principal farol"[106]. Freud ficou empolgado.

Quando chegou em casa, encontrou cinco cartas vindas da Suíça, ou encaminhando pacientes ou pedindo informações, e um grande número de solicitações estrangeiras, onze das quais ele respondeu no seu primeiro dia de volta[107]. Freud recebeu indagações de russos, italianos e estadunidenses. De repente, seus livros estavam vendendo. Ao escrever para Brill em Nova York, observou que, "de acordo com os editores, a procura por todos os livros está extraordinária"[108]. Entre 1909 e 1910, Freud publicou segundas edições de *Estudos Sobre a Histeria*, *A Interpretação dos Sonhos* e *Três Ensaios Sobre a Teoria da Sexualidade*.

Em Zurique, o doce aroma do sucesso também estava no ar. As cartas de Jung a Freud estavam repletas de notícias de diversos recrutas e novas colônias de apoiadores. Ele havia recebido visitantes como o suíço-estadunidense Adolf Meyer e novos alunos, como Otto Juliusburger, de Berlim, e Wilhelm Strohmayer, de Tübingen. Novos seguidores zuriquenses se apresentaram, como Alphonse Maeder, Johann Jakob Honegger e o pastor Oskar Pfister. O dr. Leonhard Seif, de Munique, havia se aproximado de Jung para estudar com ele, e a ele se juntou uma miríade de moscovitas e budapestinos. E o que poderia superar a notícia de que um partidário de Freud, Jaroslaw Marcinowski, havia recebido uma indicação de *Sir* Richard Semon, médico do Rei Eduardo VII da Inglaterra?![109]

Jung transbordava confiança. Em janeiro de 1909, escreveu: "Pouco a pouco sua verdade vai se infiltrando no público."[110] Dez meses depois, estava exultante: "O jeito é deixar o circo pegar fogo, não há mais como evitá-lo."[111] Essa sensação de vitória inevitável veio quando os problemas entre Jung e Bleuler também começaram a fervilhar. No outono de 1908, Jung pediu exoneração do cargo de médico-chefe no Burghölzli, mas continuou liderando o laboratório[112]. Freud compreendeu que esse gesto significava um compromisso mais profundo com a causa freudiana. Jung estava rompendo com os imperativos da psiquiatria acadêmica e "indo conosco sem reservas"[113]. Então Jung saiu do Burghölzli por completo e abriu um consultório particular. Ele não parecia sofrer com essa mudança e relatou que quatro assistentes tinham se juntado a ele, junto com abastados pacientes como a herdeira estadunidense Edith Rockefeller McCormick. Embora Jung continuasse proeminente nos círculos psiquiátricos suíços, agora ele era mais claramente freudiano. Depois de conseguir conquistar a associação psiquiátrica suíça, Jung cantou de galo: "Sua (ou melhor, nossa) causa *sai vitoriosa em toda a frente* [...]; já nos situamos, de fato", continuou ele, "em primeiríssimo plano."[114]

Durante esse período de rápida expansão, Jung continuou de olho nos inimigos que vinham da psiquiatria acadêmica, pois não haviam desaparecido. Ele tirava algum conforto do fato de que Kraepelin (o "Grande Papa da Psiquiatria", como Freud o chamava) havia moderado suas opiniões em relação a Freud no seu último manual. Numa conferência de psiquiatras suíços em Zurique, Jung sentiu que os seus inimigos estavam fracos e não se atreviam a dar as caras[115].

A aceitação cada vez maior também era aparente no antigo bastião da resistência, a Alemanha, onde Freud escreveu que "as vozes de confirmação estão definitivamente com a vantagem"[116]. Juntamente com Viena e Zurique, Berlim se tornou o terceiro centro do movimento freudiano. Karl Abraham havia construído a sua clínica auxiliado pelo fato de que uma prima sua era casada com o conhecido neurologista Hermann Oppenheim, que lhe enviava pacientes com a condição de que o rapaz não utilizasse métodos freudianos[117]. Ainda assim, Abraham persistiu, e ele contou a Freud acerca de uma campanha de propaganda realizada na casa do professor de psiquiatria no Charité de Berlim, onde havia enfrentado os homens num cômodo enquanto a sua esposa argumentava a favor de Freud com as mulheres num outro[118].

Abraham encontrou aliados dispostos em sexólogos berlinenses como Iwan Bloch, Magnus Hirschfeld e Albert Moll. Em agosto de 1908, deu início à Sociedade Psicanalítica de Berlim com esses e outros dois homens: Heinrich Koerber, o presidente da Liga Monista local; e Otto Juliusburger, um médico que havia estudado com Jung e agora trabalhava numa clínica particular. Abraham apresentou seu trabalho psicanalítico à Sociedade Psicológica de Berlim e à Sociedade Berlinense de Psiquiatria e Doenças Nervosas, onde ficou surpreso com o quão bem as suas falas foram recebidas. Os membros expressaram interesse pelo seu trabalho e alívio por não terem de aturar mais uma apresentação anatômica. As ideias de Freud, tal como confirmou Abraham, estavam se espalhando por meio de palestras, de ávidos alunos e de

A Internacional dos Freudianos

pacientes agradecidos – inclusive um diretor que havia feito um teste com o médico da sua escola para ter certeza se ele realmente compreendia a teoria sexual freudiana[119].

Com Moll, Hirschfeld e Bloch a bordo, o grupo berlinense estava fortemente guarnecido com homens que estudavam a biologia da libido sem um interesse particular pela psicologia ou pela psicoterapia. A sua ênfase era o oposto da ênfase dada pelos zuriquenses – fascinados pelos estados inconscientes, mas desconfiados quanto à teoria sexual. Jung tinha uma opinião negativa a respeito de Magnus Hirschfeld, que se havia tornado um dos principais sexólogos do mundo, e condenou Freud por pensar em publicar um ensaio em seu periódico. O professor, no entanto, reiterou a esperança de que os sexólogos fizessem parte do movimento freudiano e escreveu a Jung dizendo que Hirschfeld o havia visitado e deixado uma impressão favorável: "Aproxima-se gradativamente de nós e daqui para a frente, tanto quanto possível, há de levar nossas ideias em conta."[120]

Os freudianos não eram os únicos que estavam ganhando adeptos. Psicoterapeutas de todas as extrações estavam se estabelecendo nos primeiros anos do século xx. Em 1909, uma Sociedade Internacional de Psicologia Médica e Psicoterapia se reuniu pela primeira vez, dentre tantos lugares, justamente em Salzburgo. O objetivo da sociedade era ser uma espécie de central de psicoterapias, incluindo métodos franceses; a terapia da persuasão, do médico suíço Paul Dubois; a terapia racional, de Oskar Vogt; e a psicossíntese, do médico suíço Ludwig Frank. A reunião inaugural do grupo ocorreu enquanto Jung, Ferenczi e Freud estavam todos na América; então, foi só ao retornar a Zurique que Carl Jung recebeu o convite de Ford para entrar para a sociedade. Jung declinou, argumentando que ele e seus camaradas freudianos não seriam bem-vindos[121]. Depois de algum debate, Freud, Bleuler e Jung – relutante – concordaram em se associar, encorajados pela ideia de que poderiam influenciar membros a se juntarem a eles[122].

À medida que o movimento internacional freudiano florescia e escolas terapêuticas concorrentes também criavam raízes, a questão que havia assombrado a Sociedade Psicológica das Quartas-Feiras foi ganhando uma urgência renovada. O que era preciso para se tornar parte da escola freudiana? Quão rigorosamente definida essa escola seria? Acaso seria uma confederação que dava espaço para múltiplas teorias psicoterapêuticas, sexológicas e psicopatológicas vagamente associadas com Freud? Ou delinearia requisitos mais estritos?

Jung e Freud acreditavam ter chegado a hora de os freudianos formarem a sua própria organização internacional dedicada à definição e à defesa de sua causa[123]. Quando começaram os preparativos para uma segunda conferência de freudianos, Freud pediu ao colega de Budapeste, Sándor Ferenczi, que apresentasse uma proposta no encontro convocando uma organização psicanalítica internacional. O caráter específico dessa organização iria provocar um alarido nas fileiras freudianas e, por fim, se provaria fatídico.

7

Integração/Desintegração

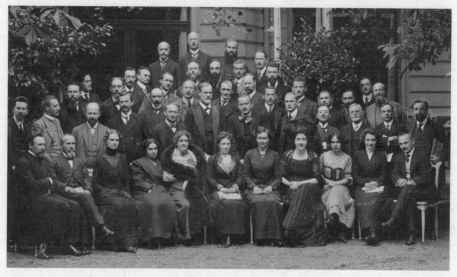

FIG. 15:
O Congresso da Associação Psicanalítica Internacional em Weimar (1911), o primeiro depois do crucial Congresso de Nurembergue (1910).

I.

Em Viena, Zurique, Berlim e adjacências, o grau de adesão à teoria freudiana variava muitíssimo. Os freudianos discutiam e discordavam abertamente, criavam as suas próprias amálgamas, e ainda ocupavam um lugar à mesa freudiana. Como é que poderia ser de outra forma? A sensação de isolamento de Freud, fosse ela real ou parcialmente imaginada, encorajava-o a acolher quase qualquer seguidor em potencial. Em seus primeiros anos, a Sociedade das Quartas-Feiras não recusou nenhum candidato a membro. Estudantes, jornalistas,

Integração/Desintegração

editores, hidroterapeutas: Freud dava boas-vindas a outras vozes, mesmo quando algumas delas se separavam para cantar as suas próprias melodias.

Logo isso iria mudar. Por volta de 1910, Freud e alguns conselheiros próximos começaram a rever as tênues fronteiras de sua comunidade. Ele havia redefinido e incorporado aspectos da psicoterapêutica, da hipnose, da psicologia fisiológica e da sexologia, não apenas para redirecionar e reformar esses campos, mas também para fundi-los numa disciplina única e nova. A psicossexualidade deveria ser o elemento-chave das novas psicologia e psicopatologia freudianas; ela poderia definir claramente e unificar os freudianos. Mas uma autodefinição como essa era complicada pelo fato de que muitos dos mais fortes apoiadores de Freud – como Eugen Bleuler, Carl Jung e Alfred Adler – eram freudianos que se recusavam a aderir integralmente à psicossexualidade.

Por volta de 1910, no entanto, Freud já não se acreditava desesperado por todo e qualquer apoio. Quando eles se reuniram naquele ano, os freudianos estavam crescendo constantemente em número. Seus adversários acadêmicos haviam recuado[1]. O alcance da teoria freudiana se havia espalhado das neuroses para as psicoses, de clínicos particulares marginais para acadêmicos prestigiosos, dos círculos médicos para os literários e políticos, de Viena para outras cidades grandes na Europa e na América. Freud havia começado a se preocupar menos com atrair novos seguidores, e mais com controlar o que seria associado ao seu nome. Com Jung e Ferenczi, ele traçou um plano para consolidar o movimento.

Em 30 de março de 1910, mais de cinquenta pessoas se reuniram em Nuremebergue para participar do segundo encontro fechado de freudianos. Freud havia planejado que três falas interligadas entre si fossem apresentadas no congresso. O professor discutiria o futuro do campo; Carl Jung falaria sobre o desenvolvimento da psicanálise na América; e Sándor Ferenczi proporia a fundação de um grupo psicanalítico internacional que iria salvaguardar o futuro por meio de "organização e propaganda"[2].

Às oito e meia da manhã, Sigmund Freud fez a abertura do congresso. Perante o seu bando de seguidores, convocou uma padronização no campo[3]. Ele argumentou que a psicanálise, como uma terapia médica, deveria aspirar a uma espécie de uniformidade. Como outros clínicos médicos, os psicanalistas devem estabelecer diretrizes para a terapia a fim de auxiliar na formação de iniciantes e proteger os pacientes contra práticas indevidas.

Havia um problema com essa invariância, mas Freud não se debruçou sobre o assunto. O desejo de manter a identidade de profissional a profissional fazia sentido para o trabalho clínico, mas era contrário às exigências da pesquisa científica, que apelava para a liberdade de investigação, a experimentação e a inovação. Visto que a situação clínica era, de fato, o único fórum de pesquisa para os freudianos – exceto para alguns pesquisadores do Burghölzli –, uma demanda de padronização clínica poderia colocar em risco futuros avanços. Para agravar o problema, a técnica freudiana ainda era um trabalho em andamento. Em sua conferência em Nuremebergue, Freud fez uma revisão do desenvolvimento de sua técnica, que passou do método catártico ao paciente associando livremente enquanto o analista persuadia e incitava, até chegar à sua visão mais recente, na qual o analista não impelia mais o paciente, mas apresentava "ideias antecipatórias" que o ajudavam a encontrar pensamentos recalcados dentro de si.

Esse novo método dificilmente parecia ser a palavra final sobre a técnica psicanalítica; na verdade, ele era profundamente problemático. Freud havia previsto a objeção que sua nova técnica iria enfrentar: muitos teriam receio de essas ideias antecipatórias atuarem como sugestionamentos. Se o analista oferecesse essas ideias, a psicanálise não seria uma terapia por sugestionamento na tradição francesa? Freud disse que a resposta para essa e outras perguntas estariam disponíveis num manual da técnica psicanalítica.

Fazia dois anos que Freud vinha prometendo esse compêndio aos seus seguidores[4]. Depois do Congresso de Salzburgo, entusiasmado, ele informou Ferenczi, Brill, Jung e Abraham acerca de um projeto de livro intitulado *Allgemeine Methodik der Psychoanalyse* (Metodologia Geral da Psicanálise)[5]. Freud sabia que seus seguidores estavam em extrema necessidade de instrução; porém, de forma pouco característica, deparou com obstáculos intransponíveis escrevendo esse trabalho[6]. Enquanto Freud lutava com seu manual, contou a Jung que o aliado húngaro, Ferenczi, havia escrito algo que muito se aproximava de uma seção de *Allgemeine Methodik*[7]. O trabalho de Ferenczi refletia o pensamento freudiano por uma boa razão: o budapestino o havia escrito com Freud a tiracolo, de olho, quando passaram férias juntos.

Para o público em Nurembergue, o artigo de Ferenczi, "Introjeção e Transferência" (1909), oferecia a descrição mais detalhada da técnica analítica até o momento. O artigo começava com um violento ataque contra a terapêutica sugestiva que incluía uma crítica devastadora à própria teoria do sugestionamento. Utilizando exemplos clínicos, Ferenczi ilustrava que o sugestionamento era, em sua raiz, baseado no processo freudiano de transferência inconsciente e tinha sua origem em complexos parentais recalcados[8]. Os pacientes aceitavam sugestionamentos porque, inconscientemente, o médico havia assumido o papel de genitor onisciente. Essa explicação possibilitou que os freudianos se distinguissem de seus concorrentes franceses, e reivindicassem poder explicar e lidar com o sugestionamento melhor que os terapeutas sugestivos.

Com base nessa crítica, Ferenczi enfatizava a centralidade da teoria da transferência, insistindo que esse fenômeno era típico da neurose e que a técnica psicanalítica deveria tê-lo como foco. Em sua fala em Nurembergue, Freud também frisou o deslindamento de projeções e deslocamentos, ambos silenciosos, na transferência. A transferência era, de longe, a mais poderosa força à disposição do analista, informava ele – ponto que ele prometeu aclarar no manual que jamais chegaria a publicar. Indo além, Freud instou seus ouvintes a também prestarem atenção na "contratransferência". Proferido em público pela primeira vez no Congresso de Nurembergue, o desajeitado termo técnico continha dinamite para a causa freudiana. Transferências libidinais vindas do analista tinham de ser vencidas, advertia Freud[9]. Ele havia testemunhado como as paixões de um analista poderiam pegar fogo; essa doutrina foi introduzida para apagar as

Integração/Desintegração

chamas. Contratransferências não analisadas poderiam levar a um fracasso terapêutico e encorajar outros a perseguirem o Flautista de Hamelin da carnalidade, Otto Gross.

A teoria da contratransferência não era apenas uma salvaguarda contra a má conduta sexual. Ela também mexia num vespeiro filosófico que jamais seria integralmente apaziguado. Se a transferência era um processo neurótico central que distorcia a percepção dos outros, a contratransferência confirmava implicitamente que o médico pode estar sujeito às suas próprias ilusões. Se tanto o médico quanto o paciente eram semicegados pelas suas próprias transferências, como se poderia alegar conhecer o outro? Em vez de entrar nessas correntezas, Freud limitou concisamente a sua discussão em Nurembergue insistindo que as contratransferências eram resultado da influência do paciente. Por ora, as contratransferências eram apenas respostas provocadas à transferência do paciente.

No seu trabalho em curso, porém, Freud não se esquivou das implicações maiores criadas pela presença do inconsciente do analista. A contratransferência, acreditava ele, poderia afetar não apenas os tratamentos clínicos, mas também o trabalho científico. Ela poderia causar falsas percepções e construções teóricas defeituosas. Se a recusa de Bleuler a aceitar a teoria da libido se devia à sua própria resistência, e se a necessidade adleriana de ver inferioridade em todo canto era uma projeção, como o conhecimento psicanalítico poderia ser estabilizado?

Uma resposta era que o analista deve, ele próprio, ser analisado. Dessa forma, o problema da contratransferência levou Freud a considerar a formação padronizada para os analistas, que ele mencionou em seguida, em Nurembergue. O analista deve realizar uma autoanálise; caso não o pudesse, declarou Freud, uma pessoa não deveria ser analista. Um psicanalista só irá com seus pacientes até onde tiver ido consigo mesmo. Os complexos e resistências do médico devem ser vencidos a fim de conter as distorções irracionais de sua vida interior.

Outra forma de dar fim ao atoleiro epistemológico criado pela subjetividade do analista era estabelecer o conhecimento invariável com relação à causa da neurose. Se existisse uma teoria universal, mesmo o clínico mais inexperiente e mal analisado poderia aplicá-la. Ele não precisaria desvendar forças inconscientes sutis por meio de uma observação individual cerrada, inferência e interpretação, mas saberia de suas existências de antemão. Em Nurembergue, Freud apresentou sua esperança de que uma teoria geral da neurose – ele não diz nada da psicose – pudesse ser forjada.

Em Viena, Eduard Hitschmann havia estado trabalhando para padronizar uma teoria freudiana da neurose. Cerca de um ano antes do Congresso de Nurembergue, numa reunião da Sociedade de Viena, ele sugeriu que era hora de a Escola Freudiana produzir um manual assim[10]. Hitschmann observou corretamente que a aceitação internacional havia resultado na produção de artigos por toda a Europa e pela América; artigos supostamente freudianos, mas que, ao serem inspecionados, acabaram por se revelar baseados numa versão obsoleta de Freud, que datava de 1895. Uma nova obra de propaganda, como Hitschmann a chamava, deveria ser escrita para o público médico. Freud achou a ideia maravilhosa e confessou que seu editor vinha implorando por um livro como esse. Mas o autor teria de resistir à tentação de apresentar a teoria freudiana como fechada e acabada, alertou Freud. Ele devia chamar a atenção para os limites do conhecimento atual, incluindo as origens ainda obscuras do recalcamento.

Seis meses depois dos trabalhos em Nurembergue, Hitschmann publicou *Freud's Neurosenlehre* (A Doutrina Freudiana das Neuroses). Na introdução, explicou que a resistência às teorias de Freud era gerada por uma repulsa à sexualidade. Ele frisou que as regras da técnica psicanalítica ainda não estavam consumadas, mas explicou as mais recentes teorias da resistência, da interpretação e da transferência. Hitschmann evitou a controvérsia acerca das psicoses, mas deixou claro que o método freudiano ainda não havia sido ajustado para essas enfermidades. A resposta de Freud foi entusiasmada, e logo o livro de Hitschmann se tornou um estandarte para os jovens médicos alemães e austríacos[11].

Em Nurembergue, Freud sabia que esse compêndio estava em obras e seria necessariamente incompleto, pois ele próprio só havia começado a imaginar uma teoria unificada das neuroses recentemente. Citando avanços que poderiam levar a uma teoria como aquela, Freud mencionou o complexo de Jung – que ele reconhecia como um processo mental invariável – e a ideia stekeliana de que o significado dos símbolos que aparecem em sonhos, mitos e no folclore eram constantes e universais[12]. Inicialmente, Freud havia interpretado os símbolos oníricos individualmente, mas acabou aceitando o argumento de que esses signos devem ter sido muitíssimo conservados no decorrer dos milênios. Se o significado desses símbolos universais pudesse ser estabelecido, a psicanálise iria conseguir mais um alicerce.

Esses avanços levaram Freud a desejar "que tivéssemos fixado em breves formulações as regularidades na construção das diferentes formas de neurose"[13]. Embora o velho problema da "escolha da neurose" tenha permanecido por muito tempo um mistério, agora Freud oferecia os indícios de uma solução[14]. Durante a sua autoanálise em 1897, ele havia sido tomado pela ideia de que o mito grego de Édipo – a criança enjeitada que estava fadada a matar o pai e desposar a mãe – pode conter uma verdade universal acerca do desenvolvimento infantil; três anos depois ele escreveu sobre o drama edípico como parte da psicologia normal[15]. No caso Dora, Freud havia elaborado a respeito de temas edípicos enquanto ainda recorria a traumas fisiológicos como a masturbação para explicar a neurose da menina[16]. Quando abandonou a teoria do trauma, ele se voltou cada vez mais para o significado simbólico da lenda de Édipo para guiar a sua teoria geral da neurose. Nas reuniões em Viena e nas cartas para seguidores, Freud falou mais sobre a luta edipiana da criança e a forma como o amor e o ódio pelos pais pode determinar uma posterior neurose.

Em 1909, Freud publicou dois casos clínicos que recorriam a explicações edípicas. O "Pequeno Hans" desenvolveu medos de mutilação corporal como resultado de seu cioso amor pela mãe: "Ele é realmente um pequeno Édipo, que gostaria de ter o pai 'longe', eliminado, a fim de ficar só com a bela mãe, de dormir com ela."[17] O "Homem dos Ratos" (o paciente russo que Freud debateu em Salzburgo) sofria de oscilações entre amor e ódio pelo pai[18]. Em suas palestras de 1909, na Universidade de Clark,

Integração/Desintegração 225

Freud foi mais longe e anunciou que a narrativa edipiana era um complexo central no desenvolvimento psicossexual[19].

Em Nurembergue, quando arriscou o palpite de que o aspecto definitório da neurose seria o "Complexo Paterno", Freud estava remetendo seus seguidores de volta para essas outras indicações. Depois desse congresso, ele se sentou para escrever o primeiro de uma série de artigos sobre a psicologia da vida amorosa e cunhou o termo "complexo de Édipo"[20]. Combinando as teorias freudianas do conflito psicossexual com a teoria do complexo junguiana, o médico vienense argumentou que, em meio a toda a gama de complexos catalogados pelos experimentadores de Zurique, era *esse* que causava psiconeurose. Se isso fosse verdade, um iniciado bem-informado, por mais cegado que estivesse pela própria neurose, conheceria a fonte da neurose de seu paciente.

Depois de reivindicar uma padronização dos métodos, da formação e da teoria, Freud acabou seu discurso de Nurembergue voltando-se para os empecilhos que podiam vir a atalhar os psicanalistas no futuro. Uma vez que destruía moléstias em parte criadas pela sociedade, a psicanálise seria vista como inimiga do público. "Pelo fato de destruirmos ilusões, acusam-nos de pôr em perigo os ideais", advertiu Freud[21]. Os psicanalistas, ao que parecia, estavam fadados a serem importunos e párias, portadores de uma mensagem que ninguém queria escutar. Mas Freud pediu que os seus ouvintes imaginassem o que aconteceria se, em vez de opróbio, os analistas recebessem aceitação social.

Para Freud esse futuro era vertiginoso. Se as sociedades chegassem a aceitar as revelações da psicanálise, o valor do sintoma neurótico desapareceria. Imaginem um piquenique no qual as moças que precisassem urinar pedissem licença dizendo que estavam indo "colher flores". O que aconteceria, Freud perguntou ao público, se todo mundo houvesse sido informado de que "estou indo colher flores" significava que as moças estavam indo urinar? Decerto, ninguém iria dizer novamente uma coisa ridícula como essa. Seria sem valor. Em vez disso, "as damas admitirão francamente suas necessidades naturais e nenhum dos cavalheiros se escandalizará com isso". Embora reconhecesse que poderia soar utópico, Freud encorajou seus seguidores a considerar o poder radical que eles tinham nas mãos. Ao tratar seus pacientes, os analistas estavam trabalhando para a ciência, oferecendo a esses pacientes o melhor medicamento disponível e reformando uma sociedade hipócrita. Se radicais como Wittels e Gross imaginavam um mundo sem recalcamento, Freud imaginava um mundo onde o recalcamento seria de pouca valia, e onde a escolha consciente imperaria. Era um sonho liberal: aumentar o controle racional sobre a insensatez e promover a emancipação individual. E isso não requeria nada além da prática da psicanálise: seria uma revolução a partir do divã[22].

EM PÉ DIANTE dos freudianos, Carl Jung abordou o futuro na América e retomou o tema final tratado por Freud. Uma cultura de intensa repressão engendraria uma resistência maciça ao campo psicanalítico em lugares como a América, alertou Jung.

Lá os brancos vivem tão próximos do negro selvagem que tiveram de redobrar os esforços de recalcamento[23]. A crença racista de Jung segundo a qual os afro-estadunidenses eram primitivos e não recalcados não era incomum entre os ouvintes. Mas seu recurso à psicologia racial não ajudaria a amainar os rumores entre os judeus, que suspeitavam que ele também fosse antissemita.

Freud e Jung abordaram o tema de como a psicanálise iria se adaptar a comunidades nas quais fosse aceita ou insultada. Esses assuntos se articulavam com a apresentação mais importante, realizada no final do primeiro dia por Sándor Ferenczi. Um dos favoritos de Freud, Ferenczi havia conquistado ampla admiração com seu trabalho teórico. Ele também possuía uma distinção mais dúbia. Ao contrário dos principais freudianos de Berlim, Zurique, Munique e Nova York, Ferenczi havia sido incapaz de reunir um grupo de freudianos em Budapeste. Tinha feito um bocado de propaganda, mas conseguido poucos seguidores sérios[24]. Ele até conseguiu se desentender com um dos poucos freudianos de Budapeste, Fülöp Stein. Havia criticado Stein por manter uma aliança muito estreita com a psicopatologia acadêmica. Ao ser questionado por Freud, Ferenczi admitiu que esses ataques se deviam à sua própria natureza competitiva. Ele também se queixou de que os colegas o caluniavam e o deixavam cientificamente isolado[25]. A rápida análise de Freud era a de que Ferenczi possuía um "Complexo Fraterno", que o deixava com tamanha rivalidade que ele destruía potenciais alianças. O professor observou que Ferenczi fazia pouco progresso com recrutas masculinos, mas conseguia manter relações próximas apenas com mulheres inteligentes[26].

O fato de Freud ter escolhido Ferenczi, que era impolítico, para ministrar essa palestra crucial era significativo. O intriguista foi escolhido para oferecer uma visão nova e pragmática de comunidade freudiana, determinada a proteger a si mesma. Ele havia feito *lobby* por uma organização de defesa, dizendo a Freud que alguém no congresso deveria falar sobre "o mais vantajoso método de *propaganda* para o nosso movimento psicológico"[27]. Depois de refletir a respeito, Freud escreveu de volta: "O que o senhor acha de uma organização mais rígida com uma pequena taxa?" Ferenczi concordou e acrescentou que o grupo deveria conservar diretrizes estritas, como a Sociedade de Viena, de modo a excluir "elementos indesejáveis"[28]. Decerto, a única diretriz estrita na descontraída Sociedade de Viena era a de que o professor aprovasse cada um dos candidatos.

Freud e Ferenczi elaboraram planos para uma organização e prepararam conjuntamente a fala do húngaro em Nurembergue[29]. Após discutirem os planos, Ferenczi escreveu ao professor: "Não creio que a visão de mundo da Ψα conduza a um igualitarismo democrático; a elite intelectual da humanidade deveria conservar a sua hegemonia."[30] Como liberais, esses homens buscavam razão e virtude numa elite culta; nenhum deles depositava muita fé nos caprichos democráticos das massas. Suas propostas foram feitas para inspirar o grupo a conceder poder de decisão a alguns poucos esclarecidos[31].

"A psicanálise, olhada objetivamente, é uma ciência pura, cujo objeto é preencher as lacunas em nosso conhecimento das leis que determinam os acontecimentos

Integração/Desintegração

mentais", começou Ferenczi. Ao perseguir seus objetivos, essa ciência perturbava a família e a Igreja, provocando assim aversão e ataque. O estudo desapaixonado numa atmosfera como essa era impossível. "Nós estamos, então, contra a nossa própria vontade, envolvidos numa guerra, e bem se sabe que na guerra as musas ficam em silêncio." Para defender a causa, Ferenczi convocou uma "Internationale Psychoanalytische Vereinigung" – ou "Associação Psicanalítica Internacional" (doravante, "IPA")[32].

Quem eram exatamente os inimigos da IPA? Os psiquiatras acadêmicos que queriam descreditar a psicanálise estavam no horizonte, mas Ferenczi, como Freud e Jung, acreditava que a guerra já estava ganha. Ferenczi estava mais preocupado com perder a paz para os inimigos internos. Os oponentes da psicanálise tiravam força daquilo que Ferenczi chamou, sinistramente, de "nossa irregularidade". Essa nova organização internacional constrangeria os membros, cujas tendências egoístas seriam mantidas sob controle por uma "vigilância mútua"[33]. O grupo maximizaria a liberdade pessoal sob um líder cuja autoridade se baseava tão somente no mérito, e cujos pronunciamentos estavam sujeitos a crítica. Mas para fazer parte desse grupo, os membros teriam de alienar algo da liberdade intelectual para o bem maior da causa.

Ferenczi deu exemplos pouco velados de quem poderiam ser os causadores de problema. A organização poria freios no clínico que não fosse dado a questões teóricas, mas, apesar disso, engendrasse teorias científicas. A organização constrangeria o membro que fizesse generalizações equivocadas a partir de sua própria experiência subjetiva e tentasse reescrever essa jovem ciência. Não foram dados nomes aos bois, mas Freud havia se queixado abertamente de que Stekel não tinha cabeça para teoria, e de que Adler havia inflado brutalmente as próprias ideias numa tentativa de remodelar toda a psicanálise. Ferenczi prosseguiu dizendo que uma organização como aquela não eliminaria essas figuras, apenas iria mantê-las sob controle. A organização também protegeria a psicanálise de membros desqualificados que falassem disparates. Como exemplo, Ferenczi denunciou a psicossíntese, embora o fundador da teoria, Ludwig Frank, estivesse sentado em meio aos espectadores. Repudiando essa idiotice, a psicanálise iria conservar uma fachada mais unificada e ganhar respeito no mundo externo[34].

A IPA seria comandada por um presidente que operaria de um gabinete central, que iria controlar rigorosamente a afiliação e garantir "que estivessem sendo utilizados os métodos psicanalíticos de Freud, e não métodos preparados para os propósitos pessoais do clínico". A organização limitaria a adesão e não permitiria a entrada de quem não estivesse claramente comprometido com os mesmos princípios. "Um trabalho proveitoso só é possível quando prevalece o acordo acerca das questões fundamentais", ponderou Ferenczi[35]. O presidente também estaria a cargo de muitas coisas, incluindo congressos, a edição do *Jahrbuch* (Anuário) e de um boletim mensal. Por fim, Ferenczi propôs que o presidente fosse eleito para um mandato vitalício. Carl Jung foi indicado para o trabalho.

Jung havia organizado o primeiro congresso freudiano em Salzburgo e, quando chegou ao encontro, poderia com razão esperar ser saudado como o paladino científico da causa. Em vez disso, ele se viu encurralado por Karl Abraham e forçado a defender sua lealdade a Freud. Desde então, Jung havia deixado seu cargo no Burghölzli e embarcado com os freudianos. Aquela era a sua recompensa. Como chefe da IPA, incumbido do extraordinário poder de decidir quem era e quem não era freudiano, parecia que Jung nunca mais seria encurralado novamente. Para o resto da vida.

A designação de um líder esclarecido para um mandato vitalício não era algo estranho para liberais do final do século XIX como Freud. Os vienenses se agarravam a uma aficionada memória de Franz Josef, um líder não sujeito aos caprichos iliberais da multidão. Para os liberais zuriquenses mais velhos, o Conselho havia funcionado à base de nomeações vitalícias. Mas muitos membros mais novos da comunidade freudiana eram democratas comprometidos com uma política de igualdade. Uma designação vitalícia os deixou horrorizados.

Quando a coroação de Jung começou, houve protesto[36]. Os vienenses não iriam assistir passivamente à mudança do centro do movimento para Zurique pelo tempo que durasse a vida de Carl Jung. Wilhelm Stekel levantou-se para denunciar a proposta e insistir que a nova ciência seria destruída, caso ela não fosse completamente livre. Adler secundou as objeções de Stekel. A moção foi submetida a voto. Pelas contas de Stekel, todos os analistas vienenses e alemães votaram contra os estatutos da IPA. Freud pediu o adiamento da votação final para o dia seguinte. Imediatamente depois, os vienenses convocaram uma reunião secreta no Grand Hotel de Nurembergue. Cerca de vinte analistas se reuniram e ouviram Stekel argumentar que os vienenses estavam prestes a ser permanentemente marginalizados. A psicanálise tem de ser uma ciência independente e Viena tem de manter sua independência em relação aos caprichos de Zurique![37]

Freud irrompeu na sala. Rogou aos vienenses que concordassem com a IPA, prevendo tempos difíceis e uma acirrada oposição das autoridades científicas. Ele apanhou seu casaco e gritou: "Eles invejam o casaco que estou vestindo." Freud insistiu que os vienenses cedessem a sua criação a Zurique, pois enquanto judeus eles não tinham esperança de conquistar aceitação no mundo da ciência[38]. Os vienenses se recusaram a transigir. No dia seguinte, a proposta para a IPA foi aprovada, mas somente após terem sido feitas modificações cruciais. Carl Jung ainda foi eleito presidente, mas o seu mandato seria de dois anos.

AS PROPOSTAS DE Nurembergue foram um acontecimento marcante para os freudianos. Ao mudar o centro do poder para Zurique, Freud esperava minar as respostas antissemitas à sua ciência. Ele criou a IPA em parte porque havia chegado a acreditar que a psicanálise estava identificada demais com ele próprio. Um ataque recente do acadêmico alemão Alfred Hoche sugeriu que Freud havia fundado uma religião, na qual era adorado e visto como infalível – uma incisiva referência à doutrina católica da infalibilidade papal. Tendo participado de dezenas de reuniões onde os seus compatriotas vienenses haviam divagado em todas as direções teóricas, Freud sentia que isso era absurdo e injusto. Ele concluiu que "havia chegado a hora de se retirar

Integração/Desintegração

pessoalmente e mostrar aos nossos oponentes o quão tolo é acreditar que a psicanálise repousa sobre a minha experiência pessoal e passará comigo"[39].

Mas a ideia de construir um movimento maior que Freud entrava em conflito com um outro imperativo: o pai do campo sentia ser crucial controlar seus seguidores. "Vejo dois perigos iminentes", escreveu Freud a Bleuler: "primeiro, que alguns dos seguidores reajam imprudentemente aos ataques pessoais, e que outros apresentem ao público geral alguns de seus construtos como psicanálise – o que poderia trazer descrédito a essa expressão." Era necessário um gabinete central para conduzir as relações públicas e julgar o que era e o que não era psicanálise[40]. Porém, como é que o grupo iria desenvolver uma psicanálise não centrada em Freud, sendo que o seu gabinete central estava policiando ideias que diferiam das freudianas?

Para Ferenczi, o desejo de um movimento psicanalítico mais amplo simplesmente tinha de ser sacrificado. Em tempos de guerra, como ele advertiu, as musas silenciam. Uma comunidade psicanalítica aberta e cacofônica era impossível e irresponsável, dados os ataques que o movimento enfrentava. Eles precisavam se manter firmes, comprometer-se solidamente com princípios centrais, fazer valer o compromisso entre os seguidores erráticos, e estar preparados para lutar.

Freud concordou. Ele queria uma organização com uma "política externa" dirigida a psiquiatras acadêmicos hostis e psicoterapeutas concorrentes. Queria uma propaganda que apoiasse a causa, não diferentemente das campanhas lançadas pelos grupos em defesa da reforma sexual e da abstinência. Esperava-se que os membros dessas comunidades fossem devotos, não céticos. Nurembergue deu início a uma tentativa de reduzir a gama de ideias que poderiam ser chamadas de freudianas. Freud e seus aliados mais próximos buscaram determinar uma série de crenças centrais que forçariam os parcialmente adeptos a entrar na linha. Numa carta para Karl Abraham, o professor escreveu: "é necessária defesa não apenas contra os inimigos, mas também contra colegas de trabalho afoitos"[41].

No fim, a despeito da grande turbulência, Freud parecia satisfeito com os resultados do encontro de Nurembergue. Jung também[42]. Mas, quase que imediatamente, ficou visível que as propostas de Nurembergue teriam consequências drásticas e imprevistas.

II.

Eugen Bleuler estava acamado com apendicite durante o Congresso de Nurembergue, e escreveu galhofeiramente a Freud para assegurá-lo de que a enfermidade não era resistência inconsciente[43]. A piada já não tinha mais graça um mês depois, quando Freud ouviu a surpreendente notícia de que Bleuler se havia recusado a integrar a IPA como chefe do grupo suíço. O professor zuriquense acreditava que as regras da associação eram demasiado enviesadas e excludentes, e estava relutante em se juntar a todos os membros do grupo[44]. Bleuler sugeriu que os freudianos de Zurique se encontrassem em sessões conjuntas com a sua equipe do Burghölzli, o que enfureceu Jung – que, secretamente, jurou um dia expulsar a todos[45].

Freud atribuía o conflito em Zurique a ataques de ciúme contra Jung, mas ele também receava que, com as propostas de Nurembergue, "talvez tenhamos nos precipitado, e o melhor fosse esperar um amadurecimento maior". Pelo menos em Viena, no entanto, assegurou Freud a Jung, as regras de Nurembergue haviam sido bastante úteis[46]. Era uma opinião que ele iria rever.

Em junho, depois de muito atraso, Jung anunciou a fundação da Sociedade de Zurique. Bleuler não aderiu. Visto que os estatutos determinavam que nenhum presidente ou secretário da IPA poderia chefiar um ramo local, Ludwig Binswanger foi eleito presidente. Para o desespero de Jung, ele anunciou prontamente que só aceitaria o título se não membros tivessem permissão de participar junto com os membros. Jung solicitou que a proposta fosse votada: Binswanger venceu. Freud escreveu imediatamente para Jung e insistiu que esse acordo era impossível, e criticou Jung por permitir uma situação "estúpida" como aquela.

As propostas para a IPA haviam lançado os freudianos de Zurique numa desordem, bem como aberto cismas entre Jung, Bleuler e Binswanger. Freud e Jung admitiram que os seus planos de consolidação haviam procedido com demasiada rapidez[47]. Em setembro de 1910, Freud escreveu para Bleuler, pedindo que o filho pródigo voltasse. Freud admitiu que esperava problemas dos vienenses, mas não "do outro lado, e menos ainda do senhor, que teria se tornado o líder do grupo zuriquense". "Se é sua intenção", Freud admoestou Bleuler, "preservar a ponte de comunicação entre a psicanálise e a psiquiatria acadêmica, então sua ausência da sociedade" faria exatamente o contrário[48].

Bleuler lembrou Freud que ele havia sido a favor da formação de uma organização, em Salzburgo, mas que os estatutos da nova organização o ofenderam. Tresandavam a uma exclusividade da qual ele não compartilhava. Em discussões com Jung, Bleuler havia confirmado que essa exclusividade era intencional: a organização fora construída para não ter concorrentes como Ludwig Frank, tampouco críticos acadêmicos como o colaborador de Kraepelin, Max Isserlin.

Ludwig Frank se havia queixado abertamente com Bleuler do fato de ter sido esnobado por Freud no congresso. O caso de Isserlin, no entanto, era repleto de intrigas. Antes de Nurembergue, Jung escreveu a Freud para relatar que esse professor, um dos mais severos críticos acadêmicos de Jung, queria ir ao encontro de 1910. Posteriormente, Bleuler descobriu que Jung – ou um de seus assistentes – havia enviado um convite para Isserlin como um trote. Isserlin aceitou[49]. Sem insinuar a traquinagem, Jung escreveu para Freud dizendo que Isserlin era um "sacripanta" e um caluniador, e que ele não queria aquela escumalha por perto[50]. Cegamente, Freud assentiu e recusou a admissão do sujeito. Após Nurembergue, Emil Kraepelin visitou Zurique e desancou Bleuler pelo tratamento insensível de seu colaborador. Depois, Bleuler contou a Freud que ele entendia perfeitamente o fato de não convidarem Isserlin para o congresso; porém, uma vez convidado, era extremamente grosseiro barrar a sua participação[51].

Eugen Bleuler não queria fazer parte de uma IPA que não admitisse críticas nem concorrentes. Caso "se queira uma discussão científica, e se queira parecer uma

Integração/Desintegração   231

associação científica para o mundo externo, então não se pode, desde o início, impossibilitar uma oposição", ponderou ele[52]. Freud reiterou que seus motivos eram práticos e "nada tinham que ver com abafadiças opiniões no interior de nosso grupo". Além disso, ele não via nada de errado numa organização psicanalítica que só aceitasse membros que, por sua vez, aceitassem a psicanálise[53].

Mas o que era um psicanalista em 1910? Acaso era possível ser psicanalista no sentido amplo e genérico que Bleuler teria aceitado e, ainda assim, ser membro da IPA? Essa organização era para impelir os freudianos mais excêntricos rumo a um centro recém-forjado, gostassem eles ou não. Em 18 e 19 de outubro de 1910, Bleuler escreveu para Freud uma longa carta de oito páginas na qual não escondia nada. O tom bélico dos estatutos da IPA bradava contra toda e qualquer oposição parcial. Simplificando, parecia que os membros que mantinham uma independência intelectual não eram mais bem-vindos. Além disso, Bleuler estava preocupado com associar-se cientificamente com certas pessoas. Antecipando a réplica de Freud, ele negou que isso se devia ao antissemitismo ou ao esnobismo acadêmico. Em vez disso, distanciou-se da ideia de estar associado a um grupo de pessoas que haviam sido escolhidas "a depender tão somente do fato de terem, ou não, adotado as teorias do senhor". Bleuler finalizou a carta com um adeus. O senhor, disse ele a Freud, é um gigante intelectual, um Copérnico ou um Darwin da psicologia. Mas a sua verdade ainda é uma entre muitas. Para finalizar, Bleuler repreendeu Freud por ter migrado da busca pela ciência para a política de conseguir a aceitação da sua teoria[54].

Freud era um homem orgulhoso, e a crítica direta deve tê-lo ofendido, mas ele não podia deixar o assunto morrer. Perder o apoio de Eugen Bleuler era algo demasiado monumental para o movimento. "Temos uma causa a defender em público", escreveu ele a Jung; portanto, temos de assumir a "'política' e a 'diplomacia', essas duas feiticeiras". "Creio que, se pudéssemos contemplar por dentro outros grandes movimentos, veríamos que também aí a pureza nunca foi o forte", observou ele[55]. Freud pediu que Bleuler arrolasse as mudanças que seriam necessárias na associação para que ele fizesse parte. Para animá-lo ainda mais, Freud o informou de que Alfred Adler havia sido designado presidente do grupo de Viena; o mesmo Adler que estava interessado principalmente em biologia, e cujas ideias psicológicas eram tão contrárias às de Freud que não passava uma semana sem que o deixassem furioso. Freud se ateria às suas próprias ideias, mas ninguém deveria confundir "tenacidade com intolerância"[56].

Enquanto isso, Carl Jung observou com amargura a ironia da crítica de Bleuler. Esse líder do movimento pró-abstinência estava exigindo uma investigação aberta nas comunidades científicas. O mesmo homem que insistia que todos os médicos no Burghölzli se abstivessem completamente de beber, mesmo que houvesse poucos dados científicos para amparar a crença de que o consumo moderado era insalubre. Acaso Eugen Bleuler aceitaria consumidores de bebida em seus grupos abstêmios? – indagou-se Jung. Se não, por que os psicanalistas deveriam aceitar antipsicanalistas?[57]

Em dezembro, Freud tentou uma outra tática para reconquistar o mais famoso apoiador da teoria freudiana. Sabendo que Bleuler estava em meio à escrita de um artigo no qual se posicionava acerca da doutrina freudiana, o professor o instou a enfrentar os detratores de Freud[58]. Preocupados com o que Bleuler pudesse dizer, Jung e Freud também lhe ofereceram espaço no *Jahrbuch* (Anuário), na esperança de que publicar o trabalho dele nesse fórum pudesse atenuar o seu dissenso. A réplica de Bleuler aos críticos de Freud foi publicada no segundo número do *Jahrbuch*, juntamente com um relato sobre os trabalhos de Nurembergue. Ele acusou os críticos de basearem suas oposições à teoria sexual em emoções pessoais e numa ética convencional, e não na observação científica. Defendeu a teoria sexual no que se refere à neurose, e asseverou que o complexo de Édipo era um fato. A defesa de Bleuler ainda salientou que o recalcamento, a sublimação da sexualidade, a transferência e o inconsciente não eram ideias novas. Em vez disso, Freud havia conjugado essas ideias de uma forma nova. Para uma pessoa judiciosa, insistiu Bleuler, muito de Freud era autoevidente. O restante precisava ser testado pela ciência[59].

Depois de ler isso, Jung ficou atônito, e Freud, jubiloso. O professor pegou o trem para Munique a fim de se encontrar com Bleuler e discutir uma reaproximação, pois Abraham havia passado adiante que Bleuler estava ávido por reconciliação. Abraham havia espionado Bleuler numa conferência psiquiátrica, onde o zuriquense defendeu abertamente as perspectivas freudianas contra Kraepelin e Aschaffenburg[60]. Em dezembro de 1910, Freud e Bleuler se sentaram juntos em Munique, e dali a pouco o médico suíço entrou para a IPA. Em Viena, Freud anunciou alegremente que o professor Bleuler havia publicado uma "magnífica *apologia* da psicanálise" e entrado para a sociedade zuriquense[61]. Bleuler, no entanto, não ficaria por muito tempo.

DURANTE ANOS, BLEULER havia prometido a seus colegas um grande trabalho sobre a psicose. No outono de 1911, ele publicou *Dementia praecox oder Gruppe der Schizophrenien* (Demência Precoce ou Grupo das Esquizofrenias), que logo foi reconhecido como uma grande proeza[62]. Nesse livro de referência, Bleuler renomeou como "esquizofrenia" essa doença que Kraepelin vinculava à demência, e a recaracterizou a partir de traços psicopatológicos centrais. Boa parte da teoria de Bleuler continha remanescentes de seus debates com Freud. Por exemplo, ele chamava o isolamento interno do psicótico de "autismo", a versão dessexualizada de Bleuler para o autoerotismo freudiano. A "ambivalência" esquizofrênica baseava-se na teoria dos sentimentos contrários, porém simultâneos, que Bleuler desenvolveu enquanto discutia com o colega vienense. Ele também tomou emprestado aspectos da psicopatologia francesa para retratar os esquizofrênicos como pessoas com associações mentais cindidas. Por fim, Bleuler se distinguia de Kraepelin argumentando que, além dessas características cardinais, muito permanecia intacto na esquizofrenia, desde os processos de percepção até a memória e a consciência.

No seu prefácio, Bleuler reconheceu o trabalho de Sigmund Freud e asseverou, com otimismo, que seus leitores certamente compreendiam a grande dívida para com o inovador vienense[63]. Bleuler, no entanto, só fez referência ao trabalho freudiano de

Integração/Desintegração

descrição e teoria dos sintomas. Freud, sugeriu ele implicitamente, era um excelente fenomenólogo, mas a sua teoria da libido não poderia explicar a causa daqueles distúrbios calamitosos. Bleuler concluiu que, na esquizofrenia, muito provavelmente alguma doença cerebral estava operando – raciocínio que tornava sensato não mencionar a psicanálise em sua seção sobre terapêutica[64]. Ele enviou o trabalho a Freud e anteviu uma resposta de "horror repleto de respeito"[65]. Para se antecipar a Bleuler, Freud já havia atacado o bastião da psicose e escrito uma análise das memórias de um jurista louco, Daniel Paul Schreber[66]. Bleuler ficou intrigado com as interpretações de Freud que consideravam a paranoia como sendo o resultado de conflitos sobre homossexualidade e fixações narcísicas, uma teoria que o zuriquense achava bastante duvidosa[67].

Então, em 27 de novembro de 1911, Bleuler renunciou de vez ao seu lugar na IPA. Ele havia frequentado as reuniões da Sociedade de Zurique e levado consigo um grupo de jovens médicos assistentes do Burghölzli. Essa invasão irritou Jung, que depois, junto com Alphonse Maeder, convidou o substituto de Jung no Burghölzli, Hans Maier, a se juntar ao grupo freudiano. Quando Maier expressou reservas, foi comunicado de que deveria se associar ou parar de frequentar as reuniões. Para Bleuler, o tratamento dispensado a Maier representava uma grave violação de conduta. Olhando para trás, para a reconciliação com Freud em Munique, Bleuler concluiu que havia errado em acreditar que Freud não "queria fechar as portas [...] O 'quem não está conosco está contra nós' e o 'tudo ou nada' são, em minha opinião, necessários aos grupos religiosos e úteis aos partidos políticos. Assim, consigo entender o princípio enquanto tal, mas o considero nocivo para a ciência", escreveu ele[68].

Bleuler previa que uma visão assim polarizada da psicanálise seria a sua derrocada em Zurique. A Sociedade zuriquense poderia ser a maior e a mais robusta de todas, mas o exclusivismo já havia afastado amigos e feito inimigos. Nurembergue havia mudado a cultura do movimento freudiano de Zurique e impossibilitou que Bleuler seguisse com a sua lealdade a ele. Se fosse uma associação científica como outra qualquer, ele teria ficado ávido por participar. Mas a IPA era diferente:

Em vez de se empenhar para ter o maior número de visões compartilhadas com o resto da ciência e dos cientistas, ela se fechou para mundo externo com uma pele espinhosa que está ferindo amigos e inimigos. E isso nos parecia errado desde o princípio. Infelizmente, os acontecimentos provaram que os nossos medos estavam certos; na verdade, os ultrapassaram. Tudo aqui em Zurique era favorável à IPA. Os médicos estavam interessados, de modo geral [...] Era tudo o que se poderia desejar para os próximos dez anos. Isso foi destruído pela conduta da Associação e não pode ser reconstruído [...] O termo malicioso utilizado por Hoche ao chamá-la de "seita" – que, à época, era inapropriado – foi transformado em verdade pelos próprios psicanalistas.[69]

Num revés devastador, Bleuler sustentou que a tentativa de Freud de defender os freudianos de seus inimigos havia resultado num sectarismo que tornou reais as piores acusações. Bleuler nunca mais voltaria a ser freudiano. Numa carta de dezembro de 1911 para A.A. Brill, Freud reportou as más notícias: Eugen Bleuler, cujo interesse pela teoria freudiana, por si só, havia feito mais para o movimento freudiano que o de qualquer outro, agora havia renunciado à IPA. Dez dias depois, Freud escreveu de novo para Brill e repetiu a má notícia, como se ele próprio não estivesse conseguindo acreditar nela[70].

Com Bleuler no comando, o Burghölzli havia aliciado médicos interessados e cuspido freudianos para todo lado. O prestígio de Eugen Bleuler, do centro de formação e dos laboratórios havia forçado a psiquiatria acadêmica alemã a levar Sigmund Freud a sério. Embora a elevada reputação de Freud atraísse hostilidade, também tornava as suas ideias impossíveis de evitar. Cada vez mais, um psiquiatra europeu que fosse sério tinha de se posicionar a respeito de Sigmund Freud. Karl Abraham relatou lepidamente que Gustav Aschaffenburg, obviamente aborrecido, relatava que, mesmo na América, a primeira pergunta na boca de todo médico era: "O que você pensa sobre Freud?"[71] Bleuler havia sido fundamental na criação da imperiosa relevância de Freud para a psiquiatria.

Mas Bleuler tinha comprometimentos diferentes que o fariam, por fim, optar por não ser freudiano. Membro poderoso da medicina acadêmica europeia, a sua própria reputação seria ameaçada por uma adoção em larga escala do pensamento de Freud. Se o seu apelo por uma organização científica freudiana calma e desapaixonada tivesse sido ouvido, ele teria sido capaz de afastar seus colegas desaprovadores, retorquindo que não era científico da parte deles depreciar um método que não conheciam ou praticavam. Mas a IPA não era, primordialmente, um grupo científico; ela havia nascido para defender a causa. Ela tinha pouco espaço para céticos científicos, incrédulos e críticos. Assim como o grupo de abstêmios de Bleuler poderia barrar aqueles muito interessados em álcool porque eram beberrões, a IPA excluiria os interessados em Freud que eram dissidentes.

O interesse de Bleuler pela psicopatologia francesa e pelo estudo de processos psicológicos inconscientes o havia levado a Freud e fomentado uma versão da psicanálise que incluísse esses interesses. Mas o Congresso de Nurembergue, com os seus apelos por uma teoria e um método padronizados, codificou a psicanálise em termos puramente freudianos. O professor Bleuler nada tinha a ganhar entrando para um grupo como aquele, em particular no momento em que a sua grande obra sobre esquizofrenia estava prestes a ser publicada. No fim, ele manteve o seu compromisso primário com a psiquiatria acadêmica alemã e deixou os freudianos para trás.

Já em 1905, Sigmund Freud resolveu desconsiderar os conflitos disciplinares e tratar os argumentos teóricos de Bleuler como se não fossem diferentes de sintomas neuróticos. O brado freudiano de que se tratava de uma resistência emocional nublou a relação entre os dois, muito depois de Bleuler ter parado de pedir que Freud interpretasse os seus sonhos. A postura de Freud tornou impossível para Bleuler ter questões científicas legítimas que não remontassem a suas motivações inconscientes. O último apelo do vienense a Bleuler trouxe novamente a ideia de resistência, mas a essa altura o colega já havia parado de ouvir fazia tempo.

Integração/Desintegração

Embora as táticas *ad hominem* de Freud fossem injustas, elas não eram inconsistentes. A mente do paciente e a mente do cientista eram uma só; o inconsciente e o recalcamento estavam sempre em ação. No entanto, o professor era inconsistente em não considerar as suas próprias resistências às diferenças intelectuais, à autoridade paterna e à competição fraterna. Bleuler disse a Freud que transformar as diferenças científicas em diferenças pessoais – não importando o quão sólidas em termos teóricos – desestabilizaria qualquer comunidade científica. Mesmo que uma oposição teórica fosse, em parte, emocional, ela tinha de ser discutida ou refutada por seus méritos. Caso contrário, toda crítica seria descartada sem pensar duas vezes, ao passo que o papagueamento submisso seria cegamente aceito. Que tipo de comunidade os freudianos se tornariam se não admitissem céticos ou dissidentes, se tratassem a diferença científica sempre como uma racionalização para a antipatia, a repugnância e a resistência?

III.

Nurembergue teve repercussões não intencionais em Viena, também. Embora fossem para conter e marginalizar os vienenses, as propostas de Ferenczi saíram pela culatra. Para amenizar os sentimentos feridos de seus colegas vienenses, Freud sentia que teria de abrir mão do controle da Sociedade local. Ele entregou a presidência para Adler e a vice-presidência para Stekel[72]. A transferência de poder destinava-se a demonstrar o compromisso de Freud com deixar o grupo menos intimamente associado à sua pessoa.

Os dois que as propostas de Nurembergue buscaram marginalizar agora controlavam a sua mais antiga Sociedade. Mas eles não haviam esquecido as indignidades sofridas em Nurembergue. Adler criticou Freud por exagerar o perigo em que o movimento estava e encorajar uma reação exagerada. Outros se queixaram de que os arrogantes zuriquenses eram de outra "laia"[73].

Adler, socialista engajado, declarou que o grupo de Viena – diferentemente da IPA – teria eleições livres; e ele vislumbrava fortalecer o movimento convidando mais pessoas de fora para participar, ministrando cursos públicos e oferecendo formação em assuntos científicos. Para esse fim, bem como para minar o poder de Jung, Adler anunciou que ele e Stekel haviam concebido um novo periódico psicanalítico, para ser publicado em Viena, chamado *Zentralblatt für Psychoanalyse* (Folha Central de Psicanálise)[74].

A criação da IPA havia incitado os vienenses a se reunir em torno de uma plataforma anti-IPA. Freud tinha a preocupação de que, nas mãos desses seus colegas furiosos, o novo periódico pudesse se voltar contra ele. Esquivando-se do movimento de Stekel e de Adler, Freud os informou que havia contactado duas editoras, ambas dispostas a topar o *Zentralblatt*, desde que Freud fosse editor. "Que tipo de garantia podem me dar de que esse periódico não será direcionado contra mim?", perguntou-lhes sem rodeios. Adler e Stekel declararam lealdade, então Freud sugeriu um *modus operandi*. Todo artigo publicado pelo novo periódico teria de ser aprovado pelos três: cada um deles tinha direito de veto. Preocupado principalmente com o poder de Carl Jung, não o de Freud, os vienenses concordaram. Não muito depois de tomada a decisão, Freud exerceu o seu recém-conquistado poder de veto... contra uma das submissões do próprio Stekel![75] E sem que Adler e Stekel tivessem conhecimento, Jung havia conseguido que Freud vetasse todo e qualquer artigo de que ele também não gostasse[76].

A despeito de todos os embates internos, a Sociedade Psicanalítica de Viena cresceu rapidamente. Por volta de 1906, o número de filiados à Sociedade havia estagnado em cerca de vinte membros, mas em 1910 o interesse aumentou. A Sociedade admitiu dezesseis novos recrutas em 1910 e mais doze em 1911, o que fez daqueles anos o maior período de crescimento[77]. De repente, havia muitos novatos. Seguindo os éditos do discurso de Freud em Nurembergue, eles seriam formados numa teoria freudiana padronizada – e ainda incompleta – de psicossexualidade edipiana.

Mas o novo presidente da Sociedade tinha outras ideias. Alfred Adler havia amadurecido consideravelmente como teórico da psicologia. O médico, que possuía uma orientação biológica e outrora enxergara inferioridade orgânica por toda parte, se havia transformado num psicólogo. Em 1909, Adler anunciou a sua própria teoria unificada da neurose; teoria a qual enfatizava um instinto agressivo que, quando reprimido, levava a *sentimentos* de inferioridade e neurose[78].

Logo antes do encontro de Nurembergue, Adler apresentou para a sociedade outro artigo que mostrava a sua passagem da biologia especulativa para uma abordagem puramente psicológica. A chave para a neurose era a experiência interna de inferioridade na criança engendrada pelo confronto com a sexualidade e com o seguinte sentimento: "Não sou um homem completo." Para homens e mulheres, a neurose implicava um conflito entre psiquicamente masculino e psiquicamente feminino. De acordo com Adler, todo bebê via o feminino como inferior e tentava reprimi-lo, o que significava que os clínicos deveriam se empenhar para trazer à tona o que era psiquicamente considerado fraco, inferior e feminino[79].

Na Sociedade de Viena, a teoria de Adler foi rapidamente contestada. Visto que noções estáveis de masculino e feminino não existiam no psiquismo, será que ele não havia importado termos biológicos para a psicologia? Adler havia se habituado a esse tipo de recepção, assim como os vienenses estavam acostumados com ele martelando os seus próprios construtos. Mesmo com ele construindo uma teoria psicológica mais flexível, muitos colegas vienenses o viam como mágico de um truque só, que interpretava fenômenos complexos de maneira mecânica. Seu aliado, Wilhelm Stekel, chegou a repreendê-lo por declarar que todos os sonhos eram manifestações daquilo que ele chamava de "protesto masculino".

Mas depois da apresentação que Adler fez de sua teoria unificada da neurose, Eduard Hitschmann anunciou de modo ameaçador que "a abordagem adleriana é muito diferente da nossa". Paul Federn sugeriu que o artigo proporcionava a oportunidade de discutir as importantes diferenças entre Alfred Adler e Sigmund Freud[80].

Integração/Desintegração

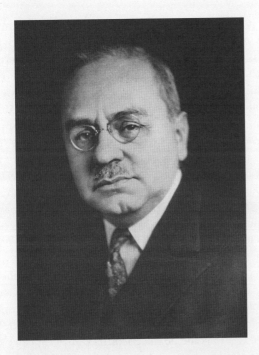

FIG. 16:
Alfred Adler, um dos fundadores da Sociedade Psicológica das Quartas-Feiras. Suas ideias sobre sentimentos psicológicos de inferioridade incomodaram o grupo.

Freud reprimiu uma competição *mano a mano* como essa, mas informou Jung de que Adler era paranoico e de que as suas teorias impingiam a Freud "o indesejável papel de velho déspota que impede aos jovens o progresso"[81].

As teorias adlerianas vinham irritando Freud há anos, mas um influxo de novos recrutas tornava o presidente da Sociedade de Viena, agora, um formidável concorrente por corações e mentes. Ele possuía uma teoria coerente e unificada; Freud, ainda não. As ideias de Adler tinham algo de senso comum, e vários dos novos membros que chegaram entre 1909 e 1910 estavam favoravelmente dispostos a elas. Freud tinha receio de que a negação de Adler com relação à teoria da libido minasse a teoria por dentro e viesse em auxílio dos incrédulos de fora da sociedade: "O mais importante, e o que mais me alarma, é que ele subestima a pulsão sexual, dando margem a que os adversários logo se ponham a falar de um psicanalista tarimbado cujas conclusões diferem radicalmente das nossas."[82] Certa vez Carl Jung silenciou seus críticos dizendo que estavam condenando um método que eles nunca haviam experimentado. O que os defensores de Freud iriam dizer quando um de seus clínicos mais antigos se havia declarado contra a teoria da libido?

Freud esperava evitar um embaraço como esse. Em dezembro de 1910, publicou um artigo chamado "'Psicanálise 'Selvagem'", que detalhava o caso de um médico que havia prescrito sexo a uma matriarca idosa com um transtorno de ansiedade. Freud se distanciou vigorosamente desses clínicos selvagens e informou seus leitores de que, para salvaguardar os pacientes, uma Associação Psicanalítica Internacional havia sido fundada. Apenas aqueles cujos nomes estivessem na lista dessa organização eram realmente psicanalistas[83].

Com isso por trás, Freud decidiu forçar um acerto de contas com Adler. Eles eram antigos aliados, mas as coisas haviam mudado de figura desde a época em que todos os analistas eram selvagens e qualquer teoria com um inconsciente era boa. O professor convidou Adler para ministrar para a Sociedade uma série de palestras que esboçassem as suas novas ideias. Adler ficou enaltecido, porém ressabiado: será que Freud estava mesmo falando sério? Será que estava realmente disposto a chegar a um acordo? Em 14 de janeiro de 1911, Adler ministrou sua primeira palestra sobre "Einige Probleme der Psychoanalyse" (Alguns Problemas da Psicanálise). Adler foi direto ao cerne da questão: a teoria freudiana da libido estava errada. A libido era artificialmente intensificada e aumentada pelo protesto masculino[84]. Algumas semanas depois, ele subiu ao púlpito novamente. Seu título dizia tudo: "Der männliche Protest als Kernproblem der Neurose" (O Protesto Masculino Como Problema Central da Neurose)[85]. A agressão e uma misoginia internalizada causavam o recalcamento de todas as coisas consideradas fracas e femininas. A agressão era a pulsão central; o protesto masculino, o resultado. Como golpe de misericórdia, Adler concluiu dizendo que o complexo de Édipo era só mais um sinal do protesto masculino[86].

"Ele criou para si um sistema de mundo sem amor", escreveu Freud a Oskar Pfister, "e eu estou em processo de realizar contra ele a vingança da ofendida deusa da Libido."[87] Nas discussões seguintes, Freud atacou Adler como um plagiário que havia roubado e renomeado seus conceitos. Ao fazer isso, ele criou algo alheio. "Isso não é psicanálise", declarou Freud solenemente. Embora alguns argumentassem que a psicanálise deveria permitir que qualquer indivíduo se expressasse, Freud não estava de acordo. Tamanha falta de consenso prejudicaria a reputação científica do campo, e ratificaria aqueles que acreditavam, seguindo Auguste Comte, que essa psicologia não passava de uma preconcepção pessoal. A única forma de "proteger-se do fator subjetivo" era encorajar a investigação em combinação com autoanálise. Adler havia falhado em compreender os enviesamentos pessoais em seu trabalho e, portanto, iria causar graves danos à reputação da psicanálise[88].

A denúncia feita por Freud foi seguida de duas noites de debate nas quais os seus mais zelosos aliados sacaram as armas. Eles foram liderados por um Freud sombrio, que havia escrito copiosas notas a serviço da expulsão de um de seus colegas mais antigos. Mas Adler não deixava de ter lá os seus defensores. Carl Furtmüller e alguns dos membros mais novos argumentaram que ele não era um perigo para a psicanálise. Stekel também apoiou o velho amigo e objetou à suposição nada científica de que toda a psicanálise se encontrava em Freud[89]. Até Paul Federn ficou do lado de Adler. Perto do fim da última noite, porém, Maximilian Steiner, que era um membro de longa data e normalmente ficava quieto, levantou-se para denunciar Adler. O grupo

Integração/Desintegração 239

se havia reunido para estudar o inconsciente e a libido, e Adler se havia voltado para a consciência e a agressão. Ele concluiu as suas observações dizendo que Freud deveria ser criticado por deixar isso continuar por tanto tempo[90].

Na reunião seguinte do comitê, o dr. Alfred Adler renunciou como presidente da Sociedade de Viena devido à "incompatibilidade de sua postura científica com a sua posição na sociedade"[91]. Stekel também renunciou ao seu cargo na Sociedade e, no encontro seguinte, Sigmund Freud foi novamente eleito para liderar a Sociedade Psicanalítica de Viena. Eduard Hitschmann – "um ortodoxo", nas palavras de Freud[92] – tornou-se vice-presidente. Mas os defensores de Adler não estavam prontos para desistir. Carl Furtmüller ressurgiu para combater a noção de que as ideias de Adler eram contrárias às do grupo. Ele argumentou que uma determinação como aquela não poderia ser feita por decreto e sugeriu que a Sociedade votasse a respeito do tema. Freud tentou deter o pleito, mas os membros prontamente votaram contra a proposta de que as visões de Adler eram incompatíveis com as da Sociedade[93]. Era uma pequena consolação nisso que, caso contrário, teria sido uma terrível derrota para Alfred Adler.

Durante essa batalha, Freud confessou a Oskar Pfister: "Sempre tive por princípio ser tolerante e não exercer autoridade, mas nem sempre funciona. É como carros e pedestres. Quando comecei a circular de carro fiquei tão irritado com o descuido dos pedestres quanto costumava ficar com a imprudência dos motoristas."[94] Posteriormente, Freud escreveu que estava envergonhado com a bagunça e se perguntava como o público poderia esperar tanto da psicanálise se os analistas não conseguiam se mostrar superiores àquela mesquinhez[95]. Por três meses, Alfred Adler continuou frequentando as reuniões da Sociedade como quem aguarda o próprio funeral. Freud estava louco por uma desculpa para acabar com a farsa e expulsá-lo. Contactou a editora do *Zentralblatt* e pediu que retirassem Adler da capa. Após esse insulto, Adler renunciou com mais outros três membros e formou a Associação de Pesquisa Psicanalítica Livre[96].

Furioso com a acusação explicitada no nome da organização, Freud confrontou os persistentes apoiadores adlerianos que estavam com esperanças de continuar com a filiação no grupo freudiano enquanto também frequentavam as reuniões de Adler. Eles tinham de escolher, declarou Freud: ou um ou outro. Furtmüller denunciou essa postura "conosco ou contra nós"; porém, quando posto a voto, ele e seus aliados perderam. Seis membros da Sociedade renunciaram, o que resultou num total de nove que saíram para seguir Alfred Adler. Desses, sete haviam chegado à Sociedade em 1910; todos eles eram socialistas. A "Revolução Palaciana" havia terminado[97].

A MARGINALIZAÇÃO E a expulsão de Alfred Adler da Sociedade Psicanalítica de Viena foi o resultado de três transformações que haviam ocorrido entre 1906 e 1910: Alfred Adler se transformou num psicólogo puro e se lançou à concorrência direta com Freud; Freud se transformou no líder de um movimento que tinha a intenção de se proteger;

240 · *Parte ii : Confeccionando os Freudianos*

e a natureza da comunidade freudiana passou de um grupo desorganizado composto por parcialmente adeptos a uma comunidade que impingia um compromisso às suas crenças centrais e olhava com receio para aqueles que poderiam destruí-la.

O processo de minar quem apoiava parcialmente as teorias de Freud havia sido deflagrado durante o Congresso de Salzburgo, em 1908. Se Carl Jung podia ser atacado por não ser freudiano o bastante, quem estaria a salvo? A remoção de Adler depois do congresso de 1910 marcou a solidificação de um processo pelo qual os pacialmente adeptos foram vistos como hostis à defesa da psicossexualidade como princípio primário da psicanálise freudiana. Adler sempre havia seguido o seu próprio rumo, algo que Freud tolerou por muito tempo; porém, como Ferenczi havia dito em Nurembergue, *em tempos de guerra, as musas ficam em silêncio*. Ideias interessantes e desafiadoras que podem enfraquecer a defesa comum não eram interessantes em tempos de guerra. Os membros que desejassem reescrever "a nossa Ciência" tinham de ser silenciados. Essa diretriz de Nurembergue carregava consigo o nome de Adler, mas ele mostrou pouco interesse em modificar suas opiniões ou ceder a essas preocupações. No fim, ele era a Musa que precisava ser silenciada.

A exoneração de Adler revelava um problema preocupante para a comunidade freudiana. Numa tentativa de resolver as diferenças entre Adler e Freud, não havia sido possível demonstrar que um sistema de pensamento possuía mais valor de verdade que o outro. A teoria adleriana da inferioridade e da agressão constituía uma alternativa à psicossexualidade freudiana. A própria teoria de Freud era baseada numa síntese interdisciplinar que, em seu cerne, definia o inconsciente empiricamente incognoscível por uma série de deduções e analogias. Quando seus inimigos acadêmicos atacaram a teoria da libido, eles atacaram o calcanhar de Aquiles freudiano; não apenas porque isso era pessoalmente ofensivo para alguns, mas também porque parecia desrespeitar as regras do empirismo e da epistemologia científica. Quando Adler apresentou um modelo alternativo baseado em conteúdos inconscientes diferentes, forçou quem estava no movimento a considerar entre qual dos dois decidir: Freud ou Adler. No fim, Freud não provou que Adler estava errado; ele declarou, isso sim, que Adler não era psicanalista.

Se Freud pensava que resolveria o dilema, estava enganado. Naquele momento, o que o irredutível Alfred Adler fez foi tentar se apropriar da psicanálise, criando o seu próprio grupo rival. As propostas de Nurembergue não só deram início a um processo de autodefinição, como também causaram um cisma que criou um grupo rival de psicanalistas. De repente, parecia haver um fosso entre *psicanálise* e *freudiana*, duas palavras que por muito tempo pareceram sinônimas. Quando os seguidores de Adler saíram para continuar com a sua agenda, pareceu que os freudianos se haviam tornado apenas uma comunidade numa nação psicanalítica em expansão.

Com a renúncia de Adler, o lugar de Wilhelm Stekel na Sociedade de Viena também foi posto em questão. Stekel havia tentado mediar a disputa entre Adler e Freud, mas no final optou por ficar com a Sociedade. Num segundo momento, ele explicou que era financeiramente dependente dos encaminhamentos de Freud e estava inseguro

Integração/Desintegração

da sua própria posição na controvérsia teórica[98]. Com a saída de Adler, Stekel também se tornou o único editor do *Zentralblatt*, atribuição que ele cobiçava.

Depois do Congresso de Salzburgo, Stekel se tornou uma voz dos direitos dos vienenses e a ovelha negra para muitos zuriquenses, incluindo Bleuler, Jung e Binswanger. Freud havia tolerado Stekel, até admirava sua assustadora astúcia clínica, mas tinha desdém pela sua teorização. Após o banimento de Adler, Stekel continuou ladeira abaixo. Seu livro há muito esperado, *Die Sprache des Traumes* (A Língua dos Sonhos), não ajudou. Nele, o autor endossava a visão adleriana de que instintos agressivos e criminosos motivavam os sonhos[99]. Para piorar a situação, Stekel pediu que Adler resenhasse o livro para o *Zentralblatt*. Freud ficou enfurecido, mas se sentiu inerme.

Havia chegado a hora de outro congresso. Os vienenses votaram contra mais um encontro em Nurembergue – o lugar já dera o que tinha para dar – e sugeriram a própria cidade natal, mas foram rechaçados pelos zuriquenses. Os berlinenses sugeriram Weimar e, em setembro de 1911, lá se reuniram 55 pessoas para o III Congresso Psicanalítico Internacional. Elas foram recebidas por Carl Jung, que informou os reunidos de que a IPA havia mais que dobrado seus números em um ano, indo de 52 para 106 filiados. Jung ficou com os créditos por essa expansão, dizendo que as novas filiais psicanalíticas em Berlim, Munique e Nova York tinham todas surgido da Escola de Zurique. Jung instou à autocontenção desses novos psicanalistas. Pediu que não se entregassem à imaginação desenfreada e sugeriu que os novos grupos se concentrassem na instrução e na formação. Além disso, aludiu à deserção de Adler e frisou que era imperativo expor os desvios e descreditar os psicanalistas selvagens[100].

Um dos analistas selvagens vienenses saiu da conferência com seu poder majorado. As notícias oficiais da IPA haviam sido divulgadas por uma publicação que teve vida curta, o *Korrespondzblatt*, mas em Weimar essas funções foram entregues ao *Zentralblatt* de Stekel, tornando-o periódico oficial da IPA. Freud ainda estava inseguro da boa-fé de Stekel, pois ele parecia estar em ambos os lados do debate envolvendo Adler. Um teste se impôs quando a Sociedade decidiu consagrar uma série de sessões ao tema da masturbação – assunto de discordância pública entre Freud e Stekel três anos antes. Nesses debates, Stekel não mediu as palavras. Condenou o ortodoxo seguidor de Freud Eduard Hitschmann como reacionário, e deixou claro que ele acreditava que a masturbação, por si só, não ocasionava nenhuma enfermidade física[101]. Freud interveio, aproveitando a oportunidade para mostrar como a *sua* Sociedade era livre para investigar fenômenos como achasse conveniente. Ele lembrou ao público que as questões envolvidas eram extremamente complexas, e que a tarefa do grupo era ser um fórum aberto a todos os pontos de vista[102]. Em 1912, quando Alfred Adler estava convocando reuniões para a sua Associação de Pesquisa Psicanalítica Livre, Freud publicou esses debates, contando aos leitores: "Os debates da Sociedade Psicanalítica de Viena não pretendem eliminar discordâncias ou alcançar decisões. Unidos por uma concepção básica semelhante dos mesmos fatos, os participantes ousam exprimir claramente suas diversas posições individuais, sem a preocupação de converter o ouvinte que pensa diferentemente."[103]

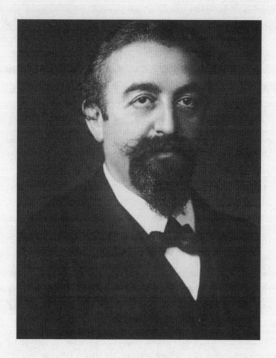

FIG. 17:
Wilhelm Stekel, um dos fundadores da Sociedade Psicológica das Quartas-Feiras, era o editor do Zentralblatt durante as contendas de Freud com Adler e Jung.

Freud apregoou sua tolerância com opiniões diferentes, como exemplificado pela sua mal contida capacidade de aturar Wilhelm Stekel; porém, a simpatia contínua deste por Adler, combinada com a sua posição como editor do periódico oficial da IPA, fazia dele uma ameaça. No outono de 1912, as coisas chegaram a um ponto crítico. Naquela altura, Carl Jung havia começado a deixar claro que ele também não poderia obedecer às regras de Nurembergue e logo tomaria o seu próprio rumo. Como Jung editava o *Jahrbuch* (Anuário), Freud ficou alarmado com o fato de que ele poderia utilizar o periódico para promover as suas próprias ideias e elaborou um plano de batalha que incluía tomar para si o *Zentralblatt* e montar um quadro de resenhistas com seus seguidores vienenses mais leais para atacar o trabalho junguiano no *Jahrbuch*[104]. Para esse quadro, Freud elegeu os mais dedicados, incluindo um membro mais novo, Victor Tausk. Jurista de formação, Tausk se havia tornado psiquiatra e entrado para a Sociedade em 1909. Ele havia antipatizado com Stekel e apontado com frequência os desleixados erros desse homem, mais velho que ele, na frente de seus pares. Ele tinha até mesmo contestado a honra de Stekel ao insinuar que o médico fabricava os seus relatos de caso. Quando Freud propôs que Tausk se juntasse ao conselho do *Zentralblatt*, Stekel se recusou[105].

A reação de Stekel enfureceu Freud e fez com que o professor se perguntasse a respeito de seus planos. Se Stekel não continuasse sendo leal, Freud podia perder *ambos*

Integração/Desintegração

os periódicos – tanto o *Jahrbuch* quanto o *Zentralblatt* – para psicanalistas não freudianos. Ele decidiu forçar um acerto de contas com Stekel e disse a Ferenczi: "Poucos sacrifícios seriam tão grandes para mim quanto me livrar dele."[106] Freud acreditava que Stekel se havia revelado quando anunciou que pretendia tornar o seu periódico "independente e aberto a *todos*"[107]. "Todos", é claro, incluía Alfred Adler.

Em meio a essa crise, a escritora Loù Andreas-Salomé chegou a Viena para estudar psicanálise. *Frau* Lou era renomada na Europa como escritora e como a alma gêmea de Friedrich Nietzsche e do poeta Rainer Maria Rilke. Sua chegada durante aquele tumulto constrangeu Freud. A despeito de uma proibição geral que impedia os freudianos de se consorciar com os adlerianos, Freud não ousou impor restrições a Andreas-Salomé. Ela frequentou livremente ambos os lados e, frequentando Adler, descobriu que ele havia traçado um plano com Stekel para assumir o controle do *Zentralblatt*[108].

Para Freud, isso não era nada menos que traição[109]. Freud abordou a editora do *Zentralblatt* e pediu que Stekel fosse demitido. A editora recusou. O presidente da IPA, Jung, estava na América nessa época, então Freud se encarregou, ele próprio, de lançar imediatamente um novo periódico oficial da IPA e isolar o "Stekelblatt"[110]. Foi convocada uma reunião emergencial com todos os chefes europeus de sociedades psicanalíticas locais, durante a qual eles decidiram abandonar em massa o *Zentralblatt* e formar um novo periódico oficial, a *Internatianale Zeitschrift für ärztliche Psycho-analyse* (Revista Internacional de Psicanálise Médica). Os editores seriam Otto Rank, aluno freudiano de longa data, e o lealista húngaro Sándor Ferenczi.

No dia 3 de novembro de 1912, Freud contou a Ferenczi que Stekel havia renunciado à Sociedade: "Estou muito contente com isso; o senhor não pode imaginar o quanto sofri com a obrigação de defendê-lo contra o mundo inteiro. Ele é uma pessoa insuportável."[111] Para Abraham, ele insistiu que a cisão não se devia a questões científicas, mas sim ao jeito desagradável de Stekel[112].

Wilhelm Stekel não era mais detestável em 1912 do que ele era em 1907. Mas em 1910, estava na lista dos vienenses que Jung e Freud esperavam conter. Depois de Nurembergue, Stekel ganhou poder inesperadamente. Como editor do *Zentralblatt*, parecia estar tramando para que o periódico oficial da IPA reconhecesse uma gama de psicanalistas, inclusive o seu amigo Adler. Quando Freud anunciou a saída de Stekel à Sociedade de Viena, em 6 de novembro de 1912, ele minimizou essas questões. Mas Lou Andreas-Salomé escreveu em seu diário que Freud fez parecer "como se isso interessasse apenas aos vienenses locais – ao passo que sei, por Adler, quais são as intenções de Stekel, e agora também Freud as reconhece"[113].

Stekel confrontou seu ex-analista e colega de longa data, e depois recordou que Freud culpou Carl Jung pelo rompimento, dizendo que o zuriquense se havia oposto acirradamente a Stekel. Ao se despedir de Sigmund Freud, Stekel declarou: "o senhor sacrificou o seu mais fiel colaborador por um mal-agradecido. Jung não vai continuar freudiano por muito tempo"[114].

IV.

Quando saiu do Burghölzli em 1909, Carl Jung deixou a cultura acadêmica que o havia feito passar de neorromântico tempestuoso a proeminente cientista pesquisador. É claro que a ciência junguiana havia servido aos ideais neorromânticos por meio da busca pelo estabelecimento do poder do inconsciente, da sexualidade e dos sonhos; porém, a sua reputação se assentava numa imagem do inspirado pesquisador laboratorial que confirmava cuidadosamente as conjecturas por meio da experimentação. Depois de deixar a clínica de Bleuler e, em seguida, o seu laboratório, Jung estava livre para se reinventar. Freud esperava que Jung fosse se afastar da psiquiatria e da psicopatologia acadêmicas para se dedicar integralmente à psicanálise. E no início ele pareceu cooperar. Como presidente da IPA, Jung se orgulhava do seu papel de líder político e herdeiro aparente dos freudianos. A sua relutância em aceitar a teoria da libido nas psicoses pareceu se dissipar. Ele se tornou um freudiano completo e o homem que Freud chamava de "Príncipe Herdeiro" do movimento[115].

Embora Jung tenha mergulhado na comunidade freudiana, ele também retomou seus antigos interesses pela parapsicologia e pela religião. Em seu artigo de 1909, "A Importância do Pai no Destino do Indivíduo", Jung havia feito uma conexão entre o estudo da neurose e da religião. O pai era sempre o fator essencial nas fantasias psicossexuais de um indivíduo, e esse mesmo complexo paterno era central para a crença religiosa, concluiu ele. Por meio da sublimação, o pai real da criança se tornava o Deus Pai[116].

A ligação junguiana entre neurose e religião não era abstrata. Filho de pastor, Jung estava dolorosamente ciente de como o seu próprio desejo de competir com o – ou submeter-se ao – pai estava impregnado tanto de história da família quanto de história da religião. Para complicar ainda mais as coisas, Jung descobriu possuir esses mesmos sentimentos por Freud, o "pai" da psicanálise. Ele pediu a Freud que o considerasse como um filho e confidenciou que "minha velha religiosidade havia encontrado no senhor um fator compensatório com o qual eu tinha, eventualmente, de chegar a bons termos"[117]. Em resposta, o judeu sem deus alertou: "uma transferência de base religiosa, a meu ver, seria absolutamente funesta e só poderia terminar em apostasia"[118].

Depois do congresso de Nurembergue, o movimento freudiano estava dependendo fortemente de Carl Jung. Freud e Ferenczi tinham pesado a mão ao criar a IPA e perderam figuras de proa como Bleuler, ao passo que concentraram o poder nas mãos do estimado psiquiatra acadêmico, Carl Jung. E agora Jung – como William James e outros – estava virando as costas para o laboratório, a fim de explorar a experiência religiosa. "Temos também de conquistar o ocultismo", escreveu ele a Freud, assegurando ao senhor mais velho que ele não precisava se preocupar com as suas "erráticas explorações". Armado com a teoria da libido, Jung prometeu "trazer um rico despojo para o conhecimento da alma humana"[119].

Na época em que Jung foi indicado presidente vitalício da IPA, ele se lançou numa exploração de símbolos e mitos religiosos. Nessas histórias antigas, encontrou

Integração/Desintegração

a possibilidade de um equivalente psicológico para a escavação arqueológica. E outros freudianos estavam cavando com entusiasmo junto com ele. Por volta de 1909, Freud havia supervisionado a publicação de três grandes obras sobre mitos em sua série editorial "Schriften zur angewandten Seelenkunde" (Escritos em Psicologia Aplicada). O primeiro era de Franz Riklin, parente de Jung e colaborador em Zurique. Em *Wunscherfüllung und Symbolik im Märchen* (Realização de Desejos e Simbolismo em Contos Maravilhosos), Riklin argumentava que os mesmos mecanismos freudianos envolvidos nos sonhos organizavam os contos maravilhosos[120]. Pouco tempo depois, o fastidioso rival de Jung, Karl Abraham, publicou *Sonho e Mito*, no qual defendia que os mitos poderiam ser tratados como os sonhos de um período infantil da humanidade[121]. E em 1909, Otto Rank, aluno de Freud, publicou *O Mito do Nascimento do Herói*, que radicou os relatos míticos de heróis na vida do garotinho heroico que buscava destronar o pai. Rank fixou o problema do mito solidamente àquilo que era agora considerado o "complexo central" da neurose, o complexo de Édipo[122].

Assim, quando Jung adentrou o estudo psicanalítico dos mitos, o assunto parecia já ter recebido um tratamento freudiano definitivo. Ele não se viu desencorajado, no entanto, pois a sua linha de investigação era singular. Ela começou quando Jung e seu colega mais novo, Johann Jakob Honegger, trataram um paciente paranoico cujos delírios eram de um conteúdo estranhamente mítico. Esse homem pobre e sem instrução não poderia ter adquirido um conhecimento mítico tão extenso, acreditavam eles. Então, o que isso poderia significar? Quando Honegger apresentou o caso em Nurembergue, causou uma agitação[123]. Nessa altura, Jung estava estudando febrilmente os mitos do mundo e havia começado a analisar as fantasias de uma jovem estadunidense chamada srta. Frank Miller.

A srta. Miller havia sido paciente de Theodore Flournoy, o médico genebrino, e teve suas fantasias publicadas nos *Archives de Psychologie*, por ele editados[124]. Jung concluiu que os poemas e fantasias da Srta. Miller eram mitos não muito disfarçados; mitos que não poderiam ter sido aprendidos, mas deviam ter sido transmitidos e codificados em seu cérebro. Por volta de junho de 1910, ele concluiu um rascunho inicial de um artigo sobre a relação do mito com a fantasia individual e o enviou a Freud, que expressou sua aprovação[125].

No ano que seguiu a turbulência com Adler, Stekel e Bleuler, Jung continuou obstinadamente em busca da relação entre o mito e a fantasia individual, mencionando o seu projeto a Freud apenas de passagem. Então, no verão de 1911, enviou a Freud o último número do *Jahrbuch*, em que figurava o seu "Wandlungen und Symbole der Libido" (Metamorfoses e Símbolos da Libido)[126]. O longo artigo não parecia ser o grito de um rebelde, pois começava prestando homenagem ao livro de Sigmund Freud sobre os sonhos e tomava como um dado o fato de que o herói do drama grego clássico, Édipo Rei, vivia dentro de todos nós. Além disso, Jung deixava claro que os sistemas de fantasia emergiam da grande força da sexualidade humana. Mais sutilmente, porém, o ensaio mostrava um Jung que se voltava para Flournoy, Wundt, Nietzsche, Schopenhauer e William James. O autor de "Metamorfoses" não era simplesmente um freudiano, mas também um acadêmico com muitas fontes, que descobriu algo que ele acreditava ser um novo aspecto da psicologia humana[127].

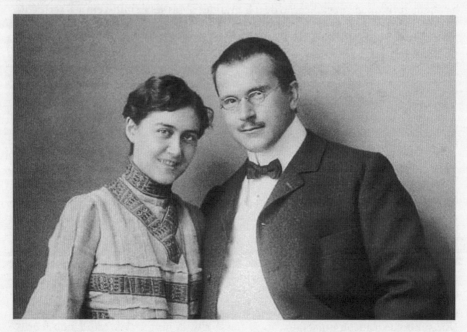

FIG. 18:
Carl Gustav Jung e Emma Jung em 1903.

O pensamento humano era caracterizado por dois modos, propunha Jung: o discurso verbal interior, que contribuía para a ciência moderna, e a imagística da fantasia e dos sonhos. Isso era uma paráfrase de Freud, que recentemente havia reiterado a sua distinção entre os processos primários e secundários num artigo sobre os dois princípios do funcionamento psíquico[128]. Mas o que organizava a fantasia? Enquanto Freud acreditava que as fantasias eram mobilizadas por pulsões sexuais inconscientes, Jung concluiu que as fantasias de qualquer indivíduo carregavam as memórias de toda a raça. Apesar de Jung não ter citado nenhum precursor, seu ponto de vista teria soado familiar a teóricos alemães da memória inconsciente como Ewald Hering e os psicólogos de Paris, muitos dos quais tendiam a noções de um inconsciente que era filogenético e racial.

Para defender esse ponto, Jung recorreu às fantasias da srta. Miller. Como Heleninha Preiswerk, Frank Miller era uma iniciada, uma mulher que tornava o inconsciente manifesto. Jung alegava ter encontrado mitos no inconsciente da srta. Miller sobre os quais ela não poderia ter lido, ouvido ou aprendido. Desconhecidas para ela, as fantasias da srta. Miller refletiam mitos da criação primitivos; e não apenas um conjunto de mitos, mas toda a história dos mitos humanos. O seu embate psicológico com a "Imago Paterna" (como agora Jung pedia aos leitores que chamassem o complexo

Integração/Desintegração

paterno) provocava fantasias religiosas inconscientes que traçavam o movimento histórico desde a decadência moral dos tempos romanos até a fundação do Cristianismo e do Mitraísmo. Esses movimentos religiosos surgiram para domar os impulsos animais da espécie humana e criar o amor fraterno. Todas essas memórias, e outras mais, fervilhavam no inconsciente da srta. Miller[129].

Acaso Jung também acreditava que as fantasias edípicas eram memórias filogenéticas do homem pré-histórico? Para o leitor do artigo junguiano de 1911, era difícil dizer, porque na última seção de "Metamorfoses" o argumento de Jung se desfazia. Num poema não inspirado escrito por srta. Miller chamado "A Mariposa e o Sol", Jung descobriu os mitos também encontrados nos primeiros místicos cristãos e pagãos, no *Fausto* de Goethe, em Seneca, Byron, Amenhotep, no poeta das Revelações, em Nietzsche, dentre outros. A lista ia aumentando, assim como as vertiginosas e tangenciais variações sobre o simples poema da pobre srta. Miller. A mostra de erudição de Jung era deslumbrante, mas o seu argumento – quando o homem vai em direção ao Sol/Divino, ele vai para dentro, introvertendo em direção à libido – era igualmente deslumbrado.

Uma coisa era evidente: o uso que Jung fazia do mito era singular. Para o zuriquense, o mito revia a teoria freudiana, e não apenas a confirmava. Ele esperava escrever um dicionário da fantasia humana inconsciente que não seria menos que um registro da própria história humana. Freud não estava alheio a especulações como essa, pois também se dedicava às ideias de Lamarck e Haeckel. Ao receber o artigo de Jung no *Jahrbuch*, escreveu para felicitar o autor – não pela realização do trabalho, mas pelo seu trabalho como líder político "defendendo a nossa causa, erguendo a bandeira bem alto e desferindo golpes cruentos em nossos oponentes".

No parágrafo seguinte da carta de Freud, os oponentes no campo de batalha mudaram de repente: "Como minhas forças intelectuais se reanimaram, já trabalho num campo onde lhe causará espanto encontrar-me", escreveu Freud. "Consegui trazer à luz coisas estranhas e sinistras e quase me sentirei obrigado a não discuti-las com o senhor. Sua perspicácia lhe permitirá descobrir, porém, do que se trata, desde que eu acrescente que a minha curiosidade por ler seu 'Metamorfoses e Símbolos da Libido' é enorme."[130] Ao que parece, Jung não foi muito sagaz e perguntou a Freud, apreensivamente, o que ele estava querendo dizer. Freud respondeu que agora tanto ele quanto Jung sabiam que a origem de toda religião reside no complexo de Édipo[131].

Freud havia adentrado o mesmo foro de estudo que Jung. O professor admitiu prontamente ter sido incitado ao pensamento criativo por outros, dizendo a Ferenczi: "Tenho um intelecto decididamente obsequioso e sou muito inclinado ao plágio."[132] Para Freud, absorver ideias e depois pensar contra essas mesmas ideias havia sido extremamente produtivo. Como havia feito com outros no passado, ele avançou em pistas deixadas por Jung sobre o mito e começou a pensar dialeticamente contra o colega suíço.

Mas o lampejo secreto de Freud, esse que ele confessou, não era segredo: Jung já havia aventado uma interpretação como essa em 1909. Com Freud e Jung escavando os campos perdidos da pré-história humana, ficou claro que essa busca conjunta não era amistosa. A natureza polida de suas cartas não conseguiria esconder a tensão.

Aflita, Emma Jung escreveu para Ferenczi em Budapeste, pedindo um conselho seu, mas implorando que ele não dissesse uma palavra sequer ao professor. Ferenczi encaminhou imediatamente a carta de Emma a Freud, junto com um rascunho da sua própria resposta. Depois de ler a dura resposta de Ferenczi, Freud pediu a ele que cortasse (em alemão, *streichen*) todas as referências ao descontentamento de Freud com o artigo de Jung sobre a libido e a sua guinada para a astrologia. Ferenczi fez o que lhe foi dito e despachou a resposta para Zurique. Ele relatou orgulhosamente a Freud que havia cumprido as ordens do professor e não se esqueceu de tocar (*streifen*) no tema da guinada junguiana rumo à astrologia e sobre o artigo acerca da libido. Depois de reler a carta de Freud, Ferenczi ficou horrorizado ao se dar conta do seu engano. Mas a carta já estava no correio. Freud o criticou severamente pela "falsa obediência", uma humilhação que mergulhou Ferenczi numa autoanálise[133].

Algumas semanas depois, Emma Jung escreveu para Freud. O professor estava irritado com Carl, ela sabia, e tinha algo a ver com "Metamorfoses da Libido". Ela escreveu de novo confidenciando que Carl estava preocupado que Freud não aceitasse "Metamorfoses" e esperava ansiosamente pela sua opinião a respeito[134].

Freud havia desafiado Jung justo no terreno que ele esperava chamar de seu. Enquanto isso, Jung falou mais desaforadamente a Freud e outros acerca da preeminência da Escola de Zurique e de seu próprio papel como líder do movimento. Escrevendo sobre o seu trabalho como presidente da Internacional, Jung contou a Freud que estava ficando acostumado a brandir o "chicote", já que a maioria das pessoas ficava muito feliz sendo tiranizada[135]. Carl Jung não estava entre elas. Ele trabalhou para se libertar e enfrentou com maturidade a relação hierárquica entre pai e filho que há muito o ocupava. De acordo com a sua nova teoria, a transferência paterna une os irmãos em reverência ao patriarca e impede o parricídio. Mas o mundo recalcado do amor fraterno cristão já tinha feito o seu trabalho há tempos, e as suas restrições deixaram os homens com uma necessidade neurótica de ser servil. Ao ler essas passagens, Freud pode bem ter adivinhado que isso foi a declaração da independência de Carl Jung.

Antes de anunciar que estava escrevendo uma revisão fundamental da teoria da libido, Jung escreveu a Freud, dizendo: "O senhor é um rival perigoso."[136] Em sua resposta, Freud tentou recusar o papel de adversário: "Sou inteiramente a favor de o senhor atacar a questão da libido e eu próprio estou esperando dos seus esforços muito esclarecimento." Freud então acrescentou inocentemente que o seu próprio pensamento avançou quando ele se sentiu "compelido a isso pela pressão dos fatos ou pela influência das ideias de outrem"[137]. Esse outro era Jung.

Enquanto isso, uma tempestade de controvérsia atingiu Zurique. Um grupo se havia organizado em oposição ao clube científico de Ernst Haeckel, a Liga Monista, indignado pelas suas incursões no campo da religião. Em 2 de janeiro de 1912, a Liga Kepleriana anunciou uma sessão extraordinária motivada pelos relatos jornalísticos a respeito de uma invenção zuriquense, realizada por Ludwig Frank, chamada psicanálise! Os membros da Liga Kepleriana também se armaram depois de uma palestra de Riklin sobre o mito universal[138].

Integração/Desintegração

Embora provocada por Frank e Riklin, a reunião da Liga Kepleriana era uma investida inflamada contra Sigmund Freud. Posteriormente, o *Neue Zürcher Zeitung* (Novo Jornal de Zurique) publicou uma enxurrada de cartas pró e contra, algumas das quais expressavam horror de que as crenças sagradas estivessem sendo profanadas por interpretações sexuais. Jung interveio para defender os freudianos. Em 27 de janeiro de 1912, na qualidade de presidente da IPA, ele denunciou formalmente "as acusações ofensivas e severamente depreciativas" que haviam sido propagadas. Os ataques e contra-ataques só diminuíram quando a *éminence grise*[139] da psiquiatria zuriquense e fundador da Liga Monista local, August Forel, interveio. Ele repreendeu os críticos por colocarem injustamente inovações valiosas, como o método de Frank, no mesmo balaio que a psicanálise freudiana; depois, secundou a condenação da teoria de Freud por "sua igreja sexual santificadora, sua sexualidade infantil, suas interpretações teológico-exegético-talmúdicas"[140].

Em Zurique, as linhas de batalha estavam demarcadas entre o cristianismo e essa ciência ateia fundada por judeus. O jovem Carl Jung teria tido simpatia pela Liga Kepleriana, pois o filho de pastor havia enxergado as extrapolações cientificistas como destrutivas à alma humana. Mas agora ele era líder de um movimento sitiado por suas tentativas de compreender as bases psicológicas da religião[141]. Enquanto Jung defendia a psicanálise publicamente em Zurique, disputava com Freud em privado. O pretexto era trivial: Jung não vinha escrevendo a Freud tão prontamente quanto de costume. Ele se desculpou, mas Freud respondeu irritado dizendo que o fato de Jung ter negligenciado a correspondência entre eles por três semanas requeria elucidação psicanalítica: o complexo paterno de Jung fez com que ele negligenciasse os seus deveres para com o movimento[142]. Aborrecido, Jung sugeriu que a irritabilidade de Freud vinha de um desejo de controlá-lo intelectualmente. "Que Zaratustra fale por mim", escreveu o zuriquense, citando Nietzsche: "Paga-se mal a um professor, se se permanece apenas um aluno."[143]

Agora os dois estavam bravos. Se Jung odiou ouvir a respeito do seu complexo paterno, Freud odiou ser acusado de tiranete intelectual, provavelmente porque ambos os mestres em psicologia sabiam que havia um cerne de verdade nessas críticas. Freud negou tiranizar Jung e lembrou que o amigo era o herdeiro escolhido por ele. Amenizando, Jung respondeu que não tinha intenção de abandonar Freud da forma como Adler havia feito. Algum alívio veio com a chegada de um inimigo comum, outro acadêmico alemão que ofereceu aos dois uma chance de direcionar a ira para outro lugar. Mas isso não durou muito. Cada um dos médicos se sentou em sua respectiva biblioteca para escrever uma descrição da pré-história da mente. Eles recontariam a história bíblica dos pais e filhos de uma perspectiva psicológica; e, ao mesmo tempo, trabalhavam sob a acusação de que as suas próprias posições como pai e filho haviam tornado os seus respectivos trabalhos algo que não passava de autobiografia[144]. Mais uma vez, a maldição de Auguste Comte ressurgiu.

Os dois também enfrentavam outra questão espinhosa. Os antropólogos haviam concluído que os tabus do incesto eram interculturais e quase ubíquos, mas achavam

250   *Parte ii : Confeccionando os Freudianos*

difícil explicar como uma proibição cultural poderia ser universal. Como a mesma lei social poderia ser transmitida ao longo do tempo e do espaço? Para Jung e Freud, uma resposta lamarckiana se apresentou. Na pré-história humana, aconteceu algo que tornou o incesto intolerável, e isso ficou codificado na herança biológica do homem. Mas o quê?

Freud deu para Jung uma pista acerca da sua solução. O complexo edipiano era o resíduo de uma história passada pela qual os desejos sexuais infantis foram recalcados. Aconteceu algo na horda primitiva de Darwin que impossibilitou o incesto para sempre. Ao solucionar o enigma do tabu do incesto, Freud também esperava explicar as origens e a natureza do próprio recalcamento. A questão afligia Freud há tempos. Algumas vezes, ele viu o recalque como resultado de forças civilizatórias; outras, como resultado de forças orgânicas. Agora ele descobria uma resposta sintética: na história primeva do homem, o recalcamento havia sido uma força social; depois, porém, tornou-se parte da dotação biológica do homem por meio da memória inconsciente.

Jung se debruçou sobre a mesma questão, concentrando-se não no papel do velho patriarca tirânico, mas num estágio inicial da história humana quando as mulheres estavam no poder. As suas especulações eram construídas sobre o trabalho de um dos heróis da intelectualidade basileiense, Johann Jakob Bachofen, que alegava ter comprovado que uma antiga comunidade matriarcal havia antecedido o patriarcado[145]. Jung contou a Freud que ele acreditava que o tabu do incesto emergiu desse período matriarcal da história, como uma proscrição do incesto que não era sexual, mas uma defesa contra o desejo de retornar ao útero. Portanto, as origens do recalcamento não eram especificamente sexuais. Freud informou Jung de que essa sua linha de raciocínio carregava uma "semelhança desastrosa"[146] com a de Adler. Freud parecia saber que Jung havia argumentado, nos seminários de Zurique, que a teoria freudiana do instinto sexual não fazia sentido em termos evolutivos. Salientando que Freud postulava uma série de instintos parciais que se uniam para criar a pulsão sexual madura, Jung expressou dúvidas quanto ao fato de a evolução requerer uma síntese tão complexa para a sua função mais vital. A fome certamente não era baseada nos instintos parciais de ver, apanhar, mastigar e engolir. Da mesma forma, a libido não era a soma de várias partes, mas sim uma energia vital holística[147].

Enquanto os dois imaginavam o estabelecimento das mais primevas leis comunais, debatiam as leis da sua própria comunidade. Acaso Freud era um velho tirano e Jung um rebelde infantil? O filho havia eclipsado o pai? Será que havia chegado a hora de Jung assumir o movimento? O que impedia o pai Freud de subjugar Jung, como ele havia feito com outros jovens rivais? O que impedia Jung e os demais filhos de atacar o pai e usurpar seus privilégios? Acaso a comunidade freudiana poderia desenvolver leis que pudessem evitar a fragmentação causada pelo fratricídio, pelos refúgios que remetem ao ventre materno e pela endogamia incestuosa?

Em 25 de maio de 1912, Freud viajou a Kreuzlingen para fazer uma visita em solidariedade a Ludwig Binswanger, que havia passado por uma cirurgia de emergência e estava convalescendo em casa, perto do Lago de Constança. Nessa altura, Binswanger

Integração/Desintegração

se havia tornado um dos arquirrivais de Jung na Sociedade zuriquense, então a visita permitia a Freud fazer um balanço da situação em Zurique. Ao escrever a Binswanger depois da visita, Freud se queixou que Jung havia negligenciado seus deveres como presidente e estava novamente sob o domínio do seu complexo paterno, para não mencionar a influência de uma mulher que não era a sua esposa[148].

Quando Jung soube da visita de Freud, ficou enfurecido. Freud tinha viajado até Kreuzlingen e não se dera ao trabalho de visitá-lo a poucas horas dali. A negligência de Freud só poderia significar uma coisa: ele desaprovava a nova teoria junguiana[149]. A despeito das explicações de Freud alegando o contrário, Jung escreveu que, no próximo congresso da IPA, submeteria sua presidência a votação para ver "se os desvios serão, ou não, tolerados"[150]. Mas o congresso seguinte seria dali a mais de um ano. Freud e Jung já haviam decidido renunciar à ideia de um encontro no ano de 1912, visto que, dentre outras coisas, Jung havia sido convidado a ministrar uma série de palestras sobre psicanálise na América durante o mês de setembro. Após finalizar a segunda metade do que agora seria um livro chamado *Wandlungen und Symbole der Libido* (Metamorfoses e Símbolos da Libido), Jung partiu para o Novo Mundo e mandou a esposa enviar para Freud a tão esperada conclusão de seus estudos[151].

Quando Freud abriu o segundo fascículo da obra de Jung, em parte ele sabia o que iria encontrar. Jung argumentaria que a teoria da libido era demasiado estreita em sua definição. Embora não duvidasse de que a libido sexual estivesse no cerne das neuroses, Jung afirmaria que nas psicoses ela era irrelevante. O recalcamento e a regressão reanimavam os velhos dramas de infância e ocasionavam neurose, mas não explicavam a loucura. O retraimento do mundo presente na psicose era muito amplo e abrangia não apenas a sexualidade, mas toda energia psíquica. Jung reiterou as críticas anteriores de Bleuler e afirmou, com o ex-chefe, que o autismo esquizofrênico não poderia ser reduzido ao autoerotismo[152]. A libido, propôs Jung, deveria ser definida mais geralmente como a Vontade schopenhaueriana; ela era um afã interno.

Desde o comecinho, Bleuler e Jung haviam entrado na onda freudiana com certas reservas. Embora Karl Abraham tivesse colocado Bleuler e Jung temporariamente na defensiva, por volta de 1912 os dois haviam reduzido e negado publicamente à libido sexual qualquer papel causal na psicose. Essas deserções pareciam contagiosas: Freud ouviu boatos de que os zuriquenses estavam, em massa, fugindo da psicossexualidade. Franz Riklin enfatizou o simbolismo universal e não sexual e, aparentemente, Alphonse Maeder estava se preparando para afirmar que as diferenças teóricas entre as escolas de Viena e Zurique poderiam ser explicadas pela raça[153]. Os rumores eram de que Maeder iria dar dignidade à alegação de que os judeus em Viena estavam excessivamente preocupados com sexo[154].

Em Nova York, durante o outono de 1912, Jung apresentou suas palestras na Universidade Fordham[155]. Embora *Metamorfoses e Símbolos da Libido* pudesse ser um tortuoso trabalho especulativo mal organizado, as palestras de Jung em Fordham eram só clareza e confiança. Ele falou com autoridade sobre as posições da "escola psicanalítica" e expressou a importância da experiência infantil e familiar, bem como o papel do inconsciente. Jung afirmou abertamente aquilo que esperava ser a nova visão da psicanálise. A libido não era baseada apenas na sexualidade, e a opinião freudiana a respeito dos desejos corporais infantis não se sustentava. Jung chamou de "pré-sexual" a fase mais tenra da vida – o mesmo termo que muitos sexólogos utilizaram antes das inovações de Freud.

Ao mesmo tempo, as palestras de Jung se baseavam muito em Freud e ofereciam uma visão da psicanálise na qual Freud era um venerado ancião que havia sido modificado e corrigido por seus seguidores em Zurique. Embora preservasse o papel da sexualidade e do recalcamento para a neurose, Jung argumentou que a adaptação era geralmente um imperativo mais premente. A fantasia humana carregava uma assombrosa semelhança com os símbolos e mitos da religião, e eram certos temas míticos – como o sacrifício – que faziam com que os indivíduos desenvolvessem o que a "Escola de Viena" enxergava como um complexo de castração. Jung só se referiu de passagem às origens da história humana, mas prometeu que a pesquisa logo iria aclarar os paralelos entre os sistemas simbólicos raciais e individuais.

Nessa universidade católica, Jung também traçou paralelos entre o tratamento psicanalítico e a confissão. Ele enalteceu o rito religioso como um "brilhante método de orientação e formação", e observou que o método psicanalítico foi mais longe e analisou a transferência, para libertar o indivíduo das necessidades infantis de ser submisso. Talvez o filho de pastor estivesse anunciando a própria libertação dos desejos infantis que outrora ele guardou pelo antigo pai-confessor, Sigmund Freud[156].

Jung voltou para Zurique se sentido triunfante. Sem rodeios, contou a Freud: "a minha versão da Ψα conquistou a simpatia de muitas pessoas que, até o momento, estavam confusas com o problema da sexualidade na neurose". O médico de Harvard, James Jackson Putnam – embora tenha achado as falas de Jung em Fordham incongruentes com as suas próprias crenças – reconheceu que, ao minimizar a sexualidade, Jung traria muitos novos adeptos para o campo[157]. Jung antecipou a réplica freudiana padrão dizendo que ele lamentava que Freud atribuísse a discordância entre eles a resistências pessoais por parte de Jung. Ele não tinha resistências, continuou Jung confiante, exceto "me recusar a ser tratado como um tolo, crivado de complexos"[158].

Jung estava em condições de assumir o movimento psicanalítico. A partir de sua base, havia ganhado a lealdade de muitos no movimento que se tornaram freudianos ao passar por Zurique. Era renomado na América, favorito na França e estimado por acadêmicos na Alemanha. Havia elaborado uma teoria recém-consolidada que era mais palatável que a psicossexualidade freudiana, era presidente da IPA e editor do *Jahrbuch*; ademais, seus maiores concorrentes em Viena – Adler e Stekel – estavam implodindo. Jung não escondia o fato de que, nas palavras de Freud, "ele considera que a Ψα é dele"[159]. Tudo o que havia entre Jung e o movimento psicanalítico era um patriarca envelhecido, Sigmund Freud. Mas como Jung sabia bem, Freud era um rival perigoso.

Freud sabia que Jung era poderoso demais para um confronto direto, então assegurou calmamente o colega de que estava tudo bem com os seus desvios[160]. A crise em

Integração/Desintegração

torno de Stekel – que Jung não tinha como saber que eram resultado da tentativa de Freud em garantir uma plataforma para atacar justamente *ele* – levou a uma reunião de todos os líderes das filiais ipeístas. No encontro de Munique, Jung e Freud se encontraram pela primeira vez desde a evidente transgressão de Jung. Freud colapsou. Não foi a primeira vez que ele desfaleceu na presença de Jung; a mesma coisa havia acontecido logo antes da viagem que fizeram para a América[161]. Jung havia desembestado a falar de homens encontrados mortos em pântanos, o que Freud interpretou como um desejo mortífero contra ele e desmaiou[162]. Em Munique, Freud tinha poucas dúvidas sobre os desejos de Jung e relatou galhofeiramente que o seu último desmaio havia feito os inimigos "transbordarem de impaciência". Mas, parafraseando Mark Twain, ele podia dizer com confiança que os "rumores de minha morte são muitíssimo exagerados"[163].

Em Munique, Freud e Jung tentaram remendar as coisas, mas o melhor que Freud podia conseguir dizer sobre o segundo artigo de Jung sobre a libido era que ele mostrava, *inadvertidamente*, que o misticismo se baseava em complexos arcaicos[164]. Era o neuroticismo de Freud, acusou ele, que o fazia depreciar e subestimar seu trabalho. Jung advertiu que Freud não deveria mais analisar o seu complexo paterno e escreveu: "o que me obriga à dolorosa conclusão de que a maioria dos Ψastas faz mau uso da Ψα, com o propósito de depreciar os outros e o seu progresso com insinuações acerca de complexos (como se isso explicasse qualquer coisa. Uma teoria infame!)"[165].

Inacreditavelmente, Freud confidenciou a Jung que ele também havia ficado "perturbado, durante algum tempo, pelo abuso da Ψα ao qual o senhor se refere, ou seja, em polêmicas, particularmente contra as novas ideias"[166]. Mas a conversa mole não impediu uma explosão entre os dois. Tudo o que precisavam era de uma faísca, que ocorreu na forma de um lapso freudiano. Jung escreveu a Freud para negar que ele queria deixar o movimento, mas por engano escreveu o seguinte: "Nem mesmo os amigos de Adler consideram-me um *dos seus*."[167] Ele queria escrever não um "dos seus", mas um "deles".

Freud não poderia resistir a apontar para o erro revelador. Furioso, Jung revidou: "a sua técnica de tratar os discípulos como pacientes é uma *asneira*. Desse modo o senhor produz ou filhos servis ou fedelhos impudentes"[168]. Jung insistiu que não tinha nenhuma neurose. Afinal, *ele* havia sido analisado. Mas o homem que reivindicava ter analisado a si próprio – Sigmund Freud – nunca havia se livrado de seus próprios complexos. Diferentemente dos servis seguidores de Freud, Jung prometeu dizer o que pensava em particular, escrever aquilo em que acreditava em público e permanecer no movimento.

Ressentido, Freud escreveu para Ferenczi dizendo que Jung acreditava estar livre da neurose porque havia sido analisado por Maria Moltzer, uma enfermeira do Burghölzli que se havia juntado aos freudianos de Zurique e, segundo os rumores, era amante de Jung. "Ele é tolo a ponto de se orgulhar desse trabalho com uma mulher com quem está tendo um caso."[169] Como gesto derradeiro, Freud negou a acusação junguiana de que ele tratava os colegas como pacientes e propôs que eles dois interrompessem toda comunicação pessoal[170]. Em 6 de janeiro de 1913, Jung concordou.

EUGEN BLEULER E Carl Jung haviam ambos chegado a Freud pela sua psicologia do inconsciente de extração francesa; e, embora tantalizados, jamais poderiam endossar integralmente a teoria psicossexual. Após uma união breve e conturbada, os dois romperam laços com Freud quando ficou claro que estava sendo exigida uma aceitação completa da psicossexualidade. A perda de Bleuler ameaçou a reputação acadêmica do movimento freudiano, e a perda de Carl Jung foi outro duro golpe. Um dos pilares da comunidade freudiana e presidente da IPA, agora Jung contestava abertamente a teoria da libido e ecoava o sentimento popular de que as teorias freudianas da sexualidade infantil eram absurdas.

Freud havia justificado um deslocamento de poder para Zurique a fim de fomentar o campo entre cientistas e protegê-lo do antissemitismo, mas a sua estratégia saiu pela culatra. O Burghölzli se perdeu como espaço de formação e centro de pesquisa acadêmicos, e os membros freudianos de Zurique estavam, eles próprios, produzindo críticas antissemitas das teorias freudianas. Em 1912, Freud escreveu para Otto Rank: "O que é mais lamentável com relação às mudanças em Zurique é a certeza de que não tive sucesso na união entre judeus e antissemitas, que eu tinha esperança de congregar em solo psicanalítico"[171]. Depois, A.A. Brill relatou que, quando de sua viagem à América, Jung havia sido ouvido proclamando: "os judeus não conseguem escapar do sexo corrompido"[172].

Quando Eugen Bleuler perguntou a Freud que tipo de comunidade ele esperava construir, Freud expôs dois objetivos. O primeiro era forjar uma organização maior que ele próprio, que contestasse as acusações de um sectarismo de culto e não fosse apenas freudiana, mas verdadeiramente uma ciência do psiquismo. Nesse sentido, o congresso de Nurembergue foi um desastre: uma série dos seus mais criativos cientistas deixou Freud por não encontrar espaço para si no que se havia tornado uma escola freudiana estrita. As propostas de Nurembergue de padronização teórica e de organização defensiva tornaram suspeitos os parcialmente freudianos, independentemente do seu valor. As políticas de "guerra" de Sándor Ferenczi legitimaram um processo que sairia do controle, e em breve não haveria segurança no interior dessa comunidade para livre-pensadores ou semifiéis. Um compromisso com outras disciplinas – mesmo aquelas que ajudaram a dar à luz o pensamento freudiano – tornou-se duvidoso. Jung atacou Bleuler por seus laços com a psiquiatria acadêmica; Ferenczi atacou Fülöp Stein por seu interesse em psicopatologia acadêmica; tanto Jung quanto Ferenczi queriam manter distância dos sexólogos. A única posição segura passou a ser a ortodoxa lealdade a Freud.

Seu segundo objetivo, contou Freud a Bleuler, era definir o campo e controlar os analistas selvagens que tinham o poder de semear descrédito científico e prejudicar a reputação médica do campo. Nesse sentido, a fundação da IPA havia atingido algum sucesso, embora o preço fosse alto. Depois de Nurembergue, os freudianos não iam mais de Eugen Bleuler a Otto Gross. Eles já não teriam de responder pela terapia ensandecida ou pela obscura especulação de alguns freudianos autodeclarados. Para os novos adeptos, a comunidade freudiana era uma empreitada mais circunscrita com limites teórico e práticos mais claros.

Integração/Desintegração

Assim, depois de Nurembergue, os freudianos se definiram: se você quisesse estar na comunidade, um compromisso com seu método-padrão e com a sua teoria-padrão – especialmente a teoria da psicossexualidade inconsciente – era necessário. A IPA foi criada para policiar o comprometimento com essas coisas. Mas a insistência prematura em determinar padrões fez com que muitos tivessem dificuldade para respirar. As repercussões eram alarmantes, na medida em que grandes teóricos, incluindo o presidente da IPA, não puderam permanecer na paróquia. Um processo de ataque e marginalização limitava a liberdade de investigação e forçava quem aceitasse algumas das ideias de Freud a escolher: ou aceitar integralmente as suas propostas nucleares ou enfrentar o banimento. Depois de ouvir que Stekel estava sendo expulso, Ferenczi escreveu combativo: "Sinto-me mais livre e mais preparado para a batalha desde que começamos a deixar de lado as muitas precauções que os 'semiadeptos' nos haviam forçado a tomar."[173]

A ironia era que, embora as propostas de Nurembergue tenham sido feitas para tapar qualquer lacuna entre ser psicanalista e ser total partidário de Freud, elas fizeram o contrário. Nurembergue mudou as fronteiras, e quase de um dia para o outro os parcialmente freudianos se tornaram psicanalistas não freudianos. A tentativa de Freud de erguer barricadas havia criado bandos de renegados que tentavam se apropriar da psicanálise. Os seguidores de Alfred Adler não abriam mão de suas identidades de psicanalistas; eles se recusavam a equiparar o domínio psicanalítico com a pessoa de Sigmund Freud. A instituição adleriana, Associação de Pesquisa Psicanalítica Livre, assumiu esse nome para censurar Freud; eles eram psicanalistas e estavam livres para investigar qualquer lugar a que os seus pensamentos os levassem. Depois de seu banimento, Wilhelm Stekel continuou editando o *Zentralblatt*, que estava prestes a se tornar um periódico psicanalítico não particularmente freudiano. E em Zurique, Carl Jung, apesar de não mais freudiano, certamente continuava sendo psicanalista. Afinal, ele ainda era o presidente da IPA.

V.

A comunidade freudiana era agora uma emaranhada teia de inveja, ciúmes, paranoia e ambição. Em meio à empolgação de difundir uma nova psicologia e terapia, os psicólogos não podiam se manter apartados do conflito mortífero; e, ainda pior, as contendas pareciam cientificamente insolúveis. Freud resolveu suas diferenças com Adler colocando-o de lado, dizendo que as visões deste eram incompatíveis com a sua própria – o que, decerto, não significava que as alegações de Adler eram incorretas. Mas essa comunidade parecia não ter outro jeito de arbitrar o valor de verdade de opiniões divergentes com relação à natureza do inconsciente. E no verão de 1912, o presidente eleito do movimento, Carl Jung, também se havia apartado da visão freudiana de vida psíquica inconsciente.

Em maio de 1912, com esses cismas no ar, Ernest Jones chegou a Viena. O galês era um salvador improvável, pois havia deixado um longo rastro de confusões por onde passou. Após ser forçado a ir embora de Londres devido a denúncias de abuso sexual, Jones se envolveu em escândalos com mulheres no Novo Mundo. Agora chegava a

256   *Parte ii : Confeccionando os Freudianos*

Viena com uma mulher que ele chamava de esposa: a estonteante Loe Kann, que era viciada em morfina. Jones tinha esperanças de que Freud iria aceitar tratá-la.

Jones encontrou o movimento freudiano em apuros. No próximo congresso, parecia bastante possível que Freud e os seus seguidores perderiam o controle da IPA, a organização que dois anos antes eles haviam fundado para protegê-los. O *Zentralblatt* estava nas mãos de Stekel, ao passo que o *Jahrbuch* era controlado por Jung. Jones – juntamente com Otto Rank e Sándor Ferenczi – começou a matutar: O que os freudianos leais poderiam fazer?

O problema, quanto a isso eles estavam de acordo, residia no analista não analisado. As teorias de Alfred Adler eram apenas expressões de sua própria neurose não tratada; da mesma forma, Jung havia seguido os seus próprios complexos em direção à estratosfera. Os três concordavam que a estabilidade no movimento só viria com uma incansável autoanálise, o que iria purgar os analistas de suas próprias reações neuróticas. Ferenczi propôs que um pequeno grupo de seguidores fosse analisado por Freud, que os livraria de complexos subjetivos e, assim, criaria uma elite purificada para guiar os freudianos do futuro.

Jones compartilhou essas ruminações com Freud, que aproveitou a ideia. Antes ele imaginava o movimento sendo conduzido por Carl Jung, e agora precisava de outro candidato. Ferenczi era uma escolha óbvia, mas ele se recusou, dizendo que não era digno. Em vez de indicar um sucessor, Ferenczi instou Freud a deixar as ideias "pavimentarem o caminho para si mesmas por meio de sua própria gravidade específica"[174]. Freud não estava disposto a ser tão resignado.

Jones procurou um possível herdeiro, mas sem grandes esperanças: Rank estava com problemas financeiros e Ferenczi era arriscado – pois, como Jung, era fascinado por questões pseudocientíficas como a transferência de pensamento e os poderes psíquicos[175]. Jones sugeriu novamente que Freud convocasse um pequeno grupo para proteger o movimento. Poucos e confiáveis, eles trabalhariam em público e em privado para assegurar os interesses do movimento; agiriam como um bastião contra as exuberâncias irracionais dos seguidores da IPA, e garantiriam a pureza da ciência.

Freud ficou encantado. Um "conselho secreto" composto pelos melhores e mais confiáveis! Jones não havia mencionado nada a respeito de sigilo, mas Freud enfatizou: "esse comitê tem de ser estritamente secreto em sua existência e em suas ações"[176]. Antes, Freud vislumbrou um círculo como esse formado por Jung e pelos presidentes das sociedades locais; porém, tendo em vista que Jung e os líderes locais em Zurique e Munique apresentavam uma lealdade duvidosa, isso era impossível. Jones imaginava um grupo como os paladinos de Carlos Magno guardando o "reino e a política do mestre"[177]. O Comitê Secreto protegeria Freud e as suas doutrinas. Mas em quem era possível confiar? A desconfiança mútua era intensa, mesmo entre os poucos lealistas que surgiram com a ideia do comitê. Ferenczi advertia Freud contra Jones, e Jones questionava abertamente a fiabilidade de Ferenczi e Rank[178].

Quando chegou o outono de 1912, o Comitê Secreto ainda era apenas uma ideia. Jones viajou a Zurique para uma missão de averiguação. Carl Jung estava fora, mas

Integração/Desintegração

Jones conversou longamente com Riklin, Maeder, Seif e Binswanger, e saiu com a opinião de que, embora algumas das ideias junguianas fossem muito idiossincráticas, ele ainda se fiava bastante na teoria da libido[179]. Jones esperava que um rompimento pudesse ser evitado. Quando Jung ficou sabendo dessa visita, escreveu a Jones para aclarar o seu próprio ponto de vista:

> O pior foi, isso eu senti claramente, que esse trabalho se destinava a destruir minha amizade com Freud, porque sei que Freud nunca irá concordar com nenhuma mudança em sua doutrina. E é esse realmente o caso. Ele está convicto de que meu pensamento está sob o jugo de um complexo paterno contra ele, e que tudo é um disparate complexual [*sic*]. É algo que iria acabar comigo, caso não estivesse preparado para isso por meio das lutas do ano passado, quando me libertei da deferência pelo pai. Se irei continuar na ciência, tenho de seguir o meu próprio caminho. Ele já deixou de ser meu amigo, compreendendo o meu trabalho todo como uma resistência pessoal contra ele próprio e contra a sexualidade. Contra essa insinuação, estou de mãos atadas.[180]

Nessa mesma carta, Jung deixou claro que podia renunciar ao cargo de presidente da IPA; no entanto, esperava continuar editando o *Jahrbuch*. Ele se perguntava se Freud tentaria forçá-lo a sair da IPA por completo.

Quando Freud e Jung romperam todas as suas relações em janeiro de 1913, a esperança de reconciliação que Jones tinha morreu. Com o aproximar do Congresso de Munique, foi ficando cada vez mais urgente para os freudianos remanescentes planejar uma estratégia. E então nasceu o Comitê Secreto[181]. Em 25 de maio de 1913, o comitê se reuniu em Viena pela primeira vez. Os membros eram: Ernest Jones; Sándor Ferenczi; Karl Abraham, de Berlim; e dois vienenses leais, Otto Rank e Hanns Sachs. A desconfiança entre os paladinos era aparente quando Ferenczi saudou Rank perguntando sem rodeios: "Suponho que o senhor permanecerá leal, certo?"[182] A única surpresa no grupo era Hanns Sachs. Advogado e estudioso da literatura, Sachs entrou para o grupo de Viena em 1910, mas havia impressionado Freud e atuado como coeditor, com Rank, de um novo periódico, *Imago*, dedicado à psicanálise e às ciências culturais[183].

Para o público, o comitê manteve sigilo fingindo se tratar apenas de uma reunião de amigos próximos. O estratagema permitiu que eles exercessem sutilmente a sua influência. A primeira ordem do dia para o comitê era a divergência teórica de Jung. Era grande ou pequena, uma ruptura fundamental ou uma modificação secundária? Muitos não tinham certeza. Jones tinha impressão de que Jung não estava desertando, pois embora definisse a libido como não apenas sexual, recorria à psicossexualidade para dar sentido às neuroses. Na primeira reunião do comitê, no entanto, Sándor Ferenczi difundiu uma crítica devastadora da nova teoria junguiana – crítica que o professor havia pedido que ele escrevesse. Não deixava muito espaço para dúvida: os desvios de Jung eram radicais, e a sua principal preocupação residia não na psicanálise, mas na "salvação da comunidade cristã". Não poderia haver reconciliação. Para ajudar a fortalecer os freudianos no encontro da IPA que iria acontecer em breve,

Ferenczi fundaria às pressas uma Sociedade budapestina, para que houvesse outro bloco de votação sólido quando o inevitável confronto ocorresse[184].

Freud também tinha algo novo para distribuir ao Comitê Secreto. Era um pequeno livro sobre as origens do tabu do incesto e o subsequente nascimento da lei, da religião e da civilização. *Totem e Tabu* entraria em competição direta com o trabalho de Jung e – essa era a esperança de Freud – provocaria uma tempestade de protestos em Zurique. Ele separaria o contingente de Zurique dos demais da "forma como um ácido faz com um sal", servindo assim para "nos separar cirurgicamente de toda religiosidade ariana"[185].

Se os membros do Comitê Secreto discutiram a ideia ferencziana de que eles todos deveriam ser analisados por Freud é algo que não fica claro; após a reunião do comitê, porém, um Ernest Jones deprimido foi para Budapeste ser analisado por Ferenczi. Jones havia sido pego traindo Loe, e ela tomou a decisão de deixá-lo. Sua análise seria a primeira de um membro do Comitê Secreto e a primeira análise séria de uma das figuras de proa do movimento.

Em 7 e 8 de setembro de 1913, o IV Congresso Psicanalítico Internacional se reuniu no luxuoso Hotel Bayerischer Hof, em Munique. O congresso foi o maior até então, com mais de oitenta convidados registrados e uma programação com dezessete comunicações. Mas a atmosfera estava tensa. Os zuriquenses se sentaram numa mesa de frente para Freud; e em todo o congresso os grupos pró-junguiano e pró-freudiano guardaram as suas distâncias. Jung agendou para o comecinho do primeiro dia a votação para os dirigentes da IPA. Quando chegou a vez da presidência, Karl Abraham propôs que todos os que não fossem a favor da presidência de Jung deixassem sua cédula em branco. Das cinquenta e duas cédulas, vinte e duas retornaram vazias. Jung iria embora de Munique com a presidência da IPA e uma longa lista de inimigos[186].

Os zuriquenses sustentavam que as reformas de Jung salvariam a teoria freudiana. Alphonse Maeder argumentava que o novo trabalho da Escola de Zurique, assim como as ideias de Alfred Adler, representava modificações significativas que deviam estar abertas ao debate. Maeder argumentou que os sonhos mostraram ter conteúdo mítico manifesto, estavam orientados para a adaptação à realidade e não eram gerados a partir de materiais sexuais latentes. As interpretações devem considerar esses aspectos oníricos de resolução de problemas, em vez de radicá-los no infantil e no sexual. Se fosse para as escolas zuriquense e vienense se reconciliarem, Maeder não deixou dúvida acerca do lado com o qual ele acreditava que teria de se comprometer[187].

Os freudianos foram embora de Munique numa situação difícil. Jung ainda era presidente da IPA e o seria pelos dois próximos anos. Freud relatou a A.A. Brill que, depois de ouvir a "teologização" dos zuriquenses em Munique, havia desistido deles, dizendo que não deviam fingir que eram seus discípulos e apregoadores, pois o trabalho deles nada tinha a ver com a *sua* psicanálise. Jung se havia comportado de um modo "brutal", mas os freudianos estavam em menor número, de modo que ele continuou presidente. Agora – contou o professor a Brill – ele tinha todas as intenções de dissolver a IPA[188].

Integração/Desintegração

Seis semanas depois de reeleito presidente, no entanto, Carl Jung renunciou abruptamente ao cargo de editor do *Jahrbuch*. Sua correspondência com Jones sugeria que ele estava pronto para seguir o próprio caminho, mas Freud e seus seguidores estavam profundamente desconfiados. Era "bom demais para ser verdade", escreveu Jones[189]. Freud também estava convencido de que a renúncia era parte de um estratagema por meio do qual Jung iria dissolver o periódico e então reconstituí-lo sob o seu controle exclusivo[190].

O Comitê Secreto debateu a respeito de quais eram as opções. Freud, Ferenczi, Rank e Sachs concluíram que os três grupos da IPA que eram leais – Viena, Budapeste e Berlim – deveriam propor uma dissolução da organização. Se Jung não aceitasse a proposta, eles se separariam. Karl Abraham, no entanto, tinha preocupação de que o seu grupo berlinense pudesse não ficar do lado dos freudianos. Além disso, Abraham não enxergava espaço nas normas da IPA para exigir de Jung essa ação[191]. Freud tranquilizou Abraham de que havia uma asserção clara no regulamento da IPA de que o propósito da Sociedade era "o cultivo de freudianos". Portanto, uma declaração de Freud seria o bastante para uma secessão[192]. Mas Jones também expressou reservas. Após retornar a Londres depois do encontro de Munique, ele havia seguido o exemplo de Ferenczi e fundado uma Sociedade Psicanalítica londrina, com nove membros[193]. Jones argumentou não haver razão para pressa, já que no congresso seguinte os freudianos – fortalecidos por seus novos grupos em Londres e Budapeste – deveriam estar em maioria. Se eles tivessem quórum para dissolver a IPA, ponderou Jones, também o teriam para mantê-la e forçar a saída de Jung. Jones também advertiu que, caso pressionado de imediato, o grupo de Londres poderia não votar com os freudianos. E ele alertou que o mesmo poderia ser dito dos estadunidenses[194].

Ernest Jones e Karl Abraham saíram com a vitória. Os freudianos não anunciaram um desmantelamento da IPA; e antes mesmo que eles soubessem, as coisas deram uma guinada a seu favor. O *Jahrbuch* e a sua editora ficaram com Freud, e Carl Jung renunciou voluntariamente ao conselho editorial da *Zeitschrift*. Jung parecia estar – como disse Freud – fazendo o trabalho dos freudianos por eles. O zuriquense até deu a conhecer que estava disposto a dissolver a IPA e tomar o seu próprio rumo[195].

Antes príncipe herdeiro de Freud, agora Carl Jung estava furioso e magoado. Ele escreveu a Jones para explicar que não exigia que outros adotassem as suas teorias, mas que as suas hipóteses, da mesma forma que as de Adler, mereciam uma discussão séria. Em vez disso, foram reduzidas a complexos pessoais, e o discurso científico foi substituído por intriga política, fofoca e desconfiança. "Não gosto de propaganda, mesmo na ciência", resmungou ele[196].

TOTEM E TABU FOI publicado como uma série de quatro ensaios entre 1912 e 1913[197]. Instigado pela pesquisa junguiana sobre os mitos, Freud não fez mistérios quanto ao fato de que a sua obra tinha a intenção de erradicar Jung e a sua religiosidade cristã do mundo freudiano. Assim como a pré-história junguiana da humanidade, o texto de Freud é bastante extravagante. Para homens que buscavam retratar a si próprios como cientistas reservados, ambos haviam dado grandes saltos no campo da especulação. Mas os ensaios de Freud também funcionam como um *roman à clef* detalhando as dificuldades de fundar uma comunidade psicanalítica.

Fazia tempo que Freud estava interessado nas visões antropológicas de uma comunidade humana primitiva que moldou pela primeira vez as vidas inconscientes de homens e mulheres modernos[198]. Seu interesse foi reacendido pela busca junguiana pelas origens psicológicas da religião. O primeiro ensaio de *Totem e Tabu* era intitulado "Algumas Concordâncias Entre a Vida Psíquica dos Homens Primitivos e dos Neuróticos", uma equivalência que era antiquada para Freud. Ele justificou esse ensaio apenas como uma introdução para o segundo, "O Tabu e a Ambivalência dos Sentimentos". Ali, Freud incorporou a terminologia bleuleriana para descrever as similaridades entre os rituais obsessivos e as atitudes de aborígines com relação aos tabus – em especial, tabus em torno dos inimigos, dos governantes e dos mortos. Nesses tabus, Freud descobriu um excesso de solicitude e veneração que os defendia de sentimentos homicidas. Dada sua experiência de governante acostumado com o que poderia parecer falsa veneração, pode ser que Freud estivesse escrevendo por experiência própria[199].

No outono de 1912, escreveu um terceiro ensaio sobre animismo, pensamento primitivo baseado em raciocínio mágico e projeção. Esse pensamento persistia entre os civilizados, na forma de superstições, delírios, crenças, filosofias e outros sistemas de pensamento, que Freud argumentava serem definidos por uma imperiosa necessidade de coerência. Os sistemas de pensamento – estaria ele se referindo também à psicanálise pós-Nurembergue? – eram intolerantes a desconexões. Por isso os fiéis fabricavam significado para preencher essas lacunas, da mesma forma que os maori, os neuróticos e as crianças[200].

Em maio de 1913, quando a contenda de Freud com Jung transbordou, o professor concluiu seu último ensaio. Nele, imaginou nada menos que o nascimento da civilização. Uma horda primitiva darwiniana tinha vagado pela Terra, dominada por um pai tirânico que pegava todas as mulheres para si e forçava os outros machos a procurar companheiras fora da horda. No fim, o pai se viu arruinado quando os filhos pararam de lutar entre si e se uniram para matá-lo. Movidos pela culpa, os filhos criaram um totem para honrar o pai e instituíram voluntariamente a sua regra de exogamia. Freud era claro: o assassinato do pai dominador pelos filhos engendrou a culpa, o Estado de direito, as restrições morais e a religião; numa só palavra, a civilização[201].

Ao redigir essa fantasia sobre as origens da civilização, Freud descreveu de forma aguda a sua própria tragédia. Como pai de um movimento, havia criado uma comunidade na qual era repetidamente acusado de ser tirânico. Agora ou ele teria de se deixar assassinar simbolicamente para permitir que a comunidade amadurecesse, passando de uma horda selvagem e amedrontada para um clã fraterno civilizado, ou retardar o processo civilizatório, recusando-se a abrir mão de sua autoridade.

Após compilar os quatro ensaios num livro, Freud acrescentou uma introdução que situava o seu trabalho em direta oposição ao de Jung. Uma vez terminado o

Integração/Desintegração

manuscrito, ficou inseguro de si e entrou em depressão. Ele começou a amolecer com relação aos seus sentimentos por Jung; não queria provocar uma cisão e preferia deixá-lo ir por conta própria[202]. Escreveu para Ferenczi com uma nota de pesar e uma insegurança que não era de seu feitio: "Será que preciso realmente estar certo sempre, sempre ser o melhor? A longo prazo, é algo que se torna absolutamente improvável."[203]

Freud distribuiu *Totem e Tabu* ao Comitê Secreto e pediu comentários. Ferenczi e Jones responderam que ele havia, "na imaginação, passado pelas experiências que descrevera em seu livro"; porém, muito extraordinariamente, eles sugeriram que a experiência pela qual Freud havia passado era a do filho matando o pai[204]. Os filhos leais de Freud sugeriam que ele se havia desanimado porque, no livro, tinha reexperienciado imaginariamente os seus próprios desejos mortíferos edipianos em relação ao pai, não porque estava movido pela culpa de ter assumido o papel do tirano, banindo outro filho e impedindo a formação de um clã fraterno mais civilizado. Após ser encorajado por todos os cinco membros do Comitê Secreto, a confiança de Freud voltou. Em 30 de junho de 1913, os membros do Comitê Secreto se reuniram em Viena juntamente com Loe Kann e realizaram um "festival totêmico" comemorativo. Não há registro do que comeram, mas o sangue do filho, Carl Jung, sem dúvida estava em algum lugar do banquete[205].

Freud foi veranear em Marienbad e escreveu para o seu aliado em Zurique, Ludwig Binswanger, dizendo que estava aproveitando as férias. Cansado, admitiu que às vezes sonhava em se aposentar e deixar o trabalho para os outros, mas depois acrescentou com uma autoridade divina: "Quem entre os mortais poderia me aposentar?"[206]

COM O SUSPENDER da depressão, Freud começou a compor outra obra destinada a forçar a renúncia de Jung e precipitar o colapso da IPA[207]. Sendo a coisa mais dura que ele já havia escrito, o próprio Freud a chamava de "bomba". Pretendia ser uma descrição do movimento psicanalítico que recorria à exegese histórica para expor os falsos caminhos oferecidos por psicanalistas fraudulentos.

Em descrições anteriores, Freud tendeu a atribuir generosamente as origens da psicanálise a Josef Breuer e seu método catártico, mas agora não estava com disposição de ceder autoridade a outrem. A psicanálise era criação sua. Durante anos só ele a havia utilizado; portanto, Freud considerava

> ter o direito de sustentar que, ainda hoje, quando há muito já não sou o único analista, ninguém pode mais do que eu saber o que é a psicanálise, como ela se distingue de outras maneiras de estudar o inconsciente e o que merece ter seu nome ou deveria receber outra designação. Ao assim repudiar o que me parece uma ousada usurpação, também informo indiretamente os nossos leitores sobre os acontecimentos que levaram às mudanças na direção e apresentação deste *Jahrbuch*[208].

Para um mestre da retórica como Freud, esse era um papo grosseiro e amargo. Mas o resto era uma brilhante crítica contundente. Freud contou a história de sua própria jornada teórica; e, ao fazê-lo, organizou o enredo para não deixar dúvidas de que não havia psicanálise sem psicossexualidade, e de que a descoberta da centralidade da sexualidade para a vida psíquica era essencial a todo o campo. Freud criou o momento de um "A-há!" mítico para explicar como ele substituiu a sua teoria da sedução paterna por uma baseada em afãs sexuais internos. Apresentou o que havia sido um longo e delicado processo como um rápido reconhecimento empírico sobre o qual a psicanálise fora construída[209]. Para aqueles que podiam argumentar que em 1895 ou 1900 havia uma psicanálise freudiana que não exigia aceitação da teoria da libido, essa foi a breve resposta de Freud.

Então ele discutiu a respeito de seus acólitos de Viena e de Zurique, admitindo que os últimos lhe haviam trazido quase todos os seus seguidores[210]. Depois de uma explosão inicial de crescimento, no entanto, seus seguidores começaram a desgarrar. Adler havia oferecido uma genuína contribuição ao estudo da agressão e do eu, mas exigia que o resto da psicanálise fosse deposto como preço dessa dádiva sombria. Jung vinha de uma comunidade cristã fervorosa que não poderia tolerar a ideia de que a sexualidade sublimada criou a religião e grandes obras da cultura[211]. Como resultado dessas diferenças, agora três grupos distintos alegavam praticar a psicanálise. Decerto havia espaço o suficiente na Terra para todas as três doutrinas, declarou Freud, mas elas não deveriam ser confundidas com o seu termo, a sua teoria e a sua psicanálise. Não havia algo como uma psicanálise adleriana ou junguiana, insistia Sigmund Freud. A psicanálise era dele.

Nas entrelinhas, a bomba freudiana carregava o reconhecimento de uma espécie de derrota. No início, ele esperava que a *sua* psicanálise seria uma ciência, vinculada às verdades empíricas, e não à autoridade pessoal de alguém. Mas algumas das proposições centrais – especialmente a definição do inconsciente – eram muito difíceis de provar. A afirmação de Adler segundo a qual a pulsão inconsciente central era a agressão podia ser sombria; porém, como Freud sabia, isso não a tornava falsa. As afirmações de Jung podiam parecer um retorno às crenças cristãs platônicas; porém, visto que Freud também acreditava em herança filogenética, ele não tinha como sugerir que essas opiniões eram cientificamente menos plausíveis que a sua própria. No fim, Freud apelou para o raciocínio histórico e a lógica do leitor, utilizando experimentos mentais para desacreditar seus rivais. E ele fez precisamente o que seus oponentes acadêmicos o acusavam de fazer: apropriou-se pessoalmente do campo psicanalítico. Se outrora Freud havia tido esperança de criar uma disciplina que não estivesse baseada em sua própria autoridade, mas sim nos amplos princípios da ciência, isso representava um grande retrocesso.

Em fevereiro de 1914, Freud concluiu sua história e esperava que o *Jahrbuch* publicasse o seu repúdio ao editor fundador do periódico. Nesse meio-tempo, em Zurique, uma outra "salva de tiros" foi dada na *Zeitschrift*[212]. Nesse periódico, as ideias de Jung foram atacadas conjuntamente por quatro membros do Comitê Secreto: Ferenczi, Abraham, Eitingon e Jones[213]. Carl Jung já estava farto. No dia 20 de abril de 1914, o presidente da IPA enviou uma circular a todos os chefes das sociedades locais

Integração/Desintegração

anunciando a sua renúncia. Freud e o Comitê Secreto ficaram chocados. Esperavam que Jung lutasse contra eles pelo controle e ficaram aturdidos com a sua voluntariedade de sair sem alarde[214].

Freud e seus guardiões secretos haviam ganhado a batalha para ficar com a IPA. Nêmesis de Jung, Karl Abraham foi designado presidente interino por Freud; até mesmo os líderes locais pró-Jung – Seif, em Munique; Maeder, em Zurique – concordaram, com relutância[215]. Então, em julho de 1914, a história freudiana do movimento foi publicada. Freud tinha plena expectativa de que a sua polêmica iria precipitar um rompimento com os suíços, e ele estava certo. Em 10 de julho de 1914, a Sociedade de Zurique deixou a IPA em massa. A única pessoa do grupo que se recusou a deixar de ser membro foi Binswanger[216].

Agora o rompimento com Zurique era total. Mas Freud estava preocupado com as repercussões noutros lugares. A discórdia com Jung logo chegaria à América com resultados pouco claros. Jones previa que o cisma iria causar agitação na recém-criada Sociedade de Londres, onde ele se via superado em número pelos apoiadores de Jung[217]. Mesmo assim, Jones e Abraham asseguraram ao professor que novos membros afluiriam para dentro de suas respectivas sociedades, de modo que a cisão não iria afetar o crescimento do movimento, que agora seria explicitamente freudiano.

No verão de 1914, Freud controlava integralmente um movimento freudiano peneirado, mas homogêneo em termos teóricos. O processo de depuração interna que começou em Nurembergue havia chegado ao fim. Não tinham sobrado adeptos parciais no movimento. Uma divisa fora traçada, e aqueles que tentaram ultrapassá-la foram expulsos. Não havia mais Bleuler nem Jung, e nem Burghölzli, para formação e pesquisa; toda a Escola de Zurique tinha ido embora. Não havia mais Adler nem Stekel; e os revolucionários sexuais, como Fritz Wittels, tinham sido amansados ou expulsos. Também haviam ido embora os sexólogos, como Magnus Hirschfeld e Iwan Bloch, que não iriam subscrever uma agenda puramente freudiana por muito tempo. Foi-se embora qualquer possibilidade de conquistar psicopatologistas acadêmicos convencionais. Assim como também foram embora quaisquer alianças com hipnotistas e outro psicoterapeutas, como Oskar Vogt e Ludwig Frank.

Sigmund Freud havia limpado a sua comunidade de parcialmente adeptos, concorrentes e potenciais sucessores. O pai tribal havia afugentado os filhos rebeldes. Cercado por pequenos Édipos, o Rei Laio os havia dispersado antes que pudessem se levantar contra ele. Freud dirigiu o movimento, e o seu Comitê Secreto de lealistas estava a postos para que fosse feita a sua vontade. Se antes parecia que Freud estava ajudando a inaugurar uma ampla gama de pesquisa psíquica e sexológica, bem como a prática clínica na Áustria, na Alemanha, na Suíça e noutros lugares, isso era coisa do passado. Antes o movimento psicanalítico recebia todos os pensadores e clínicos que adotassem algo do método, da teoria e da abordagem freudianos, assim como aqueles provenientes das disciplinas a que Freud havia recorrido para forjar seu campo. Não mais. Por volta de 1914, os freudianos iriam insistir que ser psicanalista significava um compromisso absoluto com a psicossexualidade freudiana. E embora houvesse ao menos duas outras escolas divergentes que podiam ser confundidas com a de Freud, elas não eram psicanálise.

A batalha de Sigmund Freud para definir o campo freudiano havia confirmado os medos de seus críticos. Quem permaneceu no movimento convivia com a certeza sempre presente de que, caso as suas próprias experiências clínicas e conclusões teóricas desviassem da psicossexualidade, eles enfrentariam o exílio. Abraham, Ferenczi, Rank e Jones adotaram posturas abertamente subservientes em relação ao Mestre. Ferenczi chegou a ponto de repreender Freud por ter facultado demasiada liberdade a outros colaboradores seus, e o instou a ter tudo nas mãos e a não contar com outras pessoas[218].

Enquanto as notícias perturbadoras sobre o assassinado do herdeiro do trono habsburgo se abatiam sobre Viena, Sigmund Freud celebrava sua vitória contra os zuriquenses. "Não posso reprimir um 'urra!'", escreveu a Abraham[219]. Com alguma sorte, dentro de alguns anos, Freud e a sua equipe leal iria reconstruir a IPA como um empreendimento puramente freudiano e compensar a perda dos zuriquenses, dos adlerianos e do resto. Enquanto ansiava por outras férias de verão, Sigmund Freud pode muito bem ter se perguntado, como havia feito um ano antes: onde estava o mortal que poderia forçá-lo a aposentar-se?

Parte iii :

CONFECCIONANDO A PSICANÁLISE

8

Tudo Pode Perecer

*Nem tudo estava perdido, mas parecia
que tudo poderia perecer.*

PAUL VALÉRY, 1919[1].

I.

Por volta de 1914, os freudianos estavam prestes a se tornar uma dentre várias escolas de psicoterapia, cada uma delas definida de forma estrita pela visão de seu respectivo líder. O que havia acontecido? Os primeiros seguidores de Freud chegaram até ele porque o seu trabalho se sobrepunha a uma ampla gama dos interesses deles. A força da teoria freudiana – sua estupenda síntese interdisciplinar – era uma vantagem para recrutar novos adeptos, mas tornou-se uma desvantagem para integrar uma comunidade intelectual. Não raro, as reuniões das quartas-feiras empacavam, à medida que diferentes membros vindos de origens diferentes atravessavam um ao outro. Poucos tinham experiência em psicoterapêutica, modelos contemporâneos do cérebro e da mente, distúrbios sexuais e histeria. Eles não conseguiam pensar em tudo aquilo. Em vez disso, tinham de decidir se acreditariam, ou não, em Freud.

Os primeiros freudianos haviam evitado conflito a respeito da questão teórica mais complexa adotando uma vaga suposição de que o inconsciente sexual existia. Antes do Congresso de Nurembergue, o próprio Freud parecia contente com essa posição pragmática provisória. "O inconsciente é metafísico, e nós simplesmente o postulamos como real", declarou ele em 1910, numa reunião tipicamente ruidosa da Sociedade Psicanalítica de Viena. Ludwig Binswanger pediu que Freud se explicasse: "Ele diz que procedemos *como se* o inconsciente fosse algo real, como o consciente. Sobre a *natureza* do inconsciente, como um verdadeiro cientista natural, Freud não diz nada, simplesmente porque nada sabemos com certeza a esse respeito, mas tão somente o deduzimos do consciente." Binswanger continuou lembrando que Freud afirmou que, assim como Kant postulava a coisa em si por trás do mundo fenomenal, ele havia postulado um inconsciente – que jamais pode ser objeto de experiência direta – por trás da consciência[2].

Isso era uma reiteração do posicionamento que Freud havia assumido uma década antes em seu livro sobre os sonhos. Mas depois de Nurembergue, a visão "como-se" do inconsciente foi sendo cada vez mais sacrificada, na esperança de refrear os parcialmente freudianos, os desviantes teóricos e os clínicos selvagens. Um processo de unificação transformou a comunidade freudiana numa comunidade em que o inconsciente havia sido definido. Freud rejeitava contestações à teoria da libido, muitas vezes atribuindo-as ao recalque sexual do cientista. Quem se recusava a aderir integralmente ao seu inconsciente estava – com ou sem Kant – fora. A exigência de pureza teórica quebrou as pernas do movimento em Viena e em Zurique. Muitos saíram e conferiram peso à acusação de que os freudianos não eram uma comunidade científica aberta à livre investigação.

Os críticos tinham um ponto. Os freudianos exigiam um compromisso com o inconsciente psicossexual e faziam dele a sua prova de fogo. Eles acreditavam que a sexualidade provocava tamanha repulsa que tinham de salvaguardar sua descoberta dessa forma. O problema era que esse postulado não era um fato. Havia muitas razões para recomendar a psicossexualidade inconsciente como uma inferência lógica e uma teoria, mas as teorias científicas, diferentemente das crenças políticas ou religiosas, não tinham o poder de compelir aceitação sem provas. A despeito dos muitos esforços de Freud para construir uma psicologia da vida interior que estivesse em conformidade com a ciência, os freudianos pós-Nurembergue se tornaram mais um grupo de interesse movido a polêmicas, não diferente da sociedade de abstinência alcoólica da qual Bleuler se arvorava defensor. Para entrar no grupo, era preciso aceitar não só princípios de evidência, mas também uma conclusão que não podia ser integralmente provada. Depois de 1910, o projeto freudiano se estreitou, e a teoria da libido se enrijeceu num juramento de lealdade. Descobertas que contradiziam a teoria – como o trabalho dos zuriquenses sobre a psicose – não eram aceitáveis.

Quando Bleuler, Adler, Stekel e Jung deixaram a paróquia, levaram consigo a possibilidade de pensar contra Freud e a sua teoria da psicossexualidade, em parte, e continuar dentro da comunidade freudiana. Depois de os zuriquenses renunciarem, os freudianos leais tiveram o controle da IPA garantido; porém, o que lhes havia sobrado? Purificados de dissensões, livres para defender a libido inconsciente, parecia que esses freudianos continuariam apregoando o valor de um inconsciente sexual e apresentando confirmações, ao passo que faziam pouco caso de possíveis exceções e contradições. O trabalho de base havia sido feito para transformar a grande síntese freudiana num monótono e fechado sistema de pensamento, e os freudianos pareciam destinados a se tornar uma seita muitíssimo unida, unificada pela crença num líder e numa entidade incognoscível – não Deus, mas uma *Ding an sich*[3] diferente, o inconsciente sexual.

Bleuler, Jung e Adler estavam convencidos de que conheciam a fonte do problema: era Sigmund Freud e sua necessidade de dominar quem estivesse à sua volta.

Tudo Pode Perecer **269**

No entanto, nos anos que se seguiram, ficou evidente que Freud não era o único teórico da psicologia que exigia obediência de seus seguidores. Alfred Adler e Carl Jung fundaram comunidades que se tornaram estritamente adlerianas e junguianas, e que foram cada vez mais definidas pela autoridade de um líder carismático[4]. Os psicanalistas estavam reforçando a opinião de Auguste Comte segundo a qual as psicologias eram subjetivas na origem e estavam fadadas a cindir em escolas de opinião, em vez de chegarem a um consenso científico. Parecia que o dilema epistemológico inerente à psicologia iria determinar a sina dos freudianos e fazer deles uma escola menor em meio a uma série de escolas cada vez maior.

Espantosamente, no entanto, isso não aconteceu. Em vez de se tornarem mais rígidos, defensivos e propagandísticos, os freudianos passaram por uma crise e, depois, por uma dramática transformação. Essas mudanças surpreendentes foram o resultado de uma série de fatores, como veremos, mas elas seriam instigadas pelo enfraquecimento, por parte de Sigmund Freud, da teoria da libido.

Seria uma inversão impressionante. Aos 58 anos, Freud era famoso por sua teoria da psicossexualidade, que era a maior realização da sua vida. Teria sido demasiado humano defender a teoria até o fim. E, no entanto, embora Freud pudesse ser defensivo e dominador, também era um intelectual inquieto que se sentia mais vivo no calor da criação. Seu ideal era ser um grande descobridor, um homem de ciência que chacoalhava o mundo com novas verdades. Depois da partida de Jung, Freud sabia que ele parecia ter dado razão aos críticos que o acusavam de se comportar como um papa infalível. Ele estava determinado a não deixar essa impressão vingar.

Depois de Jung renunciar à presidência da IPA, Freud tentou imediatamente defender seu campo como ciência. Para sustentar seu ponto de vista, ele precisava de uma definição estável de ciência, e na época, em Viena, esse era um tema de intenso debate. O filósofo vienense Ernst Mach tinha pouca serventia para a psicanálise, mas ele tinha pouca serventia para qualquer ciência que parecesse ir além de dados claramente observáveis. Mach defendia a descrição somente na ciência, e via explicações sintéticas como infundadas. Para ele, uma teoria do inconsciente só poderia ser metafísica e anticientífica. Pelos mesmos critérios, opunha-se à teoria do átomo de Ernest Rutherford – uma ideia psicológica de um si-mesmo unificado – e à teoria da relatividade de Albert Einstein. As opiniões de Mach eram vigorosamente contrapostas pelo seu ex-aluno, o físico Max Planck, que acreditava que qualquer esforço para erradicar a metafísica e as abstrações inferenciais da ciência era, em última análise, inútil e apenas impediria o desenvolvimento de uma "imagem de mundo unificada"[5].

Por volta de 1911, os debates acerca da natureza da ciência eram um elemento básico da conversa nos círculos intelectuais vienenses, como a Sociedade Filosófica da Universidade de Viena – grupo que incluía Breuer, Adler e Christian von Ehrenfels[6]. Em 1914, Freud fez referência a essas discussões numa tentativa de reforçar o seu ponto de vista de que a psicanálise freudiana era uma ciência. As ideias psicanalíticas, escreveu ele, não são o fundamento da ciência, sobre o qual tudo repousa; tal fundamento é apenas a observação. Elas não são a parte inferior, mas o topo da construção inteira, podendo ser substituídas e afastadas sem prejuízo. Em nossos dias vemos algo semelhante na física, cujas concepções básicas sobre matéria, centros de força, atração etc. não seriam menos problemáticas do que as correspondentes na psicanálise[7].

Freud era astuto demais para não notar que essa afirmação ia contra tudo o que acabara de acontecer no movimento freudiano. A ideia de libido sexual inconsciente havia se tornado o alicerce freudiano depois de Nurembergue. Questões de observação e inferência clínicas cerradas se haviam tornado secundárias na verificação do inconsciente sexual, onde quer que ele pudesse se encontrar. Em 1914, quando Freud escreveu essas palavras, ele simplesmente não podia ser levado a sério.

Mas quando, reduzidos em número, os freudianos se reagruparam e os acontecimentos mundiais deram uma guinada atroz, Sigmund Freud seria lembrado das responsabilidades e possibilidades presentes naquelas mesmas palavras. Ele iria iniciar um processo que faria o que Bleuler, Jung, Adler e Stekel não poderiam fazer. Iria dar fim à sua antiga noção do inconsciente, a crença central que outrora havia definido os freudianos, e propor mudanças impressionantes. Inspirados, outros também procuraram abrir sua comunidade intelectual, às vezes contra os desejos do professor. Depois de 1918, em vez de exigir um compromisso ideológico central a um homem e à sua teoria – agora em transformação – de pensamentos impensáveis, uma série de freudianos tentou delimitar de outro modo a sua disciplina. Novas vozes sugeriam que essa comunidade devia ser definida não por uma fidelidade forçada a uma teoria do inconsciente, mas sim por meios mais tangíveis.

Como veremos, colocando em questão a sua própria teoria do inconsciente, Freud ajudou a salvar seu campo de se tornar mais um sistema fechado de pensamento, inclinado a anunciar aos quatro ventos as suas confirmações, a forjar conexões quando necessário, e a se defender da contradição. Depois de 1918, mudanças radicais iriam transformar os estudos freudianos num campo mais amplo, mais diverso, mais aberto e, por fim, mais popular. Livres pensadores e pensadoras iriam migrar para essa comunidade reformada. E os membros do movimento começaram a se ver de um modo diferente. Muitos pararam de se chamar de freudianos e começaram a se ver como psicanalistas. A grande florescência da psicanálise ocorreu entre 1918 e 1938. Iria ser o melhor dos tempos, mas também o pior.

EM 28 DE junho de 1914, o arquiduque Franz Ferdinand, herdeiro do Império Austro-Húngaro, foi assassinado. Com uma rapidez de tirar o fôlego, boa parte da Europa estava em guerra, e o movimento freudiano internacional, em frangalhos. O congresso da IPA em Dresden, então, era impossível. O público leitor dos periódicos psicanalíticos caiu vertiginosamente, uma vez que as revistas publicadas na Alemanha ou na Áustria de repente não tinham mais compradores na Inglaterra, na Rússia, na França,

Tudo Pode Perecer

e depois na América. Por volta de 1915, a escassez de papel e tinta ameaçava as publicações. Pouco importava, pois de fato havia pouco a publicar. Muitos freudianos foram recrutados e alocados como médicos e cirurgiões de emergência, não como psicanalistas. Os médicos que conseguiam evitar o recrutamento lutavam contra a inflação, o racionamento de comida, as epidemias repentinas e o colapso de suas clínicas[8].

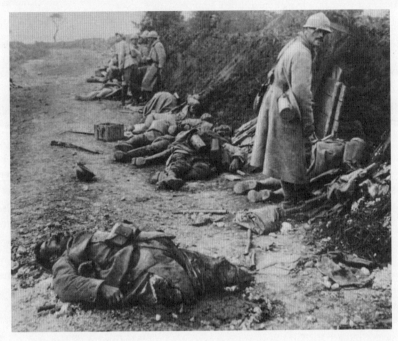

FIG. 19:
A Batalha de Verdun, que durou de 21 de fevereiro a 18 de dezembro de 1916, causou mais de meio milhão de vítimas.

"O que Jung e Adler deixaram intacto no movimento agora perece na rixa entre nações", escreveu Freud. "Nossos periódicos caminham para a descontinuação; pode ser que consigamos continuar com o *Jahrbuch* [Anuário]. Tudo o que quisemos cultivar, tudo aquilo de que quisemos cuidar, agora temos de deixar que se perca."[9] As terríveis previsões de Freud tinham fundamento, a sua única esperança, não. O *Jahrbuch* recebeu uma publicação em 1914 e findou logo em seguida. Pouco depois, Hugo Heller informou Freud de que não poderia seguir publicando a *Zeitschrift* (Revista), de modo que o periódico oficial da IPA foi forçado a fechar as portas[10]. Era um pequeno consolo saber que o *Zentralblatt* (Folha Central) de Stekel também havia morrido. De repente, o único periódico psicanalítico regularmente publicado no mundo era o recém-fundado *Psychoanalytic Review* (Crítica Psicanalítica), nos Estados Unidos.

Em Viena, a Sociedade Psicanalítica teve dificuldades para reunir um quórum semanal e começou a se encontrar a cada duas ou três semanas. O Comitê

Secreto – curvando-se às adversidades dos censores e da correspondência internacional interditada em tempos de guerra – parou de funcionar. Os numerosos correspondentes internacionais que Freud havia cultivado na última década agora eram praticamente impossíveis de contatar. Para driblar as Potências Centrais, uma carta requeria planos elaborados e emissários. A reserva de pacientes internacionais de Freud secou. Em novembro 1914, ele estava tratando apenas um paciente[11].

E então, de repente Sigmund Freud se viu livre do trabalho editorial, político, administrativo, epistolar e clínico que tanto o havia ocupado na última década. Voltou à batalha privada que vinha travando, uma batalha que agora tinha duas frentes de combate. Ele iria tentar defender a psicanálise da desconfiança de que ela fosse um tipo de culto, e labutaria para marginalizar Carl Jung e Alfred Adler. Freud se lançou na questão de como definir o inconsciente. Ele desdenhava o inconsciente mítico junguiano, mas achava a posição adleriana mais desafiadora. Adler parecia captar algo que Freud não havia desenvolvido adequadamente: a força agressiva e seu lugar no afã consciente e deliberado. Em sua batalha com Adler, o professor adotou sua familiar estratégia de pegar o que considerava de valor, sintetizando com as suas teorias preexistentes e dispensando o resto. Ele colocaria os nacos mais saborosos das teorias adlerianas no guisado freudiano e encorajaria o leitor a deixar o resto apodrecer.

Esse ajuste de contas se tornou "Introdução ao Narcisismo"[12], de Freud. O termo "narcisismo" havia sido usado na psiquiatria para caracterizar uma retração psíquica da realidade. Em 1908, Freud utilizou o termo para distinguir distúrbios nos quais não havia transferências. Dois anos depois, incorporou um estágio normal de narcisismo em sua teoria do desenvolvimento. Ele afirmou que o primeiro estágio autoerótico era seguido de um investimento libidinal narcísico em si mesmo, que só então levava à capacidade de amar outras pessoas[13]. As neuroses narcísicas, que outros chamavam de psicose, eram regressões a essa fase intermediária, um recuo da libido no si-mesmo causando megalomania e um desapego das pessoas. Jung rejeitava esse argumento, contrapondo que o recalcamento da libido podia transformar um homem num asceta sinistro, mas não num psicótico. Freud se dispôs a dissipar a lógica junguiana, aparentemente convincente, postulando um grupo de pulsões egoicas. Essas pulsões serviam às necessidades básicas de sobrevivência de um indivíduo da mesma forma que as pulsões sexuais serviam aos requisitos de sobrevivência da espécie. Embora essas pulsões "egoicas" parecessem assexuais, Freud insistia que, na verdade, elas eram abastecidas pela libido sexual[14]. Sua repressão era responsável pelos elementos não sexuais da psicose.

Depois disso, Freud se voltou para as teorias adlerianas de inferioridade e agressão, assim como às suas descrições de sentimentos neuróticos de desconexão e vaidade. Para explicar esses traços, Freud postulou que, com o tempo, o eu desenvolvia um ideal, que era o repositório de todo o amor-próprio da infância. Uma agência crítica também emergia, que era a personificação da crítica parental e social, e ela supervisionava o eu, monitorando discrepâncias entre ele e o seu ideal. Quando a pessoa falhava em corresponder às expectativas, a agência crítica entrava em ação. Na paranoia, essas

Tudo Pode Perecer

vozes críticas eram desvinculadas da libido egoica e percebidas como externas. Numa continuação a esses pensamentos, o extraordinariamente rico "Luto e Melancolia", Freud elaborou sua visão dessa agência crítica e a sua potencial crueldade com o eu, enxergando-o como uma causa de depressão[15].

"Introdução ao Narcisismo" apresentou os dons de Freud para a polêmica, mas mais impressionante era a sua agilidade como teórico. Em sua tentativa de contestar ideias concorrentes, Freud foi muito além da tarefa e deu início a teorias inteiramente novas das funções egoicas, todas elas lançando uma nova luz sobre a natureza da identidade, a autorregulação interna, o amor e distúrbios que envolviam autodepreciação. Ao sintetizar as contestações de seus rivais, Freud acabou ficando com um modelo muito mais rico que, não obstante, era o seu próprio.

Depois de "Introdução ao Narcisismo", Freud se propôs a apresentar a única forma de evidência empírica que ele poderia convocar em suas contendas com Jung e Adler: escreveu um relato de caso que ele esperava provar, definitivamente, a existência da sexualidade infantil. A partir da análise onírica, Freud esperava reconstruir os primeiros quatro anos da vida de um paciente adulto – tarefa bastante difícil, na verdade. Freud se apresentou como um observador empírico que não tinha preconcepções a respeito do que iria encontrar no inconsciente desse homem – alegação risível, dados os anos que ele havia passado defendendo obstinadamente a teoria da libido. E o caso procedeu assim, com o professor sendo tendenciosíssimo. O paciente, um aristocrata russo de 23 anos de idade, estava doente há cinco quando começou a análise com Freud. Durante três anos a análise não deu em nada. No verão de 1913, Freud decidiu combater a estase declarando que o tratamento terminaria dentro de um ano, independentemente do que acontecesse. Sob a pressão do encerramento forçado, a neurose do russo se desaglutinou milagrosamente[16].

O paciente se lembrou de um sonho que ele havia tido aos quatro anos de idade: nele, via lobos sentados numa árvore do lado de fora do seu quarto (a partir de então, o paciente seria conhecido na literatura como "Homem dos Lobos"). Freud interpretou os medos que o garoto tinha da castração e do pai, mas foi ainda mais longe para defender a ideia de que o sonho indicava que o garoto havia testemunhado os pais copulando quando tinha apenas dezoito meses de idade. A reconstrução era metade bastante esperta. O próprio Freud compartilhou a preocupação de que o leitor pudesse não achar sua narrativa crível e resguardou suas apostas argumentando que, embora o testemunho da "cena primeva" *deva* ter ocorrido, ainda que não o tivesse, a hereditariedade lamarckiana poderia ser responsável pela memória que a criança possuía desse acontecimento. Antes de publicar o caso, Freud voltou atrás e sugeriu que podia ser que o garoto não tivesse visto os pais fazendo sexo, e sim cães copulando[17].

Se o que era preciso para provar que os freudianos estavam certos e os junguianos e adlerianos estavam errados era isso, seria difícil convencer. Os clamores do Homem dos Lobos eram não só os de uma criança assustada acordando de um pesadelo, mas do próprio Freud, cujo pesadelo era um método que parecia incapaz de

274   *Parte iii : Confeccionando a Psicanálise*

validar empiricamente a sua teoria do inconsciente e impedir que suas esperanças de comunidade científica desmoronassem.

Enquanto a guerra grassava na Europa, Freud deixou de lado as evidências empíricas e tentou fortalecer as bases de seu pensamento desenvolvendo a sua "metapsicologia". Assim como Kant havia argumentado que a física precisava da metafísica, Freud sustentou que a psicologia precisava de um conjunto de pressupostos que iam além do domínio do estudo empírico. Em 1915, num intervalo de sete semanas de encarniçada atividade, Freud matutou doze artigos metapsicológicos interconectados[18]. A missão, disse ele, era "aclarar e aprofundar as suposições teóricas que estariam na base de um sistema psicanalítico"[19]. A metapsicologia, como ele argumentou, era necessária para organizar, categorizar e aclarar os dados. Freud admitiu abertamente que esses conceitos abstratos não eram derivados apenas de observações. No entanto, comparando essas ideias com acontecimentos empíricos, elas podiam ser aperfeiçoadas e tornadas mais precisas.

Freud publicou artigos sobre as pulsões, o recalque, o inconsciente e os sonhos[20]. Depois desse turbilhão, no espírito de concluir e consolidar o trabalho da sua vida para embarcar numa jornada rumo a um futuro incerto, em 1915 ele concordou em apresentar uma série de palestras introdutórias básicas na Universidade de Viena. Com essas palestras, criou o que equivalia a um manual introdutório para o campo.

Freud não foi o primeiro a escrever um manual de psicanálise. Em 1913, o pastor e pedagogo zuriquense Oskar Pfister escreveu *Die psychoanalytische Methode* (O Método Psicanalítico)[21]. O livro colocava um bocado de ênfase no novo pensamento junguiano, a ponto de deixar Jung escrever o verbete sobre a sua própria obra[22]. Um ano depois, Pfister renunciou à IPA[23] com os outros zuriquenses. O pastor devia sua lealdade principal a Jung, que lhe havia apresentado a psicanálise e se tornado um amigo. No entanto, Pfister ficou consternado com as denúncias que Jung fez de Freud, e com a sua insistência no fato de que o desejo que Pfister possuía de levar em consideração tanto os pontos de vista de Jung quanto os de Freud era uma maliciosa recusa à obediência[24]. Pfister concluiu que Freud era, de fato, mais tolerante à franca investigação científica e passou para o lado freudiano.

O manual do pastor se tornou popular entre estadunidenses como G. Stanley Hall, que elogiava a franca discussão que o livro fazia das várias escolas que se haviam formado em psicanálise. Uma tradução estadunidense começou a ser realizada, e Pfister aproveitou a oportunidade para fazer alterações. Embora tenha deixado intactas muitas das suas referências a Jung, Pfister pôs abaixo uma seção na qual Jung criticava a teoria da libido e retirou o ensaio junguiano sobre os tipos de caráter[25]. Mas ele deixou um extraordinário resquício da primeira edição, o qual testemunhava a situação anterior aos cismas. Depois de apresentar material clínico, Pfister demonstrava como o conteúdo poderia ser interpretado com sucesso pelas teorias de Alfred Adler ou Carl Gustav Jung ou Sigmund Freud. "O leitor verá, com o nosso exemplo, o quão difícil é, sob determinadas circunstâncias, obter interpretações absolutamente confiáveis ou assumir uma posição nas sucessivas teses dos líderes da análise", confessou Pfister[26]. Essa certamente não era uma visão que Freud queria que os novos alunos tivessem.

Tudo Pode Perecer

Outros problemas assolavam o manual escrito por um outro zuriquense, Leo Kaplan. Nascido na Rússia, Kaplan se mudou para a Suíça em 1897 a fim de estudar matemática, física e filosofia – antes de se voltar para a psicanálise, por volta de 1910. Pensador solitário, Kaplan era desconhecido por Freud quando os seus *Grundzüge der Psychoanalyse* (Fundamentos da Psicanálise) vieram a público, em 1914[27]. Kaplan abordou a psicanálise de um ângulo filosófico, em que os primeiros princípios conduziam dedutivamente a teorias elaboradas. O seu tratado, no entanto, não foi bem recebido na comunidade freudiana. Como Freud defendia avidamente a natureza empírica da psicanálise, ele rejeitou a interpretação de que a sua criação era um sistema filosófico dedutivo e chamou Kaplan de "um trapalhão lamentável", opinião que só foi amenizada depois de Kaplan escrever outro livro atacando os rebeldes da psicanálise[28].

Entre o livro ecumênico do pastor e o estudo abstrato do filósofo, não havia manual que satisfizesse Freud. Detrás das trincheiras inimigas na França, Emmanuel Régis e Angelo Hesnard haviam escrito um panorama geral da psicanálise, mas Ferenczi relatou que o livro era marcado pela "ridícula vaidade de fazer tudo o que há de essencial nos ensinamentos do senhor se originar dos franceses"[29]. Depois, Freud descobriu um neurologista de Haia chamado Adolph F. Meijer, que havia escrito um livro introdutório em holandês[30]. Mas quem é que lia holandês?

No inverno de 1915, Freud começou sua própria apresentação de um panorama da psicanálise unificado. Em dois sucessivos semestres de inverno na Universidade de Viena, ele subiu a púlpito 28 vezes. Suas palestras apresentaram a psicanálise como uma ciência empírica que havia crescido naturalmente da apreciação de certos fenômenos. Freud incitou seus ouvintes a avançar. Ele não assumiu nenhum conhecimento prévio e construiu suas ideias do zero. Conforme prosseguia, ia acentuando os problemas observáveis que a sua teoria fora construída para resolver. Empenhou-se em demonstrar que a psicanálise não era um sistema fechado, especulativo e filosófico, mas um acréscimo de diferentes experiências que haviam conduzido a uma forma de pensar. Iniciou a conversa com a mais comum das experiências: lapsos de língua e pequenos equívocos da vida cotidiana. Então, por cerca de três meses, palestrou sobre sonhos. Um aluno que havia concluído o primeiro ano das aulas do professor teria ouvido detalhadas descrições de atos falhos, casos de esquecimento e sonhos com quedas e voo. As pessoas foram apresentadas ao determinismo psíquico e ao princípio de prazer, mas não tinham ouvido uma palavra sequer sobre libido, sexualidade ou transferência[31].

O ritmo das palestras era magistral. Havia humor e exposição cândida, sem um rastro de dogmatismo ou ideologia cega. Se Freud precisou de vinte palestras para chegar à libido, foi porque compartilhou abertamente a esperança de que conquistaria o público ao demonstrar a inevitabilidade dessa ideia. Ele queria mostrar, não contar. Na vigésima segunda palestra, Freud abordou as controvérsias que haviam convulsionado o movimento psicanalítico recentemente. Desarmando os ouvintes, fez pouco caso de tudo aquilo. As controvérsias científicas geralmente acabavam em esterilidade, opinou ele, porque os debates se tornavam demasiado pessoais. Em controvérsias científicas, "é comum tomar uma parte da verdade, situá-la no lugar do todo e, em prol dessa parte, combater o restante, que não é menos verdadeiro"[32]. O feroz lutador que havia defendido a primazia exclusiva da libido sexual via agora a necessidade tanto da pulsão sexual quanto da pulsão egoica, da interpretação do passado e do presente. Naturalmente, o eu de Freud estava enraizado na libido sexual, e o seu passado havia recebido o poder de inundar o presente.

II.

Na época em que as palestras de Freud terminaram, a guerra na Europa havia ficado mais horrível. Como muitos, inicialmente Freud foi tomado pelo fervor bélico e esperou que o conflito fosse nobre, breve e ligeiro. Mas uma rápida vitória para as Potências Centrais não estava em nenhum lugar à vista. Em vez disso, um massacre incessante era a ordem do dia. Em 1916, a Batalha do Somme reclamou meio milhão de vidas. O armamento industrial e mecanizado e o advento de gases químicos letais, explosivos e submarinos haviam feito vítimas sem precedentes. Milhões foram mortos. Os feridos, órfãos e viúvas também eram numerosos demais para contabilizar.

Durante esse novo tipo de guerra, combatentes de ambos os lados tiveram sintomas bizarros. Os soldados desenvolviam paralisias absurdas; ficavam mudos e surdos. Balançavam, piscavam, tremiam e sucumbiam ao pânico como se dominados por ondas de medo. Psiquiatras foram acionados; pedia-se que tratassem os homens e os devolvessem à frente de combate. Encontrar uma cura para o *shell shock*[33] tornou--se algo urgente. Mas *shell shock, Nervenschock*[34] ou "neuroses de guerra" – para não mencionar os muitos outros termos franceses, alemães e ingleses para esses transtornos – eram enigmas para a psiquiatria europeia.

Para os psiquiatras que acreditavam unicamente em causas neurológicas, a razão para essa enfermidade era simples. O cérebro do soldado havia sido traumatizado. O mais famoso proponente desse ponto de vista era ninguém menos que o velho rival de Charcot, o médico berlinense Hermann Oppenheim. Oppenheim construiu sua reputação argumentando que as neuroses traumáticas eram o resultado de dano cerebral microscópico, e ele estendeu essa lógica ao choque de obus. Mas a teoria oppenheimiana tinha pontos fracos. Por exemplo, o que causava o choque de obus em homens muito atrás das linhas de combate, homens que não estavam nada perto das explosões ou dos tiroteios?

Oppenheim acreditava que esses homens haviam sido feridos de alguma forma e não deveriam ser mandados de volta ao combate. Mas as autoridades militares relutavam em aceitar essa opinião, preocupadas com o fato de que isso fosse comprometer o empreendimento bélico. No final de 1916, alguns médicos buscaram estratégias ativas para devolver traumatizados de guerra à frente de combate, partindo do raciocínio de que um choque psíquico havia traumatizado aqueles homens. Em Paris, Jules Dejerine propôs que o choque emocional causava a neurose de guerra. O médico francês Joseph Babinski declarou que essas enfermidades eram causadas pelo sugestionamento de médicos desavisados;

os traumatizados de guerra não deveriam ser encorajados a continuar com suas respectivas farsas, e sim despachados bruscamente de volta para a frente de combate[35].

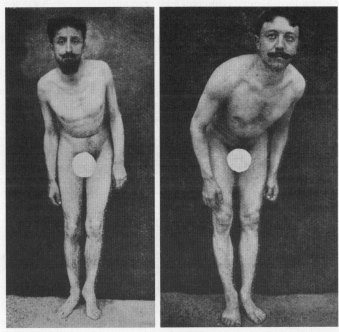

FIGS. 20:
Neurose de guerra. Dois soldados da infantaria francesa que foram arremessados longe por obuses em 1914, o que não foi considerado razão médica para a subsequente incapacidade de andar ou ficar de pé naturalmente.

Muitos médicos na Alemanha e na Áustria concordaram. Eles concluíram que aqueles homens estavam fingindo conscientemente ou iludidos por sugestionamentos. O professor Julius von Wagner-Jauregg, em Viena, defendia o uso do tradicional tratamento do choque elétrico, na esperança de que dolorosas rajadas de eletricidade trariam à razão os simuladores histéricos. Um clínico alemão chamado Kauffman ficou famoso com o seu tratamento de pacientes traumatizados de guerra: sem qualquer aviso, o médico tomava de assalto o paciente, com eletrodos em mãos, enquanto executava um "ataque de choque surpresa"[36].

Tamanha brutalidade provocou indignação e levou as autoridades, perplexas, a olharem mais de perto para métodos de tratamento menos tenebrosos, como o hipnotismo e a psicoterapia. Por exemplo, um neurologista de Hamburgo, Max Nonne, ganhou reputação pelo sucesso terapêutico com sua técnica hipnótica[37]. Quanto aos freudianos, eles foram enviados para os hospitais e clínicas militares, que não eram ambientes fáceis para empregar práticas que médicos veteranos questionavam. No entanto, por volta de 1916, Karl Abraham havia se tornado diretor de uma unidade psiquiátrica em Allenstein e conseguiu testar métodos psicanalíticos em traumatizados de guerra[38]. Ferenczi foi transferido para Budapeste a fim de conduzir uma enfermaria neurológica, onde começou a fazer experimentos com a velha estratégia catártica de Breuer e Freud[39]. Esses freudianos estavam bem-posicionados para oferecer tratamento para homens traumatizados, mas se viam entravados por um sério problema. Embora as inovações psicológicas de Freud tivessem originado para responder ao trauma, não era mais 1895. Fazia tempo que os freudianos haviam rejeitado publicamente a teoria do trauma e o trabalho catártico, e adotado a etiologia sexual da neurose. E a neurose de guerra, ao que parece, nada poderia ter a ver com sexo. Nonne declarou que as neuroses de guerra haviam provado que Sigmund Freud estava errado. Ali estavam casos de histeria que não possuíam nenhuma conexão possível com distúrbios da libido[40].

Foi aí que um médico alemão, até então desconhecido, apareceu com resultados extraordinários. Ele alegava ter curado grande quantidade de neuróticos de guerra com uma forma adaptada de psicanálise. O seu nome não podia ser encontrado nos quadros da Associação Psicanalítica Internacional, mas ele seria rapidamente abraçado pelos freudianos remanescentes. Ernst Simmel havia frequentado as universidades de Berlim e Rostock, onde escreveu uma tese sobre psicogênese e demência precoce. Simmel iniciou sua clínica particular em 1913, indo parar no corpo médico do Exército Alemão apenas um ano depois. Ele serviu como médico de batalhão até 1916, quando se tornou diretor médico de um hospital militar especial em Posen, destinado a neuroses de guerra[41]. Como diretor do hospital de Posen, rejeitava o "sistema de torturas", os "tratamentos pela fome, quartos escuros, proibição de cartas, correntes elétricas dolorosas etc."[42]. Também achava que o uso indiscriminado do sugestionamento era ineficaz. Em vez disso, recorria a uma combinação de hipnose e psicanálise. Na condição de forasteiro ao movimento freudiano, Simmel não se importava com a pureza de sua doutrina; ele não estava preocupado se se tratava de Freud, Adler ou Jung. Queria algo que pudesse utilizar efetivamente para tratar um grande número de pacientes. Ele optou pelo método catártico combinado com análise, interpretação de sonhos e hipnose. Simmel achava os sonhos de seus pacientes particularmente reveladores e afirmava que não trataria pacientes cujos "sonhos não conheço"[43].

Simmel acreditava que os neuróticos de guerra recalcavam experiências dolorosas que atuavam como autossugestionamentos para causar os seus sintomas. Em duas ou três sessões, ele descobriu que poderia curar neuroses de guerra; e por volta de 1918, alegou ter curado cerca de dois mil homens. As neuroses de guerra eram a única grande questão enfrentada pela psiquiatria em 1918. Se a psicanálise pudesse fornecer uma resposta, isso garantiria a aceitação dos militares, e quiçá da medicina acadêmica e da sociedade em geral. Ao ouvir falar do trabalho de Simmel, Freud escreveu para Ferenczi empolgado: "a medicina de guerra alemã mordeu a isca"[44].

Com o aproximar do verão de 1918, os freudianos austríacos, alemães e húngaros fizeram pressão para uma retomada dos congressos psicanalíticos. Não tinha como o congresso ser internacional, mas havia muito a falar – sobretudo acerca das

Tudo Pode Perecer

neuroses de guerra. A tentativa abrahamiana de providenciar um congresso na Alemanha falhou, mas Ferenczi conseguiu organizar o encontro em Budapeste.

O Congresso de Budapeste, em 1918, ressaltou o aparente caráter central da cidade para o futuro do movimento psicanalítico. Durante a guerra, Freud ficou mais próximo e mais dependente de Ferenczi. Apartado dos suíços, alienado do grupo de Adler e incapaz de se comunicar livremente com seus seguidores britânicos ou estadunidenses, Freud estava bastante isolado. Sua clínica estava fraca, e às vezes era inexistente. Ele se apoiou em Ferenczi, e Ferenczi respondeu generosamente, enviando-lhe pacientes e mantimentos indispensáveis. Em troca, Freud tentou aconselhar o budapestino irresoluto acerca de suas bélicas afeições por Gizella Pálos e sua filha, Elma. Na tentativa de resolver sua ambivalência, Ferenczi pediu a Freud que o aceitasse em análise. Em 1914, ocorreram três semanas de análise, logo antes de Ferenczi ser recrutado. Os dois se encontraram brevemente mais duas vezes para retomar a análise de Ferenczi.

A despeito de sua inabilidade para tomar uma decisão no campo romântico, Ferenczi se provou um teórico e escritor arrojado e perscrutador. Durante os quatro anos da guerra, conseguiu concluir 38 artigos, a despeito de suas atribuições militares. E foi responsável por um dos pouquíssimos desenvolvimentos que, durante o período de guerra, foram alentadores para os freudianos: encaminhou a esposa de um abastado cervejeiro de Budapeste para uma análise com Freud. O cervejeiro, Anton von Freund, era um homem culto que ficou interessado na psicanálise; e depois de ser diagnosticado com câncer nos testículos, ficou desorientado e foi fazer análise com Freud. Anton von Freund tornou-se um comprometido defensor e benfeitor da causa psicanalítica. Ele doou uma grande quantia de dinheiro para constituir uma fundação para apoiar o campo. A combinação dos ativos financeiros de Anton von Freund com a liderança intelectual de Sándor Ferenczi fez de Budapeste uma cidade que reluzia em promessas. Em março de 1918, para conferir mais peso às expectativas de Freud, a Sociedade Psicanalítica Húngara foi inaugurada com um número bastante respeitável de membros participantes: dezenove[45].

Graças a Von Freund, o Congresso de Budapeste foi suntuoso. Em 28 e 29 de setembro de 1918, ele ocorreu na Academia de Ciências da Hungria[46]. Ninguém de fora das Potências Centrais participou, tirante duas intrépidas almas da neutra Holanda. Quarenta e dois analistas e partes interessadas compareceram, incluindo representantes oficiais dos governos alemão, austríaco e húngaro, que ali estavam para descobrir o que os psicanalistas poderiam fazer para curar neuroses de guerra.

As neuroses de guerra evidenciavam alguns pressupostos básicos da psicanálise, ao demonstrar novamente o poder da causação psíquica, tanto consciente quanto inconsciente. Contra aqueles que insistiam na hereditariedade, a guerra mostrava como o mundo poderia deixar bastante louca uma pessoa. E o trabalho de Ernst Simmel mostrava que, ao entender fatores inconscientes, era possível curar essas enfermidades desconcertantes. A metade psíquica da síntese freudiana estava ali para todo mundo ver. E se em algum momento houve por onde argumentar a favor de um animal interior no homem, esse momento foi a guerra. No entanto, esse animal não parecia primordialmente sexual, mas cruel e violento; não psicossexual, mas um assassino psicopata.

Aqui Simmel não poderia oferecer nenhum auxílio. Embora proferisse com cuidado as suas declarações, reportou que os seus combatentes traumatizados haviam reprimido sentimentos que, em sua maioria, não eram de cunho sexual. Reportou também que os sonhos que havia examinado com esses neuróticos de guerra não pareciam sonhos de realização de desejo. Não havia obtenção de prazer naqueles pesadelos traumáticos, e ele concluiu que esses sonhos repetitivos eram, isso sim, tentativas fracassadas de catarse[47].

Em Budapeste, Simmel apresentou suas impressionantes descobertas a um grupo de freudianos que conheciam pouco a respeito dele. Ferenczi e Abraham também apresentaram suas visões sobre as neuroses de guerra. Ferenczi ridicularizou quem insistia nas disrupções neurológicas nesses casos, dizendo que, se Robert Gaupp rotulou essas lesões cerebrais imaginárias como "mitologia cerebral", havia cometido uma injustiça com a mitologia[48]. Ferenczi também saiu em defesa da etiologia sexual das neuroses de guerra, sugerindo que, embora esses fenômenos traumáticos não aparentassem ser sexuais em sua natureza, tal regressão narcísica em relação ao mundo era resultado de uma tentativa de voltar aos estados iniciais do desenvolvimento quando o si-mesmo era o foco da libido.

Graças a Simmel, o congresso foi um estrondoso sucesso. Os representantes do Ministério da Guerra prussiano e o Conselho Militar budapestino prometeram criar unidades de tratamento psicanalítico nos acampamentos para tratar neuróticos de guerra[49]. Freud estava eufórico. A psicanálise estava prestes a ser adotada pelos militares e pelas instituições. A fundação de Anton von Freund havia prometido apoiar uma editora (o *Internationaler Psychoanalytischer Verlag*), uma clínica para os pobres e um instituto. O dinheiro de Von Freund também possibilitou subvencionar um prêmio para a melhor publicação psicanalítica, que Freud conferiu imediatamente a Ernst Simmel, assim como a Karl Abraham e Otto Rank.

Então, num piscar de olhos, toda a sorte foi por água abaixo. Antes de as autoridades militares terem uma oportunidade de criar clínicas psicanalíticas, a guerra terminou com uma humilhante derrota das Potências Centrais. O grande futuro para a psicanálise na Alemanha e no Império Áustro-Húngaro colapsou com o desmantelamento desses países. Quando o armistício foi declarado em novembro de 1918, a velha monarquia dual na Áustria e na Hungria chegou ao fim. Vaidoso e com as mãos sujas de sangue, o kaiser Wilhelm II havia fugido da Alemanha. Em Budapeste, um governo socialista tomou posse. Freud estava amargurado: "Assim que ela [a psicanálise] começa a interessar ao mundo por causa das neuroses de guerra, a guerra termina; e quando é encontrada uma fonte que nos proporcione recursos monetários, ela tem de secar imediatamente." "O nosso reino", acrescentou ele, "não é mesmo deste mundo."[50]

III.

A defesa feita por Sigmund Freud da grande deusa Libido havia sido constante por quatorze anos. No fim da guerra, ele estava com sessenta e

Tudo Pode Perecer

dois anos; era um senhor cercado de verdadeiros fiéis que estavam dispostos a levar a psicossexualidade o mais longe que pudessem. A ideia sempre pareceu muito elegante e poderosa para ser modificada. Eros e Psiquê haviam sido reunidos, e foi construída uma ponte entre corpo e alma, animal e homem, sentimento e pensamento, espécie e indivíduo. Mas, para toda a potência explanatória dessa síntese, havia dificuldades que a Grande Guerra tornou impossível de ignorar. Para pensadores religiosos e filosóficos, o problema era o mal. Para biólogos e psicólogos, a agressão.

Freud nunca havia sido cego aos ímpetos violentos do homem. Em 1905, explicou a agressão vinculando-a a uma luxúria perversa, o sadismo, que ele enxergava como radicado na sexualidade. Quando o complexo de Édipo passou a desempenhar um papel central na neurose, Freud ofereceu um modelo no qual a frustração de desejos sexuais levava a uma competição e a uma rivalidade assassinas.

Gradualmente, o ponto de vista freudiano sobre o ódio e a agressão se expandiu por meio do seu estudo da transferência. Em 1908, ele hospitalizou um fidalgo no Manicômio de Bellevue, em Kreuzlingen, e se queixou de que o *Herr* J. v. T. era impermeável à sua influência[51]. Pelos dois anos seguintes, esse homem foi hospitalizado em Bellevue mais três vezes, resistindo em cada uma delas à orientação e à influência de seus médicos – o que levou um deles, Alphonse Maeder, a informar Freud de que a transferência com *Herr* J. havia "falhado"[52]. Em 1911, Freud revisou sua teoria, de modo que as transferências sexuais não falhavam, simplesmente, mas eram substituídas por uma transferência odiosa – embora uma transferência que ainda era "de natureza nitidamente erótica"[53].

Em 1912, Freud delineou uma visão mais ampla do amor e do ódio em seu artigo, breve e brilhante, intitulado "A Dinâmica da Transferência"[54]. Quando escreveu esse ensaio, ele estava tratando uma obsessiva chamada *Frau* N., que desprezava tudo o que Freud fazia para tentar ajudá-la[55]. Não era o negativismo da demência precoce, mas sentimentos de vingança que ela havia "transferido para mim". Freud informou a paciente de que o seu tratamento ocorreria no "campo de batalha da transferência". Em seu artigo de 1912, ele conceituou essa batalha como uma luta que poderia ser compreendida por meio do "excelente termo bleuleriano de 'ambivalência'", conceito que havia sido considerado um avanço no Burghölzli, particularmente depois de ter sido transformado em teoria dinâmica, na qual um polo de sentimentos ambivalentes poderia ser recalcado[56]. Em 1910, Franz Riklin havia argumentado que o complexo edipiano era, por natureza, ambivalente, e que as transferências edípicas eram igualmente cindidas[57]. Freud agora também reconhecia que as transferências se segregavam em polos positivo e negativo. Em enfermidades mais severas, Freud concluiu haver transferência negativa demais; e, diante de tanto ódio, a psicanálise não era possível.

A fonte da transferência negativa, para Freud, ainda eram as transformações perversas da sexualidade. Mas Alfred Adler contestou esse ponto de vista, fazendo valer o argumento de que a agressão era *a* pulsão humana essencial. Freud e seus seguidores estavam chamando as transferências de "sexuais", argumentou ele, e recusando-se a reconhecer que, por baixo de uma máscara de temerosa complacência, o protesto e a raiva estavam à espreita[58]. Juntamente com o privilégio dado por Adler à agressão, fazia anos que Wilhelm Stekel vinha dizendo à Sociedade de Viena que ele acreditava que o medo se devia a um conflito entre forças de vida e de morte, que ele chamava de "Eros" e "Tânatos". Posteriormente, Stekel postulou um impulso criminoso no inconsciente e declarou que o vínculo comum entre todos os homens não era o amor, e sim o ódio[59].

Enquanto Adler e Stekel pareciam prontos para substituir a libido sexual pelas forças agressivas, outros buscavam conceder a ambas um lugar no inconsciente. Em outubro de 1911, um novo seguidor, Theodor Reik, apresentou sua comunicação-teste à Sociedade de Viena[60]. Ele estava fazendo o seu doutorado na universidade local, estudando a psicologia do romance *As Tentações de Santo Antão*, de Gustav Flaubert, e seu tema era: "A Morte e a Sexualidade". Reik argumentava que a fusão entre sexo e morte se devia à culpa pela sexualidade, assim como "ao elo que é formado entre o devir e o perecer, por Eros e Tânatos"[61].

No público, aquela noite, estava um outro membro novo, angustiado em ouvir suas ideias sendo apresentadas por outra pessoa. Sabina Spielrein, a outrora lastimável jovem estudante de medicina e amiga especial de Carl Jung, havia ido para Viena a fim de seguir sua própria carreira na psicanálise. Ela carregava consigo um conjunto de ideias que vinha urdindo em Zurique. Influenciada pelo conceito bleuleriano de ambivalência e pelo raciocínio filogenético junguiano, Spielrein havia começado a conceber uma pulsão de morte que existiria lado a lado com a sexualidade. Já em 1909, Jung havia encorajado Spielrein a publicar suas opiniões, mas ela não o havia feito[62].

Naquela noite, depois de Reik concluir sua fala, Spielrein anunciou que ela havia abordado muitos dos mesmos problemas num artigo em que também argumentava que "os pensamentos de morte estão contidos no próprio instinto sexual"[63]. Quando o artigo de Spielrein foi publicado em 1912, teve como título: "A Destruição Como Origem do Devir"[64]. Nele, indagava: por que um instinto reprodutivo abrigaria um sentimento tão negativo? Ela postulava um instinto de autopreservação que era, por natureza, ambivalente. Ele se esforçava por conservar a mesmidade e proteger o indivíduo, e era contraposto por uma força dinâmica que procurava ressuscitar o indivíduo numa nova forma, destruindo o antigo. Para Spielrein, o imperativo da espécie de criar novos indivíduos estava em desacordo com o desejo do indivíduo de permanecer constante e viver para sempre.

Ante as inovadoras contestações à teoria da libido, Freud sempre acompanhava os céticos até os seus redutos – seus exemplos do que não era sexual – e voltava com explicações sexuais. Embora não haja registro da reação de Freud ao artigo de Spielrein, era previsível que ele não estivesse impressionado com as alegações de Reik[65]. Em 1913, Freud formalizou uma teoria da agressão, que ele incorporou ao seu esquema do desenvolvimento sexual. Ele criou um estágio anal-sádico do desenvolvimento psicossexual para explicar o poder do ódio em casos de neurose obsessiva. Sadismo e masoquismo se haviam tornado a decorrência de um angustiado retraimento em relação ao prazer sexual genital[66].

Se já havia parecido razoável abranger todas as manifestações de agressividade num retraimento anal-sádico da sexualidade, em 1918 uma asserção como essa parecia

Tudo Pode Perecer

insustentável. Depois da Primeira Guerra Mundial, era difícil imaginar que a agressividade humana vinha de um lugar tão limitado e subsidiário. Acaso a matança que havia banhado a Europa em sangue era o resultado de uma epidemia de neurose obsessiva?

Freud já se havia visto como servo da grande deusa Libido; porém, durante os anos bélicos, começou a admitir a presença de outro deus, mais raivoso. Com seis meses de guerra ele escreveu: viemos "de uma interminável série de gerações de assassinos, nos quais o prazer em matar, como talvez em nós mesmos ainda, estava no sangue". E acrescentou: "por nossos desejos inconscientes, somos um bando de assassinos, tal como os homens primitivos"[67]. O "grande experimento da guerra" – como Ferenczi o chamava – havia feito Freud reconsiderar a selvageria humana. Não tardaria até que ele se perguntasse, relutantemente, se Stekel não estava certo. Talvez os homens estivessem mais conectados uns aos outros pelo ódio do que pelo amor.

IV.

Depois do congresso de Budapeste, Freud reuniu as comunicações sobre as neuroses de guerra para publicação e escreveu, ele próprio, a introdução. Ele havia aberto o congresso dizendo: "nunca nos orgulhamos da completude e da conclusividade de nosso conhecimento e capacidade. Estamos agora tão prontos quanto estávamos antes para admitir as imperfeições do nosso entendimento, para aprender coisas novas e para modificar os nossos métodos de qualquer maneira que possa melhorá-los"[68]. Freud admitiu, sem rodeios, que as neuroses de guerra faziam as coisas parecerem ruins para a teoria da libido; porém, mesmo que as pulsões sexuais não tivessem sido claramente implicadas nas neuroses de guerra, ele insistia que não haviam sido *refutadas*. As neuroses de guerra eram neuroses narcísicas, acrescentou ele, embora isso não fosse o suficiente para explicar o frenesi de destruição que Freud e seus vizinhos haviam testemunhado. De forma pouco plausível, Freud também postulou um "eu bélico" que criava um desejo de destruição[69].

A noção de um eu beligerante era uma tentativa pouco convicta de dar sentido à violência assassina do homem. De todo modo, o que era esse si-mesmo beligerante e de onde vinham os seus impulsos? A conjectura parecia inverossímil e tinha ares de um homem tentando dar sumiço a um problema.

O próprio Freud estava insatisfeito com as respostas que havia proposto. Faltava algo, algo importante que fazia dos humanos "um bando de assassinos". Em janeiro de 1919, Freud informou Ferenczi de que havia começado um artigo sobre a gênese do masoquismo[70]. O tópico não era surpresa, já que as reflexões freudianas sobre o sadomasoquismo no caso do Homem dos Lobos haviam acabado de ser revisadas e publicadas. Dois meses depois, Freud concluiu "Bate-se Numa Criança". Fantasias com espancamento estavam devidamente enraizadas no estágio anal-sádico do desenvolvimento. Um dos casos clínicos pode ter sido o da própria filha de Freud, Anna, que o próprio pai estava analisando e que resultou numa perturbadora nota de rodapé para esse artigo não menos que revolucionário[71].

Mas enquanto concluía esse trabalho, Freud confidenciou a Ferenczi que ele também havia começado a escrever um segundo ensaio com um "misterioso" título de "Além do Princípio de Prazer"[72]. O princípio de prazer foi o primeiro princípio freudiano, herdado de John Stuart Mill e de outros psicólogos associacionistas e geralmente adotado por neurologistas e psicólogos fisiológicos. Foi uma premissa essencial que conduziu Freud à psicossexualidade, a alavanca que ele havia acionado repetidas vezes para dar sentido a muitas coisas. *Além* do princípio de prazer? O que poderia significar isso?

Freud não tinha certeza do que estava querendo dizer. Ele concluiu o artigo rapidamente e depois o guardou, pois sentiu que o ensaio continuava confuso[73]. Trabalhou nele por mais um ano, e quando *Além do Princípio de Prazer* finalmente foi publicado, em 1920, foi arrasador. O homem que havia lutado com unhas e dentes pela teoria da libido; o homem que havia labutado para rebater toda e qualquer contestação à primazia do sexo na vida humana; o homem que havia construído um movimento em torno das naturais exigências de prazer, agora se revisava radicalmente. Para quem fazia parte do movimento e havia testemunhado a tenaz defesa freudiana da teoria da libido, o artigo foi um baque. Em 1914, os freudianos remanescentes haviam aprendido que psicossexualidade e libido eram pressupostos de trabalho que *não* poderiam ser questionados. E agora Freud deixava claro que tais questões eram alvo de justa crítica, ao menos para ele.

Além do Princípio de Prazer era um livramento vigoroso das exigências do movimento freudiano e uma reafirmação da própria liberdade intelectual de Freud. O "velho homem" impondo consenso abriu caminho para um pensador livre de qualquer fardo. Essa pirueta teórica começou, muito apropriadamente, com um reexame dos sonhos. Em 9 de setembro de 1920, no encontro da IPA em Haia, Freud apresentou uma palestra aparentemente inócua chamada "Ergänzungen zur Traumlehre" (Complementos à Teoria dos Sonhos). Uma classe de sonhos, observou ele, não decorria da realização de desejo. Eram sonhos traumáticos, que ele prometeu abordar num próximo trabalho[74]. O problema central desses sonhos repisava a observação de Ernst Simmel, segundo a qual os traumatizados de guerra sonhavam não com desejos secretos, mas com terror. Suas mentes recriavam, repetidas vezes, cenas de batalha dignas de um pesadelo. A crença de que a mente era movida pela busca de prazer e pela descarga de tensão subscrevia o conceito freudiano de libido, bem como a sua teoria do inconsciente. Esses sonhos, por sua vez, pareciam colocar tal lógica em questão.

Em 1911, Freud havia revisado os seus princípios primordiais para incluir não apenas um princípio de prazer, mas também um princípio de realidade; porém, as exigências do mundo real não ajudaram[75]. Tem de haver uma outra força em ação, uma força que poderia se sobrepor ao princípio de prazer, baseada não na realidade, mas em algo mais estranho. Para procurar pistas, Freud retornou a um pensador que havia significado muito para ele na construção da teoria topográfica. Ao abrir *Além do Princípio de Prazer*, o leitor descobria que Freud havia ressuscitado Gustav Fechner, o fundador da psicofísica. Para Fechner, a maioria dos processos psíquicos era governada não apenas por uma busca por prazer e evitação da dor, mas também uma necessidade inerente

Tudo Pode Perecer

de estabilidade. A instabilidade era desprazerosa em si mesma; portanto, uma imperiosa necessidade de constância poderia se sobrepor às escolhas entre prazer e dor[76].

Dentro dessa nova estrutura, Freud viu um conjunto de fenômenos psicológicos que apontavam para uma necessidade de constância interior. Os sonhos recorrentes dos soldados eram como a brincadeira da criança que diz repetidamente "tchau" e "olá" para um brinquedo que, simbolicamente, representava a mãe deixando-a; era uma forma de controlar e estabilizar estímulos avassaladores. A necessidade da mente por mesmidade resultava numa compulsão a repetir, uma compulsão que Freud também via encenada nas transferências de seus pacientes.

Nessa nova teoria, Freud retornou não apenas a Fechner, mas também a uma teoria do trauma. O trauma representava uma inundação do psiquismo. A mente tentava retornar a um estado interno de constância por meio da repetição, independentemente de quão dolorosa. O veterano de guerra reprisava o choque de uma bomba explodindo em fantasias e sonhos, não fora do prazer *per se*, mas sim numa tentativa de estabilizar a sua experiência interna. A mente gostava de clichês, gostava de convenções, gostava de previsibilidade. Na esperança de reaver esse equilíbrio, traumas dolorosos eram repetidos diversas vezes.

As relações pessoais poderiam ser roteirizadas por essa mesma compulsão inconsciente à repetição, continuou Freud. A sua ilustração desses padrões de interação era surpreendente para aqueles que haviam acompanhado as tensas colaborações científicas do professor ao longo dos anos:

> Assim, conhecemos pessoas para as quais qualquer relação humana leva ao mesmo resultado: benfeitores que depois de algum tempo são rancorosamente abandonados por seus protegidos, um a um, não importa quão diferentes estes possam ser, e que, portanto, parecem destinados a provar toda a amargura da ingratidão; homens para os quais qualquer amizade tem como desfecho a traição do amigo; outros que, repetindo-o indefinidamente em suas vidas, elevam outra pessoa à condição de grande autoridade para si mesmas ou para o público, e depois de um certo tempo eles mesmos desbancam tal autoridade, para substituí-la por uma nova.[77]

Para compreender toda a gama de reencenações repetitivas, Freud recorreu à biologia, mencionando a noção fechneriana de que um organismo precisava se proteger do aporte externo inundador. No fim, Freud postulou que todas as pulsões eram inerentemente conservativas, direcionadas à manutenção da paz interior. A paz vinha em sua forma mais completa com a mais robusta descarga de energia: a morte. E então, Freud postulou um "princípio de Nirvana", utilizando um termo que ele pegou emprestado da analista britânica Barbara Low. A ideia de ansiar pela morte era uma velha ideia romântica que havia encontrado um lugar nas teorias analíticas de Wilhelm Stekel, Theodor Reik e Sabina Spielrein[78]. Para Freud, o "princípio de Nirvana" criava um desejo humano pela morte[79]. A pulsão de morte, ou "Tânatos", estava em conflito com "Eros". Ou, para dizer de outra forma, o desejo de prazer e a necessidade de constância

286   *Parte iii : Confeccionando a Psicanálise*

estavam em desacordo. Nessa formulação, a guerra tinha novas origens. Inconscientemente, os seres humanos eram impulsionados a estar em paz, o que significava que eles procuravam, sem ter ciência disso, a própria extinção.

As repercussões das propostas de Freud em *Além do Princípio de Prazer* foram dramáticas, mas não porque impuseram imediatamente uma grande adesão. Com esse trabalho especulativo, Sigmund Freud estilhaçou *a* característica definidora da comunidade freudiana. Para aqueles bons freudianos, que acreditavam obstinadamente na teoria da libido e haviam passado por todos os cismas, os anos seguintes seriam desalentadores. Freud havia, de novo, se tornado um herege. Surpreendentemente, ele se havia voltado contra a sua própria ortodoxia e contra si mesmo.

Ao introduzir essa nova visão, Freud discutia abertamente as dificuldades envolvidas em qualquer estudo do inconsciente. O princípio de prazer era uma premissa hipotética que ele havia adotado porque descrevia fatos observados, explicou ele. No entanto, visto que se trata "do campo mais obscuro e inacessível da vida anímica, e se para nós é impossível evitar tocá-lo, penso que a hipótese mais frouxa sobre ele será melhor". Depois escreveu: "em nenhum campo da psicologia tateava-se tanto no escuro". E perto do final de *Além do Princípio de Prazer*, ele confessou não estar seguro das hipóteses que propunha, mas estar desenvolvendo uma "linha de pensamento, perseguindo-a até onde ela leve, apenas por curiosidade científica, ou, se quisermos, como *advocatus diaboli*[80], que nem por isso vendeu-se ao próprio diabo"[81].

A rebelião de Freud o revigorou. Ele fez amizade com um autoproclamado forasteiro, Georg Groddeck, um excêntrico médico de Baden-Baden que se havia deliciado em chocar os psicanalistas no congresso de 1920 tomando o púlpito e declarando: "Eu sou um analista selvagem!"[82] A despeito do fato de os membros do Comitê Secreto terem tentado desesperadamente conter Groddeck e seus projetos – especialmente o seu romance psicanalítico cômico *Der Seelensucher* (O Buscador de Almas), Freud ficou do lado do seu novo amigo[83].

Em sua correspondência, Groddeck proclamou imediatamente a sua opinião de que o inconsciente não era cognoscível. O inconsciente era, no alemão de Groddeck, um *Es*, um isso, dentro de nós. Freud concordava que o inconsciente era "provisório" e "indeterminado", e não devia ser imbuído com características de "fontes secretas de conhecimento"[84]. E ele confessou:

> Eu mesmo sou um herege que ainda não se tornou um fanático. Não suporto os fanáticos, pessoas capazes de levar a sério a própria estreiteza de visão. Agarrando-se à própria superioridade e sabendo o que se faz, é possível fazer muitas coisas contra a corrente. A coragem que o senhor tenciona mostrar é algo de que também gosto muito. Talvez minha última pequena obra, que acabou de ser publicada, *Além do Princípio de Prazer*, mude um pouco a minha imagem aos seus olhos.[85]

A imagem de Freud estava mudando aos olhos de seus seguidores, muitos dos quais haviam considerado a sua teoria do inconsciente uma verdade imutável[86]. Em meio

Tudo Pode Perecer

a um floreado tributo ao sexagésimo aniversário de Freud ("o grande espírito livre, o homem independente e íntegro, o investigador imparcial, o acadêmico verdadeiramente completo, e o indivíduo que tudo compreende e tudo perdoa"), Eduard Hitschmann advertiu:

> Tomai cuidado... se o grande Deus deixa vir um pensador ao nosso planeta. Aí é que tudo está em risco. É como quando uma conflagração irrompe em uma cidade grande, onde ninguém sabe o que ainda é realmente seguro e onde vai terminar. Não há nada na ciência que não possa sofrer uma reviravolta amanhã.[87]

Impulsionado pelos horrores da guerra, o Sigmund Freud pensador havia abandonado o Sigmund Freud defensor do movimento. Com uma cara de espanto, ele havia voltado à prancheta, mudado de ideia e, ao longo do processo, admitiu – e até mesmo enfatizou – a natureza provisória de *qualquer* teoria do inconsciente. Talvez nenhum mortal pudesse aposentar Sigmund Freud; no entanto, por meio desses ajustes de contas consigo mesmo, ele havia passado de velho patriarca encanecido a um dos muitos filhos e filhas do que poderia ser uma ciência nascente.

9

Em Busca de um Novo Centro

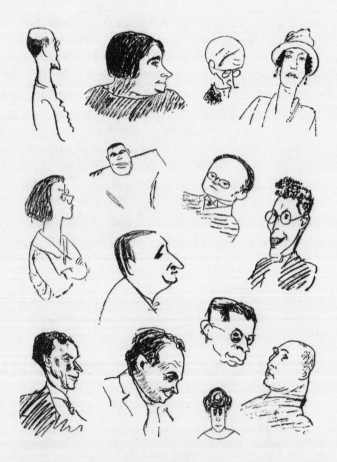

FIG. 21:
Caricaturas de participantes do congresso psicanalítico de Salzburgo, em 1924, desenhadas por Róbert Berény e Olga Székely-Kovács.

Em Busca de um Novo Centro

I.

Uma vez que a natureza do inconsciente havia sido posta em questão, a velha comunidade freudiana se viu forçada a se reconstruir. O vínculo que tinha unido aqueles homens e aquelas mulheres havia desaparecido. Embora muitos não estivessem satisfeitos com as revisões de Freud, estava claro que os que acreditavam verdadeiramente no inconsciente psicossexual freudiano teriam de coexistir com outros que o contestavam, especialmente porque o próprio Freud agora se encontrava entre esses outros.

Em meio a essa turbulência, a comunidade freudiana se viu de novo em posse de um termo que oferecia uma identidade um pouco diferente. Depois dos cismas, existiam diferentes tipos de psicanalistas, contemplando freudianos, adlerianos e junguianos; porém, por volta de 1920, os freudianos eram cada vez mais o único grupo associado à psicanálise. Depois dos anos de guerra, Carl Jung havia emergido com uma panóplia de novas teorias e de novos termos baseados em arquétipos inconscientes, que ele chamava de psicologia analítica. As suas teorias eram fundamentalmente distintas da psicanálise freudiana, e ele se dissociou dessa empreitada. Alfred Adler também havia deixado de se reivindicar psicanalista. Mudou o nome de seu grupo para Sociedade de Psicologia Individual e fundou um periódico para promover a tal psicologia, que se baseava em suas teorias sobre a inferioridade, nas ficções do si-mesmo, e num foco na personalidade como um todo. O único dissidente que continuou se afirmando psicanalista foi Wilhelm Stekel, mas ele nunca teve muitos seguidores.

Em algum momento, a palavra *psicanálise* havia sido sinônimo de "freudiana". Depois de 1920, a *psicanálise*, com suas implicações mais amplas e sua natureza impessoal, oferecia novos atrativos, especialmente porque ser freudiano havia se tornado bastante complicado. Qual Freud um freudiano seguia? Como é que se podia ser freudiano quando havia Freuds divergentes?

A incerteza que emergiu depois do baralhamento freudiano da teoria pulsional foi especialmente difícil para os clínicos. Os físicos teóricos estão livres para questionar os pressupostos mais básicos do seu campo, mas é paralisante para os engenheiros fazer o mesmo. A psicanálise não possuía quadros separados de teóricos e práticos. Ciência e terapia, assim como os imperativos concorrentes do laboratório e do consultório, estavam todos apinhados no mesmo encontro clínico. Para a crescente comunidade clínica, Nurembergue aumentou as necessidades de uma teoria estável, e o reordenamento que Freud realizou em suas afirmações científicas era potencialmente capaz de desnortear a clínica. E assim como não houvera um modo claro de decidir entre as teorias de Freud, Adler e Jung, parecia não haver um modo claro de decidir entre Freud e Freud. As múltiplas teorias freudianas do inconsciente ressaltavam a natureza provisória de todas essas alegações, bem como a sua distância da verificação empírica e do consenso. O campo freudiano pós-Nurembergue havia sido desmantelado.

Durante os anos seguintes, novas vozes emergiriam e defenderiam que uma comunidade de psicanalistas poderia ser unificada por outros meios que não um compromisso com uma teoria altamente específica do inconsciente. Entre 1920 e 1925, a velha comunidade freudiana mudou de uma tal forma que demandava novas identidades, novas instituições e novos modos de racionalizar o exercício da autoridade. Essas demandas não eram surpreendentes, já que por toda a Europa as identidades estavam mudando e as antigas autoridades haviam recuado.

EM 1919, os impérios otomano e austro-húngaro se desintegraram. Nações e repúblicas começaram a lutar para nascer. Comunistas, socialistas, pacifistas, antissemitas, nacionalistas alemães e anarquistas brandiam, todos, as suas ideologias no caos do pós-guerra. Em 1919, foi proclamada na Alemanha a República de Weimar, enquanto na Baváría uma república de operários ao estilo soviético assumiu o poder. Tchecos, poloneses, italianos e eslovenos desertaram a Monarquia Dual, ao passo que, na Hungria, o Terror Vermelho levou ao Terror Branco. Em Viena, o momento também parecia oportuno para uma mudança radical.

Em 1919, Freud começou uma revolução de veludo esgarçando os limites do que era permitido na comunidade freudiana. Ao se reconstituírem após a Grande Guerra, seus seguidores depararam com Freud alimentando especulações que antes eram heréticas. A comunidade freudiana havia sido forjada em batalhas com psiquiatras alemães e pessoas como Fritz Wittels, Karl Kraus, Carl Jung, Eugen Bleuler, Wilhelm Stekel e Alfred Adler. Cada uma dessas batalhas havia estabelecido fronteiras que ajudaram a definir quem eram os freudianos. Agora essa velha comunidade parecia estar tão de pernas para o ar quanto o resto da Europa Central.

Em novembro de 1918, o Comitê Secreto se reuniu para discutir a reconstrução da psicanálise mundo afora. Agora os ungidos eram Abraham, Jones, Ferenczi e Anton von Freund, assim como Otto Rank e Hanns Sachs. Em 1920, para facilitar o trabalho, o comitê estabeleceu uma carta circular que passaria por Viena, Budapeste, Berlim e Londres.

Essas quatro cidades seriam vitais para a sina da psicanálise na Europa e no mundo. Algumas outras sociedades psicanalíticas eram ativas, como a holandesa e a suíça – que fundou uma sociedade não junguiana em 1919 –, mas elas permaneciam sem representação no Comitê Secreto. Também não havia estadunidenses no comitê, e as notícias do Novo Mundo eram, na melhor das hipóteses, confusas. Jones informou aos demais: "Há de tudo sob o nome de Ψα. Não só adlerismo e junguismo, mas qualquer tipo de psicologia popular ou intuitiva. Duvido que haja seis homens na América que poderiam dizer as diferenças essenciais entre Viena e Zurique, de forma clara, pelo menos."[1] De Boston, Isador Coriat confirmou a impressão de Jones, relatando que os estadunidenses se encontravam numa confusão teórica. Em meio a todos os diferentes tipos de psicoterapia estadunidenses, Coriat brincava que tinha de entoar que "não há psicoterapia, a não ser a psicanálise, e Sigmund Freud era o seu profeta"[2].

Depois da guerra, a maior esperança estava centrada em Budapeste. Anton von Freund dedicou sua riqueza à psicanálise e encorajou Freud a anunciar a necessidade

Em Busca de um Novo Centro   **291**

de clínicas psicanalíticas para os pobres no Congresso de Budapeste[3]. O anúncio veio depois de os planos já estarem em andamento para criar uma dessas clínicas, assim como um instituto psicanalítico em Budapeste, todos eles financiados por Freund. Ele havia reservado, antes da guerra, o equivalente a mais de trezentos mil dólares para estabelecer essas instituições, e havia obtido o consentimento do prefeito de Budapeste. Depois do congresso budapestino, a Sociedade Húngara se reunia quase todo domingo, atraindo jovens membros promissores como Sándor Radó, Imre Hermann, Géza Róheim, Melanie Klein e István Hollós[4].

De repente, convulsões políticas tornaram quase sem valor as conexões e o dinheiro de Von Freund. Na primavera de 1919, o governo do liberal Károlyi colapsou e foi substituído pelo Conselho Revolucionário Comunista de Béla Kun. Durante a ocupação comunista, Ferenczi foi indicado para uma cátedra universitária de psicanálise e a direção de uma clínica psicanalítica para os pobres; quando os comunistas foram derrubados e começou o "Terror Branco", violentamente anticomunista e antissemita, Ferenczi perdeu sua cátedra e foi expulso da Sociedade de Medicina local[5]. A comida era escassa; os recursos, indisponíveis; e a capacidade de comunicação para fora da Hungria, difícil. Incapaz de desempenhar suas funções, Ferenczi passou a presidência da IPA para Viena. Já que as coisas não estavam muito melhores por lá, no outono de 1919 o ofício foi transferido a Ernest Jones, na cidade economicamente estável de Londres[6]. Em janeiro de 1920, Anton von Freund morreu de câncer. O dinheiro que ele havia guardado para a causa ficou congelado, acabando com as grandes esperanças para a psicanálise em Budapeste.

No entanto, a visão que Freund e Freud possuíam a respeito do tratamento analítico gratuito se espalhou para além de Budapeste, pegando uma onda de ideologias igualitárias que abria caminho pela Europa. A ideia de clínica pública inspirou dois analistas berlinenses que estavam presentes em Budapeste: Max Eitingon e Ernst Simmel. Ambos estavam retornando à vida civil carregando consigo as experiências dos tempos de guerra – período em que haviam utilizado métodos psicanalíticos modificados para tratar grande número de neuróticos. Ao retornar para Berlim, tramaram um plano para iniciar uma clínica psicanalítica gratuita amparada pelo patrimônio familiar de Eitingon.

Em 1920, a primeira clínica de psicanálise abria as suas portas em Berlim. Além de proporcionar tratamento gratuito para os pobres, a clínica se tornou um espaço de formação para candidatos a psicanalista. Naquele ano, Abraham ministrou um curso introdutório de seis semanas no recém-nascido instituto. Dali a pouco esse curso foi complementado por uma introdução prática, um curso para médicos generalistas e um outro sobre os problemas sociais da sexualidade[7]. Hanns Sachs se mudou para Berlim e foi designado analista didata para os alunos. Novos recrutas chegaram de várias partes da Europa para estudar no único centro de ensino formal para a prática clínica da psicanálise.

Em Londres as coisas não iam tão bem assim. No início de 1921, uma campanha jornalística eclodiu tachando de charlatães todos os psicanalistas. Na cidade, a formação em psicanálise não era formalizada, e os analistas de lá esforçavam-se para se distinguir de uma horda heterogênea de impostores que se declaravam psicanalistas, mas também leitores de mãos ou espiritualistas. Jones relatou que uma tal de "English Psycho-Analytical Publishing Co."[8] havia publicado anúncios em que se podia ler: "Quer ganhar £1.000 por ano como psico-analista? Nós te mostramos como. Faça oito aulas por correspondência com a gente, pagando apenas quatro guinéus por curso."[9]

Sérios problemas vieram logo em seguida. Entraram com uma ação judicial contra um autoproclamado analista que havia estuprado uma paciente e contra um outro que havia seduzido várias mulheres. O segundo caso levou um advogado até a porta de Ernest Jones, que alegou não conhecer o culpado: um homem que dizia ter feito um curso de psicanálise por correspondência com ele. *Lord* Alfred Douglas entrou na briga. O mordaz ex-amante de Oscar Wilde havia se tornado líder de uma Liga da Pureza sediada em Londres. Douglas moveu uma ação por publicação indecorosa contra o editor Kegan Paul, o qual havia publicado um livro de memórias de um teósofo que afirmava ter visitado Freud. Jones escreveu ao Comitê Secreto: "Douglas jura que vai erradicar a $\Psi\alpha$ na Inglaterra e inviabilizar toda e qualquer publicação."[10] Jones considerava o livro do teósofo bobagem; porém, estava preocupado que as ações judiciais de Douglas pudessem abrir um precedente que tornasse ilegais todas as obras psicanalíticas. De fato, Douglas ganhou o caso e todos os exemplares da publicação ofensiva foram "queimados por um executor público"[11].

Depois de dissolver a Sociedade Psicanalítica de Londres em 1919 para se livrar dos membros que possuíam laços com Carl Jung, Ernest Jones reconstituiu uma Sociedade Psicanalítica Britânica naquele mesmo ano. Essa sociedade tinha pouca perspectiva de seguir o exemplo berlinense e fundar um instituto clínico ou de formação. A principal esperança para um centro de formação sediado em Londres era a Clínica Brunswick Square. Fundada em 1913, essa clínica de psicoterapia tinha uma equipe que estava profundamente interessada em psicanálise, incluindo uma série de clínicos leigos que consideravam realizar uma formação em Berlim, formalmente. Jones tinha pouco interesse pelos leigos, mas Karl Abraham e Hanns Sachs aceitaram os candidatos da Brunswick Square e expressaram o desejo de que, levando essas pessoas para o grupo, elas fortaleceriam a Sociedade Psicanalítica Britânica e lhe propiciariam um espaço de trabalho clínico[12]. Jones não era tão esperançoso. Ele relatou que a Brunswick Square havia designado o Conde de Sandwich como diretor, e que o conde – tagarelando sobre poderes curativos sobrenaturais em indivíduos excepcionais, como ele próprio – havia escandalizado os que se reuniram para a inauguração das instalações. Depois de a maioria dos médicos sair da clínica, ela foi posta sob a direção da srta. Julia Turner, auxiliada pela srta. Ella Sharpe e, entre outros, por um médico chamado James Glover[13].

Na visão de Jones, o lugar era um desastre, produzindo analistas selvagens depois de lhes conceder algumas poucas semanas da dita formação. Ao escrever para o Comitê Secreto, ele relatou que uma integrante da clínica que era agora sua paciente, a dra. Ethilda Herford, confirmou que, a certa altura, a secretária que trabalhava por

Em Busca de um Novo Centro

lá havia analisado livremente todo mundo em quem ela conseguisse botar as mãos[14]. Os berlinenses aguentaram firme, argumentando que, ao admitir os forasteiros para uma formação mais séria e formal, eles seriam amansados. Ainda assim, os membros da Sociedade de Berlim eram proibidos de ministrar palestras ou aulas sem autorização prévia[15].

No verão de 1921, as esperanças dos berlinenses pareceram justificadas quando a Sociedade Britânica e a Clínica Brunswick Square se preparavam para uma fusão. Mas a presença de clínicos leigos impedia o Conselho Médico Geral britânico de sancionar a clínica, e o acordo fracassou[16]. Passariam cinco anos até que a Sociedade Britânica estabelecesse uma clínica-escola.

Em Viena, a Sociedade Psicanalítica se reconstituiu em meio aos levantes de um império em desintegração. Milagrosamente, o que restava da Áustria estava conseguindo evitar a queda num caos completo quando os dois maiores partidos políticos – os Socialistas Cristãos e os Social-Democratas – formaram um governo de coalizão[17]. Embora muita coisa fosse precária na "Viena Vermelha", os psicanalistas viam sinais encorajadores. A sociedade recebeu onze novos membros entre 1919 e 1920. Uma quantia do dinheiro de Anton von Freund havia sido transferida para Freud, em Viena, antes da convulsão política em Budapeste, o que permitiu que ele custeasse uma editora psicanalítica que assumiu tanto a *Imago* quanto a *Zeitschrift*. Uma contribuição de um milhão de coroas chegou da América, o que estabilizou ainda mais o *Verlag*[18]. E um dos homens mais abastados de Viena, o financista e editor Richard Kola, mostrou-se disposto a adquirir a editora – sinal de que publicar psicanálise poderia ser lucrativo ou, no mínimo, prestigioso[19].

Os vienenses também haviam sido inspirados pelo discurso freudiano em Budapeste e pela inauguração da clínica de Berlim. Em 1920, começaram as suas próprias iniciativas para abrir uma clínica pública[20]. Eduard Hitschmann sugeriu que um departamento psicanalítico do Hospital Geral de Viena fosse fundado num hospital de guarnição abandonado[21]. Freud se opôs à iniciativa, confidenciando a Abraham que ele duvidava de que algum vienense pudesse ficar ao encargo de uma atividade como aquela[22]. As preocupações de Freud eram desnecessárias. Quando as autoridades médicas perguntaram ao catedrático de psiquiatria da universidade, Julius von Wagner-Jauregg, qual era a sua opinião a respeito do assunto, o plano morreu. Em outubro, Freud depôs como perito diante de uma comissão que investigava maus-tratos de neuróticos de guerra por médicos que trabalhavam sob a chefia de Wagner-Jauregg, o que agravou as relações entre o dois e fez o sonho de uma clínica parecer irrealizável[23].

Hitschmann e seus aliados persistiram. Ofereceram-lhes um espaço abandonado num outro hospital de guarnição, mas ele foi considerado inadequado. Por fim, um clínico geral e novo recruta chamado Felix Deutsch providenciou espaço no pronto-socorro de uma unidade de cardiologia no Hospital Geral de Viena[24]. Tudo parecia em ordem quando, mais uma vez, autoridades médicas intervieram, dessa vez para proteger os médicos vienenses de uma nova concorrência. Por fim, depois de um apelo bem-sucedido, o Ambulatório foi inaugurado em 22 de maio de 1922, com uma advertência de que clínicos não médicos não poderiam trabalhar ali. Hitschmann seria o diretor, e um novo membro da Sociedade, o dr. Wilhelm Reich, se juntaria a ele como assistente. Ali também a clínica proporcionou um novo fórum de instrução prática. As aulas começaram em novembro de 1922. Um ano depois, nove cursos estavam sendo feitos por mais de uma dúzia de alunos.

No processo de levar a psicanálise aos operários e pobres na Alemanha de Weimar e na Áustria, os psicanalistas berlinenses e vienenses se viram com instituições que ainda estavam engatinhando em termos de ensino e formação clínicos. Diferentemente das sociedades psicanalíticas, cujo foco eram descobertas e teorias inovadoras, esses fóruns eram práticos: como conduzir uma análise, como tratar enfermidades e que métodos utilizar. Antes de 1918, uma pessoa interessada se tornava membro da Sociedade depois ter sido indicada e de ter apresentado perante o grupo uma comunicação científica aceitável. Agora, tanto em Berlim quanto em Viena, havia nascido um processo de formação.

Depois da Grande Guerra, quando aconteceu o I Congresso Psicanalítico Internacional, essas novas instituições já haviam começado a funcionar. Em Haia, 118 participantes – o maior número até então – encararam taxas de câmbio desastrosas para participar do encontro da IPA. O novo presidente, Ernest Jones, deu boas-vindas a oito sociedades ingressantes na Associação[25]. Nenhuma dessas oito sociedades (vienense, berlinense, húngara, britânica, nova-iorquina, estadunidense, suíça e holandesa) possuía requisitos oficiais. A questão de como oficializar a formação foi levantada pelo reverendo Oskar Pfister, de Zurique, que propôs que a IPA considerasse a possibilidade de emitir diplomas. Uma série de pessoas, incluindo Freud, apoiou o plano; porém, nos bastidores, os berlinenses do Comitê Secreto foram céticos a esse respeito, e a proposta morreu silenciosamente[26].

Com o surgimento de novas instituições de formação e um quadro cada vez maior de principiantes, os líderes do campo foram forçados a ponderar sobre o que ensinar, sobre o que um aluno tinha de aprender, e sobre o que era exigido de seus clínicos. O estabelecimento dessas diretrizes era de suma importância, mas se tornaria fonte de debate e confusão, pois as respostas estavam longe de serem óbvias.

II.

O método psicanalítico havia se tornado uma mixórdia. Por volta de 1911, os guias publicados que tratavam da condução de uma análise ou estavam ultrapassados ou eram insuficientes. Na Europa e na América, os médicos que se chamavam de psicanalistas utilizavam noções repudiadas, como as de catarse, recuperação da memória inconsciente e hipnose; outros se agarravam ao livro dos sonhos e analisavam símbolos e sonhos; outros, ainda, preconizavam a atividade sexual como uma cura. Esses clínicos alegavam publicamente estar utilizando tratamentos freudianos. Também eram eles, *de facto*, os cientistas que deveriam estar testando empiricamente os achados psicanalíticos. A maioria voava às cegas.

Em Busca de um Novo Centro 295

Se a observação empírica era para ser a fundamentação do campo, esse era um problema terrível. Significava que não existiam regras para acumular as evidências que conduziriam a inferências sobre o inconsciente. Já era difícil chegar a um consenso sobre os processos inconscientes que não eram nem diretamente observáveis nem quantificáveis. Mas se o objeto da análise era, ele próprio, difícil de apreender, era primordial que os observadores fossem, eles próprios, estáveis e uniformes – e é claro que não eram. De acordo com as suas próprias teorias, os freudianos viam todos os seres humanos como desejantes, resistentes e, quando muito, meio iludidos. Os analistas também eram cheios de desejos e medos humanos, e se encontravam dominados por seus respectivos inconscientes. Se um analista em Budapeste não era o mesmo que um outro em Zurique, como é que uma ciência do inconsciente poderia chegar a um consenso de trabalho?

Os seguidores haviam suplicado que Freud lhes mostrasse como proceder, mas as promessas do professor quanto a um manual sobre a prática da psicanálise freudiana nunca eram cumpridas. Sem Freud para guiá-los, os clínicos recorriam ao livro de Stekel sobre estados nervosos, pois ele continha uma breve exposição da técnica psicanalítica[27]. Essas escassas descrições incluíam o uso de um divã e a observação da resistência, mas poucas coisas além disso. Ernest Jones havia escrito dois artigos breves em inglês que delineavam a associação livre, o método junguiano dirigido de associação de palavras e a interpretação de sonhos[28]. Esses guias eram parcos e, ao menos para Freud, enganosos. Ele não aprovava o uso do teste de associação de palavras no tratamento, e já não acreditava que a interpretação de sonhos era a ação central do tratamento psicanalítico. Os sonhos continuavam tendo uma importância especial para Freud, mas ele tinha sido forçado a reconhecer que havia perigos em confiar neles excessivamente.

Essa lição foi trazida por Wilhelm Stekel. Seu forte era uma assombrosa habilidade de interpretar conteúdos oníricos inconscientes (como "o porco [que] sempre acha o que comer", brincou Freud)[29]. Em março de 1911, esse mestre dos sonhos publicou *Die Sprache des Traumes* (A Língua dos Sonhos), no qual argumentava que os símbolos oníricos eram uma língua da pré-história humana que poderia ser traduzida[30]. Uma espada era sempre um símbolo de guerra, uma árvore significava natureza. Freud era receptivo à ideia de símbolos oníricos filogeneticamente herdados; porém, ele certamente não gostou de descobrir que Stekel utilizava os seus símbolos universais para defender que os sonhos eram movidos por uma força agressiva inconsciente similar à que Alfred Adler postulou no inconsciente[31].

Para piorar as coisas, o livro de Stekel saiu bem quando a guerra entre Freud e Adler atingiu seu ápice. Freud detestou *Die Sprache des Traumes* e atribuiu o livro ao inconsciente "perverso" do autor[32]. O professor respondeu escrevendo uma resenha crítica que dizia que as interpretações simbólicas universais de Stekel tornavam a interpretação dos sonhos "incerta e superficial"[33]. Freud admitiu prontamente que a interpretação de sonhos era uma arte difícil que requeria sutileza do profissional e facilmente poderia dar errado. O novo livro de Stekel era um exemplo gritante desse tipo de passo em falso.

Embora contemplasse as instabilidades da interpretação de sonhos, Freud foi persuadido a escrever uma série de artigos didáticos sobre a técnica para os leitores do *Zentralblatt*[34]. Ele confessou a Jung que a escolha se resumia a escrever, ele próprio, os artigos ou deixar para figuras como Stekel. Depois de concluir o primeiro, Freud o enviou para Jung, dizendo: "as coisas que escrevo por obrigação, sem necessidade interior, como tem sido o caso desses artigos, nunca saem certas"[35].

Esses artigos escritos sob encomenda se tornaram textos cruciais para os analistas que estavam em busca de uma técnica especificamente psicanalítica. O primeiro era sobre interpretação de sonhos. Nele, o orgulhoso descobridor do segredo onírico colocou em segundo plano a interpretação, subjugando-a ao processo global da análise. Em todo o texto de Freud está à espreita um analista ruim, não nomeado, que confia demasiadamente em maquinais interpretações simbólicas de sonhos. Os membros do grupo vienense sem dúvida suspeitaram do colega farejador de trufas, Stekel. Sofisticados intérpretes de sonho, sustentou Freud, podem enxergar o inconsciente através da névoa onírica; porém, dizer simplesmente a um paciente o conteúdo de um sonho não adiantava nada. Os intérpretes de sonhos têm de se sujeitar às "regras técnicas que presidem a realização da terapia"[36].

Que regras eram essas? O que assumiria o lugar dos sonhos? Para Freud, fazia tempo que a resposta era clara, embora inexplicavelmente ele tivesse se negado a escrever a respeito. Se a via régia para o inconsciente eram os sonhos, o caminho cotidiano era a transferência. Em 1906, Freud escreveu a Carl Jung dizendo que a transferência era a chave do tratamento e o motor da cura psicanalítica[37]. Graças à libido que eles haviam investido no médico, os pacientes podiam se dispor a superar as resistências e encarar as suas próprias verdades ocultas.

Depois de 1906, um pequeno grupo de conhecedores começou a seguir essa nova ideia. Em 1908, Carl Jung aconselhou que Ernest Jones explorasse a transferência materna num caso que o galês havia acabado de publicar[38]. Naquele mesmo ano, Isidor Sadger publicou a análise de uma homossexualidade na qual a transferência era central[39]. Em 1909, Binswanger publicou uma longa análise de uma histérica, que ele chamou de "Irma", em que o amor secreto da mulher pelo médico foi uma chave para o caso[40]. Mas a adição mais significativa à teoria da transferência veio, em 1909, de Sándor Ferenczi.

"Introjeção e Transferência", de Ferenczi, era uma descrição exaustiva da teoria da transferência, que ele chamava de uma das "mais importantes descobertas" freudianas[41]. Ferenczi via a transferência como uma espécie de importação psíquica ou "introjeção", a qual ele contrastava com a exportação de fantasias inconscientes para o mundo via "projeção". De acordo com ele, os neuróticos fugiam de seus complexos por meio da introjeção de objetos e da transferência, ao passo que os psicóticos exauriam seus mundos internos por meio da projeção. Ferenczi também utilizou a transferência para estabelecer um limite claro entre a psicanálise e terapias concorrentes. Bernheim e seus seguidores requeriam uma submissão masoquista dos seus pacientes, que acatavam os sugestionamentos do médico por causa de uma transferência paterna infantil.

Em Busca de um Novo Centro

Os tratamentos com sugestionamento dependiam da obediência cega, enquanto a análise da transferência buscava libertar os pacientes dessas forças[42].

O artigo de Ferenczi tornou a discussão sobre a transferência no trabalho clínico inevitável. Quando Wilhelm Stekel preparou uma segunda edição de seu livro sobre estados nervosos de medo em 1912, ele aperfeiçoou sua discussão sobre técnica com base nisso, e argumentou que o conhecimento de diferentes formas de transferência era essencial para a obtenção de êxito[43]. Stekel tentou categorizar formas de transferência: aquelas com o médico eram as mais comuns; porém, as transferências também poderiam se fixar silenciosamente à família, aos criados ou aos animais de estimação do médico, e até ao consultório ou ao apartamento do analista[44]. Stekel não argumentou sobre a natureza subjacente desses fenômenos e, negligenciando o trabalho de Riklin e Ferenczi sobre transferências edipianas ambivalentes, fez a observação de que "as raízes psicológicas desse fato ainda não foram exploradas".

Nos primeiros meses de 1912, Freud percorreu o artigo de Stekel com a sua própria tipologia, por meio da qual aclarou as origens psicológicas da transferência. "A Dinâmica da Transferência" foi a primeira discussão freudiana estendida acerca dessa teoria desde o seu posfácio ao caso Dora, em 1905[45]. Na opinião de Freud, Stekel não havia compreendido o principal. Os objetos de uma transferência eram fluidos e variáveis; suas raízes, não. Amor e ódio baseavam-se nos modelos estabelecidos com figuras importantes da infância. A prova de que havia modelos inconscientes podia ser encontrada nos laços emocionais forjados na vida adulta, pois esperamos o amor da forma como o conhecemos primeiro. Esses "clichês" eram "protótipos" projetados no mundo. No encontro clínico, o médico era coberto por essas impressões na mente do paciente. Esqueça a transferência com o cachorro, o apartamento e o mordomo. Pense em: mãe, pai, irmã, irmão. Essas primeiras relações eram as estruturas profundas da transferência.

A transferência era, em sua maior parte, inconsciente e não acessava a memória consciente. Sem ciência disso, homens e mulheres tentavam viver o passado no presente, reencenando um papel tirado de sua história pessoal. Quanto mais longa a análise, acrescentou Freud, mais a transferência se torna *a* fonte crucial de informação sobre o inconsciente. Interpretando essas transferências e trazendo-as à consciência, o analista fazia com que esses fantasmas fossem perdendo gradualmente a influência.

Freud havia posto de lado a complexa hermenêutica da interpretação dos sonhos, substituindo-a pela análise da transferência. De um ponto de vista probatório, esse movimento era um sucesso, e Freud sabia disso. Ele contou a Jung que a transferência era "a maior prova de que [...] todo o processo é de natureza sexual" e a única prova incontestável de que as neuroses se deviam à psicossexualidade[46]. Em "A Dinâmica da Transferência", Freud reiterou essa afirmação, dizendo que as transferências eram inestimáveis, pois tornavam manifesta a vida erótica inconsciente do paciente. A transferência possuía a grande vantagem de ser empiricamente observável aqui e agora. Diferentemente da reconstrução dos traumas passados, a transferência não era propensa a falsificações da memória e aos dilemas da releitura histórica. Sua interpretação era mais simples que a interpretação dos sonhos. Comparada a eles, a transferência poderia satisfazer melhor as exigências tanto da cura quanto do conhecimento, tanto da medicina quanto da ciência[47].

Decerto, havia um risco em defender abertamente que se esperava que os pacientes se apaixonassem pelos seus médicos, especialmente quando os clínicos freudianos às vezes eram pegos sucumbindo à própria luxúria. O professor se apressou para explicar o quão importante era trabalhar com essas paixões selvagens, evitando imbróglios eróticos. Para tanto, o médico deve distinguir entre dois tipos de transferências positivas. O primeiro era em parte consciente, amistoso e afetuoso, e devia ser bem-vindo. Ele era o verdadeiro "veículo do sucesso", porque essa afeição facultava ao paciente aceitar o que Freud admitia serem os sugestionamentos do analista[48]. (Tal admissão indignou Ferenczi, que se queixou que Freud dera munição para aqueles que menosprezariam a análise como sugestionamento[49].) Essa transferência positiva era benéfica e diferente de uma questionável transferência sexual. Essa segunda forma de transferência era inteiramente inconsciente, baseada num sentimento erótico recalcado, e surgia como uma demanda de amor. As transferências positivas eróticas tinham de ser combatidas porque criavam uma feroz resistência à recordação e à análise como um todo. Freud deixou claro que ele pensava que o sucesso terapêutico tinha mais a ver com o modo como a transferência era manejada do que com qualquer outra coisa[50].

A publicação de "A Dinâmica da Transferência", em 1912, foi um acontecimento nos círculos freudianos. Ludwig Binswanger palestrou sobre o artigo; Jung e Ferenczi o elogiaram; e numa das primeiras reuniões do grupo psicanalítico londrino foi preparada uma tradução para estudo[51]. Mas embora a transferência parecesse solucionar uma série de problemas espinhosos, ela também trazia à tona problemas novos. O que impedia o analista de ter as suas próprias transferências? – indagou Ludwig Binswanger. Freud respondeu que o analista jamais deveria responder com emoção espontânea, e devia reconhecer que havia se apaixonado pelo paciente para se libertar desses sentimentos[52].

A pergunta de Binswanger não era uma pergunta acadêmica. Freud tinha ouvido rumores de uma paciente – *Frau* Elfriede Hirschfeld – acerca de problemas transferenciais com Jung e Pfister[53]. Ele escreveu a Jung para adverti-lo quanto aos perigos de transferências como essas, e disse que um ensaio sobre a contratransferência se fazia extremamente necessário[54]. Jung respondeu dizendo que, em se tratando de contratransferência, ele era "um pouquinho refratário", mas que o reverendo Pfister vinha exortando seus pacientes "com base no princípio cristão: Veja o que fiz por você, o que fará você por mim?"[55]

A contratransferência não era apenas um problema para o tratamento, pois durante os cismas Freud foi convencido de que muito dos conflitos internos era causado pelas contratransferências dos diferentes teóricos. Bleuler era puritano, reprimido e tinha medo dos próprios ímpetos sexuais; Jung era filho de pastor, atormentado por um complexo paterno; Adler era paranoico e achava agressão em toda parte; Stekel era completamente perverso. Cada um olhava pelo microscópio freudiano e tratava de ver

Em Busca de um Novo Centro

algo diferente, algo que Freud acreditava ter sido criado pela neurose do respectivo observador. É claro que o próprio Freud não poderia ficar de fora dessas acusações, pois também havia sido acusado de subjetivismo. Os críticos acreditavam que ele era obcecado por sexo e via isso em toda esquina.

Novamente confrontado com essa caixa de Pandora de contestações à autoridade do analista, Freud voltou ao projeto, aparentemente sem fim, de estabilizar o observador científico do psiquismo. Enfatizar os fenômenos observáveis da transferência era um passo rumo à minimização dos problemas que uma pessoa enfrentava ao tentar ler os pensamentos inconscientes de outrem. Em seu próximo artigo técnico, Freud foi mais longe nas tentativas de limitar as intrusões distorcivas do analista. Assim como era para o paciente tentar apresentar seus pensamentos e sentimentos interiores em associação livre, ele encorajava o psicanalista ideal a seguir uma regra semelhante. Ouvir sem uma agenda estabelecida. Não procurar pistas ou associações diretas, mas aguardar com uma "atenção equipendente". Dessa forma, o analista evitava as ciladas do preconceito e do enviesamento: "se na seleção seguimos as nossas expectativas, corremos o risco de nunca encontrar algo diferente daquilo que já sabemos; se seguirmos as nossas inclinações, certamente falsificaremos a possível percepção"[56].

Na esperança de conter a subjetividade do analista, Freud criou o ideal de um analista cujos desejos e enviesamentos eram detidos. Mas havia um obstáculo. O analista imaginado pairando numa atenção equipendente não deve possuir resistências nem pontos cegos. "Para tanto, não basta ele ser uma pessoa razoavelmente normal; pode-se, antes, exigir que tenha se submetido a uma purificação psicanalítica e que tenha tomado conhecimento daqueles complexos próprios, adequados para atrapalhá-lo na absorção daquilo que lhe é apresentado pelo analisando." Freud pedia que o analista "purificado" se preparasse contra envolvimentos emocionais excessivos e tivesse como modelo um cirurgião que deixa os sentimentos de lado. Como esperança derradeira, Freud falava de um analista que funcionasse como um espelho, refletindo fielmente o que estava dentro do paciente[57].

As recomendações freudianas estabeleceram padrões bastante altos. Ninguém podia se afirmar tão puro. Além disso, essas expectativas iam contra o próprio corpo de conhecimento sobre a subjetividade da percepção e da mentação que havia sido tão importante para a construção teórica de Freud. Ainda assim, estabilizar o campo do conhecimento psicanalítico era uma questão urgente. Freud esperava que o ideal de um analista indiferente e objetivo encorajasse os analistas a manter sob controle os seus respectivos desejos. Decerto, se os pensamentos pudessem ser muito simplesmente comunicados de uma mente a outra, sem os enviesamentos da percepção e da cognição, todos esses problemas seriam menores. Freud e Ferenczi estavam ambos intrigados pelos experimentos com transferência de pensamentos, o que Frederic Myers chamava de "telepatia". Quem dera se o inconsciente pudesse ser percebido sem mediação![58] A transferência de pensamentos permaneceria uma vã aspiração, mas a transferência clínica se tornou uma chave para a técnica analítica, bem como um novo centro conceitual para os psicanalistas do pós-guerra se reunirem ao redor.

DEPOIS DA CISÃO derradeira com os zuriquenses, Freud escreveu seus dois últimos artigos sobre técnica. Ao estabelecer regras para manter o campo nos trilhos, Freud se viu explorando um terreno novo. Se a transferência era verdadeiramente central à análise, então os clínicos teriam de lidar com duradouras tentativas inconscientes de reencenar o passado. A partir dessa perspectiva, os seres humanos pareciam ser fundamentalmente nostálgicos; eles sofriam de uma "compulsão à repetição" inconsciente[59]. O reacendimento de antigos amores e rancores na transferência era uma tentativa de viver num passado alucinatório atemporal e uma recusa a se lembrar do passado *como* passado. Freud concluiu que tais repetições faziam com que toda a neurose fosse reencenada no consultório do médico; a própria neurose poderia ser considerada "uma neurose de transferência". Se antes a psicanálise parecia baseada na crença de que a verdade poderia libertar, agora parecia que essa libertação precisaria ocorrer repetidas vezes. O tratamento psicanalítico havia se tornado o deslindamento das repetições inconscientes[60].

Infelizmente, os médicos continuaram se enredando nesses dramas. Os famigerados casos de Jung agora incluíam a sua analista, Maria Moltzer, e uma paciente, Toni Wolff[61]. As paixões de Sándor Ferenczi incluíam um caso atroz com Gizella Pálos e sua filha Elma, ambas analisadas por ele[62]. Jones tinha fugido para a América do Norte depois da acusação de importunar uma mulher que era paciente sua. Wilhelm Stekel havia ficado com uma reputação de quem tem casos com pacientes[63].

Ao enfatizar a transferência, Freud arriscou vincular a psicanálise à importunação e ao escândalo sexual. Destemido, ele abordou audaciosamente a explosiva questão do amor de transferência, que imaginava como sendo uma paciente mulher se apaixonando por um médico homem[64]. Esse aspecto do raciocínio freudiano era bastante convencional, mas o resto do seu argumento não tinha um toque sequer da moralidade convencional. Freud não apenas negava ao casal o direito de amar; em vez disso, sugeria que o problema era que a mulher, conquistando um amante, precisaria de outro analista, e depois outro. O amor sozinho não a curaria da neurose. Quanto ao médico, ele havia sido ludibriado a pensar que o amor dela se devia à sua encantadora pessoa, esquecendo-se do fato de que, para a paciente, ele era um substituto para figuras muito mais antigas. Orgulhoso com a conquista, o médico desistia da sua "indiferença" e entrava no jugo da contratransferência[65]. Para fazer frente a isso, Freud recomendava que a paciente fosse tratada com "abstinência", a recusa do analista em satisfazer os anseios neuróticos que surgiam no tratamento, o que intensificava a pressão na paciente de recordar e perlaborar o passado[66].

Depois disso, Freud parou. Era 1915 e ele havia dito a maior parte do que iria dizer sobre a técnica da psicanálise. Numa série de artigos curtos, tornou a transferência decisiva para a prática clínica e para a teoria freudianas. Ela provava que a teoria da libido era o foco do tratamento e a causa de fracassos clínicos. Permitia que os analistas se fiassem menos nos caprichos da interpretação dos sonhos e fomentassem um

Em Busca de um Novo Centro   **301**

foco cerrado nos encontros clínicos. A transferência ligava o trabalho clínico a uma teoria da neurose e a um modelo da mente, isso para não mencionar um esquema de desenvolvimento psicossexual que explicava alguns dos mistérios do amor. A transferência não era apenas um conceito técnico, mas também uma noção organizadora central que ligava boa parte da teoria e da prática psicanalíticas.

Na primavera de 1917, o médico Georg Groddeck, de Baden-Baden, escreveu para Freud pela primeira vez. Depois de ler a contundente história freudiana do movimento psicanalítico, ele ficou nervoso. Groddeck estava para publicar um trabalho que esperava descrever como psicanalítico, embora declarasse ali que o inconsciente não era definível. Será que também seria repudiado publicamente? "Comecei a duvidar", escreveu o estranho, "se, de acordo com a definição do senhor, eu poderia me considerar psicanalista. Não quero me chamar de membro de um movimento na qualidade de intruso que a ele não pertence."[67] Freud respondeu: "Tenho de declarar, tenho de afirmar que o senhor é um esplêndido analista que entendeu infinitamente os aspectos essenciais da matéria. A descoberta de que a transferência e a resistência são os mais importantes aspectos do tratamento transforma a pessoa, irrevogavelmente, num membro do exército selvagem."[68]

Carl Jung teria ficado atordoado; a sua técnica não havia sido uma questão durante a batalha com Freud. Adler teria compartilhado da perplexidade de Jung. Ele também seguia, de modo geral, o método investigativo freudiano. Ambos haviam sido forçados a sair do movimento porque possuíam visões aberrantes acerca do inconsciente. Agora Georg Groddeck estava sendo recebido no grupo com base em fundamentos metodológicos? A carta de Freud a Groddeck era um primeiro sinal de um realinhamento que iria redefinir o que significava ser psicanalista.

III.

Como a necessidade de formação aumentou depois da Primeira Guerra Mundial, os artigos de Freud sobre técnica iriam se tornar ferramentas pedagógicas centrais; porém, mesmo com esses guias havia muito caos e confusão. Considerem, por exemplo, os jovens acólitos que aderiram à psicanálise em Viena depois de 1918.

A Grande Guerra criou condições de um realinhamento cultural que ajudou os freudianos de Viena a crescer. A guerra fez até os mais pessimistas críticos culturais parecerem proféticos. "A geração do pós-guerra se emancipou brutalmente de tudo o que valera até então e deu as costas a toda tradição", lembrou Stefan Zweig[69]. O pensamento neorromântico – incluindo a teosofia, o ocultismo e o espiritualismo – vicejou[70]. As condenações de Freud e da psicanálise pela medicina tradicional tornaram-se valiosíssimas, à medida que a comunidade freudiana se tornou aliada do novo, do não tradicional, do excêntrico e do sexual.

Uma manifestação do novo espírito era o Movimento Juvenil vienense, que cresceu a partir do *Wandervögel*[71] – grupo fundado em 1901, próximo de Berlim, como uma organização de caminhada para garotos em idade escolar. Por volta de 1911, contava com 1.500 membros que saboreavam a liberdade que vinha com a falta de controle dos adultos[72]. Juntamente com a ginástica e os banhos sem roupa, um observador lembrou que os membros do *Wandervögel* eram "bem instruídos a respeito do sexo" e aceitavam a homossexualidade e o lesbianismo, ostentando o seu desprezo pelos modos convencionais de amar[73]. Em Viena, o Movimento Juvenil unia aspirantes a reformadores e rebeldes que viviam juntos e com pouco dinheiro em casernas abandonadas. A educação sexual, o amor livre e a contracepção eram adotados como uma ruptura com o pudor e a hipocrisia guilherminos[74].

Alguns membros do Movimento Juvenil foram parar na Faculdade de Medicina da Universidade de Viena, onde os seus interesses em comum os reuniram. Depois de uma palestra médica, recordou um deles, "Otto Fenichel passou um papelzinho dizendo que quem quisesse participar de um seminário especial extracurricular sobre os novos desenvolvimentos deveria permanecer depois da aula"[75]. Fenichel era um membro ativo do Movimento Juvenil vienense, comprometido com a reforma sexual, cultural e escolar. Quando era um estudante de medicina de vinte anos de idade, dera início a uma biblioteca com literatura para o Movimento Juvenil, e foi assim que deparou com Freud. Junto de Fenichel, naquele dia estavam Edward Bibring, Grete Lehner e Wilhelm Reich – que acabariam, todos eles, na vanguarda do movimento psicanalítico[76].

A segunda onda de reformadores sexuais era composta por esses alunos que foram atraídos por Freud e pela psicanálise. Em fevereiro de 1919, eles fundaram um Seminário Vienense de Sexologia na universidade, onde discutiam biologia sexual, psicanálise e outros tópicos. Fenichel já era um freudiano empenhado; porém, quando o grupo leu Freud pela primeira vez, diversos membros não ficaram impressionados. Edward Bibring achou o trabalho grotesco[77]. Reich desmereceu Fenichel como um fanático que, igual a todos os freudianos, via sexualidade por toda parte[78]. Mas a despeito dessa desaprovação, Reich também acreditava que a sexualidade era "o núcleo em torno do qual gira toda a vida social, assim como a vida espiritual interior do indivíduo"[79]. Era uma crença da qual ele jamais abriria mão, pois havia chegado a ela por experiência própria.

Wilhelm Reich nasceu na Galícia em 1897, criança privilegiada e vítima de uma tragédia familiar. Filho de um proprietário de terras judeu próspero, porém autocrático, Reich contava a história de sua calamitosa infância disfarçando-se de paciente e apresentando o seu caso aos amigos no Seminário de Sexologia. "Über einen Fall von Durchbruch der Inzestschranke" (Sobre um Caso de Quebra da Barreira do Incesto) falava de um garoto que não era degenerado ou psicopata, mas ainda assim possuía francas fantasias incestuosas. As fantasias eram estimuladas quando ele testemunhava o caso que a mãe tinha com o seu tutor de infância. O jovem Reich se imaginava fazendo sexo com a mãe e fantasiava chantageá-la para que aquiescesse. Por fim, o garoto contou ao pai sobre o caso, o que fez com que o pai abusasse fisicamente da mãe e a atormentasse implacavelmente até o dia em que ela se envenenou. Pouco depois, o pai do garoto também morreu, e o jovem Reich ficou devastado[80].

Em Busca de um Novo Centro

Quando a guerra eclodiu, ele se voluntariou e esteve três vezes na frente de combate. Depois do armistício, Reich se mudou para Viena, onde passava os dias lendo em cafés. Ele consumia o cardápio padrão dos cafés da cidade (Weininger, Schopenhauer e Kant) e estudou física, química e biologia o suficiente para mudar do curso de Direito para o de Medicina. Lá, Reich se conectou com ativistas do Movimento Juvenil como Lehner, Fenichel e Bibring, e entrou para o grupo amoroso e reformista de que eles faziam parte.

O Seminário de Sexologia teve um profundo efeito em Wilhelm Reich. Na primavera de 1919, ao completar o segundo ano de medicina, ele começou a ler os sexólogos. Ficou muitíssimo impressionado com os *Três Ensaios* e as *Conferências Introdutórias* de Freud, que foram decisivos para a sua escolha profissional. Reich começou a referir-se a si mesmo como sexólogo, e quando Otto Fenichel partiu para Berlim, ele assumiu o seminário[81].

Reich levava as responsabilidades a sério. Tentou reorganizar o seminário em componentes biológicos e psicológicos e levou mais ordem para os estudos[82]. Enquanto diretor do seminário, era responsabilidade sua obter leituras para o grupo. Ele entrou em contato com os mais famosos biólogos e psicólogos que pesquisavam sexualidade em Viena e com eles se encontrou. Wilhelm Stekel se esforçava demais para impressionar, pensou o jovem; e Adler desapontou Reich ao se lançar numa invectiva contra Freud e exibir rigidez no tocante às suas próprias interpretações. Freud impressionou Reich ao elogiar o aluno por conta de seu interesse pela sexualidade e oferecendo-lhe, com alegria, livros e reedições[83].

Em 1919, Reich apresentou um panorama de conceitos relacionados com o instinto sexual que ia de Forel a Freud e Jung[84]. Para ele, a ideia de que a sexualidade se apoderava das pessoas na puberdade era tolice; ele havia sido atormentado e excitado por sentimentos sexuais desde uma idade muito mais tenra. Só as teorias de Freud explicavam as suas experiências. Em setembro de 1919, Reich – que frequentemente estava deprimido – começou uma análise pessoal com um analista que havia palestrado nos seminários sexológicos, Isidor Sadger[85]. Naquele mesmo inverno, embora apenas um estudante de medicina, Reich começou a clinicar como psicanalista. Na época, tudo o que era exigido era um "ok" do próprio analista da pessoa e a bênção de Freud[86].

A entrada de Reich na psicanálise clínica foi uma catástrofe. O jovem sempre lutou para controlar seus desejos sexuais; não foi por nada que o seu primeiro livro teve como título *O Caráter Impulsivo*[87]. Circulavam rumores de que o jovem Reich, frequentador de bordeis, tinha muitos casos. Quando, no inverno de 1919, o novato começou a tratar a bela Lore Kahn, que estava com dezenove anos de idade, os resultados eram previsíveis. A jovem havia perdido o namorado, um ex-líder do movimento juvenil. Depois de entrar em tratamento com Reich, logo se apaixonou por ele. Reich teve de lutar com a sua própria paixão por Lore quando ela declarou que não queria a análise, mas sim o analista[88].

Reich resistiu e se lembrou de que aquilo era transferência. Mas depois de os dois terminarem o tratamento, encontraram-se nos seminários sexológicos e começaram a ter um caso. Em outubro de 1920, Lore morreu de repente. Sua mãe acusou Reich de

304   *Parte iii : Confeccionando a Psicanálise*

ter engravidado Lore e de tê-la matado, efetivamente, por meio de um aborto malsucedido. A mãe amaldiçoou o dia em que a filha foi se meter com psicanálise e então cometeu suicídio[89].

A morte de Lore atormentou Reich. Parecia que os seus ímpetos sexuais resultavam inevitavelmente na morte da mulher que ele amasse. "Quem me dirá como é que eu deveria ter me comportado?", ele se perguntava. "Fui a causa, mas poderia ter evitado?" A pergunta persistiria. Em 1920, havia pouca orientação objetiva para a prática da análise, exceto os artigos técnicos de Freud. Reich continuou a praticar a análise, apresentou uma comunicação na Sociedade Psicanalítica de Viena e foi selecionado para compor o grupo. Mas ele ficou arrasado quando a sua comunicação – uma leitura do *Peer Gynt* de Ibsen – foi recebida de forma ambígua, a despeito do fato de ele ter baseado a sua interpretação em fantasias infantis incestuosas. Havia realmente um inconsciente? – perguntou ele a Otto Fenichel. Tentando ajudar, Fenichel respondeu que, filosoficamente falando, não havia inconsciente; porém, psicanaliticamente falando, havia! Um colega mais velho, Eduard Hitschmann, aconselhou Reich a parar de filosofar e – como o jovem anotou satiricamente em seu diário – "analisar, analisar, ana-ana-anal!"[90]

Reich estava em busca de uma teoria mais definida da prática e da técnica clínicas. Eram poucos os que palestravam sobre técnica nas reuniões da Sociedade, e quando ele foi se aconselhar com analistas mais velhos, eles não tinham muito a dizer. Nem mesmo Freud era de grande auxílio, com as suas constantes admoestações, dizendo para ser paciente e manter a ambição terapêutica sob controle. Em janeiro de 1921, Reich, embora ainda na faculdade de medicina, poderia mencionar com satisfação que ele tinha "dois pacientes pagantes enviados a mim pelo próprio Freud"[91]. Vai ver que só analisando as coisas dariam certo.

Em janeiro de 1921, uma amiga de Lore e membro do Movimento Juvenil que conheceu Reich nos seminários, Annie Pink, entrou em análise com ele. Reich escreveu em seu diário:

> Está ficando cada vez mais óbvio que estou analisando Annie Pink com intenções de conquistá-la depois – como foi o caso com Lore... O que devo fazer? Encerrar a análise? Não, porque depois não haveria mais contato! Mas ela... e se ela permanecer fixada em mim, como fez Lore? Resolver completamente a transferência! Sim, mas a transferência não é amor? Ou melhor dizendo: todo amor não é uma transferência?[92]

Com o continuar da análise, a transferência não se desfez. "É horrível", queixou-se Reich em seu diário, "quando uma garota jovem, bonita e inteligente de dezoito anos conta a um analista com vinte e quatro que ela vem alimentando a ideia proibida de que poderia embarcar numa amizade íntima com ele – sim, que isso é algo que ela realmente deseja, diz que seria lindo –, e o analista tem de resolver tudo apontando para o pai dela". "Serre os dentes, mantenha a fachada e expresse indiferença!" – instou Reich a si mesmo. A despeito dessa determinação, nem a transferência de Annie

Em Busca de um Novo Centro

nem a contratransferência dele foram para lugar nenhum. Com seis meses de análise, Annie Pink declarou sua intenção de dar o processo por terminado. Posteriormente, Reich escreveu entristecido: "Se fosse boa pessoa, *ela* é que teria de resolver a *minha* transferência para com *ela*."[93]

Depois do término, Annie logo adoeceu e escreveu para Reich. Ele confessou numa carta a ela que, por trás da "fachada profissional", ele havia lutado com a sua contratransferência[94]. Reich aconselhou um tempo para os ânimos esfriarem. Os dois se tornaram amigos. Annie seguiu para uma análise com um analista mais experiente, Hermann Nunberg. Mais tarde, Reich e ela começaram a ter um caso[95]. Em março de 1922, depois de terem sido pegos na cama pela família de Annie, os dois decidiram se casar. Juntos, atiraram-se no mundo da psicanálise vienense.

Em 1922, Reich graduou-se em medicina e iniciou uma pós-graduação na clínica psiquiátrica de Julius von Wagner-Jauregg, mas ele também foi designado assistente na nova clínica psicanalítica de Viena. Apenas um ano depois de sair da faculdade, foi convidado a palestrar sobre o método clínico. Tratava-se justamente de um caso de cego guiando cegos; isso porque, de acordo com o próprio relato de Reich, ele havia analisado quatro mulheres e dormido com duas delas. Como é que iria continuar analisando? Deveria tratar apenas homens e mulheres mais velhas? – ele se perguntava. Quem poderia aconselhá-lo?

Em sua confusão, Reich se encontrava longe de estar sozinho. Considerem, por exemplo, os perplexos alunos estrangeiros que chegaram a Viena depois da guerra. O professor estava ávido por moedas estáveis, e eles, interessados em estudar com ele para se tornarem psicanalistas. Em janeiro de 1920, Ernest Jones encaminhou o dr. John Rickman a Viena para fazer análise com Freud[96]. Na época em que Rickman chegou, Freud estava atendendo outros dois anglo-estadunidenses[97]. A esse grupo se juntariam o inglês James Strachey e sua esposa, nascida nos Estados Unidos, Alix. Filho de *sir* Richard Strachey, James frequentou Cambridge, depois trabalhou como editor, antes de cruzar com a obra de Freud e decidir se tornar psicanalista. Em fevereiro de 1920, tanto James quanto Alix começaram a fazer análise na Clínica Brunswick Square[98]. James tentou seguir a recomendação de Ernest Jones de estudar medicina, mas a dissecação anatômica era demais para ele. Contornou Jones escrevendo diretamente a Freud e pediu para ser aceito na formação em Viena.

Chegou em 1920, passou um tempo entre "a mesa de dissecção do professor e a Ópera", e logo ficou encantado com o método de Freud[99]:

> Todos os dias, menos domingo, passo uma hora no divã do Prof. (já foram 34, no total), e a "análise" parece fornecer toda uma subcorrente para a vida. Quanto ao que está em causa, nunca tive tão pouca certeza. Em todo caso, às vezes é extremamente excitante; às vezes, extremamente desprazeroso – então me atrevo a dizer que há ALGO ali. O próprio Prof. é muitíssimo afável, e deslumbrante feito um intérprete artístico... Quase todas as horas são transformadas num todo estético orgânico. Às vezes o efeito dramático é absolutamente devastador. Durante a primeira parte da hora, tudo é vago – uma pista obscura aqui, um

mistério acolá –; então isso vai ganhando espessura; você sente coisas medonhas acontecendo por dentro e não consegue fazer ideia do que poderiam ser; então ele começa a dar uma ligeira indicação; de repente, você tem um claro vislumbre de uma coisa; daí vê outra; por fim, toda uma série de lampejos te invade; ele te faz mais uma pergunta; você dá uma última resposta – e à medida que te cai a ficha de toda a verdade, o professor se levanta, atravessa o cômodo em direção à campainha e te mostra a porta.[100]

No outono de 1921, junto com os Strachey e com Rickman havia cinco estadunidenses; então, dos nove pacientes que Freud estava atendendo, oito eram alunos da Inglaterra e da América que esperavam algum dia praticar a análise. No entanto, para além da hora diária com Freud, os alunos não tinham o que fazer. Por fim, reuniram coragem de pedir aulas formais. Freud atendeu; ele providenciou palestras de Otto Rank, Abraham, Ferenczi e do analista húngaro Géza Róheim. Mas os alunos permaneciam mistificados pelas técnicas que eles supostamente deviam dominar, e Freud parecia pouco interessado em se dedicar a questões técnicas naquela altura da carreira. Um dos estadunidenses, o médico nova-iorquino Abram Kardiner, perguntou a Freud o que ele pensava de si mesmo como analista. Freud confessou que não tinha "muito interesse por problemas terapêuticos", na medida em que estava "todo o tempo demasiadamente ocupado com os problemas teóricos, de modo que, sempre que tenho oportunidade, estou trabalhando com meus próprios problemas teóricos, em vez de prestar atenção em problemas terapêuticos"[101].

Embora Kardiner tivesse deixado claro de que seu analista não estava lá muito interessado em questões terapêuticas, vários britânicos estavam absolutamente desnorteados. Certo dia, James Strachey e John Rickman chamaram Kardiner para tomar um chá:

John Rickman me disse: "Sei que Freud fala com você."
Eu disse: "Sim, fala, o tempo todo."
Eles disseram: "O que é que você faz?"
Respondi: "Não sei exatamente. Talvez seja a hora do dia; talvez eu o mantenha interessado; talvez o mantenha ocupado. Eu não sei, mas ele é bastante tagarela. E com vocês, como é?"
Ambos disseram: "Nunca diz uma palavra."[102]

A confusão foi se espalhando à medida que mais estudantes afluíam para a psicanálise. O Congresso da IPA de 1922, em Berlim, recebeu 256 pessoas, mais que o dobro do recorde anterior, batido dois anos antes. Os congregantes ouviram comunicações que elaboravam complexas questões sobre a teoria da libido e outras que aplicavam *Além do Princípio de Prazer* numa teorização biológica especulativa acerca da natureza das células, da embriologia e das enfermidades orgânicas[103]. Nada que ajudasse muito quem estava se perguntando o que dizer aos pacientes neuróticos.

Antes de as coisas ficarem mais claras, elas estavam prestes a ficar mais confusas. No congresso, os participantes ouviram uma declaração que anunciou uma nova era.

Em Busca de um Novo Centro　　　　　　　　　　　　　　　　　**307**

O rebelde de Baden-Baden, Georg Groddeck, disse ao público que a concepção que eles possuíam do inconsciente era insuficiente. Em vez disso, sugeria que uma força cega – que ele chamava de "isso" (em alemão, *Es*) – operava dentro de nós[104]. Não era incomum um membro excêntrico da associação apresentar uma visão contrária do inconsciente e então ser abatido. Mas, surpreendentemente, Sigmund Freud concordou. Ele escreveu para Ferenczi dizendo que estava escrevendo algo que continuava as explorações iniciadas em *Além do Princípio de Prazer* e que tinha "a ver com Groddeck"[105].

No Congresso de Berlim, Freud sinalizou sua dívida com Groddeck ao fazer referência ao isso, mas também ao anunciar que o eu (*Ich*) – normalmente equiparado à consciência – era, em grande parte, inconsciente. Portanto, conflitos entre o eu e o isso estavam inteiramente fora do consciente, o que significava que o modelo de mente central ao pensamento freudiano, que operava por meio da segregação de conteúdos mentais em consciente e inconsciente, não tinha serventia quando se tratava de descrever esses conflitos. Freud prometeu elucidar esse material numa obra chamada *O Eu e o Isso*[106]. Implícita nessas palavras estava a ideia de que o isso era uma força irreconhecível que exercia pressão na consciência, e de que o eu ao menos começava com o entendimento ordinário da experiência interna de toda pessoa[107].

A pulsão de morte freudiana já havia causado perplexidade e conflito entre os freudianos mais velhos. Mesmos lealistas como Paul Federn e Hermann Nunberg rejeitaram o conceito antes de, por fim, mudarem de ideia[108]. Outros, como Sadger e Hitschmann, permaneceram veementemente contrários. Mas essas teorias de uma pulsão de morte eram altamente especulativas, como o próprio Freud admitia. Agora, além disso, ainda vinha mais essa reforma, que tinha embasamento clínico e desafiava o modelo da mente que Freud havia construído em *A Interpretação dos Sonhos*.

Em meio a esses alvoroços no Congresso de Berlim, em 1922, Freud anunciou um concurso de melhor ensaio sobre "A Relação da Técnica Psico-Analítica Com a Teoria Psico-Analítica". Nos dois últimos congressos psicanalíticos, apenas dois dos cinquenta e três artigos haviam sido dedicados à técnica[109]. A presença de muitos neófitos em Berlim (contemplando 120 apenas da Alemanha) tornou evidente que especulações abstratas não serviriam para orientar os números cada vez maiores de futuros clínicos. Um prêmio de vinte mil marcos em dinheiro seria conferido ao artigo que melhor explorasse como a teoria e a técnica estavam "promovendo ou dificultando uma à outra na atualidade"[110]. Quando Freud anunciou o prêmio, ele acreditava saber quem seria o vencedor.

IV.

Durante os anos de guerra, Sándor Ferenczi se havia estabelecido como o principal pensador da técnica psicanalítica. Ele tinha enfrentado o desafio das neuroses de guerra e descoberto que alguns pacientes precisavam de medidas terapêuticas ativas, às vezes agressivas[111]. Inspirado pela data arbitrária de término do tratamento aplicada por Freud com o "Homem dos Lobos", Ferenczi começou a fazer experimentos com várias ações coercitivas. Ele pensava que, se a frustração deixava o neurótico doente, então satisfações menores e limitadas poderiam desarmar o desejo de completa recuperação[112]. Gentileza e generosidade poderiam minar o desejo de ser curado. Portanto, Ferenczi acreditava que o analista devesse se opor energicamente a "satisfações substitutivas prematuras"[113].

Essa postura agressiva contrariava a visão do analista como um observador objetivo. A despeito do fato de que ele esperava conservar a capacidade de espelhamento do analista, Freud concordava que uma atitude passiva não chegaria a lugar nenhum com pacientes fóbicos ou severamente obsessivos. As fobias devem ser confrontadas. Não se deve permitir que um obsessivo siga em frente indefinidamente em nome da associação livre. Freud adotou essas modificações, mas advertiu: "Recusamos enfaticamente transformar o paciente [...] em nossa propriedade, formar o seu destino para ele, impor-lhe os nossos ideais e, com a altivez do Criador, formá-lo à nossa semelhança, para a nossa satisfação."[114]

Depois de 1918, Ferenczi publicou uma sequência de artigos que enfatizavam uma abstinência forçada. Escreveu sobre o tratamento de uma paciente que não estava indo para lugar algum há anos; uma mulher que havia mantido uma transferência erótica, mas nunca avançava na análise[115]. Ele marcou uma data para o término da análise. A mulher melhorou um pouco e deixou o tratamento, depois retornou com a mesma neurose. A segunda tentativa de análise foi uma reencenação da primeira. Na terceira, Ferenczi notou que a mulher possuía o hábito de entrelaçar as pernas durante as sessões e se referia ao seu amor pelo médico como um sentimento "lá no fundo". Ferenczi concluiu que a mulher estava pressionando inconscientemente as suas coxas, estimulando-se e descarregando a libido reprimida durante a sessão. Ela utilizava a análise para gratificação sexual, não para intelecções e mudanças. Ferenczi decidiu proibi-la de cruzar as pernas durante as sessões[116]. A mulher ficou atormentada, inquieta, mexeu o corpo para frente e para trás, e então entrou num labirinto de fantasias e memórias de traumas precoces que, gradualmente, levaram-na a melhorar. Foi só Ferenczi ficar encantado que, em seguida, descobriu que o tratamento havia estagnado novamente. Ele a proibiu de se masturbar em casa e dali a pouco relatou que a mulher havia sido curada.

Os experimentos clínicos de Ferenczi impressionaram Freud e o levaram a considerar novas modificações técnicas para casos nos quais a abstinência era vital e o distanciamento neutro do analista, inútil[117]. Ferenczi instruía os analistas a não responderem às perguntas dos pacientes, e sim devolvê-las às suas respectivas fontes[118]. Com a abstinência analítica como parte da técnica psicanalítica, a categoria possuía mais um bastião contra os perigos da contratransferência sexual. Ferenczi relatou ter forçado o húngaro Sándor Feldman a renunciar ao grupo budapestino, assim como à IPA, porque ele se recusava a aderir à "Abstinência da Ψα"[119]. Freud relatou que "outra execução ocorreu de forma mais amena": a advertência feita a Wilhelm Reich devido ao fracasso em conservar a abstinência[120].

Como proponente da intervenção ativa, Ferenczi se viu digladiando com quem se agarrava ao modelo do analista-espelho. Um desses defensores era Ernest Jones, que

Em Busca de um Novo Centro

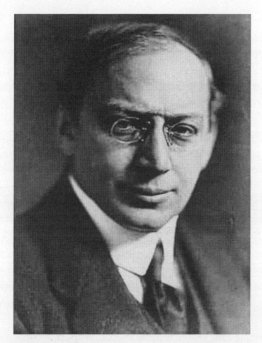

FIG. 22:
Sándor Ferenczi, o psicanalista húngaro que primeiro se opôs vigorosamente aos desvios em relação a Freud, e depois adotou revisões centrais na técnica e na teoria.

havia rebatido o ataque de Pierre Janet à psicanálise reiterando que o analista não era um conselheiro ou um terapeuta sugestionador, mas um intérprete objetivo de fenômenos intrapsíquicos. As modificações ferenczianas minavam essa posição porque as suas intervenções ativas poderiam facilmente ser vistas como sugestionamentos. Ferenczi insistia que, em alguns casos – por exemplo, um homem que evitava fobicamente a atividade sexual –, era perfeitamente razoável que o analista o instruísse a ter intercursos[121]. As exigências da psicanálise como ciência objetiva da mente não deveriam comprometer sua efetividade como tratamento.

No congresso internacional de 1920, Ferenczi apresentou uma extensão da sua técnica ativa. A regra principal era conservar uma atmosfera de abstinência. Para implementar isso, o analista precisava interpor "ordens e proibições, sempre contra a direção do prazer"[122]. Mas essas eram medidas a serem utilizadas *apenas* em casos excepcionais. A palestrante que subiu ao púlpito depois de Ferenczi sabia exatamente o que o húngaro estava querendo dizer. Ela *era* uma dessas exceções. Eugenia Sokolnicka era uma polonesa que havia estudado com Janet e Jung, antes de começar uma análise com Freud no ano de 1913. A análise não havia corrido bem. Freud detestava Sokolnicka, que ele dizia ser "uma pessoa absolutamente repugnante" e "bastante louca"[123]. Quando o tratamento chegou ao fim, ela tentou se matar. Em 1920, entrou em análise com Ferenczi, que sugeriu que ela evitasse a masturbação. Foi algo que ela cumpriu por um tempo, mas depois começou a se queixar e a analisar Ferenczi, chamando-o de sádico[124].

Ferenczi admitiu a Freud que acreditava poder haver algo de verdadeiro na acusação feita por ela; algo que ele conectava aos seus próprios problemas conjugais. A tentativa efetuada por Ferenczi no intuito de solucionar seu amor conflituoso por Gizella e Elma havia se tornado um épico de indecisão. Freud oscilava entre manter a neutralidade e oferecer conselhos. Por fim, exasperado, disse a Ferenczi que não tinha nenhuma opinião a respeito. Freud instou o colega a parar de utilizar a análise para evitar ações no mundo real. Em 1917, Ferenczi decidiu agir e, inacreditavelmente, pediu que o professor fizesse a pergunta para Gizella em seu lugar[125]. Talvez aprendendo uma lição com a sua própria análise, Ferenczi instava os analistas a intercederem ativamente para deter "a incapacidade quase fóbica de chegar a uma decisão" numa análise[126].

Em 1922, Ferenczi pediu a Freud que ajudasse Sokolnicka a arranjar um trabalho em Paris como tradutora das obras freudianas. Eugenia foi para lá e, quatro anos depois, tornou-se uma das fundadoras da Sociedade Psicanalítica de Paris. Ferenczi parecia ter tido sucesso no tratamento de uma mulher que Freud havia sido incapaz de ajudar. (Ele não tinha como saber que, em 1934, Sokolnicka cometeria suicídio.) O húngaro escreveu a Freud: "Agora pareço estar menos focado em encontrar novas coisas do que estou em conseguir melhores resultados com o aperfeiçoamento da técnica."[127] Quando Sigmund Freud anunciou o concurso de melhor artigo sobre a relação entre técnica e teoria, o favorito seria certamente o inovador Ferenczi.

De fato, a corrida já estava ganha. Logo antes do Congresso de Berlim, Ferenczi, juntamente com Otto Rank, leu para Freud o rascunho de um novo artigo que parecia oferecer novo alicerce para um campo em movimento. Ele sintetizava os ensinamentos das últimas duas décadas e consolidava uma nova técnica psicanalítica. Quando Freud anunciou o concurso berlinense dias depois, o entendimento era que o artigo dos dois merecia o prêmio[128].

A DESPEITO DA sua promessa de unificar a categoria, o trabalho de Ferenczi e Rank seria enredado nas disputas políticas que irromperam no Comitê Secreto freudiano. Destinado a salvaguardar a causa, esse comitê se havia partido em campos opostos. De um lado estavam os líderes eleitos da IPA: o presidente, Ernest Jones, de Londres; o secretário, Karl Abraham, de Berlim. Do outro, o braço direito de Freud em Viena, Otto Rank, diretor da editora psicanalítica. Uma vez que Abraham geralmente era apoiado pelos outros berlinenses – e Rank, por Freud e Ferenczi –, o racha provocou a revolta dos líderes de Londres e Berlim contra os de Viena e Budapeste.

Muito do conflito inicial era sobre a nova editora que Rank dirigia[129]. Ele havia voltado da guerra e retomado o seu lugar perto de Freud. Como escriba das missivas enviadas para Viena aos membros do Comitê Secreto, Rank assumiu algo da autoridade geralmente reservada ao professor. Cada vez mais parecia que Rank e Freud

Em Busca de um Novo Centro **311**

falavam em uníssono. Além disso, depois da guerra, Rank se tornou o mais poderoso editor de psicanálise. Com o dinheiro de Anton von Freund, ele foi designado diretor executivo da editora. Editava a *Zeitschrift* e dividia funções editoriais na *Imago*. Quando Freud não podia presidir uma reunião da Sociedade de Viena, Rank o fazia. Em 1922, o professor se perguntou se havia errado em dissuadir Rank de estudar medicina; caso ele tivesse se tornado médico, seria a escolha óbvia para suceder a Freud[130].

No verão de 1922, quando o poder de Rank ficou evidente, Ferenczi procurou o colega vienense para ser coautor de uma convocatória para um novo método psicanalítico. Dados os laços de Rank com Freud, esse livro carregaria implicitamente o selo da aprovação de Viena. Escrito por dois dos mais prestigiosos colegas de Freud, *Metas do Desenvolvimento da Psicanálise* estava a postos para definir o campo para a segunda geração de analistas – aqueles confusos, porém apaixonados, alunos de Londres, Nova York, Viena, Budapeste, Berlim, e outros lugares.

Quando Rank e Ferenczi embarcaram no projeto, as tensões no Comitê Secreto atingiram novos patamares. Uma reunião foi convocada em San Cristofaro a fim de debater sobre o ressentimento entre Jones e Rank. Nos argumentos que se seguiram acerca de assuntos editoriais, Jones foi acusado de chamar Rank de "judeu vigarista". Rank tentou, sem sucesso, conseguir que Jones fosse expulso do comitê por antissemitismo. Jones foi para casa pensando que, além dos problemas com Rank, o seu ex-analista, Ferenczi, provavelmente nunca mais voltaria a falar com ele. Em novembro de 1922, Freud interveio. Abstendo-se do procedimento habitual de enviar cartas conjuntas com Rank, escreveu diretamente aos membros do comitê para repreendê-los e para lhes dizer o que ele havia dito a Rank desde o início. Os ataques desferidos por Jones e Abraham eram deslocamentos para Rank de algo que dizia respeito ao professor[131]. As afrontas de Jones, incluindo a sua calúnia antissemita, inspiraram Freud a recomendar que ele encerrasse a sua análise com Ferenczi. Freud também deixou claro que, se Rank voltasse a ser atacado, o professor iria compreender isso como um ataque a ele próprio. Freud declarou que não participaria da próxima reunião do comitê, de modo que os membros pudessem resolver as coisas sem o "obstáculo" da sua presença[132].

Sigmund Freud nunca mais participou de uma reunião do Comitê Secreto. Tampouco iria participar de outro congresso de psicanálise. Enquanto os guardiães da chama psicanalítica rivalizavam acirradamente, Freud percebeu um nódulo na boca. No outono de 1923 estava claro que Freud, que há muitos anos era fumante de charuto, estava com câncer. Em outubro, seus médicos sabiam que a primeira operação, realizada na primavera, havia sido malsucedida, e ele passou por uma cirurgia radical que durou três horas[133]. "Sei, por decerto, que é o princípio do fim", escreveu Freud a Groddeck[134]. Jones e outros admitiram abertamente que o tumor de Freud tiraria a vida do professor, não hoje ou amanhã, mas em algum momento de um futuro próximo. Que Freud iria viver mais que Sándor Ferenczi e Karl Abraham, e falecer apenas um mês antes de Rank, que era muito mais jovem, era uma peça do destino que ninguém poderia ter previsto.

A enfermidade de Freud abalou seus seguidores. Ele havia fundado e definido a disciplina, e parecia ser o único com o poder de consumar a tarefa de redefini-la.

Quanto ao Comitê Secreto tocando as coisas sem Freud, agora isso parecia uma piada de mau gosto. Aumentando ainda mais a sensação de turbulência, a nova obra de Freud, intitulada *O Eu e o Isso*, foi publicada[135]. Diferentemente de *Além do Princípio de Prazer*, assumidamente especulativo, esse trabalho era uma vigorosa correção daquilo que Freud agora enxergava como sendo um inadequado modelo da mente.

Na medida em que a neurose era uma batalha entre o inconsciente e a consciência, havia um valor considerável num modelo que analisava os conteúdos mentais nesses dois domínios. Mas com *Além do Princípio de Prazer*, Freud havia sugerido que o conflito neurótico era todo inconsciente. Numa batalha entre duas forças inconscientes, Eros e Tânatos, o modelo topográfico anterior havia perdido a serventia.

Em 17 de abril de 1921, Freud escreveu a Groddeck:

> Há eras venho recomendando, no círculo mais próximo, que o inconsciente e o pré-consciente não sejam opostos, mas sim o eu coerente e o material recalcado que dele é cindido. Mas isso tampouco dirime a dificuldade. O eu é profundamente inconsciente, também, em suas profundezas... A noção mais correta, então, parece ser a de que as categorias e hierarquias por nós observadas apenas se aplicam a camadas relativamente superficiais, e não às profundas, para as quais o isso, do qual o senhor fala, é o nome correto.[136]

Em 1923, Freud alterou o seu modelo para postular estruturas mentais relativamente estáveis que eram categorizadas não pela relação que possuem com a consciência, e sim pelas suas distintas *funções*. O isso no interior de homens e mulheres era a pressão inconsciente da libido e da pulsão de morte. O isso freudiano era similar ao de Groddeck, que o médico de Baden-Baden havia apresentado em 1923 na obra *O Livro d'Isso: Cartas Psicanalíticas a um Amigo*[137]. Freud parabenizou Groddeck pelo livro e acrescentou que ele próprio estava lidando com questões semelhantes[138]. Quando Groddeck leu *O Eu e o Isso*, no qual o autor fez questão de dizer ao leitor que a obra não estava em dívida com ninguém, ele ficou furioso e acusou Freud de um complô para "se apropriar secretamente de empréstimos feitos de Stekel e de mim", avançando de "uma forma muito sorrateira, com o auxílio de um instinto de morte ou pulsão destrutiva tirados de Stekel e Spielrein"[139].

Embora o isso freudiano tivesse tirado o seu nome de Groddeck, a sua definição do eu era nova. O eu não era apenas a experiência interior de consciência. Ele começava com as sensações primitivas que distinguiam o corpo de alguém como corpo próprio, o acúmulo de informação sensorial no meu braço, na minha perna, no meu nariz. Esse eu corporal era a essência do eu, que, no decorrer da infância, adquiria um aditamento de tremenda importância social.

Em seu trabalho sobre narcisismo e melancolia, Freud escreveu acerca de um supereu (*Über-Ich*) que monitorava o eu; uma presença aparentada à consciência humana que desempenhava um papel crucial na construção do caráter. Freud concluiu que as pessoas interiorizam laços com objetos perdidos por meio de introjeção e identificação. O caráter não passava do resíduo desses apegos abandonados que se

Em Busca de um Novo Centro						313

estabeleciam no eu[140]. O supereu era a primeira e mais importante dessas identificações: ele vinha dos pais da criança[141]. A fase edípica do desenvolvimento era resolvida quando a criança renunciava ao desejo ardente pelo genitor do gênero oposto e se identificava com o genitor do mesmo gênero. Essa identificação criava o supereu, que então instituía o domínio parental na mente da criança. Religião, moralidade e consciência social eram resultado dessa aquisição crucial. Mas o supereu também poderia produzir neurose, pois exigia que um menino fosse como o pai e, ao mesmo tempo, não ousasse assumir as prerrogativas do pai.

Com a publicação de *O Eu e o Isso*, Freud pegou outro xibolete do movimento freudiano e o colocou à disposição. Um modelo estrutural da mente dividido entre isso, eu e supereu e o modelo topográfico competiam entre si como modelo vigente. Mais uma vez, os membros da comunidade teriam de escolher entre posições freudianas de longa data ou posições novas. Os membros do Comitê Secreto haviam sido sancionados como guardiães de elite de um campo definido; eles não estavam preparados para isso.

POUCO DEPOIS, SÁNDOR Ferenczi e Otto Rank publicaram *Metas do Desenvolvimento da Psicanálise*[142]. Quando elaborado, em 1922, o livro incluía um panorama histórico que era utilizado como argumento para mudança. Ferenczi e Rank acreditavam que a ideia de uma pulsão de morte havia aberto a porta para muita teorização fátua, e que o momento era oportuno para um trabalho que transformasse em primárias as exigências clínicas e empíricas da psicanálise. Os autores se cobriram com as afirmações freudianas acerca da natureza provisória das teorias sobre o inconsciente e então apresentaram os problemas que eles acreditavam atormentar a comunidade analítica.

A psicanálise se pretendia tanto um método terapêutico quanto uma ciência da mente. Na década anterior, porém, a relativa negligência das questões clínicas havia semeado confusão, argumentavam eles. Durante aquele mesmo período, Freud – que, como os autores apontavam, era conhecido há tempos por sua reserva acerca de assuntos técnicos – não publicou nada sobre o tema. Agora os artigos de Freud sobre técnica eram "antiquados" e requeriam modificações[143].

Ferenczi examinou as teorias anteriores sobre técnica, que ele rotulou francamente como mal-orientadas. O método psicanalítico se havia fossilizado, acreditava ele; tornou-se um processo demasiado intelectualizado de instruir pacientes quanto aos conteúdos dos seus inconscientes. A análise não tratava de acumular associações, tampouco consistia num "fanatismo" pela interpretação. Apenas traduzir o que vinha do inconsciente ignorava o fato de que o principal significado dos fenômenos inconscientes derivava do seu lugar na situação analítica geral[144].

O analista húngaro condenou o ponto de vista de que a análise deveria centrar-se na resolução de sintomas neuróticos e observou que terapeutas de todas as categorias poderiam fazer desaparecer sintomas neuróticos... por um tempo. O artifício era fazer com que não voltassem. Para tanto, a psicanálise tinha de ter como foco a personalidade inteira. Na época, muitos analistas acreditavam ser impossível analisar pacientes com distúrbios de caráter global, mas Ferenczi insistia que uma abordagem fragmentária iria falhar, a menos que a personalidade do paciente fosse abordada[145].

Além disso, a teoria da libido havia se tornado um estorvo para a prática clínica, desencaminhando os analistas, que então simplesmente aplicavam esse conhecimento científico[146] de uma forma bruta e dogmática que negligenciava a verdadeira missão da análise[146]. Embora diplomaticamente redigida, tratava-se de uma crítica às mudanças que haviam ocorrido depois de Nurembergue. Ferenczi argumentava que a necessidade de provar, ratificar e estender a teoria da libido havia tomado conta da prática clínica. Ironicamente, o próprio Ferenczi havia sido o mais feroz dos defensores da libido; agora, porém, ele convocava um retorno à observação clínica cerrada e ao pensamento com foco no imperativo da cura.

Um papo como esse, antes de 1915, teria sido uma passagem só de ida para fora do movimento freudiano; agora, não mais. Ferenczi refugiou-se atrás de Freud, apontando como o professor havia feito questão de enfatizar a natureza hipotética de seu trabalho recente; e ele acrescentou que, muitas vezes, o excesso de especulação vem de um desejo de evitar problemas técnicos desconfortáveis. Toda a preocupação com a reputação científica da teoria psicanalítica havia sido destrutiva e levado à rigidez teórica, à paralisia clínica e ao árido processo de simplesmente descobrir o que a teoria ditava que tinha de ser descoberto. A estrada pela frente era um estudo mais profundo do processo analítico, especialmente o exame de diferentes formas de transferência e resistência. No fim, o campo pararia de pé ou cairia com base nessas coisas e em sua efetividade para tratar os pacientes[147].

Depois da crítica de Ferenczi, Otto Rank apresentou um novo enquadramento para a prática da psicanálise, baseado na primazia do que ele chamava de "situação analítica". Depois de escrever extensivamente sobre mitos, Rank só se voltou para questões clínicas em 1922, quando foi profundamente influenciado por Ferenczi, que era mais experiente. Os dois compartilhavam o ponto de vista de que a análise havia se tornado excessivamente acadêmica. Em seus primeiros escritos clínicos, Rank havia argumentado que a cura não se dava por meio da simples aquisição de conhecimentos novos[148]. Ele defendia que o papel principal da técnica analítica era lidar ativamente com repetições na forma de resistências e transferências. A análise permitia que os pacientes revivessem as suas respectivas situações libidinais de origem com a satisfação parcial da transferência e o abandono lento e contínuo desses desejos infantis. A técnica psicanalítica foi construída para permitir que o passado primeiro se torne manifesto e depois seja transformado em memória consciente, de modo a ser posto em repouso. Tudo o que é relevante à cura da neurose acontecia na situação analítica e na transferência. As interpretações deveriam ter como foco as reações ao analista, pois é nessas reações que jazem as repetições infantis[149]. Uma boa psicanálise formava uma "estrutura a dois", na qual o analista desempenhava todos os papéis de apoio no teatro interno da mente do analisando.

Ao escrever para Groddeck, Ferenczi anunciou a conclusão de *Metas do Desenvolvimento da Psicanálise*, que ele chamou despudoradamente de um "trabalho técnico-político-científico" que buscava reformar a disciplina[150]. Embora renegados

Em Busca de um Novo Centro

como Groddeck possam ter ficado satisfeitos com o apelo à mudança, o trabalho de Ferenczi e Rank certamente iria aborrecer analistas mais convencionais. Os dois estavam pedindo nada menos que a reorientação de toda a disciplina em torno não da psicossexualidade e da libido inconsciente, mas apenas da situação analítica. Embora noções como transferência e resistência fossem altamente teorizadas e pudessem implicar muita coisa quanto ao que foi transferido e aquilo contra o que se resistiu, essas teorias permitiam, no entanto, uma maior liberdade para descobrir conteúdos inconscientes clínica, empírica e indutivamente. Aos olhos dos autores, uma teoria da técnica que fosse coerente poderia oferecer um alicerce mais seguro para o campo do que especulações teóricas sobre a natureza do inconsciente. E quando Ferenczi e Rank leram a obra para Freud pela primeira vez, em 1922, ele ficou impressionado. Parecia que o texto iria se tornar leitura obrigatória para os alunos que afluíam para o campo.

Contudo, quando os dois autores estavam revisando o livro, Otto Rank fez experimentos com a técnica ativa, e no processo ele ficou convencido de que havia tropeçado numa grande descoberta. Ao comunicar o término acelerado da análise para todos os seus pacientes, Rank suscitou grande angústia e sonhos que pareciam movidos pelo desejo que tem um bebê de retornar ao útero. Ele começou a acreditar que seus pacientes estavam recapitulando a mesma experiência primeva na transferência, que não era nada mais nada menos que o momento chocante em que foram entregues ao ar: o trauma do seu nascimento[151]. Entusiasmado, Rank começou a estipular um novo livro sobre o que chamou de "trauma do nascimento".

Rank anunciou que a resistência a finalizar um tratamento revelava uma fixação na mãe, uma transferência materna[152]. Havia algo novo e valioso em sua teoria. Os bebês se agarram às suas mães: eles choram quando separados delas. Se Freud havia visto o desconforto da criança como resultado de uma perda de prazer, Rank sugeria ser algo que se devia, primordialmente, a um apego. Ao nomear as angústias que vinham com a separação, Rank também enfatizou uma relação que havia recebido pouca atenção. Em 1924, a maioria dos analistas acreditava que o laço afetivo mais importante a ser perlaborado numa análise era entre a criança e o pai. Jung, Groddeck e outros haviam se perguntado por que as transferências com a mãe não receberam maior importância[153]. Otto Rank assumiu o desafio e argumentou que, em seu tratamento recém-estruturado, os pacientes repetiam e perlaboravam a separação com a mae.

No entanto, Rank se concentrava na separação entre mãe e neonato no momento do nascimento, uma experiência da qual ninguém poderia se recordar. Ele estava convencido de que a situação analítica era experienciada como uma espécie de ventre, e os pacientes estavam repetindo um desejo pela libido materna como que intrauterinamente. O pai era relegado ao papel de inimigo que arrancava a criança da mãe. O receio inspirado pela genitália feminina não se devia ao medo de castração, mas uma reexperienciação da cena do "trauma do nascimento". Rank foi além, reinterpretando a neurose e as perversões como resultado de experiências traumáticas do nascimento, e ele ansiava pelo dia em que as tipologias de caráter seriam construídas de forma semelhante[154].

Como uma série de analistas antes dele, Otto Rank não minimizou suas descobertas. Ele as anunciou aos quatro ventos como algo que tornava o pensamento psicanalítico "produtivo para toda a nossa concepção de humanidade e história". O trauma do nascimento, previu ele com ousadia, se mostraria um trauma físico e psíquico universal com grandes consequências para toda a humanidade, pois era a própria base da vida psíquica. Ele reconhecia que as suas opiniões contradiziam ideias anteriores, mas insistiu que suas teorias eram psicanalíticas na medida em que eram o resultado de uma "consistente aplicação do método criado por Freud"[155].

O livro de Rank sobre o trauma do nascimento foi a primeira grande revisão do inconsciente que se originou diretamente de uma mudança na técnica. No entanto, se uma ênfase na técnica supostamente iria aumentar o empirismo e impedir uma especulação excessiva, a teoria rankiana não dava nenhuma evidência disso. *O Trauma do Nascimento* pegou uma interessante experiência clínica e, então, transformou inferências especulativas numa grande teoria que se estendeu para todo e qualquer canto da experiência humana. Rank não se preocupou em considerar argumentos compensatórios ou possíveis limites e, ao longo do processo, topou com a *reductio ad absurdum*[156] da noção de que as experiências da primeira infância formavam o caráter adulto.

Pior, Rank havia flagrantemente jogado para o alto as precauções epistemológicas que foram tão decisivas em seu livro com Ferenczi. Ele contradisse explicitamente o alerta de não deixar a teoria preexistente determinar a observação clínica. Já que todo o conteúdo do inconsciente e os seus mecanismos psíquicos eram conhecidos desde o início do tratamento, Rank aconselhou os leitores a *começarem* o tratamento informando o paciente acerca do trauma do nascimento, em vez de esperar que ele emergisse[157]. Em dezembro de 1923, enviou a Freud o seu livro sobre o trauma do nascimento. A publicação havia sido dedicada ao professor enfermo; Freud aceitou a dedicatória e escreveu que a produtividade de Rank era profundamente gratificante, pois para ele isso significava, citando Horácio: "Non omnis moriar", ou "Não morrerei de todo"[158].

A publicação quase simultânea do livro de Ferenczi e Rank sobre técnica e da teoria rankiana do nascimento significava que os dois seriam medidos lado a lado. A teoria de Rank certamente iria causar controvérsia, e o trabalho de Ferenczi e Rank produziria a sua própria tempestade, pois os autores acusavam implicitamente os líderes do campo de serem péssimos analistas. Mas a recepção dessas obras foi agravada pelo fato de que os dois homens agora tinham poderosos rivais. Por volta de 1924, Rank estava em maus termos com Ernest Jones e Karl Abraham. Nos meses que antecederam as duas publicações, Ferenczi se viu envolvido num conflito com Jones, que, animado, anunciou ao Comitê Secreto que uma bela crítica da terapia ativa havia sido aceita por ele para publicação no *Internacional Journal* (Revista Internacional)[159]. Ferenczi ficou ofendido. Jones recuou, dizendo que não estava sugerindo que a crítica estava correta. Quando o conflito se acalmou, houve outro confronto quando Ferenczi acusou Jones de plagiar o seu trabalho[160].

Enquanto seus discípulos batiam boca, a enfermidade de Freud ia se arrastando. Entre os herdeiros, o câncer parecia ter provocado intrigas que lembravam o *Rei Lear* de Shakespeare. A significância da enfermidade de Freud era particularmente grande para

Em Busca de um Novo Centro

Rank, que não era só mais um seguidor. Ele havia sido adotado por Freud, basicamente, que o apoiava tanto emocional como financeiramente; em troca, Freud tinha a inabalável lealdade de Rank como recompensa. O poder substancial de Rank no movimento vinha da sua relação com Freud, que agora estava doente e possivelmente morrendo.

Contudo, embora todos tivessem a enfermidade de Freud em mente, ele ainda estava bem vivo, e ficou claro que o seu parecer sobre o manifesto de Rank e Ferenczi poderia ser decisivo. Rank e Ferenczi acreditavam que já haviam garantido o apoio de Freud depois de lerem para ele o esboço, em 1922[161]. Freud havia confessado não estar certo quanto a alguns pontos e considerar que outros eram extremos; porém, no conjunto, havia achado o trabalho muito aprazível.

O livro de Rank sobre o trauma do nascimento também havia sido escrutinado pelo professor. Quando Freud ouviu falar pela primeira vez sobre as descobertas de Rank, declarou que o trabalho rankiano era "o maior avanço desde a descoberta da Psicanálise, mesmo se apenas 33% ou 66% for verdadeiro"[162]. Freud queria testar a teoria de Rank e ofereceu ao acólito um estranho elogio dizendo que, com ideias assim tão boas, outra pessoa teria fundado a própria escola[163]. O que mais parecia incomodar Freud era que a teoria rankiana se baseava num trauma completamente ontogenético. Como Rank poderia ter uma teoria científica do psiquismo que não possuísse um lugar para a herança humana? Sándor Ferenczi tentou solucionar esse dilema apresentando uma descrição da história e da sexualidade humanas ao longo das eras[164]. Em seu livro de 1924, *Thalassa: Uma Teoria da Genitalidade*, Ferenczi deu forma a uma teoria filogenética que enraizava a sexualidade humana na história da espécie e argumentava que o trauma do nascimento não era apenas um trauma ontogenético, mas também a recapitulação de um trauma filogenético, que era nada menos que o primeiro resvalamento de vida anfíbia para fora da água em direção ao ar[165].

Quando *O Trauma do Nascimento* e *Metas do Desenvolvimento da Psicanálise* foram publicados em 1924, Rank e Ferenczi foram imediatamente atacados por seus rivais em Londres e em Berlim. Por sugestão de Max Eitingon, Freud escreveu uma carta ao comitê dando a sua opinião acerca das publicações. A carta apoiava os dois colegas próximos, mas também dava indícios de insatisfação:

> Não foi sem espanto que ouvi falar, de vários lados, que as recentes publicações dos nossos Ferenczi e Rank – quero dizer, o seu trabalho conjunto e o outro, sobre o trauma do nascimento – evocaram uma agitação desagradável em Berlim. Para além disso, fui diretamente solicitado, por alguém do nosso meio, a expressar entre os senhores a minha opinião acerca da indecidida matéria na qual ele vê germinar uma cisão. Assim, estou atendendo ao desejo desse colega, mas queiram não interpretar como algo intrusivo; o meu intuito é antes o de exercer a maior contenção possível e deixar cada um dos senhores seguir o próprio caminho livremente.[166]

Freud negou o rumor de que a obra era geradora de discórdia e afirmou que, caso tivesse ficado com essa sensação, jamais aceitaria a dedicatória de Rank em *O Trauma*

318   *Parte iii : Confeccionando a Psicanálise*

do Nascimento. Não se podia esperar completa concordância em questões científicas; apenas o solo comum das pressuposições psicanalíticas era necessário. Com essas obras, insistiu ele, isso não era uma questão. Em seguida, Freud discutiu cada livro individualmente. Ele tinha pouca dificuldade em aceitar o livro sobre técnica como uma valiosa correção à sua própria timidez com relação à atividade terapêutica. Era uma "intervenção revigorante e subversiva em nossos hábitos analíticos atuais". A tentativa de criar um novo modo de técnica era justificada e não podia ser julgado herético. Mas Freud levantou preocupações, sim, acerca da terapia ativa nas mãos de iniciantes, e revelou um pessimismo crescente a respeito do poder de terapias breves. Levou seis semanas até Freud ter sua barba de volta após a operação, e as cicatrizes ainda doíam depois de três meses de cirurgia. Seria mesmo possível esperar mudar as mais íntimas camadas do psiquismo em menos tempo? – ele se perguntava. Por fim, Freud anunciou que ainda utilizaria a técnica clássica, visto que os seus pacientes eram, em sua maioria, analistas em formação que precisavam de uma imersão mais longa em suas próprias vidas inconscientes[167].

Então o professor se voltou ao trabalho de Rank sobre o trauma do nascimento, que ele considerava muito mais intrigante e altamente significativo. Freud se perguntou em voz alta acerca do destino do complexo de Édipo no modelo rankiano, mas deixou a questão em suspenso. Declarou que não era "um golpe, uma revolução, uma contradição dos nossos conhecimentos convictos, mas um interessante complemento, cujo valor deveria ser reconhecido por nós e pelos de fora do nosso círculo"[168].

Isso deveria ter posto um fim à controvérsia. Não pôs.

Com o trauma do nascimento rankiano, os céticos tinham diante de si uma teoria que não consideravam crível. Abraham respondeu a carta de Freud diretamente, dizendo que "resultados de qualquer espécie obtidos de uma forma analítica legítima jamais me dariam azo a dúvidas tão graves. Aqui estamos sendo confrontados com algo diferente. Vejo sinais de um desastroso desenvolvimento referente a questões vitais da $\Psi\alpha$"[169]. Abraham indicou que a técnica de Rank não era aceitável, e que os seus desenvolvimentos técnicos – a data de término obrigatório, inclusive – seriam perigosos para o campo. De forma mais explosiva, Abraham alertou que Rank era um outro Carl Jung.

Freud tentou acalmar o apoiador berlinense. Imagine o pior dos cenários, escreveu ele. Ferenczi e Rank declaram conjuntamente que as dificuldades com a mãe e o trauma do nascimento regem a capacidade que a criança tem de negociar a situação edípica, de modo que o trauma do nascimento dita a neurose. Alguns analistas alterariam a sua técnica de acordo com isso, porém: "que outros danos ocorreriam? Poderíamos permanecer sob o mesmo teto com a maior tranquilidade, e depois de alguns anos de trabalho ficaria evidente se um lado tinha exagerado uma descoberta valiosa ou o outro a havia subvalorizado"[170].

Freud também mencionou a Rank o alerta dado por Abraham[171]. Ser comparado a Jung era ser chamado de traidor; Rank ficou indignado. Em março de 1923, estabeleceu-se uma correspondência frenética entre todos: Jones e Abraham armavam estratégias enquanto Rank e Ferenczi tentavam consolidar o apoio do professor.

Em Busca de um Novo Centro

Rank tranquilizou Freud, dizendo que a nova teoria estava em "perfeita harmonia com a sua teoria das pulsões". Rank havia apenas utilizado uma nova técnica, definindo de antemão uma data para o fim, o que fazia com que experiências do nascimento aparecessem por si próprias[172]. Ferenczi também apelou para Freud e denunciou "a ambição e a inveja sem limites" de Abraham[173]. Ele explicou que, enquanto trabalhavam no livro conjunto sobre técnica, com o seu intenso foco na transferência, Rank havia aparecido com o conceito da situação analítica e com a tática de notificar o término aos pacientes em todos os casos. Quando Ferenczi experimentou fazer isso, também deparou com o que Rank havia encontrado: transferências maternas e uma saudade do útero. Os berlinenses estavam rejeitando todas essas descobertas de imediato, sem testar primeiro[174]. Freud concordou que Abraham estava se comportando mal, mas o apoio do professor ao trabalho de Rank também começou a diminuir. A ideia de que o trauma do nascimento substituiria o esquema etiológico edípico que ele havia martelado por mais de vinte anos não lhe fazia sentido. Rank havia descoberto algo importante, admitiu Freud, mas não havia elaborado bem[175].

Ferenczi e Rank repassavam ansiosamente entre si as cartas que recebiam de Freud, tentando avaliar a posição em que eles se encontravam. Enquanto isso, Ernest Jones abriu uma nova frente, queixando-se de que Ferenczi e Rank haviam escondido do comitê as suas inovações. Ferenczi explicou que ele e Rank não haviam apresentado ao grupo o trabalho que faziam em conjunto porque ele havia sido escrito para o concurso, e os membros do júri do prêmio estavam no comitê[176]. Abraham disse que as suas perguntas não tinham como foco os resultados científicos, mas sim o método ativo e breve de Ferenczi e Rank. A estrada que estavam tomando, opinou ele, "leva para longe da Ψα"[177]. Abraham pressionou para que houvesse um encontro do comitê, uma maratona de dois dias e meio para examinar o trabalho de Rank e Ferenczi. Os autores se recusaram, declarando que seria infrutífero convocar uma reunião como essa quando nenhum dos membros poderia ter tido tempo de testar as novas técnicas[178].

O ressentimento entre os paladinos de Freud já não se continha. Rank e o professor concordaram que o Comitê Secreto havia morrido[179]. "O que passou passou; o que se perdeu está perdido", escreveu Freud acerca do seu círculo próximo[180]. Foi então que Freud surpreendeu Rank com a notícia de que, em resposta à sua teoria do nascimento, ele estava escrevendo um artigo intitulado "A Dissolução do Complexo de Édipo". Como Jung, Adler, Groddeck, e outros antes dele, Otto Rank se assustou ao ver o professor contra ele. Freud leu para Rank o artigo, no qual não havia meias-palavras. Rank havia substituído o medo de castração pelo trauma do nascimento, mas o medo de castração estava no cerne do complexo de Édipo. Rank ficou chocado ao descobrir que, embora o seu trabalho claramente tivesse instigado o pensamento de Freud, o pai da psicanálise não se havia dignado a mencioná-lo no artigo. Quando Rank o pressionou a esse respeito, ficou óbvio que o professor não havia lido o livro todo. Ele vinha tendo notícias das ideias de Rank por meio de seus pacientes, a quem dava o livro do jovem colega e perguntava que impressões tiveram. "Mesmo agora, escrevendo isso, ainda não consigo acreditar que uma coisa dessas é possível...", lamentou-se com Ferenczi[181].

Com o aumento da dissidência ruidosa em Londres e em Berlim, Ferenczi temeu o pior. Como a tempestade poderia ser aplacada? Como essas diferenças poderiam ser resolvidas? O congresso em Salzburgo estava chegando. Deveriam solicitar um plebiscito? Mas uma questão científica dificilmente poderia ser decidida por voto, ponderou Ferenczi. Mais uma vez, então, ficava-se com o seguinte: "Tudo depende, em última instância, das declarações do professor."[182] No outro dia, Sigmund Freud anunciou que não participaria do congresso em Salzburgo.

NO CONGRESSO DE Salzburgo de 1924, Karl Abraham foi devidamente eleito presidente. O rancor no Comitê Secreto havia crescido tão rápido que o nome de Otto Rank ainda estava na cédula da IPA aspirante a secretário de Abraham. Rank aceitou a oferta de Eitingon para substituí-lo e, em troca, Freud ofereceu a Rank – como outrora havia oferecido a Alfred Adler, então insatisfeito – a presidência da Sociedade Psicanalítica de Viena. Esse congresso apresentou o tão esperado concurso de melhor artigo sobre a relação entre técnica e teoria. Ernest Jones presidiu três comunicações, todas escritas por berlinenses. Rank e Ferenczi estavam sentados na plateia e foram convidados a fazer breves comentários. No final, nenhuma delas foi agraciada com o prêmio.

Durante o encontro, Abraham puxou Ferenczi de lado e o alertou de que ele estava indo em direção ao exílio. Ferenczi entrou numa discussão com Abraham e, por fim, os dois chegaram a um acordo[183]. No entanto, Jones e Ferenczi continuaram se estranhando, e Rank deixou abruptamente o congresso um dia antes, gerando muita especulação. Abraham contou a Freud que havia ouvido que Rank foi embora por não conseguir suportar a ideia de ver Abraham eleito presidente[184].

Na verdade, Rank estava embarcando num navio para a América. Nos Estados Unidos, recebeu uma enxurrada de pacientes que estavam em busca do seu novo tratamento psicanalítico breve. Ele cobrava a estupenda quantia de vinte dólares por sessão numa época em que a maioria dos médicos cobrava um décimo disso. Os ex-analisantes estadunidenses de Freud foram correndo até ele, e Rank relatou que o discurso entre os analistas era o de que, para analisar a sua transferência paterna, você tem de ir a Freud; porém, para analisar a transferência materna, tem de se consultar com Rank. Enquanto isso, Freud informou Abraham de que estava ficando mais cético com relação ao trauma do nascimento: "Creio que cairá por terra, se criticado muito acentuadamente", alertou Freud[185]. Um analista estadunidense escreveu a Freud pedindo sua opinião sobre a teoria de Rank, que o professor chamou de "uma inovação na técnica, meramente"[186].

Em privado, Freud estava aflito. Escreveu para Rank na América e pediu a ele que deixasse aberta uma via de recuo em relação à sua nova teoria[187]. Rank respondeu que não poderia e que não o faria[188]. Freud alertou Rank – da mesma forma como havia feito com Jung, Adler e Stekel – de que ele estava construindo uma psicologia universal com a sua própria neurose[189]. Rank permaneceu inabalável. Com o aproximar do outono, Freud começou a sentir que, com relação a Rank, a saída do movimento era

Em Busca de um Novo Centro

iminente. O professor estava confuso e nervoso, especialmente porque primeiro havia saudado a teoria rankiana como uma importante realização, só mais tarde batendo-lhe a dúvida[190]. Agora, a perspectiva de um rebelde no comando da editora psicanalítica, de dois periódicos e da Sociedade de Viena deixou Freud aflito.

Enquanto isso, os berlinenses ameaçavam montar o próprio periódico, caso Rank continuasse editor da *Zeitschrift*[191]. Fazia tempo que Berlim e Londres estavam alvoroçadas com o fato de Rank desertar Freud justo quando o professor – como afirmou James Strachey sem rodeios – estava "por bater as botas"[192]. Os poucos aliados de Rank que restaram estavam esmorecendo quando ele perdeu o seu último defensor no círculo íntimo. Enquanto defendia vigorosamente o trabalho sobre técnica que haviam escrito juntos, Ferenczi argumentou que os aspectos da teoria rankiana podiam ser integrados à teoria dominante. Mas quando Rank encorajou o húngaro, que estava com dificuldades financeiras, a ir para a América, retirando a oferta no último minuto, Ferenczi perdeu toda e qualquer inclinação a defender Rank. E agora Freud estava "borbulhando de raiva"[193].

Quando Rank voltou para Viena, ele se encontrou com Freud por três horas. Freud escreveu a Jones para informá-lo de que todas as relações íntimas com Rank haviam sido cortadas[194]. Otto Rank foi tirado da direção da editora e da redação da *Zeitschrift*. A presidência da Sociedade de Viena, que lhe havia sido prometida, foi revogada. Rank entrou numa depressão profunda, foi embora para Paris, mas depois retornou e apareceu na porta de Freud precisando de ajuda. Freud aceitou atendê-lo e um mês depois declarou, com alegria, que Rank havia voltado a ser o mesmo de antes[195]. Rank escreveu um *mea culpa* para os membros do comitê em dezembro de 1924. Confessou que o seu comportamento era uma resposta neurótica à enfermidade do professor e pediu perdão a Jones, Abraham e Sachs. Os berlinenses não estavam tão certos de que queriam recebê-lo de volta e pediram mais detalhes. Max Eitingon, no entanto, rompeu com os signatários de Berlim e escreveu uma carta mais acolhedora na qual expressava alívio de que a confusão que Rank e Ferenczi haviam semeado seria agora corrigida[196].

Rank nunca rejeitou integralmente as suas teorias. Depois de sua humilhante retratação, ele se recompôs lentamente e se mudou para Paris em 1926. Dois anos depois, renunciou à Sociedade Psicanalítica de Viena e se juntou a Breuer, Bleuler, Adler, Jung, Stekel e outros que, por meio das suas renhidas disputas intelectuais, ajudaram a definir o que estava dentro e o que estava fora das fronteiras da psicanálise. Em alguns aspectos, a expulsão de Rank se pareceu com os cismas que ocorreram antes da Grande Guerra. As tensões entre Zurique e Viena haviam moldado aquelas primeiras batalhas, e a expulsão de Rank ocorreu durante uma luta por supremacia entre Berlim e Viena. O conhecimento de que Freud tinha câncer incitou uma batalha pelo futuro da psicanálise. Com o crescimento da comunidade de analistas, os berlinenses quiseram se estabelecer como baluartes e lideraram as acusações contra Rank e Ferenczi. Depois de o britânico Edward Glover ser analisado por Abraham em Berlim, ele voltou para Londres e escreveu uma crítica sobre o tratamento ativo de Ferenczi;

Hanns Sachs, designado analista didata em Berlim, dizimou o livro de Rank sobre o trauma do nascimento[197]. E o primeiro graduado do Instituto de Berlim, Franz Alexander, redigiu uma resenha desdenhosa do livro de Ferenczi e Rank sobre técnica[198].

No entanto, embora a má vontade e a politicagem possam ter motivado algo do escárnio desferido contra Otto Rank, seus críticos precisavam de bases intelectualmente legítimas a partir das quais lançar seus ataques. E aqui, o caso de Otto Rank diferia dos de Adler e de Jung. Rank não foi expulso do movimento por deixar para trás a síntese freudiana da psicossexualidade inconsciente, embora certamente ele o tenha feito. Essa fronteira pré-guerra havia desmoronado. Freud e Abraham insistiam que, por si só, a divergente teoria de Rank não o situava fora da psicanálise. Em vez disso, Freud, Ferenczi e Abraham centraram-se noutra coisa, que destacavam como sendo o defeito mais sério: Rank não havia jogado conforme as regras da ciência. Atribuíra os seus achados não só à técnica que Ferenczi e ele defendiam publicamente, mas também a uma secreta modificação que ele se recusava a compartilhar com os demais. Portanto, ninguém podia testar as suas teorias. A.A. Brill escreveu a Freud para lhe contar que os analisandos de Rank em Nova York relatavam que ele havia declarado que a análise dos sonhos era irrelevante, desistido da sexualidade e interrompido as associações de um paciente para conduzi-lo diretamente ao trauma do nascimento[199]. Quando em Berlim, um dos analisantes de Rank foi questionado acerca dos métodos de seu analista[200]. Quão breves eram seus tratamentos? Quão pouca exploração da vida interior de um indivíduo era necessária antes de Rank informá-lo a respeito do trauma do nascimento? Abraham e outros receavam que a técnica rankiana levasse a doutrinações breves. Sachs se queixou de que as respostas para essas preocupações não seriam encontradas na obra rankiana publicada, que apresentava grandes conclusões, mas nenhuma das abordagens e observações fundamentais que levaram a essas noções[201]. Freud concluiu que Rank estava mantendo a técnica em segredo porque assim podia abrir uma escola separada[202].

Otto Rank tinha razão em esconder sua nova técnica, porque provocaria um alarido. Longe de Viena e Berlim, em palestras na Escola de Trabalho Social e Saúde da Pennsylvania, em 1924, ele delineou sua visão de uma psicoterapia breve capaz de chegar a multidões de neuróticos que, caso contrário, não poderiam custear um tratamento psicanalítico. Conhecendo as realidades do trauma do nascimento e da transferência, a ciência da psicanálise poderia prescindir do moroso processo de escutar e observar, dando lugar à aplicação em massa de terapias rápidas[203]. Em Berlim e em Viena, muitos teriam simpatizado com a sua tentativa de tornar a psicanálise acessível à população, mas a saída proposta por Rank afrontava o comedimento teórico e a atenção clínica cerrada que ele e Ferenczi tanto haviam defendido. A crítica de Edward Glover salientou que o tratamento ativo corria o risco de distorcer o campo e a transferência. Se isso fosse verdade para os tratamentos ativos, seria ainda mais verdadeiro para as terapias de Rank. Enfrentando alguns ataques, Rank resguardou sua nova técnica e combateu Freud por motivos teóricos[204]. Mas, no fim, o seu comprometimento com a situação clínica o derrubou. A sua expulsão demonstrou que a

Em Busca de um Novo Centro 323

comunidade psicanalítica tinha se afastado do policiamento rigoroso dos desviantes teóricos em direção a um processo de exclusão que poderia ser baseado no fracasso em empregar um método adequado.

O breve e ambicioso roteiro de Ferenczi e Rank, *Metas do Desenvolvimento da Psicanálise*, também foi soterrado por uma avalanche de reações. Embora possuíssem ávidos inimigos, os autores também foram em parte responsáveis pelo seu fracasso. Sua poderosa crítica era oportuna e astuta. Maciça e irrestrita, a abstrata especulação teórica inundou, diversas vezes, os imperativos técnicos e clínicos da psicanálise – fato que era evidente para muitos, desde a eminência parda de Berlim, Max Eitingon, até novatos como Wilhelm Reich. Essa situação decadente era oportuna para os reformadores que exigiam que os dados empíricos da situação clínica suplantassem a especulação teórica. No entanto, como o trabalho de Ferenczi e Rank veio a público em 1924, ou seja, junto com a obra rankiana (*O Trauma do Nascimento*) e a fantasia filogenética ferencziana (*Thalassa*), não dava muito para entender onde é que se queria chegar. Como compromisso central na psicanálise, os dois autores exigiam comedimento teórico e um método próximo da experiência; porém, simultaneamente, haviam publicado algumas das mais extravagantes teorias já vistas no campo. Por fim, seu esforço em reformar a psicanálise numa disciplina epistemologicamente mais cuidadosa e clinicamente enraizada falhou, em grande parte, por sua própria culpa.

Como havia feito com Adler e Jung, Freud avaliou o trabalho de Rank para ver que parte poderia ser incorporada ao corpo do pensamento psicanalítico. Inicialmente ele ficou fascinado com o trauma do nascimento; porém, depois de ouvir falar dele pela primeira vez, alertou seus seguidores: "Não me é fácil tatear o caminho para linhas de raciocínio desconhecidas, e tenho por regra esperar achar uma conexão com elas por meio de minhas próprias veredas sinuosas."[205] Mas Freud logo encontrou seu rumo.

Por mais de vinte e cinco anos, ele nunca titubeou em relação à crença de que o medo se devia à libido sexual reprimida. Em 1926, porém, depois de digerir o trabalho de Rank sobre o trauma do nascimento e o medo de separação, Freud revisou essa teoria. *Inibição, Sintoma e Medo* surgiu dois meses antes de Rank deixar Viena para sempre[206]. Nesse extenso e importante trabalho, Freud perguntou o que era o medo e, sem qualquer reconhecimento explícito de contra quem ele estava pensando, desenvolveu uma teoria do medo que empregava uma ideia de trauma similar à de Rank. Freud postulou que o eu utilizava um "sinal de medo" para se antecipar e se defender de possíveis traumas que remontavam às primeiras experiências de desamparo da criança. O medo era um indicador normal de perigo, não o resultado da libido recalcada, e se assentava numa experiência infantil de terror e fraqueza, cujo protótipo era o nascimento. A separação da mãe era o primeiro terror da infância, seguido pela perda objetal, a castração e o medo de punição pelo supereu[207]. Como a muitos outros, coube a Otto Rank reclamar que Sigmund Freud havia cooptado a sua propriedade intelectual sem reconhecimento.

Enquanto isso, Ferenczi se posicionou contra Rank na vã esperança de poder resgatar a sua reforma conjunta. Argumentou que Rank havia vulgarizado a noção de situação analítica até ela se tornar a única coisa que importava, e que ele havia tornado inútil toda a história do indivíduo, exceto o instante do nascimento[208]. As promessas rankianas de curas rápidas – como o seu tratamento de seis semanas para a homossexualidade – descreditaram o engajamento cerrado que Ferenczi havia defendido. Ferenczi também observou os excessos cometidos em nome de sua técnica ativa, sem perder a oportunidade de culpar Rank por isso, igualmente[209]. Quando Rank finalmente foi a público com a sua nova técnica, Ferenczi invalidou as propostas do ex-amigo[210]. Com Rank proscrito e Ferenczi na defensiva, as suas reformas estavam mortas. *Metas do Desenvolvimento da Psicanálise* se tornou a revolução que não aconteceu, e o poder de reconfeccionar a psicanálise deslocou-se para a cidade de Berlim.

10

Uma Nova Psicanálise

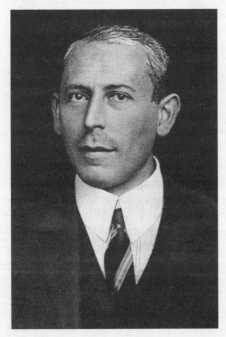

FIG. 23:
Karl Abraham formou-se no Burghölzli, depois estabeleceu a psicanálise em Berlim.

I.

Quando Karl Abraham se mudou para Berlim em 1908, ele estava indo aonde nenhum analista se atrevia a botar os pés. Berlim era um bastião da psiquiatria acadêmica alemã. Lá, a peste freudiana não parecia tão contagiosa. Abraham recorreu ao seu renomado parente, o dr. Hermann

Oppenheim, para ajudar a construir sua clínica; ele também poderia contar com o velho amigo da época da universidade, o sexólogo berlinense Iwan Bloch, assim como com um dos conhecidos de Freud, o sexólogo Magnus Hirschfeld. A chegada de Max Eitingon, vindo de Zurique, reforçou um pouco mais a minúscula sociedade de Abraham, que conseguiu reunir um total de nove membros quando passou a integrar a IPA[1].

Em 1908, Berlim ainda estava se livrando da sua reputação de fim de mundo, de cidade inferior às grandes capitais da Europa. A Berlim do kaiser Wilhelm II era considerada um lugar rígido e formal. A esmagadora derrota da Alemanha na Grande Guerra mudou essa impressão. O fim da monarquia deu à luz uma república nos arredores de Weimar e introduziu uma nova e turbulenta democracia na qual Berlim teria de acomodar nazistas, comunistas soviéticos e anticapitalistas. Turbulência política, greves, pancadarias e violência eram comuns. Uma escalada vertiginosa da inflação minou o *éthos* tradicional da classe média de trabalhar e poupar. Com a inflação atingindo novos patamares diariamente, os berlinenses mais racionais gastavam imediatamente as suas divisas antes que perdessem valor. Isso levou a uma atmosfera frenética de pessoas vivendo o presente enquanto se defendiam desesperadamente da inanição no dia seguinte.

Em meio a essa loucura econômica, Berlim se tornou um centro para os movimentos de vanguarda. Walter Gropius fundou a escola de arquitetura de Bauhaus. O dadaísmo se mudou de Zurique e firmou-se entre os artistas em Berlim, que adotaram os seus caminhos lepidamente absurdos. Berlim alimentou o alto modernismo nos romances de Alfred Döblin, o teatro de Bertolt Brecht e as radicais composições musicais dodecafônicas de Alban Berg e Arnold Schönberg, assim como fomentou uma extraordinária indústria cinematográfica exemplificada pelos trabalhos de F.W. Murnau, G.W. Pabst, Fritz Lang e Josef von Sternberg. O modernismo cultural e a revolta contra a tradição prevaleciam há tempos em cidades europeias como Viena e Paris; agora esses valores passaram a vigorar na Berlim de Weimar[2].

O colapso da monarquia também levou a uma revolta mais ampla contra a moral tradicional. Vindo de Viena, o escritor Elias Canetti se sentia um provinciano para os padrões de Berlim: "Tudo, aliás, era permitido. As proibições, de que não há falta em parte alguma, e muito menos na Alemanha, ali perdiam seu efeito."[3] O artista George Grosz afirmou sem rodeios: "Todos os códigos morais foram abandonados." Dança noite afora, pornografia e prostituição floresciam na "louca, corrompida e fantástica Berlim"[4]. A cidade se tornou – especialmente para turistas com moeda forte – um bazar sexual. As casas noturnas atendiam a uma grande variedade de apetites. A Weisse Maus (Rato Branco), por exemplo, apresentava Anita Berber, que dançava sob efeito de drogas e era conhecida por, entre outras coisas, encharcar o corpo nu com vinho enquanto urinava na mesa do cliente. Bares de travestis como o Eldorado, pontos de encontro lésbicos como o Café Dorian Gray, e bares gays como o Adonis: todos eles operavam livremente[5].

Os ideais políticos igualitários revigoraram feministas e reformadores sexuais. Wilhelm havia sido ferrenho defensor do patriarcado e certa vez revogou um prêmio

Uma Nova Psicanálise

ganho pela artista Käthe Kollwitz simplesmente por ela ser mulher. Com a saída de Wilhelm, os reformadores que por muito tempo rejeitaram o casamento convencional e defendiam o controle de natalidade e o aborto legalizado reuniram novas forças. Magnus Hirschfeld abriu seu Instituto de Ciência Sexual em 1919 e transformou Berlim num centro de investigação e reforma sexual. E embora a Berlim de Wilhelm tivesse sido legal com Karl Abraham e os freudianos, a Berlim de Weimar se derreteu por eles. Depois da guerra, Abraham escreveu empolgado para Freud: "Berlim está clamando por psicanálise."[6]

Depois do Congresso de Budapeste em 1918, Max Eitingon e Ernst Simmel voltaram à derrotada capital da Alemanha com a intenção de levar a psicanálise às massas. A empresa de peles da família de Eitingon possuía bens nos Estados Unidos, de modo que a sua riqueza estava protegida da inflação galopante. Esses recursos, combinados com a experiência de Simmel com tratar homens na frente de combate, tornaram imaginável uma clínica psicanalítica para os pobres. Depois de conseguir aprovação da Sociedade, Karl Abraham, Max Eitingon e Ernst Simmel foram designados para dirigir a Poliklinik (Policlínica) e, em fevereiro de 1920, a primeira clínica psicanalítica do mundo abriu suas portas na Potsdamer Strasse, n. 29.

A Policlínica de Berlim foi um sucesso instantâneo. As consultas eram realizadas por Max Eitingon das 9 às 11h30 em todos os dias úteis, exceto às quartas-feiras. O tratamento era ou gratuito ou baseado no que os pacientes achavam que podiam pagar. Cada analista na Sociedade deveria tratar um paciente de graça por ano ou pagar o dízimo de 4% de sua renda para a clínica. No primeiro ano, 193 pacientes foram em busca de consultas[7]. Eitingon alocou setenta pacientes para tratamento psicanalítico com a equipe permanente e com os membros da sociedade psicanalítica. Embora assumir tantos casos pesasse para a clínica, eles tentavam manter os mesmos parâmetros de tratamento. Após uma breve experiência com sessões de 30 minutos, estabeleceram a duração de 45 em vez dos tradicionais 60, e encurtaram os tratamentos de seis para três ou quatro dias por semana. Artesãos, atendentes e profissionais liberais chegavam com as suas neuroses; a grande maioria era tratada por menos de nove meses. Depois dos primeiros dois anos, a clínica pôde reportar que 94 dos 141 pacientes apresentaram melhora ou foram curados[8].

Eitingon, Simmel e Abraham haviam levado a psicanálise diretamente ao povo. A Policlínica foi uma das muitas clínicas públicas que brotaram numa Berlim que cada vez mais tratava a saúde como uma obrigação social. Com o tempo, instituições como os juizados de menores e as entidades juvenis também enviavam pacientes aos analistas. Então, graças a um contato que Simmel possuía no Ministério da Educação e das Artes, a Universidade de Berlim começou a considerar o estabelecimento de uma cátedra de psicanálise para Karl Abraham[9]. A despeito de nunca ter se concretizado, o próprio fato de uma cátedra como essa chegar a ser seriamente considerada refletia a inédita respeitabilidade da psicanálise em Berlim.

Cada vez mais o problema se tornava não o suprimento de pacientes, mas ter analistas o bastante para atender a demanda. "Todos os nossos planos dependem de termos um número suficiente de novos seguidores, e até então infelizmente não temos", contou Abraham a Freud em 1920[10]. Os berlinenses buscaram recrutar jovens médicos e pessoas leigas fazendo propaganda dos cursos de formação nos jornais. A despeito de um desempenho ruim no primeiro ano, Abraham achou que a estratégia valia a pena. As suas palestras introdutórias sobre psicanálise, em 1921, atraíram mais de oitenta pessoas[11]. Com a sua combinação de clínica e cursos formais, a Policlínica começou a receber alunos de medicina e jovens médicos. Depois de perder o Burghölzli, a psicanálise não possuía instituições para instrução e formação. Berlim supriu essa necessidade e se tornou, nas palavras de Freud, o "quartel-general" da psicanálise internacional[12].

Desde cedo, Abraham havia decidido que só aceitaria alunos com boa leitura no campo e que concordassem em ser analisados. Carl Jung havia sugerido uma análise didática muito tempo antes, e Hermann Nunberg tinha levantado novamente essa questão no Congresso de Budapeste, em 1918. Psicanalistas não analisados era algo que não fazia sentido – a menos, é claro, que se lembre que Freud e muitos dos primeiros freudianos não haviam sido analisados. Em Viena, o pré-requisito para se tornar analista era simplesmente ser analisado. Na opinião de Freud, isso era vital. Médico, cura-te a ti mesmo.

Em Berlim, Abraham também decidiu tornar a análise didática necessária aos alunos que quisessem estudar na clínica[13]. No entanto, não conseguia dar conta de todos eles, e achava que atuar como líder da sociedade psicanalítica e tratar a maioria dos membros criaria problemas[14]. Ele se queixava de que o seu trabalho como presidente era dificultado pelo fato de que os membros levavam as suas resistências do divã para as reuniões da sociedade. Abraham decidiu designar um *Lehranalytiker*[15] encarregado, exclusivamente dedicado a analisar os alunos. Hanns Sachs, o advogado de Viena, foi para Berlim para assumir essa nova função.

Sachs entrou para o círculo de Freud em 1910 e ganhou a confiança do professor durante os debates com Adler, quando se provou um partidário freudiano irredutível[16]. Ele poderia ter permanecido em Viena, mas perto do fim da guerra chegou a Budapeste para o congresso de 1918 e começou a tossir sangue. Diagnosticado com tuberculose, passou os próximos dois anos convalescendo na Suíça. Quando os berlinenses começaram a busca por um analista didata, esse leal membro do Comitê Secreto tinha se recuperado e estava sem rumo. No dia 8 de outubro de 1920, Sachs chegou a Berlim com uma lista de pacientes-alunos esperando por ele. Por volta de 1922, havia analisado 25 estudantes, 13 dos quais haviam começado, eles próprios, a praticar a psicanálise.

Os berlinenses também começaram a aceitar alunos para mais do que uma visita de passagem. Um médico húngaro que havia acabado de concluir os estudos em medicina na cidade de Göttingen, Franz Alexander, foi o primeiro aprendiz a completar um conjunto de requisitos acadêmicos num ambiente estruturado para se tornar psicanalista. Alexander frequentou disciplinas e fez uma análise didática com Sachs, que começou no outono de 1920. Um ano depois, ele foi aceito como membro pleno da Sociedade de Berlim[17].

Uma Nova Psicanálise

O currículo berlinense e suas disciplinas aumentaram. Havia não só cursos introdutórios, mas também seminários e disciplinas avançadas. Max Eitingon desenvolveu um método para ensinar os aspectos pragmáticos do tratamento clínico "fazendo o controle" da análise de um iniciante por meio de uma rigorosa supervisão individual. Eitingon fazia com que os alunos tomassem notas detalhadas sobre as suas sessões, as quais um analista veterano revisava para detectar e retificar os erros cometidos pelo clínico inexperiente. Como exemplo, Eitingon citava uma "postura demasiado rígida para com teorias e resultados únicos" – questão que Ferenczi e Rank haviam esperado remediar. Por meio da supervisão, Eitingon e seus colegas tinham esperança de instruir o iniciante e proteger os pacientes da clínica[18].

Em pouco tempo, os berlinenses se encontravam na invejável posição de aceitar apenas os candidatos que eles acreditassem ser boas apostas. Em 1922, seis alunos foram matriculados no programa de formação da Policlínica[19]. Três jovens médicos assistentes da clínica psiquiátrica da Universidade de Berlim começaram a estudar psicanálise em 1921; contudo, apenas um ano e meio depois, todos os médicos assistentes da renomada clínica haviam entrado em análise didática[20]. Naquela altura, Abraham tinha o luxo de se queixar de que ele e Sachs estavam sobrecarregados pela demanda de análises didáticas. A explosão de popularidade da psicanálise em Berlim nunca foi mais evidente que em 1922, quando o Congresso da IPA chegou à cidade. O público naquele ano foi, de longe, o maior de todos: 256 participantes, dos quais 91 eram berlinenses[21].

A Policlínica de Berlim oferecia a formação em psicanálise mais rigorosa e estruturada do mundo[22]. Os melhores e mais brilhantes alunos iam para lá. De Londres chegaram Edward e James Glover; de Viena, Otto Fenichel e Helene Deutsch; de Budapeste, Melanie Klein e Sándor Radó. Alguns permaneceram e outros levaram para casa a visão de análise que se tinha lá, criando uma diáspora berlinense. Na época em que a clínica de Viena foi inaugurada, em 1922, uma potência já havia começado a emergir em Berlim.

Em 1923, os líderes da Sociedade e da Policlínica berlinenses concluíram que era o momento certo para estabelecer um instituto de ensino formal com requisitos claros[23]. Uma comissão encabeçada por Max Eitingon foi designada para organizar sistematicamente o processo pedagógico. Juntamente com Abraham, Simmel, Sachs e outros, Eitingon começou a trabalhar. Algumas questões pareciam enganosamente fáceis: os candidatos seriam escolhidos por um comitê e seriam obrigados a cumprir um currículo formal. Mas os critérios de admissão para esses alunos, assim como o currículo, permaneceram abertos a questionamentos.

Antes estava claro que, para ser freudiano, era preciso aceitar os princípios da teoria da libido, mas esse simples requisito havia desaparecido. Agora, se alguém afirmasse – como Freud fez com Groddeck – que a análise da transferência e da resistência fazia de alguém um psicanalista, isso pareceria inadequado. Rumo à sua definição como uma categoria, os berlinenses buscaram ir além da psicanálise como um compromisso teórico ou metodológico. A pergunta não era mais o que se tinha de dizer

330   *Parte iii : Confeccionando a Psicanálise*

para estar na escola freudiana, mas o que se tinha de fazer para ser membro da guilda. Em 1923, a comissão de Eitingon publicou "Richtlinien zur Ausbildung zum psychoanalytischen Therapeuten" (Diretrizes Para a Formação de Terapeutas Psicanalíticos) e delineou três requisitos: análise didática, instrução teórica e formação prática. Com esses critérios em vigor, os berlinenses anunciaram a abertura formal do primeiro instituto de formação psicanalítica[24].

Dessa forma, os berlinenses introduziram uma transformação significativa. A cultura anterior dos freudianos era agora substituída por processos institucionalizados de formação nos quais questões ideológicas se encontravam submersas e dispersas por uma série de estruturas burocráticas. Tornar-se psicanalista significava ter passado por essas estruturas. O plano de Max Eitingon para a formalização do ensino psicanalítico foi apresentado em 1925 no Congresso da IPA, em Bad Homburg. Comissões de formação foram fundadas para introduzir diretrizes similares noutras sociedades locais[25]. Graduar-se no Instituto de Berlim ou num dos institutos que seguiam a sua orientação era o novo caminho para ser psicanalista. Os dias dos analistas selvagens estavam contados.

EXIGIR ANÁLISE DIDÁTICA era o elemento menos controverso do modelo de Eitingon. Ao subjugar a própria neurose, o analista protegeria os pacientes das suas próprias contratransferências e resistências. No entanto, uma análise didática obrigatória comportava o risco de doutrinação. Freud havia posto muito foco na necessidade que o filho tem de se rebelar contra o pai, mas tido menos preocupação com um vão desejo paterno de destruir, feito um Cronos, os filhos amedrontados. De acordo com um jovem berlinense, Franz Alexander, Freud era hipersensível aos supostos desejos parricidas de seus herdeiros intelectuais[26]. Otto Rank acusou Freud de querer analisá-lo para transformar suas teorias criativas em patologia neurótica.

Analista didata em Berlim, Hanns Sachs não se deixou levar por essas preocupações. Sem nenhum prurido, escreveu que as análises didáticas eram semelhantes à iniciação religiosa e ao período probatório para os noviços na igreja. O aspirante a analista precisava ver com novos olhos. A análise didática abria-o aos mistérios do inconsciente e, depois disso, aquele que vê olharia para as forças internas do complexo de Édipo, a sexualidade infantil e a ambivalência humana[27].

Como um contrapeso à visão de Sachs, a estrutura de educação formal em Berlim limitava a autoridade do didata e diminuía a dependência do aprendiz em relação ao seu analista. No sistema de aprendizado praticado em Viena, o aluno era totalmente dependente da boa vontade do analista, que servia como professor, médico responsável e mentor de pesquisa. Os analisantes de Freud, Jung e Adler também eram os aprendizes de Freud, Jung e Adler, e muitas vezes dependiam dessas mesmas figuras para a sua subsistência. O modelo berlinense incorporou uma análise didática num processo pedagógico mais amplo; para ser psicanalista, o aluno tinha de frequentar aulas, praticar análise na clínica e ser analisado. Enquanto era analisado por um

Uma Nova Psicanálise

analista didata, também era exposto a analistas que compartilhavam de perspectivas diversas, incluindo supervisores e professores. Além disso, as análises didáticas não eram longas; alguns analistas emergiam de seus tratamentos com Sachs obviamente sem papaguear as opiniões dele, pois eram abertamente críticos ao seu estilo de analista-espelho[28]. A escola berlinense possuía uma perspectiva forte; porém, por causa de seu sistema educacional, mais formou psicanalistas do que produziu fervorosos seguidores de Karl Abraham ou Hanns Sachs.

O indivíduo que exerceu a maior influência intelectual na comunidade berlinense foi Karl Abraham. Como a própria Berlim pré-guerra, ele dera poucas pistas de originalidade em seus escritos iniciais. Seu trabalho teórico esforçado impulsionava as opiniões de Freud e atacava Bleuler e Jung por conta da asserção, totalmente razoável, de que as psicoses não podiam ser inteiramente devidas a conflitos psicossexuais. Abraham continuou a estender a teoria da libido para dar sentido a estados maníacos e depressivos, assim como à agorafobia[29]. Sua escrita era honesta e um pouco fanática. O próprio Freud não conseguia ficar entusiasmado com Abraham. Ele era atraído por figuras como Wilhelm Fliess, Carl Jung e Georg Groddeck: fanfarrões com vivacidade intelectual, coragem e audácia. Abraham era um verdadeiro fiel que havia sentido o cheiro de heresia em Jung e Rank. Em ambos os casos, Freud primeiro criticou Abraham, depois passou para o seu lado. De todo modo, ele não gostava muito de seu apoiador ortodoxo de Berlim.

Abraham trabalhou duro para vincular a psicanálise à medicina, à psiquiatria e à ciência. Procurou pontes com clínicas psiquiátricas de Berlim e tentou colocar a psicanálise na universidade. Vale ressaltar que ele estabeleceu um *éthos* no instituto que favoreceu a descrição clínica cerrada à teorização imprudente e exuberante que encontrava apoio noutras cidades. Para Sándor Radó, o contraste com Budapeste era impactante. Ele lembrou que as reuniões da sociedade muitas vezes pendiam para especulações filogenéticas como as de Ferenczi em *Thalassa*. Em Berlim, embora pessoalmente sempre presumisse a verdade da teoria da libido, Abraham criou uma cultura que encorajava a curiosidade acerca de fenômenos clínicos próximos da experiência[30]. Ele acreditava que, descreditando a jovem ciência, a especulação selvagem poderia matá-la.

A esse respeito, Abraham compartilhava a crença de Ferenczi e de Rank segundo a qual deveria ser dada maior atenção à situação analítica. Homens e mulheres como Sándor Radó e Helene Deutsch chegaram a Berlim para ser analisados por Karl Abraham precisamente porque os seus escritos exibiam um profundo engajamento com os detalhes da vida do paciente. Mas, diferentemente de Ferenczi e Rank, que haviam adotado o ponto de vista de que a análise ocorria por meio do desvendamento da transferência, Abraham sustentava a visão mais antiga, de interpretar e reconstruir o passado. Ele estava empenhado em utilizar a situação analítica mais para entender o que havia ocorrido no passado do que para compreender o aqui e o agora. Seu trabalho clínico às vezes era visto como uma busca à moda antiga por confirmações da teoria da libido. Quando o livro de Ferenczi e Rank saiu, foi um anátema para Abraham.

Ferenczi admitiu que a obra era uma discreta cutucada "na inaptidão terapêutica dos berlinenses (especialmente Abraham)"[31].

É difícil saber se se tratava de uma justa avaliação da técnica abrahamiana após a guerra, embora antes disso a sua técnica estivesse em conformidade com a visão crítica de Ferenczi. Por exemplo, Karen Horney entrou em análise com Abraham em 1910. Em sua análise, Abraham lhe falava acerca de seu inconsciente e interpretava de maneira didática, por vezes deixando a paciente muito para trás. Exasperada, Horney relatou certa vez ter perguntado a Abraham "o que mais ele realmente queria encontrar em mim?", como se ela fosse um espécime de laboratório para a sua examinação[32]. Abraham também estava claramente interessado em interpretar a transferência. Na primeira inscrição sobre a análise em seu diário, Horney descreveu sua sede por um objeto transferencial e o modo como os seus "desejos mais selvagens se enroscavam" no seu médico[33]. No entanto, Horney tinha a impressão de que a transferência criava dificuldades que eram insolúveis na análise[34].

Em 1910, muitos analistas – Sigmund Freud não era exceção – estavam aptos a fazer interpretações demasiadamente intelectuais e não tinham certeza do papel da transferência. Mas a técnica de Abraham – como a de quase todo mundo – evoluiu na década seguinte. Depois da guerra, ele zombou daqueles que falavam aos pacientes sobre a estrutura de suas respectivas neuroses[35]. E nos anos de 1920, Alix Strachey sentiu ter conseguido mais com cinco meses de análise com Abraham do que com quinze meses com Freud. Ela também sugeriu que outros berlinenses compartilhavam da sua opinião de que Abraham era clinicamente superior ao professor[36].

Abraham, no entanto, não enfatizava um interesse pela técnica. Escreveu apenas um artigo sobre o tema e, quando chegou a hora de organizar o tão esperado concurso sobre problemas de técnica e teoria, deixou isso para os colegas mais jovens[37]. Nesse meio-tempo, esteve ocupado escarafunchando a vida oculta da libido. Durante a guerra, ficou interessado no papel da agressão, que Freud ainda atribuía a uma fase anal do desenvolvimento. Abraham começou a argumentar que o ódio e a agressão eram elementos essenciais de todos os estágios do desenvolvimento sexual[38]. Em 1916, escreveu o artigo que iria marcar o começo de sua obra madura. "Untersuchungen über die früheste prägenitale Entwicklungsstufe der Libido" (Investigações Sobre o Primeiro Estágio Pré-Genital do Desenvolvimento da Libido) propunha que, no primeiro estágio oral, não havia apenas sucção prazerosa, mas também uma espécie de agressão canibalista. Isso não se destinava apenas à ingestão de alimentos, mas também à assimilação de um Outro, a incorporação de um objeto psíquico[39].

Com o tempo, Abraham se tornou o analista da fome psíquica. A fome de comida estava ligada à sucção infantil do polegar, à fome de mãe, à fome de Outro, ao desejo de (ou horror ao) sexo oral, e à fome de amor. Aqueles fixados no estágio oral estavam constantemente famintos e sempre frustrados e irritados com a insuficiência do alimento psíquico que recebiam. Em sua raiva, buscavam devorar seus objetos amorosos. Desenvolvendo o trabalho de Freud, Abraham argumentou que a melancolia era uma regressão ao estágio oral, onde uma intensa fome e fantasias canibalescas

Uma Nova Psicanálise

geravam culpa e um terrível sentimento de perda. Como Freud e Ferenczi, Abraham vinculava sua teoria a um período pré-histórico inicial imaginário. Para ele, o crime primevo da humanidade era a devoração dos nossos entes queridos.

O artigo de Abraham demonstrava uma riqueza de detalhamento clínico e um potencial explicativo que o revelou um grande teórico – algo que Freud reconheceu ao conceder-lhe o prêmio de melhor artigo em 1918. Em seguida, o metódico Abraham tentou estabelecer um estágio uretral da teoria da libido, o qual também envolvia agressão. A ejaculação precoce era um ataque à mulher – em última instância, à mãe. A passividade e a impotência masculinas eram resultado de intenso sadismo reprimido[40]. A reputação de Abraham aumentou ainda mais depois da sua investigação acerca de um complexo de castração feminino, no qual descreveu mulheres que odeiam a si mesmas e que haviam sido narcisicamente feridas pela crença de terem sido mutiladas. Inconscientemente, essas mulheres acreditavam que eram homens e, portanto, negavam a própria feminilidade ou se tornavam mulheres vingativas que, inconscientemente, desejavam atacar os homens[41].

Abraham explorou de um modo sistemático o tipo de relações humanas que emergiam em todo o desenvolvimento libidinal. Em 1924, apresentou sua integração sintética: seis estágios psicossexuais correlacionados com seis tipos de relações amorosas[42]. Abraham fez a ressalva de que essa teoria era preliminar e certamente incompleta. Ainda assim, a sua síntese se tornou de praxe para toda uma geração de alunos. Ela explicava a melancolia, a mania, a depressão maníaca e uma falta de habilidade para amar. Num sutil repúdio ao fundador do campo, Abraham incorporou noções de agressão sem se preocupar em incluir uma pulsão de morte ou uma pulsão agressiva em separado. Em Berlim, ele se tornou o principal teórico da libido. Resenhando a sua obra, o jovem Otto Fenichel se empolgou: Abraham havia demonstrado novos fatos lindamente e os incorporado às noções preexistentes; e por meio de estudos de base clínica e empírica, havia demonstrado a validade da teoria da libido, bem como a ampliado[43].

Abraham foi adiante. Por muito tempo, sábios e pedagogos procuraram pistas acerca da natureza do caráter humano. Por mais de um século, os psiquiatras consideraram que o caráter doentio emanava de indivíduos constitucionalmente anormais que falhavam em respeitar as regras da sociedade. Categorias como insanidade moral, psicopatia, constituição psicopática e personalidade psicopática foram desenvolvidas para identificar uma miscelânia de mentirosos, impostores, excêntricos e transgressores que, em sua maioria, apenas teriam nascido ruins.

No entanto, à medida que Abraham ia amadurecendo como teórico, uma nova ciência do caráter foi emergindo. Em 1921, um professor alemão chamado Ernst Kretschmer propôs uma tipologia geral do caráter baseada em diferentes tipos corporais[44]. Naquele mesmo ano, Carl Jung publicou seu robusto e erudito *Tipos Psicológicos*, no qual reviu a história da tipologia do caráter desde a Antiguidade até passar por Schiller, Nietzsche e William James. Por fim, Jung tomou emprestado de Otto Gross a noção de "introversão" e "extroversão" para desenvolver sua própria tipologia[45]. As ideias de Jung foram, por sua vez, adotadas pelo psiquiatra suíço Hermann Rorschach, que as incorporou num novo teste psicodiagnóstico que levaria o seu nome.

Abraham se voltou para o estudo do caráter logo depois de seu detestado rival, Carl Jung, ter entrado nessa discussão. Na época, os psicanalistas tinham pouco a dizer sobre o assunto. Freud havia escrito um pequeno artigo sobre erotismo anal e formação do caráter, em 1908, e depois outro sobre os tipos de caráter encontrados na análise[46]. Ele postulou que experiências corporais precoces eram transformadas em modos complexos e inconscientes para interação com o mundo. Em 1912, logo depois de sua expulsão da paróquia freudiana, Alfred Adler publicou um livro sobre o "caráter nervoso", que estendia as suas teorias sobre a inferioridade. Depois disso, a ideia de caráter foi em grande parte abandonada pelos analistas, visto que a patologia caracterial era considerada fixa e inalterável. Os psicanalistas prometiam resolver a neurose, os conflitos e os sintomas neuróticos. Freud advertiu que seus métodos eram impotentes quando se tratava de falhas de caráter, e dessa forma ele ecoou as visões morais da sua cultura: o mau caráter estava além de qualquer redenção[47].

Abraham codificou uma nova caracteriologia psicanalítica baseada nas necessidades do corpo. Os embates sensitivos da infância – entre prazer e dor, satisfação e frustração, amor e ódio – lançavam os dados do caráter adulto. Abraham começou por desenvolver a noção freudiana de caráter anal. A criança submissa e reprimida, forçada pelos pais à obediência total, ansiava secretamente por vingança. Diferentemente de Freud, Abraham acreditava que esse tipo de caráter se desenvolvia não do erotismo anal sublimado, mas do narcisismo ferido da criança e do poder de seu ódio. A criança se tornava invejosa, cismada e altiva; uma possuidora gananciosa de pessoas e coisas, viciada no prazer de ter, não de dar. Todas essas características eram vividamente descritas e fáceis de imaginar. O argumento abrahamiano pode não ter sido tão astuto em termos retóricos como alguns dos argumentos de Freud, mas os seus tipos de caráter eram convincentemente humanos[48].

Então Abraham defendeu a existência de fontes de caráter orais. Aqueles que foram excessivamente gratificados nesse estágio esperavam ser alimentados e receber algo o tempo todo. Otimistas, esperavam que o mundo satisfizesse os seus anseios; porém, quando expostos a frustração, tornam-se exigentes, agressivos e devoradores[49]. Por fim, Abraham escreveu sobre o nível genital saudável de caráter, e compilou seus ensaios em *Psychoanalytische Studien zur Charakterbildung* (Estudos Psicanalíticos Sobre a Formação do Caráter). O caráter era a soma das reações instintuais ao ambiente, argumentava ele. Era normal que os indivíduos adaptassem os seus caráteres elasticamente ao entorno. O caráter anormal era resultado de um fracasso da maturação psicossexual que levava à rigidez. Mas o caráter não era permanente. Visto ser resultado de adaptação, poderia ser modificado. Portanto, a psicanálise poderia ser empregada não só para o tratamento de sintomas neuróticos, mas também para a análise do caráter[50].

Ao reunir tudo isso, Karl Abraham ofereceu uma teoria psicossexual unificada e nuançada de um modo novo. Ele conectou libido, experiência infantil, estrutura do

Uma Nova Psicanálise

caráter, relações amorosas e adaptação social, o que possibilitava uma descrição muito mais rica de uma vida humana. Radó recordou: "Abraham inventou um uso do linguajar freudiano, combinado com os termos clínicos ordinários da psiquiatria, para poder contar a história essencial de um paciente."[51]

Karl Abraham era presidente da IPA e da Sociedade de Berlim. Ele havia sido crucial para o rechaço da tentativa de Rank e Ferenczi de reformular a psicanálise, e havia consolidado o controle berlinense do futuro da psicanálise. Ao mesmo tempo, numa série de artigos clínicos muito admirados e desenvolvidos com muita proximidade um do outro, ele havia criado uma teoria do caráter unificada, e até mesmo explicado algumas enfermidades psiquiátricas. Abraham viajou a Bad Homburg, para o congresso psicanalítico de 1925, sabendo que os seus berlinenses estabeleceriam novos requisitos de formação para todo o campo; sabendo que estava prestes a ser reeleito presidente da IPA; e sabendo que havia ganhado a batalha contra Ferenczi e Rank e conquistado o direito de se considerar o herdeiro de Sigmund Freud. Karl Abraham era a figura mais importante numa nova psicanálise que já não podia ser chamada simplesmente de freudiana. Ele devia saber que havia vencido. A menos, é claro, que tenha percebido que estava morrendo.

Abraham havia voltado da guerra com problemas pulmonares e, no verão de 1925, engoliu uma espinha de peixe que lhe causou uma perfuração, a qual levou a uma infecção, a abscessos pulmonares e a um longo período de saúde precária. Abraham conseguiu ir ao Congresso de Bad Homburg; porém, alguns meses depois, no Natal de 1925, ele morreu. Tinha apenas quarenta e oito anos, e seu amigo Ernest Jones lamentou a perda como sendo o pior golpe que a psicanálise já havia sofrido[52]. Um dos analisantes de Abraham, Edward Glover, endereçou-se ao legado de Abraham quando disse que a psicanálise era a ciência que Abraham "havia tornado sua"[53]. Abraham, um acólito que nunca teve uma relação verdadeiramente próxima a Freud; um homem que havia defendido fanaticamente a sua visão da psicanálise, mesmo contra o seu fundador, tinha surpreendentemente estabelecido uma nova psicanálise. Seus alunos, menos reverentes, seguiriam em sua ausência.

A MORTE DE Abraham deixou um vazio em Berlim. Houve muita consternação e foram elaborados planos às pressas para que Sándor Ferenczi se mudasse para lá, até que Max Eitingon, geralmente reticencioso, deu um passo à frente e assumiu a presidência da IPA, da Sociedade de Berlim e da Policlínica. Pouco tempo depois, ele entregou a Sociedade berlinense para Simmel. Foi restabelecida a ordem ao principal centro de formação. Ferenczi e Freud ficaram aliviados; parecia que os berlinenses eram capazes, eles próprios, de manter o centro[54].

Abraham havia deixado um enorme buraco, mas também muitos herdeiros e herdeiras intelectuais – uma florescente comunidade psicanalítica livre-pensante. Como os membros mais antigos assumiram o encargo administrativo das organizações, o futuro de Berlim como centro científico foi passado aos membros mais jovens, mais eminentemente para Franz Alexander, Sándor Radó e Karen Horney. Esses três teóricos compartilhavam do interesse de Karl Abraham pelo caráter, pelo papel das mães, pela avidez oral e pela agressão; contudo, eles foram além de Abraham para desenvolver as suas próprias ideias a fim de ajudar na construção do que seria chamado de "nova" psicanálise. Essa nova visão era algo que, caso estivesse vivo, o próprio Abraham não teria aprovado; afinal, quando Freud introduziu a sua pulsão de morte e as novas noções de O Eu e o Isso, Abraham, como muitos de sua geração, havia hesitado. Mas muitos berlinenses mais jovens adotaram essas novas teorias, sintetizaram-nas com a obra abrahamiana sobre libido e caráter e, por fim, deram à luz algo inédito.

Karen Horney foi uma rebelde e, indiscutivelmente, a primeira mulher a se tornar grande teórica da psicanálise. Freud havia apresentado um complexo edípico que, em teoria, possuía flexibilidade para analisar tanto os meninos quanto as meninas em suas reações com ambos os pais; porém, na realidade, o drama que Freud interpretou incessantemente se passava entre pais e filhos homens. Horney irrompeu nesse jogo patriarcal e desenvolveu uma crítica dos enviesamentos masculinos na teoria psicanalítica. Livre-pensadora, ela abriu o seu importante artigo "A Gênese do Complexo de Castração nas Mulheres" desafiando tanto Freud quanto Abraham. Ambos insistiam que meninas pequenas possuíam inveja do pênis, um desejo profundamente enraizado de serem meninos. Horney respondeu:

> Nessa formulação, assume-se como fato axiomático que as mulheres se sentem em desvantagem a respeito de seus órgãos genitais, sem que se considere isso um problema em si mesmo – possivelmente porque, para o narcisismo masculino, isso pareceu demasiado autoevidente para carecer de explicação. Não obstante, a conclusão tirada das investigações até o momento – equivalendo a uma asserção de que metade da raça humana está descontente com o sexo a ela atribuído e pode superar esse descontentamento apenas em circunstâncias favoráveis – é decididamente insatisfatória, não somente para o narcisismo feminino, mas também para a ciência biológica.[55]

Horney argumentava que a inveja do pênis não era um dado, mas o resultado de restrições impostas às meninas por gratificação instintual. Também empregava a nova psicologia do eu para construir um argumento diferente, com amplas ramificações para a identidade de gênero. Ela desvendou brilhantemente a produção da inveja do pênis na menina como um resultado secundário da frustração da vida sexual precoce de qualquer criança: o seu fracasso edipiano. Era o reconhecimento, feito pela menina pequena, de que ela não era o amor primordial do pai, o que levava algumas a um repúdio da própria sexualidade e a um desejo defensivo de se tornar identificada ao pai e ser um garoto. Apenas nesse fantástico retraimento é que as meninas encontravam a inveja do pênis. Da mesma forma, Horney argumentava que os meninos podem se identificar psicologicamente com as mães e desenvolver terrores de castração[56]. Karen Horney passou a escrever sobre as extravagâncias do desenvolvimento do caráter à luz do complexo edípico; por exemplo, em artigos sobre mulheres masculinas[57].

Uma Nova Psicanálise

A escrita de Horney, cheia de frescor e energia, coincidiu com uma onda de feminismo durante os anos de Weimar e com a proeminência da dita Nova Mulher. Seu trabalho também era um atestado da liberdade do Instituto de Berlim. Ela afirmava abertamente que todo o edifício da teoria psicanalítica tendia a negligenciar a psicologia feminina, visto que os seus teóricos eram homens. Sem rodeios, Horney fez uma comparação entre as fantasias de meninos pequenos com meninas e teorias psicanalíticas do desenvolvimento feminino e concluiu que havia pouca diferença. A velha questão espinhosa da subjetividade do analista retornava; nesse caso, psicanalistas homens que eram cegos às vidas interiores das mulheres. É difícil imaginar uma avaliação tão franca vinda de dentro da Sociedade Freudiana de Viena.

Horney assumiu o seu lugar entre os maiores pensadores de Berlim, ao lado de dois húngaros que haviam ido para a cidade. Sándor Radó se havia estabelecido como um dos mais próximos colaboradores de Ferenczi em Budapeste, antes de decidir viajar para a nova Meca da formação psicanalítica. Em Berlim, foi designado por Freud para assumir a editoração da *Zeitschrift*, assumindo o lugar de Rank. Da noite para o dia, o jovem Radó ganhou considerável influência, que esperava utilizar para tornar a psicanálise uma ciência natural da mente – objetivo que ele deixou claro num artigo inicial em que conectava a psicanálise e a nova física da relatividade[58].

Depois da publicação de *O Eu e o Isso* em 1924, Radó se dedicou com entusiasmo à nova teoria estrutural freudiana. Ele também tomou emprestado de Abraham o foco no estágio oral e, combinando os dois modelos, tentou explicar como as avidezes psíquicas podem ser responsáveis pela toxicodependência[59]. Radó também ganhou reconhecimento pelo uso da psicologia do eu para descrever o efeito nocivo de uma mãe excessivamente ansiosa, que, ao alertar constantemente o filho quanto aos perigos imaginados dos quais ela o estaria salvando, defendia-o da agressão dela própria[60]. Num artigo sobre a melancolia, Radó desenvolveu ainda mais as interações dinâmicas entre uma mãe e o filho faminto; por fim, enfatizou o papel da mãe ruim no desencadeamento de psicopatologias[61].

Nem as contribuições de Radó nem as de Horney eram simples extensões da obra de Karl Abraham ou da psicologia do eu freudiana. Ambos os berlinenses realizavam explorações criativas que exploravam a área entre Abraham e Freud. No entanto, o berlinense que tentou construir um novo consenso teórico nesse terreno intermediário foi Franz Alexander.

Filho de um eminente filósofo de Budapeste, Alexander cursou a faculdade de medicina local, onde mergulhou no trabalho experimental em laboratório. Lá, começou a se perguntar sobre as críticas de seu pai com relação às abordagens científicas redutoras de fenômenos complexos. Viajando para Göttingen, estudou com fisiologistas, juntou-se com físicos e se tornou um psiquiatra que estudava fisiologia do cérebro. Quando seu pai lhe pediu para resenhar o livro freudiano sobre os sonhos para um periódico, teve início a longa batalha de Alexander para compreender Freud. O pai ficou horrorizado quando o filho desistiu da promissora carreira acadêmica para ir para Berlim estudar psicanálise[62]. Depois de ser brevemente analisado por Hanns

Sachs, Alexander, aos trinta anos de idade, tornou-se o primeiro graduado do Instituto berlinense em 1921.

Em 1923, o primeiro artigo publicado por Alexander lhe trouxe reconhecimento imediato quando Freud concedeu a ele o prêmio de melhor artigo do ano. Em "Kastrationskomplex und Charakter" (O Complexo de Castração e o Caráter), Alexander expandiu o pensamento psicanalítico aos caráteres assintomáticos: homens e mulheres que pareciam bem, geralmente, mas desabavam sob pressão. Karl Abraham havia descrito pessoas assim, mas não possuía estratégia para ajudá-las. Alexander propunha que no núcleo dessas estruturas de caráter aparentemente imutáveis se encontrava um conflito neurótico familiar e tratável. Essas neuroses de caráter eram movidas por aquele velho medo: o medo de castração[63].

Alexander expandiu de forma maciça o papel do medo de castração, colocando-o no núcleo do desenvolvimento do caráter. As crianças estavam cheias de desejos antissociais e, feito os animais, eram refreadas a fim de serem civilizadas. Tornavam-se homens e mulheres de bom caráter não por causa de uma nobreza inata, mas porque temiam os mais velhos. O medo de castração não era só progenitor da neurose, ele também forjava o caráter. Os pais instruíam as crianças, e isso envolvia incutir nelas o medo do castigo por suas demandas e desejos. Para Alexander, o caráter era formado das capitulações comuns que transformavam a criança em adulto.

Alexander também descreveu como um conflito neurótico turbulento se transformava num eu aparentemente estável; como os tenazes prazeres do corpo se tornavam desejos adultos socialmente responsáveis; e como os terrores da infância eram acalmados. Seguindo Freud, ele se fiava fortemente no princípio da constância de Gustav Fechner. O organismo humano era impulsionado em direção ao prazer, assim como em direção à segurança e à mesmice; os caráteres neuróticos sofriam de uma compulsão à repetição, e repetiam continuamente conflitos não solucionados em busca de constância interior. Como exemplo, Alexander citou o caso de um impulsivo aristocrata russo que foi assintomático até o momento em que perdeu o dinheiro na Revolução. As adaptações que ele utilizava para administrar seu medo de castração desapareceram com a sua riqueza, e ele caiu numa neurose fulminante.

Em 1924, Alexander compartilhou essas ideias no Congresso de Salzburgo. Juntamente com Sachs e Radó, ele havia sido selecionado para apresentar uma comunicação sobre a relação entre técnica e teoria para o concurso que Freud propusera dois anos antes. Embora os três palestrantes promovessem a adoção da psicologia do eu, Alexander ia muito além disso. A psicanálise, declarou ele, era baseada em dois princípios primordiais: o princípio Freud-Breuer e o princípio Freud-Fechner. O primeiro ditava que os processos mentais funcionam para aliviar a tensão; o segundo, que essas descargas ocorriam via repetição-compulsão. Alexander demonstrou que os dois princípios amparavam uma nova maneira de pensar a neurose, não como simples conflito, mas como estrutura mental. O tratamento deveria procurar reparar essa estrutura[64].

Desse modo, Alexander estava focado menos nos conteúdos do inconsciente recalcado do que na natureza e na estrutura do agente recalcador. Para Alexander, o agente

Uma Nova Psicanálise

de recalcamento tinha muito a ver com o supereu e com os seus castigos brutais para crimes imaginários. O monitorador que vigiava o eu era um "não" parental introjetado. Atemporal e sem contato com a realidade, ele dizia "não" para muitos prazeres adultos legítimos. Isso produzia culpa e uma gama de comportamentos autodestrutivos que, indiretamente, expressavam no paciente um sentimento de que eles mereciam punição. O trabalho na análise era abordar e modificar o supereu brutal. Só quando houvesse sido transferido para o médico é que ele poderia ser dissipado. Alexander chamava isso de "tarefa de toda terapia psico-analítica futura"[65].

De volta a Berlim, Alexander escreveu um artigo criticando a obra de Ferenczi e Rank sobre técnica. O que Alexander disse era simples: Ferenczi e Rank estavam corretos quanto ao fato de que era preciso sistematização, na medida em que a psicanálise entrava numa "nova fase". Porém, o trabalho dos autores não levava em conta a psicologia do eu; portanto, o livro estava desatualizado antes mesmo de a tinta secar[66]. Quando Ferenczi se queixou com Freud acerca da injustiça da crítica, Freud disse sem rodeios: "Gosto muito da crítica de Alexander."[67]

Em Berlim, Alexander palestrou sobre a psicanálise do eu e sobre o supereu como um caminho para o entendimento das neuroses de caráter. Compilando as suas palestras berlinenses de 1924 e 1925, publicou *Psychoanalyse der Gesamtpersönlichkeit* (Psicanálise da Personalidade Integral)[68]. O título tinha um ar de importância, ou até de gabarolice. Radó o achou pretensioso e colocou a culpa no editor, a quem se dirigia jocosamente como o "'Diretor Integral' da 'Editora Integral'"[69]. Mesmo se exagerado, o livro de Alexander era, apesar disso, a primeira expansão teórica extensiva da psicologia do eu desde que Freud introduziu esses conceitos. O trabalho de Alexander também fez com que todo trabalho anterior parecesse, quando muito, menos que completo. Ele era franco acerca da divisão que enxergava em seu campo: havia aqueles cuja prática clínica continuava com o velho método de análise, e aqueles que tinham avançado com as teorias freudianas sobre o eu e a pulsão de morte. A velha guarda acreditava que os novos teóricos haviam sucumbido à especulação metapsicológica, que Alexander comparou ao desdém que os físicos experimentais possuíam por seus confrades teóricos. Ele esperava que o livro fosse ultrapassar esse fosso ao mostrar os méritos clínicos da nova psicologia do eu e enraizar as novas ideias em descrições empíricas. Alexander queria inaugurar "uma nova era na psicanálise"[70].

Ele ainda deu a entender que quem rejeitasse a psicologia do eu iria se tornar irrelevante. A nova psicanálise oferecia uma maior integração com a ciência e a medicina; e mesmo que Freud resistisse à sistematização total, Alexander acreditava ser hora de uma síntese como aquela. "A ciência psicanalítica" tinha de estabilizar a sua "estrutura interna" e fornecer "uma imagem integrada do aparelho psíquico inteiro"[71].

A despeito de suas referências à psicanálise como ciência, o estilo de escrita de Alexander era tanto dramático quanto alegórico. A personalidade, afirmava ele, era composta de três facções autônomas em guerra, as quais descrevia com analogias políticas. O isso era o terrorista interno; o supereu, a polícia corrupta; o eu, o cidadão resignado[72]. Para justificar seu modo de apresentação, Alexander defendia a necessidade desses tropos. Ao se referir às controvérsias entre Ernst Mach e Max Planck, pediu que o leitor se lembrasse de que a realidade do átomo só havia sido aceita muito recentemente. Personificações baseadas em abstrações sintéticas eram necessárias para que as forças psíquicas fossem vistas pelo olho da mente.

Alexander também acrescentou um novo princípio primordial à sua metapsicologia. Todo prazer, acreditava ele, estava fadado à antecipação de sua cessação – logo, à dor. Eros e Tânatos eram duas asas presas ao mesmo corpo. O terrível policial interno que exigia uma moralidade hiperpura estava em tácito conluio com o criminoso recalcado. A libertinagem bravia de sábado à noite estava intimamente ligada ao corretivo do sermão da manhã de domingo. A excessiva severidade do supereu levava a uma exigência de castigo à risca da lei, que "obtém [tanto] a absolvição para o pecado" quanto "a justificativa para cometê-lo"[73]. Alexander demonstrou de modo astuto como os excessivamente devotos eram propensos às mais egrégias iniquidades. A severidade do supereu neurótico punitivo oferecia uma justificativa velada para a libertinagem bruta. Dadas as alegorias políticas de Alexander, é difícil não ler sua teoria como uma premonição do que estava por vir, pois os fanáticos pela lei e pela ordem que assumiram o controle da Alemanha desatariam uma agressão criminosa que ultrapassou as fronteiras da imaginação.

Alexander concebia o seu livro como mais que novas contribuições clínicas para um campo em crescimento. Ele o via como uma reinstalação da disciplina num terreno mais firme. Suas referências à física não eram casualidade, mas revelavam a determinação de Alexander em pensar uma forma de avançar conectando-se – nem que fosse metaforicamente – à ciência. A sua referência aos princípios primordiais de Freud-Fechner e Freud-Breuer também tirava ênfase da pessoa de Freud e colocava o foco em suas declarações científicas centrais. Isso era coerente com um orgulho cada vez maior entre os berlinenses, que se viam mais independentes de Freud, ao contrário dos vienenses servis.

Depois de terminar de redigi-lo, Alexander tirou férias com a família e pediu ao pai – que ainda acreditava que a psicologia era certamente um ramo da filosofia – que ele lesse o seu livro. O velho senhor deixou o filho muito feliz quando disse que o livro lhe aclarava o quanto a totalidade da subjetividade e da vida interior humanas poderiam ser reconquistadas pela psicologia depois da destruição trazida pelos experimentalistas redutores. A psicologia alexanderiana da personalidade integral parecia abordar empiricamente questões que o Alexander-pai e seus heróis – Shakespeare, Kant e Voltaire – consideravam centrais ao estudo da mente.

Depois que o livro de Alexander foi publicado, em 1927, o afluxo para Berlim se transformou numa debandada em direção à cidade. Berlim possuía um instituto de ensino formal, com cursos e uma clínica. E, já associada com a vanguarda em ciência e cultura, a cidade se tornou um centro para a vanguarda em psicanálise. Alexander fez retumbar a afirmação de que um novo dia havia raiado. Como a nova física com a qual os berlinenses proeminentes gostavam de se associar, parecia que essa nova psicologia iria deixar para trás quem se recusasse a mudar.

Uma Nova Psicanálise

Embora tenha iniciado com teorias especulativas, a nova psicanálise foi chamada à realidade por Alexander. Ele mostrou como esses novos conceitos aumentavam e ampliavam o entendimento clínico, e revelou a vantagem de basear uma psicologia em conceitos que possuíam referenciais populares – conceitos comumente pensados como existentes e que eram fáceis de observar. Nenhum paciente iria rir da noção de que ele próprio possuía um eu ou uma consciência que o vigiava. Nenhuma tropa de psiquiatras acadêmicos poderia atacar a premissa de que uma psicologia estava fundamentada no caráter. A nova análise do caráter incluía teorias sobre as mais profundas forças animais, mas estas eram organizadas em estruturas psíquicas de nível mais elevado, próximas da experiência, que possuíam a grande vantagem de ser observadas mais facilmente.

A psicologia do eu também enalteceu noções do senso comum sobre o que deveria ser a psicologia, e tirou um pouco do peso atribuído ao domínio da sexualidade humana, incômodo e privado. Agora os psicanalistas poderiam falar em termos marcantemente descritivos não apenas dos conflitos neuróticos devidos à sexualidade, mas também da psicologia de caráteres facilmente reconhecíveis na vida cotidiana. Se organizada em torno do caráter e da identidade, a psicanálise poderia entrar na esfera pública mais facilmente. A sexualidade era tão fundamentalmente privada que, mencionando-a, os psicanalistas transgrediam continuamente uma regra não dita. Para muitos já era difícil imaginar os segredos sexuais de um amigo próximo, que dirá aceitar que a sexualidade dominava os seus próprios pensamentos. Porém, não era difícil reconhecer pela vizinhança a boa descrição de um milionário pão-duro, um criminoso culpado ou um açougueiro meticuloso

Abram Kardiner, analisante de Freud, percebeu de repente que Nova York estava sendo invadida por uma onda de psicanalistas formados em Berlim, os quais haviam adotado uma abordagem diferente[74]. Por volta de 1925, a enfermidade de Freud o impedia de aceitar alunos em análise regularmente, de modo que colegas de Kardiner mais novos – como Gregory Zilboorg, George Daniels, dentre outros – haviam ido para a Alemanha com a esperança de se formar com Franz Alexander; e quando eles retornaram, Kardiner ficou mortificado:

> Todos foram até Alexander. E voltaram. E quero lhe dizer que tive um período muito difícil. Porque eles trouxeram consigo uma técnica com a qual eu não tinha familiaridade alguma. Trouxeram consigo a teoria da libido e estavam utilizando a teoria da libido como um arcabouço para a análise da personalidade. Bem, eu sabia o que Freud me contava, e me senti completamente *déclassé*[75]. Era um baita investimento indo pelo ralo. Não só pensei que não sabia nada, mas também que lá vinham os espertalhões, e que eles sabiam tudo.[76]

Outro estadunidense, Ives Hendrick, concluiu que Berlim possuía uma "organização muito mais coesa e melhor que os vienenses". Em 1928, ele também entrou em análise com Alexander e relatou, com alegria, que se viu num ambiente intelectualmente aberto, despojado do fanatismo e da ortodoxia psicanalíticos. Descreveu Alexander como um "jovem vigoroso, disposto, viril e tranquilo com o físico de um jogador de futebol. Tem bastante bom senso, sempre sustenta uma visão suficientemente prática da falibilidade humana. Não possui nenhum fervor fanático". Hendrick declarou a sua empolgação em estar "no melhor Instituto Analítico do Mundo"[77].

Ele não estava exagerando. Com os recursos de Eitingon, o instituto de formação possuía um corpo docente insuperável. E a sua capacidade formativa atraía os alunos mais motivados, alguns dos quais lá permaneciam. Em 1922, Otto Fenichel chegou de Viena para estudar no Instituto de Berlim e dois anos depois entrou para o quadro de professores. Em 1926, Fenichel ofereceu seminários sobre as contribuições de Abraham para a psicologia do eu[78]. Ele já havia publicado consideravelmente sobre temas que eram familiares aos berlinenses, incluindo um artigo sobre a psicanálise como uma ciência natural e uma série de artigos sobre o desenvolvimento da psicologia do eu – contemplando explorações sobre introjeção e perda objetal, masoquismo e a formação do eu por identificações[79]. Em 1926, a promessa de uma formação oficial atraiu Siegfried Bernfeld para longe de Viena, a despeito das reiterações de Freud sobre ele não precisar de uma análise didática[80]. Karl Landauer, de Frankfurt, migrou para Berlim em 1925. Muitos fizeram o mesmo.

Outros candidatos chegaram e partiram, disseminando o modelo berlinense em Nova York, Boston, Viena, Oslo e – quiçá principalmente – em Londres. A aliança entre Ernest Jones e Karl Abraham criou laços estreitos entre os grupos londrino e berlinense, e já que em Londres os alunos não possuíam clínica ou instituto de formação no início dos anos de 1920, muitos foram para Berlim para se formar. Quando voltaram para Londres, alguns deles, como os irmãos Glover (James e Edward), se tornaram eloquentes porta-vozes das perspectivas ensinadas em Berlim.

Os berlinenses decidiram expandir e inaugurar o primeiro hospital psicanalítico. O Sanatório Schloss Tegel foi fundado em 1927, num belo castelo nos arredores de Berlim. Ernst Simmel foi seu fundador e diretor médico. Os pacientes recebiam tratamento psicanalítico e terapia ocupacional psicanaliticamente orientada. Não ficavam trancados; o entendimento era o de que as suas transferências positivas com os respectivos médicos os impediriam de cometer atos autodestrutivos. Utilizando os trabalhos de Radó, Alexander e Groddeck, o hospital acolhia indivíduos com alcoolismo e toxicodependências, caráteres criminosos e transtornados, e algumas enfermidades médicas[81].

Em 1928, o Instituto de Berlim mudou-se para dependências maiores. Na época, os líderes do instituto relataram que 25 alunos se encontravam em formação integral e 104 análises estavam sendo conduzidas na clínica[82]. Em 1929, uma subseção do Instituto de Berlim foi aberta em Frankfurt, sob a direção de Karl Landauer; ela incluía Erich Fromm e Frieda Fromm-Reichmann, e possuía laços estreitos com o Instituto de Pesquisa Social de Frankfurt, dando assim origem a uma influente mescla de marxismo e psicanálise[83]. Os berlinenses também avançaram em direção à medicina forense quando Franz Alexander, juntamente com o ilustre jurista berlinense Hugo Staub, começou a aplicar teorias psicanalíticas do caráter a criminosos e delinquentes[84].

Em 1930, os berlinenses comemoraram o aniversário de dez anos da clínica e do instituto de ensino. Eles tinham muito do que se orgulhar. Otto Fenichel relatou a respeito

Uma Nova Psicanálise 343

das 1.955 consultas e das 721 análises da Policlínica[85]. Carl Müller-Braunschweig delineou o primeiro currículo acadêmico obrigatório, com a duração de dois anos, para a formação de analistas; um currículo que incluía disciplinas sobre sonhos, sexualidade, psicopatologia, metapsicologia, análise do eu e técnica. Hanns Sachs descreveu os objetivos da análise didática; Alexander, as disciplinas teóricas dos berlinenses; Radó, a formação prática; e Bernfeld, as disciplinas oferecidas a mestres e educadores[86].

O Instituto de Berlim não apenas resistiu à morte de Karl Abraham, como também continuou a vicejar e estabelecer-se como espaço de formação profissional. Foi construída uma dinastia na cidade de Berlim, a qual lhe conferiu o poder de moldar a psicanálise para as próximas décadas.

II.

Alguns, no entanto, relutavam a se juntar à comitiva de Berlim. Se os berlinenses pensavam ter criado uma nova psicanálise, outros acreditavam que eles haviam enxertado uma nova teoria num velho modo de fazer as coisas, apenas. Max Eitingon era conhecido por dizer que só havia uma técnica: a correta. Mas era realmente possível utilizar a mesma técnica com sintomas neuróticos e com estruturas de caráter solidificadas? Embora Franz Alexander tivesse mostrado que a psicologia do eu poderia descrever muitas variedades de comportamento humano, ele não havia respondido a essa pergunta. Essa tarefa ficaria para um grupo de vienenses ressentidos.

Os vienenses haviam inaugurado o seu Ambulatório na primavera de 1922, e a oferta de psicanálise gratuita ou a baixo custo lhes havia trazido cerca de duzentos pacientes por ano. Simultaneamente, a Sociedade de Viena começou um longo processo de reconstrução, depois dos cismas que esvaziaram as suas fileiras; um processo que só em 1926 restituiu à Sociedade os níveis de adesão que ela possuía em 1910[87]. Com a chegada de novos recrutas, a clínica oferecia instrução clínica prática aos iniciantes; mas, a princípio, nenhuma outra formação. Viena ficou sem oferecer um currículo formal até 1925, quando toda a IPA adotou o modelo pedagógico berlinense. Quando o Instituto de Viena foi inaugurado, ele foi posto sob o comando de uma recém-formada de Berlim, Helene Deutsch. Ela foi assessorada pela filha de Freud, Anna (que havia entrado para a Sociedade em 1922) e pelo magnético líder do Movimento Juvenil, Siegfried Bernfeld. Um pouco embaraçosamente, Bernfeld deixou sua posição de liderança no Instituto de Viena para *começar* uma formação oficial em Berlim. Foi um forte lembrete do quanto os berlinenses haviam eclipsado os vienenses e se tornado o destino central para aprendizes ambiciosos.

Embora as oportunidades de formação dos berlinenses não pudessem ser rivalizadas, os vienenses haviam desenvolvido, eles próprios, um fórum de ensino sem igual. Wilhelm Reich ficara farto da postura de seus professores, que era a de aprender fazendo. Como Rank e Ferenczi, ele desejava um método mais sistemático e se animou com o anúncio feito por Freud, no Congresso de Berlim, acerca de um concurso

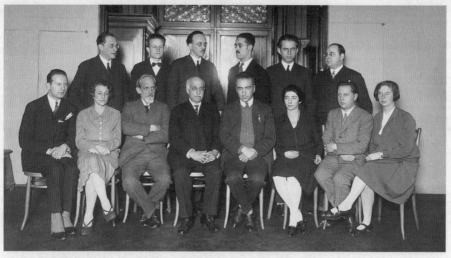

FIG. 23:
A equipe do Ambulatório de Viena, incluindo na primeira fileira o seu diretor, Eduard Hitschmann (quinto da direita para a esquerda); o diretor assistente, Wilhelm Reich (quarto da direita para a esquerda); Grete Bibring (terceira da direita para a esquerda); Richard Sterba (segundo da direita para a esquerda) e Annie Reich (na extrema direita).

sobre a relação entre teoria e técnica. Depois de voltar do congresso, Reich sugeriu aos vienenses o estabelecimento de um seminário para estudar o tema. Em 1922 nasceram os Seminários Técnicos de Viena[88]. Em Salzburgo, dois anos depois, Reich prestou atenção enquanto Alexander, Radó e Sachs competiam pelo prêmio de redação sobre técnica. Ele foi embora muitíssimo desapontado. Posteriormente, relembrou que os finalistas "não levaram em conta uma única questão prática do dia a dia e se perderam num labirinto de especulações metapsicológicas"[89].

Reich voltou para Viena, onde os Seminários Técnicos estavam patinhando. Sob a presidência de Eduard Hitschmann, os seminários careciam de foco. As atas que sobreviveram mostram discussões que iam da disfunção sexual ao medo do nascimento rankiano, até formas de estruturar o Ambulatório. Após dois anos disso, Hitschmann entregou os seminários a Hermann Nunberg, que desistiu depois de apenas um semestre[90]. O seminário não estava indo para lugar nenhum quando Reich, com seus 27 anos, recebeu as rédeas.

Em alguns aspectos, Wilhelm Reich representava um regresso aos freudianos mais antigos, que ainda estavam com um pé na sexologia e enfatizavam o sexual no psicossexual. Em 1924, ele havia proposto que os pacientes que não conseguiam ter orgasmos estavam fadados a permanecer neuróticos, a despeito de toda análise do mundo. A ênfase dada por Reich à disfunção sexual acima das causas psicológicas das enfermidades se refletia no fato de que, durante o período em que ele desempenhou

Uma Nova Psicanálise

um papel central no Ambulatório em seus primeiros anos, o principal diagnóstico era impotência sexual – categoria que sequer estava na lista dos males diagnosticados na Policlínica de Berlim. Os vienenses também diagnosticavam uma grande quantidade de "frigidez", outro diagnóstico que não constava no léxico berlinense[91].

Rejeitando a nova noção freudiana de sinal de medo, o medo do nascimento reikiano e a visão adleriana de que o medo se devia à agressão recalcada, Reich ficou com a velha crença de que todo medo era resultado de sexualidade recalcada[92]. Como alguns utópicos da Sociedade de Viena antes da Grande Guerra, Wilhelm Reich sustentava que muito da infelicidade, da inibição, do medo e da crueldade humanos podiam ser remediados pela libertação da libido. Se a causa de todo medo era libido represada... então, doutor, faça o favor de desrepresá-la!

No entanto, Reich não fazia parte da velha guarda que rejeitava todas as novas ideias de Freud, pois foi cativado pelo estudo do caráter patológico. Em 7 de novembro de 1923, ele fez uma comunicação no Seminário Técnico chamada "Técnica de Interpretação na Neurose de Caráter". Muitas análises de neurose de caráter eram um fiasco porque rememorar não curava essas pessoas, argumentou ele. Esses pacientes não sofriam de reminiscências, como as histéricas de Freud e Breuer. Na verdade, eram indiferentes às suas próprias recordações aparentemente perturbadoras. A única esperança de cura para essas pessoas era uma sistemática avaliação do modo como elas evitavam o mundo – uma análise exaustiva das suas resistências. A proposta de Reich iria integrar a ortodoxia psicanalítica; porém, na primeira vez que ele a apresentou, deparou com o ceticismo. Hermann Nunberg sugeriu, sem grandes entusiasmos, que seria proveitoso discutir mais a respeito[93].

Depois de se encarregar dos seminários técnicos, Reich direcionou o grupo para o estudo da situação analítica. Ele acreditava que as análises muitas vezes se tornavam estéreis quando os analistas se embriagavam de teoria; e com isso em mente, transformou o Seminário Técnico num campo de testes das formas de tratar a neurose de caráter. Reich rapidamente percebeu, no entanto, que os caráteres dos membros do seminário dificultavam essa tarefa. O seminário era entravado por uma relutância em discutir fracassos clínicos. Os analistas evitavam o embaraço contando apenas os seus grandes sucessos.

Em 1926, Reich estabeleceu uma nova diretriz audaciosa: os líderes do seminário ficariam restritos a discutir *apenas* casos fracassados e erros cometidos, encorajando assim os alunos a se abrirem a respeito dos seus próprios desastres clínicos[94]. Além disso, Reich fez algo que ninguém havia feito desde o "Caso Dora" de Freud: publicou um caso malsucedido. A maioria dos analistas vivia com o receio de, caso admitissem fracasso publicamente, as fontes de encaminhamento secarem. Reich publicou bravamente um relato de como o seu uso de uma técnica passiva – na qual ele se concentrava em interpretar o conteúdo inconsciente e não interpretava a transferência, a menos que ela se tornasse resistência – falhou. A técnica passiva pode ser boa para neuroses menos severas, concluiu ele; porém, as neuroses de caráter exigiam um foco insistente na transferência e na resistência[95].

Ao mesmo tempo, Reich tinha chegado a suspeitar de que todos os neuróticos possuíam uma neurose de caráter subjacente. Enquanto Alexander pensava que a neurose de caráter era uma espécie de neurose, Reich se perguntava se a neurose não era uma espécie de estrutura do caráter. Um homem não se tornava fóbico, assim simplesmente, sem que houvesse um problema subjacente em seu caráter, não? Se Reich estava com a razão, significava que os analistas vinham travando a batalha errada. Com o aval do professor, Reich embarcou num livro que iria fazer o que Franz Alexander não havia feito: adaptar a técnica psicanalítica para o tratamento de distúrbios do caráter. Para se preparar, Reich estudou cerradamente o trabalho de Ferenczi e até escreveu ao húngaro uma longa carta – que ele nunca enviou – detalhando a sua convicção de que "curas verdadeiras e perenes só podem ser alcançadas se conseguimos modificar o caráter neurótico"[96].

Reich argumentou que a individualidade humana resultava do caráter. As pulsões animais eram universais e invariáveis; as pessoas diferiam apenas na maneira como gerenciavam essas pulsões. Isso era obscurecido pelo fato de que o caráter poderia parecer invisível: sem sintomas dramáticos ou distúrbios flagrantes. As interpretações freudianas do sonho e da transferência atraíram a atenção para a força oculta da sexualidade humana. O término ativo de Rank havia iluminado os medos da separação humana. Wilhelm Reich precisava de um método que trouxesse à luz o caráter e seus transtornos.

O Seminário Técnico de Viena foi o laboratório para esse projeto. Seguindo o *éthos* do Movimento Juvenil, os seminários não eram administrados como a Sociedade, sob a imperiosa autoridade de Paul Federn[97]. Reich encorajava o franco compartilhamento de problemas e ideias, e a colaboração coletiva que oferecia aos analistas um grande número de casos a partir dos quais elaborar suas teorias. Ele e seus colegas testavam suas ideias com base na experiência coletiva do grupo. Depois de um tempo, o seminário relatou uma conclusão impressionante. Reich já havia demonstrado que a técnica passiva falhava no tratamento de neuróticos de caráter, mas os membros do seminário também concluíram que a técnica ativa de Ferenczi – com a proibição de alguns comportamentos – era desnecessária se o analista se concentrasse, empenhadamente, nas resistências[98].

Os membros do seminário adotaram um novo mantra: nada de interpretar o significado inconsciente, caso primeiro se mostre necessária uma interpretação da resistência. Antes de interpretar *o que* estava sendo omitido, os clínicos deviam interpretar a *forma* como os pacientes omitiam. Reich deu um exemplo: um homem agradável e muitíssimo complacente chegou ao analista com um sonho que incluía desejos incestuosos. Reich ignorou os flagrantes desejos edípicos e se concentrou na complacência angustiante do rapaz. A interpretação reichiana das defesas e da transferência dominada pelo medo prevaleceram sobre qualquer interpretação das fantasias psicossexuais inconscientes. Primeiro a resistência!

Embora Reich rejeitasse o tratamento ativo, seu trabalho era consoante à preocupação ferencziana de que os analistas estivessem oferecendo tranquilamente interpretações profundas de conteúdos inconscientes que não mudavam nada[99]. Os tratamentos paravam de funcionar porque se haviam tornado pouco mais que validação científica do

Uma Nova Psicanálise **347**

inconsciente freudiano. Reich propunha a seguinte correção: análise do eu antes da análise do isso. Outros haviam insinuado uma abordagem similar. Em 1924, o analista frankfurtiano Karl Landauer publicou "'Passive' Technik: Zur Analyse narzißtischer Erkrankungen" (Técnica "Passiva": Sobre a Análise da Enfermidade Narcísica). Argumentando contra as privações ativas ferenczianas, Landauer alertou que o analista não deve "impor ativamente sobre ele [o paciente] *os próprios desejos, as próprias associações, o próprio si-mesmo*"[100]. Em vez disso, especialmente em casos difíceis, um insistente foco na transferência revelaria as mais antigas – e, muitas vezes, silenciosas – resistências, as quais podiam destruir o tratamento.

Reich e seus colegas concordavam. A maioria dos casos fracassados deviam-se ao ódio latente pelo analista. "Ao falarem de 'transferência'", escreveu Reich posteriormente, "os analistas queriam dizer apenas da transferência positiva". Ele acusou os analistas de serem demasiado tímidos para inaugurar uma total exploração dos pensamentos hostis, degradantes e condenáveis que os pacientes podem abrigar. A técnica clássica encorajava interpretar transferências apenas quando elas se tornavam resistências à associação livre; porém, no caso da transferência negativa, essas forças não eram tão fáceis de discernir. Reich e seus jovens colegas acreditavam que ignorar esse ódio latente iria destruir os tratamentos[101].

Um dos protegidos de Reich no Seminário Técnico, Richard Sterba, explorou esse pensamento[102]. Enquanto Reich tinha como foco a fragilidade narcísica do analista, Sterba deixou claro que os analistas podiam, muito simplesmente, ser enganados. A transferência negativa era perdida não só porque os analistas tinham medo de vê-la, mas também porque o ódio podia estar escondido por trás do bom humor. Um homem de 25 anos que sofria de impotência foi se consultar com Sterba e concordou lepidamente com todas as interpretações do analista. Ele era caloroso e transigente; porém, a despeito dos esforços do analista, não mudava. Sterba levou o caso para o Seminário Técnico, no qual a discussão apontou para uma transferência negativa latente. Não tardou até que o paciente estivesse praguejando; atrasando-se, numa postura de desafio; e expressando fortes dúvidas acerca da inteligência do analista. Por medo do analista, todo esse ódio havia sido recalcado; porém, uma transferência de intenso medo de castração vinha à tona agora. Confrontar esse ódio e esse medo, ponderou Sterba, era o caminho para a cura. Ele também sugeriu que, com o tempo, esse ódio poderia se congelar numa estrutura de caráter dura feito pedra. Para o leitor atento, Sterba havia feito a grande revelação do Seminário Técnico: a neurose de caráter não passava da consolidação de transferências negativas latentes. Depois de 1927, Reich apresentou uma rica série de exposições conectando a análise da resistência a esses ódios ocultos[103].

Antes da guerra, as respostas eram claras se você as aceitasse. A libido sexual estava no inconsciente e poderia ser tornada consciente. Era preciso encontrá-la, desenterrá-la e interpretá-la. Se você era plenamente freudiano, sabia o destino da análise, mesmo que não possuísse um mapa que lhe guiasse pelo caminho. Mas o destino no tratamento já não estava claramente visível. Pululavam os debates sobre que tipos de instinto existiam no inconsciente, bem como sobre o papel da análise do supereu juntamente com a análise da libido e a nova psicologia do eu. Para Reich, a bússola em meio a isso tudo era um foco na resistência do paciente[104]. Para evitar o que chamava de falhas "caóticas", Reich recomendava que os analistas evitassem rápidas interpretações das camadas mais profundas do inconsciente; que eles evitassem interpretações aleatórias e, em vez disso, analisassem de modo sistemático as resistências, em especial as transferências negativas latentes que surgiam em analisandos aparentemente obedientes, confiantes, convencionais e demasiado corretos.

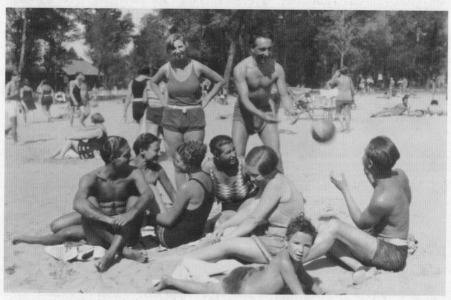

FIG. 24:
Annie e Wilhelm Reich (em pé), numa praia do Danúbio em 1928, com (da esquerda para a direita, sentados) o dr. Tuchfeld (aprendiz), a sra. Tuchfeld, Anny Angel, Edith Buxbaum, Editha Sterba, Eva Reich e Richard Sterba.

No x Congresso em Innsbruck, Reich vinculou seu método de análise da resistência à teoria do caráter desenvolvida por Karl Abraham. O caráter era o resíduo das resistências; era a "blindagem caracterial"[105]. A expressão de Reich forneceu uma imagem militar para a necessidade que o ser humano tem de se defender contra perigos provenientes de dentro e de fora. A blindagem caracterial se manifestava na forma de a pessoa falar, andar, nas suas afetações, risadinhas, sorrisos e zombarias, na sua polidez e nas suas gargalhadas rudes. Ao mudar a mira analítica para questões de estilo pessoal, Reich argumentou não se tratar tanto daquilo que o paciente fazia ou dizia, mas sim de como ele o fazia ou dizia. A blindagem caracterial era encontrada na *forma* do comportamento humano. Com esse lampejo, Reich acrescentou um novo conjunto de comportamentos à crescente lista de fenômenos psicanaliticamente significativos, e ultrapassou a psicopatologia rumo à psicologia geral.

Uma Nova Psicanálise

Reich apresentou sua teoria do caráter num artigo que incluía um ataque a Franz Alexander[106]. Era tanto uma questão de território quanto de princípio. Reich estava preocupado que a nova ênfase no caráter e na psicologia do eu tivesse feito com que alguns analistas se desviassem da psicossexualidade. O modo como a empolgação com a nova obra freudiana havia levado a alguma aceitação da pulsão de morte também era algo que o angustiava. Reich criticou muito Alexander e o analista vienense Theodor Reik por promoverem a noção de que a neurose vinha de uma pulsão interna por autopunição derivada da pulsão de morte. Ao atribuir a neurose a uma batalha interna entre Eros e Tânatos, esses teóricos haviam perturbado o delicado equilíbrio entre exterior e interior, e tornado irrelevante qualquer influência do mundo externo. Reich atacou essa teorização redutora, mas deixou de nomear a pessoa que havia colocado esse argumento em ação. Em sua própria defesa, Franz Alexander tomou a liberdade de lembrar aos leitores que a polêmica reichiana visava, na realidade, ao criador dessa teoria: Sigmund Freud. E as coisas ficaram por aí[107].

Alexander tinha razão. Reich se convencera de que Freud havia cometido um erro desastroso. O instinto de morte e a noção de uma necessidade interna de punição biologicamente impulsionada prejudicava pensar acerca do medo de punição que vinha com a sexualidade infantil e com o seu recalcamento. Alguns analistas começaram a utilizar essa suposta necessidade para servir de justificativa para os seus próprios fracassos clínicos. Um paciente que não progredia no tratamento não se encontrava num tratamento inepto, mas precisava sofrer. Reich fez uma visita a Freud, que aparentemente lhe assegurou que a pulsão de morte era apenas uma hipótese[108]. Encorajado, Reich se sentou para escrever um artigo polêmico contra Theodor Reik e Franz Alexander. Por enquanto, a sua briga não era com Freud[109].

Reich ofereceu uma versão da psicologia do eu desvinculada das especulações sobre pulsão de morte e desenvolveu um modo de explicar os fracassos e os sucessos com o caráter neurótico. Atendo-se à análise da resistência, evitou fazer grandes alegações acerca dos conteúdos do inconsciente e, em vez disso, elaborou diretrizes para os clínicos passarem da superfície psíquica para as profundezas. Ele delineou os caminhos equivocados, expôs possíveis confusões, assumiu o problema dos analistas iniciantes e, depois de uma década de estudo, compilou seu trabalho num estudo emblemático, *Análise do Caráter*[110].

Há tempos o caráter era terreno de romancistas, dramaturgos, clérigos e juristas. Alfred Adler, Ernst Kretschmer e Carl Jung haviam levado o caráter para dentro das suas psicologias científicas, e agora Reich o havia trazido tanto para a teoria quanto para a prática psicanalíticas. Expandindo o trabalho de Abraham e Alexander, ele transformou o caráter num foco primário do tratamento psicanalítico e defendeu uma guinada das energias inconstantes da psiconeurose para essas estruturas rígidas. Com o Seminário Técnico de Viena como campo de testes e o Ambulatório como base, as opiniões de Reich foram transmitidas a alunos. Os candidatos ao Instituto de Viena passavam pelo seu seminário, inclusive alguns cujas teorias posteriores estiveram em dívida com o pensamento reichiano: Anna Freud, Heinz Hartmann, Robert Wälder e Ernst Kris. Reich se tornou um indiscutível mestre da técnica, o guru dos seminários técnicos, e o homem que Freud aparentemente chamou de "fundador da técnica moderna"[111]. Em 1934, quando o psiquiatra britânico Aubrey Lewis visitou Viena, ele ficou surpreso em descobrir que os psicanalistas já não tratavam tantas psiconeuroses quanto distúrbios de caráter[112].

A ABORDAGEM MILITANTEMENTE terapêutica de Reich destinava-se a ir além dos muros da clínica, em direção a uma cultura que clamava por reformas. O diagnóstico reichiano de neurose de caráter reverberava o espírito da Viena Vermelha; ele descrevia homens e mulheres que andavam feito sonâmbulos vida afora, auxiliados por uma blindagem psíquica espessa e sufocante, que era o resultado de suas capitulações infantis aos respectivos pais e ao medo da autoridade. O ex-ativista do Movimento Juvenil não havia criado um diagnóstico psicológico, apenas; ele também havia escrito uma elegia à juventude. A mensagem reformista de Reich era clara: uma mudança no modo como os jovens experienciavam os próprios desejos podia transformar servos em cidadãos. Armado com essa mensagem, Wilhelm Reich levou a psicanálise para as ruas, e nesse processo ele iria se ver banido do movimento psicanalítico.

O exílio de Wilhelm Reich não pode ser desvinculado do seu próprio caráter. Homem insistente, genioso e difícil, impressionava os outros pela força de seu intelecto, bem como pela maneira contundente com a qual a exercia[113]. Ele fazia inimigos com facilidade. Reich entrou imediatamente em conflito com o substituto de Freud, o presidente em exercício da Sociedade de Viena, Paul Federn. Federn havia entrado para o círculo freudiano nos idos de 1903. Com sua longa barba branca e seu jeito mordaz, ele era a encarnação da velha guarda. Federn havia sido analista de Reich e desenvolvera uma opinião ruim a respeito do ex-paciente. Nos bastidores, o avanço reichiano na Sociedade de Viena recebia a sua oposição[114].

Outros em Viena tratavam Reich como um pária. Hermann Nunberg havia se tornado um dos homens de confiança de Freud em Viena. Outro analisante de Federn, Nunberg se tornou analista didata em 1925. Na época, a sua escrita exibia uma tendência a interpretar o material inconsciente muito além da capacidade de entendimento do paciente, exatamente o tipo de interpretações "profundas" que Reich atacava. Como Paul Federn, Nunberg acabou por aceitar a pulsão de morte; Reich, não[115]. Em 1928, quando as inovações reichianas foram ficando aparentes, Nunberg colocou num mesmo saco os intocáveis (Jung, Adler e Rank) e as três vozes proeminentes da psicologia do eu (Alexander, Reik e Reich). Ele julgou suas respectivas descobertas não como novas, mas como modelos de teoria psicanalítica unidimensionais e fracassados[116].

A despeito da oposição de Federn e Nunberg, o brilhantismo reichiano o tornou invulnerável, ao menos por um tempo. Quando Federn se mexeu para expulsar Reich da direção do Seminário Técnico, Freud interveio, dizendo que Reich possuía "grandes méritos para a vida intelectual da associação"[117]. A benevolência do professor, no entanto, não iria sobreviver à radicalização política de Wilhelm Reich.

Uma Nova Psicanálise

Reich estava longe de ser o único psicanalista politicamente engajado, muito pelo contrário. Em Viena, diversos membros da sociedade psicanalítica se aliaram ao Partido Social-Democrata. Paul Federn era um social-democrata ativo, que exerceu funções no conselho distrital. Hermann Nunberg, o pediatra-analista Karl Freidjung, August Aichhorn, Helene e Felix Deutsch, e muitos outros estiveram fortemente associados à agenda de reformas socialista. Alguns analistas, como Ludwig Jekels, um dos parceiros de carteado de Freud, eram comunistas.

Naquela época, a cidade de Viena era governada por um prefeito social-democrata, Karl Seitz, mas o Partido Socialista Cristão, de direita, havia ganhado o controle de boa parte da Áustria jogando com as esperanças populares de um retorno da monarquia. Ameaçadoramente, ambos os lados – esquerda e direita – possuíam as suas próprias milícias pagas. Não demorou até que essa mistura volátil começasse a pegar fogo. Em 30 de janeiro de 1927, numa cidadezinha chamada Schattendorf, diversos veteranos atiraram num grupo de social-democratas e mataram um homem e uma criança. Sete meses depois, um tribunal vienense absolveu os assassinos. A União Operária de Viena convocou uma greve para protestar contra o veredito; a polícia foi chamada. Na confusão resultante, a polícia abriu fogo contra os grevistas, que atearam fogo ao Palácio da Justiça. Como muitos vienenses, Wilhelm Reich foi para as ruas quando as coisas começaram a acontecer. Horrorizado, assistiu ao comportamento mecânico dos policiais – blindagem caracterial, decerto – enquanto eles atiravam na multidão. Quando terminou, 89 vienenses estavam mortos e mais de mil estavam feridos.

A teoria reichiana da blindagem caracterial sempre teve dentro dela uma ressonância política implícita. O caráter – esse venerável termo utilizado pelos moralistas – era, aos olhos de Reich, baseado numa submissão cega à autoridade. Depois de quatrocentos anos de monarquia absolutista, Reich queria libertar homens e mulheres de seus grilhões psíquicos. Se outrora isso havia estado implícito, a política de Wilhelm Reich se tornou explícita depois dos protestos de 15 de julho. Alistou-se na Assistência Internacional ao Trabalhador, grupo associado ao Partido Comunista; estudou Karl Marx e Friedrich Engels e descobriu neles irrefutáveis convergências com o seu próprio pensamento: também viam a sociedade e a família como estruturas opressoras que levavam à pacificação e ao controle social. Recém-radicalizado, Reich estava determinado a levar a psicanálise aos oprimidos[118].

Consequentemente, ele entrou numa significativa tradição psicanalítica. Freud, Gross, Adler, Rank, Simmel, Wittels e diversos outros acreditavam que a reforma social ou a revolução viriam da emancipação psicológica. Eles acreditavam que curar o si-mesmo poderia curar uma sociedade, e que, inversamente, uma sociedade doente resultava em homens e mulheres doentes. Nos anos de Weimar, com sua mentalidade reformista, uma das mais proeminentes tentativas de utilizar a psicanálise como instrumento político foi inaugurada por Federn. Embora difícil no trato pessoal, Federn era um pacifista político – o que incitou Theodor Reik a soltar que Federn era "um pacifista do temperamento mais beligerante"[119]. Federn recrutou um de seus ex-analisantes, Heinrich Meng, para dar início ao que ficou conhecido como o movimento

Federn-Meng, que encorajava o uso da psicanálise para abordar problemas sociais e de saúde pública. Em direção a esse objetivo eles publicaram *Das psychoanalytische Volksbuch* (O Livro Popular de Psicanálise), que compilava ensaios para esclarecer os cidadãos sobre questões de higiene sexual, mental e nervosa[120].

Enquanto Federn e Meng esperavam ensinar pais e mestres, Reich queria unir os princípios marxistas com os psicanalíticos, um esforço que também estava em curso na União Soviética[121]. Reich pediu o aval do professor Freud para abrir centros de aconselhamento sexual pela cidade de Viena. Septuagenário, Freud havia demonstrado pouco tempo antes que a sua própria capacidade de escandalizar não tinha se esvaído, pois ele havia acabado de escrever uma crítica fulminante à religião, cujo título era *O Futuro de uma Ilusão*[122]. Reich propôs abrir clínicas onde o pensamento psicanalítico pudesse ser utilizado em escala de massa. Freud concordou, embora tenha alertado Reich quanto ao fato de que ele estava metendo o nariz num "vespeiro"[123]. Destemido, Reich e seu novo amor – a professora de jardim da infância Lia Laszky – viajaram por Viena, oferecendo aos trabalhadores aconselhamento sexual, higiene sexual, aconselhamento infantil, exames ginecológicos e contraceptivos. Em janeiro de 1929, Reich ajudou a fundar a Associação Socialista de Higiene Sexual e Pesquisa Sexológica. Com quatro analistas e três obstetras, ele usou a associação para criar clínicas para operários em Viena e auxiliar com abortos, contraceptivos e aconselhamento sexual. A despeito de boa parte desse trabalho ser ilegal, o pequeno grupo perseverou e, por volta de 1930, Reich afirmou que as clínicas haviam atendido cerca de setecentos casos[124].

O agora fervoroso marxista havia estabelecido que a genitalidade na juventude era necessária para a revolução. Depois de séculos de desamparo político, ele acreditava que o povo da Áustria precisava parar de ser tão obediente. A blindagem caracterial havia transformado as pessoas em escravizados condescendentes. Reich queria curar isso na fonte; a busca interna por prazer, em seu prazer sexual essencial, deve ser libertada. Se o desejo interno fosse livrado do medo, a neurose poderia ser atalhada e as pessoas poderiam defender seus interesses como cidadãos e camaradas.

Enquanto sonhava com uma sociedade mais feliz, Wilhelm Reich rivalizava com os membros da Sociedade de Viena. Depois de palestrar sobre a sua nova técnica em 1928, ele se sentiu humilhado quando Paul Federn rejeitou suas ideias. Reich escreveu a Freud e se queixou de que os membros mais jovens da Sociedade, como Sterba e Bibring, se recusavam a apresentar seus respectivos trabalhos na Sociedade porque Federn desmerecia "tudo o que um analista mais jovem tinha a dizer"[125]. Mas não eram só os antigos figurões que tinham a mente fechada. O próprio Reich se havia tornado cada vez mais dogmático, exigindo que os outros adotassem a sua análise da resistência sem variações. Seu amigo Richard Sterba lembrou que Reich ficava beligerante quando o contradiziam, e que ele começou a exibir "um fanatismo crescente" quanto ao poder curativo dos orgasmos[126].

Por volta de 1929, Reich estava brigando com quase todo mundo. Seu marxismo e seu excêntrico foco nos orgasmos minou o apoio que ele recebia dos alunos que estudavam psicanálise com ele. Seu programa social começou a perder as graças de Freud,

Uma Nova Psicanálise 353

que, mais uma vez, movido a pensar antiteticamente contra um de seus seguidores, empunhou a pena para redigir uma crítica à visão utópica de Reich, que se tornou a magistral tragédia *O Mal-Estar na Cultura*[127]. Num encontro em dezembro de 1929, Freud informou Reich de que os orgasmos não eram a resposta. Quando ele se recusou a aceitar essa refutação, Freud perdeu a paciência, soltando: "Ele, que quer ter a palavra toda hora, mostra que quer estar certo a qualquer custo."[128]

Em janeiro de 1930, as denúncias de Reich à liderança social-democrata levaram à sua expulsão do Partido. Seu casamento com Annie Reich estava desmoronando, em certa medida, por causa dos casos que mantinha. Os velhos amigos de Reich estavam alarmados com os traços patológicos de caráter exibidos pelo teórico do caráter patológico. Instaram-no a fazer análise com Ferenczi, conhecido como o melhor clínico psicanalítico. Reich consentiu em se consultar com um analista, mas não em Budapeste. Em 1930, ele fez as malas e foi para Berlim.

Indo para lá, Reich estava embarcando num navio por naufragar. Depois de cinco anos de estabilidade econômica, a quebra de Wall Street em 1929 havia forçado os berlinenses a reconhecer o quanto a sua prosperidade dependia do capital estadunidense. Com os bancos estadunidenses pedindo empréstimos, Berlim entrou numa espiral de dívidas e desemprego. Isso coincidiu com uma deterioração da política democrática liberal e o poder crescente tanto dos comunistas quanto dos nacional-socialistas violentamente antissemitas. Em 1930, quando o governo de Heinrich Brüning convocou eleições, os moradores da Alemanha descobriram que o voto nazista se havia multiplicado de oitocentos mil para 6,4 milhões em apenas dois anos. As ruas de Berlim eram, com frequência, palcos de espancamentos e protestos cheios de violência. Muitos moradores judeus começaram a considerar a possibilidade da emigração[129].

Um deles era o líder intelectual do Instituto Psicanalítico de Berlim, Franz Alexander. Em 1930, Alexander deixou Berlim depois de receber uma oferta para dar início a um novo instituto psicanalítico na Universidade de Chicago. O Instituto Psicanalítico de Berlim também havia sido enfraquecido pelos contratempos de Max Eitingon, o seu anjo pecuniário, que havia perdido muito de seu patrimônio na implosão econômica do ano anterior. Mas, apesar disso, em Berlim Reich encontrou uma comunidade de analistas que eram mais politicamente engajados que em Viena. Franz Alexander e Hugo Staub tinham aberto um precedente nessa área, com o trabalho que haviam realizado sobre a criminalidade e o sistema penal[130].

Alguns analistas em Berlim estavam interessados em mais que apenas a reforma do sistema penal alemão. Wilhelm Reich juntou-se a Barbara Lantos, Erich Fromm e dois velhos amigos do Movimento Juvenil vienense, Otto Fenichel e Siegfried Bernfeld, os quais haviam todos embarcado no esforço de desenvolver uma integração entre psicanálise e marxismo. Muitas dessas discussões ocorreram nos ditos *Kinderseminare*, seminários nos quais os analistas mais jovens podiam falar livremente sobre questões psicopolíticas. Quando Reich chegou, a comunidade de jovens analistas de esquerda caiu no seu jugo carismático.

Reich também foi bem recebido no Partido Comunista de Berlim e começou a palestrar na Escola dos Trabalhadores Marxistas. Ele tentava convencer seus camaradas, frequentemente céticos, de que uma transformação sexual era essencial à revolução política. Reich instituiu organizações político-sexuais, "SexPol", para levar a revolução sexual às pessoas[131]. Também começou sua análise com Sándor Radó – algo breve, que durou três ou quatro meses, apenas. Ao final desse período, Radó solicitou que a mulher de Wilhelm, Annie, fosse para Berlim e a informou desalentadoramente de que o marido era esquizofrênico. Radó então fez as malas e partiu para a América, onde havia sido recrutado para levar o modelo berlinense de formação para o Instituto Psicanalítico de Nova York[132]. Um ano depois, Karen Horney e Hanns Sachs também zarparam para a América, aprofundando a fuga de cérebros berlinenses.

Reich tentou pegar essa brecha. Criou um seminário técnico na Sociedade de Berlim e, a essa distância, arriscou um duelo com Freud. O confronto era sobre os conteúdos do inconsciente, a decisiva questão que havia separado analistas diversas vezes. Reich escreveu um artigo chamado *Der masochistische Charakter* (O Caráter Masoquista), no qual argumentava que a pulsão de morte não existia. Ao seu ver, antigamente a psicanálise havia tratado o conflito entre pulsões internas e o mundo externo; porém, com a pulsão de morte, Freud, Alexander e Reik fizeram pouco caso do mundo exterior como fonte de conflito mental. Para um homem centrado na repressão política e social, isso era impossível. Reich argumentou que os medos gerados pelo dito instinto de morte eram, na verdade, causados pela repressão sexual. O masoquismo não possuía fonte biológica; não havia nenhuma pulsão inerente ao sofrer. Alinhado com Karl Abraham, Reich considerava que era uma mistura de frustração com desejo que constituía o sadismo, o que – quando se voltava contra o si-mesmo – poderia gerar diferentes formas de masoquismo[133].

Reich enviou esse artigo para a *Zeitschrift*, agora editada por Sándor Radó. Outros já haviam argumentado contra a pulsão de morte freudiana antes; alguns dos mais próximos colaboradores do professor – a sua filha Anna, inclusive – jamais a aceitaram. Mas quando o professor viu o artigo de Reich, ele ficou furioso. Escreveu para Ferenczi, dizendo que o artigo soltava o "disparate de que o instinto de morte era a atividade do sistema capitalista"[134]. Freud exigiu que o artigo fosse precedido por uma ressalva afirmando que ele havia sido escrito por um membro fiel do Partido Bolchevique e que ditames do partido exigiam que o autor moldasse o seu pensamento psicanalítico às suas crenças políticas[135].

A grosseira interferência de Freud no processo editorial do periódico deparou com ampla desaprovação. Eitingon, Bernfeld e Jekels disseram, todos eles, que Freud não tinha o direito de interferir[136]. Freud considerou a possibilidade de tentar suprimir o artigo inteiramente e, por fim, pediu que Ernest Jones e a liderança da IPA dessem cabo do problema. No final, o artigo de Reich foi publicado juntamente com um extenso contra-argumento escrito pelo suposto companheiro de viagem de Reich, Siegfried Bernfeld[137].

Freud estava errado ao sugerir que Reich rejeitava a pulsão de morte por causa do comunismo, pois a rejeição a essa teoria antecedia a radicalização política. No entanto, sua antiga rejeição à pulsão de morte estava agora articulada num contexto político

Uma Nova Psicanálise 355

explosivo. Se havia uma pulsão de morte, se o sofrimento era predeterminado e inato, então não havia razão para considerar sistemas, famílias, hábitos sexuais, traumas ou maus ambientes sociais, políticos ou econômicos. Nada disso importaria. Caso fosse verdadeira, essa teoria arruinaria as lógicas marxista, socialista e reformista.

Se Freud suspeitou que Reich estava simplesmente dançando conforme a música do Partido Comunista com esse argumento, ele também interpretou mal o caráter de Wilhelm Reich. Reich parecia incapaz de dançar conforme a música de quem quer que fosse. Depois de expulso do Partido Social-Democrata de Viena, viu-se em maus lençóis com seus camaradas marxistas de Berlim. Ele os havia irritado ao defender que Marx tinha previsto incorretamente que a depressão econômica traria a revolução. Na verdade, observou ele, parecia trazer o fascismo. O erro de Marx, salientou Reich, era o resultado de sua psicologia rudimentar. Ele não compreendeu que um povo há muito reprimido não estava disposto a defender a própria liberdade. Pelo contrário, estavam todos muito ansiosos a devolvê-la a um líder poderoso. Era um argumento sólido, mas pouco agradável aos confrades marxistas de Reich. Em 1932, quando Eitingon cortou as asas de Reich excluindo todos os alunos dos seus seminários psicanalíticos, Reich foi denunciado por membros do Partido Comunista de Berlim[138]. Era só questão de tempo até que ele fosse expulso.

Um ano depois, Reich (judeu austríaco, psicanalista, marxista) estaria fugindo, pois os áureos tempos da Alemanha de Weimar ficaram ruços. Nas eleições de 1932, o Partido Nazista, virulentamente fascista, conseguiu 37,4% dos votos – constituindo, de longe, o maior partido no país. Seu líder, Adolf Hitler, exigiu a chancelaria da Alemanha e, em 30 de janeiro de 1933, conseguiu o que desejava. Com o incêndio do Reichstag em 27 de fevereiro de 1933, Hitler culpou os comunistas pelo ato e deteve mais de quatro mil inimigos seus numa só noite. Acometido pelo pânico da iminente revolução comunista, o presidente do Reich, Hindenburg, firmou um fatídico decreto emergencial que, segundo a constituição de Weimar, suspendia as liberdades e os direitos básicos dos cidadãos[139]. O Partido Comunista foi banido e, em 23 de março, Adolf Hitler se tornou o ditador da Alemanha.

Enquanto as forças de Hitler varriam Berlim depois do incêndio do Reichstag, Wilhelm Reich fugiu para Viena. Com a situação política volátil também por lá, Federn alertou que Reich não fizesse discursos políticos no instituto. Como era previsível, ele se recusou a consentir e foi proibido de participar das atividades da Sociedade. Para piorar, Reich descobriu que o seu tão esperado triunfo, *Análise do Caráter*, que estava programado para publicação pela editora psicanalítica, agora havia sido cancelado. Esse livro era a culminação de todo o trabalho de Reich no seminário técnico, e ele devia estar esperando, com razão, que se tornaria uma nova referência para o campo. Mas em 1933, era brincar com fogo. De algum modo, Reich conseguiu publicar o livro por conta própria juntamente com um outro trabalho, uma síntese de sua crítica psicopolítica intitulada *A Psicologia das Massas do Fascismo*[140]. Essa corajosa descrição logo foi denunciada pela imprensa comunista pelos seus desvios. Sem lugar e com poucos amigos, Wilhelm Reich fugiu para Copenhague.

As mudanças catastróficas que ocorreram na Alemanha lançaram uma perigosa sombra por sobre a Europa e o movimento psicanalítico. Desde o seu início, a psicanálise – como a ciência psicológica, em geral – havia sido localizada como um empreendimento iluminista contraposto às autoridades tradicionais da Igreja e da Coroa. Nos primeiros anos do movimento, houve um candente debate sobre o quão abertamente política e radical essa ciência da mente deveria ser. Depois da Grande Guerra, a psicanálise na Alemanha e na Áustria navegou a maré dos movimentos reformistas sociais e foi parar nas escolas, clínicas e tribunais. Tornou-se altamente identificada com o movimento social-democrata. A ascensão do fascismo na Alemanha ameaçava a psicanálise em Berlim, Munique e Frankfurt, assim como na vizinha Áustria.

O sonho liberal de uma ciência objetiva do psiquismo também estava se tornando impossível na Alemanha. Não havia como sair do turbilhão político e insistir que a psicanálise era apenas uma ciência ou uma especialidade médica. Dada a ameaça do fascismo, as disciplinas tinham pouca capacidade de controlar as próprias fronteiras e não ser abertamente politizadas. Depois da ascensão de Hitler, os líderes da psicanálise compreenderam que os fascistas iriam atacá-los por motivos políticos. Numa tentativa de minimizar esse risco, Anna Freud escreveu para o então presidente da IPA, Ernest Jones, pedindo que ele expulsasse Wilhelm Reich. Em suas fileiras, um marxista radical como Reich representava um risco muito grande. Além disso, escreveu Anna, seu pai achava "ofensivo" que Reich "houvesse forçado a psicanálise a se tornar política"[141]. Visto que não era mais membro da Sociedade de Viena ou da Sociedade de Berlim, se Reich fosse proibido de entrar num novo instituto, estaria efetivamente excluído da psicanálise organizada. Jones se mostrou relutante; então, depois de uma reunião cara a cara com Reich, em Londres, respondeu que restringir as atividades políticas de outro analista era assunto sério[142]. A questão foi adiada até o próximo congresso, que iria acontecer em Lucerna em 1934.

11

A Psicopolítica da Liberdade

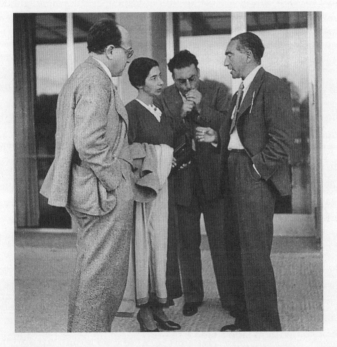

FIG. 25:
O Congresso de Lucerna, em 1934. (Da esquerda para a direita) Erwin Stengel, Grete Bibring e Rudolph Loewenstein conversando com Wilhelm Reich. Nesse encontro, Reich foi expulso da IPA.

I.

Quando o Congresso Psicanalítico Internacional aconteceu em Lucerna, os membros do movimento podiam olhar para trás e ver dezesseis anos de crescimento e mudança extraordinários. Os freudianos do pré-guerra não existiam mais; o que fazia com que os psicanalistas fossem psicanalistas não era um simples compromisso com uma teoria freudiana da psicossexualidade inconsciente. Em meados da década de 1920, tornou-se possível opor uma posição freudiana contra outra, e alavancar essas diferenças numa comunidade mais aberta. O que havia no inconsciente? Algo sexual, agressivo, ambos, ou talvez outra coisa? A psicanálise era uma psicologia das profundezas ou uma psicologia do eu? Tratava-se de perguntas produtivas para um ofício, não juramentos de lealdade a um movimento.

Essa mudança de uma cultura freudiana para uma cultura psicanalítica foi incentivada pela ascensão das clínicas e dos centros de formação, onde questões teóricas decisivas eram contrabalançadas pela necessidade de instruir alunos na prática clínica e de construir um método de investigação e tratamento que fosse coerente e consensualmente aceito. Essa ênfase na técnica aumentou com uma psicologia do eu mais próxima da experiência. Ao passo que era difícil conseguir que os leigos imaginassem ter desejos inconscientes de dormir com as suas respectivas mães, era fácil fazê-los reconhecer a voz de suas próprias consciências ou os seus próprios caprichos de caráter. E ao passo que continuava difícil reivindicar objetividade quando se tratava de inferir os conteúdos do inconsciente, era mais fácil defender a natureza científica da psicanálise com um foco no caráter.

Por volta de 1934, a psicanálise se havia transformado numa comunidade intelectual organizada em torno de uma técnica comum transmitida por métodos universais de ensino e formação. Apesar disso, muito permanecia aberto ao debate. Pode a pulsão de morte ganhar maior credibilidade e encorajar analistas a descobrir diferentes formas de masoquismo? Se sim, a psicossexualidade talvez fique atrás do estudo da agressão. Iria a análise do caráter substituir o tratamento da neurose? E com dois modelos de funcionamento mental geral diferentes (a psicologia do eu e o modelo topográfico), ninguém tinha muita certeza se as teorias podiam coexistir ou se desenvolver de formas que eram contraditórias.

Fazendo um balanço do campo em 1934, uma analista britânica, Marjorie Brierley, observou apropriadamente que o estupendo crescimento da década anterior ainda não havia sido sintetizado: "Ainda não deu tempo de testar todas as hipóteses mais recentes, nem de efetuar a revisão sistemática da teoria que elas convocam. Conceitos antigos e novos existem lado a lado e se sobrepõem um ao outro."[1] Quando o XIII Congresso foi organizado em Lucerna, era como se os palestrantes que participavam desses debates houvessem sido interrompidos no meio da frase. A grande Escola de Berlim havia desaparecido. Franz Alexander e outros haviam emigrado para a longínqua América. A vida de Wilhelm Reich era fugir. Era como se o palco houvesse sido montado para uma competição dramática e os atores principais saíssem correndo antes do início do espetáculo.

Para piorar, o principal inovador da técnica clínica, Sándor Ferenczi, havia morrido em 1933. A comunidade budapestina jamais se recuperaria integralmente da perda de seu líder, que ocorreu quando eles estavam começando a emergir como um

A Psicopolítica da Liberdade

potencial centro à parte. Nos anos antes de sua morte, Ferenczi havia oferecido uma nova visão do tratamento psicanalítico. Voltou atrás com relação a uma série de posições sobre a terapia ativa e a abstinência, que agora ele reconhecia poderem, muito simplesmente, encorajar o masoquismo do paciente. Essa lição ficou muito clara com um paciente que, ao adotar os métodos do médico, primeiro se proibiu de comer e depois considerou abster-se da satisfação de respirar[2].

Por volta de 1929, Ferenczi se lançou numa experimentação clínica. Pressentindo a distância de seu "Grão-Vizir secreto", Freud perguntou diretamente a ele se uma "nova análise oposicionista" estava em desenvolvimento[3]. Ferenczi se recusou a morder a isca. O lealista que outrora insistiu que as Musas devem ser silenciadas em tempos de guerra estava determinado a seguir a sua própria Musa. Ferenczi acreditava que a análise tinha se tornado muito focada no caráter e havia esquecido a importância do trauma infantil. Ele queria chegar a esses traumas e curá-los por meio de uma "neo-catarse"[4]. Enquanto Reich estava defendendo enfrentamentos de resistência rápidos e sistemáticos, Ferenczi se movia em direção a uma técnica guiada pela empatia e pela "elasticidade" do analista[5]. Enfatizando a responsividade do analista, Ferenczi ofereceu um novo "princípio de indulgência", que ele pensava possibilitar que os pacientes falassem mais abertamente e sarassem[6].

A nova via ferencziana não foi bem recebida fora de Budapeste, mas em casa as suas ideias imperaram com seguidores como Imre Hermann, Aliz Bálint e o seu marido Mihály, Vilma Kovács e Lajos Lévy. Rapidamente o novo método ferencziano também causou problemas, quando uma paciente se gabou de que o "Papai" Ferenczi permitiu que ela o beijasse. As notícias logo encontraram o caminho de volta até o Papai Freud[7]; porém, mesmo depois de repreendido, Ferenczi se recusou a parar de promover a sua própria linha de pensamento. Ele também considerava o beijo um problema e começou a ponderar se um analista devia fingir ser indulgente quando não se sentia tão inclinado.

Seguindo essa questão, Ferenczi começou a investigar o bicho-papão que os analistas tinham deixado de lado há tempos: a contratransferência. A irracionalidade e a subjetividade do analista eram problemas epistemológicos que ofuscavam toda tentativa de criar uma ciência psicológica. Os psicanalistas haviam sido encorajados a lidar com o problema sozinhos, mas Ferenczi entendia os sentimentos subjetivos do analista como vitais à própria análise. Em 1932, ao tratar a estadunidense Elizabeth Severn, Ferenczi se afastou radicalmente de todos os padrões da técnica analítica quando começou a fazer experimentos com a "análise mútua". Severn relatou ter sido brutalmente violada e abusada quando criança. Agora estava com medo de que o analista também a torturasse. Num esforço de ultrapassar o terror que ela sentia por ele, Ferenczi se rendeu à insistência de Severn de que ela o analisasse. Desde Alfred Adler, os analistas teriam interpretado a demanda de Severn como um ataque hostil. Ferenczi agendou duas horas seguidas para fazer um teste.

Ele navegou por águas completamente inexploradas e lutou com questões inauditas. Como poderia manter o compromisso com a confidencialidade de seus demais pacientes enquanto associava livremente para Severn? O que faria se outros pacientes exigissem analisá-lo, visto que a notícia estava vazando? Por fim, ele passou a pensar a análise do analista como algo apropriado apenas quando as resistências do analista estivessem claramente em jogo[8].

A análise mútua era o desafio mais radical à autoridade do analista que a psicanálise já havia visto. Freud havia trabalhado para estabelecer o psicanalista como um observador científico clinicamente distante. Ferenczi se abriu para os problemas do engajamento subjetivo do analista. Ao ceder ao desejo de análise mútua de Severn, Ferenczi podia ser visto como estendendo a sua teoria da indulgência, devido a necessidades pessoais que ele próprio reconhecia. No entanto, também estava embarcando num corajoso esforço de encontrar uma maneira de trabalhar com uma mulher profundamente debilitada. Nessa busca, Ferenczi descobriu o impacto paralisante do seu próprio sadismo latente. O analista que havia recomendado impor frustrações aos seus pacientes havia permitido que essa paciente viajasse através dos seus medos vendo-o, não como um observador objetivo, mas como um sujeito falível. Por meio do livre acesso ao inconsciente e às furiosas resistências de seu analista, Severn se sentiu suficientemente segura para explorar o seu próprio mundo interior ululante[9].

Reich e seus colegas haviam descoberto que o ódio latente em seus pacientes poderia arruinar o tratamento. Na análise mútua, Ferenczi lidou com a sua própria contratransferência negativa. Quando guias de técnica foram escritos para serem utilizados nos institutos, algumas almas corajosas – como Ella Sharpe, Helene Deutsch, Edward Glover e Wilhelm Reich – tocaram nesse tema sensível, mas ninguém foi tão longe quanto Ferenczi.

Ferenczi nunca publicou seus experimentos com análise mútua, embora fossem um segredo de polichinelo entre os colegas de Budapeste. Ele registrou suas iniciativas num diário clínico privado e restringiu-se a defender publicamente um retorno à centralidade da teoria do trauma e à catarse como uma terapia[10]. Nesses moldes, Ferenczi se distanciou de Freud. A ruptura foi completa quando ele confessou a Freud que o seu trabalho intelectual não era compatível com concorrer à presidência da IPA, um papel que era encarregado de "conservar e consolidar o que já existe"[11]. Ferenczi não estava interessado em consolidação, mas em exploração. Freud transmitiu a carta a Eitingon e já se preparou, com amargura, na expectativa de que Ferenczi fosse desertar como Rank[12].

O húngaro não se mostrou inclinado a deixar a paróquia. Todo confiante, contou a Freud que esperava apresentar suas novas ideias e ser compreendido, corrigido e aperfeiçoado. Os principais líderes da IPA e os editores de seus periódicos, como Ernest Jones, no entanto, eram seriamente contrários às suas visões. Quando Ferenczi morreu, em 1933, morreu também a esperança de que uma teoria e uma técnica ferenczianas sediadas em Budapeste pudessem vir a rivalizar com a análise do caráter e a psicologia do eu. Quando a viúva de Ferenczi perguntou aos Bálint e a Vilma Kovács se ela devia publicar o diário clínico do marido, aconselharam-na a esperar, pois tinham receio de que a rixa de Ferenczi com Freud e Jones prejudicasse a sua recepção[13]. O diário clínico ficaria

A Psicopolítica da Liberdade

361

inédito por 52 anos[14]. Em Lucerna, Ferenczi foi elogiado. Posteriormente, a Escola de Budapeste iria seguir firme; no entanto, sem a liderança de Ferenczi, eles teriam pouca influência nas disputas centrais que iriam definir a psicanálise[15].

O congresso em Lucerna foi marcado pela decapitação do grupo budapestino e a catástrofe que se abateu sobre Berlim. Embora o Instituto Psicanalítico berlinense permanecesse aberto, muitos de seus membros haviam fugido. Na primavera de 1933, os nazistas exigiram que todos os médicos judeus fossem expurgados dos hospitais berlinenses, exceto do Hospital Judaico[16]. Os membros judeus do Instituto Psicanalítico de Berlim foram convidados a renunciar. Em 6 de maio de 1933, Eitingon fez as malas e foi para a Palestina. Ernst Simmel, um dos líderes dos médicos socialistas na cidade, já havia sido preso. Dois membros arianos do instituto, Felix Boehm e Carl Müller-Braunschweig, assumiram os postos de liderança e apareceram em Lucerna para representar o instituto[17].

Esses homens encontraram seus ex-colegas em Lucerna – berlinenses exilados como Otto Fenichel, Siegfried Bernfeld, Georg Gerö e Wilhelm Reich. Reich estava sem lugar; suas comunicações haviam sido negadas em Copenhague, e depois o mesmo aconteceu em Malmö, na Suécia. Quando chegou a Lucerna, era um psicanalista sem país – e em breve iria se tornar, muito simplesmente, um homem sem país. Em Lucerna, foi destituído de sua filiação à IPA. Quando Reich foi expulso, o levante que Ernest Jones temia poder ocorrer contra os novos líderes arianos da "Sociedade Psicanalítica Alemã" não se concretizou.

Jones decidiu fazer de tudo para salvaguardar a psicanálise em Berlim, mas o seu apoio a Boehm e Müller-Braunschweig possuía muitos detratores, em especial entre os analistas de esquerda exilados. Alguns meses antes do encontro de Lucerna, eles se organizaram secretamente sob a liderança de Otto Fenichel. De Oslo, em março de 1934, ele escreveu uma carta circular de dezenove páginas com notícias provenientes da Alemanha, Áustria, França, Hungria, Holanda, Suíça, União Soviética, Estados Unidos, e de outros lugares. Era como se estivesse redigindo o boletim da IPA, exceto pelo fato de que esse boletim era para uma organização clandestina. "Caros Colegas", escreveu Fenichel, "todos estamos convencidos de que temos, na psicanálise de Freud, o cerne do futuro da psicologia dialético-materialista; e, por essa razão, estamos convencidos de que o cuidado com essa ciência, bem como a sua expansao, é crucial. Se não acreditássemos nisso, não seríamos psicanalistas de carreira."[18]

Para os analistas de esquerda, a hesitação de Ernest Jones representava a possibilidade de desdobramentos aterradores; eles entendiam que essa estratégia iria abandoná-los à própria sorte. Contra esse arranjo, Otto Fenichel invocou o fantasma de Sándor Ferenczi. Ele pediu que os colegas se lembrassem de Nurembergue e da insistência de Ferenczi quanto ao fato de que a IPA fosse fundada para defender a psicanálise contra detratores e traidores internos. Aquela era uma outra emergência. A psicanálise havia adentrado a esfera pública e poderosas forças reacionárias exigiam sua eliminação. Fenichel alertou os camaradas de que os inimigos também se encontravam dentro da IPA. Até onde iria a liderança na esperança de apaziguamento?[19]

Fenichel enviou a carta a colegas em Praga, Copenhague, Oslo, Palestina, Londres, Budapeste e atrás das linhas nazistas em Berlim. Ele coligiu as respostas, depois fez com que elas circulassem na esperança de que isso fosse congregar uma comunidade secreta. Porém, com o aproximar do Congresso de Lucerna, o grupo começou a discutir. Quando o congresso começou, as tensões entre Reich e Fenichel vieram à tona. No final do congresso, Reich foi expulso da IPA e Fenichel voltou a escrever secretamente os *Rundbriefe*[20] para um pequeno grupo de psicanalistas marxistas. O nazismo havia dividido os analistas entre os que defendiam abertamente agendas de reforma política e social e os que não o faziam, e não se tinha certeza se os dois grupos poderiam se manter unidos. Alguns temiam que os líderes da IPA redefinissem as fronteiras do campo de modo que os analistas marxistas seguissem todos o caminho de Reich. De repente, pareceu que a ideologia política podia redefinir a psicanálise.

Como se essas crises não fossem o bastante, inflamou-se no encontro de Lucerna um dilema burocrático insolúvel. O protocolo de formação do Instituto de Berlim havia consolidado a psicanálise como uma categoria autofiscalizante com requisitos de ensino e formação conhecidos. Ao fugir para a Palestina, Eitingon poderia ficar tranquilo com o fato de que, não importa o que acontecesse com o Instituto de Berlim, o seu rigoroso modelo educacional sobreviveria, pois havia sido replicado em todos os outros institutos da IPA mundo afora. Os padrões profissionais para a formação eram monitorados e mantidos por um comitê da IPA que havia sido especialmente designado para tanto, a Comissão Internacional de Formação (International Training Commission – ITC)[21]. O modelo de Eitingon havia conquistado amplo apoio e, em 1929, ele próprio afirmou que a pergunta sobre como a pessoa se tornava psicanalista havia sido respondida[22].

Mas uma questão enganosamente simples permanecia em aberto. Quem estava elegível para a formação? Precisava ser médico? Essa questão provocava outras, mais difíceis: a psicanálise era uma parte da medicina, uma ciência natural, ou outra coisa? Era uma subdisciplina da psicologia ou da psiquiatria; uma *Naturwissenschaft* ou uma *Geisteswissenschaft*?

Desde o início, a teoria freudiana era um híbrido, e a primeira comunidade era igualmente mista, acolhendo cientistas, médicos, escritores, filósofos, advogados e humanistas. À medida que foram sendo abertas sociedades de psicanálise em cidades pela Europa e pela América, ficou por conta das lideranças locais decidir quem estava apto à formação. Mas depois de 1920, quando nasceram clínicas psicanalíticas públicas, os analistas perderam o controle sobre essas decisões. Em Viena, autoridades médicas e políticas insistiam que nenhuma pessoa leiga tratasse pacientes no Ambulatório. A Associação Profissional dos Médicos de Viena protelou uma clínica psicanalítica até que estivesse claro que nenhum leigo estaria na equipe. Para driblar o problema, os vienenses mantiveram uma clínica gerida por médicos e uma Sociedade e um Instituto de Formação onde membros leigos podiam ser formados[23].

Esse estratagema durou até a primavera de 1926, quando o analista leigo Theodor Reik foi indiciado por charlatanismo com base no código penal vienense. Um

A Psicopolítica da Liberdade   363

analisando desapontado o havia acusado de praticar medicina sem licença. Freud gostava muito de Reik e o havia desencorajado a cursar medicina porque via nele as qualidades de um futuro pesquisador no campo da psicanálise. Freud chegou até a ampará-lo financeiramente e providenciou que ele fosse analisado por Karl Abraham, sem custos, em Berlim[24]. Freud se ergueu em defesa de Reik. Tentou intervir junto às autoridades, escreveu para a imprensa e, quando nada disso adiantou, publicou um artigo polêmico: "A Questão da Análise Leiga."[25]

Freud insistiu que a formação médica não era necessária à psicanálise. Confessou que ele próprio nunca se sentiu médico e não via razão para excluir outros que quisessem evitar a formação médica. Muitas vezes essa formação era desfavorável ao desenvolvimento de um modo psicológico de investigação, e a psicanálise precisava ter um pé nas ciências culturais para progredir. O campo deveria se desvincular da medicina e se tornar uma disciplina autônoma. A posição de Freud não era surpresa: fazia tempo que ele apoiava iniciativas de levar a psicanálise a pastores, acadêmicos e professores; e ele sustentava o ponto de vista de que qualquer um que tivesse sido analisado poderia ser analista. Além disso, Freud estava amargurado com as penúrias que o mundo médico lhe havia criado. Mas sua opinião rompeu com a liderança berlinense, que exigia uma codificação dos padrões profissionais e da formação. Então o caso Reik forneceu à disciplina uma oportunidade de repensar as suas regras. Freud comprou a briga da análise leiga e exigiu que o campo – o seu campo – obedecesse.

Ele não tinha chance.

Sigmund Freud já não era um monarca liderando soldados rasos freudianos. Embora prestassem tributo a Freud constantemente, muitos analistas já haviam desistido fazia tempo da ideia de que eles eram estritamente freudianos. Conservavam em segredo uma visão de si mesmos como grupo científico com um método discreto de investigação, uma formação oficial e uma identidade profissional: eles eram psicanalistas. Freud percebeu que estava remando contra a maré e se queixou a Ferenczi de que "por toda parte o desenvolvimento interno da Ψα está na contramão de minhas intenções, longe da análise leiga e na direção da especialidade puramente médica"[26].

Os mais hostis a Freud eram os estadunidenses, que rogavam aos colegas europeus o reconhecimento do fato de que um enxame de vendilhões havia aberto negócio como psicanalistas lá pelas suas bandas. Nos Estados Unidos, o influente Relatório Flexner havia sido publicado em 1910, expondo o deplorável estado da formação médica e as diversas fábricas de diploma habilitando charlatães à clínica. Na esteira desse relatório, analistas estadunidenses decidiram que a única forma de sobreviver era restringir a formação analítica aos médicos. Quando o caso de Reik eclodiu em 1926, os estadunidenses tinham pouca influência na IPA, e o antiamericanismo de Freud era lendário. (Certa vez ele gracejou: "A América é gigantesca, uma gigantesca falácia."[27]) Ele desmereceu as queixas dos estadunidenses e cogitou expulsar todos. Mas os estadunidenses não estavam sozinhos.

Quem liderava a queixa contra a visão freudiana sobre a análise leiga era Ernest Jones. Na Inglaterra, falsos "analistas" sem formação haviam causado a Jones uma chateação sem fim – gerando uma repercussão negativa na imprensa e ações judiciais. A ocasião em que o caso Reik ocorreu tornou a oposição de Jones inevitável. Quando a controvérsia em Viena tomou forma, a Associação Médica Britânica tinha acabado de convocar uma comissão para investigar o estatuto médico da psicanálise. Isso proporcionou uma oportunidade de assegurar o futuro da análise como ciência médica legítima na Inglaterra. Uma das grandes preocupações que os médicos britânicos haviam levantado era a prática da análise por leigos. Com Jones se preparando para dissipar essas preocupações e defender a psicanálise como uma especialidade médica, o fundador do campo, Sigmund Freud, convocava uma desvinculação da medicina. Jones entrou em ação. Como editor do *Internacional Journal of Psychoanalysis* (Revista Internacional de Psicanálise), orquestrou uma ampla ventilação de opiniões. Vinte e quatro líderes da categoria e duas Sociedades inteiras (Nova York e Budapeste) publicaram as suas posições[28].

Jones escreveu o primeiro e mais longo artigo, uma ácida refutação de Freud que era extraordinária em sua incisividade. Caracterizou a posição do professor como emotiva, extrema e absurda. Freud havia argumentado que nenhuma autoridade pública poderia impedir alguém que houvesse sido analisado de analisar outras pessoas, posição que Jones pensava ser insensata, visto que, assim, todo e qualquer paciente – por mais doente que estivesse – poderia então ser psicanalista. Além disso, a psicanálise estava num estado de transição e, nos próximos anos, o seu desenvolvimento necessitava que o campo estivesse vinculado a outras ciências aliadas. Para alcançar esse objetivo, a psicanálise deveria resistir às forças que arriscavam transformá-la num "culto esotérico". Embora o campo pudesse ser prejudicado pela exclusão de analistas leigos, as "inúmeras conexões entre a psicanálise e as ciências da biologia, da fisiologia e da medicina clínica", bem como a sua aceitação pela instituição científica e pelo público, faziam com que o custo valesse a pena. A psicanálise, concluiu Jones sem rodeios, era uma "organização e uma disciplina médicas". Ele não queria excluir inteiramente os colaboradores não médicos, mas mantê-los à margem como assistentes analíticos supervisionados por médicos[29].

O material era de peso. Jones atacou Freud abertamente e expressou o desejo de que o seu próprio ponto de vista levasse a um consenso unânime – o que significava "unânime, exceto para Sigmund Freud". À medida que os demais foram se pronunciando, ficou óbvio que a unanimidade não estava na ordem do dia. Havia incontáveis picuinhas e diferenças menores; porém, no fim, a maioria dos jovens líderes médicos se alinhou contra Freud. Uma série de berlinenses, incluindo Radó e Horney, se opuseram à análise leiga; a eles se juntaram Wilhelm Reich e todos os estadunidenses. O analista didata designado para atuar em Berlim, Hanns Sachs – ele próprio um leigo –, juntamente com alguns vienenses e toda a Sociedade Húngara, defendia a análise leiga. A mais poderosa réplica aos defensores da medicalização veio do próprio Theodor Reik, que admitiu que, embora o tratamento clínico das psiconeuroses possa ter sido uma questão médica, o tratamento das neuroses de caráter assintomáticas já não se qualificaria como tratamento de uma doença[30].

A Psicopolítica da Liberdade

Sete anos depois, em Lucerna, esse racha na IPA se aprofundou, e ficou claro que anos de diplomacia burocrática haviam falhado. Inicialmente o litígio foi submetido ao ITC, que estruturou uma recomendação não vinculante que conclamava todos os candidatos a terem formação médica. Os estadunidenses insistiram que não deixariam pessoas leigas entrar, custasse o que custasse. Um novo comitê foi criado para elaborar novas diretrizes. Eitingon havia aparelhado o comitê contra a análise leiga escolhendo três membros de Berlim, uma sociedade – assumiu ele, posteriormente – que tinha uma "posição definitiva sobre o assunto"[31]. Em 1929, no entanto, o presidente, Sándor Radó, reportou que o comitê estava num impasse[32]. Enquanto isso, em Londres, Jones havia conseguido convencer a Associação Médica Britânica a aceitar a legitimidade da psicanálise, reconhecendo que o termo "psicanálise" se referia àqueles que empregavam uma técnica comum idealizada primeiramente por Freud, assim como a um coletivo profissional, a IPA[33]. Ao examinar o método do clínico e a sua identidade profissional, era possível distinguir os verdadeiros analistas dos analistas selvagens[34]. Saboreando a vitória, Jones intermediou um acordo entre europeus e estadunidenses acerca da análise leiga. Até Lucerna, tudo estava desfeito. A Sociedade de Viena ficou com a impressão de que haviam feito um trato com a Sociedade Psicanalítica nova-iorquina por meio do qual Nova York aceitaria analistas leigos; Anna Freud se queixou de que os nova-iorquinos não estavam cumprindo a sua parte. O presidente da Sociedade de Nova York concordou e pediu que o acordo fosse anulado.

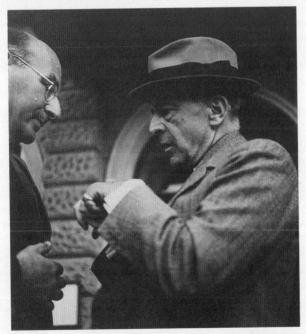

FIG. 26:
(Da esquerda para a direita) René Spitz com Ernest Jones, presidente da IPA, em 1936.

De repente, o trato era crucial. Ir para a América era uma das poucas esperanças para os analistas que estavam fugindo da Alemanha nazista, então as credenciais que os estadunidenses iriam aceitar se apresentavam como uma questão de vida ou morte. A Comissão de Formação anunciou a sua saída do Regimento de Lucerna; porém, a despeito da pompa, as novas regras nada solucionaram[35]. Nos anos seguintes, a ameaça de uma secessão estadunidense pairava no ar[36].

Na década que vai até 1934, os congressos psicanalíticos estiveram repletos de boas novas de institutos brotando em lugares como Índia, Itália, Chicago e Japão. Em Lucerna, as notícias de expansão na África do Sul, em Praga, Boston e na Palestina foram prejudicadas pelo conflito generalizado com a Associação Psicanalítica Americana e a destruição do instituto de ensino que havia sido a matriz de todos eles: Berlim. Já incertos do futuro da psicanálise na Europa de língua alemã, os membros da IPA não ficariam mais tranquilos ao ler que o *Zentralblatt für Psychotherapie* (Folha Central de Psicoterapia) havia substituído Ernst Kretschmer por um novo editor: Carl G. Jung, de Zurique. Os analistas entendiam que o dr. Jung, em seu editorial de abertura – datado de dezembro de 1933 – havia defendido uma psicologia racial que faria diferença entre alemães e judeus:

> Acho que foi grave erro da psicologia médica até agora ter aplicado indiscriminadamente a cristãos germânicos e eslavos categorias judaicas que nem se aplicam a todos os judeus. Com isso, o mais precioso segredo do homem alemão, ou seja, sua profundeza de alma criativa e intuitiva, foi desprezado como brejo infantil e banal, enquanto meus alertas tiveram a suspeição, durante décadas, de antissemitismo. Essa suspeita partiu de Freud. Ele não conhecia a alma germânica, assim como seus seguidores alemães também não a conheceram. Será que ela ensinou algo melhor ao violento surgimento do nacional-socialismo sobre o qual o mundo todo voltava seus olhos arregalados? Onde estavam a tensão e o ímpeto inauditos quando ainda não existia o nacional-socialismo? Jaziam escondidos na psique germânica.[37]

A adoção da psicologia racial por Jung decorria do pensamento lamarckiano. Diferentes raças possuíam diferentes histórias e diferentes vidas inconscientes. Mas o preconceito racial, por si só, parecia infundir a sua aterradora crença de que os judeus haviam degradado os arianos, que, fora isso, abundavam em potencial heroico. Jung parecia acreditar que os nacional-socialistas confirmavam os pontos de vista psicológicos que ele possuía e refutavam a psicologia freudiana "judia". Mas, na verdade, a diatribe junguiana parecia apenas confirmar o ponto de vista freudiano de que Jung era antissemita.

Os leitores do periódico de Jung também poderiam encontrar, no mesmo número, um artigo da lavra do professor Mattias H. Göring, doutor em Direito e em Medicina. Além de seus muitos títulos, Göring possuía outras afiliações de peso: era membro do Partido Nazista e primo do *Reichsmarschall*[38] Hermann Göring. O dr. Göring também era líder da Associação Médica Alemã de Psicoterapia, que havia passado por uma reorganização. Muito inacreditavelmente, ele declarou que, a partir daquela

A Psicopolítica da Liberdade

data, esperava-se que todos os psicoterapeutas fizessem um "sério estudo científico" do *Mein Kampf* (Minha Luta), de Adolf Hitler[39].

Para quem esperava que a loucura fosse permanecer na Alemanha, houve desenvolvimentos mais nefastos. A guinada alemã rumo ao fascismo enviou ondas de choque para a Áustria, que entrou numa ditadura fascista sob o comando do chanceler Engelbert Dollfuss. Membro do Partido Social Cristão e antissemita, Dollfuss esperava preservar a independência em relação à Alemanha criando uma aliança com o fascista italiano Mussolini. Essa ímpia aliança levou à dissolução do parlamento austríaco e à supressão de todos os partidos políticos. Dollfuss ofereceu a todos os patriotas a oportunidade de aderir ao mesmo partido, o Frente Patriótica[40]. Visto que os psicanalistas austríacos eram majoritariamente judeus e membros do Partido Social-Democrata, essas eram mudanças, de fato, perigosas. Mas quando se considera que Dollfuss – na qualidade de antinazista e anticomunista – era visto como uma alternativa no meio do caminho, tem-se uma noção de quão perigosa se havia tornado a vida em Viena. As coisas pioraram quando Dollfuss foi assassinado, em 1934, e substituído pelo antissemita Kurt von Schuschnigg, que censurou a imprensa e parecia inclinado a restituir à Áustria uma espécie de fantasia de império cristão medieval.

A vitória dos nazistas e a arianização do Instituto de Berlim foi uma catástrofe não apenas para a Alemanha. Para quem tinha olhos para ver e ouvidos para ouvir, ela também anunciava uma grave e imediata ameaça à Europa e, mais imediatamente, à Áustria. Alguns conseguiam ter esperanças de que tudo ficaria bem em Viena, mas muitos, incluindo Ernest Jones, consideravam inevitável a anexação da Áustria por Hitler. Diversos analistas vienenses fugiram para a América. Outros devem ter se perguntado: com tantas incertezas no campo, o que iria acontecer?

A psicanálise estava novamente sob ataque, não de críticos empunhando canetas, mas de rufiões armados que queimavam livros, intimidavam, extorquiam e matavam. Em Lucerna, Ernest Jones denunciou todo e qualquer preconceito nacional e racial. Muito inocentemente, ele escreveu: "Política e Ciência não se misturam mais do que óleo e água."[41] Mas Jones não era inocente; queria retardar a destruição da psicanálise pelos nazistas na Alemanha dissociando o campo do marxismo. Ele alertou quem tivesse ficado "impaciente com as circunstâncias sociais" a não fazer mau uso da psicanálise para propagar mudanças de cunho social. Qualquer um que tomasse esse rumo seria denunciado. A expulsão de Reich servia de exemplo para os demais. Mais adiante no congresso, Jones tentou suscitar apoio para a nova liderança ariana em Berlim, defendendo Felix Boehm, que ele argumentou ter sido objeto de "muitas críticas, algumas delas de tipo muito ressentida". Jones chegou a argumentar que forças irracionais estavam operando na avaliação que se fazia do homem que havia cooperado com a arianização do Instituto de Berlim[42].

Depois de Lucerna, Wilhelm Reich foi para Oslo, onde alegaria que a sua expulsão da IPA era resultado das diferenças que ele tinha com Freud a respeito da pulsão de morte. Mas muitos haviam rejeitado a pulsão de morte e permaneceram no movimento. O exílio de Reich foi diferente: foi político. Freud, Jones, Eitingon e Ferenczi estavam desesperados querendo evitar que a sua ciência fosse rotulada como judaica, revolucionária ou marxista. Mas Wilhelm Reich havia argumentado, de forma inflexível, que a psicanálise *era* revolucionária, e que os fascistas que atacavam a psicanálise a reconheciam corretamente como inimiga. Um ano antes de sua morte, mesmo o dissidente Sándor Ferenczi concordou que o movimento contra Reich era "absolutamente necessário para estabelecer o nosso apartidarismo político"[43]. Naqueles tempos de guerra bastante reais, parecia que as Musas políticas seriam silenciadas.

II.

Quando os analistas voltaram de Lucerna para casa, restou uma gama de debates não resolvidos. Depois dos acontecimentos de 1933, *annus horribilis*[44], parecia que pouco progresso seria realizado em questões teóricas; não enquanto os psicanalistas berlinenses exilados lutavam para se realojar e os vienenses entravam numa ditadura. Surpreendentemente, no entanto, os próximos cinco anos viram o nascimento de duas sínteses convincentes, cada uma delas integrando muitas inovações das últimas duas décadas. Mais surpreendentemente ainda, essas sínteses vinham de membros da caluniada minoria, a dos analistas leigos.

Melanie Klein e Anna Freud eram diferentes da primeira onda de analistas leigos. Esses acadêmicos haviam mesclado a psicanálise com o estudo da arte e da cultura, mas com o tempo os seus respectivos projetos perderam algo do brilho. Nos debates sobre Reik e a análise leiga, o professor Freud ainda insistia que os analistas trouxessem ao campo um amplo aprendizado humanista, mas os demais escarneciam abertamente da ideia. Reich dizia que os analistas leigos das ciências culturais haviam feito pouco para o campo avançar[45]. Clarence Oberndorf, um analista estadunidense, acrescentou que as ciências culturais "pouco contribuíram para a psicanálise, exceto no sentido da corroboração e da amplificação"[46]. Embora a busca por confirmação teórica em trabalhos sobre literatura e mito continuassem, houve uma importante mudança desde a época em que Freud, Jung, Stekel e Ferenczi mergulhavam, eles próprios, nas ciências culturais. A hereditariedade lamarckiana havia sido desacreditada.

O pensamento lamarckiano havia possibilitado aos freudianos vincular a memória inconsciente de um indivíduo à história de toda a humanidade. Para os psicólogos, o estudo de história, arqueologia, religião, antropologia e literatura se tornou equivalente a uma escavação arqueológica. Os primeiros analistas acreditavam que vestígios da vida psíquica humana inicial eram não apenas janelas para o passado, mas também uma via para os mais profundos estratos do inconsciente, uma outra forma de conhecer o incognoscível kantiano. Essa lógica havia guiado *Totem e Tabu*, de Freud; *Metamorfoses da Libido*, de Jung; *Sprache des Traumes* (A Língua dos Sonhos), de Stekel; e *Thalassa*, de Ferenczi. Era uma premissa tão profundamente sustentada por Freud que, quando diante das teorias bastante improváveis de Otto Rank acerca do trauma do nascimento, o professor se havia incomodado sobretudo com o fato de que a teoria não dava lugar à herança lamarckiana.

A Psicopolítica da Liberdade

Durante os primeiros anos do século XX, essa aceitação das crenças lamarckianas não era, de forma alguma, excêntrica. Pouco antes, Darwin havia promovido a visão de que características adquiridas poderiam ser herdadas, e aconselhou jovens mães a aprenderem tudo o que podiam antes de terem filhos, a fim de passar os aperfeiçoamentos para as respectivas proles. Por volta de 1925, no entanto, a maioria dos cientistas acreditava estar provado que a hereditariedade lamarckiana estava errada. Por volta de 1900, os experimentos de Gregor Mendel inverteram a maré; e por volta 1910, o gene havia sido conceitualizado e ligado ao cromossomo. Nos anos 1920, a teoria dos genes havia vencido a batalha de ideias, auxiliada pelo fracasso de vários experimentos para provar a transmissão adquirida. Uma rejeição geral das ideias lamarckianas se espalhou pela ciência ocidental, com a proeminente exceção da União Soviética, onde as noções lamarckianas eram julgadas coerentes com a ideologia soviética e consideradas sacrossantas.

Freud também se recusou a mudar de ideia acerca da herança filogenética, como ele iria demonstrar num de seus últimos trabalhos, *O Homem Moisés e a Religião Monoteísta*[47]. Mas para os psicanalistas que buscavam legitimidade médica e científica, as posições lamarckianas de Freud se tornavam cada vez mais embaraçosas. Em 1928, Ernest Jones se viu encurralado pelo conhecido antropólogo Bronisław Malinóvski sobre esse ponto. Jones teve de renegar publicamente as teorias de Freud como "não comprovadas e improváveis biologicamente"[48].

A perda do vínculo entre ontogenia e filogenia, o indivíduo e a espécie, assim como o psíquico e o biológico, criou uma crise para os analistas comprometidos com o estudo do psiquismo por meio da história da cultura humana. Os psicanalistas perderam uma via extraclínica para o entendimento do inconsciente; uma via que parecia existir fora do complexo reino da transferência e da contratransferência. Agora tinham de se fiar mais exclusivamente no encontro clínico individual para encontrar pistas, evidências e confirmações das teorias acerca da vida mental inconsciente. História, mito e fábulas já não lhes podiam dar suporte, caso esperassem ter credibilidade nos círculos científicos e médicos.

Depois de 1918, no entanto, um novo agrupamento de analistas não médicos ofereceu um modo diferente de estudo para investigação e validação extraclínicas. Melanie Klein e Anna Freud se tornaram líderes de um grupo de analistas leigos que não estavam interessados em interpretar contos folclóricos, mas sim em observar crianças. Depois da guerra, professores, diretores e pedagogos em Viena, Berlim e Budapeste recorreram à psicanálise para melhor compreender as crianças, e começaram a utilizar essa compreensão para reconfigurar o campo.

Teorizar a infância era algo tão antigo quanto a própria empreitada freudiana, mas as teorias de Freud sobre a infância haviam sido, em sua maioria, resultado de inferências recolhidas a partir da observação de adultos. De modo circunstancial, Sigmund Freud, Max Graf, Carl Jung, Karl Abraham, Sándor Ferenczi, Lou Andreas-Salomé e Oskar Pfister haviam, todos eles, tentado estudar ou tratar crianças diretamente, mas os novos analistas leigos assumiram um estudo empírico mais sistemático de crianças seguindo o exemplo de Hermine Hug-Hellmuth.

Nascida na aristocracia vienense, Hug-Hellmuth frequentou a Universidade de Viena e doutorou-se ao concluir uma tese em Física com 38 anos de idade. Nessa época, estava imersa numa análise com Isidor Sadger. Formada para ser professora, ela frequentou reuniões da Sociedade de Viena e publicou uma sequência de investigações psicanalíticas, mais significativamente o seu "Aus dem Seelenleben des Kindes" (Da Vida Anímica da Criança), de 1913. Hug-Hellmuth se lançou como uma observadora objetiva e criticou outros que escreveram sem um "estudo em primeira mão da vida mental da infância". Ela montou uma psicologia geral da criança destacando a sexualidade freudiana, mas também adotando o trabalho de vários psicólogos acadêmicos sobre o desenvolvimento cognitivo, linguístico e ético[49].

Hug-Hellmuth então publicou uma obra que a envolveu num escândalo. Por volta de 1915, conseguiu um diário de alguém que ela chamou de "uma amiga". Ele oferecia um retrato íntimo da sexualidade feminina durante a adolescência, e o relato coincidia muito felizmente com as teorias freudianas. Depois da guerra, *Tagebuch eines halbwüchsigen Mädchens* (Diário de uma Garota Adolescente) foi publicado com uma efusiva carta de Freud como introdução[50]. Hug-Hellmuth promoveu o trabalho de autoria anônima como o "mais valioso documento sobre o tema do desenvolvimento psíquico"[51].

O livro era picante e vendeu bem. Mas os críticos, entre eles a psicóloga Charlotte Bühler, da Universidade de Viena, o denunciaram como fraude, dizendo que nenhuma garota naquela idade poderia tê-lo escrito. Visto que Hug-Hellmuth se recusava a dizer o nome da autora e não apresentava o manuscrito original, muitos começaram a acreditar que ela própria havia forjado o documento. Em 1922, quando a terceira edição foi publicada, Hug-Hellmuth saiu da penumbra para se identificar como editora do volume[52]. Depois disso, a edição alemã foi retirada de circulação sem cerimônia.

Se os psicanalistas fossem recorrer ao estudo de crianças para testagem e observação empíricas, Hug-Hellmuth lhes oferecia um alerta. Acaso o exercício da psicanálise com crianças traria novos dados ao campo, ou seria uma caçada – com cartas marcadas, quiçá – por confirmações? A observação de crianças oferecia aos freudianos aquilo de que eles tanto precisavam: uma instância empírica para testar, confirmar, falsear e criar teorias sobre as necessidades, os desejos e os medos infantis. Mas não era possível, antes de 1918, fazer parte da comunidade freudiana e questionar a legitimidade da psicossexualidade na infância. Quando inventou um relato em primeira mão – como a maioria dos críticos agora acreditava que ela havia feito, para apoiar Freud –, Hug-Hellmuth estava espelhando as demandas captadas de sua comunidade[53].

Com o aumento das suspeitas em relação ao diário, Hug-Hellmuth viajou para Haia no outono de 1920 a fim de palestrar sobre a adaptação da técnica psicanalítica para as crianças. Hug-Hellmuth argumentava que a criança devia receber tratamento em casa, não ser colocada num divã, e devia poder brincar nas sessões. Nenhuma criança devia ser analisada por um dos pais, afirmava ela, o que sem dúvida saltou aos ouvidos de Anna Freud – pois na época ela estava em análise com o próprio pai. Mas a maior descoberta de Hug-Hellmuth foi a de que, em todos os casos, as crianças

A Psicopolítica da Liberdade

que ela tratou sofriam de um fracasso da parentalidade, que era ou demasiado rígida, ou demasiado leniente ou inconsistente[54]. Para os analistas que viam as pulsões animais como fundamentalmente implicadas na neurose, isso fazia pouco sentido. Mas como pedagoga, Hug-Hellmuth naturalmente enfatizava a educação – a boa e a ruim. Para remediar os problemas de uma má criação, ela acreditava na reeducação, assim como na psicanálise.

Na Viena Vermelha, o foco de Hug-Hellmuth em ambientes destrutivos estava em harmonia com a política da época. Fazia tempo que as teorias sobre a infância eram um campo de batalha para ideologias políticas concorrentes; quando figuras iluministas como Jean-Jacques Rousseau argumentavam sobre a natureza de uma criança, também estavam argumentando acerca de como um ambiente político ou social podia construir ou destruir um indivíduo. Da mesma forma, as teorias psiquiátricas sobre o que causava a insanidade infantil possuíam, por vezes, uma carga política, porque alimentavam reformadores que enfatizavam problemas como a pobreza ou respaldavam conservadores que enfatizavam uma ordem natural. Por toda a Europa, nos anos de 1920, reformadores e progressistas se voltaram para o estudo de crianças carentes e pouco instruídas. Eles engendraram o Movimento de Orientação Infantil e a institucionalização da psiquiatria infantil.

Nesse mesmo espírito, a Clínica Pediátrica de Viena abriu um departamento de trabalho de recuperação com crianças problemáticas[55]. Os social-democratas vienenses procuraram os psicólogos para que estes os auxiliassem a criar futuros cidadãos saudáveis. Otto Glöckel, o ministro da educação austríaco, recrutou os psicólogos acadêmicos Karl e Charlotte Bühler para fundar, em Viena, um Centro para Estudo da Criança. As autoridades também convocaram Alfred Adler, cujas credenciais socialistas e cuja ênfase nas relações de poder o tornavam uma figura desejável. Depois de 1920, a Psicologia Individual adleriana se tornou popular entre os pedagogos. Cerca de trinta centros de orientação infantil adlerianos foram estabelecidos, e Carl Furtmüller, entusiasta de Adler, assumiu um papel ativo na reforma do sistema escolar austríaco.

A Sociedade Psicanalítica de Viena foi arrastada por essa maré. Hug-Hellmuth atraiu um grupo de analistas de criança jovens, entusiasmados e politicamente engajados. O dinâmico ativista Siegfried Bernfeld, sionista e reformador, fundou uma instituição para trabalho analítico com crianças em 1919, mas o seu *Kinderheim Baumgarten*, um colégio interno para órfãos de guerra judeus, mal sobreviveu um ano. Em 1921, o pedagogo e diretor de escola August Aichhorn entrou para a Sociedade Psicanalítica de Viena. Como gerente de uma instituição residencial ao norte de Viena, ele havia tratado delinquentes juvenis por um longo tempo, começando a empregar princípios psicanalíticos em seu trabalho. Quando o livro de Aichhorn, *Verwahrloste Jugend* (Juventude Abandonada), foi publicado em 1925, Freud o apresentou com a entusiástica observação de que "a criança se tornou o principal objeto da pesquisa psicanalítica; nesse sentido, tomou o lugar do neurótico, com o qual essa pesquisa tivera início"[56].

Os vienenses inauguraram um Centro de Orientação Infantil no ambulatório em 1922. Sob a liderança de Hug-Hellmuth, o centro realizava entre 10 e 25 consultas por semana e tratava casos enviados não apenas por famílias, mas também por escolas e clubes locais. O tratamento era considerado educativo – Freud o chamaria de "análise pedagógica" – e, portanto, estava aberto a profissionais não médicos[57].

Em 1924, o sobrinho de Hermine Hug-Hellmuth, Rudolph Hug, a assassinou. Órfão, o garoto havia sido acolhido pela tia, que o incluíra em vários de seus artigos[58]. Em sua defesa, ele afirmou que a análise constante feita por Hug-Hellmuth o tornara homicida. Propenso ao sensacionalismo, o assassinato caiu na imprensa; porém, a despeito do escândalo, a psicanálise com crianças continuou crescendo[59]. Depois de 1924, Editha Sterba e August Aichhorn continuaram o trabalho de Hug-Hellmuth no Ambulatório[60]. Conforme os educadores assumiam a psicanálise com crianças em Viena, a falecida Hermine Hug-Hellmuth foi sendo eclipsada por uma outra ex-professora com antecedentes formidáveis.

A FILHA MAIS nova de Freud, Anna, estudou para ser professora. Depois da guerra, ela fez amizade com alguns dos seguidores do pai que também estavam interessados em pedagogia. Quando criança, havia passado muitas horas perambulando pelas reuniões da Sociedade de Viena; porém, adulta, começou a frequentar esses encontros e a se concentrar nas possibilidades da psicanálise com crianças. Anna chegou a considerar entrar para o Instituto de Berlim, em vez de enfrentar o que, por vezes, era uma crítica brutal vinda dos veteranos da Sociedade; porém, no fim, apresentou para a Sociedade uma comunicação sobre fantasias de espancamento e, após receber sua sanção, foi devidamente aceita em 1922[61]. Por volta da mesma época, Siegfried Bernfeld, Willi Hoffer e August Aichhorn se juntaram a ela na Berggasse, n. 19. Enquanto o professor e seus amigos jogavam o carteado semanal, Anna e os amigos dela mantinham um grupo de estudos informal sobre o lugar da criança na psicologia, na psicanálise e na sociedade.

Logo ficou evidente que a ex-professora não era um membro comum da Sociedade. Dois anos após sua entrada, Anna Freud foi introduzida no Comitê Secreto, e um ano depois se tornou parte da liderança administrativa da Sociedade e do Instituto de Formação. Naquele ano, a deserção de Rank e a enfermidade do pai fizeram de Anna o novo canal de acesso ao professor. Quando o caso Reik eclodiu, em 1926, Anna Freud e a psicanálise com crianças estavam em ascensão. Para Freud, o colapso da análise leiga significaria comprometer seriamente as novas pesquisas e marginalizar a própria filha. Quando escreveu à *Neue Freie Presse*, ele fez questão de defender não só Theodor Reik, mas também Anna. Negou a alegação do artigo segundo a qual ele encaminhava neuróticos adultos para a filha, que estava envolvida apenas em "análise pedagógica de crianças e adolescentes". O pai orgulhoso não pôde deixar de acrescentar que, no único caso de neurose em que Anna havia trabalhado em conjunto com um médico, ela havia se saído muito bem[62].

Depois de Theodor Reik emigrar para Haia, em 1928, a voz mais forte em Viena em prol dos analistas leigos e da análise com crianças era Anna Freud. Um de seus

A Psicopolítica da Liberdade

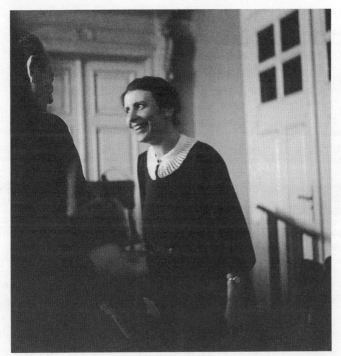

FIG. 11:
Anna Freud em 1937. A filha de Freud emergiu como líder de uma florescente comunidade de psicanalistas de crianças em Viena.

alunos observou posteriormente que, seis anos depois da morte de Hug-Hellmuth, era possível ouvir Anna insistindo que ela própria havia fundado o campo da psicanálise com crianças[63]. Ela se distanciava diretamente de Hug-Hellmuth e desafiava a única outra grande analista de crianças, Melanie Klein. Essa ascensão meteórica resultou em ressentimento, inevitavelmente. Antes de Anna saltar para a dianteira da Sociedade de Viena, Helene Deutsch havia sido a mulher mais proeminente do grupo, ostentando o título de diretora do Instituto de Formação vienense. Alguns se perguntavam se o Clube "Gato Preto" – um círculo de jovens analistas casados, constituído em torno de Deutsch e seu marido – havia sido formado justamente para excluir Anna, que era solteira[64].

Contudo, as ambições de Anna Freud não eram moderadas. Chegando a Innsbruck para o congresso de 1927, ela fez uma exposição "Zur Theorie der Kinderanalyse" (Sobre a Teoria da Análise Infantil). Como Hug-Hellmuth, enfatizou o valor da análise com crianças para os fundamentos científicos do campo. A psicanálise infantil "nos dá oportuna confirmação daquelas concepções da vida mental das crianças que, no decorrer dos anos, foram deduzidas pela teoria psicanalítica a partir da análise de adultos". A empreitada analítica se havia enredado em problemas relativos à memória e à reconstrução histórica, mas a psicanálise com crianças oferecia uma saída. "A observação direta" na análise de crianças "nos leva a conclusões novas e concepções suplementares", declarou ela[65]. Como Hug-Hellmuth, Anna Freud acentuou o empirismo da psicanálise com crianças. De agora em diante, as teorias psicanalíticas da infância requereriam coerência e respaldo de um estudo empírico em primeira mão, como esse.

Anna Freud começou a publicar suas ideias acerca da análise com crianças. Seus primeiros escritos são notáveis pela clareza e pelo caráter objetivo, algo que os críticos chamaram de simploriedade. Comparada ao pai, cujos textos eram animados por uma complexa retórica, a escrita de Anna era honesta. Mas se o seu estilo de escrita era simples, o seu pensamento, não. A despeito da intensa e inabalável lealdade que Anna demonstrava ao Papai, ela não se tornou uma seguidora mecânica. O pai incentivava a filha a desenvolver suas posições próprias, talvez sabendo que Anna seria criticada por uma devoção filial irrefletida. Encorajada, Anna Freud fez o seu percurso pelos debates da época. Jamais adotou a teoria do pai acerca de um instinto de morte e, por um tempo, permaneceu em dúvida a respeito do valor da nova psicologia do eu[66].

Em suas primeiras palestras publicadas, Anna Freud também exibiu um pragmatismo revigorante. Enquanto outros procuravam alcançar as alturas da metapsicologia, Anna propunha intervenções não analíticas e sensatas mudanças na doutrina psicanalítica. Ela aconselhava um período educativo de trabalho com a criança, e recomendava que o analista infantil trabalhasse duro para conquistar a afeição do pequeno paciente, em vez de se concentrar nas interpretações da transferência. Depois de propor essas alterações no método, Anna receou ser chamada de analista selvagem – uma preocupação que, caso seu pai ainda controlasse a psicanálise, seria risível. Mas as preocupações de Anna se mostraram ter cabimento. Enquanto escrevia, altercou com Melanie Klein; e na batalha que se seguiu, a filha de Sigmund Freud seria denunciada como falsa analista que recuava diante do complexo edipiano porque havia sido mal analisada pelo homem que colocara Édipo no cerne da subjetividade humana: o pai dela.

MELANIE KLEIN, CUJO sobrenome de solteira era Reizes, nasceu em Viena em 1882. Depois de casada, porém, em 1910 ela se viu em Budapeste, deprimida e mãe de duas crianças pequenas. Foi fazer análise com Sándor Ferenczi e, por insistência dele, começou a trabalhar com crianças – especialmente com o próprio filho, Erich. Depois da guerra, Klein entrou para a Sociedade de Budapeste; porém, quando a situação política deteriorou, ela se mudou para Berlim a fim de exercer a psicanálise com crianças[67].

Karl Abraham se havia interessado pelos primeiros estágios do desenvolvimento infantil e recorreu aos primeiros analistas de criança para ajudar a desenvolver suas teorias. Abraham pediu que Hug-Hellmuth fosse para Berlim ministrar palestras e abriu a clínica berlinense às crianças. Ele também implorou que Ferenczi enviasse *Frau* Klein a Berlim, já que tinha ouvido falar que ela estava praticando a análise com crianças em Budapeste[68]. Em 11 de fevereiro de 1922, Klein chegou a Berlim e logo

A Psicopolítica da Liberdade   375

entrou em análise com Abraham. Em 1923, Abraham contou a Freud que o trabalho de Klein com uma criança de três anos de idade forneceu "uma surpreendente visão da vida instintual infantil"[69].

Duas semanas depois de chegar a Berlim, Klein apresentou sua primeira comunicação sobre o medo infantil e o desenvolvimento da personalidade[70]. Suas notas mostram que ela se esforçou por demonstrar como o medo inconsciente do pequeno Fritz se fundia em traços de personalidade inibidos. Ela também interpretou de modo extravagante o medo que o garoto tinha de patinar no gelo como medo de castração ("É entediante ir para frente e para trás com as pernas"). A recepção foi mista. O apoio de Abraham foi forte, mas outros berlinenses – como Radó e Alexander – não compartilharam do seu entusiasmo. Quando os dois húngaros atacaram Klein nas futuras reuniões da Sociedade, Abraham saiu em sua defesa[71]. Depois da morte de Karl Abraham, no entanto, Melanie Klein se viu num ambiente hostil. Segundo sua amiga Alix Strachey, na Sociedade muitos pensavam que as observações divagantes da srta. Klein ao longo das reuniões eram prova de que ela era "imbecil"[72]. Alix concordava que Klein era prolixa e às vezes deixava os pensamentos vaguearem, mas também reconhecia a criatividade da colega. Ela sabia que Melanie não tinha futuro em Berlim ou Viena, onde enfrentaria séria oposição daqueles "pedagogos sem perspectivas e, temo eu, de Anna Freud – aquela franca ou secreta sentimentalista"[73].

Alix engajou o marido num esquema para tirar Klein de Berlim. Em 1925, fizeram Ernest Jones convidar Klein para ministrar seis palestras na Sociedade Britânica, onde diversos membros já estavam absortos na análise de crianças, incluindo mulheres da então finada Clínica Brunswick Square, como Ella Sharpe e Nina Searl, e a diretora de uma escola experimental em Cambridge, Susan Isaacs. Em Londres, Klein não desperdiçou a oportunidade. De acordo com Jones, deixou "uma impressão extraordinariamente profunda"[74]. Foi convidada a participar da Sociedade Psicanalítica Britânica, mudando-se para Londres no outono de 1926. O fato de Ernest Jones ter confiado as análises da esposa e de dois filhos à recém-chegada era um sinal do entusiasmo com o qual ela foi recebida na nova cidade. Quando Ferenczi foi visitar Londres no verão de 1927, observou que muitos haviam sido conquistados pelas ideias de Klein[75].

Nos próximos anos, surgiram várias diferenças teóricas entre Melanie Klein e Anna Freud; porém, de forma mais central, elas discordavam acerca do antigo problema da natureza e da criação. Anna Freud, como Hermine Hug-Hellmuth e muitos analistas de criança vienenses com pendor para a esquerda, identificava as privações do ambiente – na forma de pais maus, cruéis ou incompetentes, fome e trauma – como fontes do sofrimento infantil. Os analistas de criança desenvolveram soluções que eram um misto de psicanálise e pedagogia corretiva.

Melanie Klein não era professora ou reformadora social. Sua teoria não era interdisciplinar, e sim nascida exclusivamente da psicanálise. Klein rejeitava a ênfase na educação e a análise pedagógica. Com o passar do tempo, ela atentaria cada vez menos a um ambiente não amoroso ou cruel e argumentaria que os problemas infantis eram confecção psíquica da própria criança. No início, seu trabalho não dava nenhuma pista dessa perspectiva: em 1921, Klein apresentou um trabalho de rotina sobre os efeitos deletérios de um ambiente familiar insalubre e argumentou que uma educação pautada pela psicanálise minimizava as oscilações da criança entre resistência e submissão. Ela chegou até a clamar pela fundação de jardins da infância com analistas como professoras[76].

Dois anos depois, entretanto, Klein se voltou para os medos e as angústias internas que consomem as crianças independentemente do ambiente. Na escola, os medos de castração apresentados por uma criança levam à inibição. Embora reconhecesse que um professor gentil pudesse ajudar um pouco, Klein concluiu que, em última instância, o professor tinha pouco efeito. Ela havia encontrado crianças nas melhores circunstâncias que estavam terrivelmente angustiadas; inversamente, professores cruéis não pareciam engendrar mais inibição[77]. Essa conclusão a encorajou a passar das complexidades do interior e do exterior para apenas as do interior. Ela simplificou seu campo de estudo e perseguiu as causas intrapsíquicas do medo infantil. Porém, o que Melanie Klein fez não foi colocar entre parênteses as potenciais causas externas, mas eliminá-las. Desenvolvimento, trauma e ambiente foram se tornando cada vez mais irrelevantes para ela. Klein chegou a retificar a sua teoria posteriormente, para reconhecer a complexa interação entre realidade e fantasia; porém, até lá, a redução que ela havia proposto já tinha feito o seu trabalho, auxiliando na construção de uma teoria – fundamentalmente diferente – da vida interior da criança[78].

Uma das inovações críticas que guiavam o trabalho de Klein era uma nova forma de terapia lúdica. Muitos psicólogos do século XIX escreveram sobre a mensagem simbólica da brincadeira infantil, e Hermine Hug-Hellmuth havia discutido os seus usos e significados. Mas brincar com Melanie Klein era diferente. Por exemplo, depois que uma menina mordeu uma boneca, ela foi informada de que aquilo representava um desejo de arrancar as entranhas da mãe. Utilizando sua técnica lúdica, Klein interpretava fantasias e transferências de crianças com dois, três anos de idade – algo que ninguém havia feito antes. Ela argumentava que a análise de crianças pequenas devia ser igual à de adultos, e se basear na análise das resistências e transferências da criança na situação analítica. Quando anunciou que o seu novo método poderia curar a neurose infantil, Klein forçou quem estava à sua volta a prestar atenção[79].

Klein também desafiou o esquema de desenvolvimento freudiano padrão. Enquanto estudava terrores noturnos em crianças, descobriu que esses episódios de medo poderiam irromper cedo, aos dois anos de idade – o que significava que um supereu punitivo tinha de estar em vigor já nessa época[80]. Portanto, Freud estava errado quando disse que o supereu aparecia por volta dos cinco anos, depois da fase edípica. Em Londres, ela levou sua ideia adiante e alegou ter detectado um complexo edípico por volta do segundo ano de vida. De acordo com Klein, nessa época as crianças já sofriam com uma consciência feroz e punitiva.

Isso contradizia a teoria de Freud, assim como o trabalho de Hug-Hellmuth, Bernfeld, Aichhorn e Anna Freud em Viena. A entusiasmada recepção das ideias de Klein pela Sociedade Britânica estava fadada a resultar num confronto direto com os

A Psicopolítica da Liberdade 377

vienenses. Em 1925, Sigmund Freud contou laconicamente a Jones que as ideias de Klein foram recebidas com ceticismo em Viena, embora ele próprio não tivesse opinião formada a respeito[81]. No entanto, depois de Anna Freud publicar suas palestras sobre psicanálise em 1927, nas quais criticava o trabalho de Klein, a animosidade não podia mais ser contida. Jones escreveu a Freud e lhe disse não poder concordar com o trabalho de Anna, que ele depreendia como devendo-se às próprias "resistências imperfeitamente analisadas" da autora, uma dimensão neurótica de sua personalidade que, acrescentou Jones de forma enigmática, ele poderia provar "em detalhe"[82].

Freud ficou indignado, embora na verdade não tivesse esse direito. Ele havia deixado o gênio *ad hominem* sair da garrafa fazia muito tempo, e agora, num momento de suprema ironia, o presidente da IPA estava reduzindo as posições teóricas da própria filha de Freud à neurose da moça. Freud retaliou:

> Farei apenas um comentário sobre a parte polêmica de sua carta. Quando dois analistas possuem opiniões divergentes sobre algum ponto, em muitos casos pode ser inteiramente legítimo assumir que a visão equivocada de um deles derive do fato de este ter sido insuficientemente analisado – e, assim, se permitir ser influenciado por seus complexos em detrimento da ciência. Porém, em polêmicas práticas um argumento como esse não é admissível, pois ele está à disposição de ambas as partes e não revela de que lado o erro se encontra. Geralmente concordamos em renunciar a argumentos dessa espécie e, no caso de diferenças de opinião, em deixar resoluções aos avanços no conhecimento empírico.[83]

Em resposta, Jones assegurou Freud de que seus comentários eram privados e jamais seriam utilizados em debate público. O comentário de Jones era uma confissão velada, pois Freud não havia mencionado nada sobre Jones tornar *públicas* essas alegações. Em Londres, Jones e seus colegas já haviam realizado um debate aberto no qual era fácil discernir a acusação de que a neurose não analisada de Anna Freud havia comprometido o seu pensamento. Em 4 de maio de 1927, a Sociedade Britânica havia organizado um simpósio de dois dias para demolir as teorias de Anna. Melanie Klein abriu o evento com um ataque irrestrito que, quando publicado, ficou com 32 páginas. Depois disso, Joan Riviere, Nina Searl, Ella Sharpe, Edward Glover e Ernest Jones partiram em conjunto para o ataque. Três meses após a realização do simpósio britânico, as atas foram publicadas por completo nas páginas do *Internacional Journal of Psychoanalysis*. O editor do periódico, o próprio Ernest Jones, havia imprimido mais de cinquenta páginas de ataques ao pequeno livro de Anna[84].

No Congresso Internacional em Innsbruck, algumas semanas depois, o azedume entre Melanie Klein e Anna Freud estava intenso. Klein rejeitou ponto por ponto as principais opiniões de Anna acerca da análise de crianças, dizendo que seus pontos de vista eram errôneos e ilógicos. Anna havia defendido que a análise de crianças não deve perturbar a relação da criança com os pais; Klein leu nisso uma recusa em analisar o complexo edipiano. Anna argumentou que dificilmente se poderia chegar a uma neurose de transferência com crianças pequenas; Klein insistiu que era possível. Anna e os vienenses sentiam que trabalhar com crianças devia incluir um elemento pedagógico; Klein argumentava que a pedagogia anulava o trabalho analítico efetivo. O conselho de Anna Freud quanto a trabalhar duro para conquistar a afeição e a confiança da criança era, aos olhos de Klein, uma manipulação que tornava a criança submissa e evitava a transferência negativa. Reanalisando um dos casos de Anna, Klein argumentou que Anna havia parado bem no ponto em que teria deparado com o ódio que a criança tinha da mãe, bem como com o seu complexo edipiano. Por fim, Melanie Klein acusou Anna Freud de, muito simplesmente, não analisar o inconsciente[85].

Freud *père*[86] estava furioso. Escreveu uma carta mordaz a Jones perguntando se ele ainda estava "cedendo à sua inclinação a ser desagradável". Freud acusou Jones de organizar uma campanha pública contra a sua filha, acusando-a de ser insuficientemente analisada. "Posso lhe garantir", aferventou-se Freud, "que Anna foi analisada por mais tempo e mais minuciosamente que, por exemplo, o senhor mesmo". Jones respondeu com uma longa negação[87].

Melanie Klein e Anna Freud estavam ambas profundamente imersas em preceitos psicanalíticos; no entanto, estavam a quilômetros de distância uma da outra. Se a pergunta "quem era mais integralmente analisada?" estava em bancarrota e não levava a lugar algum, como essas diferenças poderiam ser resolvidas? Um apelo à autoridade do professor Freud já não tinha mais eficácia. Melanie Klein apontava para *Além do Princípio de Prazer* de Freud como uma inspiração primária do seu trabalho sobre os determinantes internos do medo, ao passo que Anna Freud apontava para *Inibição, Sintoma e Medo* como o lastro para o seu foco nas reais situações de perigo que traumatizam e sobrecarregam o eu. Sigmund Freud era um brilhante pensador sintético; porém, ele próprio admitia não ser um construtor de sistemas coerente. Ele não amarrava as pontas soltas nem repudiava as antigas teorias que, depois, parecia contradizer. Quando escreveu *Além do Princípio de Prazer*, "colocou dinamite no edifício" da psicanálise freudiana, como Max Eitingon disse a Melanie Klein[88]. Mas essa dinamite não demoliu todos os Freuds anteriores. Por volta de 1930, existia uma série de Freuds convincentes que não eram reconciliáveis. Assim, havia perdido o sentido apelar à autoridade de Freud. Tal como Wilhelm Reich e Franz Alexander, Melanie Klein e Anna Freud possuíam, cada uma, o seu próprio Freud. As suas diferenças teriam de ser solucionadas de outro modo.

Cada uma delas voltou para casa com a intenção de desenvolver as suas próprias teorias. Depois de 1927, Melanie Klein desistiu das polêmicas e, nos próximos cinco anos, produziu ideias originais, uma após a outra, descrevendo o mundo interno da criança. Klein reconceituou o complexo de Édipo como resultado não dos medos de castração, mas do sadismo oral anterior que vinha, em parte, da frustração do desmame. Nos tenros dois anos de idade, a criança estava cheia de ímpetos sádicos para com a mãe e tinha se voltado para o pai, adentrando o complexo mundo das relações triangulares e concorrentes[89]. Dessa nova perspectiva, Klein questionou *Inibição, Sintoma e Medo* e definiu as suas próprias situações de perigo, que não eram externas,

A Psicopolítica da Liberdade

mas inteiramente fantásticas. As crianças eram aterrorizadas por monstruosos inimigos que elas evocavam projetando a sua agressão nos outros[90].

A envergadura de Klein foi consolidada pelo seu primeiro livro, *A Psicanálise de Crianças*, no qual expôs suas posições sobre o complexo edípico e realizou diversos acréscimos que fizeram do livro menos uma súmula que um documento provisório[91]. Klein havia mudado de ideia sobre a causa do sadismo na criança pequena. Não era mais a frustração do desmame, mas uma pulsão de morte inata que, quando projetada para fora, manifestava-se como agressão humana.

O pensamento de Klein levou a uma nova teoria da técnica. Fazendo pouco caso de Wilhelm Reich, ela acreditava que a técnica não havia progredido desde o livro de Ferenczi e Rank sobre a situação analítica[92]. Sua técnica lúdica, no entanto, permitia interpretações diretas dos conteúdos inconscientes de uma criança. Ela ofereceu extensas ilustrações do seu método. Uma criança que batia um carrinho com o outro podia ouvir Klein anunciando: "Você quer bater o seu negocinho com o negocinho do papai e da mamãe."[93] Klein, como os primeiros freudianos, dava valor à interpretação profunda, na qual supostos conteúdos sexuais distantes da consciência eram, apesar disso, interpretados. Seu método também levava às mesmas inquietações epistemológicas com as quais os primeiros freudianos depararam acerca do poder do sugestionamento e da autoilusão.

Melanie Klein propôs impelir novos paradigmas de transferência baseados na ideia de que crianças pequenas cindem representações internas de objetos em caricaturas totalmente boas e totalmente más como uma defesa contra o medo que elas têm de uma mãe perseguidora. As crianças conservam representações separadas de uma mãe bruxa e de uma mãe que tudo dá; um pai diabólico e um pai gentil e heroico. Klein mostrava como a cisão era um dispositivo que permitia que a criança pequena administrasse sua agressão e não ficasse entregue a um mundo aterrador habitado apenas por inimigos[94]. Ela encorajava os analistas a interpretar essas transferências parentais caricaturescas totalmente boas ou totalmente más.

Klein também entrou nos debates sobre a natureza da feminilidade que haviam sido iniciados por Karen Horney e continuados por uma série de mulheres que aderiram ao movimento psicanalítico depois de 1918. À medida que aumentavam em número, as analistas reexaminavam a sexualidade feminina à luz da acusação de Horney – secundada por Ernest Jones – de que Freud via as meninas como nada além de menininhos avariados[95]. Em 1931 e 1933, Sigmund Freud respondeu aos críticos e sustentou sua teoria da inveja do pênis, mas primeiro ele teve de lidar com a acusação do seu próprio enviesamento masculino. Ciente de que a sua descrição seria vista como algo que perpetua o preconceito masculino, ainda assim insistiu que o desenvolvimento de uma menina acionava a crença de que ela havia sido castrada. Antes disso, a menina possuía um apego "pré-edípico" à mãe, que era transformado pelo reconhecimento do estado avariado de ambas. Fazendo pouco caso de Horney e Jones, Freud buscou respaldo em psicanalistas como Ruth Mack Brunswick, Jeanne Lampl--de Groot e Helene Deutsch, insinuando – de modo bastante pouco psicológico – que elas não poderiam estar sob a influência do enviesamento masculino. Por fim, Freud se viu forçado a admitir que, diante daqueles que consideravam suas ideias o resultado de uma subjetividade masculina, ele "não tinha como se defender"[96].

Ao abordar o apego pré-edípico entre mãe e filha, ele também fez referência ao trabalho de Melanie Klein. A datação do complexo de Édipo que ela propunha, escreveu Freud, não era compatível com a observação realizada por ele, baseada em análises de adultos, de um longo apego pré-edipiano de uma garota à sua mãe[97]. Melanie Klein teve uma poderosa réplica para isso: em 1932, dedicou um capítulo de seu livro ao desenvolvimento sexual de meninas tal como demonstrado, não por reconstruções de mulheres, mas por análises de meninas. Entre essas jovens pacientes, o medo mais profundo não era a castração, mas sim a invasão e a destruição do corpo. Klein elaborou um complexo esquema no qual a garota passava do seio ao pênis do pai e gerava fantasias com a mãe admitindo o pênis do pai em seu corpo. A garotinha desenvolvia fantasias sádicas de destruição das entranhas da mãe e, por meio de projeção, tinha pavor de que o mesmo fosse acontecer com ela. Apesar de ter começado com observação clínica direta, a teoria era, para dizer o mínimo, altamente ornamentada[98].

A Psicanálise de Crianças recebeu resenhas variadas. Franz Alexander descreveu o livro com um desprezo mal disfarçado, dizendo que era repleto de "muitas afirmações esclarecedoras, muito embora frequentemente improváveis", que mostravam grande intuição, mas sofriam de inferências desajeitadas e ilógicas[99]. Alexander observou que Klein tomava como garantida a hipótese da pulsão de morte e criticava a autora por confundir teoria com dados observacionais. Mas Klein também encontrou apoiadores. Edward Glover, secretário científico da Sociedade Britânica e secretário da Associação Internacional, era um médico obstinado. Ele havia ficado profundamente impressionado com Klein quando ela chegou às terras britânicas e agora anunciava o seu livro como um novo trabalho importante, com seções que eram equivalentes a clássicas contribuições de Freud[100]. Glover apoiou a datação anterior que Klein propunha para o complexo de Édipo e o supereu, e observou que ela foi a primeira a trazer para uma perspectiva clara as contribuições dadas pela mãe à formação do supereu. Ele também se aliou a Klein em relação à natureza fantástica dos medos e angústias mais primitivos.

Em Londres, o trabalho de Klein se provou persuasivo para uma série de analistas influentes, como James Strachey. Depois de terminar sua análise com Freud, James havia voltado para Londres e acompanhado com entusiasmo o desenvolvimento de Klein, tal como reportado a ele por sua esposa em Berlim. Erudito, ele era parte do círculo de Bloomsbury e, a despeito de sua natureza acanhada, um poderoso aliado em Londres. Estava associado a figuras como Clive e Vanessa Bell, John Maynard Keynes, Virginia e Leonard Woolf, e seu irmão Lytton, uma personalidade de envergadura literária. Apesar de James publicar pouco sobre psicanálise nesses anos, o pouco que escreveu cintilava em sagacidade e inteligência irônica. Resenhando um livro, escreveu maliciosamente: "Esse volume é notável sobretudo por sua sobrecapa, e portanto propomos, neste caso, resenhar a sobrecapa em vez do livro que ela contém."[101]

A Psicopolítica da Liberdade 381

Depois de Klein chegar a Londres, boa parte graças aos Strachey, James acompanhou avidamente o seu trabalho. Embora ele preferisse permanecer nos bastidores, Strachey começou a palestrar na Sociedade Britânica em 1933. Um ano depois, publicou um artigo sobre teoria psicanalítica que logo se tornou um clássico. Se Melanie Klein, na época, era desleixada em termos teóricos, uma inteligência apressada que às vezes corria muito à frente de si mesma, esse artigo mostrava que James Strachey era um pensador de uma reserva calma e de uma lógica com pés firmes, alguém que poderia acondicionar as teorias de Melanie para um mundo cético. "The Nature of the Therapeutic Action of Psycho-Analysis" (A Natureza da Ação Terapêutica na Psico-Análise) não era apenas uma divulgação de Melanie Klein, mas também um emprego da teoria kleiniana a serviço de uma verdadeira teoria da cura psicanalítica. Para evitar fazer mau julgamento da interpretação profunda kleiniana, Strachey argumentou ser necessária uma definição comum tanto de "profunda" quanto de "interpretação". Sua lógica seguiu, a partir daí, de forma incremental. Se Klein tendia a um estilo dogmático e declarativo, Strachey era o oposto, antecipando cuidadosamente e atendendo às dúvidas do leitor. Fazendo um levantamento das teorias curativas, Strachey concluiu que Klein oferecia mais que Anna Freud, Alexander ou Radó. Klein descrevia melhor o "círculo vicioso neurótico" que a psicanálise tinha de romper. O analista deve se centrar na projeção de imagos sádicas e, por meio de interpretações da transferência, modificar o supereu – ou, como se dizia em inglês, o superego – ao longo do tempo. Essas interpretações "mutativas" eram o único agente efetivo que os psicanalistas ofereciam. Interpretações mecânicas eram inúteis; interpretações mutativas eram específicas e concretas. A interpretação profunda era segura e possível unicamente se atendesse a esses critérios. Embora outros meios como sugestionamento e reafirmação fossem parte de qualquer análise, apenas interpretações transferenciais no alvo tornavam a terapia efetiva[102].

Eminentemente razoável, a extensão de Klein feita por Strachey era tudo de que ela precisava para ganhar respeito fora de Londres. Ela não poderia ter desejado um porta-voz mais eloquente. No entanto, Strachey nunca teve uma oportunidade real de ser seu emissário, pois Melanie Klein não havia terminado de construir sua teoria, e seus desenvolvimentos ulteriores prejudicaram a sua própria credibilidade de uma forma que seria difícil reparar.

Antes de sua aceitação da pulsão de morte, era possível dizer que Klein, assim como Alfred Adler, havia construído um mundo sem amor. A criança kleiniana era repleta de sadismo e cheia de formas desvirtuadas de libido agressivamente desfiguradas. Em sua guinada rumo à sinistra noção de Tânatos, Klein parecia optar por uma visão da natureza humana ainda mais desprovida de amor; porém, na verdade, a aceitação de Tânatos levou-a a adotar também a teoria freudiana de Eros. Com isso, Melanie Klein abriu espaço em sua teoria para uma trágica e ricamente elaborada teoria do amor.

Os psicanalistas já possuíam uma visão trágica do amor. Para Freud, a criança desejava o genitor inatingível e passava o resto da vida à procura de alguém que pudesse

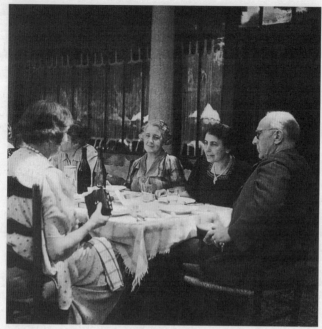

FIG. 28:
(*Da esquerda para a direita*) *Princesa Marie Bonaparte, Melanie Klein e Anna Freud com Ernest Jones em Paris, 1938.*

lembrar vagamente aquele amor perdido e impossível. Procurar amor era uma busca por fantasmas. No modelo freudiano, a agressão em jogo para a criança direcionava--se, primordialmente, contra o seu rival na disputa por esse amor; porém, no trabalho de Karl Abraham, uma pré-história de contenda entre mãe e criança foi acrescentada à trama. O conflito perturbava o mundo edênico da mãe e da criança.

A esse enredo que já era infeliz, Melanie Klein acrescentou uma trágica reviravolta. Ela apresentou suas ideias durante o tumulto do Congresso de Lucerna, numa comunicação intitulada "A Psicogênese dos Estados Maníaco-Depressivos", que postulava uma ampla concepção do que seria chamado de Teoria das Relações de Objeto. A mente era organizada pela relação do si-mesmo com os seus outros ou objetos internos imaginários. Desde cedo, a criança experiencia seus objetos como parciais, cindidos em totalmente bons e totalmente maus. Em sua descrição de um lactente, Klein argumentava que os objetos parciais eram o seio bom que nutria e alimentava ou o seio mau que frustrava a criança faminta. O seio mau não era tanto resultado do desmame normal, mas uma criação da agressão projetada da criança. A criança vivia com um medo paranoico desse monstro imaginado e se consolava ao se identificar com o seio bom.

Embora digno de um Hieronymus Bosch, o esquema era simplesmente uma consolidação do trabalho pregresso de Klein. Então ela argumentou que, a certa altura,

A Psicopolítica da Liberdade

a criança passava para um modo mais sadio de se relacionar com os outros. Por fim, a criança percebia uma mãe integral, não simplesmente seios que alimentavam ou frustravam. Com a experiência da integralidade, o objeto era experienciado tanto como bom quanto como mau, e a vida emocional da criança era radicalmente alterada. Num momento de autorreconhecimento digno de uma tragédia clássica, a criança ficava horrorizada com seus ataques enfurecidos contra a querida mãe. Posteriormente, manifestavam-se remorso, culpa e depressão. Klein argumentava que essas duas posições no desenvolvimento, paranoica e depressiva, existiam numa dinâmica. A posição paranoica primitiva defendia contra a posição depressiva – mais madura, porém infeliz. Um retraimento num mundo paranoico onde a pessoa se sentia acossada por monstruosos objetos maus era uma cortina de fumaça humana comum erigida para evitar sentir uma esmagadora culpa pela própria destrutividade[103].

Além da serventia clínica, a nova teoria de Klein possuía a vantagem adicional de dar sentido ao mundo ao seu redor. Por toda a Europa, os ideólogos justificavam a matança escondendo a sede de sangue por trás de rancores acirrados. Lamentavelmente, Klein não se contentou com apenas descrever a passagem do modo paranoico para o modo depressivo. Ela também a datou. E se muitos haviam zombado dela impulsionando o complexo edipiano tão cedo, a data que ela atribuiu a essa nova fase levou à consternação. De acordo com Melanie Klein, a passagem de objetos parciais a objetos totais ocorria entre o quarto e o quinto mês de vida[104].

As dificuldades de acessar o mundo interno de outra pessoa sempre constituíram uma problemática tarefa para a psicologia científica. A postulação de um inconsciente por meio do qual o mundo interno não era sequer acessível ao próprio sujeito tornava as declarações psicológicas ainda mais perigosas. A reivindicação de Melanie Klein de um conhecimento tão preciso do inconsciente de uma criança pré-verbal ignorava imprudentemente esse dilema. Pretender saber com certeza o que se passa no interior de uma criança com quatro meses de idade, que quase não fala, estava fadado a produzir incredulidade.

Klein afirmava que a sua datação dos acontecimentos era baseada em observações clínicas de crianças que, por volta dos cinco meses, guinavam rumo à depressão. Mas essas observações não podiam respaldar as complexas fantasias que ela atribuía à mente da criança pré-verbal[105]. Já desconfiavam profundamente de Melanie fora de Londres, onde ela era criticada pela falta de habilidade de distinguir entre as observações empíricas e as suas próprias teorias. Essas ideias provocativas a alienaram ainda mais, não apenas dos vienenses e dos dispersos berlinenses, mas mais ameaçadoramente de alguns colegas em Londres.

Edward Glover havia aportado a sua substancial seriedade científica aos empreendimentos de Klein. Ele já a havia defendido vigorosamente, mas considerou esse novo modelo insustentável[106]. Com Jones a caminho da aposentadoria e Glover na fila para se tornar presidente da Sociedade Britânica, isso era um problema sério para Klein. Um analista vienense lembrou que o rompimento de Glover significava que Klein "não era mais a Deusa" de Londres[107]. Para piorar, a aliada de Glover em sua iminente batalha contra Melanie Klein e suas teorias sobre crianças sádicas era a própria filha de Melanie, Melitta Schmideberg. Após concluir sua formação em medicina, Melitta entrou para a Sociedade Britânica e começou a análise com Glover. As reuniões da Sociedade Britânica logo viraram uma bizarra rixa familiar. Sincera, Melitta condenava a mãe e a teoria dela sobre as mães, enquanto Melanie defendia a validade de sua teoria a respeito das crianças sádicas para, dentre outros, a própria filha.

Melanie Klein se havia beneficiado da onda de interesse pelo estudo da criança; porém, ao criar a Teoria das Relações de Objeto, ela havia malbaratado suas credenciais empíricas de observadora da criança ao fazer, confiantemente, afirmações que, nos registros da ciência, eram altamente duvidosas. Embora insistisse na prioridade dos fatos e das observações, Klein – como Otto Rank, alguns anos antes dela – minou a sua própria autoridade. Todo o desenvolvimento humano e toda a psicopatologia foram reduzidos à fase oral mais precoce da vida. A sua alegação de que os distúrbios nesse âmbito levavam a sérias enfermidades mentais como a doença maníaco-depressiva – algo com o qual ela havia tido pouca experiência – aumentou a impressão de que Klein estava tão encantada com as suas próprias teorias que havia forçado o mundo a se conformar a elas.

Isso já era algo familiar na história da psicanálise. Podia ser que o brilhantismo de muitas das inovações e observações de Klein fosse ignorado ou posto a perder porque ela era incapaz de refrear suas reivindicações, que se arvoravam muito além das observações que primeiro lhes deram vida. Quando o apoio a Klein começou a ruir em Londres, o psiquiatra Aubrey Lewis relatou que, ao se aventurar Europa afora em 1937, ouviu pouca coisa boa a respeito de Melanie Klein[108].

DEPOIS DE SER atacada no Simpósio de Londres, Anna Freud não publicou muita coisa. Enquanto Klein publicava um artigo atrás do outro e fazia contribuições impactantes, Anna se ocupava com a construção de uma robusta comunidade de analistas de criança em Viena. Ela havia começado a palestrar sobre análise com crianças no instituto em 1926[109]. Um ano depois, fundou uma escola experimental com Dorothy Burlingham e Eva Rosenfeld, que atraiu outras pessoas para a pedagogia psicanalítica, inclusive o professor Peter Blos e um artista, Erik Homburger Erikson[110].

Em 1929, Anna deu início a um seminário técnico para análise com crianças; no mesmo ano, August Aichhorn, que Anna apresentou à Sociedade de Viena, começou a ministrar palestras sobre pedagogia[111]. Em 1931, só na grade de inverno, a Sociedade de Viena ofereceu seis cursos para pedagogos, o que pareava com o número de cursos oferecidos para os alunos regulares de psicanálise. A despeito do fechamento da Escola Burlingham-Rosenfeld, a formidável programação da Sociedade de Viena sobre psicanálise com crianças continuou a crescer. Em 1932, a clínica prosperou sob a direção de Aichhorn e incluiu Editha Sterba, Willi Hoffer e um dos pupilos de Aichhorn, Kurt Eissler[112].

Depois da ascensão dos nazistas, muitos analistas alemães foram para Viena participar da estimulante cena analítica, a despeito do risco que a sombra de Hitler fazia pairar

A Psicopolítica da Liberdade

385

sobre a Áustria[113]. Muito da empolgação vinha dos analistas de criança. Em 1934, Willi Hoffer tornou-se editor da nova *Zeitschrift für psychoanalytische Pädagogik* (Revista de Pedagogia Psicanalítica). Um ano depois, quando Anna foi solicitada a organizar um número especial do periódico estadunidense *Psychoanalytic Quarterly* (Revista Trimestral de Psicanálise) dedicado à análise com crianças, ela não teve de ir longe para encontrar contribuições, utilizando Bernfeld, Erikson, Dorothy Burlingham, Bertha e Steffi Bornstein, Anny Angel, Editha Sterba e Edith Buxbaum – todos eles vienenses[114].

Por volta de 1935, Anna Freud se havia tornado líder dos analistas de criança vienenses, mas se mostrava pouco promissora como teórica de ponta. Seus artigos publicados eram, na maioria, palestras ministradas a públicos compostos por não analistas, e tinham o leve toque de vulgarização. Em 1930, Anna publicou quatro palestras que Edward Glover considerou "maçantes e sem inspiração"[115]. No mesmo ano, começou a planejar um livro que mudaria a sua reputação. Desenvolvendo a ênfase dada por Wilhelm Reich às resistências e suas estruturas, e utilizando conclusões que haviam sido discutidas exaustivamente nos seminários técnicos sobre crianças, Anna tinha como foco a forma como o eu se defendia. O projeto podia parecer inofensivo em comparação à audaciosa Klein; porém, quando Anna Freud publicou *O Eu e os Mecanismos de Defesa*, o livro alterou profundamente a comunidade psicanalítica[116].

Por volta de 1936, a psicanálise possuía uma lista impressionante de teóricos arrojados que, após genuínas inovações, ficaram tão encantados com as próprias especulações que se descreditaram, eles próprios, e despencaram de volta ao chão. Como se desconhecessem as águas traiçoeiras que circundam o inconsciente, afogaram-se um por um em excessos e asserções vazias. Cunharam novos termos, novos conceitos e novas teorias, seguindo o perigoso exemplo dado pelo trabalho especulativo de Freud sobre a pulsão de morte. Pior: foram poucos os que dominaram a cautelosa dialética freudiana. Em vez disso, achados clínicos sutis levaram a reivindicações exorbitantes acerca da mente, do inconsciente e da natureza humana.

Melanie Klein foi a última de uma distinta linhagem de analistas a desabar desse penhasco. Hipótese tornava-se convicção, que então infiltrava a observação e se tornava confirmação. Não havia restrições à teorização psicanalítica? Depois das saídas de Jung, Adler e Rank, Freud resmungou que os dissidentes do seu movimento sucumbiram todos à mesma tentação: pegaram uma faceta da vida mental e tentaram transformar a parte em todo. Entre os analistas do supereu e os analistas do caráter, entre um inconsciente conduzido por Tânatos e Eros ou libido ou orgasmos, parecia que a psicanálise se havia dividido em visões de mundo irreconciliáveis. Agora talvez houvesse uma nova rodada de cismas. Alexander, Horney, Reik, Reich, Ferenczi e Klein seguiriam, todos eles, os seus respectivos caminhos, fragmentando a psicanálise em muitas escolas pequenas. Parecia que ninguém poderia trazer unidade a esse coro tumultuoso.

O problema foi observado em primeira mão por um jovem filósofo vienense chamado Karl Popper. Enquanto trabalhava com crianças em Viena depois da guerra, Popper conheceu tanto adlerianos quanto freudianos, e ficou embasbacado com o fato de que os membros de cada um dos grupos faziam descrições totalmente díspares, mas aparentemente irrefutáveis, sobre o mesmíssimo assunto[117]. Popper seguiu para a construção de uma teoria da ciência que insistia que as teorias científicas deviam ser potencialmente falseáveis. Para ele, as teorias psicanalíticas não eram falseáveis.

Problemas epistemológicos intimidadores jaziam no cerne de qualquer ciência psicológica que considerasse estados subjetivos internos, incluindo os inconscientes. Era difícil imaginar que Anna Freud iria abordar essas questões filosóficas de peso. Suas primeiras incursões no debate científico não estavam à altura da tarefa. Suas palavras simples bem poderiam ter vindo de uma professora primária lecionando para os seus alunos. Mas Anna havia sido consideravelmente subestimada. Depois de penar na mão dos londrinos, ela vinha estudando, discutindo, debatendo e trabalhando discretamente com seu pai e com um círculo de brilhantes analistas vienenses. Além do mais, ela havia se tornado herdeira aparente em Viena e falava com autoridade sobre as questões políticas atuais. Era evidente que havia uma nova maturidade em sua prosa. Outrora simplista, a escrita de Anna agora era clara e contundente.

Na primeiríssima página de seu novo livro sobre o eu e suas defesas, Anna Freud ofereceu uma definição da psicanálise que incluía algumas afirmações surpreendentes. Buscando minar rapidamente a infeliz história de ortodoxia e cismas apresentada pelo campo, e pôr fim às acusações ideológicas acerca de quem era analista de verdade, Anna se apresentou como uma voz para os dissidentes que seriam expulsos do campo por uma definição de psicanálise estreita e paroquial. A psicanálise era mais que o estudo da vida psíquica inconsciente, insistia ela. Aqueles que, como ela, enxergavam a análise com uma disciplina que englobava o estudo do "ajustamento de crianças ou adultos ao mundo externo" também eram psicanalistas. "A reprovação geral da heterodoxia analítica" não deveria mais se aplicar ao estudo do eu, escreveu ela[118].

O apelo à tolerância feito por Anna Freud pode ser lido como um contraponto à polêmica história do movimento psicanalítico escrita por seu pai em 1914. Em vez de provas de fogo ideológicas e de uma política de exclusão, Anna oferecia a visão de uma comunidade de pesquisadores que ia além da psicossexualidade inconsciente, rumo a esferas como "saúde e doença, virtude e vício"[119]. Em muitos aspectos, ela descrevia uma mudança que estava ocorrendo lentamente. A nova geração de analistas era composta por democratas que aderiam tanto à liberdade individual quanto à igualdade social, e a jovem Anna encarnava essa comunidade mais aberta. Não obstante, se a questão já não era se você aceitava, ou não, a teoria freudiana do inconsciente, ninguém havia tido êxito em redefinir a psicanálise de modo a captar sua multiplicidade teórica. Quem poderia manter coeso um campo diverso como aquele sem recorrer à autoridade pessoal? Havia um caminho justo e regrado entre o dogma e a anarquia?

Anna Freud insistia que seu chamado à tolerância não negligenciava a necessidade de normas e compromissos mínimos. Esses compromissos seriam os mesmos para a psicanálise e para qualquer ciência. Você não precisava ficar do lado de Anna Freud, Melanie Klein, Sándor Ferenczi, Wilhelm Reich ou Sigmund Freud. Você não tinha de aceitar nenhuma definição das pulsões no inconsciente. Mas os psicanalistas deveriam ser caracterizados por um compromisso com o empirismo. É claro que

A *Psicopolítica da Liberdade* 387

seu objeto de estudo, o psiquismo, possuía múltiplos domínios que variavam grandemente em termos de "acessibilidade à observação". O isso era conhecido apenas indiretamente por meio do seu efeito na consciência. O supereu possuía elementos conscientes que eram acessíveis por meio de auto-observação, mas também elementos inconscientes conhecidos apenas quando em conflito com o eu. Anna concluiu que o campo de observação do psicanalista começava, em todos os casos, com o eu[120].

Anna Freud havia redefinido a psicanálise de forma branda, porém firme, para muitos de sua geração. O eu observava os processos internos da mente, e apenas por meio dele se poderiam recolher informações relativas às demais forças. Na sua pressa em discutir a libido, a pulsão de morte ou o supereu, os analistas haviam negligenciado o fato de que seus dados haviam passado por um eu mediador. Esse eu mais observável empiricamente tinha de ser o objeto central da investigação psicanalítica, insistia ela. A psicanálise exigia um compromisso primário com esse objeto de observação.

Anna passou então a estabelecer um método comum de exploração, e de novo demonstrou seu dom para aclarar problemas complexos. Esboçando a gama de técnicas analíticas, ela investigou os modos tradicionais de angariar inferências sobre o inconsciente e argumentou contra todas as técnicas "unilaterais". Sem citar nomes, mencionou um foco demasiado singular na resistência (Reich), na transferência (Strachey e Klein) e nos sonhos e símbolos (Hitschmann). Em vez de qualquer uma dessas tarefas, concluiu ela, "é tarefa do analista trazer à consciência o que está inconsciente, seja qual for a instância psíquica a que o material pertença. Ele dirige sua atenção, igual e objetivamente, para os elementos inconscientes de todas as três instâncias. Por outras palavras, quando o analista se dispõe a levar a fundo a obra de esclarecimento, situa-se em um ponto equidistante" do isso, do eu e do supereu[121]. Essa era a solução de Anna Freud para os debates entre sexo e morte, análise das profundezas e análise da resistência, perigos fantásticos e ameaças reais. Todos estavam parcialmente certos e, em sua parcialidade, errados. Após quinze anos de debates, agora parecia óbvio para muitos de seus leitores; porém, como muitas ideias boas, isto só ficou óbvio depois de alguém tê-lo colocado em palavras.

Um dos colegas próximos de Anna Freud, Robert Wälder, reforçou a posição de Anna. Wälder era um prodígio que começou a carreira na física, doutorou-se em Viena no ano de 1921, e depois recorreu à psicanálise para superar as próprias inibições. Ele e sua esposa, a analista de crianças Jenny Wälder, eram próximos da família Freud e desempenharam um papel de protagonismo na cena vienense. Em 1930, Wälder publicou um artigo com um título curiosamente abstrato. "Das Prinzip der mehrfachen Funktion" (O Princípio da Múltipla Função) poderia ser um artigo em física teórica, mas era a tentativa feita por Wälder de apreender as oportunidades oferecidas pela psicologia do eu de reposicionar as bases da observação e da inferência psicanalíticas. Wälder desafiou os clínicos a utilizarem todas as teorias disponíveis de um modo mais claro para desenvolver uma descrição altamente específica e nuançada de um indivíduo particular. O eu enfrentava ao menos quatro "grupos" de problemas, afirmou Wälder: das pulsões, do mundo, do supereu e das forças da compulsão à repetição.

A vida mental era guiada pelo "princípio da múltipla função", segundo o qual cada ato psíquico era uma tentativa de solução para todos esses problemas[122]. Isso só era possível porque cada ato psíquico possuía múltiplos significados. O sentido pleno de qualquer ato psíquico só era esgotado se ele fosse interpretado como uma tentativa de solução para problemas que surgiam em cada um desses quatro domínios.

Muitos haviam enxergado a neurose como resultado de duas tendências conflitantes e, portanto, agarraram-se numa única faceta psíquica, argumentou ele. A psicanálise oferecia maiores possibilidades de captar a "enorme pluridimensionalidade das motivações e dos significados". A geometria multiforme da mente proposta por Wälder se centrava no eu, que refratava o significado psíquico de modo diverso, em diferentes facetas. Os teóricos da psicanálise se haviam posicionado um contra o outro erroneamente, quando na verdade estavam descrevendo diferentes aspectos do mesmo todo[123].

Anna Freud adotou a mesma suposição em versão diluída. A sua noção de um analista que se esforçava por manter equidistância das várias agências psíquicas abria a mesma possibilidade para um maior entendimento e uma maior flexibilidade teórica (ainda que não no número avassalador de eixos de Wälder). Influenciada pela tentativa reichiana de categorizar sistematicamente as resistências, Anna Freud então descreveu diferentes defesas egoicas e as vinculou a tipos específicos de medo. Com exemplos provenientes de crianças e adolescentes, ela delineou as formas como as pessoas manejavam as ameaças externas e internas. Ela não fez afirmações divisivas quanto à natureza do inconsciente e apenas falou em agressão, sem abordar a fonte. Dizer que pulsões sexuais e agressivas eram parte da vida humana interior não era polêmico num mundo darwiniano. Falar genericamente sobre sexo e agressão inconscientes eximia de uma especulação desnecessariamente elaborada e divisiva, assim como ajudava a construir um terreno comum. Da mesma forma, Anna se recusou a organizar as defesas egoicas num esquema rígido. Até mesmo um de seus críticos mais severos, Ernest Jones, teve de admitir: "Há muitos lugares nos quais a autora poderia ter levado seus argumentos e análises mais longe do que levou, mas preferiu não ultrapassar a esfera do que ela considera conhecimento definitivamente verificável."[124] Ao passo que a repreendia por apenas aludir às ideias de defesa kleinianas, Jones reconhecia a força do método de Anna:

> Um autor mais ambicioso teria, sem dúvida, procedido levianamente ao embarcar em classificações das dez variedades de defesa, e teria ficado enredado em todo tipo de asserções positivas quanto à ordem cronológica das aparições e inter-relações. Anna Freud percebeu, clara e sabiamente, as limitações afetando o atual estado do nosso conhecimento, e mostrou os fatores e circunstâncias que precisam ser aclarados primeiro, antes que qualquer tentativa desse tipo possa esperar obter sucesso.[125]

Por meio de sua cuidadosa observância dos limites do conhecimento psicanalítico, Anna Freud traçou um caminho para consolidar os ganhos das muitas correntes da investigação psicanalítica que fluíram depois de 1918. Ao passo que argumentava

A Psicopolítica da Liberdade

tacitamente contra Klein, Anna arranjou espaço para Alexander, Reik, Reich, Nunberg, Hitschmann e muitos outros. Acomodou as visões desses autores, mas limitou as respectivas teorias a verdades parciais que eram peças de um todo mais complexo. Ela havia proposto um novo denominador comum para a psicanálise: o eu. Se o aceitasse, você poderia se dedicar a muitos numeradores diferentes sem perder o lugar de psicanalista.

Até Ernest Jones admitia que o livro se tornou um clássico da noite para o dia e trouxe "ordem e clareza para a confusão vigente"[126]. O analista leigo vienense Ernst Kris aplaudiu a ênfase dada por Anna ao empirismo e seu trabalho da superfície para baixo. Kris ficou especialmente entusiasmado com o modo como Anna sugeria um programa de pesquisa que ele tinha esperança de que pudesse criar uma aliança fértil entre os psicanalistas e os psicólogos acadêmicos[127]. Os analistas de criança esperavam um conúbio como esse, mas precisavam provar seu valor empírico e científico para conquistar os psicólogos. Em Viena, essa união pareceu plausível quando o departamento de psicologia da universidade começou a permitir que mais alunos estudassem na sociedade analítica[128].

Com tato e moderação, Anna Freud forneceu uma proposta que iria realinhar e consolidar grande parte da psicanálise. Com firmeza, ela falava dos requisitos da ciência empírica, e não de fidelidade a líderes e professores. Cumpria começar com os observáveis, com o eu, com o conhecido. E era preciso fazer isso não por causa da autoridade pessoal de Anna Freud, mas por um compromisso com as normas da observação científica. Tendendo cuidadosamente ao que Glover chamava de "reserva científica", Anna reduziu as preocupações com a sua própria falta de formação científica, tanto quanto Melanie Klein havia aumentado essas preocupações com a sua teorização excessiva. Marianne Kris lembrou que, em Viena, o livro de Anna teve um impacto enorme. Lembrou ainda que Heinz Hartmann e Robert Wälder elogiaram calorosamente o trabalho para Sigmund Freud, que respondeu irritado que o livro de Anna era o que ele vinha dizendo o tempo todo[129].

Por volta de 1936, dezoito anos de extraordinária expansão teórica somados à destruição do Instituto de Berlim resultaram na consolidação de duas perspectivas psicanalíticas rivais, ambas surgidas do estudo e da análise de crianças. Os ingleses eram liderados por Melanie Klein, juntamente com Joan Riviere, Susan Isaacs, James Strachey e, acima de tudo, o mais poderoso patrono da psicanálise organizada, o presidente da IPA e editor do seu periódico: Ernest Jones. As teorias de Klein se desenvolveram num modelo de Relações de Objeto e se centraram em como a projeção e a introjeção levavam a um mundo interno fantasticamente povoado. Era uma teoria que estava altamente sintonizada com as manifestações do sadismo e da agressão humanos, bem como com o papel constitutivo da fantasia.

Os vienenses se organizaram mais livremente em torno da nova psicologia do eu, tal como formulada por Anna Freud. Anna começou essa integração com o argumento de que os analistas deveriam prestar uma atenção primordial ao eu, tal como definido no interior do que seria chamado de modelo estrutural da mente. Em vez de se concentrar no fato de os conteúdos mentais serem conscientes ou inconscientes, esse modelo esperava compreender os conflitos entre as estruturas mentais internas (as pulsões inconscientes, o eu e o supereu). A abordagem de Anna Freud mantinha a interpretação do inconsciente como primordial, mas deixava em aberto o que devia ser interpretado. Ela não fazia afirmações específicas sobre a natureza do inconsciente.

Diferentemente de Klein, Anna situava a experiência no cerne do desenvolvimento psíquico. Para ela, os instintos internos e a fantasia eram poderosos, mas a experiência no mundo não podia ser subestimada. A criança "teme as pulsões porque teme o mundo exterior", ponderou ela[130]. Com isso, Anna estava falando por experiência própria. O rescaldo da Grande Guerra expôs muitos analistas de criança vienenses à fome e a órfãos de guerra abandonados. Para esses analistas, era inimaginável uma psicologia geral que não possuísse um lugar de destaque para o fato de realmente perder os pais ou para a fome. Quando o medo era objetivo e vinha do mundo, ele enfraquecia as defesas da criança e só piorava o seu sofrimento. Em situações como essa, o analista não atacava as defesas, ponderou Anna, e sim mudava o ambiente.

Depois de 1936, os britânicos e os vienenses disputavam pela lealdade dos psicanalistas. Na competição de ideias que se seguiu, toda teoria seria escrutinada por sua efetividade clínica, sutileza teórica e solidez epistemológica. Toda escola também teria de negociar em meio ao desastre político; nos anos difíceis que estavam pela frente, definir as implicações políticas da psicanálise tornou-se questão de sobrevivência.

III.

Inicialmente, a ascensão de Hitler ao poder não provocou grande alarme nas grandes capitais da Europa. Ele não era o primeiro facínora a assumir o poder, e muitos cogitaram que seria saciado pelos prazeres da vitória e domado pelos requisitos da governança. Quando consolidou seu controle sobre a Alemanha, no entanto, um sentimento de crise se aprofundou em toda a Europa. Com Hitler, o Estado de direito e a liberdade de imprensa foram rapidamente minados. Declarando que a nação estava correndo o risco de um golpe comunista, Hitler começou a remilitarizar a Alemanha. Bizarramente, ele igualou os bolcheviques aos judeus e atiçou o antissemitismo da população[131]. No outono de 1933, os nazistas queimaram livros de autores judeus proeminentes, incluindo aqueles escritos por Sigmund Freud. Em 1935, as Leis de Nurembergue privaram os judeus alemães dos seus direitos de cidadão. Nessa altura, a maioria dos analistas judeus e de esquerda havia fugido de Berlim; os poucos que ficaram por lá foram forçados a renunciar à sociedade psicanalítica. Em julho de 1936, o Instituto Psicanalítico de Berlim foi dissolvido e incorporado ao Instituto Alemão de Pesquisa Psicológica e Psicoterapia, do nazista Matthias Göring. Como afirma Joseph Roth, a Alemanha havia embarcado num "auto de fé da mente"[132].

Na Áustria, Sigmund Freud assistia à crescente ameaça com desamparo e consternação. Em fevereiro de 1934, escreveu a Arnold Zweig predizendo: "algo está fadado a acontecer. Ou os nazistas virão ou o nosso próprio fascismo caseiro estará pronto a

A *Psicopolítica da Liberdade*   **391**

tempo ou Otto von Habsburg irá intervir, como as pessoas pensam"[133]. Seja como for, o futuro parecia sombrio. Freud acreditava que a psicanálise não poderia "florescer melhor sob o fascismo que sob o bolchevismo e o nacional-socialismo"[134].

Naqueles tempos perigosos, até mesmo Freud – um homem que se via, com orgulho, como um perturbador do sono da humanidade – considerou censurar-se a si próprio. Ele havia voltado a sua atenção para o antissemitismo, mas receava que publicar um trabalho sobre o assunto pudesse resultar no banimento da psicanálise pelas autoridades austríacas[135]. Freud havia testemunhado o modo como as forças clericais austríacas haviam trabalhado, com o Vaticano e os fascistas italianos, para fechar a revista psicanalítica de Edoardo Weiss na Itália. Estando, ele e seus colegas, acostumados à hostilidade pública, operaram com a suposição de que, caso seu trabalho fosse sancionado como médico e científico, não seria proibido. "Sou um liberal da velha guarda", escreveu Freud nostalgicamente a Zweig[136]. O velho liberal havia tentado, sobretudo, proteger sua ciência dos engajamentos políticos diretos, temendo que eles prejudicassem o estatuto objetivo do campo; e, em contrapartida, esperava que as forças políticas imperantes não mexessem com a sua ciência. Mas com o Dollfuss na Áustria, Hitler na Alemanha, Mussolini na Itália, e Stalin na União Soviética, ficou impossível blindar a investigação científica racional da política na Europa. Teorias outrora avaliadas por sua inventividade, fiabilidade e serventia clínica agora eram escrutinadas por sua política.

Por volta de 1933, os significados políticos a serem encontrados na teoria psicanalítica haviam divergido e se multiplicado. Nos primeiros anos do movimento freudiano, a teoria topográfica da mente incentivou ideais liberacionistas; porém, com a pulsão de morte, alguns analistas começaram a enfatizar teorias analíticas que possuíam implicações socialmente conservadoras. Essas diferenças ficaram visíveis quando os psicanalistas entraram em debates forenses. Em 1916, Freud havia descrito criminosos que agiam por culpa: os "pálidos", que infringiam a lei para serem punidos[137]. Em Berlim, treze anos depois, Franz Alexander e Hugo Staub propuseram que os criminosos eram, na grande maioria, neuróticos que sucumbiam a uma necessidade de castigo masoquista[138]. Essa perspectiva sugeria que uma reforma social e política nada faria para prevenir contra a criminalidade. Em Londres, analistas kleinianos como Edward Glover e John Rickman argumentaram que os criminosos careciam de habilidade para moderar a agressividade inata[139]. Por volta de 1934, Melanie Klein acreditava que os impulsos criminosos eram inatos e apenas marginalmente afetados por questões como ambientes degradantes[140].

Essas posições enfureceram analistas de esquerda como Wilhelm Reich e Otto Fenichel, que estavam convencidos de que a repressão social, a pobreza e o desespero tinham alguma relação com a agressão, a infração e o crime. O analista socialista Ernst Simmel combateu essas perspectivas conservadoras ao declarar, em 1932, que o "fogo eterno do capitalismo em colapso" produzia agressão, delinquência e crime[141].

Por volta de 1933, era legítimo perguntar se a psicanálise era intrinsecamente uma teoria social e política liberacionista ou uma psicologia baseada nas pulsões, que via os problemas sociais como inerentemente psicológicos, absolvendo as estruturas sociais de toda e qualquer responsabilidade. Essa questão foi ganhando urgência à medida que a sobrevivência da psicanálise parecia cada vez mais depender não de seu amplo apelo cultural ou de sua reputação científica, mas sim de sua identidade política.

Com o aumento da ameaça, os psicanalistas tentavam compreender a ascensão do regime ditatorial. Por que homens e mulheres abdicariam voluntariamente da própria liberdade em benefício de tiranos? Em 1921, Freud havia explorado essa escravização voluntária em seu caleidoscópico *Psicologia das Massas e Análise do Eu*. Ele argumentou que a liberdade de uma turba rebelde e desordeira não era causada por um simples afrouxamento da autocontenção, mas ditada pelos intensos vínculos interpessoais que constituíam uma comunidade. Os membros de um exército compartilhavam um eu-ideal comum baseado no amor que tinham pelo líder. Eles seguiam o líder como se ele fosse a própria ideia de perfeição, obedecendo a suas ordens como se esses mandamentos viessem deles próprios. Movimentos de massa eram impulsionados por uma necessidade humana de identidade e poderiam facilmente resultar na abdicação da liberdade individual. Ideais liberais poderiam ser varridos por um apego à nação, à Igreja ou ao Exército[142].

No final dos anos 1920, com a crise pairando no ar, mais analistas europeus começaram a praticar sociologia psicanalítica[143]. O centro mais proeminente ficava em Frankfurt, onde o Instituto Psicanalítico operava juntamente com o Instituto de Pesquisa Social da universidade. O Instituto de Pesquisa Social fervilhava em mentes brilhantes que tinham esperança de integrar Marx e Freud. Dirigido por Max Horkheimer, analisando de Karl Landauer, a "Escola de Frankfurt" incluía Herbert Marcuse, Theodor Adorno, Karl Mannheim e Erich Fromm – que encabeçava a unidade de psicologia social. Nas solenidades de abertura do Instituto Psicanalítico, em 1929, Fromm forneceu sua visão de sociologia psicanalítica e prosseguiu estudando o medo da liberdade que encorajava um indivíduo a se perder numa massa[144].

À medida que o conflito se aproximava, o Instituto de Cooperação Intelectual da Liga das Nações encorajou os psicanalistas a se comprometerem com problemas sociais, especialmente aqueles relacionados à guerra. Eles promoveram o famoso intercâmbio entre Albert Einstein e Sigmund Freud sobre a natureza da guerra, assim como uma série de palestras em Londres realizadas por Edward Glover[145]. As palestras de Glover sobre guerra, pacifismo e sadismo ofereciam uma simples, mas poderosa, análise kleiniana. Ele argumentou que a introjeção criava o melancólico, cuja agressão era direcionada para si mesmo; e a projeção resultava no paranoico, que atacava os outros. O primeiro grupo tendia a ser de pacifistas suicidas; o segundo, de militantes homicidas. Desse modo, homens e mulheres não apenas lutavam por seus próprios interesses conscientes, mas, de forma mais sinistra, por uma necessidade irracional, inconsciente. Glover reservou suas palavras mais duras aos pacifistas. Em 1933, o pacifismo era um poderoso sentimento político na Inglaterra, a despeito da crescente beligerância de Adolf Hitler. Glover falava sem parar sobre a suicidalidade daqueles que evitariam a guerra a serviço de sua própria autodestrutividade inconsciente[146].

A Psicopolítica da Liberdade

Glover ressaltou o quão elegantemente o modelo kleiniano vinculava a psicologia individual à política e à guerra; porém, ao mesmo tempo, expôs uma fraqueza na posição kleiniana. Com a sua ênfase radical nas pulsões, o modelo kleiniano não guardava lugar para a especificidade histórica. Nessa descrição, homens e mulheres sempre estariam em guerra. Por que a guerra agora? Por que a guerra aqui? Essas eram perguntas que os kleinianos simplesmente não poderiam responder. Se a guerra era, fundamentalmente, baseada nas pulsões e neurótica, então injustiça social, nacionalismo, militarismo, racismo, turbulência econômica, corrupção e uma batelada de outros fatores eram todos irrelevantes. Se Glover estava certo, o Tratado de Versalhes nada tinha a ver com a nazificação da Alemanha. O mandamento gloveriano, "Conhece o teu próprio sadismo (inconsciente)", pode ter sido um sinal de alerta aos pacifistas em seu próprio país e um ataque premonitório a quem iria apoiar a política de apaziguamento proposta por Neville Chamberlain, mas era vazio para aqueles que, na Europa, olhavam para a Alemanha nazista e se perguntavam o que havia acontecido com a terra de Goethe e Schiller[147].

Os analistas vienenses não tardaram a frisar esse ponto. Robert Wälder havia entrado para o Instituto de Cooperação Intelectual da Liga das Nações, na esperança de explicar a crescente irracionalidade que havia acometido a Europa[148]. Em 1935, ele viajou a Londres para falar com o Real Instituto de Relações Internacionais, mas reservou um tempo para realizar uma crítica fulminante à Sociedade Psicanalítica Britânica. Wälder foi direto ao calcanhar de Aquiles de Melanie Klein – a vulnerabilidade evidencial de uma teoria baseada em alegações acerca da vida interior de um bebê de quatro meses –, mas também frisou que nenhuma vida interior, de nenhuma criança, poderia ser compreendida sem examinar a sua situação social. Na opinião de Wälder, Wilhelm Reich, o analista marxista exilado, havia assumido uma posição extrema quando disse que todas as neuroses eram causadas por fenômenos sociais, mas Melanie Klein deu uma guinada ao extremo oposto, dando ênfase demais à biologia e à fantasia[149].

Em Viena, Wälder fazia parte de um grupo muito unido que desejava um modelo psicanalítico que não sucumbisse às "tentações" de Reich ou Klein. O homem que mais se associaria a esse esforço era Heinz Hartmann. Nascido em 1894, Hartmann vinha de uma família austríaca impressionante. Seu avô havia sido um legislador liberal, forçado a fugir para a Suíça depois das revoluções fracassadas de 1848; seu pai era um respeitado professor de história que, durante os anos de Weimar, serviu como embaixador da Áustria na Alemanha. A mãe de Hartmann era a bem-criada filha de um famoso médico vienense, Rudolf Chrobak. Quando jovem, Hartmann descobriu o livro de Freud sobre os chistes na estante do pai; depois de ler, decidiu se tornar psicanalista[150].

Em 1920, Hartmann estudou ciências sociais com Max Weber antes de concluir os estudos em medicina na Universidade de Viena. Em seguida, obteve o cargo de segundo assistente na Clínica Neurológico-Psiquiátrica sob coordenação de Julius von Wagner-Jauregg. Pelos próximos quatorze anos, Hartmann trabalhou na clínica juntamente com o prolífico psiquiatra e psicanalista Paul Schilder, que se ocupava da exploração das fronteiras entre neurologia, psiquiatria e psicanálise[151]. Hartmann entrou para a Sociedade Psicanalítica de Viena em 1925; nessa altura, havia realizado pesquisas sobre alucinações, despersonalização, imagem corporal, parapraxias e transtornos obsessivos-compulsivos.

Em 1926, o ambicioso Hartmann decidiu abordar o estatuto científico da psicanálise. Munido de uma bolsa Rockefeller, dirigiu-se a Berlim para uma licença sabática de seis meses, empreendeu uma análise pessoal com Sándor Radó, trabalhou no laboratório de psicologia do psicólogo gestaltista Kurt Lewin, e escreveu *Die Grundlagen der Psychoanalyse* (Os Fundamentos da Psicanálise)[152]. A psicanálise, argumentou Hartmann, era uma ciência natural única, porque possuía uma metodologia especial. Era distinta das humanidades, na medida em que buscava leis gerais, e também distinta das psicologias concorrentes, em especial aquelas que se fiavam no entendimento. A psicanálise, além disso, oferecia explicações[153].

Voltando para Viena, Hartmann adentrou os círculos de elite da Sociedade local. Já próximos de Anna Freud, ele e a esposa também passaram a fazer parte do Clube "Gato Preto", de Felix e Helene Deutsch – juntando-se a Robert e Jenny Wälder, Ernst e Marianne Kris, Edward e Grete Bibring, Willi e Hedwig Hoffer[154]. Em 1928, quando Paul Schilder foi embora de Viena para se juntar a Adolf Meyer na Johns Hopkins, Hartmann tornou-se o analista vienense mais bem posicionado academicamente. A despeito do sucesso, ele e sua esposa judia, Dora, consideraram a possibilidade emigrar após os acontecimentos de 1933. Aflito com a perspectiva de perder mais um potencial líder vienense, Sigmund Freud ofereceu análise a Hartmann, caso ele ficasse na Áustria[155]. Hartmann já havia sido analisado, mas era uma oferta que ele não tinha como recusar[156]. Em 1933, entrou em análise com Freud, abandonou a carreira acadêmica na clínica psiquiátrica e começou a clinicar como psicanalista em tempo integral.

Naquele mesmo ano, Hartmann voltou às questões que o preocupavam durante a licença. Qual era a essência da psicanálise? – a pergunta havia mudado de forma, desde 1926. Os desafios apresentados pelas ciências sociais, neurobiologias e psicologias concorrentes haviam sido suplantados por pressões exercidas por ideologias políticas. Hartmann se viu no meio de um tremendo cabo de guerra político quando Freud lhe pediu para ser um dos suplentes de Otto Fenichel, que o professor havia demitido do cargo de editor da *Zeitschrift* depois de Fenichel ficar do lado do "bolchevismo de Reich"[157]. Por volta de 1933, Wilhelm Reich, Otto Fenichel e outros queriam garantir uma psicanálise marxista. Carl Jung parecia apoiar uma psicologia racial; e numa visão distópica do que o futuro poderia guardar, Mattias Göring havia convocado uma ciência da mente baseada no *Mein Kampf* (Minha Luta). Poderia haver diversas psicanálises: uma revolucionária, uma racista, outra fascista? Por quais critérios esses estudos do psiquismo politizados poderiam ser rejeitados? A psicanálise era uma ciência natural que poderia excluir, com razão, intrusões como aquelas, ou era muito simplesmente uma outra *Weltanschauung*?

Por mais de um século os estudiosos debateram o significado de *Weltanschauung*, esse denso termo alemão para "visão de mundo". Durante os anos da República de

A *Psicopolítica da Liberdade*   **395**

Weimar, a palavra foi amplamente utilizada para discutir o que parecia estar faltando. Num mundo em que a ciência havia dispensado o si-mesmo e Nietzsche havia declarado que Deus estava morto, a carência por um sistema de significado era compartilhada. Ideólogos de extrema direita e esquerda concordavam que uma nova visão de mundo era necessária. Quando ditadores intervieram para satisfazer essa carência, os psicanalistas se perguntaram se sua ciência também poderia preencher essa lacuna.

Em 1929, Robert Wälder argumentou que a psicanálise poderia ser uma nova *Weltanschauung* iluminista. Ela era um racionalismo que "tentava resgatar e tornar acessível ao seu escrutínio as verdades e os valores éticos inerentes à irracionalidade"[158]. A psicanálise era uma retificação e uma correção à estrita insistência do Iluminismo na razão. Em 1933, Freud rejeitou essa asserção. A psicanálise não possuía uma *Weltanschauung* particular, mas era simplesmente parte da visão de mundo científica. A psicanálise era ordenada pelas normas da ciência, e estava em oposição às visões de mundo religiosa e marxista[159].

Em 1933, Heinz Hartmann também se pronunciou a respeito de a psicanálise ser, ou não, uma *Weltanschauung*. Diferentemente de Freud, ele se recusou a erguer uma muralha entre ciência e política. Era inútil a psicanálise insistir que não possuía valores morais ou políticos embutidos nela; era impossível falar da psicanálise como algo excluído de todo e qualquer fim social e político. Em vez disso, convinha aos analistas pronunciar claramente os seus pressupostos[160].

A psicanálise era baseada no racionalismo, no empirismo e no naturalismo, e seu código moral era o aumento da felicidade e o alívio do sofrimento. Os psicanalistas podem oferecer à sociedade meios técnicos para alcançar seus objetivos, mas o conhecimento psicanalítico por si só não poderia, nem deveria, ser distorcido para se conformar à ética de uma comunidade. Para quem buscasse transformar a psicanálise numa ideologia política, a breve resposta de Hartmann era a seguinte: Reich estava errado, Jung estava errado, Göring estava errado. Não havia psicanálise marxista nem psicanálise judaica, tampouco poderia haver uma psicanálise nazista. Só havia psicanálise. Ou melhor, uma psicanálise racionalista, empirista e naturalista.

Como um empreendimento como esse poderia sobreviver quando, por toda a Europa, radicais políticos exigiam que a ciência e a arte servissem à revolução? Na Alemanha nazista, o trabalho de Einstein foi desmerecido como física judia. Na União Soviética, a teoria marxista-leninista havia se tornado a ciência objetiva da ação humana; e por volta de 1931, a reflexologia de Pavlov havia sido coroada a única psicologia verdadeira – isto é, verdadeira para a revolução. Entre revolução e contrarrevolução, seria possível não tomar partido?

Esse dilema foi habilidosamente tratado por um dos sociólogos da Escola de Frankfurt, Karl Mannheim. Em *Ideologia e Utopia*, Mannheim argumentou que, visto que a consciência humana era permeada pela vida social, o contexto social era indispensável para qualquer reivindicação de verdade. O conhecimento estava sempre vinculado à situação. Cada época produzia as suas próprias verdades, a sua própria *Weltanschauung*. Elas poderiam ser categorizadas como ideologias que utilizavam excessivas idealizações do passado e enfatizavam em demasia a estabilidade para justificar o *status quo*, ou como utopias que instigavam fantasias de um futuro que justificasse uma mudança radical. A única esperança para um caminho entre ideologia e utopia vinha de um bando de intelectuais avulsos que pudessem se libertar de suas crenças pessoais e, mais claramente, compreender o seu mundo[161].

Heinz Hartmann foi profundamente influenciado por Mannheim[162]. Hartmann era um liberal, como seu avô e seu pai haviam sido. Ele protestava contra os cientistas que comprometiam seus trabalhos para apoiar as suas respectivas políticas, um corrompimento que Hartmann já havia detectado em debates psiquiátricos acerca da hereditariedade[163]. A psiquiatria e a psicanálise, acreditava ele, não deviam ser uma forma de política disfarçada. Mas num mundo polarizado preparando-se para a guerra, onde estava o caminho?

Hartmann achava que o trabalho de Anna Freud era um bom lugar para começar. Ele havia feito amizade com a filha de Freud nos dias em que ela fez visitas pedagógicas à clínica de Wagner-Jauregg e ficou empolgado com a descrição que ela fazia do eu como mestre do picadeiro mental. Essa abordagem, acreditava ele, poderia restabelecer a integralidade a um si-mesmo atomizado. A exigência feita por Anna de que os teóricos voltassem a se comprometer com a autoridade do empirismo e, portanto, estudassem de perto o desenvolvimento infantil, também correspondia às esperanças de Hartmann. Posteriormente, Hartmann lembrou que se esforçara para construir pontes conceituais que ligariam os observadores de crianças da psicologia acadêmica com os psicanalistas[164].

Além disso, Hartmann tentava encontrar um solo comum que situasse os indivíduos em suas sociedades, e os organismos biológicos num ambiente. Em 17 de novembro de 1937, na Sociedade de Viena, ele apresentou uma prévia do seu pensamento; dois anos depois, publicou uma monografia chamada *Psicologia do Eu e o Problema da Adaptação*[165].

A noção que Hartmann tinha da adaptação não era nem darwiniana nem lamarckiana; ele não estava preocupado com a adaptação das espécies, mas sim com a adaptação individual[166]. Para desenvolver essa teoria, Hartmann reportou-se à sua própria pesquisa com gêmeos idênticos. Na década de 1920, os cientistas se deram conta de que gêmeos idênticos criados em ambientes diferentes ofereciam uma extraordinária oportunidade de destrinçar as contribuições da natureza e da criação. Hartmann dedicou-se ao estudo dos gêmeos; ele descobriu que ambientes diferentes não afetavam muito a inteligência, mas tinham impacto sobre o caráter[167]. Hartmann concluiu que, ao passo que o intelecto parecia biologicamente provido, a estrutura do caráter era criada por meio da adaptação a um dado mundo social.

Como a noção freudiana de psicossexualidade de três décadas antes, o conceito hartmanniano de adaptação era um conceito sintético que integrava forças externas e internas, pulsões e exigências sociais, biologia e política. Uma perspectiva como essa parecia expandir a psicanálise numa psicologia mais plena, lançando luz sobre funções mentais como memória, cognição, ação racional, vontade e percepção. Antes, os analistas

A Psicopolítica da Liberdade

só atentavam a essas coisas quando elas pareciam comprometidas por forças inconscientes. Construindo sobre o trabalho de Wälder, Hartmann insistia que só a psicanálise poderia lidar com o modo como essas atividades mentais normalmente serviam a múltiplas funções, incluindo as adaptativas saudáveis. A intelectualização poderia funcionar como uma defesa contra perigos instintuais e ser uma força para manter o *status quo*, mas também era um requisito essencial para compreender a realidade. De forma similar, um retraimento defensivo na fantasia não poderia ser reduzido a tão somente uma negação da realidade; ele também pode conter as sementes da imaginação de novas possibilidades e servir como um tipo adaptativo de resolução de problemas.

Nessa descrição, Hartmann espelhava o sistema de Karl Mannheim. Porém, entre as defesas e os desejos psicológicos, entre as ideologias e as utopias sociais, onde é que estava o caminho para uma apreensão mais clara do mundo? Como o isolado grupo de homens e mulheres imparciais de Mannheim, Hartmann guardou um lugar limitado na mente, uma esfera do eu "livre de conflito", não comprometida por pulsões e defesas[168]. Nesse reino da mente, a ação moral e política podia – pelo menos na teoria – estar baseada na razão e na realidade.

A adaptação era a bússola que Hartmann utilizava para orientar a psicologia do eu entre as mais extremas posições de Melanie Klein e Wilhelm Reich. A adaptação exigia que alguma agência psíquica respondesse tanto aos demônios internos de Klein quanto às privações sociais de Reich. As funções egoicas autônomas atendiam a essa necessidade e estavam unidas sob uma meta organizadora comum: a adaptação individual. O homem moldava o seu ambiente e por ele era moldado, o que criava um *continuum* sem emendas entre a biologia, a psicologia e a sociologia. Defender-se de impulsos perigosos, agarrar-se desamparadamente à mãe, aprender a andar e contar, sobreviver em tempos de guerra: tudo isso eram adaptações.

A abordagem hartmanniana ampliou a psicanálise de modo a acolher processos cognitivos normalmente reservados à psicologia acadêmica. Ao adicionar ao eu uma esfera autônoma não conflitual, Hartmann redefiniu as fronteiras da psicanálise de modo a fazê-la se ajustar à biologia evolutiva, à psicologia e à sociologia. O eu livre de conflito também carregava uma clara mensagem política. Se alguns analistas marxistas viam os homens controlados por forças sociais; se Melanie Klein os colocava à mercê de suas pulsões, Heinz Hartmann buscou restaurar a dialética entre interior e exterior e, no processo, postulou um domínio livre de conflito que abria margem para a possibilidade de que homens e mulheres, de algum modo limitado, pudessem ser livres. Homens e mulheres não eram bonecos mecânicos, tampouco apenas animais. Eles eram potencialmente mais, graças a uma aptidão restrita – mas, não obstante, real – para a criatividade e a adaptação[169].

O trabalho de Hartmann era, ele próprio, uma adaptação aos problemas criados pelo colapso do liberalismo na Europa. Ele insistia que havia um lugar na mente no qual razão e livre-arbítrio poderiam reinar, depois dos esforços menos bem-sucedidos de seu amigo Robert Wälder, que, em 1934, tentou definir a própria psicanálise em termos de liberdade humana[170]. Ao passo que Freud havia declarado que o objetivo da análise era "onde era isso, há de ser eu", Wälder, o teórico das múltiplas funções, não tinha como evitar admitir que a liberdade num domínio pode significar algo diferente em outro[171]. Se a saúde era um elaborado compromisso entre muitas necessidades, onde estava a liberdade nisso tudo? Para sair desse dilema, Wälder definiu a liberdade humana como uma função que vinha com um supereu funcional. Essa parte da mente autoescrutinizante e autorreguladora facultava ao homem superar ser um animal movido por instintos.

Tratava-se de uma resposta antiga em nova roupagem. Fazia tempo que os filósofos acreditavam que a autorreflexão moral e ética distinguia os seres humanos. E havia algo imediatamente problemático com a visão de Wälder, para os seus colegas. Seguindo Alexander, muitos pensavam o supereu como carregado de agressão inconsciente. Para estes, o supereu operava de modo irracional, até mesmo brutal. Nas mãos de Wälder, ele se tornou a fonte da bondade humana. A tenaz tentativa wälderiana de explicar a liberdade humana realçou a solidez da decisão hartmanniana de postular uma nova esfera autônoma no eu, em vez de sucumbir a um embaraço similar.

Heinz Hartmann pegou noções políticas e filosóficas como autonomia e liberdade e as redefiniu para a psicologia do eu. Não estava nada claro o quanto de vantagem clínica essas formulações ofereciam, mas não era esse o ponto. Com esse reposicionamento, o psicanalista vienense apresentou uma imagem de seu campo que não flertava com "aquele mal dos tempos cuja natureza é adorar o instinto e despejar desprezo por sobre a razão" – uma tendência, observou Hartmann, que havia "ganhado uma compleição altamente agressiva e política"[172].

Em 1936, no XIV Congresso, em Marienbad, o presidente Ernest Jones recebeu os 198 participantes na democrática Tchecoslováquia – aquela "ilha de liberdade" sem ditadores, onde a livre investigação possibilitava o trabalho científico[173]. Heinz Hartmann demarcou um pequeno bolsão de liberdade dentro do psiquismo e vislumbrou a psicanálise defendendo e expandindo esse lugar. Ele defendia os potenciais da liberdade humana enquanto as ilhas de liberdade na Europa estavam sendo devoradas. Para Hartmann, Wälder e seus seguidores, a psicanálise era um modo de ajudar os indivíduos não a se conformar, mas a encontrar suas próprias adaptações em ambientes complexos e cambiantes. Sua teoria logo seria posta à prova, pois muita coisa estava prestes a mudar na Áustria, na Tchecoslováquia e no resto da Europa.

ENQUANTO PROEMINENTES PSICANALISTAS britânicos e vienenses estavam apresentando as suas ideias a ilustres entidades como a Liga das Nações, os analistas marxistas estavam murmurando no escuro. Os soviéticos os haviam condenado; e os nazistas, banido os seus partidos políticos. A IPA os havia denunciado. Muitos viviam no exílio e precisavam ter grande cautela, caso não quisessem ser deixados vagando pelas inseguras fronteiras da Europa.

Eles também estavam tentando redefinir a psicanálise de modo a incluir em seu núcleo os valores humanos, não do liberalismo, mas do marxismo. De um novo lar

A Psicopolítica da Liberdade

em Oslo, Otto Fenichel trabalhou para manter viva a dispersa oposição marxista. Ele sempre havia sido um organizador, um construtor de consenso que reunia as pessoas, e o seu compromisso com o marxismo era forte. Em sua perseverança, Fenichel havia insistido no direito que Reich possuía de publicar seu artigo criticando a pulsão de morte, e a sua recompensa foi a perda do cargo de editor da *Zeitschrift*[174]. A reação autocrática de Freud fez com que Fenichel saísse por cima, solenemente. Além disso, ele possuía muitos aliados que tinham em alta estima o seu conhecimento enciclopédico e o seu prodigioso trabalho. Depois de os nazistas tomarem conta da Alemanha, Fenichel fugiu para Oslo; de lá, organizou a sua comunidade epistolar de analistas marxistas. Ele estava convencido de que toda a Europa seria varrida para o fascismo e, gostassem disso ou não, o futuro da psicanálise estava na América. Para Fenichel, essa era uma outra espécie de desastre, pois ele acreditava que a situação do conhecimento psicanalítico nos Estados Unidos era catastrófica[175].

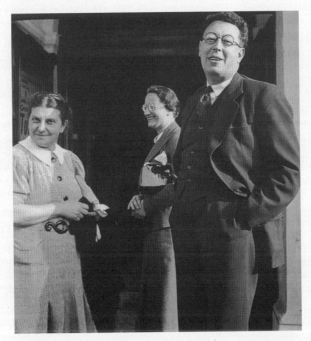

FIG. 29:
Otto Fenichel com Bertha Bornstein (à esquerda) e uma mulher não identificada no Congresso de Marienbad, em 1936. Depois de fugir de Berlim em 1933, Fenichel esteve no centro de uma comunidade clandestina de psicanalistas de esquerda.

No exílio, Fenichel tentou preservar o campo que ele amava de um risco duplo: os nazifascistas e os ignorantes estadunidenses. O resultado de seus trabalhos foi *Outline of Clinical Psychoanalysis* (Esboço de Psicanálise Clínica), que Fenichel enviou para publicação nos EUA. Nessa obra enciclopédica, ele conseguiu integrar um número gigantesco de artigos clínicos de uma vasta gama de autores: Freud, Abraham, Rank, Jung, Jones, Ferenczi, Alexander, Radó, Horney, Reik, Reich, Schilder, Aichhorn, Klein, Federn, Nunberg… a lista vai longe. Quando o livro, com cerca de quinhentas páginas, foi publicado, era como se algum Noé dos tempos modernos tivesse tentado arrebanhar todos os psicanalistas numa arca preparando-se para o Dilúvio[176].

Ao mesmo tempo, os analistas de esquerda que compunham o pequeno grupo de Fenichel rivalizavam entre si, especialmente a respeito de Reich. Depois de 1934, Reich foi colocando cada vez mais peso na primazia do orgasmo, assim como na energia corporal muscular e física. A técnica de Reich, agressiva com os pacientes, também havia começado a preocupar Fenichel. Ele havia visto pacientes tão emocionalmente feridos pelos ataques implacáveis de Reich que entraram em depressão[177]. Passando por cima dessas preocupações, Reich, extremamente confiante, pressionava os seguidores a se tornarem analistas reichianos. Georg Gerö se recusou a fazer esse juramento de lealdade. Reich – escreveu Gerö aos membros da carta circular – exigia verdadeiros fiéis, e atacava quem desejasse se engajar numa investigação e numa discussão científica mais abertas. Na primavera de 1935, houve uma ruptura total entre os reichianos na Noruega e aqueles que conservavam sua afiliação à IPA, como Fenichel[178].

Otto Fenichel se mudou para Praga e começou a trabalhar mais de perto com os vienenses. Ainda que a maioria deles não fosse politicamente radical como os seus colegas de Berlim, Fenichel acreditava que poderia ser criada uma frente única com os vienenses contra inimigos comuns, em particular as teorias reacionárias de Melanie Klein. Em fevereiro de 1935, Fenichel relatou aos seus correspondentes secretos que Anna Freud havia assumido uma posição decisiva contra a Escola Inglesa. O próprio Fenichel entrou nessa batalha e acusou Edward Glover de discutir levianamente a guerra de um modo apartado da realidade. Os vienenses começaram a cortejar Fenichel. Entre as exigências reichianas de submissão intelectual e os kleinianos reacionários, Otto Fenichel não tinha mais a quem recorrer, apesar da sua opinião de que os vienenses eram, em sua maioria, liberais burgueses e nada revolucionários. Em privado, Fenichel continuou tentando fundir Marx e Freud, mas publicamente ele se empenhava em preservar a psicanálise para o futuro[179].

Intrigado com a síntese de Anna Freud, Fenichel perguntou à Sociedade de Viena se ele poderia vir de Praga palestrar sobre essas ideias e ministrar uma disciplina na Sociedade aos finais de semana[180]. Em outubro de 1936, Otto começou a lecionar técnica psicanalítica. Uma série de analistas se havia aventurado em compilar um manual sobre o assunto desde que o livro de Ferenczi e Rank foi publicado. Por exemplo, no verão de 1932, Edward Glover desenvolveu um elaborado questionário para sondar os analistas em suas opiniões sobre técnica – sobre o método ativo, inclusive –, sobre neutralidade, sobre até que ponto a teoria guiava a interpretação, e se era admissível fumar durante as sessões. Ele esperava coligir as respostas e produzir um manual que refletisse a técnica real na clínica[181]. No entanto, o projeto de Glover já estava obsoleto antes mesmo de ser concluído. Seu questionário não fazia menção à análise das

A Psicopolítica da Liberdade   **401**

resistências reichiana, ao trabalho de Anna Freud com as defesas, tampouco à transformação de Melanie Klein. Quando a obra foi publicada oito anos depois, ela não tinha serventia.

Em 1936, Otto Fenichel começou a moldar uma técnica psicanalítica coerente. Em sua disciplina no Instituto de Viena, repassava as posições alheias e avançava de forma dialética. Citando Ferenczi, Fenichel dizia aos colegas que a teoria da técnica não forneceria regras rígidas, mas sim aconselhamento. Também rejeitava com firmeza o argumento de Theodor Reik contra a possibilidade de uma técnica formalizada. Em algum lugar entre os mandamentos prescritivos e a total falta de orientação, poderia ser encontrado um método. Ecoando Ferenczi e Rank, ele argumentava contra teorias centradas em falar demais, mas tinha pouca simpatia por aquelas que insistiam em sentir em demasia. Apresentava argumentos para algumas formas de abstinência, mas não aconselhava o tratamento ativo de Ferenczi. Enfatizava a transferência e a análise da resistência, mas rejeitava quem queria restringir a análise a isso. Enaltecia o trabalho pioneiro de Reich, mas criticava o seu método de estilhaçar as defesas do caráter[182].

Para organizar essas muitas posições, Fenichel recorria à ideia anna-freudiana de equidistância, pedindo que os analistas não se alinhassem com nenhuma esfera única da mente. Ao buscar uma neutralidade como essa, advertia os analistas a não se tornarem inexpressivos e sem vida. Eles não deviam tentar ser espelhos. "O paciente deveria sempre ser capaz de se fiar na 'humanidade' do analista", advertiu Fenichel, de um modo que ele deixava claro acreditar que alguns pacientes não eram sempre capazes de fazê-lo[183].

Os marxistas também se pronunciaram sobre o lugar da adaptação na técnica psicanalítica. Sem mencionar Hartmann, Fenichel advertiu que alguns analistas entendiam que os seus pacientes estavam curados quando chegavam a considerar imutáveis as suas respectivas conjunturas. Essa visão profundamente conservadora da adaptação – que não poderia ser atribuída de forma justa ao trabalho de Hartmann – estava errada, advertiu Fenichel. A adaptação devia ser medida, não pela capitulação à conjuntura social, mas sim pela capacidade que o indivíduo tem para julgar a realidade e agir de acordo com ela[184]. Posteriormente, Fenichel iria resenhar o trabalho de Hartmann e apreciar a sua visão da adaptação como, em parte, dependente da "estrutura social da sociedade particular"[185].

Em menos de 150 páginas, Fenichel produziu uma síntese sem precedentes da técnica psicanalítica que foi além dos tratados técnicos anteriores, mais estritos, de figuras como Glover e Ella Sharpe[186]. Otto Fenichel era um homem política e pessoalmente comprometido com a comunidade, com o propósito comum. Como tal, via-se como um regente de orquestra, não como um profeta. Depois de terminar seu manuscrito, Fenichel o enviou para vários correspondentes e lidou com queixas de muitos, inclusive Reik. Embora algumas pessoas em Budapeste dissessem que ele havia desprezado as suas respectivas inovações, a omissão mais gritante era a ausência de uma discussão sobre o trabalho mais recente de Melanie Klein. Como Anna Freud, Fenichel dera voz a muitas posições; porém, para os seguidores de Melanie Klein, houve apenas o que os vienenses chamavam de morte pelo silêncio[187].

Otto Fenichel se preocupou com o fato de, com o declínio da Europa, a psicanálise desaparecer numa era sombria. Ele enviou seu pequeno livro para o Novo Mundo, e *Problems of Psychoanalytic Technique* (Problemas de Técnica Psicanalítica) foi publicado por lá em 1938. Ele virou um guia clássico para os estadunidenses que se tornaram psicanalistas nos próximos cinquenta anos[188]. O livro não seria publicado na Europa, pois a psicanálise no continente europeu, como temia Fenichel, estava morrendo.

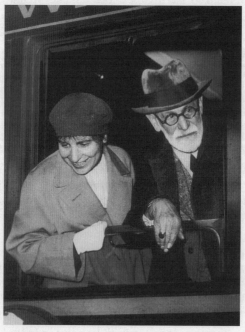

FIG. 14:
Fugindo da Viena nazista, Sigmund e Anna Freud chegam a Paris no ano de 1938.

IV.

Em 11 de março de 1938, a Áustria sucumbiu a Adolf Hitler. Quando os tanques nazistas entraram em Viena para o tão esperado *Anschluss*[189], foram recebidos por estrondosas multidões. Escandalosamente, o resto do mundo não fez nada. Depois de diversas semanas tensas, em 4 de junho de 1938, Sigmund Freud embarcou no Expresso Oriente e deixou Viena para sempre. O intérprete da tragédia do Rei Édipo foi levado ao exílio por sua filha fiel, "Anna-Antígona", como ele a chamou certa vez[190]. O que Freud, já de idade, deixava para trás era uma Áustria que havia mostrado aos nazistas alemães uma coisa ou outra acerca de como aterrorizar judeus. Impressionadas com o modo despudorado como os austríacos agrediam e

A Psicopolítica da Liberdade

pilhavam os vizinhos judeus, as autoridades em Berlim logo aprovariam leis de expropriação para surrupiar tudo o que podiam de sua própria população judia. Hitler e a sua liderança também começaram a executar um plano para eliminar sistematicamente os judeus da Europa. Freud e outros psicanalistas em fuga estavam deixando um holocausto para trás[191].

Da noite para o dia, haviam restado poucos resquícios de psicanálise em seu local de origem. A Sociedade de Viena tinha sido desmantelada. Um dos poucos membros não judeus da Sociedade, Richard Sterba, havia sido recrutado por Müller-Braunschweig, de Berlim, para seguir os seus passos e se tornar líder de uma Sociedade de Viena arianizada. Sterba também foi informado de que a Sociedade, uma vez livre de seus membros judeus, seria incorporada ao Instituto de Göring. O próprio Ernest Jones parecia ávido pela colaboração de Sterba e ficou enfurecido ao descobrir que, na época em que ele chegou a Viena para ajudar Freud e outros analistas judeus, Sterba havia fugido para a Suíça. Müller-Braunschweig enviou um apelo a Sterba, que se recusou novamente a participar do esquema. Na primavera de 1938, não havia mais psicanálise organizada em Viena[192].

No trem de Viena a Paris, Sigmund Freud refez o traslado que ele havia percorrido mais de meio século antes, quando viajou para a França em busca de um futuro. Ele já não era um jovem cientista fracassado, mas "Freud": um pensador e médico mundialmente famoso. Não iria chegar a Paris desconhecido e sozinho, mas acompanhado pela família e por membros da disciplina que ele tanto havia feito para criar. Em Paris, foi recebido pela imprensa e pela princesa Marie Bonaparte. Freud devia sua liberdade em parte à princesa Marie, cujo resgate, junto com o diligente trabalho de Ernest Jones e a intervenção de amigos poderosos – como William Bullitt, embaixador estadunidense na França, e o Ministro do Interior britânico, *Sir* Samuel Hoare –, assegurou a liberdade de Freud.

E então Freud estava de volta a Paris, terra de Ribot, Charcot e Janet; lugar que um dia lhe dera inspiração. Ele se viu na bizarra posição de saber que não havia psicanálise em Viena, enquanto Paris, por muito tempo recalcitrante, possuía um grupo psicanalítico crescente construído em torno de analistas médicos e uma nova geração de radicais estéticos chamados surrealistas. Depois de uma breve parada em Paris, Freud e sua comitiva seguiram em frente; para o desgosto de Melanie Klein e seus seguidores, o professor e sua filha haviam decidido se estabelecer em Londres.

Quando Freud zarpou do continente Europeu, ele estava seguindo muitos analistas europeus que já haviam fugido e precedendo uma multidão de psicanalistas que em breve fugiriam da Áustria, da Tchecoslováquia, da Polônia, da Dinamarca, da França e da Hungria. Os psicanalistas começaram a afluir para portos estrangeiros. Em Londres, Anna Freud chegou com Willi e Hedwig Hoffer, Robert e Jenny Wälder, Edward e Grete Bibring, Ernst e Marianne Kris, Otto e Salomea Isakower, e um grupo de outros membros da Sociedade – inclusive o médico de Freud, Max Schur.

Em Nova York, depois de não conseguir emprego nos hospitais de Chicago, Detroit ou Toledo, o freudiano fiel Paul Federn entrou para a Sociedade Psicanalítica de Nova York. Heinz Hartmann, querido aluno de Freud, também foi parar na cidade, onde recebeu um visto porque uma vaga lhe havia sido criada na Bank Street School, uma faculdade para professores. Edith Jacobssohn, agora "Jacobson" – analista comunista de Berlim e colega de Fenichel, cujas atividades antinazistas haviam resultado em mais de dois anos de prisão –, escapou e foi de Praga para Nova York. Rudolph Loewenstein, um dos fundadores da Sociedade Psicanalítica de Paris, entrou para o grupo nova-iorquino, tal como o analista e antropólogo húngaro Géza Róheim havia feito. Depois de 1938, uma série de analistas de criança vienenses também entrou para a Sociedade de Nova York, como Berta Bornstein e Marianne Kris, para não mencionar os húngaros Margarethe Mahler-Schönberger e René Spitz, que vieram por Paris. O líder da psicanálise polonesa, Gustav Bychowski, chegou a Nova York no ano de 1939 junto com o líder da psicanálise italiana, Edoardo Weiss. O comunista Ludwig Jekels, parceiro de Freud no carteado, chegou da Austrália, assim como o analista que havia provocado a batalha acerca da análise leiga, Theodor Reik. Entre 1938 e 1941, essa estupenda coleção de talentos analíticos juntou-se à Sociedade Psicanalítica de Nova York.

Outros foram para o interior e para o litoral: Grete e Edward Bibring se estabeleceram em Boston, junto com Eduard Hitschmann e Robert e Jenny Wälder – embora estes logo fossem se mudar para a Filadélfia. Richard e Editha Sterba foram para Detroit em 1939. Siegfried Bernfeld foi para São Francisco, e Otto Fenichel se juntou aos seus amigos de Berlim, Ernst Simmel e Hugo Staub, em Los Angeles.

Quando os analistas escaparam do continente europeu, eles se viram acompanhados por velhos aliados e inimigos. Wilhelm Stekel fugiu para a Inglaterra em 1938 e cometeu suicídio dois anos depois. Em 1935, tanto Alfred Adler quanto Otto Rank chegaram aos Estados Unidos; Adler morreu em 1937 e, dois anos depois, Rank, Eugen Bleuler e Havelock Ellis estavam mortos. Wilhelm Reich conseguiu escapar para os Estados Unidos. Quando desembarcou no porto de Nova York, foi recebido por um ex-analisando que ficou chocado com o quanto o analista estava diferente. Reich, lembrou ele, parecia debilitado e deprimido[193]. Wilhelm Reich estabeleceria um laboratório no porão de sua casa em Forest Hills, Queens, e acreditaria ter descoberto a fonte energética de toda vida, que ele denominou Orgônio. Sua nova análise baseada no Orgônio o afastaria da psicanálise e conquistaria novos seguidores, assim como a atenção das autoridades estadunidenses, que o prenderam por fraude. Ele morreu na prisão em 1957.

Por volta de 1940, a comunidade psicanalítica na Europa continental havia sido dizimada. A grande rede de indivíduos e organizações que sustentava a formação de psicanalistas, suas publicações científicas e suas práticas clínicas havia desaparecido. A psicanálise tinha perdido o seu local de origem. O êxodo em massa marcou o fim de uma comunidade psicanalítica pujante que havia atingido a maturidade depois da Grande Guerra e florescido em Berlim, Viena e Budapeste, assim como em muitos centros menores. Dos grandes centros, só restava Londres.

Esses exilados perderam suas pátrias e suas línguas maternas. A psicanálise sempre prestou muita atenção no matiz linguístico, na crença de que essas sutilezas de

A Psicopolítica da Liberdade **405**

expressão continham pistas para o psiquismo. Agora, imigrantes com sotaques fortes trabalhavam em terras estrangeiras. Além disso, traduzido, o linguajar que os analistas haviam criado para descrever e nomear o mundo interno também começou uma vida nova. Em 1941, não havia nenhuma publicação psicanalítica em língua alemã. *Zeitschrift, Imago, Almanach der Psychoanalyse* (Almanaque de Psicanálise), *Psychoanalytische Bewegung* (Movimento Psicanalítico) e *Zeitschrift für psychoanalytische Pädagogik* estavam extintas. Enquanto as vitórias de Hitler se acumulavam, o linguajar da *Psychoanalyse*[194] teria de sobreviver noutros idiomas.

A tradução de termos e conceitos psicanalíticos teve uma longa história na França, na América e na Inglaterra; porém, antes de 1938, essas traduções eram auxiliares e não ameaçavam alterar fundamentalmente a semântica do campo. O colapso da Áustria alterou esse equilíbrio. Quando os emigrados afluíram para a Grã-Bretanha e os Estados Unidos, tornou-se crucial prestar atenção em quais traduções para o inglês haviam sido adotadas.

Das muitas escolhas difíceis com as quais os tradutores de Freud para o inglês depararam, as que se provaram mais fatídicas foram algumas palavrinhas. Freud havia utilizado palavras cotidianas para anunciar a sua psicologia do eu. Ele havia usado os termos alemães *Es* e *Ich*, que eram simplesmente "isso" e "eu". E havia defendido explicitamente essa escolha:

> Provavelmente você reclamará por havermos escolhido simples pronomes para designar nossas duas instâncias psíquicas, em vez de sonoras palavras gregas. Acontece que gostamos, na psicanálise, de permanecer em contato com o modo de pensar popular, e preferimos aproveitar seus conceitos para a ciência, em vez de rejeitá-los. Não há mérito nisso, temos de fazer assim porque nossas teorias devem ser compreendidas por nossos pacientes, que às vezes são muito inteligentes, mas nem sempre muito instruídos.[195]

Na época em que Freud escreveu essas palavras, Ernest Jones estava lutando pela aceitação da psicanálise pelas autoridades médicas britânicas. No inverno de 1924, Jones recrutou sua ex-analisanda, Joan Riviere, para traduzir *Das Ich und das Es* (O Eu e o Isso), de Freud, para o inglês. Eles consultaram o comitê lexical, que incluía James Strachey, o qual relatou a reunião à sua esposa, Alix: "Passei uma hora muito cansativa com Jones e a sra. Riviere hoje, das 2 às 3h. A ferazinha (se posso me arriscar a descrevê-lo assim) é realmente muito irritante... Pode anotar: os nossos nomes serão tirados da folha de rosto, certeza. Estão querendo chamar 'das Es' de 'o Id'."[196]

A decisão de Jones e Riviere de utilizar a palavra latina "id", com sua sonoridade médica, para traduzir o "isso" de Groddeck e Freud era uma piada corrente entre os Strachey, assim como as escolhas latinizadas de Jones e Riviere para o *Ich* freudiano, tão comum, que decidiram traduzir por "ego" – de modo que *Über-Ich* iria se tornar "superego". Essa tradução do *Ich* não era novidade, pois havia uma tradição de empregar o termo "ego" em inglês para usos filosóficos desse termo alemão; porém, a tradução contrariava o propósito freudiano de utilizar palavras comuns que pudessem ser compreendidas facilmente. Em 1926, John Rickman escreveu ao editor da Hogarth Press, Leonard Woolf, para se queixar: "Não estou muito contente com o título. Sinto que uma tradução literal, como *The I and the It* (O Eu e o Isso), seria melhor"[197]. Apesar disso, a tradução de Riviere, *The Ego and the Id* (O Ego e o Id), foi publicada em 1927[198]. Dali em diante, na muitíssimo influente Standard Edition (Edição Standard) das obras freudianas realizada por James Strachey e no mundo de língua inglesa, a psicologia do eu ficaria conhecia como psicologia do ego.

"Superego", "ego" e "id" eram, obviamente, diferentes de "supereu", "eu" e "isso". Os termos latinizados despojaram as palavras de toda e qualquer conexão com a experiência interna ordinária. Uma parte da psicologia do eu tinha se perdido na tradução. Não havia uma ponte fácil entre os significados técnicos de "ego" e a dicção cotidiana. Não havia ligação óbvia entre "superego" e a parte comum da vida mental quando sentimos e ouvimos uma presença que nos vigia. Esses termos filosóficos afastavam a psicanálise dos observadores e psicólogos de crianças. O próprio nome "psicologia do ego" sugeria uma disciplina teórica, não uma disciplina baseada na experiência empírica. Muita coisa se articulava em torno dessa escolha fatídica.

Quanto aos franceses, eles ficaram mais perto de uma tradução mais literal, vertendo o alemão *Ich* como *le moi*, ou "o eu"[199]. Depois que a guerra acabou, conduzidos pelo carismático Jacques Lacan, os franceses iriam desenvolver uma forte crítica à psicologia do ego na América.

Os psicanalistas perderam seu local de origem e perderam sua língua materna; e em seguida, a organização que havia fornecido certa estabilidade em tempos turbulentos parecia beirar o colapso. Durante os anos de turbulência política, a IPA havia sido uma influência constante, se não incontroversa. Desde 1932, Ernest Jones presidia o grupo de Londres. À medida que cada uma das capitais europeias da psicanálise foi implodindo, a IPA tentou garantir os interesses do campo. Em 1938, o alcance da capacidade de trabalho da IPA juntamente com a Associação Psicanalítica Americana nunca havia sido tão nítido. Juntas, as duas organizações salvaram muitas vidas retirando analistas judeus da Europa.

Em 1º de agosto de 1938, a IPA organizou o seu xv Congresso em Paris. Uma recepção foi realizada no Hôtel Salmon de Rothschild, onde um representante do ministro da educação francês recebeu o grupo. Sem que os membros soubessem, aquela seria a última vez que os psicanalistas iriam se reunir pelos próximos dez anos. Ernest Jones abriu o evento com a notícia de que a "mãe de todas as sociedades psico-analíticas" não existia mais; porém, ele declarou bravamente que a psicanálise havia crescido e poderia suportar qualquer oposição. Além disso, anunciou as boas novas de que, dos 102 analistas e candidatos em Viena, apenas seis não haviam sido resgatados. Dadas as terríveis complexidades de negociar com os nazistas, aquela era uma tremenda proeza[200].

Jones considerava o fascismo algo que a psicanálise poderia esperar passar. Ele havia trabalhado duro para salvaguardar a psicanálise em Berlim sob o regime nazista e imputou abertamente os seus ajustamentos à esperança de que a análise iria sobreviver àqueles tempos desastrosos. Jones havia apoiado os analistas arianos que subsistiam em Berlim; porém, mérito seu, não esperava que os nazistas fossem se tornar bons cidadãos – e havia estado bastante ocupado, nos bastidores, preparando-se para possibilidades mais funestas. Na qualidade de presidente da IPA, Jones havia feito planos de evacuação dos analistas judeus para caso acontecesse o pior na Áustria. Quando esse dia chegou, uma série de analistas deveu suas vidas a Ernest Jones e à IPA[201].

A despeito do colapso da psicanálise na Alemanha e na Áustria, não havia razões para pensar que a IPA estaria em perigo; porém, na reunião de trabalho em Paris, Jones revelou um desdobramento chocante. Logo antes do congresso, ele havia recebido um dossiê do presidente da Associação Psicanalítica Americana. O documento, com 37 páginas, sugeria que a IPA, nas palavras de Jones, deveria "deixar de existir como corpo administrativo e executivo, e deveria se decompor por completo num Congresso para fins exclusivamente científicos"[202]. Os estadunidenses estavam especialmente ávidos para desmantelar o ITC e colocar um fim na disputa de longa data a respeito da questão da análise leiga. Nesse momento de intensa instabilidade, os estadunidenses haviam decidido declarar a IPA sem força legal. Deixaram claro que não se submeteriam à sua autoridade.

Ignorar os estadunidenses já não era uma opção. Em 1938, 30% dos associados da IPA viviam na América, e essa porcentagem estava prestes a crescer exponencialmente. Dos cerca de cem analistas vienenses que precisaram ser alocados, apenas quatro não iriam para países de língua inglesa. Visto que a Inglaterra só podia acomodar alguns, a maioria deles iria acabar nos Estados Unidos, majorando a participação estadunidense na IPA para cerca de 50%. Se os imigrantes fossem analistas leigos e não tivessem proteção da IPA, não poderiam clinicar na América. Com a IPA enfraquecida e a psicanálise em ruínas no continente europeu, Jones estava impotente. Ele precisava dos estadunidenses para ajudar a alocar os europeus exilados. Ele organizou um comitê para negociação entre os dois grupos, mas o futuro da IPA parecia desolador[203].

Seu local de origem, sua língua e qualquer arremedo de comunidade unificada haviam desaparecido. E então eles perderam Sigmund Freud. Tendo se estabelecido nos Maresfield Gardens, em Londres, Freud, com 83 anos, teve uma recidiva do tumor maligno no maxilar. Depois de mais uma operação, sentia uma dor constante; suas feridas ulceraram e se tornaram fétidas. Seu médico, Max Schur, há tempos havia concordado em poupar Freud de sofrimentos desnecessários quando a hora tivesse chegado. Quando Freud fez seu último pedido, não se esqueceu de dizer a Schur para consultar Anna primeiro. Em 23 de setembro de 1939, o dr. Schur deu a Sigmund Freud uma dose letal de morfina[204].

Freud viveu para ver o início do que seria a luta mais sangrenta na história humana. No primeiro dia de setembro de 1939, Adolf Hitler invadiu a Polônia. Com isso, os governos britânico e francês fizeram o que há muito resistiam fazer: declararam guerra. A conflagração resultante se espalhou sobre o globo e matou um número desconcertante de pessoas: mais de 35 milhões só na Europa. Alemanha, França, Áustria, Polônia, Dinamarca, Países Baixos, Hungria, Tchecoslováquia, Noruega, Bélgica e outras nações cairiam todas sob o domínio nazista[205].

Parte iii : Confeccionando a Psicanálise

A psicanálise nasceu na Europa. Filha de culturas europeias, recebeu uma criação pautada pela *Geisteswissenschaft* e pela *Naturwissenschaft*, pela filosofia pós-kantiana, pelo Neorromantismo e pela reforma sexual. Ela encontrou inspiração nas tensões criativas entre Alemanha e França, e cresceu nas instituições médicas da Europa e nos centros urbanos liberais que produziam uma estética moderna radical – como os movimentos literários, filosóficos e artísticos em Paris, Viena, Zurique, Berlim, Frankfurt, Munique, Praga e Budapeste. Foi uma disciplina fundada pelo brilhante trabalho sintético de um médico vienense que deu nome aos complexos funcionamentos do psiquismo em alemão. O mundo que nutriu a psicanálise havia desaparecido.

No entanto, Ernest Jones tinha razão. A psicanálise não iria morrer, mesmo com a destruição da comunidade vienense. Seus livros seriam queimados; seus seguidores, perseguidos, exilados e até assassinados, mas fazia tempo que as suas teorias e os seus métodos haviam voado para longe das queimadas da Europa e encontrado solo fértil noutro lugar. Depois de 1939, a pergunta não era se a psicanálise iria sobreviver, mas que forma ela assumiria depois de perder tanto.

Epílogo

Em 1949, o primeiro encontro pós-guerra da Associação Psicanalítica Internacional ocorreu em Zurique. Ernest Jones, aquele obstinado combatente do movimento, descreveu uma paisagem transformada. Muito havia sido perdido, muito havia sido destruído. Os nazistas tinham perpetrado um genocídio dos judeus europeus e massacrado as pessoas de esquerda, os "desviantes" sexuais e os considerados degenerados ou mentalmente inaptos. Durante o terror nazista, apenas os holandeses conseguiram conservar um grupo psicanalítico clandestino. As comunidades psicanalíticas francesas, italianas, húngaras e alemãs foram destruídas, dispersadas, desmanteladas ou nazificadas. Muitas cidades europeias haviam virado escombros com os bombardeios, enquanto outras – Praga, Budapeste e metade de Berlim – sobreviveram à guerra apenas para serem tragadas para a órbita soviética totalitária. A esperança de Jones quanto a esperar a guerra passar e voltar aos lugares que outrora haviam albergado a psicanálise era, para a maioria dos analistas, impossível.

Acostumado a prestar tributo aos membros da IPA que haviam morrido desde o encontro anterior, Ernest Jones agora deparou com uma lista demasiado longa para homenagens individuais. Entre os mortos estavam ao menos quinze membros assassinados pelos nazistas, assim como os fundadores e líderes do movimento do período anterior à guerra: Sigmund Freud, Max Eitingon, A.A. Brill, Ernst Simmel, Otto Fenichel, Hanns Sachs, Paul Schilder, Susan Isaacs e Hugo Staub. Paul Federn estava doente e não pôde viajar. Do grupo original que se havia reunido em Salzburgo em 1908, sobraram apenas Ernest Jones e Eduard Hitschmann[1].

A despeito da devastação da Europa, a IPA havia aumentado para o espantoso número de oitocentos membros, dos quais mais da metade era composta por estadunidenses. Agora, cerca de três quartos da associação provinham de países de língua inglesa. Ernest Jones anunciou, com orgulho, que ele havia recebido pedidos de registro oriundos de vinte novas sociedades. Os pedidos da Itália, de Viena, da Bélgica, da Argentina e do Chile foram aprovados, ao passo que Grécia, Irlanda, Montréal, Praga, Brasil e Joanesburgo receberam um estatuto mais provisório. Cinco novos institutos estadunidenses foram sancionados: Detroit, Los Angeles, Topeka e São Francisco, assim como um segundo instituto em Nova York. Foram levantadas questões acerca da candidatura de Müller-Braunschweig e Felix Boehm para restabelecer a Sociedade Alemã. Para o desapontamento de Jones e dos alemães, essa iniciativa foi rejeitada e enviada a uma comissão de inquérito para deliberação.

Conforme Jones continuou o levantamento, foi ficando claro que o êxodo em massa da Europa continental havia mudado a topografia do campo. Das cinco maiores comunidades psicanalíticas do mundo, quatro eram estadunidenses. E apesar de Jones só se referir a isso tangencialmente, as duas maiores capitais da psicanálise, Nova York e Londres, haviam entrado num turbilhão com a chegada de tantos imigrantes europeus. Pois entre os imigrantes estavam alguns dos maiores teóricos e eminências pardas da disciplina. Eles chegaram a Londres e Nova York e atiçaram disputas por controle que relançaram velhas questões e se provaram fatídicas à medida que a psicanálise se expandia em psicologia dominante da experiência subjetiva no mundo ocidental.

ENTRE 1934 E 1938, os maiores centros analíticos se encontravam em Viena e em Londres. O mundo da psicanálise havia cedido espaço para as suas respectivas diferenças teóricas, uma liberdade que era amparada pela distância geográfica e pela considerável autonomia local. Então, em 1938, vienenses e londrinos se encontravam pelos corredores, olhando uns para os outros, como membros do mesmo instituto.

Melanie Klein estava compreensivelmente enervada com a chegada dos vienenses; de repente, eles passaram a ser uma minoria substancial na Sociedade Britânica. Ainda que Jones planejasse ajudar muitos desses imigrantes a se mudar para os Estados Unidos nos próximos anos, Anna Freud ficou em Londres, e a sua presença ajudou a inflamar um acalorado debate.

Pouco antes de morrer, Freud enviou uma nota de felicitações à Sociedade Britânica, declarando considerar Londres o "principal lugar e o centro do movimento psicanalítico"[2]. O gesto não era desprovido de *páthos*; ao longo dos anos, Freud havia expressado sentimentos semelhantes aos líderes de Zurique, de Budapeste, e então de Berlim, para depois assistir a cada um desses polos ou desertarem ou colapsarem. Contudo, não havia dúvidas de que o futuro do campo parecia fortemente baseado no que iria acontecer em Londres. Ali, a compreensiva visão da psicologia do ego proposta por Anna Freud era de pouco auxílio, pois a autora estava com um bloqueio causado pela única facção à qual ela se recusava a dar lugar em sua grande tenda. Para tornar as coisas ainda mais polêmicas, Melanie Klein esboçou uma extensão à sua teoria em 1938, expandindo a sua ideia acerca da posição depressiva de uma forma que tornava o complexo edipiano irrelevante. As teorias mais novas de Klein já haviam afastado antigos apoiadores em sua própria sociedade, que murmuravam que o trabalho dela não era freudiano.

Epílogo

Quando começou o bombardeio em Londres, Melanie Klein e uma série de leais seguidores seus fugiram para o interior. Ernest Jones também foi correndo para a sua casa em Sussex. No entanto, como migrantes estrangeiros, os vienenses não tinham liberdade de ir e vir. Eles aproveitaram a brecha e frequentaram as reuniões da Sociedade Britânica, onde, bizarramente, às vezes eram a maioria. Encorajados, os vienenses estavam a postos quando Melanie Klein e seus seguidores voltaram para Londres, perto do fim de 1941.

James Strachey antecipou um embate e escreveu a um dos mais vociferantes oponentes de Melanie Klein, Edward Glover:

> Gostaria que soubesse (só para sua informação) que – caso haja um confronto – sou muito fortemente a favor de um acordo a todo custo. O problema me parece estar no extremismo de ambos os lados. A minha opinião é a de que a sra. K fez algumas contribuições muitíssimo importantes à PA, mas que é absurdo fazer com que: a. elas cubram todo o tema; b. a sua validade seja axiomática. Por outro lado, penso ser igualmente ridículo para a srta. F. sustentar que a PA é uma reserva de caça pertencente à família F. e que as ideias da sra. K são totalmente subversivas.[3]

A abordagem moderada de Strachey não levou a melhor. No início de 1942, ambos os lados se prepararam para uma confrontação, que ficaria conhecida – com a britânica reserva – como Discussões Controversas.

Operando sob a ameaça de ataques aéreos alemães, os dois campos se reuniram para determinar o futuro da sociedade de que faziam parte. As coisas começaram inócuas, mas evoluíram rapidamente para um debate acerca de os kleinianos fazerem, ou não, parte da comunidade psicanalítica. A questão decerto exigia que os participantes definissem exatamente o que queriam dizer com "comunidade psicanalítica". O genro e inimigo de Klein, Walter Schmideberg, exigiu que a Sociedade Britânica afirmasse que o seu objetivo era promover a "psicanálise freudiana" e lidar com o que dela se desviava. Ele declarou que quaisquer escritos que fossem contra a psicanálise freudiana deveriam ser censurados pelas publicações da sociedade, o que por acaso incluía o periódico da IPA, *International Journal for Psychoanalysis*[4].

O apelo às armas de Schmideberg podia ter funcionado em 1910; porém, 32 anos depois, esse seu pedido era ineficaz. Schmideberg não se deu ao trabalho de caracterizar o que queria dizer "freudiana", e isso era um problema, visto que havia diferentes Freuds, que podiam ser reivindicados tanto por Melanie Klein quanto por Anna Freud. Além disso, o próprio Sigmund Freud havia morrido e já não podia julgar essas reivindicações conflitantes. Havia outro aspecto perigoso no apelo de Schmideberg. Se fosse para a psicanálise voltar a ser um campo estritamente freudiano, a morte de Sigmund Freud significaria que, de alguma forma fundamental, o próprio campo também devesse chegar a um fim.

A diatribe de Schmideberg deu com ouvidos moucos. Desde 1918, uma comunidade psicanalítica mais plural havia mudado o parâmetro da disciplina, sobretudo em Londres – onde analistas importantes há tempos deixaram claro que sua lealdade era à psicanálise, não apenas a Freud. Ernest Jones havia discordado publicamente das opiniões de Freud sobre questões como a análise leiga, a hereditariedade lamarckiana, a natureza da feminilidade e as teorias de Melanie Klein. Essa comunidade independente não balançou facilmente com o apelo feito por Schmideberg quanto a um retorno ao Freud puro. Susan Isaacs, uma aliada de Klein, ergueu-se para rejeitar o apelo à autoridade de Sigmund Freud. Isaacs insistiu que a sociedade existia para fomentar não Freud, mas a "ciência psicanalítica"[5]. Outra seguidora de Klein, Joan Riviere, foi cautelosa ao colocar a ciência à frente dos freudianos, argumentando que a sociedade era para "cultivar e fomentar a ciência da psicanálise, fundada por Freud"[6]. Não a psicanálise freudiana, mas a ciência da psicanálise, fundada por Freud. Havia um mundo de diferença entre essas duas frases.

O apelo dos kleinianos por liberdade científica era potente. Como salientou Sylvia Payne, os rapazes britânicos estavam lutando por liberdade bem naquele momento. No entanto, ela advertiu que todas as liberdades podem ser violadas; as democracias e as sociedades científicas devem fornecer medidas de segurança para assegurar contra essa exploração[7]. Walter Schmideberg exclamou que estava agindo no espírito do seu "professor, o prof. Sigmund Freud". Quanto à sua sogra, tratava-se de uma plagiadora e talvez coisa pior. A teoria kleiniana, afirmou Walter encolerizado, o fazia sentir como se estivesse "seguindo Alice através do espelho". "Nós", exortou os colegas, "temos de estabelecer o limite em algum lugar."[8] Um talentoso membro do grupo de Klein chamado Donald Winnicott protestou que o Professor jamais teria querido "limitar a nossa busca pela verdade". Ele também pediu que a sociedade adotasse um linguajar que situasse o objetivo do grupo como sendo o fomento do "ramo psicanalítico da ciência fundada por Freud"[9].

Toda essa disputa semântica não deixava de ser irônica. Os kleinianos se arvoraram ao patamar da ciência, a despeito do fato de a sua líder ter sido acusada de se afastar dramaticamente de princípios científicos básicos. Como os antigos freudianos, os kleinianos haviam se tornado defensores de uma crença empiricamente incognoscível a respeito da vida mental inconsciente. Não obstante, os kleinianos vestiam a casaca dos princípios de livre investigação. Assim como outros haviam feito antes, pareciam querer a liberdade de investigação científica sem aceitar as responsabilidades que vinham com ela.

As ironias não acabavam aí. Os analistas vienenses que seguiam Anna Freud haviam labutado para tornar a teoria psicanalítica mais empírica e tentado promover uma comunidade psicanalítica mais aberta. Agora eles eram defendidos por aliados britânicos que exigiam um retorno da ortodoxia em que nenhuma dissidência era permitida. Se Walter Schmideberg pensava estar no paraíso, Anna Freud deve ter sentido que entrou num mundo de cabeça para baixo. Outrora atacada como analista selvagem por Jones e Klein, ela havia respondido deplorando a ortodoxia analítica e a censura, e agora estava sendo zelosamente defendida com um apelo à ortodoxia – inclusive à censura.

Epílogo **413**

Anna Freud se dissociou do apelo à censura de Walter Schmideberg, mas declarou que as discussões científicas poderiam revelar quem estava legitimamente dentro dos limites da psicanálise. As diferenças científicas na Sociedade Britânica tinham de ser resolvidas antes de mudanças administrativas serem adotadas; caso contrário, seria como "reformar uma casa antes de saber quem quer morar"[10].

A Sociedade Britânica embarcou numa longa discussão sobre as diferenças científicas entre as duas escolas. Uma série de dez discussões ocorreu entre 27 de janeiro de 1943 e 3 de maio de 1944. Substantivas discussões sobre a natureza da fantasia e a primeira infância mudaram a cabeça de pouca gente. Havia aqueles que acreditavam nas propostas de Klein e aqueles que não acreditavam. Mais uma vez, James Strachey tentou acudir os colegas da difícil situação em que se encontravam. Qualquer sociedade psicanalítica deve tolerar uma gama de ideias; porém, havia claramente um limite, que, se transgredido, qualificava algo como fora do campo. Strachey exigia uma avaliação dessa gama de teorias e a unificação em torno de um método psicanalítico comum de investigação. Sua ênfase numa técnica definida permitia robustas diferenças científicas com relação à teoria sem fomentar a anarquia[11].

Infelizmente, o livresco Strachey apitava pouco na sociedade. Seus comentários foram postos de lado por Anna Freud, que talvez tenha calculado mal a popularidade de sua própria posição. Técnica e teoria estavam unidas, insistia ela. Os kleinianos enfatizavam demais a transferência em detrimento da análise de sonhos, associações e memórias. Além disso, acrescentou Anna, a ideia britânica de um fórum aberto era a de um fórum que fosse aberto a Klein, não a outros grandes psicanalistas europeus[12].

O controle da Sociedade Britânica era de quem chegasse primeiro. Em 1943, os freudianos eram incapazes de prevalecer, e a Sociedade Britânica parecia rumar para um cisma. Edward Glover renunciou à sociedade em 2 de fevereiro de 1944. Anna Freud renunciou ao Comitê de Formação e se retirou das atividades da sociedade. O Comitê de Formação britânico não possuía membros vienenses. Melanie Klein e seus apoiadores haviam ganhado.

Foi então que uma fascinante reviravolta aconteceu. Sempre houve um bom número de analistas, como Sylvia Payne, que não estavam comprometidos nem com Anna Freud nem com Melanie Klein, mas se viam como dedicados a uma ciência da psicanálise. Payne assumiu a presidência da sociedade em 1944; e ela, juntamente com outros membros moderados, mediaram um acordo que garantiu sobrevivência aos kleinianos, ao passo que também concedeu um lar para Anna Freud e seus seguidores[13]. O acordo permitiu que tanto Anna Freud quanto Melanie Klein formassem candidatos em percursos pedagógicos distintos. A sociedade conservou os modelos de formação kleiniano e anna-freudiano, juntamente com um terceiro grupo de independentes que não estavam ligados a nenhum dos dois. Para manter os candidatos longe de uma influência demasiado unilateral, determinou-se que o segundo supervisor de cada aluno, independentemente do percurso, fosse do grupo do meio, independente.

Com efeito, o acordo recriou a paisagem perdida da psicanálise europeia. Em Londres, a Escola Vienense tinha um lar com alguma autonomia e segurança, assim como a Escola Inglesa. Entre as duas escolas havia bastante espaço para analistas independentes. O acordo estabilizou a Sociedade Britânica, que cresceu e prosperou nos anos do pós-guerra. Ela proporcionaria um lar para uma série de teóricos criativos como John Bowlby, D.W. Winnicott, Mihály Bálint, Wilfred Bion e Paula Heimann.

DIFERENTEMENTE DA SOCIEDADE Britânica, a comunidade analítica estadunidense não possuía uma escola teórica principal para defender. Em vez disso, aos poucos os estadunidenses foram construindo para si uma identidade, explorando as oportunidades criadas pelo movimento de higiene mental, pela psiquiatria acadêmica e pela medicina[14]. Conforme cresciam em número, os estadunidenses foram imaginando cada vez mais que o futuro do campo era deles. Em 1938, Franz Alexander proferiu seu discurso presidencial, "Psychoanalysis Comes of Age" (A Psicanálise Atinge a Maturidade), aos membros da Associação Psicanalítica Americana. O analista, que vivia em Chicago, anunciou que uma nova direção estadunidense faria da psicanálise uma disciplina com um pé na medicina e o outro nas ciências sociais. A psicanálise se livraria de superestruturas teóricas obscuras e receberia um novo alicerce assentado na observação. Ela não seria mais uma *Weltanschauung*, mas assumiria um "caráter mais científico"[15].

Conforme a confiança crescia, os estadunidenses ficavam menos dispostos a se dobrar às vontades da IPA. Em janeiro de 1938, o presidente da Sociedade de Nova York, Lawrence Kubie, e o diretor pedagógico, Sándor Radó, reuniram-se com quatro outros analistas designados pela Associação Psicanalítica Americana. Foi solicitado ao comitê de Kubie lidar com os problemas entre os estadunidenses e a IPA. Em janeiro de 1938, eles decidiram solucionar esses conflitos de uma vez por todas: romperiam com a IPA quanto aos requisitos de formação. Oito meses depois, foi exatamente o que fizeram em Paris. No entanto, se esse era o principal problema do comitê quando ele se reuniu em janeiro, não o era dois meses depois, quando a anexação da Áustria se revelou perante os seus olhos. Kubie reuniu apressadamente o grupo para que eles pudessem tratar da dramática questão de salvar os colegas europeus dos nazistas. Em 19 de março, o comitê constituiu uma Comissão de Emergência para Auxílio e Imigração a fim de enfrentar essa urgente tarefa.

Os problemas que o comitê enfrentou eram intimidadores. Na década que antecedeu 1938, um total de 1.400 médicos alemães, austríacos e italianos havia imigrado para os Estados Unidos; porém, depois da anexação da Áustria, o número de refugiados que desembarcaram na América ultrapassou a marca de 1.400 apenas em 1938. Embora os Estados Unidos fossem um espaço vasto, 42 dos seus estados proibiam que médicos estrangeiros clinicassem até terem se tornado cidadãos – um processo de cinco ou seis anos que, com efeito, limitava os imigrantes a um pequeno número de lugares, na maioria das vezes o porto de entrada, Nova York. Kubie reconhecia que a concentração de especialistas num local poderia ser economicamente desastrosa e começou a planejar um esparrame de analistas por todo o país[16].

Epílogo

Complicando ainda mais as coisas, o Departamento de Estado dos EUA exigia declarações juramentadas e caução de 5 mil dólares para uma família imigrante de três ou quatro membros. Kubie rogava aos analistas estadunidenses: era preciso injetar dinheiro, caso pretendessem salvar analistas europeus. Muitos analistas contribuíam com cinco, dez ou vinte dólares por mês, mas a necessidade ultrapassava esses recursos. Quando os nazistas se moveram para outras partes da Europa, pedidos desesperados vieram da Holanda e dos vestígios de França livre. No final, a Comissão de Emergência angariou mais de 47 mil dólares. Trabalhando com Jones, Kubie e os estadunidenses deram apoio financeiro para cerca de 68 indivíduos, providenciaram declarações para 82, e estiveram em contato com outros 136. Por volta de 1943, 149 psicanalistas e psiquiatras exilados haviam sido realocados para algum outro lugar nos Estados Unidos[17].

O êxodo levou para a América alguns dos psicanalistas mais bem-sucedidos. Eles tinham poucos pertences e pouco dinheiro, mas carregavam consigo uma identidade da qual se orgulhavam. Eram os embaixadores de uma grande civilização. Agora uma idade das trevas havia engolfado seus lares e ameaçado a civilização que possibilitara o seu trabalho. Muitos como Otto Fenichel acreditavam ser sua tarefa garantir que a psicanálise não morresse nos Estados Unidos, aquele local estrangeiro louco por dinheiro. Para os estadunidenses, que acreditavam ser o futuro do campo, os europeus pareciam ter-se arrogado os direitos de uma realeza destituída. Com certeza iria dar problema.

Já fazia tempo que os psicanalistas estadunidenses sofriam com o menosprezo dos colegas europeus; porém, os estadunidenses haviam feito pouco para rebater o preconceito de Freud de que o Novo Mundo era um lugar sem esperanças para a ciência. Em 1925, recapitulando as contribuições da sua própria nação à psicanálise, Clarence Oberndorf admitiu ter havido pouco trabalho original[18]. Essa visão começou a mudar depois de 1930, com a chegada tanto da elite berlinense – Alexander, Radó, Horney, Sachs e Simmel – quanto de vienenses como Helene Deutsch e Paul Schilder. Em 1937, Radó disse que um rompimento com a IPA não representava perigo, visto que a força da psicanálise se havia "concentrado na América por muitos anos"[19].

A principal concentração de talentos na América estava na Sociedade Psicanalítica de Nova York. A Sociedade nova-iorquina havia aberto o seu instituto de formação em 1931. Dois anos depois, Sándor Radó, que havia sido levado de Berlim para ser diretor pedagógico, assumiu o ensino de teoria. As palestras de Radó foram suplementadas pelo trabalho de estadunidenses como Abram Kardiner, David Levy, George Daniels e Bertram Lewin. Embora esses homens tivessem interesses variados, eles, juntamente com Kubie, Schilder e Alexander, compartilhavam um desejo de tornar a psicanálise mais científica. Kubie estava interessado em fundir a reflexologia de Pavlov com a análise; Kardiner esperava utilizar a antropologia para melhorar as teorias psicanalíticas; David Levy havia conduzido uma extensa pesquisa com crianças pequenas; e o próprio Radó se havia interessado pela fisiologia da emoção de Walter B. Cannon – as ditas reações de luta ou fuga –, e a havia utilizado para mostrar como o ego se defendia do medo.

Como outros na cena estadunidense, Radó falava com grande entusiasmo acerca do futuro da psicanálise como uma ciência natural e trabalhava para promover essa perspectiva em sala de aula. Ele estava determinado a reformar a psicanálise e evitar as fraturas que a haviam dilacerado no passado. Por que ocorriam cismas na psicanálise, e não na física e na química? – indagou Radó. Quando a teoria ultrapassava os fatos, a ciência se tornava uma questão de opinião, e as diferenças eram transformadas num duelo de vontades. "Autoridades concorrentes não gostam de habitar sob o mesmo teto", continuou ele. "Uma delas tem de sair. E quando o faz, funda uma escola própria na qual pode ser tão autoritária quanto o seu oponente o é na escola que deixou"[20]. As palavras de Radó demonstram que ele havia aprendido uma lição com os rompimentos entre Freud, Jung e Adler; porém, as mesmas palavras podiam ter sido escritas quase um século antes por Auguste Comte, quando ele descreveu o perigo enfrentado por qualquer ciência da vida interior.

Na América, Radó esperava aliviar a situação minimizando a importância da teoria e realçando os elementos crítico, empírico e científico. Apenas alguns anos depois de ele chegar, seus colegas europeus erguiam as sobrancelhas quando Radó se identificava como estadunidense e parecia um pouco ávido demais para descartar sua identidade velho-mundista. Então os europeus começaram a desfazer as malas em Nova York. Em 1939, o Instituto nova-iorquino de Kubie e Radó registrava um corpo docente de 27 pessoas; um ano depois, o professorado contava com 19 membros novos. Levaria alguns anos para que o impacto total da chegada dos europeus desterrados e traumatizados fosse sentido, mas um sinal precoce de desavença veio na pessoa de Paul Federn.

Os modos ácidos de Federn eram lendários em Viena, e lhe haviam garantido a animosidade de uma geração de alunos. Ele se orgulhava de sua absoluta lealdade a Freud e era, nesse sentido, um velho freudiano irredutível. Depois de chegar a Nova York, Federn entrou para a Sociedade local, e a tensão entre ele e Radó começou quase que imediatamente.

Radó havia sido convidado a fazer uma apresentação para a Academia de Medicina de Nova York e a Sociedade Neurológica de Nova York em 2 de maio de 1939. Em função do público, falou sobre um tema amplo: o tratamento analítico das neuroses. Perante esse público médico, não mediu as palavras: a guinada freudiana para o sinal de medo era vital, mas esclarecimentos adicionais haviam sido entravados pela sua pulsão de morte – "hipótese altamente especulativa" que era "tão vaga e remota que é de valor questionável". Radó sugeriu que, mais recentemente, analistas haviam tentado destrinchar a metafísica dos fatos em seus respectivos trabalhos sobre o ego, e ilustrou a sua própria teoria do controle da emergência, baseada no trabalho de Walter B. Cannon[21].

A palestra de Radó foi ovacionada por seus aliados do Instituto de Nova York. George Daniels o parabenizou e sugeriu que os analistas em geral esperavam recriar a psicanálise de modo similar. Eles recorriam à biologia para retirar os "vestígios de ultrapassadas teorias dos instintos". *Ultrapassadas teorias dos instintos?* David Levy comentou que os últimos dez anos de psicanálise estadunidense apontavam para a direção na qual Radó estava indo, como uma reação "contra o autoritarismo na psicanálise". "O estágio de reverência a Freud" dera lugar a uma utilização mais livre da

Epílogo **417**

sua doutrina. *Reverência a Freud?* Como exemplos, Levy apontou com orgulho a pesquisa feita por Franz Alexander, Abram Kardiner e Karen Horney.

Só restava um único interlocutor: Paul Federn – o patriarca barbudo e baluarte que havia ido para a América carregando nas malas as atas da Sociedade Psicanalítica de Viena. Federn ficou indignado com o que ouviu. O que aconteceu em seguida foi altamente controverso; porém, para quem havia visto Federn presidindo reuniões da Sociedade vienense, não foi surpreendente. Federn tomou a palavra, como havia feito muitas vezes em Viena, para denunciar descobertas supostamente novas. Seu sotaque era tão pesado que o estenógrafo não conseguiu acompanhar muito do que ele dizia. As anotações indicam que Federn repreendeu Radó por se afastar da teoria das pulsões, e o acusou de deixar para trás tanto Freud quanto o inconsciente. Radó respondeu que Federn o havia interpretado de um modo completamente equivocado, e que a ideia de que estava ignorando o inconsciente era espantosa; porém, Radó não rejeitou a acusação de que estava indo além de Freud. Em vez disso, defendeu a legitimidade de substituir teorias psicanalíticas que "não podem ser nem verificadas nem refutadas, porque se encontram além dos meios de investigação disponíveis", por teorias que se enquadravam na gama do método científico[22].

Meses depois, Radó recebeu as provas da transcrição da reunião que seria publicada em breve. Para seu desgosto, descobriu que a discussão de Federn agora incluía uma denúncia em larga escala de Radó como um herege. Federn teria dito:

> Alguns anos atrás, Radó ampliou o significado e a importância do masoquismo de um modo bastante infantil. Agora pensa ter descoberto que não há fase sadomasoquista e que não existem diferentes componentes da pulsão sexual. Não seria de intrínseco mérito observar os detalhes de sua deserção de Freud. Assisti a deserções similares nos casos de Adler, Jung e Rank. Radó é o professor-chefe no Instituto Psicanalítico de Nova York; no entanto, e visto que está tentando arrastar a escola atrás dele, cumpre ser combatido.[23]

Na transcrição não aparecia nenhuma resposta do acusado a essa diatribe porque, na recordação de Radó, Federn nunca havia proferido aquelas palavras na reunião. Certo de que Federn havia manipulado a transcrição, Radó acusou o adversário de se comportar de forma antiética. Lawrence Kubie tentou interceder, primeiro negando que qualquer alteração houvesse sido feita. David Levy entrou no embate ao lado de Radó. Por fim, revelou-se que o estenógrafo confuso, incapaz de entender bulhufas das próprias anotações, havia pedido ao "Dr. Fedor" que enviasse sua resposta por escrito. Federn, de bom grado, fez a gentileza.

Foi uma briguinha feia e um prenúncio do que estava por vir. Radó, Levy, Kardiner e Karen Horney queriam sustentar uma psicanálise aberta e pluralista que fosse construída sobre o pragmatismo e uma suspeita com relação à teoria metafísica europeia. Como descobriu Federn, todos apoiavam o descarte da teoria pulsional freudiana e esperavam ressituar a psicanálise, desfazendo os seus laços com a libido inconsciente. Alguns estadunidenses – como Kardiner, Horney e Harry Stack Sullivan – olhariam para o ambiente social para criar uma nova sociologia do caráter. Outros, como Radó e Alexander, recorreriam às novas descobertas fisiológicas para embasar suas iniciativas. Então, de repente, quando estavam ocupados reestruturando as suas próprias visões acerca da psicanálise, eles foram confrontados por um grupo de vienenses guiados por Paul Federn e que não estavam de acordo.

A tensão na Sociedade Psicanalítica de Nova York ficou dramática. David Levy temia que o compromisso estadunidense com uma psicanálise científica fosse prejudicado pelos recém-chegados. Ele escreveu a Kubie:

> Os veteranos de Viena são um bom exemplo do perigo de partir de escrituras sagradas... eles nunca se fazem a pergunta: "Qual é a verdade?" Perguntam, em vez disso, "Ele concorda com Freud?", insinuando que "Não há verdade além de Freud". E é por isso que as discussões são tão pouco embasadas em empirismo, tão completamente dialéticas.[24]

Kubie pediu que Levy fosse paciente e continuasse a sugerir que essa atitude era, em parte, lealdade a Freud, mas também algo característico do "refugiado que não quer sentir que tudo o que ele já teve e tudo o que ele sabe havia sido eliminado e suplantado por algo melhor"[25].

A paciência estava se esgotando. Kubie começou a agir de modo mais arbitrário, o que incitou um analista a sugerir que ele havia se tornado um "Hitlerzinho"[26]. Quando ficou claro que Kubie havia deturpado as ações de Federn no conflito com Radó, David Levy ficou furioso. Normalmente elegante e tranquilo, Kubie respondeu acusando Levy de "vilipendiar Federn"[27]. Levy já havia acusado Kubie de abarrotar os cargos docentes com pessoas consideradas ortodoxas; ele logo descobriu que o seu próprio curso sobre análise com crianças havia sido entregue à analista vienense Bertha Bornstein[28].

Nesse ínterim, a Sociedade Psicanalítica de Nova York havia agregado não apenas Federn, mas também Ludwig Jekels, Van Ophuijsen, Annie Reich e um grupo de conferencistas convidados, como Edith Jacobson, Ernst e Marianne Kris e Heinz Hartmann. Hermann Nunberg frequentava as reuniões da sociedade, embora a filiação lhe houvesse sido negada por ele se recusar a prometer que não endossaria a análise leiga[29]. Como lembrou um membro, em 1939 se ouvia muito mais alemão do que inglês nas reuniões da Sociedade de Nova York[30]. A sociedade que outrora havia recrutado Radó para trazer peso para o seu instituto nascente, agora tinha à disposição uma profunda experiência. Kubie decidiu que já não era necessário acompanhar Radó numa luta com os vienenses. Em dezembro de 1940, ele orquestrou a saída de Sándor Radó como diretor pedagógico, uma ação justificada pela alegação de Kubie segundo a qual "discordamos dele com relação a certas questões teóricas"[31].

Kubie sabia que agora Radó estava furioso "como Aquiles em sua tenda". Kardiner e Levy também estavam ressentidos com o modo como Kubie havia permitido a instalação dos recém-chegados. Exacerbando a tensão, Karen Horney começou a insistir em revisões radicais que sacudiram a sociedade. Ela havia forjado a sua identidade

Epílogo 419

numa comunidade psicanalítica berlinense onde a liberdade em relação a uma bajulação servil a Freud havia sido motivo de orgulho. Depois de acompanhar Alexander até Chicago, ela chegou a Nova York no ano de 1934 e entrou para a sociedade local. Em 1937, publicou *A Personalidade Neurótica do Nosso Tempo*, em que argumentou que forças culturais conferiam forma a uma neurose. Ela sabia que alguns iriam perguntar se essa ênfase cultural ainda era psicanálise:

> Se a pessoa julga que ela é constituída inteiramente pela soma total das teorias propostas por Freud, o que é aqui apresentado não é psicanálise. Se, entretanto, crê que a parte essencial da psicanálise jaz em certas tendências básicas ideológicas relativamente ao papel dos processos inconscientes e às maneiras por que eles se expressam, bem como em uma forma de tratamento terapêutico que faz esses processos aflorarem à consciência, então o que apresento é psicanálise.[32]

Como os berlinenses transplantados, muitos estadunidenses teriam endossado essa declaração em 1937. Então, dois anos depois, Horney publicou *Novos Rumos na Psicanálise*, uma crítica dos fundamentos psicanalíticos[33]. O livro era descaradamente radical: Horney rejeitava a teoria da libido, o complexo edipiano, as origens infantis da neurose, a noção de compulsão à repetição e a transferência; ela não aceitava o superego, o ego e o id, isso para não mencionar uma batelada de outras teorias menores. Para Horney, personalidade e neurose deviam-se a influências do ambiente que perturbavam a relação da criança com ela própria e com o outro. A Sociedade de Nova York pediu que Horney apresentasse suas novas teorias numa reunião científica. Durante a reunião, Horney foi acusada de esconder o caráter extremo das suas ideias e foi vigorosamente repreendida. Enraivecido, Abram Kardiner escreveu a Kubie para protestar contra os ataques que ele havia permitido durante a reunião, incluindo repetidas declarações de que as teorias de Horney se deviam à própria neurose da autora. "Será que isso é ciência ou fraude?", enfureceu-se Kardiner. "Eu estava com a ilusão de ser membro de uma sociedade científica, e não de um clube."[34]

Com o chegar das resenhas, Horney encontrou pouco apoio noutros lugares. Uma crítica condenatória foi escrita por Otto Fenichel. Embora compartilhasse da aversão de Horney pelos freudianos ortodoxos, ele não podia tolerar a rejeição que Horney demonstrava pelas pulsões internas; rejeição que ele acreditava eviscerar uma das asserções centrais da teoria psicanalítica. Em tempos como aqueles, aconselhou a seus colegas de *Rundbriefe*[35], a incumbência era salvaguardar a psicanálise da dissolução. Fenichel atacou o livro de Horney. Depois de tudo o que ela rejeitou, perguntou ele, o que havia sobrado?[36] Outra resenha esmagadora veio de um ex-aliado de Horney, o berlinense Franz Alexander, que gastou mais de trinta páginas esmiuçando os argumentos da autora. Horney criava um Freud caricatural, unidimensional, para então apresentar a sua própria antítese unidimensional, escreveu ele. Entre libido e cultura, uma palavra vazia substituía a outra. A psicanálise tinha de atender tanto à biologia quanto ao entorno, tanto ao presente quanto ao passado, tanto à família quanto à cultura. Discutindo com um espantalho, Horney havia criado uma teoria repleta do oposto de erros: não verdades, mas erros diferentes[37].

Na Sociedade de Nova York, o outrora radical fervoroso e agora conservador fervoroso Fritz Wittels emergiu como o crítico mais eloquente de Karen Horney. Depois de renunciar à Sociedade de Viena em 1910, Wittels havia voltado a cair nas graças de Freud em 1927. Após imigrar para Nova York, entrou para a sociedade e assumiu a luta contra hereges como Horney. Em 1940, ele escreveu para Kubie dizendo: "Ou é Freud ou não é." Os alunos de Horney "nos fizeram de bobos ao insistirem no que eles chamam de métodos democráticos num corpo científico". E se algum clínico geral afirmasse que os micróbios não causavam malária e seus colegas votassem sobre essa opinião? Horney, exigiu Wittels, deveria se retratar ou renunciar[38].

Kubie estava numa posição difícil. Antes da chegada dos europeus, ele se havia moldado como um baluarte da ciência em psicanálise. Havia apoiado Radó, Horney, Kardiner, Levy e outros, quando trabalhavam silenciosamente para reinventar a teoria psicanalítica para a América. Ele contou a Wittels: "Sou basicamente contra qualquer forma de 'expurgo' numa organização científica." No entanto, Kubie concordava que a liberdade intelectual não trazia consigo o direito de doutrinar os alunos. Os seguidores de Horney se queixavam de intimidação em sala de aula. Alguns deles assinaram uma petição afirmando que o avanço da ciência da psicanálise havia sido crassamente impedido pelo comitê[39].

Em junho de 1941, Horney foi rebaixada a palestrante, e seus privilégios de didata foram revogados. Tendo sido, em suma, demitida, ela se retirou. Horney, quatro outros membros do corpo docente e quatorze alunos renunciaram à sociedade para formar a Associação para o Avanço da Psicanálise e a Academia Americana de Psicanálise. Horney foi embora com Clara Thompson (ex-aluna de Sándor Ferenczi) e ambas encontraram aliados noutros lugares – inclusive o analista estadunidense, formado no próprio país, Harry Stack Sullivan, de Washington. Sob a orientação de Adolf Meyer e William Alanson White, Sullivan havia desenvolvido uma teoria interpessoal que deixava para trás as pulsões sexuais e a técnica da interpretação da transferência. Em vez disso, ele se concentrava nas patologias das relações humanas. Com Erich Fromm, ex-analista da Escola de Frankfurt, Sullivan apoiou o novo grupo de Horney. Todos eles esperavam fazer com que a psicanálise avançasse criando um campo pragmático e não esotérico estabilizado pelas ciências sociais. No entanto, ao passo que esses analistas eram a favor da análise leiga, Horney era firmemente contra, o que criou um cisma dentro do cisma – novamente repleto de retórica sobre a liberdade acadêmica. Por fim, Thompson, Fromm e Sullivan se separaram de Horney e estabeleceram o Instituto William Alanson White, em 1942.

A saída de Karen Horney e seus aliados não pôs fim às acusações de dogmatismo e heresia na Sociedade de Nova York. Analistas indignados como Radó, Levy, Daniels e Kardiner, que haviam sido o núcleo docente do Instituto de Nova York, tramaram a sua própria secessão. Radó e Levy procuraram a ajuda de Alexander para montar um centro psicanalítico dentro de uma faculdade de medicina – estabelecendo

Epílogo **421**

assim, concretamente, um elo entre medicina e psicanálise. Com o auxílio de Adolf Meyer, Radó e seu colaboradores abriram um novo centro analítico na Universidade de Columbia, que começou a formar candidatos em 1945 e foi aceito pela IPA em 1949. Em pouco tempo surgiram acusações de que o líder do instituto, Sándor Radó, havia formado uma escola em torno dos seus próprios ensinamentos – em nome da liberdade científica, é claro[40].

Depois de 1945, o palco estava montado. Os imigrantes vienenses se tornaram "freudianos ortodoxos" contrários aos antigos berlinenses e estadunidenses, que ficaram conhecidos como "neofreudianos". Que estes fossem chamados de neofreudianos era, por si só, uma derrota. Horney, Radó e Kardiner queriam fazer parte de uma ciência psicanalítica, e não ficar para sempre na sombra do fantasma do homem em relação ao qual buscavam ir além. Décadas mais tarde, depois de apresentar uma comunicação, Sándor Radó foi indagado pelo público a respeito dos pontos de vista de Freud. Ele respondeu com fastio: "Faz trinta anos que Radó ministra palestras sobre Radó. Faz trinta anos que Radó recebe perguntas sobre Freud."[41]

Em Nova York, Washington, Philadelphia, Chicago e noutros lugares, os freudianos ortodoxos foram confrontados com os neofreudianos. Em Nova York, Lawrence Kubie seria descartado. O novo líder da Sociedade nova-iorquina possuía impecáveis credenciais vienenses e podia traçar sua linhagem analítica até chegar a Freud, pois ele havia sido um dos últimos casos de análise didática do Professor. Heinz Hartmann atuou como diretor de ensino, depois presidente da Sociedade de Nova York e presidente da IPA. Com seus velhos colegas de Viena e Paris, Ernst Kris e Rudolph Loewenstein, Hartmann definiu a agenda teórica da psicologia do ego estadunidense para as próximas três décadas. Suas noções de adaptação eram coerentes com os valores de autoconfiança estadunidenses, e a sua esperança de vincular a psicanálise à psicologia acadêmica seria assumida por aliados como David Rapaport. Ele também poderia contar com o apoio da herdeira do legado freudiano, Anna Freud – que estava em Londres –, cuja ênfase na defesa da análise se tornou central aos psicólogos do ego.

Contra os neofreudianos, Hartmann também tinha o apoio de Otto Fenichel e da comunidade clandestina de analistas de esquerda. Sem defender abertamente uma sociologia psicanalítica marxista na América, Fenichel – que, em privado, desdenhava da psicologia do ego hartmanniana – concluiu que o maior perigo residia no trabalho reacionário (interpessoal e cultural) de Horney e Kardiner e no modelo desprovido de pulsões proposto por Radó – todos eles abandonando as propostas radicais da sexualidade freudiana. Ele aconselhou os colegas de *Rundbriefe* que, por ora, a única alternativa era ficar do lado dos ortodoxos[42]. Quando a sua comunidade epistolar começou a esmorecer, em 1945, Fenichel extinguiu a carta circular e começou um estágio médico extenuante, para obter uma licença médica estadunidense. Ele morreu antes de concluir.

Uma coalizão de psicólogos do ego e freudianos ortodoxos controlava a Associação Psicanalítica Americana por volta de 1946. Quatro anos antes, a Sociedade de Nova York propôs pela primeira vez uma resolução que dava autoridade à associação para conceder certificação e diplomas para psicanalistas. O grupo nova-iorquino também tentou aprovar uma emenda que bania quaisquer secessões sem prévia autorização da associação – emenda que parecia interpretar mal a natureza de uma secessão. Depois da Segunda Guerra Mundial, instigada pelos refugiados que agora dominavam a Sociedade de Nova York, a Associação Psicanalítica Americana passou de federação frouxamente organizada a uma potência central que policiava os padrões por todo o país. A associação reforçou seus padrões sobre ensino e formação, e deixou de conferir autoridade acerca dessas questões às sociedades locais. A Era Hartmann na psicanálise estadunidense havia começado[43].

DEPOIS DE MAIS de meio século de trabalho, a psicanálise emergiu com a mais rica descrição sistemática da experiência interna que o mundo ocidental havia produzido. As suas teorias abrangiam questões fundamentais como sexo, amor e morte; infância, parentalidade e família; crueldade, medo, ciúme, inveja e ódio; identidade, consciência e caráter; desejo e luto. Além disso, um novo espaço social havia sido criado para o exame aprofundado da vida mental por meio da utilização de métodos que também podem mitigar o sofrimento psíquico. Contudo, essas ideias não eram verdades atemporais, imunes ao fluxo social. A psicanálise se arraigou na Europa Ocidental e central, e essa cultura permeou a sua lógica e os seus pressupostos. Uma vez transplantada para terras estrangeiras, era inevitável que esse corpo de conhecimento fosse, em parte, reconfeccionado.

Depois da Segunda Guerra Mundial, a comunidade psicanalítica que havia existido na Europa se tornou uma memória quando um pequeno exército de imigrantes se adaptou aos novos lares. Em Londres, o impasse e o acordo político permitiram que anna-freudianos e kleinianos prosseguissem com os seus respectivos trabalhos e compartilhassem a mesma casa, mas dormissem em quartos separados. Nos Estados Unidos, os psicólogos do ego se abrigavam no casaco de Freud, tentando esvaziar a diferença entre um freudiano, um psicólogo do ego e um psicanalista. A psicologia do eu, com a sua conexão com a experiência vivida, transformou-se numa psicologia do ego impessoal e abstrata nas mãos de Hartmann. Em apoio à nova ortodoxia freudiana, mitos autojustificantes sobre Sigmund Freud foram propostos por uma tropa de refugiados vienenses – como Anna Freud, Ernst Kris, Ernst Federn e Kurt Eissler –, juntamente com o londrino que tantas vezes se opôs a Freud: Ernest Jones[44]. Eles criariam uma lenda de Freud como gênio solitário, que criou a psicanálise em isolamento esplêndido, sem o auxílio de contemporâneos e atacado por pedantes e seguidores rebeldes que por vezes sofriam de graves enfermidades mentais[45].

Contra os autoungidos freudianos ergueu-se um pequeno número de analistas de esquerda, cujas crenças políticas permaneciam secretas, e os neofreudianos passados para trás, que haviam sido relegados às margens. Alguns, como Franz Alexander e Sándor Radó, permaneceram dentro da Associação Psicanalítica Internacional, ao passo que outros, como Karen Horney, não. Todos esses grupos se afastaram um

Epílogo

do outro e publicavam em seus próprios fóruns. Embora não fosse exatamente um retorno ao mundo freudiano pré-1914, não era o campo pluralista dos anos de entreguerras. Se não havia guerra declarada entre os diferentes campos, tampouco havia competição pacífica e vigorosa. Como boa parte do mundo ocidental, a psicanálise entrou numa espécie de guerra fria.

Essas diferentes comunidades não podiam concordar a respeito da mesma questão que havia perseguido o campo desde a origem: o que definia a psicanálise? A pergunta surgiu quase tão logo Sigmund Freud começou a estabelecer a sua grande síntese interdisciplinar. Isso levou a uma confusão que gerou rixas, rivalidades e cismas. A ênfase num método comum e na criação de instituições educacionais depois de 1920 havia moderado e administrado essas importantes questões; porém, quando os exilados da Europa foram jogados juntos e as batalhas se tornaram campais, os analistas novamente se debateram para resolver diferenças teóricas e construir consenso. Como eles poderiam estabilizar o campo? Autoridade carismática? Um compromisso forçado com "verdades" ainda não comprovadas que, de tão perturbadoras, precisam ser protegidas? Modos comuns de investigação? Um compromisso estrito com o empirismo? Além disso, deveria a análise se organizar em torno dos imperativos de saber ou fazer, descoberta ou cura? Ela deveria se esforçar para ser uma ciência natural, uma ciência humana ou uma nova *Weltanschauung*?

Por volta de 1945, uma resposta única para esse conjunto de questões era impossível. A complexidade extraordinária e os paradoxos de uma ciência da subjetividade humana eram esmagadores e só podiam ser contidos por meios preliminares, pragmáticos ou políticos. Ainda assim, as respostas que psicanalistas individuais propuseram renderam-lhes seguidores. A despeito das trincas em suas comunidades, a psicanálise prosperou graças ao poder explicativo de suas ideias. A partir dos seus centros em Londres e Nova York, uma torrente de interesse levantou todas as embarcações e possibilitou que grupos rivais explorassem as suas distintas visões. Depois da Segunda Guerra Mundial, os kleinianos encontraram solo fértil em boa parte da América do Sul, e Heinz Hartmann e seus aliados impeliram as suas teorias América do Norte afora. Em Paris, Jacques Lacan forneceu um novo amálgama psicanalítico que cresceu em popularidade, a despeito de seu banimento da IPA.

A psicanálise emergiu dos escombros da Europa pós-guerra como a principal teoria moderna da mente. Seu modelo das paixões inconscientes, suas noções de defesa e conflito interno, e seus métodos de desvendar o autoengano atentaram contra fontes tradicionais de autoentendimento como a religião. Nos EUA, a psicanálise foi parar nos tribunais, nas escolas e nos hospitais; e inspirou a literatura, o cinema, a televisão, o jornalismo, o teatro e a arte. Suas ideias se espalharam no discurso popular como adágios, clichês e piadas. E todo o tempo, conforme os psicanalistas iam divergindo, de forma consciente ou involuntária, eles levavam consigo a cultura de Kant; os pressupostos da *Geisteswissenschaft* e uma educação clássica europeia; a biologia evolutiva, o positivismo e a física newtoniana, juntamente com o pensamento de Ribot, Charcot, Bernheim, Breuer, Brentano, Krafft-Ebing, Fliess, Brücke, Helmholtz, Mach,

Schelling, Fechner, Hering, Haeckel, Ehrenfels, Forel, Bleuler, Jung, Gross, Adler, Stekel, Sadger, Rank, Ferenczi, Abraham, Horney, Alexander, Fenichel, e muitos outros. No entanto, a maioria desses ancestrais seria cada vez mais rebaixada, esquecida ou descartada. Em seu lugar, uma presença fantasmagórica carregaria tudo o que havia sido herdado e destruído, toda a possibilidade e toda a perda. A cultura que dera à luz a psicanálise havia se tornado um cemitério. Ela não existia mais. Sobreviventes e seguidores exilados em novas terras caíram na imensidão de seus respectivos futuros acompanhados por uma palavra, um nome, um talismã: Freud. Um homem passou a representar uma história, e como símbolo ele continuaria vivo, assombrando seus filhos e suas filhas, seus inimigos e seus amigos.

Notas

PRÓLOGO

1. Wystan Hugh Auden, In Memory of Sigmund Freud, *Collected Poems*, London: Faber and Faber, 1976, p. 217.
2. Recentes contribuições à história da psicanálise não supriram essa carência. Elas incluem as seguintes obras: Joseph Schwartz, *Cassandra's Daughter: A History of Psychoanalysis*, New York: Viking, 1999; Eli Zaretsky, *Secrets of the Soul: A Social and Cultural History of Psychoanalysis*, New York: Knopf, 1994.
3. Ver Is Freud Dead?, *Time*, Nov. 29, 1993; Freud Is Not Dead, *Newsweek*, Mar. 27, 2006.
4. Sobre comunidades intelectuais, ver Ludwik Fleck, [1935], *Genesis and Development of a Scientific Fact*, Chicago: The University of Chicago Press, 1979. (Trad. bras.: *Gênese e Desenvolvimento de um Fato Científico*, trad. Georg Otte; Mariana Camilo de Oliveira, Belo Horizonte: Fabrefactum, 2010.) Ver também Thomas Samuel Kuhn, *The Structure of Scientific Revolutions*, Chicago: The University of Chicago Press, 1962. (Trad. bras.: *A Estrutura das Revoluções Científicas*, 12. ed., trad. Beatriz Vianna Boeira; Nelson Boeira, São Paulo: Perspectiva, 2013.)

Parte i : Confeccionando a Teoria Freudiana
[1] UMA MENTE PARA A CIÊNCIA

1. Arthur Rimbaud, *Complete Works*, transl. by Paul Schmidt, New York: Harper and Row, 1976, p. 100. (Trad. bras.: Carta a Georges Izambard, 13 de maio de 1871, trad. Marcelo Jacques de Moraes, *Alea*, v. 8, n. 1, jan. 2006, p. 155.)
2. Ver René Descartes [1637], *Discours de la méthode*, Paris: Bordas, 1984, p. 100. (Trad. bras.: *Discurso do Método*, trad. Maria Ermantina de Almeida Prado Galvão, São Paulo: Martins Fontes, 2001.)
3. Do francês: "nova psicologia". (N. da T.)
4. Ver Serge Nicolas; David J. Murray, Théodule Ribot (1839-1916), Founder of French Psychology: A Biographical Introduction, *History of Psychology*, v. 2, 1999, p. 277-301.

5. Do francês: "Escola Normal Superior". (N. da T.)
6. Ver Théodule Ribot, *La Psychologie anglaise contemporaine: École expérimentale*, Paris: Ladrange, 1870.
7. Ver Gordon Willard Allport, *Psychoanalysis as Seen by Analyzed Psychologists*, Washington: American Psychological Association, 1953, p. 314.
8. Ibidem, p. 21-22.
9. Ver Vincent Guillin, Théodule Ribot's Ambiguous Positivism: Philosophical and Epistemological Strategies in the Founding of French Scientific Psychology, *Journal of the History of the Behavioral Sciences*, v. 40, n. 2, 2004, p. 165-181.
10. Ver Auguste Comte [1855], *The Positive Philosophy of Auguste Comte*, transl. by Harriet Martineau, New York: AMS, 1974. (Trad. bras.: Curso de Filosofia Positiva, em José Arthur Giannotti [org.], *Discurso de Filosofia Positiva; Discurso Sobre o Espírito Positivo; Discurso Preliminar Sobre o Conjunto do Positivismo; Catecismo Positivista*, trad. J.A. Giannotti; M. Lemos, São Paulo: Abril Cultural, 1978.)
11. Ibidem, p. 33.
12. T.A. Ribot, *La Psychologie...*, p. 23.
13. Ibidem, p. 30.
14. John Locke, *An Essay Concerning Human Understanding*, New York: Dover, 1959, p. 528.
15. T.A. Ribot, *La Psychologie...*, p. 72-73.
16. Idem, *L'Hérédité: Étude psychologique sur ses phénomènes, ses lois, ses causes, ses consequences*, Paris: Ladrange, 1873. (Trad. inglesa: *Heredity: A Psychologycal Study of Its Phenomena, Laws, Causes, and Consequences*, New York: D. Appleton, 1891.)
17. T.A. Ribot, *La Psychologie...*, p. 31.
18. Idem, Lettres de Théodule Ribot à Espinas, éd. par Raymond Lenoir, *Revue Philosophique de la France et de L'Étranger*, tome 147, 1957, p. 13.
19. As traduções inglesas dessas obras são as seguintes: T.A. Ribot [1882], *Diseases of Memory: An Essay in the Positive Psychology*, New York: D. Appleton, 1896; idem [1883], *The Diseases of the Will*, transl. by M. Snell, Chicago: The

Open Court, 1894; idem [1885], *The Diseases of Personality*, Chicago: The Open Court, 1891. Sobre o sucesso dessas obras, ver S. Nicolas; D.J. Murray, Le Fondateur de la psychologie scientifique française: Théodule Ribot (1839-1916), *Psychologie et Histoire*, v. 1, 2000, p. 1-42.

20. Do francês: "Colégio da França". (N. da T.)

21. Ver Pierre Janet, Psychologie expérimentale et comparée, *Annuaire du Collège de France*, Paris: E. Leroux, 1902, p. 27. Esse exemplar se encontra no Arquivo do Collège de France, em Paris.

22. T.A. Ribot, Lettres de Théodule Ribot à Espinas, éd. par R. Lenoir, *Revue Philosophique...*, tome 165, 1975, p. 157.

23. Ver Alfred Fouillée, Le Physique et le mental à propos de l'hypnotisme, *Revue des Deux Mondes*, tome 105, 1891, p. 429-461.

24. Sobre Charcot, ver Christopher G. Goetz; Michel Bonduelle; Toby Gelfand, *Charcot: Constructing Neurology*, New York: Oxford University Press, 1995, p. 55-67.

25. Sobre a história desse elusivo transtorno, ver Ilza Veith, *Hysteria: The History of a Disease*, Chicago: The University of Chicago Press, 1965. Ver também: Mark S. Micale, *Approaching Hysteria: Disease and Its Interpretations*, Princeton: Princeton University Press, 1995.

26. Do francês: "uma coisa genital". (N. da T.)

27. Ver Pierre Briquet, *Traité clinique et thérapeutique de l'hystérie*, Paris: J.-B. Baillière, 1859.

28. Do francês, respectivamente: "grande histeria" e "grande ataque". (N. da T.)

29. Ver Jean-Martin Charcot, *Leçons du mardi à la Salpêtrière: Policlinique 1887-1888*, Paris: Aux Bureaux du Progrès Médical/Lecrosnier et Babé, 1892, p. 103-105.

30. Ver Bourneville; Paul Regnard (éds.), *Iconographie photographique de la Salpêtrière*, Paris: Aux Bureaux du Progrès Médical/Adrien Delahaye, 1878.

31. Ver Jan Goldstein, *Console and Classify: The French Psychiatric Profession in the Nineteenth Century*, Cambridge: Cambridge University Press, 1987, p. 360.

32. Ver C.G. Goetz; M. Bonduelle; T. Gelfand, op. cit., p. 183.

33. Ver Alan Gauld, *A History of Hypnotism*, Cambridge: Cambridge University Press, 1992. Ver também: Adam Crabtree, *From Mesmer to Freud: Magnetic Sleep and the Roots of Psychological Healing*, New Haven: Yale University Press, 1993.

34. Ver J.M. Charcot, *Exposé des titres scientifiques*, Paris: Victor Goupy et Jourdan, 1883, p. 149.

35. Ver Alfred Binet; Charles Féré, *Animal Magnetism*, New York: D. Appleton, 1888, p. 85.

36. Ver J.M. Charcot, *Clinique des maladies du système nerveux*, Paris: Aux Bureaux du Progrès Médical/Veuve Babé, 1892, p. 95-100.

37. Idem [1877], *Lectures on the Diseases of the Nervous System*, v. III, London: New Sydenham Society, 1889, p. 290. Uma das dúvidas históricas não sanadas é o quanto Charcot foi influenciado por seu jovem pupilo Pierre Janet, que começou a publicar sobre ação psicológica inconsciente e dissociação por volta da mesma época que Charcot.

38. Ibidem, p. 289.

39. Ibidem, p. 304-305.

40. Ver Jean-Martin Charcot, Pierre Marie, Hysteria, Mainly Hystero-Epilepsy, *Dictionary of Psychological Medicine*, v. 1, London: Churchill, 1892, p. 627-641.

41. Sobre a "espinha de ferrovia", ver Eric Michael Caplan, Trains, Brains, and Sprains: Railway Spine and the Origins of Psychoneurosis, *Bulletin of the History of Medicine*, v. 69, n. 3, 1995, p. 387-419.

42. Ver A. Binet; C. Féré, op. cit., p. 182.

43. Ver J.M. Charcot, *Lectures...*, p. 383-385.

44. Ibidem, p. 308, 293.

45. Ver, por exemplo, J.M. Charcot [1877], De l'influence des lésions traumatiques sur le développement des phénomènes d'hystérie locale, *Œuvres complètes de J.-M. Charcot: Leçons sur les maladies du système nerveux*, tome 1, Paris: Aux Bureaux du Progrès Médical/Adrien Delahaye et Emile Lecrosnier, 1886, p. 449.

46. Das muitas biografias de Freud, a descrição mais abrangente, embora com falhas, continua sendo a de Ernest Jones, *The Life and Work of Sigmund Freud*, New York: Basic, 1953-1957, 3 v. (Trad. bras.: *A Vida e a Obra de Sigmund Freud*, Rio de Janeiro: Imago, 1989. Ver também: Peter Gay, *Freud: A Life for Our Time*, New York: W.W. Norton, 1988. (Trad. bras.: *Freud: Uma Vida Para o Nosso Tempo*, 2. ed., trad. Denise Bottmann, São Paulo: Companhia das Letras, 2012.)

47. Ver Sigmund Freud, *Letters of Sigmund Freud*, transl. by Tania and James Stern, New York: Basic, 1960, p. 78-79. (Trad. bras.: *Correspondência de Amor e Outras Cartas [1873-1939]*, trad. A. Soares dos Santos, Rio de Janeiro: Nova Fronteira, 1982.)

48. Ver Siegfried Bernfeld, Sigmund Freud, M.D., 1882-1885, *International Journal of Psychoanalysis*, v. 32, 1951, p. 204-217.

49. Ver Franz Brentano [1874], *Psychology from an Empirical Standpoint*, transl. by A. Rancurello et al., London: Routledge, 1995, p. 28-43.

50. Ver Raymond Elwood Fancher, Brentano's Psychology from an Empirical Standpoint and Freud's Early Metapsychology, *Journal of the History of the Behavioral Sciences*, v. 13, 1977, p. 207-227. Nos dois anos seguintes, Freud fez cinco disciplinas com Brentano, incluindo cursos de Lógica e Aristóteles. Durante os seus oito primeiros semestres de estudo universitário, as únicas disciplinas que Freud cursou fora da área de ciências foram com Brentano. Ver S. Bernfeld, Sigmund Freud, M.D., 1882-1885, *International...*, p. 204-217.

51. Sigmund Freud; Eduard Silberstein, *The Letters of*

Notas

Sigmund Freud to Eduard Silberstein, 1871-1881, ed. by Walter Boehlich, transl. by Arnold J. Pomerans, Cambridge/Massachusetts: Harvard University Press, 1990, p. 95. (Trad. bras.: *As Cartas de Sigmund Freud Para Eduard Silberstein [1871-1881]*, trad. F. Meurer, Rio de Janeiro: Imago, 1995.)

52. Ibidem, p. 102-103.

53. Ibidem, p. 97.

54. Para uma bibliografia parcial dos extensivos escritos neurocientíficos de Freud, ver S. Freud, Freud Bibliography, *The Complete Psychological Works of Sigmund Freud, SE, v. 24: Indexes and Bibliographies*, transl. by James Strachey, London: Hogarth, 1953-1974, p. 47-51. (Trad. bras.: Relação dos Trabalhos de Freud em Ordem Alfabética, *Obras Psicológicas Completas, ESB, v. 24: Índices, Bibliografias etc.*, Rio de Janeiro: Imago, 1980, p. 37-43.)

55. Ver Michael Molnar, John Stuart Mill Translated by Sigmund Freud, *Psychoanalysis and History*, v. 1, 1999, p. 195-205. Ver também: S. Bernfeld, Freud's Scientific Beginnings, *The American Imago*, v. 6, 1949, p. 163-196.

56. Do alemão: "aspirante". (N. da T.)

57. Do alemão: "médico residente". (N. da T.)

58. Ver S. Freud, *Letters...*

59. Ver Erna Lesky, *The Vienna Medical School of the 19th Century*, transl. by L. Williams; I.S. Levij, Baltimore/London: The Johns Hopkins University Press, 1976, p. 340-341. Sobre a tensão entre os médicos de manicômio e os que trabalhavam em clínicas universitárias, ver Eric J. Engstrom, *Clinical Psychiatry in Imperial Germany: A History of Psychiatric Practice*, Ithaca: Cornell University Press, 2003.

60. Os relatos de caso feitos por Freud podem ser encontrados em Albrecht Hirschmüller, *Freuds Begegnung mit der Psychiatrie: Von der Hirnmythologie zur Neurosenlehre*, Tübingen: Diskord, 1991, p. 490.

61. Ver S. Freud, *Letters...*, p. 107.

62. Ibidem, p. 108.

63. Ibidem, p. 107, 195, 200-201.

64. Ver S. Freud, Über Coca, em Robert Byck (ed.), *Cocaine Papers*, New York: Stonehill, 1974, p. 49-73. (Trad. bras.: Über Coca [Sobre a Coca], *Revista da Associação Psicanalítica de Porto Alegre*, n. 26, 2004, p. 100-126.)

65. Ver S. Bernfeld, Freud's Studies on Cocaine, 1884-1887, *Journal of the American Psychoanalytic Association*, v. 1, 1953, p. 581-613. Ver também: Peter J. Swales, Freud, Cocaine and Sexual Chemistry: The Role of Cocaine in Freud's Conception of the Libido, em Laurence Spurling (ed.), *Sigmund Freud: Critical Assessments*, v. 1, London: Routledge, 1989, p. 273-301.

66. Ver S. Freud, *Letters...*, p. 88-89.

67. Ibidem, p. 154.

68. Ver E. Jones, *The Life and Work of Sigmund Freud, v. 1: The Formative Years and the Great Discoveries*

(1856-1900), New York: Basic, 1953, p. 183. (Trad. bras.: *A Vida e a Obra de Sigmund Freud, v. 1: Os Anos de Formação e as Grandes Descobertas [1856-1900]*, Rio de Janeiro: Imago, 1989.)

69. Ver S. Freud, Report on My Studies in Paris and Berlin, *The Complete Psychological Works of Sigmund Freud, SE, v. 1: Pre-Psycho-Analytic Publications and Unpublished Drafts (1886-1889)*, 1953-1974, p. 8. (Trad. bras.: Relatório Sobre Meus Estudos em Paris e Berlim, *Obras Psicológicas Completas, ESB, v.1: Publicações Pré-Psicanalíticas e Esboços Inéditos [1886-1889]*, Rio de Janeiro: Imago, 1996.)

70. Ibidem, p. 12.

71. Sobre esse debate, ver Paul Lerner, *Hysterical Men: War, Psychiatry, and the Politics of Trauma in Germany, 1890-1930*, Ithaca: Cornell University Press, 2003, p. 27-39.

72. S. Freud, Report on My Studies in Paris and Berlin, *The Complete Psychological Works...*, v. 1, p. 11-13.

73. S. Freud; E. Silberstein, op. cit., p. 177.

74. Ver S. Freud, *Letters...*, p. 184-185.

75. Ibidem, p. 188-89.

76. Muitos anos depois ele iria publicar um artigo sobre o assunto: S. Freud, Some Points for a Comparative Study of Organic and Hysterical Motor Paralyses, *The Complete Psychological Works...*, v. 1, p. 57-74. (Trad. bras.: Algumas Considerações para um Estudo Comparativo das Paralisias Motoras Orgânicas e Histéricas, *Obras Psicológicas Completas, v.1.*)

77. Ver S. Freud, *Letters...*, p. 218. Sua apresentação de 15 de outubro de 1885 junto à Gesellschaft der Aerzte in Wien (Sociedade de Médicos de Viena) foi reportada em: S. Freud, Über männliche Hysterie, *Wiener Medizinische Wochenschrift*, v. 43, 1886, p. 1445-1457. As respostas de quatro Professores – Rosenthal, Meynert, Bamberger e Leidesdorf – também se encontram registradas ali.

78. Idem, Observation of a Severe Case of Hemi-Anaesthesia in a Hysterical Male, *The Complete Psychological Works...*, v. 1, p. 23-31. (Trad. bras.: Observação de Um Caso Grave de Hemianestesia em um Homem Histérico, *Obras Psicológicas Completas, v. 1.*) Ver também: idem, Beiträge zur Kasuistik der Hysterie, *Wiener Medizinische...*, v. 49, 1886, p. 1633-1638, 1674-1676.

79. Idem, Review of August Forel's Hypnotism, *The Complete Psychological Works...*, v. 1, p. 95-96 (Trad. bras.: Resenha de Hipnotismo, de August Forel, *Obras Psicológicas Completas, v. 1.*)

80. Idem, An Autobiographical Study, *The Complete Psychological Works of Sigmund Freud, SE, v. 20: An Autobiographical Study, Inhibitions, Symptoms and Anxiety, Lay Analysis and Other Works (1925-1926)*, transl. by J. Strachey, London: Hogarth, 1953-1974, p. 15-16. (Trad. bras.: Autobiografia, *Obras Completas, v. 16: O Eu e o Isso, Autobiografia e Outros Textos*, trad. Paulo César

de Souza, São Paulo: Companhia das Letras, 2011.) Ver também: Ver E. Jones, *The Life and Work...*, v. 1, p. 231-232. (Trad. bras.: *A Vida e a Obra...*, v. 1.)

81. Idem, Review of August Forel's Hypnotism, *The Complete Psychological Works...*, v. 1, p. 96.

82. Ver a discussão de Freud a respeito de seu estatuto de forasteiro com o francês Georges Gilles de la Tourette, relatada nas cartas de Freud em S. Freud, *Letters...*, p. 203.

83. Ver Ambroise Auguste Liébeault, *Du sommeil et des états analogues*, Paris: Masson, 1866, p. 293-353.

84. Ver Hippolyte Bernheim, *De la suggestion et de ses applications à la thérapeutique*, Paris: Octave Doin, 1886. A tradução em língua inglesa foi publicada um ano depois: Idem [1887], *Suggestive Therapeutics*, transl. by Christian A. Herter, New York: Putnam's Sons, 1889.

85. Idem, *Suggestive Therapeutics*, p. vii.

86. Ibidem, p. 132.

87. Do francês: "nova psicologia". (N. da T.)

88. Ver H. Bernheim, *Suggestive Therapeutics*, p. 91.

89. Idem, *Hypnotisme, suggestion, psychothérapie: Études nouvelles*, Paris: Octave Doin, 1891, p. 167-169. Idem, *Suggestive Therapeutics*, p. 88-89.

90. P. Janet, *The Mental State of Hystericals: A Study of Mental Stigmata and Mental Accidents*, transl. by C. Corson, New York: Putnam's Sons, p. 238.

91. Joseph Babinski, *Hypnotisme et Hystérie*, Paris: Masson, 1891, p. 21.

92. Ver Robert G. Hillman, A Scientific Study of Mystery: The Role of the Medical and Popular Press in the Nancy-Salpêtrière Controversy on Hypnotism, *Bulletin of the History...*, v. 39, 1965, p. 163-183. Ver também: Ruth Harris, *Murders and Madness: Medicine, Law, and Society in the Fin de Siècle*, Oxford: Clarendon, 1989.

93. Ver August Forel, *Hypnotism and Psychotherapy*, transl. by Henry William Armit, New York: Rebman, p. viii, 1889. Ver também: S. Freud, *Letters...*, p. 188.

94. Ver Jeffrey Moussaieff Masson (ed.), *The Complete Letters of Sigmund Freud to Wilhelm Fliess, 1887-1904*, Cambridge: Harvard University Press, 1985, p. 24. (Trad. bras.: *A Correspondência Completa de Sigmund Freud para Wilhelm Fliess*, trad. Vera Ribeiro, Rio de Janeiro: Imago, 1986.) Sobre o percurso freudiano pelos debates sobre sugestionamento, ver também: Ola Andersson, *Studies in the Prehistory of Psychoanalysis*, Stockholm: Svenska Bokförlaget, 1962, p. 47-79; George J. Makari, A History of Freud's First Concept of Transference, *International Review of Psychoanalysis*, v. 19, 1992, p. 415-432.

95. S. Freud, Preface to the Translation of Bernheim's "Suggestion", *The Complete Psychological Works...*, v. 1, p. 78. (Trad. bras.: Prefácio à Tradução de "De la suggestion", de Bernheim, *Obras Psicológicas Completas, v. 1*.)

96. Ver Albert Moll, *Hypnotism*, London: Walter Scott, 1890, p. 77.

97. Ver John Milne Bramwell, *Hypnotism: Its History, Practice and Theory*, London: Rider, 1930, p. 57.

98. Ver S. Freud, Preface to the Translation of Bernheim's "Suggestion", *The Complete Psychological Works...*, v. 1, p. 79-86.

99. Ver S. Freud, Preface to the Translation of Bernheim's "Suggestion", *The Complete Psychological Works...*, v. 1, p. 83.

100. Ibidem, p. 83-84.

101. Em 1889, Freud viajou para Nancy a fim de consultar Bernheim a respeito de um caso difícil. Ver J.M. Masson (ed.), op. cit., p. 24. (Trad. bras.: op. cit., p. 25.) Ver também: S. Freud, *Letters...*, p. 394. Sobre o caso de Anna von Lieben, ver Peter J. Swales, Freud, His Teacher and the Birth of Psychoanalysis, em Paul E. Stepansky (ed.), *Freud: Appraisals and Reappraisals*, v. 1, New York: Analytic, 1986, p. 3-82.

102. Ver Bénédict Augustin Morel, *Traité des maladies mentales*, Paris: Masson, 1860. Sobre o papel da hereditariedade e da degeneração na psiquiatria francesa, ver o vigoroso estudo de Ian Dowbiggin, *Inheriting Madness Professionalization and Psychiatric Knowledge in Nineteenth-Century France*, Berkeley: University of California Press, 1991.

103. Ver J.M. Charcot, *Leçons du Mardi la Salpêtrière...*, p. 477-478.

104. Ver T. Ribot [1873], *Heredity: A Psychological Study of Its Phenomena, Laws, Causes, and Consequences*, New York: D. Appleton, 1895, p. 112-114.

105. S. Freud, *Letters...*, p. 210.

106. Ver C.G. Goetz; M. Bonduelle; T. Gelfand, op. cit., p. 262.

107. T. Gelfand, "Mon Cher Docteur Freud": Charcot's Unpublished Correspondence to Freud, 1888-1893, *Bulletin of the History...*, v. 62, n. 4, 1988, p. 573-574. A paresia geral também era conhecida como "paralysie générale progressive" (paralisia geral progressiva), ou P.G.P., como observa Gelfand.

108. Do francês: "família neuropática". (N. da T.)

109. Ver S. Freud, Extracts from Freud's Footnotes to His Translation of Charcot's Tuesday Lectures, *The Complete Psychological Works...*, v. 1, p. 142. (Trad. bras.: Extratos das Notas de Rodapé à Tradução das *Conferências das Terças-Feiras*, de Charcot, *Obras Psicológicas Completas...*, v. 1.) Sobre o judaísmo de Freud e sua relação com a teoria francesa da degeneração, ver os excelentes estudos: Sander L. Gilman, *Difference and Pathology: Stereotypes of Sexuality, Race and Madness*, Ithaca: Cornell University Press, 1985; T. Gelfand, Réflexions sur Charcot et la famille névropathique, *Histoire des Sciences Medicales*, v. 21, n. 3, 1987, p. 245-250.

110. S. Freud, Some Points for a Comparative Study of Organic and Hysterical Motor Paralyses, *The Complete Psychological Works...*, v. 1, p. 171.

111. Ver Moritz Benedikt, *Hypnotismus und Suggestion: Eine klinisch-psychologische Studie*, Leipzig: M. Breitenstein,

Notas 431

1894, p. 17-28. Entre os demais defensores vienenses do hipnotismo estavam Johann Schnitzler e Heinrich Obersteiner, conforme Renate Irene Hauser, *Sexuality, Neurasthenia and the Law: Richard von Krafft-Ebing (1940-1902), Doctoral Thesis in Psychiatry, University of London*, London, 1989. Ver também: Mikkel Borch Jacobsen, *Remembering Anna O.: A Century of Mystification*, New York/London: Routledge, 1996, p. 111-118.

112. S. Freud, Review of August Forel's Hypnotism, *The Complete Psychological Works...*, *v. 1*, p. 91-95. Ver também: S. Freud, Preface to the Translation of Bernheim's "Suggestion", *The Complete Psychological Works...*, *v. 1*, p. 75; idem, On the History of the Psychoanalytic Movement, *The Complete Psychological Works of Sigmund Freud, SE, v. 14: On the History of the Psycho-Analytic Movement, Papers on Meta-Psychology and Other Works (1914–1916)*, transl. by J. Strachey, London: Hogarth, 1953-1974, p. 9. (Trad. bras.: Contribuição à História do Movimento Psicanalítico, *Obras Completas, v. 11: Totem e Tabu, Contribuição à História do Movimento Psicanalítico e Outros Textos [1912-1914]*, trad. P.C. de Souza, São Paulo: Companhia das Letras, 2012.)

113. Muitas vezes o antissemitismo fez com que os médicos acadêmicos na Alemanha e na Áustria tivessem um teto de vidro; porém, segundo o biógrafo de Breuer, não foi central nesse caso. Ver A. Hirschmüller, *The Life and Work of Josef Breuer: Physiology and Psychoanalysis*, New York: New York University, 1989, p. 20-29.

114. Ver S. Freud, *Letters...*, p. 40-41.

115. Uma transcrição desse relatório encontra-se reproduzida em: A. Hirschmüller, *The Life and Work...*, p. 276-311.

116. Ibidem, p. 281.

117. Ibidem, p. 282.

118. Do inglês: "cura pela fala". (N. da T.)

119. A. Hirschmüller, *The Life and Work...*, p. 288.

120. Ibidem, p. 290-291, 295.

121. Ver Paul F. Cranefield, Josef Breuer's Evaluation of His Contribution to Psycho-Analysis, *International Journal...*, v. 39, 1958, p. 319-322.

122. Ibidem, p. 320. Ver Josef Breuer; Sigmund Freud, *Studies on Hysteria, The Complete Psychological Works of Sigmund Freud, SE, v. 2: Studies in Hysteria (1893-1895)*, transl. by J. Strachey, London: Hogarth, 1953-1974, p. 237. (Trad. bras.: *Obras Completas, v. 2: Estudos Sobre a Histeria [1893-1895]*, trad. Laura Barreto, São Paulo: Companhia das Letras, 2016.)

123. Ver S. Freud, Hysteria, *The Complete Psychological Works...*, *v. 1*, p. 56.

124. Idem, Review of August Forel's Hypnotism, *The Complete Psychological Works...*, *v. 1*, p. 100.

125. Idem, A Case of Successful Treatment by Hypnotism, *The Complete Psychological Works...*, *v. 1*, p. 117-128. (Trad. bras.: Um Caso de Cura Pelo Hipnotismo, *Obras Psicológicas Completas, v. 1*.)

126. Do francês: "histérica ocasional". (N. da T.)

127. Ver S. Freud, A Case of Successful Treatment by Hypnotism, *The Complete Psychological Works...*, *v. 1*, p. 126.

128. Ibidem. Ver também: S. Freud, *Gesammelte Werke*, Band 1, London: Imago, 1952, p. 14. Segui a tradução de Strachey para *Unterdrückung* como "supressão", reservando o termo "repressão/recalcamento" para a *Verdrängung* de Freud.

129. Idem, Group Psychology and the Analysis of the Ego, *The Complete Psychological Works...*, *v. 18: Beyond the Pleasure Principle, Group Psychology and Other Works (1920-1922)*, transl. by James Strachey, London: Hogarth, 1953-1974, p. 89. (Trad. bras.: Psicologia das Massas e Análise do Eu, *Cultura, Sociedade, Religião*, trad. Maria Rita Salzano Moraes, Belo Horizonte: Autêntica, 2020, p. 161. [Col. Obras Incompletas de Sigmund Freud.])

130. Idem, A Case of Successful Treatment by Hypnotism, *The Complete Psychological Works...*, *v. 1*, p. 128.

131. Ver J. Breuer; S. Freud, On the Psychical Mechanism of Hysterical Phenomena, *The Complete Psychological Works...*, *v. 2*, p. 3-17. (Trad. bras.: Sobre o Mecanismo Psíquico dos Fenômenos Histéricos, *Obras Completas, v. 2*.) Ver também a carta de Freud com data de 29 de junho de 1892: S. Freud, Letter to Josef Breuer, *The Complete Psychological Works...*, *v. 1*, p. 147. (Trad. bras.: A Carta a Josef Breuer, *Obras Psicológicas Completas...*, *v. 1*, p. 190.)

132. Ver J. Breuer; S. Freud, On the Psychical Mechanism of Hysterical Phenomena, *The Complete Psychological Works...*, *v. 2*, p. 7.

133. Sobre essa figura subvalorizada, ver Francis Schiller, *A Möbius Strip: Fin-de-Siècle Neuropsychiatry and Paul Möbius*, Berkeley: University of California Press, 1982. Hirschmüller lista Möbius, Benedikt, Adolf von Strumpel e Oppenheim como inovadores na área: A. Hirschmüller, *The Life and Work...*, p. 147.

134. Ver J. Breuer; S. Freud, Studies on Hysteria, *The Complete Psychological Works...*, *v. 2*, p. 7.

135. J. Breuer; S. Freud, On the Psychical Mechanism of Hysterical Phenomena, *The Complete Psychological Works...*, *v. 2*, p. 8.

136. Ver Jacob Bernays, *Zwei Abhandlungen über die Aristotelische Theorie des Drama*, Berlin: Wilhelm Hertz, 1880. Para uma discussão acerca da catarse, ver Jonathan Lear, *Open-Minded: Working Out the Logic of the Soul*, Cambridge: Harvard University Press, 1998, p. 191-218.

137. Ver J. Breuer; S. Freud, On the Psychical Mechanism of Hysterical Phenomena, *The Complete Psychological Works...*, *v. 2*, p. 3-305.

138. Ver J. Breuer; S. Freud, Studies on Hysteria, *The Complete Psychological Works...*, *v. 2*, p. 47.

139. Sobre a sina de "Anna O.", ver A. Hirschmüller, *The Life and Work...*, p. 115. Há um debate considerável em torno da enfermidade de Bertha e o curso subsequente da sua

140. Do alemão: "senhora". (N. da T.)

141. Sobre a datação do caso "Emmy", ver Christfried Tögel, "My Bad Diagnostic Error": Once More about Freud and Emmy von N. (Fanny Moser), *International Journal...*, v. 80, 1999, p. 1165-1173. Sobre "Katarina", ver a extraordinária reconstrução histórica: P.J. Swales, Freud, Katharina, and the First "Wild Analysis", em Paul E. Stepansky (ed.), *Freud Appraisals and Reappraisals: Contributions to Freud Studies*, v. 3, Hillsdale: Analytic, 1988, p. 80-164.

142. Ver J. Breuer; S. Freud, Studies on Hysteria, *The Complete Psychological Works...*, v. 2, p. 109. Sobre a técnica da "pressão", realizada posteriormente, ver p. 270.

143. Ibidem, p. 110.

144. Ibidem, p. 185.

145. Ibidem, p. 221. (Trad. modificada.)

146. Ibidem, p. 187.

147. Ibidem, p. 214-222, 234, 245.

148. Ver S. Freud, The Neuro-Psychoses of Defence, *The Complete Psychological Works of Sigmund Freud, SE, v. 3: Early Psycho-Analytic Publications (1893-1899)*, transl. by J. Strachey, London: Hogarth, 1953-1974, p. 46-47. (Trad. bras.: As Neuropsicoses de Defesa, *Obras Psicológicas Completas, ESB, v. 3: Primeiras Publicações Psicanalíticas [1893-1899]*, Rio de Janeiro: Imago, 1993.)

149. Ibidem, p. 52.

150. Em 1889, Forel publicou um influente artigo no qual definia o "sugestionamento" como processo automático e inconsciente de "dissociar o que estava associado e associar o que não estava". A. Forel, *Der Hypnotismus: Seine Bedeutung und seine Handhabung*, Stuttgart: Ferdinand Enke, 1889, p. 159.

151. Forel escreveu: "O dr. Freud, em Viena, construiu toda uma doutrina e todo um método de tratamento baseados nos autossugestionamentos e no modo como eles suscitam emoções. A. Forel, *The Hygiene of Nerves and Mind in Health and Disease*, transl. by Herbert A. Aikens, New York: Putnam's Sons, 1903, p. 221. A resenha que Freud fez de Forel o desmascarou mencionando que *"autossugestionamento* é um termo que, aliás, apenas *parece* enriquecer o conceito de *sugestão*, mas que, estritamente falando, é uma revogação do próprio termo". Ver S. Freud, Review of August Forel's Hypnotism, *The Complete Psychological Works...*, v. 1, p. 97.

152. Freud utilizou pela primeira vez esse sintagma, *psychische Analyse*, em 1894. Ver S. Freud, The Neuro-Psychoses of Defence, *The Complete Psychological Works...*, v. 3, p. 47. Ver também: idem, *Gesammelte Werke*, Band 1, p. 61.

153. Ver J. Breuer; S. Freud, Studies on Hysteria, *The Complete Psychological Works...*, v. 2, p. 266.

154. Ibidem, p. 294.

155. Ibidem, p. 295.

156. Ibidem.

157. Ibidem, p. 302-303.

158. Ibidem, p. 303.

159. Do francês: "Escola Normal Superior". (N. da T.)

160. Ver P. Janet, Les Acts inconscients et le dédoublement de la personnalité pendant le somnambulisme provoqué, *Revue Philosophique...*, tome 22, 1886, p. 577-592; idem, L'Anesthésie systematisée et la dissociation des phénomènes psychologiques, *Revue Philosophique...*, tome 23, 1887, p. 449-472; idem, Les Acts inconscients et la mémoire pendant le somnambulisme provoqué, *Revue Philosophique...*, tome 25, 1888, p. 238-279.

161. Idem [1889], *L'Automatisme psychologique: Essai de psychologie expérimentale sur les formes inférieures de l'activité humaine*, Paris: Félix Alcan, 1973.

162. Ibidem, p. 27.

163. Ibidem, p. 415.

164. Idem, Quelques définitions récentes de l'hystérie, *Archives de Neurologie*, v. 25, 1893, p. 437.

165. Ibidem, p. 438.

166. Ver J. Breuer; S. Freud, Studies on Hysteria, *The Complete Psychological Works...*, v. 2, p. 240.

167. Ver os casos de Marie e Lucie em: P. Janet, *L'Automatisme psychologique*, p. 458.

168. Sobre Janet e Freud, ver Malcolm MacMillan, Delboeuf and Janet as Influences in Freud's Treatment of "Emmy von N.", *Journal of the History of the Behavioral Sciences*, v. 15, 1979, p. 299-309; Hannah S. Decker, The Lure of Non-Materialism in Materialist Europe: Investigations of Dissociative Phenomena, 1880-1915, em Jacques M. Quen (ed.), *Split Minds/Split Brains: Historical and Current Perspectives*, New York: New York University Press, 1986, p. 31-62; M. MacMillan, Freud and Janet on Organic and Hysterical Paralyses: A Mystery Solved?, *International Review...*, v. 17, 1990, p. 189-203.

169. Ver P. Janet, Quelques définitions récentes de l'hystérie, *Archives de Neurologie*, v. 26, p. 27.

170. Sobre a saída de Janet da história, ver Henri F. Ellenberger, *The Discovery of the Unconscious*, New York: Basic, p. 407. (Trad. bras.: *A Descoberta do Inconsciente*, trad. Paulo Sérgio de Souza Jr., São Paulo: Perspectiva, p. 412.)

171. Ver, por exemplo, as reclamações registradas em (Anônimo), Resenha de "La Doctrine de Freud", de Régis e Hesnard, *Archives Internationales de Neurologie*, v. 2, 1913, p. 128-130, onde os autores alegam que a maioria dos conceitos de Freud eram derivados da psicopatologia francesa.

172. Ver P. Janet, Psychoanalysis, *The Journal of Abnormal Psychology*, v. 9, 1914, p. 1-187. O "freudiano" era Carl Jung.

Notas

173. J. Breuer; S. Freud, Studies on Hysteria, *The Complete Psychological Works...*, *v.* 2, p. 160-161.

[2] CIDADE DE ESPELHOS, CIDADE DE SONHOS

1. Platão, *The Republic*, transl. by T. Griffith, Cambridge: Cambridge University Press, 2000, p. 220. (Trad. bras.: *A República*, 3. ed., trad. C.A. Nunes, Belém: EDUFPA, 2000, p. 319.)

2. Ver Immanuel Kant [1781], *Critique of Pure Reason*, transl. by N.K. Smith, New York: St. Martin, 1929. (Trad. bras.: *Crítica da Razão Pura*, trad. Fernando Costa Mattos, Petrópolis: Vozes, 2012.) Ver também: idem [1783], *Prolegomena to Any Future Metaphysics*, transl. by Paul Carus, Indianapolis: Hackett, 1977. (Trad. bras.: *Prolegômenos a Qualquer Metafísica Futura que Possa Apresentar-se Como Ciência*, trad. José Oscar de Almeida Marques, São Paulo: Estação Liberdade, 2014.)

3. Ver Michael Friedman, *Kant and the Exact Sciences*, Cambridge: Harvard University Press, 1998; Gary Hatfield, Empirical, Rational and Transcendental Psychology: Psychology as Science and as Philosophy, em Paul Guyer (ed.), *The Cambridge Companion to Kant*, Cambridge: Cambridge University Press, 1992, p. 200-227.

4. Ver Brigitte Sassen, Critical Idealism in the Eyes of Kant's Contemporaries, *Journal of the History of Philosophy*, v. 35, 1997, p. 421-455.

5. Ver Friedrich Wilhelm Joseph von Schelling, On the Relationship of the Philosophy of Nature to Philosophy in General, em George di Giavani; Henry Silton Harris (eds.), *Between Kant and Hegel: Texts in the Development of Post-Kantian Idealism*, Albany: State University of New York Press, 1985, p. 363-382. Ver também: Hoke Robinson, Two Perspectives on Kant's Appearances and Things in Themselves, *Journal of the History of Philosophy*, v. 32, 1994, p. 411-441.

6. Ver David E. Leary, Immanuel Kant and the Development of Modern Psychology, em William R. Woodward; Mitchell G. Ash (eds.), *The Problematic Science: Psychology in Nineteenth-Century Thought*, New York: Praeger, 1982, p. 17-41.

7. Ver Terry Pinkard, *German Philosophy, 1760-1860: The Legacy of Idealism*, Cambridge: Cambridge University Press, 2002, p. 141.

8. Ver Thomas S. Kuhn, Energy Conservation as an Example of Simultaneous Discovery, *The Essencial Tension: Selected Studies in Scientific Tradition and Change*, Chicago: University of Chicago Press, 1977, p. 66-104.

9. Ver F.W.J. von Schelling, Ideas for a Philosophy of Nature: As Introduction to the Study of This Science, em Ernst Behler (ed.), *Philosophy of German Idealism: Fichte, Jacobi, and Schelling*, New York: Continuum, 1987, p. 167.

10. Para Carus, a vida psíquica inconsciente era unificada com – e a base para – a consciência. Ver Carl Gustav Carus [1851], *Psyche: On the Development of the Soul*, Dallas: Spring, 1970.

11. Sobre a medicina romântica, ver a bela discussão realizada em: H.F. Ellenberger, op. cit., p. 202-215. (Trad. bras.: p. 211-224.)

12. Ver Johann Gottlieb Fichte, *The Science of Knowledge*, Cambridge: Cambridge University Press, 1982. Ver também: D. Breazeale, Fichte's Conception of Philosophy as a "Pragmatic History of the Human Mind" and the Contributions of Kant, Platner, and Maimon, *Journal of the History of Ideas*, v. 62, 2001, p. 685-703; Frederick Neuhauser, *Fichte's Theory of Subjectivity*, Cambridge: Cambridge University Press.

13. Ver Arthur Schopenhauer [1815], *Textes sur la vue et sur les couleurs*, Paris: J. Vrin, 1986, p. 50-51. (Trad. bras.: *Sobre a Visão e as Cores*, trad. Erlon José Paschoal, São Paulo: Nova Alexandria, 2005.) Os debates filosóficos relativos à visão foram examinados em: Jonathan Crary, *Techniques of the Observer*, Cambridge: MIT Press, 1990. Ver também: Paul F.H. Lauxtermann, 1987, Five Decisive Years: Schopenhauer's Epistemology as Reflected in His Theory of Colour, *Studies in History and Philosophy of Science*, v. 18, p. 271-291.

14. Ver A. Schopenhauer [1819], *The World as Will and Representation*, v. 1, New York: Dover, 1969. (Trad. bras.: *O Mundo Como Vontade e Como Representação*, v. 1, 2. ed., trad. Jair Lopes Barboza, São Paulo: Editora Unesp, 2017.); idem [1844], *The World as Will and Representation*, v. 2, New York: Dover, 1969. (Trad. bras.: *O Mundo Como Vontade e Como Representação*, v. 2, trad. Jair Lopes Barboza, São Paulo: Editora Unesp, 2017.)

15. Ver Maurice H. Mandelbaum, *History, Man, and Reason: A Study in Nineteenth-Century Thought*, Baltimore/London: The Johns Hopkins University Press, 1971, p. 315-325; J. Crary, op. cit., p. 73-85.

16. Ver Johannes Müller, *Über die Phantastischen Gesichtserscheinungen: Eine physiologische Untersuchung mit einer physiologischen Urkunde des Aristoteles über den Traum, den Philosophen und Aerzten gewidmet*, Coblenz: Jacob Hölscher, 1826.

17. Idem [1833], *Elements of Physiology*, transl. by W. Ealy, London: Taylor and Walton, 1838, p. 1059-1065.

18. Do alemão: "filósofos da natureza". (N. da T.)

19. Causadora de confusões, a incorreta designação "Escola de Helmholtz" parece ter sua origem em S. Bernfeld, Freud's Earliest Theories and the School of Helmholtz, *Psychoanalytic Quarterly*, v. 13, 1944, p. 341-362. Sigo Cranefield ao me referir a essa comunidade emergente como movimento "biofísico". Ver P.F. Cranefield, The Philosophical and Cultural Interests of the Biophysics Movement of 1847, *Journal of the History of Medicine and*

Allied Sciences, v. 21, 1966, p. 1-4; idem, Freud and the "School of Helmholtz", *Gesnerus*, v. 23, p. 35-39.

20. Ver Hermann von Helmholtz [1891], Autobiographical Sketch, *Popular Lectures on Scientific Subjects*, v. 2, transl. by Edmund Atkinson, London/New York: Longmans, Green, 1903, p. 266-291.

21. Idem, On the Conservation of Force: A Physical Memoir, em Russel Kahl (ed.), *Selected Writings of Hermann von Helmholtz*, Middletown: Wesleyan, 1971. Ver também: H. von Helmholtz, On the Conservation of Force (1862-63), em David Cahan (ed.), *Science and Culture: Popular and Philosophical Essays*, Chicago: University of Chicago Press, 1995, p. 96-126.

22. H. von Helmholtz, Interaction of Natural Forces (1854), em E. Youmans (ed.), *The Correlation and Conservation of Forces: A Series of Expositions*, New York: D. Appleton, 1876, p. 211-250. Sobre as origens dessa teoria, ver P.M. Heimann, Helmholtz and Kant: The Metaphysical Foundations of "Über die Erhaltung der Kraft", *Studies in History and Philosophy of Science*, v. 5, 1974, p. 205-238; T.S. Kuhn, op. cit., p. 66-104.

23. Ver Irmline Veit-Brause, Scientists and the Cultural Politics of Academic Disciplines in Late 19th Century Germany: Emil Du Bois-Reymond and the Controversy Over the Role of Cultural Sciences, *History of the Human Sciences*, v. 14, 2001, p. 50.

24. Ver German E. Berrios, Introduction to Robert Gaupp's "About the Limits of Psychiatric Knowledge", *History of Psychiatry*, v. 13, 2002, p. 327-331.

25. Ver H. von Helmholtz, On the Relation of Natural Science to Science in General, em D. Cahan (ed.), op. cit., p. 76-95.

26. Ver E. Lesky, op. cit., p. 228-237; Peter Amacher, *Freud's Neurological Education and Its Influence on Psychoanalytic Theory*, New York: International Universities, 1965, p. 18-19.

27. Ver Sigmund Exner, *Entwurf zu einer physiologischen Erklärung der psychischen Erscheinungen*, Leipzig: Franz Deuticke, 1894.

28. Ver Theodor Meynert [1884], *Psychiatry: A Clinical Treatise on Diseases of the Fore-Brain Based upon a Study of Its Structure, Functions, and Nutrition*, transl. by Bernard Sachs, New York: Putnam's Sons, 1885.

29. Ibidem, p. viii-ix. Ver também: idem, *Klinische Vorlesungen Über Psychiatrie auf Wissenschaftlichen Grundlagen für Studirende und Aerzte, Juristen und Psychologen*, Wien: Wilhelm Braumüller, 1890.

30. Idem, *Psychiatry...*, p. 272.

31. Ibidem, p. 153.

32. Ver Eduard von Hartmann [1884], *Philosophy of the Unconscious: Speculative Results According to the Inductive Method of Physical Science*, transl. by William Chatterton Coupland, New York: Harcourt, Brace, 1931.

33. Em palestras, Meynert citava Schopenhauer, ao passo que propunha a ideia de que nossas percepções e associações eram enevoadas, coloridas, dirigidas e transformadas por uma força corporal interna, um "impulso da Vontade". T. Meynert, *Klinische Vorlesungen...*, p. 119. Ver também T. Meynert, *Psychiatry...*, p. 183.

34. O termo que Meynert utilizava, *Abwehr* (defesa), era o mesmo utilizado por Freud. T. Meynert, *Klinische Vorlesungen...*, p. 227-278. Sobre esse tema, sou grato ao excelente trabalho de William McGrath, que fez esse apontamento: ver W. McGrath, *Freud's Discovery of Psychoanalysis: The Politics of Hysteria*, Ithaca: Cornell University Press, 1986, p. 142-149.

35. Ver T. Meynert, *Psychiatry...*, p. 175-76; T. Meynert, *Klinische Vorlesungen...*, p. 228.

36. William James, *The Principles of Psychology*, New York: Henry Holt, 1890, p. 80.

37. Sobre a recepção de Exner e Meynert, ver A. Hirschmüller, *The Life and Work...*, p. 341; E. Lesky, op. cit., p. 338 e 494.

38. Ver Peter Michael Harman, *Energy, Force, and Matter: The Conceptual Development of Nineteenth-Century Physics*, Cambridge: Cambridge University Press, 1982.

39. Ver E. Du Bois-Reymond [1872], Über die grenzen des Naturerkennens: die sieben Welträthsel zwei Vorträge, *Reden von Emil Du Bois-Reymond*, Leipzig: Veit, 1886, p. 105-130. (Trad. inglesa: The Limits of Our Knowledge of Nature, *The Popular Science Monthly*, v. 5, 1874, p. 17-32.)

40. Ibidem, p. 381-411. (Trad. inglesa: The Seven World-Problems, op. cit., v. 20, 1882, p. 432-447.)

41. Ver Gustav Theodor Fechner [1836], *The Little Book of Life After Death*, transl. by Mary C. Wadsworth, Boston: Little Brown, 1905.

42. Idem, Über das Lustprinzip des Handelns, *Zeitschrift für Philosophie und philosophische Kritik*, Band 19, 1848, p. 1-30, 163-194. Ver também: M. Marshall, Physics, Metaphysics and Fechner's Psychophysics, em W.R. Woodward; M.G. Ash (eds.), op. cit., p. 65-87. Ver também o clássico: Edwin G. Boring, *A History of Experimental Psychology*, New York: Appleton-Century-Crofts, 1957, p. 275-296.

43. Ver G.T. Fechner, *Nanna, oder, Über das Seelenleben der Pflanzen*, Leipzig: Leopold Voss, 1848.

44. Se a diferença entre dois estímulos fosse proporcionalmente constante, alegava ele, a percepção dessa diferença seria a mesma. Assim, a percepção humana da diferença entre 1 e 100 unidades de toque era para ser a mesma que a diferença entre 2 e 200, 3 e 300 etc. Desse modo, Weber esperava oferecer à percepção interna uma relação matemática precisa com a estimulação sensorial externa e criar um fundamento para a investigação psicológica.

Notas

45. Idem [1860], *Elements of Psychophysics*, transl. by H.E. Adler, New York: Holt, Rinehart and Winston, 1966.

46. Ibidem, p. xxviii.

47. Ibidem, p. 199.

48. Ibidem, p. 205-206, 208.

49. Ver Ernst Mach, Lectures on Psychophysics: Conclusion (1863), em J.T. Blackmore (ed.), *Ernst Mach – A Deeper Look: Documents and New Perspectives*, Dordrecht: Kluwer Academic, 1992, p. 111-114.

50. Ver A. Hirschmüller, *The Life and Work...*, p. 39-40. Ver também a carta de Breuer a Brentano: p. 247-255.

51. Ernst Heinrich Philipp August Haeckel, *The Riddle of the Universe at the Close of the Nineteenth Century*, transl. by Joseph McCabe, New York: Harper & Brothers, 1900, p. 20-21.

52. H. von Helmholtz, The Recent Progress of the Theory of Vision, em R. Kahl (ed.), op. cit., p. 168-169; idem, The Facts of Perception, em R. Kahl (ed.), op. cit., p. 369. A expressão para "inferência inconsciente", em alemão, é "unbewusster Schluss".

53. Idem, *Handbuch der Physiologischen Optik*, Leipzig: Leopold Voss, 1867, p. 430, 447-449. (Trad. inglesa: Helmholtz's Treatise on Physiological Optics, em James Powell Cocke Southhall (ed.), *The Optical Society of America*, 1925, p. 10-12; idem, The Recent Progress in the Theory on Vision, em R. Kahl (ed.), op. cit., p. 213-217.

54. Outros procuraram minimizar o trabalho de Helmholtz como apenas um novo termo para a associação passiva de ideias por hábito. E, de fato, por vezes Helmholtz pode ter feito parecer como se assim fosse. Ver H. von Helmholtz, Helmholtz's Treatise on Physiological Optics, op. cit., p. 26. Sobre a tentativa helmholtziana de decompor a inferência inconsciente num processo de associação, ver G. Hatfield, *The Natural and the Normative: Theories of Spatial Perception from Kant to Helmholtz*, Cambridge: MIT Press, 1990, p. 204.

55. Ver H. von Helmholtz, The Facts of Perception, em R. Kahl (ed.), op. cit., p. 384-385.

56. Ver Wilhelm Maximilian Wundt [1873-74], *Principles of Physiological Psychology*, v. 1, transl. by Edward Bradford Titchener, London: Swan Sonnenschein, 1904, p. 102-103. (Trad. alemã: *Grundzüge der physiologischen Psychologie*, Leipzig: Wilhelm Engelmann.) Embora inicialmente Wundt tratasse "psicofísica" como sinônimo de "psicologia fisiológica", logo surgiria uma confusão terminológica, na medida em que "psicologia fisiológica" era termo utilizado para fazer referêcia tanto à psicofísica quanto ao seu oposto, isto é, a tentativa de reduzir a psicologia à fisiologia.

57. Carl Stumpf, Hermann von Helmholtz and the New Psychology, *The Psychological Review*, v. 2, 1895, p. 1-12.

58. Ver S. Freud, Gehirn, em Mark Solms; Michael Saling (eds.), *A Moment of Transition: Two Neuroscientific Articles by Sigmund Freud*, London: Karnac, 1990, p. 41, 62.

59. Ibidem, p. 62-63. Os estudiosos concordam que essa passagem marca uma rejeição do epifenomenalismo e do monismo redutor. Depois disso, discordam. Silverstein via Freud adotando um interacionismo mente-cérebro. Ver Brian Silverstein, Freud's Psychology and Its Organic Foundation: Sexuality and Mind-Body Interactionism, *Psychoanalytic Review*, v. 72, 1985, p. 23-28. Solms e Saling argumentam que Freud adotou um modelo puramente psicológico e dinâmico, baseado no paralelismo psicofísico, que acredito ser mais do que pode ser concluído a partir desse texto. Ver o seguinte ensaio dos autores: Significance of "Gehirn" for Psychoanalysis, em M. Solms; M. Saling (eds.), op. cit., p. 94.

60. Ver S. Freud, Gehirn, op. cit., p. 63-65.

61. Ver Johann Friedrich Herbart, *A Textbook in Psychology: An Attempt to Found the Science of Psychology on Experience, Metaphysics, and Mathematics*, transl. by Margaret K. Smith, New York: D. Appleton, 1891, p. 12-13.

62. Siegfried e Suzanne Bernfeld descobriram isso, tal como reportado em: E. Jones, *The Life and Work...*, v. 1, p. 374. (Trad. bras.: *A Vida e a Obra...*, v. 1, p. 374.) Na Universidade de Viena, no entanto, a partir de Franz Brentano, ele recebeu uma apreciação muito desfavorável da obra de Herbart. A dimensão da influência de Herbart sobre Freud é controversa. Dentre os que enfatizam a conexão está Maria Dorer: M. Dorer, *Historische Grundlagen der Psychoanalyse*, Leipzig: Hirschfeld, 1932. Isso foi retomado por outros como Ernest Jones, Didier Anzieu e, mais recentemente, Rosemarie Sand: "The Unconscious: What Freud Learned in High School" – estudo apresentado no Instituto de História da Psiquiatria, Weill Medical College, em Cornell, no dia 6 de outubro de 2004. Contra esses entusiastas situam-se Peter Amacher e William McGrath, que acredito serem mais convincentes.

63. Sobre Freud e Hering, ver S. Freud, Freud and Ewald Hering, *The Complete Psychological Works...*, v. 14, p. 205. Sobre Breuer e Hering, ver A. Hirschmüller, *The Life and Work...*

64. Ver S. Freud; E. Silberstein, op. cit., p. 49, 84, 118-120. Em 1883, Freud contou a Martha que Helmholtz era um de seus "ídolos". Citado em: E. Jones, *The Life and Work...*, v. 1, p. 41. (Trad. bras.: *A Vida e a Obra...*, v. 1, p. 54.)

65. Esse foi um dos três cursos que Freud fez com Exner. Ver S. Bernfeld, Sigmund Freud, M.D., 1882-1885, *International...*, p. 204-217. Sobre o repúdio de Exner a essa empreitada, ver Valerie D. Greenberg, *Freud and His Aphasia Book: Language and the Sources of Psychoanalysis*, Ithaca: Cornell University Press, 1997, p. 131-134.

66. Ver S. Freud, Aphasie, em M. Solms; M. Saling (eds.), op. cit., p. 31-37.

67. Idem [1891], *On Aphasia: A Critical Study*, New York: International Universities, 1953. (Trad. bras.: *Sobre a Concepção das Afasias*, trad. E.B. Rossi, Belo Horizonte:

Autêntica, 2013. [Col. Obras Incompletas de Sigmund Freud.])

68. As afasias eram uma arena assustadora para Freud defender essa ideia. Depois do trabalho pioneiro de Carl Wernicke e Paul Broca, parecia que um modelo estritamente anatômico havia fornecido localizações precisas para a fala e a linguagem. Para abandonar essa linha de pensamento, Freud se voltou para o trabalho de seus amigos Sigmund Exner e Josef Paneth, que haviam mostrado que cortar o córtex circundante de um centro cerebral tem o mesmo efeito que removê-lo inteiramente. Será que essas regiões cerebrais eram realmente centros, ou apenas conexões para uma atividade mais global? Freud votou a favor da segunda.

69. S. Freud, *On Aphasia*..., p. 54-55.

70. Ver W.M. Wundt, *Principles of Physiological*..., p. 308.

71. S. Freud, *On Aphasia*..., p. 56, 61.

72. Ver John Hughlings Jackson, Remarks on Evolution and Dissolution of the Nervous System, em James Taylor (ed.), *Selected Writings of John Hughlings Jackson*, v. 2, New York: Basic, 1958, p. 76-118.

73. Ver J.M. Masson (ed.), op. cit., p. 129. (Trad. bras.: op. cit., p. 130.)

74. Ibidem, p. 136. (Trad. bras.: p. 137.)

75. S. Freud, Project for a Scientific Psychology, *The Complete Psychological Works*..., *v. 1*, p. 295. (Trad. bras.: Osmyr Faria Gabbi Jr., Projeto de uma Psicologia, *Notas a Projeto de uma Psicologia: As Origens Utilitaristas da Psicanálise*, Rio de Janeiro: Imago, 2003.)

76. Ver Harry Trosman; Roger Dennis Simmons, The Freud Library, *Journal of the American*..., v. 11, 1973, p. 646-687.

77. Breuer escreveu a August Forel em 1907 e afirmou que a "ideia da significância etiológica das ideias afetivas" era dele próprio, ao passo que a noção de uma "conversão de excitação afetiva" era de Freud. Ver P.F. Cranefield, *Josef Breuer's Evaluation*..., p. 319-322.

78. Ver S. Freud, Letter to Josef Breuer, *The Complete Psychological Works*..., *v. 1*, p. 147. Ver também: J. Breuer; S. Freud, Studies on Hysteria, *The Complete Psychological Works*..., *v. 2*, p. 86, 201; S. Freud, The Neuro-Psychoses of Defence, *The Complete Psychological Works*..., *v. 3*, p. 60-61.

79. Ver S. Freud, Project for a Scientific Psychology, *The Complete Psychological Works*..., *v. 1*, p. 309.

80. Ibidem, p. 311. Esse palpite provavelmente saiu dos diálogos apaixonados de Freud com Wilhelm Fliess, um médico que acreditava piamente na periodicidade de todos os fenômenos naturais.

81. Ibidem, p. 322-27, 340, 360-361.

82. Ver J.M. Masson (ed.), op. cit., p. 146. (Trad. bras.: op. cit., p. 147.)

83. Ibidem, p. 152. (Trad. bras.: p. 153.)

84. Ver J. Breuer; S. Freud, Studies on Hysteria, *The Complete Psychological Works*..., *v. 2*, p. 185.

85. Ver J.M. Masson (ed.), op. cit., p. 172, 216. (Trad. bras.: op. cit., p. 173, 217.) Nessa passagem, ele se referia ao amigo de Ribot, Hippolyte Taine, cuja obra *L'Intelligence* (A Inteligência) "veio extraordinariamente a calhar" para Freud. Sobre Taine e Freud, ver G.J. Makari, In the Eye of the Beholder: Helmholtzian Perception and the Origins of Freud's 1900 Theory of Transference, *Journal of the American*..., v. 42, 1994, p. 549-580.

86. J.M. Masson (ed.), op. cit., p. 180, 208. (Trad. bras.: op. cit., p. 209.)

87. Ibidem, p. 219. (Trad. bras.: p. 220.)

88. S. Freud, The Interpretation of Dreams, *The Complete Psychological Works of Sigmund Freud, SE, v. 4: The Interpretation of Dreams I* (1900), transl. by J. Strachey, London: Hogarth, 1953-1974, p. xxvi. (Trad. bras.: S. Freud, *Obras Completas, v. 4: A Interpretação dos Sonhos I* [1900], trad. P.C. de Souza, São Paulo: Companhia das Letras, 2019, p. 19.)

89. Do francês: "paraísos artificiais". (N. da T.)

90. Sobre a continuidade entre a autoanálise de Freud e a autoexploração de hipnotistas como Forel, Vogt e outros, ver Andreas Mayer, La Spécificité de l'auto-analyse freudienne: Un expérimentalisme sans laboratoire, *Psychiatrie, Sciences Humaines, Neurosciences*, v. 16, p. 23-33.

91. Ver J.M. Masson (ed.), op. cit., p. 202. (Trad. bras.: op. cit., p. 203.)

92. Ibidem, p. 243. (Trad. bras.: p. 244.)

93. Ver, por exemplo: S. Freud, The Interpretation of Dreams, op. cit., p. 317. Sou grato a Patrick Mahoney por esse lampejo: Ver P. Mahoney, Psychoanalysis: The Writing Cure, em André Haynal; Ernst Falzeder (eds.), *100 Years of Psychoanalysis: Contributions to the History of Psychoanalysis*, Geneva: Cahiers Psychiatriques Genevois, 1994, p. 101-120.

94. Ver J.M. Masson (ed.), op. cit., p. 270. (Trad. bras.: op. cit., p. 271.)

95. Ibidem, p. 272. (Trad. bras.: p. 273.) Notem que, nessa época, Freud estava fazendo uma observação acerca da psicologia normal, não da neurose. Sobre Freud e o fascínio de sua cultura pela Antiguidade, ver Richard H. Armstrong, *A Compulsion for Antiquity: Freud and the Ancient World*, Ithaca: Cornell University Press, 2005. Sobre o engajamento de Freud com o grande drama de Sófocles, ver Peter L. Rudnytsky, *Freud and Oedipus*, New York: Columbia University Press, 1987.

96. Ver J.M. Masson (ed.), op. cit., p. 268. (Trad. bras.: op. cit., p. 269.)

97. Ibidem, p. 300. (Trad. bras.: p. 301.)

98. Ver, por exemplo, as publicações científicas sobre o assunto listadas em: Howard Crosby Warren; Livingston Farrand (eds.), *The Psychological Index*, v. 1, Princeton: Psychological Review, 1894-1895, p. 40-41; ibidem, v. 2, p. 43-44; ibidem, v. 3, p. 69-71.

Notas

99. S. Freud, The Interpretation of Dreams, op. cit., p. 90. (Trad. bras.: op. cit., p. 123.)

100. Ibidem, p. 40-41, 222. (Trad. bras.: p. 57, 69-70, 88, 264.) Ver também: W.M. Wundt, *Outlines of Psychology*, transl. by Charles Hubbard Judd, Leipzig: Wilhelm Engelmann, 1897, p. 272-274.

101. Ver S. Freud, The Interpretation of Dreams, op. cit., p. 36. (Trad. bras.: op. cit., p. 60.)

102. Ibidem, p. 41-42. (Trad. bras.: p. 70.)

103. J.M. Masson (ed.), op. cit., p. 417. (Trad. bras.: op. cit., p. 418.)

104. Ver S. Freud, The Interpretation of Dreams, op. cit., p. 101.

105. Ibidem, p. 107-118, 121, 126.

106. Ibidem, p. 142. (Trad. bras.: p. 179.)

107. Ibidem, p. 283, 305-307.

108. Ibidem, p. 145. (Trad. bras.: p. 182.)

109. Em sua "Autobiografia", Freud admitiria abertamente: "Sempre fui receptivo às ideias de G.T. Fechner, e apoiei-me nesse pensador em alguns aspectos importantes". Ver S. Freud, An Autobiographical Study, *The Complete Psychological Works...*, v. 20, p. 59. (Trad. bras.: Autobiografia, *Obras Completas*, v. 16, p. 148.) O interesse de Freud em Fechner datava de sua juventude. Em 1874, fez pesquisas acerca dos ensinamentos de Fechner e, em 1879, relatou ter lido os ensaios desse "grande filósofo e talento". Ver S. Freud; E. Silberstein, op. cit., p. 66, 71, 175.

110. Ver J.M. Masson (ed.), op. cit., p. 299. (Trad. bras.: op. cit., p. 300.)

111. Os itálicos são do médico vienense. Ver S. Freud, The Interpretation of Dreams, *The Complete Psychological Works of Sigmund Freud, SE, v. 5: The Interpretation of Dreams II and On Dreams (1900-1901)*, transl. by J. Strachey, London: Hogarth, 1953-1974, p. 536. (Trad. bras.: *Obras Completas, v. 4*, p. 591.)

112. Freud nunca iria abandonar essa ideia. Mesmo tardiamente, em 1925, um aluno seu desapontou-se ao ver o professor atacando as suas propostas teóricas por não estarem relacionadas com "leis operativas no interior do universo físico". Ver Trigant Burrow, *A Search for Man's Sanity: The Selected Letters of Trigant Burrow*, ed. by William E. Galt et al., New York: Oxford University Press, 1958, p. 95.

113. S. Freud, The Interpretation of Dreams, *The Complete Psychological Works...*, v. 5, p. 536. (Trad. bras.: *Obras Completas, v. 4*, p. 591-592.) Ver também: *The Complete Psychological Works...*, v. 4, p. 48.

114. Idem, The Interpretation of Dreams, *The Complete Psychological Works...*, v. 5, p. 536. Ver também: *The Complete Psychological Works...*, v. 4, p. 48. Sobre a influência de Fechner sobre Freud, ver Sigmund Freud; Ludwig Binswanger, *The Sigmund Freud-Ludwig Binswanger*

Correspondence, 1908-1938, ed. by Gerhard Fichtner, transl. by Arnold J. Pomerans; Tom Roberts, New York: Other, 2003, p. 176-179.

115. Ver S. Freud, The Interpretation of Dreams, *The Complete Psychological Works...*, v. 5, p. 540-542.

116. Freud citou a obra de Kant sete vezes em *A Interpretação dos Sonhos*. Anos depois, para Binswanger, ele iria equiparar o seu inconsciente com a *Ding an Sich* (coisa em si) kantiana. Ver L. Binswanger, *Sigmund Freud: Reminiscences of a Friendship*, New York/London: Grune and Stratton, 1957, p. 9.

117. Ver S. Freud, The Interpretation of Dreams, *The Complete Psychological Works...*, v. 4, p. 157. A necessidade que Freud sentia de tornar a sua regra universal levou-o a explicar sonhos contrários ao desejo como sendo motivados pelo *desejo* de contrariar o analista. Isso é tanto uma noção inicial de transferência quanto uma primeira indicação da capacidade de tendenciosidade no raciocínio freudiano. Ellenberger salientou que Fechner, utilizando o princípio de prazer, empregava a mesma lógica: H.F. Ellenberger, Fechner and Freud, *Bulletin of the Menninger Clinic*, v. 20, p. 201-214.

118. Isso ecoava a "doutrina da retrogressão 'funcional'" de John Hughlings Jackson. Ver J.H. Jackson, op. cit., p. 87.

119. Ver S. Freud, The Interpretation of Dreams, *The Complete Psychological Works...*, v. 5, p. 565-566. (Trad. bras.: *Obras Completas, v. 4*, p. 330.)

120. Ver J.M. Masson (ed.), op. cit., p. 325, 329. (Trad. bras.: op. cit., p. 330.)

121. S. Freud, The Interpretation of Dreams, *The Complete Psychological Works...*, v. 5, p. 616. (Trad. bras.: *Obras Completas, v. 4*, p. 677.)

122. Ibidem, p. 613. (Trad. bras.: p. 673.)

123. Sobre a história inicial do conceito de transferência, ver Nathan M. Kravis, The "Prehistory" of the Idea of Transference, *International Review...*, v. 19, 1992, p. 9-22; ver também: G.J. Makari, A History of Freud's First Concept of Transference, op. cit., p. 415-432.

124. S. Freud, The Interpretation of Dreams, *The Complete Psychological Works...*, v. 5, p. 562-564. (Trad. bras.: S. Freud, *Obras Completas, v. 4*, p. 622.)

125. Ver Theodor Lipps, *Grundtatsachen des Seelenlebens*, Bonn: Cohen, 1883, p. 87-95. Sobre a noção lippsiana de transferência, ver G.J. Makari, In the Eye of the Beholder, *Journal of the American...*, v. 42, 1994, p. 549-580.

126. S. Freud, The Interpretation of Dreams, *The Complete Psychological Works...*, v. 5, p. 608. (Trad. bras.: *Obras Completas, v. 4*, p. 669.)

[3] **O MATRIMÔNIO INFELIZ ENTRE PSIQUÊ E EROS**

1. Apuleius, *The Golden Ass*, transl. by J. Lindsay, Bloomington: Indiana University Press, 1960, p. 108. (Trad.

bras.: *O Asno de Ouro*, trad. Ruth Guimarães, São Paulo: Cultrix, p. 86; trad. modificada.)

2. Ver J. Breuer; S. Freud, Studies on Hysteria, *The Complete Psychological Works...*, *v. 2*, p. 259-260.

3. Do francês: "uma coisa genital". (N. da T.)

4. Ver Adolf Baginsky, *Handbuch der Schulhygiene: Zum Gebrauche für Arzte, Sanitätsbeamte, Lehrer, Schulvorstände und Techniker*, Berlin: Denicke, 1877. Sobre Baginsky, Kassowitz e Freud, ver Carlo Bonomi, Why Have We Ignored Freud the "Paediatrician"? The Relevance of Freud's Paediatric Training for the Origins of Psychoanalysis, em A. Haynal; E. Falzeder (eds.), op. cit., p. 55-99.

5. Há sérios debates acerca de em que medida as noções freudianas de trauma sexual emergiram de suas experiêcias com pacientes, e do quanto eram sugestionadas por Freud aos pacientes.

6. W. Fliess, Les Réflexes d'origine nasale, *Archives Internationales de Laryngologie, Otologie, Rhinologie et Broncho-Oesophagascopie*, v. 6, 1893, p. 266-269. Ele escreveu sobre *Les Abus sexuels* (Abusos Sexuais) na p. 268. Por vezes, Freud referiu-se à etiologia sexual como "a nossa fórmula etiológica", indicando a íntima cooperação com Fliess. Ver J.M. Masson (ed.), op. cit., p. 45. (Trad. bras.: op. cit., p. 45.)

7. Ver George Miller Beard, *Sexual Neurasthenia: Its Hygiene, Causes, Symptoms, and Treatment*, New York: A.D. Rockwell, 1884, p. 127.

8. Ver G.J. Makari, Between Seduction and Libido: Sigmund Freud's Masturbation Hypotheses and the Realignment of His Etiologic Thinking, 1897-1905, *Bulletin of the History...*, v. 72, 1998, p. 638-662.

9. Ver J.M. Masson (ed.), op. cit., p. 66. (Trad. bras.: op. cit., p. 66.)

10. Ibidem, p. 74. (Trad. bras.: p. 74.)

11. Ibidem, p. 76-78. (Trad. bras.: p. 76-78.)

12. Ver F. Merkel, *Beitrag zur Casuistik der Castration bei Neurosen*, Nürnberg: Kaiser Wilhelms-Universität Strassburg, 1887.

13. Ver S. Freud, On the Grounds for Detaching a Particular Syndrome from Neurasthenia Under the Description "Anxiety Neurosis", *The Complete Psychological Works...*, *v. 3*, p. 87-115. (Trad. bras.: Sobre os Fundamentos Para Destacar da Neurastenia uma Síndrome Específica Denominada "Neurose de Medo", *Obras Psicológicas Completas, v. 3*, trad. modificada.) Sobre a aprovação de Breuer, ver suas cartas a Fliess de 16 e 24 de outubro de 1895, reproduzidas em: A. Hirschmüller, *The Life and Work...*, p. 316-318.

14. Sobre a abstinência sexual de Freud, ver J.M. Masson (ed.), op. cit., p. 54. (Trad. bras.: op. cit., p. 54.) Sobre a sua abstinência de charutos, ver p. 84-87. (Trad. bras.: p. 84-87.) Parece que Sigmund e Martha Freud pararam de ter uma vida sexual depois do nascimento do sexto filho, em 1895; em 1911, Freud fez alusão ao óbito sexual de seu casamento, contando a Emma e Carl Jung que o casamento estava "há muito 'amortizado'". Ver S. Freud; C.G. Jung, *The Freud/Jung Letters: The Correspondence Between Sigmund Freud and C.G. Jung*, ed. by William McGuire, transl. by Ralph Manheim; R.F.C. Hull, Cambridge: Harvard University Press, 1988, p. 456. (Trad. bras.: *Freud/Jung: Correspondência Completa*, org. W. McGuire, trad. Leonardo Fróes; Eudoro Augusto Maciera de Souza, Rio de Janeiro: Imago, 1993, p. 520.) No entanto, de acordo com Peter Swales, há razões para acreditar que Freud teve um caso com a cunhada, Minna Bernays, que teve início por volta de 1898. Ver Franz Maciejewski, Freud, His Wife, and His "Wife", *American Imago*, v. 63, 2006, p. 497-506.

15. J.M. Masson (ed.), op. cit., p. 77. (Trad. bras.: op. cit., p. 77.)

16. Em 1882, Koch descobriu o bacilo da tuberculose e, um ano depois, o bacilo da cólera. Essas descobertas extraordinárias levaram à tomada das amplas medidas em saúde pública, de modo que, enquanto em 1873 o número de austríacos que morreram de cólera havia sido de 106.441, apenas 1.288 morreram em razão da doença em 1886. Ver E. Lesky, op. cit., p. 259-60.

17. Ver Claude Quétel, *History of Syphilis*, Baltimore: Johns Hopkins University Press, 1990. Ver também: John Thorne Crissey et al., *The Dermatology and Syphilogy of the Nineteenth Century*, New York: Praeger, 1981.

18. Ver R. Harris, op. cit., p. 103-104, 139-140.

19. Sobre o poder exercido pela teoria dos germes no pensamento de Freud, ver Kay Codell Carter, Germ Theory, Hysteria, and Freud's Early Work in Psychopathology, *Medical History*, v. 24, 1980, p. 259-274.

20. J.M. Masson (ed.), op. cit., p. 44. (Trad. bras.: op. cit., p. 44.)

21. Ver Leopold Löwenfeld, Über die Verknüpfung neurasthenischer und hysterischer Symptome in Anfallsform nebst Bemerkungen über die Freudsche Angstneurose, *Münchener Medizinische Wochenschrift*, Band 42, 1895, p. 121-139. Ele acreditava que uma disposição neuropática, somada a uma série de influências do ambiente – incluindo influências sexuais –, causavam tanto a neurastenia quanto a histeria.

22. Ver S. Freud, A Reply to Criticisms of My Paper on Anxiety Neurosis, *The Complete Psychological Works...*, *v. 3*, 1895, p. 123-139. (Trad. bras.: Uma Réplica às Críticas do Meu Artigo Sobre Neurose de Medo, *Obras Psicológicas Completas, v. 3*; trad. modificada.)

23. Ver J.M. Masson (ed.), op. cit., p. 144. (Trad. bras.: op. cit., p. 145.) Para a hipótese de uma sedução precoce, ver também: S. Freud, Project for a Scientific Psychology, *The Complete Psychological Works...*, *v. 1*, p. 356-357.

Notas

24. Ver Johann Ludwig Casper, *A Handbook of the Practice of Forensic Medicine: Based upon Personal Experience*, transl. by George William Balfour, London: New Sydenham Society, 1861-1865, p. 283.

25. Ver Ambroise Tardieu, Étude médico-légale sur les sévices et mauvais traitements exercés sur des enfants, *Annales d'hygiène publique et de médicine légale*, v. 13, 1860, p. 361-398. Ver, especialmente, o caso de Adelina Defert, p. 377-389. Esse artigo foi debatido em: J.M. Masson, *The Assault on Truth: Freud's Suppression of the Seduction Theory*, New York: Farrar, Straus and Giroux, 1984, p. 14-27.

26. Ver R. Harris, op. cit., p. 95.

27. S. Freud, Project for a Scientific Psychology, *The Complete Psychological Works...*, *v. 1*, p. 356. Ver também: J.M. Masson (ed.), *The Complete Letters...*, p. 187-190. (Trad. bras.: *A Correspondência...*, p. 280-282.) A tradução de Strachey para o termo alemão *nachträglich*, ou *Nachträglichkeit*, é fonte de controvérsia. Ver Jean Laplanche; Jean-Bertrand Pontalis, *The Language of Psycho-Analysis*, New York/London: W.W. Norton, 1967, p. 111-114.

28. Ver S. Freud, Heredity and the Aetiology of the Neuroses, *The Complete Psychological Works...*, *v. 3*, 1896, p. 143-156. (Trad. bras.: A Hereditariedade e a Etiologia das Neuroses, *Obras Psicológicas Completas, v. 3.*); idem, The Aetiology of Hysteria, *The Complete Psychological Works...*, *v. 3*, p. 191-221. (Trad. bras.: A Etiologia da Histeria, *Obras Psicológicas Completas, v. 3.*); S. Freud, The Neuro-Psychoses of Defence, *The Complete Psychological Works...*, *v. 3*, p. 162-185.

29. Ver Frank Jones Sulloway, *Freud, Biologist of the Mind: Beyond the Psychoanalytic Legend*, Cambridge: Harvard University Press, 1992, p. 87-88.

30. Ver duas reportagens de jornal reproduzidas em F.J. Sulloway, op. cit., p. 507-509. Como indicado aqui, a noção de que Breuer ficou horrorizado com a ideia de causação sexual é certamente um mito. Ver também a carta de Breuer para Forel reproduzida em: P.F. Cranefield, *Josef Breuer's Evaluation...*, p. 319-322.

31. J.M. Masson (ed.), *The Complete Letters...*, p. 151. (Trad. bras.: *A Correspondência...*, p. 152.)

32. Embora Breuer insistisse que as opiniões freudianas sobre a sexualidade estavam enraizadas na experiência clínica, ele acrescentou: [Freud tem] "uma necessidade física que, na minha opinião, leva à generalização excessiva. Pode haver, além disso, um desejo d'*épater le bourgeois* [chocar a sociedade]". Ver P.F. Cranefield, *Josef Breuer's Evaluation...*, p. 319.

33. Ver J.M. Masson (ed.), *The Complete Letters...*, p. 184. (Trad. bras.: *A Correspondência...*, p. 185.)

34. Ibidem, p. 187-190. (Trad. bras.: p. 188-191.)

35. Sobre a história da sexologia, ver Vern L. Bullough, *Science in the Bedroom: A History of Sex Research*, New York: Basic, 1994. Ver também: Georges Lantéri-Laura, *Lecture des perversions: Histoire de leur appropriation médicale*, Paris: Masson, 1979.

36. Ver Karl Heinrich Ulrichs, *"Formatrix": Anthropologische Studien über mannmännliche Liebe*, Leipzig: Heinrich Matthes, 1865.

37. Ver Carl Friedrich Otto Westphal [1870], Die conträre Sexualempfindung: Symptom eines neuropathischen (psychopathischen) Zustandes, *Gesammelte Abhandlungen*, Berlin: August Hirschwald, 1892. Sobre Krafft-Ebing, ver Harry Oosterhuis, *Stepchildren of Nature: Krafft-Ebing, Psychiatry, and the Making of Sexual Identity*, Chicago: The University of Chicago Press, 2000. Ver também: R.I. Hauser, op. cit.; M.B. Jacobsen, op. cit, p. 111-118.

38. Ver R. von Krafft-Ebing, *Psychopathia sexualis: Eine klinisch-forensische Studie*, Stuttgart: Ferdinand Enke, 1886.

39. Comparar a primeira edição com R. von Krafft-Ebing [1903], *Psychopathia Sexualis with Especial Reference to the Antipathic Sexual Instinct: A Medico-Forensic Study*, transl. by F.S. Klaf, New York: Stein & Day, 1965.

40. Ver Jean-Martin Charcot, Valentin Magnan, Inversion du sens génital, *Archives de Neurologie*, v. 3, 1882, p. 53-60; v. 4, 1882, p. 296-322.

41. Ver R. von Krafft-Ebing, Neue Studien auf dem Gebiete der Homosexualität, *Jahrbuch für sexuelle Zwischenstufen*, v. 3, 1901, p. 1-36.

42. Sobre o caso "Ilma", ver Emese Lafferton, Hypnosis and Hysteria as Ongoing Processes of Negotiation: Ilma's Case from the Austro-Hungarian Monarchy, *History of Psychiatry*, v. 3, 2002, p. 177-197; v. 4, 2002, p. 305-327.

43. Ver R. von Krafft-Ebing [1888], *An Experimental Study in the Domain of Hypnotism*, transl. by Charles Gilbert Chaddock, New York: De Capo, 1982, p. 15.

44. Ver Albert von Schrenck-Notzing, *Die Suggestions-Therapie bei krankhaften Erscheinungen des Geschlechtssinnes mit besonderer Berücksichtigung der conträren Sexualempfindung*, Stuttgart: Ferdinand Enke, 1892. Ver também: idem, Un Cas d'inversion sexuelle amélioré par la suggestion hypnotique, em Edgar Bérillon (éd.), *Premier congrès international de l'hypnotisme expérimental et thérapeutique*, Paris: Octave Doin, 1889, p. 319-322.

45. Ver A. von Schrenck-Notzing [1892], *Therapeutic Suggestion in Psychopathia Sexualis*, transl. by C.G. Chaddock, Philadelphia: F.A. Davis, 1895, p. v-xi.

46. Ibidem, p. x-xi, 168-164, 193.

47. Ver Emil Kraepelin, *Psychiatry: A Textbook for Students and Physicians*, Canton: Science History, 1899, p. 421-423.

48. Ver G.J. Makari, Towards Defining the Freudian Unconscious: Seduction, Sexology and the Negative of Perversion (1896-1905), *History of Psychiatry*, v. 8, 1997, p. 459-485.

49. Ver A. von Schrenck-Notzing, *Therapeutic...*, p. 126-135, 153, 175-178.

50. Ver R. Krafft-Ebing, *Psychopathia Sexualis with Especial...*, p. 369-371.

51. Ver S. Freud, The Aetiology of Hysteria, *The Complete Psychological Works...*, v. 3, p. 208-209. Ver também: J.M. Masson (ed.), *The Complete Letters...*, p. 37. (Trad. bras.: J.F. Masson [ed.], *A Correspondência...*, p. 38.)

52. Ver J.M. Masson (ed.), *The Complete Letters...*, p. 219. (Trad. bras.: p. 220.)

53. Embora o incesto pai-filho tenha sido discutido por especialistas forenses como Casper, raras vezes foi mencionado como uma etiologia da perversão. Há uma literatura robusta acerca da hipótese ou teoria freudianas da sedução. Ver, por exemplo: Han Israëls; Morton Schatzman, The Seduction Theory, *History of Psychiatry*, v. 4, 1993, p. 23-59; Rachel Blass; Bennett Simon, Freud on His Own Mistake(s): The Role of Seduction in the Etiology of Neurosis, *Psychiatry and the Humanities*, v. 12, 1992, p. 160-183; G.J. Makari, The Seductions of History: Sexual Trauma in Freud's Theory and Historiography, *International Journal...*, v. 79, 1998, p. 857-869.

54. Ver J.M. Masson (ed.), *The Complete Letters...*, p. 210, 212. (Trad. bras.: p. 211, 213.) Sobre o trauma disfarçado de "pseudo-hereditariedade", ver também: S. Freud, The Aetiology of Hysteria, *The Complete Psychological Works...*, v. 3, p. 209.

55. Ver J.M. Masson (ed.), *The Complete Letters...*, p. 212.

56. Ibidem, p. 213. (Trad. bras.: p. 213.)

57. Ibidem, p. 227. (Trad. bras.: p. 228.)

58. Essa equação foi expandida para vincular as perversões com todos os neuróticos. Ver, por exemplo: S. Freud, Fragment of an Analysis of a Case of Hysteria, *The Complete Psychological Works of Sigmund Freud*, SE, v. 7: *A Case of Hysteria, Three Essays on Sexuality and Other Works (1901-1905)*, transl. by J. Strachey, London: Hogarth, 1953-1974, p. 50. (Trad. bras.: Análise Fragmentária de uma Histeria, *Obras Completas, v. 6: Três Ensaios Sobre a Teoria da Sexualidade, Análise Fragmentária de uma Histeria [O Caso Dora] e Outros Textos [1901-1905]*, trad. P.C. de Souza, São Paulo: Companhia das Letras, 2016.) Ver G.J. Makari, Towards Defining the Freudian Unconscious: Seduction, Sexology and the Negative of Perversion (1896-1905), op. cit., p. 459-485.

59. Sobre o interessante papel de Gattel, ver Ludger Hermanns, Michael Schröter, Felix Gattel (1870-1904): Freud's First Pupil, Part I, *International Review...*, v. 19, 1992, p. 91-104. Ver também: F.J. Sulloway, op. cit., p. 513-515.

60. Ver F. Gattel, *Ueber die sexuellen Ursachen der Neurasthenie und Angstneurose*, Berlin: August Hirschwald, 1898, p. 47-48.

61. Ibidem, p. 25.

62. Ver F.J. Sulloway, op. cit., p. 513-515. O argumento de Sulloway é importante, porém, cumpre notar que Freud poderia ter descontado a incidência de histeria proveniente da amostra de Gattel, pois sua amostra era de pacientes psiquiátricos, não da população em geral.

63. Ver S. Freud, The Aetiology of Hysteria, *The Complete Psychological Works...*, v. 3, p. 207-209.

64. Ver J.M. Masson (ed.), *The Complete Letters...*, p. 264-266.

65. Ibidem, p. 265.

66. Ver, por exemplo: Charles Mauriac, Onanisme et excès vénériens, *Nouveau dictionnaire de médecine et de chirurgie pratiques*, éd. Sigismond Jaccoud, Paris: J.B. Baillière, 1879, p. 518; G.M. Beard, op. cit., p. 120; A. von Schrenck-Notzing, *Therapeutic...*, p. 150-153.

67. Ver J.M. Masson (ed.), *The Complete Letters...*, p. 274. Ver também: S. Freud; W. Fliess, *Sigmund Freud Briefe an Wilhelm Fliess, 1887-1904*, ed. by J.M. Masson; M. Schröter, Frankfurt: S. Fischer, 1986, p. 296. Nessa carta, Freud parece agarrar-se à sua noção de pseudo-hereditariedade, alegando que experiências sexuais precoces e uma nostalgia posterior formam o caráter degenerativo.

68. Ver J.M. Masson (ed.), *The Complete Letters...*, p. 275. (Edição alemã: S. Freud; W. Fliess, op. cit., p. 296.)

69. Devido às intensas fantasias a ela associadas, alguns sexólogos argumentavam que a masturbação era patológica e o intercurso, não. Ver, por exemplo: Hermann Rohleder, *Die Masturbation: Eine Monographie für Ärzte und Pädagogen*, Berlin: H. Kornfeld, 1899, p. 35, 170-171.

70. J.M. Masson (ed.), *The Complete Letters...*, p. 239. (Trad. bras.: p. 240.)

71. Ibidem, p. 279-280. O significado dessa passagem é obscurecido na tradução inglesa de Masson. Freud escreveu: "Daher etwa die Anästhesie der Frauen, die Rolle der Masturbation bei den zur Hysterie bestimmten Kindern und das Aufhören der Masturbation, wenn eine Hysterie daraus wird." S. Freud; W. Fliess, op. cit., p. 304. Assim, ele não falou em crianças "predispostas" à histeria, tal como consta na presente tradução – o que implicaria uma disposição hereditária –, mas sim em crianças "destinadas" ou "fadadas" a se tornarem indivíduos histéricos.

72. Ver J.M. Masson (ed.), *The Complete Letters...*, p. 287. (Trad. bras.: *A Correspondência...*, p. 288.)

73. Ibidem, p. 338. (Trad. bras.: p. 339.) Lewis e Landis listam um exemplar dessa reimpressão de Havelock Ellis (1898) nos espólios adquiridos por Columbia: Nolan D.C. Lewis; Carney Landis, Freud's Library, *Psychoanalytic Review*, v. 44, 1957, p. 327-354, #256. Essa reimpressão, no entanto, parece ter se perdido. Sobre a biblioteca de Freud, ver J. Keith Davies; Gerhard Fichtner, *Freud's Library: A Comprehensive Catalogue*, Tübingen: Discord, 2006.

74. H. Ellis, Hysteria in Relation to the Sexual Emotions, *The Alienist and Neurologist*, v. 19, 1898, p. 614.

Notas

75. Idem, Auto-Erotism: A Psychological Study, op. cit., p. 260, 273-274, 280-294.

76. Defendo que a reimpressão desse artigo na Coleção Freud da Universidade de Columbia foi, de fato, anotada por Freud. Ver G.J. Makari, Between Seduction and Libido: Sigmund Freud's Masturbation Hypotheses and the Realignment of His Etiologic Thinking, 1897-1905, op. cit., 1998, p. 638-662.

77. Freud atribuiu esse lampejo à sua autoanálise. Tomo o partido de Macmillan, que argumenta ser improvável que Freud tenha obtido tal conhecimento somente a partir da análise de seus próprios sonhos. Ver M. Macmillan, *Freud Evaluated: The Completed Arc*, Amsterdã: North-Holland, 1991, p. 286-287.

78. Ver J.M. Masson (ed.), *The Complete Letters...*, p. 390-391. (Trad. bras.: p. 391.)

79. Ibidem, p. 379. (Trad. bras.: p. 380.)

80. Ibidem, p. 398. (Trad. bras.: p. 399.)

81. Ibidem, p. 421. (Trad. bras.: p. 422.)

82. Ibidem, p. 427. (Trad. bras.: p. 428.)

83. Sobre a vida de Ida Bauer e seu meio social, ver H.S. Decker, *Freud, Dora, and Vienna 1900*, New York: The Free Press, 1992.

84. Do francês: "pequena histeria". (N. da T.)

85. Ver S. Freud, Fragment of an Analysis of a Case of Hysteria, op. cit., p. 24. (Trad. bras.: Análise Fragmentária de uma Histeria, op. cit., p. 200.)

86. Do alemão: "senhor". (N. da T.)

87. S. Freud, Fragment of an Analysis of a Case of Hysteria, op. cit., p. 28. (Trad. bras.: Análise Fragmentária de uma Histeria, op. cit., p. 201.)

88. Ibidem, p. 27. (Trad. bras.: p. 200.)

89. Ibidem, p. 50. (Trad. bras.: p. 228.)

90. Ibidem, p. 51. (Trad. bras.: p. 229.)

91. Ibidem, p. 50. (Trad. bras.: p. 229.)

92. Ibidem, p. 51. (Trad. bras.: p. 229.) A sucção do polegar havia sido associada, no discurso médico, tanto à masturbação quanto à histeria infantil. Ver K.C. Carter, Infantile Hysteria and Infantile Sexuality in Late Nineteenth-Century German-Language Medical Literature, *Medical History*, v. 27, 1983, p. 186-196.

93. Numa nota de rodapé, Freud acrescentou que esse reforço patogênico de amor edípico poderia vir de três maneiras, hipoteticamente: do "aparecimento precoce de verdadeiras sensações genitais, espontaneamente, ou provocadas por sedução ou masturbação". S. Freud, *The Complete Psychological Works...*, v. 7, p. 57. (Trad. bras.: Análise Fragmentária de uma Histeria, *Obras Completas, v. 6*, p. 237.)

94. Ibidem, p. 78-80. (Trad. bras.: p. 259-261.)

95. Ver R. Blass, Did Dora Have an Oedipus Complex? A Reexamination of the Theoretical Context of Freud's "Fragment of an Analysis", *Psychoanalytic Study of the Child*, v. 47, 1992, p. 159-187.

96. Ibidem, p. 76-78.

97. J.M. Masson (ed.), *The Complete Letters...*, p. 433-434. (Trad. bras.: *A Correspondência...*, p. 434.)

98. Ibidem, p. 434. (Trad. bras.: p. 435.)

99. W. Fliess, *Die Beziehungen zwischen Nase und weiblichen Geschlechtsorganen: In ihrer biologischen Bedeutung dargestellt*, Leipzig/Wien: Franz Deuticke, 1897, p. 213. (Trad. francesa: *Les Relations entre le nez et les organes génitaux de la femme: Présentées selon leurs significations biologiques*, Paris: Seuil, 1977, p. 255.)

100. Ver J.M. Masson (ed.), *The Complete Letters...*, p. 212. (Trad. bras.: *A Correspondência...*, p. 212.)

101. Ibidem, p. 465. (Trad. bras.: p. 466.)

102. Ibidem, p. 364. (Trad. bras.: p. 365.)

103. Ibidem, p. 229. (Trad. bras.: p. 230.)

104. Ibidem, p. 450. (Trad. bras.: p. 451.)

105. Ibidem, p. 447. (Trad. bras.: p. 448.)

106. Ver P.J. Swales, Freud, Fliess, and Fratricide: The Role of Fliess in Freud's Conception of Paranoia, em L. Spurling (ed.), op. cit., p. 302-29. Swales apresenta a fascinante hipótese de que o suicídio secreto do pai de Fliess foi o tópico que levou o médico berlinense a emitir sua réplica pungente.

107. Ver J.M. Masson (ed.), *The Complete Letters...*, p. 447. (Trad. bras.: *A Correspondência...*, p. 448.)

108. Ibidem, p. 450. (Trad. bras.: p. 451.)

109. Ver S. Freud, The Psychopathology of Everyday Life, *The Complete Psychological Works...*, v. 6, p. 1-279. (Trad. bras.: Psicopatologia da Vida Cotidiana, *Obras Completas, v. 5: Psicopatologia da Vida Cotidiana e Sobre os Sonhos* [1901], trad. P.C. de Souza, São Paulo: Companhia das Letras, 2021, p. 13-376.)

110. J.M. Masson (ed.), *The Complete Letters...*, p. 448. (Trad. bras.: *A Correspondência...*, p. 448-449.)

111. Ibidem, p. 450. (Trad. bras.: p. 451.)

112. Ibidem, p. 424. (Trad. bras.: p. 425.)

113. Ver, por exemplo: S. Freud, Introductory Lectures on Psychoanalysis, *The Complete Psychological Works of Sigmund Freud, SE, v. 16: Introductory Lectures on Psycho-Analysis, Part III* (1916-1917), transl. by J. Strachey, London: Hogarth, 1953-1974, p. 370. (Trad. bras.: *Obras Completas, v. 13: Conferências Introdutórias à Psicanálise* [1916-1917], trad. Sérgio Tellaroli, São Paulo: Companhia das Letras, 2014.)

114. Idem, Three Essays on the Theory of Sexuality, *The Complete Psychological...*, v. 7, p. 130-243. (Trad. bras.: Três Ensaios Sobre a Teoria da Sexualidade, *Obras Completas, v. 6*, p. 13-172.) Também irei me referir a uma tradução alternativa, por vezes menos eufemística: Idem [1905], *Three Contributions to the Sexual Theory*, transl. by A.A. Brill, New York: The Journal of Nervous and Mental Disease Publishing Company, 1910.

115. Charles Robert Darwin, *On the Origin of Species by Means of Natural Selection: Or the Preservation of Favoured Races*

in the Struggle for Life, London: John Murray, 1859. (Trad. bras.: *A Origem das Espécies Por Meio de Seleção Natural: Ou a Preservação das Raças Favorecidas na Luta Pela Vida*, trad. Pedro Paulo Pimenta, São Paulo: Ubu, 2018.); idem, *The Descent of Man and Selection in Relation to Sex*, London: John Murray, 1871, 2 v. (Trad. bras.: *A Origem do Homem e a Seleção Sexual*, trad. E. Amado, Belo Horizonte: Itatiaia, 2004, trad. modificada.)

116. Ver Lucille B. Ritvo, *Darwin's Influence on Freud: A Tale of Two Sciences*, New Haven: Yale University Press, 1900.

117. Ver S. Freud, Three Essays on the Theory of Sexuality, op. cit., p. 135. (Trad. bras.: Três Ensaios Sobre a Teoria da Sexualidade, op. cit., p. 20.)

118. Ibidem, p. 139-140.

119. Idem, *Letters...*, p. 284.

120. S. Freud, *Three Contributions...*, p. 7. Strachey traduz isso como "cooperação de": S. Freud, Three Essays on the Theory of Sexuality, op. cit., p. 141. (Em português brasileiro, Paulo César de Souza traduz o trecho da seguinte forma: "a pergunta é se as muitas influências acidentais bastam para explicar a aquisição, sem que algo na pessoa lhes venha ao encontro". Ver: Três Ensaios Sobre a Teoria da Sexualidade, op. cit., p. 28.)

121. Idem, Three Essays on the Theory of Sexuality, op. cit., p. 142. (Trad. bras.: Três Ensaios Sobre a Teoria da Sexualidade, op. cit., p. 31.)

122. Ibidem, p. 148-152. (Trad. bras.: p. 45-48.)

123. Ibidem, p. 171-172. (Trad. bras.: p. 71.)

124. Ibidem, p. 167.

125. Ibidem, p. 171-172.

126. Ver P. Mantegazza, *The Physiology of Love*, New York: Cleveland, 1894, p. 55-57.

127. Ver A. Moll, *Untersuchungen über die Libido sexualis*, Berlin: Fischer's Medicin, Buchhandlung, 1897. 2 v. Ver também: J.M. Masson (ed.), *The Complete Letters...*, p. 297.

128. Ver R. Krafft-Ebing, *Psychopathia Sexualis with Especial...*, p. 31; A. Moll, *Untersuchungen...*; Iwan Bloch [1902-1903], *Anthropological Studies in the Strange Sexual Practices in All Races of the World*, transl. by K. Wallis, New York: Anthropological Press, 1933.

129. Ver J.M. Masson (ed.), *The Complete Letters...*, p. 297. Sobre a história do conceito de zonas erógenas, ver Stephen Roger Kern, *Freud and the Emergence of Child Psychology: 1880-1910*, Doctoral These in Psychology, Columbia University, New York, 1970.

130. No seu pensamento sobre a estimulação anal, Freud acompanhava Krafft-Ebing, Moll, Bloch e outros que se haviam centrado nas excitações dessa região para explicar o desejo de sexo anal. Ver S. Freud, Three Essays on the Theory of Sexuality, op. cit., p. 179. (Trad. bras.: Três Ensaios Sobre a Teoria da Sexualidade, op. cit., p. 91-92.)

131. Ibidem, p. 222-225. (Trad. bras.: p. 148-151.)

132. Em alemão: "polymorph perverse Anlage". Ver S. Freud, Drei Abhandlungen zur Sexualtheorie, *Gesammelte Werke*, Band 5, London: Imago, 1905, p. 91. Para os sexólogos orientados para o entorno, o conceito teria parecido próximo da ideia de uma disposição sexual inata "indiferenciada". Ver I. Bloch, op. cit., p. 207.

133. Freud escreveu: "zu allen Perversionen nicht das allgemein Menschliche und Ursprilngliche zu erkennen". S. Freud, Drei Abhandlungen zur Sexualtheorie, op. cit., p. 92. Strachey traduziu assim: "uma característica humana geral e universal". Ver S. Freud, Three Essays on the Theory of Sexuality, op. cit., p. 191. Brill verte essa última frase como "o humano universal e primitivo". Ver S. Freud, *Three Contributions...*, p. 50. (Em português brasileiro, Paulo César de Souza traduz o trecho da seguinte forma: "algo universalmente humano e primordial". Ver: Três Ensaios Sobre a Teoria da Sexualidade, op. cit., p. 99.)

134. Ver E. Hering, *Memory: Lectures on the Specific Energies of the Nervous System*, Chicago: The Open Court, 1913, p. 6, 20-23.

135. Ver S. Freud, Three Essays on the Theory of Sexuality, op. cit., p. 139. (Trad. bras.: Três Ensaios Sobre a Teoria da Sexualidade, op. cit., p. 26.)

136. Ibidem, p. 131. (Trad. bras.: p. 15.) Ver também: S. Freud, *Letters...*, p. 284. Sobre a lógica evolucionária de Freud, ver F.J. Sulloway, op. cit.

137. Ver, por exemplo: S. Freud, On the History of the Psychoanalytic Movement, op. cit., p. 75.

138. J.M. Masson (ed.), *The Complete Letters...*, p. 362. (Trad. bras.: *A Correspondência...*, p. 363.)

139. S. Freud, Fragment of an Analysis of a Case of Hysteria, op. cit., p. 113. (Análise Fragmentária de uma Histeria, op. cit., p. 309.)

140. J.M. Masson (ed.), *The Complete Letters...*, p. 409. (Trad. bras.: *A Correspondência...*, p. 410.)

141. S. Freud, Fragment of an Analysis of a Case of Hysteria, op. cit., p. 74. (Trad. bras.: Análise Fragmentária de uma Histeria, op. cit., p. 254.)

142. Ibidem, p. 116. (Trad. bras.: p. 312.)

143. Ibidem, p. 118-119. (Trad. bras.: p. 315.)

144. Freud havia utilizado os termos "Psychosexuelle" e "Psychosexuellen" algumas vezes antes de 1905. Ver, por exemplo: S. Freud, The Interpretation of Dreams, *The Complete Psychological Works...*, v. 4, p. 236. (Trad. bras.: *Obras Completas, v. 4*, p. 280.) Mas foi nos *Três Ensaios Sobre a Teoria da Sexualidade* que ele os apresentou como um conceito unificador. Ver o uso que ele faz da palavra em: S. Freud, *Gesammelte Werke*, Band 5, London: Imago, 1942, p. 46, 99, 116, 118, 128, 129, ou *The Complete Psychological Works...*, v. 7, p. 136, 147, 199, 215, 217, 227.

Notas 443

145. Do alemão, respectivamente: "ciência humana" e "ciência natural". (N. da T.)
146. Ver Fritz Wittels, *Sigmund Freud: His Personality, His Teaching & His School*, transl. by Eden Paul; Cedar Paul, New York: George Allen & Unwin, 1924, p. 130.

Parte ii : Confeccionando os Freudianos
[4] VIENA

1. Friedrich Nietzsche [1881], *Daybreak: Thoughts on the Prejudices of Morality*, transl. by R.J. Hollingdale, Cambridge: Cambridge University Press, 1982, p. 33. (Trad. bras.: *A Aurora*, trad. P.C. de Souza, São Paulo: Companhia das Letras, 2004.)
2. Em 1906, as palestras de Freud só atraíram sete alunos, ver Ernest Jones, *The Life and Work of Sigmund Freud, v. 1: The Formative Years and the Great Discoveries (1856-1900)*, New York: Basic, 1953, p. 14. (Trad. bras.: *A Vida e a Obra de Sigmund Freud, v. 1: Os Anos de Formação e as Grandes Descobertas [1856-1900]*, Rio de Janeiro: Imago, 1989.)
3. O relato de Stekel sobre ter lido *A Interpretação dos Sonhos*, se tornado defensor de Freud e ido se tratar com ele depois é contestado por Ernest Jones, que supostamente fora informado por Freud de que o tratamento de Stekel veio primeiro. Ver Wilhelm Stekel, *The Autobiography of Wilhelm Stekel: The Life Story of a Pioneer Psychoanalyst*, ed. by Emil A. Gutheil, New York: Liveright, 1950, p. 107; E. Jones, *The Life and Work of Sigmund Freud, v. 2: Years of Maturity (1901-1919)*, New York: Basic, 1955, p. 8. (Trad. bras.: *A Vida e a Obra de Sigmund Freud, v. 2: A Maturidade [1901-1919]*, Rio de Janeiro: Imago, 1989.)
4. Norman Keill (ed.), *Freud without Hindsight: Reviews of His Work (1893-1939)*, Madison: International Universities, 1988, p. 150.
5. Sobre Kahane, ver Elke Mühlleitner, *Biographisches Lexikon der Psychoanalyse: Die Mitglieder der Psychologischen Mittwoch-Gesellschaft und der Wiener Psychoanalytischen Vereinigung 1902-1938*, Tübingen: Diskord, 1992, p. 176.
6. Ibidem, p. 176-77. Sobre Kahane, ver também a bela monografia: Louis Rose, *The Freudian Calling: Early Viennese Psychoanalysis and the Pursuit of Cultural Science*, Detroit: Wayne State University Press, 1998, p. 52.
7. Ver o melhor relato acerca de Adler realizado até o momento em: Paul E. Stepansky, *In Freud's Shadow: Adler in Context*, Hillsdale/New Jersey/London: The Analytic Press, 1983, p. 14-31.
8. Essa descoberta foi feita pelo estudioso Ernst Falzeder, que é creditado por E. Mühlleitner, op. cit., p. 17. Ver também: Bernhard Handlbauer, *The Freud-Adler Controversy*, Oxford: Oneworld, 1998, p. 172.
9. Ver Erna Lesky, *The Vienna Medical School of the 19th Century*, transl. by L. Williams; I.S. Levij, Baltimore/London: The Johns Hopkins University Press, 1976; William

F. Bynum, *Science and the Practice of Medicine in the Nineteenth Century*, Cambridge: Cambridge University Press, 1994; Thomas Neville Bonner, *Becoming a Physician: Medical Education in Britain, France, Germany, and the United States, 1750-1945*, New York: Oxford University Press, 1995.

10. Ver William M. Johnston, *The Austrian Mind: An Intellectual and Social History, 1848-1938*, Berkeley: University of California Press, 1972, p. 227-228.
11. Ver E. Lesky, op. cit., p. 156-157.
12. Citado em T.N. Bonner, op. cit., p. 237.
13. Sobre o injustamente negligenciado Oppolzer, ver E. Lesky, op. cit., p. 117-128.
14. Ver Carl Furtmüller, Alfred Adler: A Biographical Essay, em Heinz L. Ansbacher; Rowena R. Ansbacher (eds.), *Alfred Adler, Superiority and Social Interest*, New York: W.W. Norton, 1973, p. 332-333.
15. Ver Harry Oosterhuis, *Stepchildren of Nature: Krafft-Ebing, Psychiatry, and the Making of Sexual Identity*, Chicago: The University of Chicago Press, 2000, p. 124.
16. Paul Federn era um deprimido que realizou uma autoanálise sob a orientação de Freud; Eduard Hitschmann esteve em análise com Freud. Ver Edoardo Weiss, Paul Federn, 1871-1950, em Franz Alexander; Samuel Eisenstein; Martin Grotjahn, *Psychoanalytic Pioneers*, New York: Basic, 1966, p. 145-146. Ver também: Philip Becker, Eduard Hitschmann, 1871-1957, em F. Alexander; S. Eisenstein; M. Grotjahn, op. cit., p. 167.
17. Do alemão: "Ministério dos Cidadãos". (N. da T.)
18. Hermann von Helmholtz, On the Relation of Natural Science to Science in General, em David Cahan (ed.), *Science and Culture: Popular and Philosophical Essays*, Chicago: University of Chicago Press, 1995, p. 76-79.
19. Ver Theodor Billroth, *The Medical Sciences in the German Universities: A Study in the History of Civilization*, New York: The Macmillan Company, 1924, p. 105-108.
20. Sobre o colapso do liberalismo na Áustria, ver George Lachmann Mosse, *The Crisis of German Ideology: Intellectual Origins of the Third Reich*, New York: Howard Fertig, 1964, p. 130, 135, 195; Allan Janik; Stephen Toulmin, *Wittgenstein's Vienna*, New York: Simon and Schuster, 1973. Ver também: Carl E. Schorske, *Fin-de-Siècle Vienna: Politics and Culture*, New York: Vintage, 1980. Para uma descrição mais ampla das mudanças na Europa, ver o esclarecedor estudo de John Wyon Burrow, *The Crisis of Reason: European Thought, 1848-1914*, New Haven: Yale University Press, 2003.
21. Ver Max Nordau [1892], *Degeneration*, Lincoln: University of Nebraska Press, 1993.
22. Ibidem, p. 559-560.
23. Do alemão: "reforma de vida". (N. da T.)
24. Ver Brigitte Hamann, *Hitler's Vienna: A Dictator's Apprenticeship*, transl. by Thomas Thornton, New York:

Oxford University Press, 1999. Ver também: G.L. Mosse, op. cit., p. 143.

25. Ver Sander L. Gilman, Sexology, Psychoanalysis and Degeneration, em Sander L. Gilman; J. Edward Chamberlain (eds.), *Degeneration: The Dark Side of Progress*, New York: Columbia University Press, 1985, p. 72-96.

26. Ver B. Hamann, op. cit., p. 117-118.

27. Robert Musil [1930], *The Man Without Qualities*, v. 1, transl. by Eithne Wilkins; Ernst Kaiser, London: Picador, 1979, p. 34. (Trad. bras.: *O Homem Sem Qualidades*, trad. Lya Luft; Carlos Abbenseth, Rio de Janeiro: Nova Fronteira, 2006.) Sobre questões de identidade na Viena de 1900, ver Jacques Le Rider, *Modernité viennoise et crises de l'identité*, Paris: PUF, 1990.

28. Ver Friedrich Nietzsche, *Philosophy and Truth: Selections from Nietzsche's Notebooks of the Early 1870's*, ed. and transl. by Daniel Breazeale, New Jersey: Humanities Press International, 1979.

29. Idem [1887], *The Gay Science: With a Prelude in Rhymes and an Appendix of Songs*, transl. by Walter Kaufmann, New York: Vintage, 1974, p. 35. (Trad. bras.: *A Gaia Ciência*, trad. P.C. de Souza, São Paulo: Companhia das Letras, 2001, p. 12.)

30. Ibidem, p. 298-299.

31. Ver Richard Hinton Thomas, *Nietzsche in German Politics and Society, 1890-1918*, La Salle: Open Court, 1983.

32. Ver Hermann Bahr [1891], The Overcoming of Naturalism, em Harold Bernard Segal, *The Vienna Coffeehouse Wits: 1890-1938*, West Lafayette: Purdue University Press, 1993, p. 50.

33. Ibidem, p. 49.

34. Alma Mahler-Werfel, *Diaries 1898-1902*, transl. by Antony Beaumont, Ithaca: Cornell University Press, 1999, p. 189.

35. Ver Peter Altenberg, Prodromos, em H.B. Segal, op. cit., p. 155.

36. R. Musil, op. cit., p. 59.

37. Ver Stefan Zweig [1943], *The World of Yesterday*, Lincoln: University of Nebraska Press, 1964, p. 67. (Trad. bras.: *Autobiografia: O Mundo de Ontem*, trad. Kristina Michahelles, Rio de Janeiro: Zahar, 2014.)

38. Ibidem, p. 85.

39. Apud B. Hamann, op. cit., p. 365.

40. A. Mahler-Werfel, op. cit., p. 420-421.

41. Ver B. Hamann, op. cit., p. 371.

42. Ver Harriet Anderson, Psychoanalysis and Feminism: An Ambivalent Alliance, Viennese Feminist Responses to Freud, 1900-1930, em Edward Timms; Ritchie Robertson (eds.), *Psychoanalysis in Its Cultural Context*, Edinburgh: Edinburgh University Press, 1992, p. 71-80.

43. Ver Grete Meisel-Hess, *Die sexuelle Krise*, Jena: Eugen Diederichs, 1909.

44. O grupo de Stöcker era o *Bund für Mutterschutz*, e o de Pappenheim, o *Jüdischer Frauenbund*. Sobre Emma Eckstein

e seu catastrófico tratamento com Freud e Wilhelm Fliess, ver J.M. Masson, *The Assault on Truth*, p. 55-106.

45. P. Altenberg, The Primitive, em H.B. Segal, op. cit., p. 149.

46. Ibidem, p. 152.

47. Ver, por exemplo: Christian von Ehrenfels, Die aufsteigende Entwicklung des Menschen, *Politisch-anthropoligische Revue*, v. 2, 1903, p. 45-59; idem, Sexuales Ober- und Unterbewusstsein, op. cit., p. 456-476; idem, Monogamische Entwicklungsaussichten, op. cit., p. 706-718; idem, Die sexuale Reform, op. cit., p. 970-993.

48. Ibidem, p. 457.

49. Ibidem, p. 476.

50. Idem, *Sexualethik*, Wiesbaden: J.F. Bergmann, 1907.

51. O livro pode ser encontrado na biblioteca de Freud, em Londres. Ele fez anotações e apontou o lugar (p. 13) no texto em que Ehrenfels falou que a poliginia é a única ética sexual saudável. Ver também: S. Freud; O. Pfister, *Psychoanalysis and Faith: The Letters of Sigmund Freud and Oskar Pfister*, transl. by Eric Mosbacher, New York: Basic, 1963, p. 19. (Trad. bras.: *Cartas entre Freud e Pfister [1909-1939]: Um Diálogo Entre a Psicanálise e a Fé Cristã*, trad. Karin H.K. Wondracek; Ditmar Junge, Viçosa: Ultimato, 2009.)

52. Ver S. Freud, Civilized Sexual Morality and Modern Nervous Illness, *The Complete Psychological Works of Sigmund Freud, SE, v. 9: Jensen's "Gradiva", and Other Works (1906-1909)*, transl. by J. Strachey, London: Hogarth, 1953-1974, p. 181-204. (Trad. bras.: A Moral Sexual "Cultural" e o Nervosismo Moderno, *Obras Completas, v. 8: O Delírio e os Sonhos na "Gradiva", Análise da Fobia de um Garoto de Cinco Anos e Outros Textos [1906-1909]*, trad. P.C. de Souza, São Paulo: Companhia das Letras, 2015.)

53. Ver Felix Salten, *The Memories of Josephine Mutzenbacher*, Los Angeles: Brandon House, 1967. Por vezes a autoria desse livro também foi atribuída a Arthur Schnitzler.

54. Sobre Otto Weininger, ver Chandak Sengoopta, *Otto Weininger: Sex, Science, and Self in Imperial Vienna*, Chicago: The University of Chicago Press, 2000.

55. Ver O. Weininger, *Sex and Character*, London/New York: William Heinemann and G.P. Putnam's Sons, 1906.

56. Ibidem, p. 217.

57. Ibidem, p. 265-267. O recurso weiningeriano ao auto-ódio feminino era realmente o roto falando do rasgado, pois Weininger foi o arquétipo do judeu com ódio de si mesmo e ridicularizou notoriamente os judeus por não serem capazes de moralidade.

58. Ver Karl Kraus, Der Fall Hervay, *Die Fackel*, n. 165, 1904, p. 2-12. Kraus havia utilizado a frase *die polygame Frauennatur* anteriormente. Ver K. Kraus, [sem título], *Die Fackel*, n. 142, 1903, p. 17.

59. Apud Edward Timms, *Karl Kraus: Apocalyptic Satirist, Culture and Catastrophe in Habsburg Vienna*, New Haven: Yale University Press, 1986, p. 94.

Notas

60. Ver S. Freud, An Autobiographical Study, *The Comple-te Psychological Works of Sigmund Freud*, SE, v. 20: *An Autobiographical Study, Inhibitions, Symptoms and Anxiety, Lay Analysis and Other Works* (*1925-1926*), transl. by J. Strachey, London: Hogarth, 1953-1974, p. 28. (Trad. bras.: Autobiografia, *Obras Completas, v. 16: O Eu e o Isso, Autobiografia e Outros Textos*, trad. Paulo César de Souza, São Paulo: Companhia das Letras, 2011.) Inúmeros estudiosos têm procurado mostrar que Freud exagerava acerca do seu isolamento; ver, por exemplo: Hannah S. Decker, *Freud in Germany: Revolution and Reaction in Science, 1893-1907*, New York: International Universities, 1977, p. 172-173.

61. Ver N. Keill (ed.), op. cit., p. 12.

62. Jeffrey Moussaieff Masson (ed.), *The Complete Letters of Sigmund Freud to Wilhelm Fliess, 1887-1904*, Cambridge: Harvard University Press, 1985, p. 454. (Trad. bras.: *A Correspondência Completa de Sigmund Freud para Wilhelm Fliess*, trad. Vera Ribeiro, Rio de Janeiro: Imago, 1986, p. 455.)

63. Ver S. Freud, Freud's Psychoanalytic Procedure, *The Complete Psychological Works of Sigmund Freud*, SE, v. 7: *A Case of Hysteria, Three Essays on Sexuality and Other Works* (*1901-1905*), transl. by J. Strachey, London: Hogarth, 1953-1974, p. 249-254. (Trad. bras.: O Método Psicanalítico de Freud, *Obras Completas, v. 6: Três Ensaios Sobre a Teoria da Sexualidade, Análise Fragmentária de uma Histeria [O Caso Dora] e Outros Textos* [*1901-1905*], trad. P.C. de Souza, São Paulo: Companhia das Letras, 2016, p. 321-330.); idem, On Psychotherapy, *The Complete Psychological Works...*, v. 7, p. 257-268. (Trad.: Psicoterapia, *Obras Completas, v. 6*, p. 331-347); idem, Psychical (or Mental) Treatment, *The Complete Psychological Works...*, v. 7, p. 283-304. (Trad. bras.: Tratamento Psíquico ou Anímico, *Fundamentos da Clínica Psicanalítica*, trad. Claudia Dornbusch, Belo Horizonte: Autêntica, 2020, p. 19-46. [Col. Obras Incompletas de Sigmund Freud])

64. Ver J.M. Masson (ed.), *The Complete Letters...*, p. 407-408.

65. Ver S. Freud, Contributions to the "Neue Freie Presse", *The Complete Psychological Works of Sigmund Freud*, SE, v. 9: *Jensen's "Gradiva", and Other Works* (*1906-1909*), transl. by J. Strachey, London: Hogarth, 1953-1974, p. 253-256. (Trad. bras.: Três Colaborações Para o Jornal "Neue Freie Presse", *Obras Completas, v. 6*, p. 376-379.) Ver também: Mark Solms, Three Previously Untranslated Reviews by Freud from the "Neue Freie Presse", *International Journal...*, v. 70, p. 397-400.

66. S. Freud, Contributions to the "Neue Freie Presse", op. cit., p. 253-254. (Trad. bras.: Três Colaborações Para o Jornal "Neue Freie Presse", op. cit., p. 376.)

67. Ver A. Mahler-Werfel, op. cit., p. 284.

68. K. Kraus, Irrenhaus Osterreich, *Die Fackel*, n. 166, 1904, p. 1. (Trad. inglesa: The Case of Louise von Coburg, em Thomas Szasz (ed.), *Karl Kraus and the Soul-Doctors*, Baton Rouge: Louisiana State University Press, 1976, p. 133.)

69. O grupo se chamava *Kulturpolitische Gesellschaft*. Sobre esse encontro, ver *Neue Freie Presse*, Feb. 2, 1905, p. 7-8. Ver também o belo ensaio de John W. Boyer, que inclui uma transcrição do depoimento de Freud: J.W. Boyer, Freud, Marriage, and Late Viennese Liberalism: A Commentary from 1905, *Journal of Modern History*, v. 50, 1978, p. 72-102.

70. Ver J.W. Boyer, op. cit., p. 91.

71. Ibidem, p. 93. Ver também: Herman Nunberg; Ernst Federn (eds.), *Minutes of the Vienna Psychoanalytic Society*, v. 1, transl. by M. Nunberg, New York: International Universities, 1962-1975, p. 211. (Trad. bras.: *Atas da Sociedade Psicanalítica de Viena, v. 1: Os Primeiros Psicanalistas* (*1906-1908*), trad. M. Marino, São Paulo: Scriptorium, 2015.)

72. J.W. Boyer, op. cit., p. 93.

73. Os rumores de que esse caso existia vieram de Carl Jung, foram negados por Ernest Jones e ressuscitados, nos anos 1980, por Peter Swales. Ver P. Swales, Freud, Minna Bernays, and the Conquest of Rome, *New American Review*, v. 1, 1982, p. 1-23. Mais recentemente, um estudioso alemão, Franz Maciejewski, descobriu um registro de entrada num hotel localizado nos alpes suíços, em 1898, no qual Freud escreveu "dr. Sigm. Freud u. Frau" – ou "dr. Sigm. Freud e esposa". Ver F. Maciejewski, op. cit., p. 497-506.

74. K. Kraus, Die Kinderfreunde, *Die Fackel*, n. 187, 1905, p. 21.

75. S. Freud, *Letters of Sigmund Freud*, transl. by Tania and James Stern, Nova York: Basic, 1960, p. 249-250.

76. Ver Otto Soyka, Zwei Bücher, *Die Fackel*, n. 191, 1905, p. 6-11. Em inglês, ver N. Keill (ed.), op. cit., p. 300-302.

77. O. Soyka, op. cit., p. 9.

78. Idem, Psychiatric, *Die Fackel*, n. 186, 1905, p. 20-22; idem, Sexuelle Ethik, *Die Fackel*, n. 206, 1906, p. 10-13.

79. Idem, *Jenseits der Sittlichkeits-Grenze: Ein Beitrag zur Kritik der Moral*, Wien/Leipzig: Akademischer, 1906.

80. Ibidem, p. 43.

81. Ibidem, p. 85-57.

82. Ver Philipp Frey, *Der Kampf der Geschlechter*, Wien: Wiener, 1904.

83. N. Keill (ed.), op. cit., p. 305.

84. Ver Rosa Mayreder, *Zur Kritik der Weiblichkeit*, Jena: Eugen Diederichs, 1905. (Trad. inglesa: *A Survey of the Woman Problem*, Westport: Hyperion, 1982.)

85. Idem, *A Survey...*, p. 224-241.

86. Ver N. Keill (ed.), op. cit., p. 305.

87. Ibidem, p. 307. Mayreder perderia seu entusiasmo por Freud mais tarde na vida, o que pode ter sido resultado da consulta que o marido dela fez com Freud em 1915. Ver H. Anderson, op. cit., p. 71-80.

88. Ver N. Keill (ed.), op. cit., p. 308.
89. Ibidem, p. 310.
90. Ibidem, p. 311.
91. Ver Max Graf, Reminiscences of Professor Sigmund Freud, *Psychoanalytic Quarterly*, v. 11, 1942, p. 469.
92. S. Freud, *Letters of Sigmund Freud*, p. 251. Schnitzler e Freud nunca se encontraram e, mais tarde, Freud concluiu que se havia detido em razão de "uma espécie de receio do duplo". Idem, *Letters of Sigmund Freud*, p. 339. (Trad. bras.: Pedro Heliodoro Tavares, Duas Cartas de Sigmund Freud a Arthur Schnitzler: Tradução e Comentários, *Artefilosofia*, v. 12, n. 23, 2017, p. 4-5; trad. modificada.)
93. Ver J.M. Masson (ed.), *The Complete Letters...*, p. 464. (Trad. bras.: *A Correspondência...*, p. 465.)
94. Ibidem, p. 459-468. (Trad. bras.: p. 460-469.)
95. Ver W. Fliess, *In eigener Sache: Gegen Otto Weininger und Hermann Swoboda*, Berlin: Emil Goldschmidt, 1906.
96. H. Nunberg; E. Federn (eds.), op. cit., p. 391. Kraus se tornaria um fervoroso detrator da psicanálise depois de 1910, alegando que essa "cura" era, ela própria, uma doença.
97. Reproduzido em: B. Handlbauer, op. cit., p. 18-21.
98. Ver S. Freud, On the History of the Psychoanalytic Movement, *The Complete Psychological Works of Sigmund Freud, SE, v. 14: On the History of the Psycho-Analytic Movement, Papers on Meta-Psychology and Other Works (1914-1916)*, transl. by J. Strachey, London: Hogarth, 1953-1974, p. 25.
99. Do alemão, respectivamente: "ciência natural" e "ciência humana". (N. da T.)
100. Enquanto fazia pesquisa com Meynert, Forel escreveu: "Eu era o mais cauteloso e atencioso possível ao apresentar opiniões que diferiam das dele." August Forel, *Out of My Life and Work*, transl. by Bernard Miall, New York: W.W. Norton, 1937, p. 81-82.
101. Ver H. Nunberg; E. Federn (eds.), op. cit., p. 92-102.
102. Ibidem, p. 99. (Trad. bras.: p. 174.)
103. Ibidem, p. 101-102. (Trad. bras.: p. 177.)
104. Ibidem, p. 237.
105. Ver S. Freud, Analysis of a Phobia in a Five-Year-Old Boy, *The Complete Psychological Works of Sigmund Freud, SE, v. 10: The Cases of "'Little Hans' and the 'Rat Man'" (1909)*, transl. by J. Strachey, London: Hogarth, 1953-1974, p. 5-151. (Trad. bras.: Análise da Fobia de Um Garoto de Cinco Anos, *Obras Completas, v. 8*, p. 123-284.)
106. Idem, Notes upon a Case of Obsessional Neurosis, *The Complete Psychological Works..., v. 10*, p. 209, 284. (Trad. bras.: Observações Sobre um Caso de Neurose Obsessiva, *Obras Completas, v. 9: Observações Sobre um Caso de Neurose Obsessiva* [*"O Homem dos Ratos"*], *Uma Recordação de Infância de Leonardo da Vinci e Outros Textos* [*1909-1910*], trad. P.C. de Souza, São Paulo: Companhia

das Letras, 2013.) Um conjunto mais completo das notas de Freud pode ser encontrado em: Idem, *L'Homme aux rats: Journal d'une analyse*, trad. Elza Ribeiro Hawelka, Paris: Presses Universitaires, 2000.
107. Do francês: "mais Freud que Freud". (N. da T.)
108. Ver H. Nunberg; E. Federn (eds.), op. cit., p. 70. (Trad. bras.: op. cit., p. 135.)
109. Ibidem, p. 71. (Trad. bras.: p. 137.)
110. Ibidem, p. 83. (Trad. bras.: p. 152.)
111. Ver W. Stekel, *Nervöse Angstzustände und ihre Behandlung*, Berlin/Wien: Urban & Schwarzenberg, 1908.
112. Ver A. Forel, *Out of My Life...*, p. 101.
113. W. Stekel, *The Autobiography...*, p. 118.
114. Ibidem, p. 137.
115. Ver o relato de Stekel de 1950, bem como um relato anterior: W. Stekel, On the History of the Analytical Movement, *Psychoanalysis and History*, v. 7, 2005, p. 99-130.
116. Ver H. Nunberg; E. Federn (eds.), op. cit., p. 175. (Trad. bras.: op. cit., p. 272.) Mais tarde, Stekel se queixaria do fato de que, ao adotar esses termos, Freud o teria plagiado.
117. Ibidem, p. 175-182. Depois, Stekel reclamaria que Freud lhe roubou a ideia de Eros e Tânatos. Ver W. Stekel, *The Autobiography...*, p. 138.
118. Ibidem, p. 204-211.
119. Ibidem, p. 242-247.
120. Ver W. Stekel, *Nervöse...*
121. Idem, *The Autobiography...*, p. 118.
122. Ver S. Freud, Analysis of a Phobia in a Five-Year-Old Boy, *The Complete Psychological Works..., v. 10*, p. 115-156. (Trad. modificada.)
123. Sobre a suposta diferença entre as populações atendidas por Freud e Adler, ver Isidor Wasserman, Letter to the Editor, *American Journal of Psychiatry*, v. 12, 1958, p. 623-627.
124. Ver Alfred Adler [1904], Der Arzt als Erzieher, *Heilen und Bilden*, Frankfurt: Fischer Taschenbuch, 1973.
125. O primeiro título pode ser encontrado em: A. Adler, op. cit., p. 14. O segundo, na p. 36. A discrepância foi apontada por B. Handlbauer, op. cit., p. 41.
126. Ver A. Adler, *Studie über Minderwertigkeit von Organen*, Berlin/Wien: Urban & Schwarzenberg, 1907. (Trad. inglesa: *Study of Organ Inferiority and Its Psychical Compensation: A Contribution to Clinical Medicine*, transl. by Smith Ely Jelliffe, New York: Nervous and Mental Disease, 1917.)
127. Idem, *Study of Organ...*, p. 6.
128. Ver H. Nunberg; E. Federn (eds.), op. cit., p. 37. (Trad. bras.: op. cit., p. 95.)
129. Fazendo um paralelo com a teoria marxista, o sistema de Adler foi construído sobre um determinismo materialista que gerou uma superestrutura ideogênica. Mais tarde, Freud se queixou de que o socialismo infletiu a psicologia adleriana.
130. A. Adler, *Study of Organ...*, p. 6.

Notas

131. Ver H. Nunberg; E. Federn (eds.), op. cit., p. 42-47. (Trad. bras.: op. cit., p. 98-103.)
132. Ibidem, p. 142.
133. Ibidem, p. 171, 179, 252, 322.
134. Furtmüller considerou que isso significava que Freud queria que Adler "se ativesse à fisiologia". Ver C. Furtmüller, op. cit., p. 340.
135. Adler tornou sua teoria mais sedutora ao reconhecer a presença empírica da sexualidade infantil e ao dar lugar a uma *aparente* relevância clínica da sexualidade, mas ele também enfraqueceu claramente essas noções. A esse respeito, estou de acordo com P.E. Stepansky, op. cit., p. 54.
136. Sobre Rank, ver E. James Lieberman, *Acts of Will: The Life and Work of Otto Rank*, New York: The Free Press, 1985, p. 4.
137. Ver Otto Rank, Opinions and Thoughts about Men and Things in the Form of a Daybook, *The Otto Rank Papers*, New York: Columbia University, 1903-1905, p. 27.
138. Ibidem, p. 18.
139. Ibidem, p. 36.
140. Ibidem, p. 5.
141. Ver E.J. Lieberman, op. cit., p. 20-21.
142. Ver o influente trabalho de C.E. Schorske, op. cit. Ver também: Scott Spector, Beyond the Aesthetic Garden: Politics and Culture on the Margins of Fin-de-Siècle Vienna, *Journal of the History of Ideas*, v. 59, 1998, p. 691-610.
143. O. Rank, op. cit., p. 23.
144. Ibidem, p. 20.
145. Ver O. Rank, *Der Künstler: Ansätze zu einer Sexual-Psychologie*, Leipzig/Wien: Hugo Heller, 1918.
146. Idem, Opinions and Thoughts about Men and Things in the Form of a Daybook, op. cit., p. 2.
147. Idem, *Der Künstler*, p. 56.
148. Há complicações em utilizar as notas feitas por Rank como fonte, visto que muitas vezes foram modificadas por outros membros que as tomaram emprestadas. Ver B. Handlbauer, op. cit., p. 35.
149. Ver H. Nunberg; E. Federn (eds.), op. cit., p. 7. (Trad. bras.: op. cit., p. 52-53.)
150. Ibidem, p. 9. (Trad. bras.: p. 55.)
151. Ibidem, p. 12. (Trad. bras.. p. 59.)
152. Ibidem, p. 25. (Trad. bras.: p. 76.)
153. Ver Francis Schiller, *A Möbius Strip: Fin-de-Siècle Neuropsychiatry and Paul Möbius*, Berkeley: University of California Press, 1982, p. 80.
154. Do francês: "superior". (N. da T.)
155. A série se chamava *Grenzfragen des Nerven-und Seelenlebens* (Questões Fronteiriças das Vidas Nervosa e Anímica). Entre os periódicos dedicados a estudos como esses estava os *Schriften zur angewandten Seelenkunde* (Escritos de Psicologia Aplicada).
156. Do alemão, respectivamente: "ciência natural" e "ciência humana". (N. da T.)

157. Ver S. Freud, Psychopathic Characters on the Stage, *The Complete Psychological Works...*, v. 7, p. 305-310. (Trad. bras.: Personagens Psicopáticos no Teatro, *Obras Completas*, v. 6.)
158. Para uma bibliografia dos escritos de Sadger, ver E. Mühlleitner, op. cit., p. 284-285.
159. Max Kahane o havia encorajado a frequentar as palestras. Ver Isidor Sadger, *Recollecting Freud*, Madison: University of Wisconsin Press, 2005, p. 7-13.
160. H. Nunberg; E. Federn (eds.), op. cit., p. 68. (Trad. bras.: op. cit., p. 132.)
161. Ibidem, p. 256.
162. Ibidem, p. 257-258.
163. Ver Fritz Wittels, *Freud and the Child Woman: The Memoirs of Fritz Wittels*, New Haven/London: Yale University Press, 1995, p. 25.
164. Avicenna, Das größte Verbrechen des Strafgesetzes (Das Verbot der Fruchtabtreibung), *Die Fackel*, n. 219-220, 1907, p. 1-22. Reproduzido em: F. Wittels, *Die Sexuelle Not*, Wien/Leipzig: C.W. Stern, 1909.
165. F. Wittels, *Freud and the Child...*, p. 48.
166. H. Nunberg; E. Federn (eds.), op. cit., p. 162. (Trad. bras.: op. cit., p. 256.)
167. Ibidem, p. 162. (Trad. bras.: p. 256.)
168. Ibidem, p. 160-165. (Trad. bras.: p. 253-260.)
169. Ibidem, p. 196. (Trad. bras.: p. 299.)
170. Ibidem, p. 199-200. (Trad. bras.: p. 303-304.)
171. Ver F. Wittels, *Freud and the Child...*, p. 169-170.
172. Avicenna, Das Kindweib, *Die Fackel*, n. 230-231, 1907, p. 14-33.
173. H. Nunberg; E. Federn (eds.), op. cit., p. 200. (Trad. bras.: op. cit., p. 304.)
174. Ibidem, p. 195-201. (Trad. bras.: p. 298-306.)
175. Sobre essa tensão, ver L. Rose, op. cit., p. 25-90.
176. Avicenna, Das Kindweib, op. cit., p. 14-33; F. Wittels, *Freud and the Child...*, p. 60-62.
177. F. Wittels, *Freud and the Child...*, p. 63; ver também p. 50-51.
178. Avicenna, Die Lustseuche, *Die Fackel*, n. 238, 1907, p. 10. Ver também: F. Wittels, *Freud and the Child...*, p. 76.
179. Ver H. Nunberg; E. Federn (eds.), op. cit., p. 238-241. (Trad. bras.: op. cit., p. 354 358.)
180. Ibidem, p. 241. (Trad. bras.: p. 358.)
181. Ibidem, p. 350-351. (Trad. bras.: p. 503-505.) Alfred Adler secundou essa visão e, em seguida, emitiu o seu próprio ponto de vista sobre Marx, a propriedade e o colapso iminente da família patriarcal. A isso, Wittels fuzilou concisamente: "é impossível ser freudiano e social-democrata ao mesmo tempo". Ibidem, p. 352-353. (Trad. bras.: p. 506-508.)
182. Ibidem, p. 301. (Trad. bras.: p. 437.)
183. Ibidem, p. 299-300.
184. Ibidem, p. 301-302. (Trad. bras.: p. 438.)
185. Ibidem, p. 303.

186. Ibidem, p. 313-315. (Trad. bras.: p. 457; trad. modificada.)

187. Ibidem, p. 299-300, 317.

188. Ibidem, p. 121-123, 125. (Trad. bras.: p. 201-207, 209.)

189. Ibidem, p. 373. (Trad. bras.: p. 535.)

190. Do alemão: "método da psicanálise". (N. da T.)

191. Os termos alemães "psychische Analyse" e "psychologisch-klinische Analyse" apareceram pela primeira vez em: S. Freud, Die Abwehr-Neuropsychosen, *Gesammelte Werke*, Band 1, p. 61, 73. Ver também: The Neuro-Psychoses of Defence, *The Complete Psychological Works of Sigmund Freud, SE, v. 3: Early Psycho-Analytic Publications (1893-1899)*, transl. by J. Strachey, London: Hogarth, 1953-1974, p. 47, 59 (Trad. bras.: As Neuropsicoses de Defesa, *Obras Psicológicas Completas, ESB, v. 3: Primeiras Publicações Psicanalíticas [1893-1899]*, Rio de Janeiro: Imago, 1993.). O termo francês *la psycho-analyse* foi utilizado em S. Freud, L'Hérédité et l'étiologie des nevroses, *Gesammelte Werke*, Band 1, 1896, p. 419. Ver também: idem, Heredity and the Aetiology of the Neuroses, *The Complete Psychological Works..., v. 3*, p. 151. O alemão "Methode der Psychoanalyse" foi impresso pela primeira vez em: S. Freud, Weitere Bemerkungen über die Abwehr-Neuropsychosen, *Gesammelte Werke*, Band 1, p. 379. (Trad. inglesa: Further Remarks on the Neuro-Psychoses of Defence, *The Complete Psychological Works..., v. 3*, p. 162.)

192. Idem, Freud's Psychoanalytic Procedure, *The Complete Psychological Works..., v. 7*, p. 249-254. (Trad. bras.: O Método Psicanalítico de Freud, *Obras Completas, v. 6*, p. 321-330.); idem, On Psychotherapy, *The Complete Psychological Works..., v. 7*, p. 257-268. (Trad. bras.: Psicoterapia, *Obras Completas, v. 6*, p. 331-347.); idem, Psychical (or Mental) Treatment, *The Complete Psychological Works..., v. 7*, p. 283-304. (Trad. bras.: Tratamento Psíquico ou Anímico, op. cit., p. 19-46.)

[5] ZURIQUE

1. Sobre a Suíça, ver Gordon Alexander Craig, *The Triumph of Liberalism: Zurich in the Golden Age, 1830-1869*, New York: Charles Scribner's Sons, 1988. Ver também: Nicolas Bouvier; Gordon Alexander Craig; Lionel Gossman, *Geneva, Zurich, Basel: History, Culture, and National Identity*, Princeton: Princeton University Press, 1994.

2. Ver Oskar Diethelm, Switzerland, em John G. Howells (ed.), *World History of Psychiatry*, New York: Brunner/Mazel, 1975, p. 250-251.

3. Sobre a Escola de Zurique, ver Angela Graf-Nold, The Zürich School of Psychiatry in Theory and Practice: Sabina Spielrein's Treatment at the Burghölzli Clinic in Zürich, *Journal of Analytical Psychology*, v. 46, 2001, p. 73-104.

4. A. Forel, *Out of My Life...*, p. 80; ver também p. 53.

5. Ver, por exemplo: A. Forel, *Der Hypnotismus*.

6. Devo a Sonu Shamdasani ter-me indicado essa afirmação na sétima edição do livro de Forel. Ver A. Forel, *Der Hypnotismus oder die Suggestion und die Psychotherapie*, Stuttgart: Ferdinand Enke, 1921, p. 233.

7. Essa motivação foi atribuída a Bleuler por seu filho. Ver Manfred Bleuler, Eugen Bleuler's Conception of Schizophrenia: An Historical Sketch, *Bulletin of the Isaac Ray Medical Library*, v. 1, 1953, p. 50-51.

8. Ver Eugen Bleuler, Der Hypnotismus, *Münchener Medizinische...*, Band 34, 1887, p. 699-703, 714-717; idem, Zur Psychologie der Hypnose, *Münchener Medizinische...*, Band 36, 1889, p. 76-77. August Forel reimprimiu o artigo de Bleuler, de 1889, informando os leitores de que Bleuler havia conduzido muitos tratamentos hipnóticos e "dominado o método por completo". Ver A. Forel, *Hypnotism or Suggestion and Psychotherapy: A Study of the Psychological, Psycho-Physiological and Therapeutic Aspects of Hypnotism*, transl. by H.W. Armit, London/New York: Rebman Limited and Rebman, 1906, p. 360-366.

9. Ver A. Forel, *Out of My Life...*, p. 164.

10. Ver M. Bleuler, Eugen Bleuler's Conception of Schizophrenia: An Historical Sketch, op. cit., p. 51-57.

11. Ver as nove resenhas de livro compostas por Bleuler, em 1892, abrangendo autores como Moll, Krafft-Ebing, Schrenck-Notzing e Bernheim: E. Bleuler, *Münchener Medizinische...*, Band 39, 1892, p. 151, 169-170, 187-188, 259, 431, 450-151, 609, 676. A resenha de Breuer e Freud se encontra em: N. Keill (ed.), op. cit., p. 74.

12. Comparem *Rechenschaftsbericht über die Zürcherische kantonale Irrenheilanstalt Burghölzli für das Jahr 1900* (Zürich: Buchdruckerei Berichthaus, 1901) com *Rechenschaftsbericht über die Zürcherische kantonale Irrenheilanstalt Burghölzli das Jahr 1913* (Zürich: Buchdruckerei Berichthaus, 1914). Esses documentos podem ser encontrados no Staatsarchiv (Arquivo Estatal), em Zurique.

13. Ver E. Bleuler, *Die Allgemeine Behandlung der Geisteskrankheiten*, Zürich: Rascher, 1898, p. 44.

14. Ver E. Bleuler, Versuch einer naturwissenschaftlichen Betrachtung der psychologischen Grundbegriffe, *Allgemeine Zeitschrift für Psychiatrie und psychish-gerichtliche Medicin*, v. 50, 1894, p. 133-168.

15. Ver Dominique Puenzieux; Brigitte Ruckstuhl, *Medizin, Moral und Sexualität: Die Bekämpfung der Geschlechtskrankheiten Syphilis und Gonorrhäe in Zürich 1870-1920*, Zürich: Chronos, 1994.

16. Ver A. Forel, *The Sexual Question: A Scientific, Psychological, Hygienic and Sociological Study*, transl. by Charles Frederic Marshall, New York: Physicians and Surgeons, 1925.

17. Idem, *Sexuelle Ethik: Ein Vortag gehalten am 23. März 1906 auf Veranlassung des "Neuen Vereins" in München*, München: Ernst Reinhardt, 1906 – página não numerada que vem depois da p. 55.

Notas

18. Ver D. Puenzieux, B. Ruckstuhl, op. cit., p. 158.

19. Francis Galton, Psychometric Experiments, *Brain*, v. 2, 1879, p. 149.

20. Idem, Psychometric Facts, *The Nineteenth Century*, v. 5, 1879, p. 425.

21. Ibidem, p. 426.

22. Ver W.M. Wundt, *Outlines of Psychology*, transl. by Charles Hubbard Judd, Leipzig: Wilhelm Engelmann, 1897, p. 28-275.

23. Ver E. Kraepelin (ed.), Der psychologische Versuch in der Psychiatrie, *Psychologische Arbeiten*, Leipzig: Wilhelm Engelmann, 1895, p. 1-91.

24. Ver Theodor Ziehen, *Psychiatrie für Ärzte und Studirende bearbeitet*, Berlin: Freidrich Wreden, 1894.

25. Ver Gustav Aschaffenburg, Experimentelle Studien über Associationen, em E. Kraepelin (ed.), *Psychologische Arbeiten*, p. 209-299.

26. Ver T. Ziehen, *Die Ideenassoziation des Kindes*, Berlin: Reuther & Reichard, 1898-1900, 2 v.

27. Ver H. Ellenberger, C.G. Jung and the Story of Helene Preiswerk: A Critical Study with New Documents, em M.S. Micale (ed.), *Beyond the Unconscious: Essays of Henri F. Ellenberger in the History of Psychiatry*, Princeton: Princeton University Press, 1993, p. 291-305.

28. Ver C.G. Jung, *Memories, Dreams, Reflections*, ed. by Aniela Jaffé, New York: Vintage, 1989, p. 68-69. (Trad. bras.: *Memórias, Sonhos, Reflexões*, trad. Dora Ferreira da Silva, Rio de Janeiro: Nova Fronteira, 2016.) Sobre as dificuldades com esse texto, ver S. Shamdasani, Memories, Dreams, Omissions, *Spring*, v. 57, 1995, p. 114-137. Sobre a pesquisa junguiana recente, ver Eugene Taylor, The New Jung Scholarship, *Psychoanalytic Review*, v. 83, 1996, p. 547-568.

29. Ver C.G. Jung, *Memories, Dreams, Reflections*, p. 94, 101-103.

30. Ver Albert Oeri, Some Youthful Memories, em W. McGuire; R.F.C. Hull (eds.), *C.G. Jung Speaking: Interviews and Encounters*, Princeton: Princeton University Press, 1977, p. 7. O apelido de Jung, *Walze*, também poderia ser traduzido como "Rolo". Ver S. Shamdasani, *Jung Stripped Bare by His Biographers, Even*, London/New York: Karnac, 2005, p. 87.

31. Ver C.G. Jung [1896], The Border Zones of Exact Science, *The Zofingia Lectures (Supplementary Volume A of The Collected Works of C.G. Jung)*, trad J. van Heurck, Princeton: Princeton University Press, 1983, p. 3-19. Numa palestra de 1897 sobre psicologia, Jung defendeu um interesse contínuo pela metafísica e pela alma. Ver C.G. Jung, Some Thoughts on Psychology, *The Zofingia Lectures*, p. 21-48.

32. Idem, The Border Zones of Exact Science, op. cit., p. 6.

33. Idem, Some Thoughts on Psychology, op. cit., p. 25.

34. Idem, *Memories, Dreams, Reflections*, p. 107.

35. Ver *Rechenschaftsbericht über die Zürcherische kantonale Irrenheilanstalt Burghölzli für das Jahr 1900*, p. 17. Jung e outros depois dele colocaram erroneamente a data como sendo "10 de dezembro". Ver C.G. Jung, *Memories, Dreams, Reflections*, p. 111.

36. Nas memórias de Jung, Eugen Bleuler chama a atenção pela sua ausência. Jung também falou do Burghölzli como um lugar estéril em termos de interesse pelo sentido psicológico, o que, creio eu, é insustentável. Ver C.G. Jung, *Memories, Dreams, Reflections*, p. 112.

37. Ver C.G. Jung, Sigmund Freud: "On Dreams" January 25, 1901, em Gerhard Adler; Richard Francis Carrington Hull (eds.), *The Collected Works of C.G. Jung, v. 18: The Symbolic Life, Miscellaneous Writings*, Princeton: Princeton University Press, 1977, p. 361-368. (Trad. bras.: Sigmund Freud: Sobre os Sonhos, *Obra Completa de C.G. Jung, v. 18/1: A Vida Simbólica*, transl. by Edgar Orth; Araceli Elman, Petrópolis: Vozes, 2013.)

38. Idem, On the Psychology and Pathology of So-Called Occult Phenomena, em Herbert Read; Michael Fordham; Gerhard Adler (eds.), *The Collected Works of C.G. Jung, v. 1: Psychiatric Studies*, transl. by R.F.C. Hull, Princeton: Princeton University Press, 1970, p. 3-88. (Trad. bras.: Sobre a Psicologia e Psicopatologia dos Fenômenos Chamados Ocultos, *Obra Completa de C.G. Jung, v. 1: Estudos Psiquiátricos*, trad. Lúcia Mathilde Endlich Orth, Petrópolis: Vozes, 1993, p. 15-96.)

39. Do francês, respectivamente: "grande histeria" e "desagregação". (N. da T.)

40. Ver S. Shamdasani, *Jung and the Making of Modern Psychology: The Dream of a Science*, Cambridge: Cambridge University Press, 2003.

41. Ver Théodore Flournoy, *Des Indes à la planète Mars: Étude sur un cas de somnambulisme avec glossolalie*, Paris/Genève: Félix Alcan/Ch. Eggimann, 1900.

42. C.G. Jung, On the Psychology and Pathology of So-Called Occult Phenomena, op. cit., p. 87. (trad. modificada.)

43. As palestras de Janet estão descritas em: *Annuaire du Collège de France*, Paris: E. Leroux, 1902, p. 27-28.

44. Ver C.G. Jung, On Hysterical Misreading, *The Collected Works...*, v. 1, p. 92. (Trad. bras.: Erros Histéricos de Leitura, *Obra Completa...*, v. 1.)

45. Ver E. Bleuler, Upon the Significance of Association Experiments, em C.G. Jung (ed.), *Studies in Word-Association: Experiments in the Diagnosis of Psychopathological Conditions Carried Out at the Psychiatric Clinic of the University of Zurich*, transl. by M.D. Eder, London: William Heinemann, 1918, p. 3.

46. Ibidem, p. 4.

47. A introdução de Bleuler e os estudos com associação de palavras foram publicados pela primeira vez numa série de artigos no *Journal für Psychologie und Neurologie* (Gazeta de Psicologia e Neurologia), em 1904.

Nesse periódico, ver o v. 3, p. 49-54, 55-83, 145-164, 193-215, 283-308.

48. Ver E. Bleuler, Upon the Significance of Association Experiments, op. cit., p. 8.

49. Carl Gustav Jung; Franz Riklin, The Associations of Normal Subjects, em C.G. Jung (ed.), Studies in Word-Association, p. 8-172. A citação se encontra na p. 168.

50. Adolf Meyer, Psychological Literature: Normal and Abnormal Association, The Psychological Bulletin, v. 2, 1905, p. 253.

51. Ver C.G. Jung, Reaction-Time in Association Experiments, Studies in Word-Association, p. 238.

52. Ibidem, p. 299-300.

53. Ver E. Bleuler, Consciousness and Association, em C.G. Jung (ed.), Studies in Word-Association, p. 271, 276.

54. Ver C.G. Jung, Psychoanalysis and the Association Experiments, em G. Adler (ed.), The Collected Works of C.G. Jung, v. 2: Experimental Researches, transl. by R.F.C. Hull, Princeton: Princeton University Press, 1973, p. 290. (Trad. bras.: Psicanálise e o Experimento de Associações, Obra Completa de C.G. Jung, v. 2: Estudos Experimentais, trad. L.M.E. Orth, Petrópolis: Vozes, 1995.)

55. Ver Oskar Vogt, Psychologie, Neurophysiologie und Neuroanatomie, Journal für Psychologie und Neurologie, v. 1, 1902-1903, p. 1.

56. T. Flournoy, Review of S. Freud's "Die Traumdeutung", Archives de Psychologie, v. 2, 1903, p. 72-73; idem, Review of C.G. Jung's "Zur Psychologie und Pathologie sogenannter occulter Phänomene", Archives de Psychologie, v. 2, 1903, p. 85-86; Édouard Claparède, Review of Freud's "Zur Psychopathologie des Alltagslebens", Archives de Psychologie, v. 5, 1906, p. 181; idem, Review of Jung's "Diagnostische Assoziationsstudien", Archives de Psychologie, v. 5, 1906, p. 181-182.

57. Ver H.S. Decker, op. cit., p. 111.

58. Ver Fritz Albert Lipmann, Rezension zu "Diagnostische Assoziationsstudien", Zeitschrift für Psychologie, v. 40, 1905, p. 213-215; idem, Zeitschrift für Psychologie, v. 41, 1906, p. 230-232; v. 42, 1906, p. 69-71; v. 43, 1906, p. 119-120; v. 44, 1907, p. 153; v. 45, 1907, p. 298-299.

59. A. Meyer, op. cit., p. 242.

60. Ibidem, p. 242-259.

61. Carl Jung to Adolf Meyer, July 10, 1907, The Adolf Meyer Papers, Baltimore: The Alan Mason Chesney Medical Archives, The Johns Hopkins Medical Institutions.

62. Ibidem. Ver também a carta que data de: Nov. 19, 1907.

63. Ver Ruth Leys; Rand Evans (eds.), Defining American Psychology: The Correspondence Between Adolf Meyer and Edward Bradford Titchner, Baltimore/London: Johns Hopkins University Press, 1990, p. 116.

64. S. Freud; C.G. Jung, op. cit., p. 18. (Trad. bras.: op cit., p. 59; trad. modificada.)

65. Ver E. Bleuler; S. Freud, Correspondence, June 9, 1905, Washington: Library of Congress, Manuscript Division.

(Sigmund Freud Collection.) Alguns excertos dessa importante correspondência se encontram publicados em: Franz Alexander; Sheldon Theodore Selesnick, Freud-Bleuler Correspondence, Archives of General Psychiatry, v. 12, 1965, p. 1-9. Essa é a primeira carta enviada por Bleuler, mas claramente não é a primeira trocada entre eles. Infelizmente, a metade freudiana dessa correspondência ainda não foi disponibilizada aos estudiosos.

66. Ver F. Riklin [1905], Analytische Untersuchungen der Symptome und Associationen eines Falles von Hysteria (Lina H.), Psychiatrisch-neurologische Wochenschrift, v. 46, p. 449-452; v. 47, p. 464-467; v. 48, p. 469-475; v. 49, p. 481-484; v. 50, p. 493-497; v. 51, p. 505-511; v. 52, p. 521-525.

67. Ver E. Bleuler; S. Freud, Correspondence, Oct. 9, 1905, Washington: Library of Congress, Manuscript Division.

68. Idem, Correspondence, Oct. 14, 1905, Washington: Library of Congress, Manuscript Division.

69. Ibidem.

70. Idem, Correspondence, Oct. 17, 1905, Washington: Library of Congress, Manuscript Division.

71. Idem, Correspondence, Nov. 5, 1905, Washington: Library of Congress, Manuscript Division.

72. Idem, Correspondence, Nov. 28, 1905, Washington: Library of Congress, Manuscript Division.

73. S. Freud; C.G. Jung, op. cit., p. 3. (Trad. bras.: op cit., p. 43.)

74. Ver E. Kraepelin, Psychiatrie: Ein Lehrbuch für Studirende und Aerzte, v. 2, Leipzig: Johann A. Barth, 1899, p. 511-512.

75. S. Freud; C.G. Jung, op. cit., p. 6.

76. Ibidem, p. 6. (Trad. bras.: p. 46; trad. modificada.)

77. Ibidem, p. 4.

78. Ver G. Aschaffenburg, Die Beziehungen des sexuellen Lebens zur Entstehung von Nerven- und Geisteskrankheiten, Münchener Medizinische..., Band 53, 1906, p. 1793-1798.

79. Ibidem, p. 1796.

80. C.G. Jung, Freud's Theory of Hysteria: A Reply to Aschaffenburg, em G. Adler; R.F.C. Hull (eds.), The Collected Works of C.G. Jung, v. 4: Freud and Psychoanalysis, Princeton: Princeton University Press, 1962, p. 3-9. (Trad. bras.: A Teoria de Freud Sobre a Histeria, Obra Completa de C.G. Jung, v. 4: Freud e a Psicanálise, trad. E. Orth, Petrópolis: Vozes, 2014; trad. modificada.)

81. S. Freud; C.G. Jung, op. cit., p. 4-6.

82. C.G. Jung, Freud's Theory of Hysteria, op. cit., p. 3-4.

83. Ibidem, p. 7.

84. Ver G. Aschaffenburg, Die Beziehungen des sexuellen Lebens zur Entstehung von Nerven- und Geisteskrankheiten, op. cit., p. 1797.

85. C.G. Jung, Freud's Theory of Hysteria, op. cit., p. 9.

86. Ver E. Bleuler, Vermischtes, Centralblatt für Nervenheilkunde und Psychiatrie, Band 29, 1906, p. 460-461.

Notas

87. S. Freud; C.G. Jung, op. cit., p. 16. (Trad. bras.: op cit., p. 56.)

88. Ibidem, p. 14. (Trad. bras.: p. 54; trad. modificada.)

89. Ibidem, p. 15. (Trad. bras.: p. 56.)

90. Ibidem, p. 18. (Trad. bras.: p. 59.)

91. Ver E. Bleuler; S. Freud, *Correspondence, Feb. 18, 1907*, Washington: Library of Congress, Manuscript Division. (Sigmund Freud Collection.)

92. S. Freud; C.G. Jung, op. cit., p. 32. (Trad. bras.: op. cit., p. 73.)

93. Ver L. Binswanger, op. cit., p. 2.

94. Ver C.G. Jung, *Memories, Dreams, Reflections*, p. 149.

95. Ibidem, p. 150.

96. L. Binswanger, op. cit., p. 4.

97. Ver H. Nunberg; E. Federn (eds.), op. cit., p. 144. (Trad. bras.: op. cit., p. 230.)

98. Ver E. Bleuler; S. Freud, *Correspondence, Mar. 21, 1907*, Washington: Library of Congress, Manuscript Division.

99. Ver S. Freud; C.G. Jung, op. cit., p. 26. (Trad. bras.: op. cit., p. 67.)

100. *Rechenschaftsbericht über die Zürcherische kantonale Irrenheilanstalt Burghölzlifir das Jahr 1900*, Zurich: Buchdruckerei Berichthaus, 1901, p. 4.

101. Ver E. Kraepelin, *Psychiatrie*.

102. Ver E. Bleuler, Die negative Suggestibilität, ein psychologisches Prototyp des Negativismus, *Psychiatrisch-neurologische...*, v. 6, 1904-1905, p. 249-269.

103. Ver S. Freud, *Three Essays on the Theory of Sexuality*, op. cit., p. 160.

104. E. Bleuler; S. Freud, *Correspondence, Oct. 17, 1905*, Washington: Library of Congress, Manuscript Division.

105. C.G. Jung, The Psychology of "Dementia Praecox", em G. Adler; H. Read (eds.), *The Collected Works of C.G. Jung, v. 3: Psychogenesis of Mental Disease*, transl. by R.F.C. Hull, Princeton: Princeton University Press, 1961, p. 18. (Trad. bras.: A Psicologia da "Dementia Praecox", *Obra Completa de C.G. Jung, v. 3: Psicogênese das Doenças Mentais*, trad. Marcia Sá Cavalcanti Schuback, Petrópolis: Vozes, 2011.)

106. Ver E. Bleuler, *Affectivity, Suggestibility, Paranoia*, Utica: State Hospitals, 1912, p. 45-54.

107. Ver S. Freud; C.G. Jung, op. cit., p. 6, 8, 13. (Trad. bras.: op. cit., p. 46, 48, 53.)

108. Ver E. Bleuler; S. Freud, *Correspondence, Jan. 28, 1906*, Washington: Library of Congress, Manuscript Division.

109. Ver E. Bleuler, Freud'sche Mechanismen in der Symptomatologie von Psychosen, *Psychiatrisch-neurologische...*, v. 8, 1906, p. 316-318, 323-325, 338-340.

110. Ver S. Freud; C.G. Jung, op. cit., p. 13. (Trad. bras.: op. cit., p. 53.)

111. Ver C.G. Jung, The Psychology of "Dementia Praecox", op. cit., p. 1-152. (Trad. bras.: A Psicologia da "Dementia Praecox", op. cit., p. 1-137.)

112. Ver E. Bleuler; S. Freud, *Correspondence, March 21, 1907*, Washington: Library of Congress, Manuscript Division.

113. Ver Max Isserlin, Ueber Jung's 'Psychologie der Dementia praecox' und die Anwendung Freud'scher Forschungsmaximen in der Psychopathologie, *Centralblatt für Nervenheilkunde und Psychiatrie*, Band 18, 1907, p. 329-343.

114. S. Freud; C.G. Jung, op. cit., p. 43. (Trad. bras.: op. cit., p. 84.)

115. Ibidem, p. 44. (Trad. bras.: p. 86.)

116. Ibidem, p. 89-91, 101. (Trad. bras.: p. 131-132, 144.) O nome em alemão era "Freudsche Gesellschaft von Aerzten". Ver S. Freud; C.G. Jung, *Briefwechsel*, ed. by William McGuire; Wolfgang Sauerländer, Frankfurt: S. Fischer, 1974, p. 99.

117. Ver S. Freud; C.G. Jung, op. cit., p. 68. (Trad. bras.: op. cit., p. 109.)

[6] **A INTERNACIONAL DOS FREUDIANOS**

1. Ibidem, p. 67. (Trad. bras.: p. 108.)

2. Ibidem, p. 33. (Trad. bras.: p. 74.)

3. Ibidem, p. 79-81. (Trad. bras.: p. 122-123.)

4. Ver G.A.M. van Wayenburg (ed.), *Compte rendu des travaux du 1er congrès international de psychiatrie, de neurologie, de psychologie et de l'assistance des aliénés*, Amsterdã: J.H. de Bussy, 1908.

5. Ibidem, p. 265-271.

6. Ibidem, p. 273-284. Comparar com: C.G. Jung, The Freudian Theory of Hysteria, em G. Adler; R.F.C. Hull (eds.), *The Collected Works...*, v. 4, p. 10-24. A citação está na p. 18. (Trad. bras.: A Teoria Freudiana da Histeria, *Obra Completa..., v. 4*, p. 9-24.)

7. Ver S. Freud; C.G. Jung, op. cit., p. 84-85. Ver também: G.A.M. van Wayenburg (ed.), op. cit., p. 293-302.

8. Ibidem, p. 94. (Trad. bras.: p. 137.)

9. Do francês: "ideia fixa". (N. da T.)

10. G.A.M. van Wayenburg (ed.), op. cit., p. 301-302.

11. Ibidem, p. 855 869.

12. Jung relatou que o seu *A Psicologia da "Dementia Praecox"* foi resenhado com severidade por outro assistente de Kraepelin, Wilhelm Weygandt; e então, algumas semanas depois, foi atacado por Paul Näcke e Ernst Meyer. Ver S. Freud; C.G. Jung, op. cit., p. 51, 91, 94.

13. Ibidem, p. 98. (Trad. bras.: p. 140.)

14. Ibidem, p. 178. (Trad. bras.: p. 226.)

15. Ibidem, p. 99.

16. Ibidem, p. 98. (Trad. bras.: p. 141.)

17. Ibidem, p. 101-102. (Trad. bras.: p. 144-145.)

18. *Carl Jung to Ernest Jones, Dec. 7, 1907*, Wivenhoe/Colchester: Sigmund Freud. Ver também: S. Freud; C.G. Jung, op. cit., p. 59, 63, 88.

19. Ver S. Freud; C.G. Jung, op. cit., p. 59, 63, 104. (Trad. bras.: op. cit., p. 100, 104, 148.)

20. *Carl Jung to Ernest Jones, Dec. 7, 1907.*

21. *Carl Jung to Ernest Jones, Jan. 21, 1908*, Wivenhoe/Colchester: Sigmund Freud.

22. S. Freud; C.G. Jung, op. cit., p. 110. (Trad. bras.: op. cit., p. 154; trad. modificada.)

23. Ver E. Jones, *Free Associations: Memories of a Psycho--Analyst*, New York: Basic, 1959, p. 165.

24. S. Freud; C.G. Jung, op. cit., p. 114. (Trad. bras.: op. cit., p. 158.) Em alemão, o panfleto foi enviado convocando para o "I. Kongress für Freudsche Psychologie".

25. Ver Sigmund Freud; Karl Abraham, *The Complete Correspondence of Sigmund Freud and Karl Abraham, 1907-1925*, ed. and transl. by Ernst Falzeder, London/New York: Karnac, 2002, p. 38.

26. Há discrepância entre o registro de Ernest Jones (42) e o número de participantes listados na programação oficial (38). Ver E. Jones, *The Life and Work...*, v. 1, p. 41; H. Nunberg; E. Federn (eds.), op. cit., p. 390-391.

27. Ver E. Jones, *The Life and Work...*, v. 2, p. 40-41.

28. Idem, *Free Associations*, p. 125. Sobre Jones, ver Brenda Maddox, *Freud's Wizard: The Enigma of Ernest Jones*, London: John Murray, 2006.

29. Ver G.A.M. van Wayenburg (ed.), op. cit., p. 408-414.

30. S. Freud; C.G. Jung, op. cit., p. 85-86. *Carl Jung to Ernest Jones, Nov. 23, 1907*, Wivenhoe/Colchester: Sigmund Freud.

31. Ver *Carl Jung to Ernest Jones, Dec. 7, 1907*, Wivenhoe/Colchester: Sigmund Freud.

32. Ver Sándor Ferenczi, Spiritizmus, *Gyógyászat*, v. 30, p. 477-479. (Trad. inglesa: George Sagi, Notes on Translating Ferenczi, *Bulletin of the Association for Psychoanalytic Medicine*, v. 36, 1999, p. 40-50.) Sobre o desenvolvimento inicial de Ferenczi, ver: Judit Mézáros, Ferenczi's Preanalytic Period Embedded in the Cultural Streams of the Fin de Siècle, em Lewis Aron; Adrienne Harris (eds.), *The Legacy of Sándor Ferenczi*, Hillsdale: Analytic, 1993, p. 41-51; Claude Lorin, *Sándor Ferenczi: De la médicine à la psychanalyse*, Paris: PUF, 1993.

33. Ver Martin Stanton, *Sandor Ferenczi: Reconsidering Active Intervention*, Northvale: Jason Aronson, 1991, p. 11.

34. Ver E. Falzeder, The Threads of Psychoanalytic Filiations or Psychoanalysis Taking Effect, em A. Haynal; E. Falzeder (eds.), op. cit., p. 169-194.

35. Sobre os escritores húngaros que gravitaram em torno de Ferenczi, ver Michelle Moreau-Ricaud (ed.), *Écrivains hongrois autour de Sándor Ferenczi*, Paris: Gallimard, 1992.

36. Ver Abraham Arden Brill, Psychological Factors in "Dementia Praecox": An Analysis, *The Journal of Abnormal...*, v. 3, 1908, p. 219-239.

37. Philip Raphael Lehrman, A.A. Brill in American Psychiatry, *Psychoanalytic Quarterly*, v. 17, 1948, p. 157-158.

38. Ver A.A. Brill, Max Eitingon, *Psychoanalytic Quarterly*, v. 12, 1943, p. 456. O romance de 1858, *Oblómov*, foi escrito pelo autor russo Ivan Gontcharov. (Trad. bras.: *Oblómov*, trad. Rubens Figueiredo, São Paulo: Companhia das Letras, 2020.)

39. Ver E. Jones, Introductory Memoir, em K. Abraham, *Selected Papers of Karl Abraham M.D.*, London: Hogarth, 1948, p. 14.

40. Ver S. Freud; K. Abraham, op. cit., p. 1. Ver também: K. Abraham, The Experiencing of Sexual Trauma as a Form of Sexual Activity, op. cit., p. 47-63.

41. Ver S. Freud; K. Abraham, op. cit., p. 8-9.

42. Ibidem, p. 10, 34-35; Karl Abraham para Max Eitingon, apud H.C. Abraham, Karl Abraham: An Unfinished Biography, *International Review...*, v. 1, 1974, p. 38.

43. Ver Otto Gross, *Sekundärfunction*, Leipzig: F.C.W. Vogel, 1902.

44. Idem, Beitrag zur Pathologie des Negativismus, *Psychiatrisch-neurologische...*, v. 26, 1903, p. 269-273.

45. Idem, Zur Differentialdiagnostik negativistischer Phänomene, *Psychiatrisch-neurologische...*, v. 37, 1904, p. 345-353.

46. Idem, *Das Freud'sche Ideogenitätsmoment und seine Bedeutung in manisch-depressivem Irresein Kraepelin's*, Leipzig: F.C.W. Vogel, 1907, p. 7-8. Para uma tradução em inglês desse e de outros trabalhos anteriores, ver: Idem, *Collected Works 1901-1907: The Graz Years*, Hamilton: Mindpiece, p. 162-192. (Em português brasileiro, textos do autor podem ser encontrados em: Marcelo Checchia; Paulo Sérgio de Souza Jr.; Rafael Alves Lima [eds.], *Otto Gross: Por Uma Psicanálise Revolucionária*, 2. ed., trad. P.S. de Souza Jr., São Paulo: Annablume, 2020.)

47. Ver S. Freud; C.G. Jung, op. cit., p. 120.

48. E. Jones, *Free Associations*, p. 167.

49. Ver H.C. Abraham, op. cit., p. 35.

50. O grupo era 88% judeu. Ver Elke Mühlleitner; Johannes Reichmayr, Following Freud in Vienna: The Psychological Wednesday Society and the Viennese Psychoanalytical Society 1902-1938, *International Forum of Psychoanalysis*, v. 6, 1997, p. 73-102.

51. Ver Ivar Oxaal, The Jewish Origins of Psychoanalysis Reconsidered, em Edward Timms, Naomi Segal (eds.), *Freud in Exile: Psychoanalysis and Its Vicissitudes*, New Haven/London: Yale University Press, 1988, p. 37-53.

52. E. Jones, *The Life and Work...*, v. 2, p. 42. (Trad. bras.: *A Vida e a Obra...*, v. 2, p. 56; trad. modificada.)

53. Em 1923, Freud finalmente cedeu, acrescentando uma tépida nota de rodapé que ainda insistia em sua própria prioridade autoral: "Para esta constelação afetiva foi depois criado, por Bleuler (1910), o apropriado nome de 'ambivalência'". Ver S. Freud, Notes upon a Case of Obsessional Neurosis, op. cit., p. 239. Bleuler, inspirado por uma passagem nos *Três Ensaios* de Freud, apresentou uma teoria da ambilavência, sem nomeá-la como tal, numa carta a Freud em 17 de outubro de 1905.

Notas

54. K. Abraham, Über die Bedeutung sexueller Jugendträumen für die Symptomatologie der Dementia Praecox, *Centralblatt für Nervenheilkunde und Psychiatrie*, Band 30, 1907, p. 409-416.
55. Ver S. Freud; K. Abraham, op. cit., p. 2.
56. Ver H.C. Abraham, op. cit., p. 35.
57. Ver S. Freud; K. Abraham, op. cit., p. 24-45.
58. Ver S. Freud; C.G. Jung, op. cit., p. 78. (Trad. bras.: op. cit., p. 120.)
59. Ibidem, p. 149. (Trad. bras.: op. cit., p. 195; trad. modificada.)
60. Ver K. Abraham, The Psycho-Sexual Differences Between Hysteria and Dementia Praecox, *Selected Papers...*, p. 69. (Trad. bras.: As Diferenças Psicossexuais Entre a Histeria e a "Dementia Praecox", trad. Caio Padovan; Julia Joergensen Schlemm, *Lacuna: Uma Revista de Psicanálise*, n. -8, 2019, p. 9. Disponível em: <www.revistalacuna.com>
61. Ibidem, p. 78. (Trad. bras.: p. 9.)
62. John Turner; Cornelia Rumpf-Worthen; Ruth Jenkins, The Otto Gross-Frieda Weekley Correspondence: Transcribed, Translated, and Annotated, *The D.H. Lawrence Review*, v. 22, 1990, p. 222. (Trad. bras.: M. Checchia; P.S. de Souza Jr.; R.A. Lima [eds.], op. cit., p. 89.) Ver também: W. Stekel, *The Autobiography...*, p. 122.
63. F. Wittels, *Sigmund Freud*, p. 136.
64. Ibidem.
65. S. Freud; C.G. Jung, op. cit., p. 147-152. (Trad. bras.: op. cit., p. 193-199.)
66. Ibidem, p. 130, 145. (Trad. bras.: p. 174-175, 191; trad. modificada.)
67. Ibidem, p. 195. (Trad. bras.: p. 245; trad. modificada.)
68. H.C. Abraham, op. cit., p. 35.
69. Ibidem, p. 35
70. S. Freud; K. Abraham, op. cit., p. 38.
71. *Carl Jung-Ernest Jones Letters, Feb. 25, 1909*. Reproduzido com permissão de Ulrich Hoerni, Erbengemeinschaft C.G. Jung.
72. Ver S. Freud; C.G. Jung, op. cit., p. 144. (Trad. bras.: op. cit., p. 190.)
73. Ibidem, p. 146. (Trad. bras.: p. 192.)
74. S. Freud; K. Abraham, op. cit., p. 34.
75. A carta, com data de 31 de maio de 1908, encontra-se reproduzida em: B. Handlbauer, op. cit., p. 173.
76. H. Nunberg; E. Federn (eds.), op. cit., p. 406.
77. Ibidem, p. 410.
78. Ver Martin Green, *The von Richthofen Sisters: The Triumphant and the Tragic Modes of Love*, New York: Basic, 1974.
79. Ver J. Turner; C. Rumpf-Worthen; R. Jenkins, op. cit., p. 167.
80. S. Freud; C.G. Jung, op. cit., p. 90. (Trad. bras.: op. cit., p. 132; trad. modificada.)
81. J. Turner; C. Rumpf-Worthen; R. Jenkins, op. cit., p. 190.

82. Ver E. Jones, *Free Associations*, p. 174.
83. S. Freud; K. Abraham, op. cit., p. 72.
84. S. Freud; C.G. Jung, op. cit., p. 162. (Trad. bras.: op. cit., p. 210.)
85. Ibidem, p. 156. (Trad. bras.: p. 203.)
86. Ibidem, p. 207. (Trad. bras.: p. 257; trad. modificada.)
87. Ver Bernard Minder, Jung an Freud 1905: Ein Bericht über Sabina Spielrein, *Gesnerus*, v. 50, 1993, p. 113-120.
88. As cartas de Spielrein a Freud encontram-se reproduzidas em: Aldo Carotenuto, *A Secret Symmetry: Sabina Spielrein Between Jung and Freud*, New York: Pantheon, 1982, p. 107. (Trad. bras.: *Diário de uma Secreta Simetria: Sabina Spielrein entre Jung e Freud*, trad. A.R. Coutinho, Rio de Janeiro: Paz e Terra, 1984.)
89. As cartas de Jung a Spielrein encontram-se reproduzidas em: A. Carotenuto, *Tagebuch einer heimlichen Symmetrie: Sabina Spielrein zwischen Jung und Freud*, Freiburg: Kore, 1986, p. 189. (Trad. bras.: *Diário de uma Secreta Simetria.*)
90. Ver A. Carotenuto, *A Secret Symmetry*, p. 97, 100-104.
91. S. Freud; C.G. Jung, op. cit., p. 228. (Trad. bras.: op. cit., p. 280.)
92. Ibidem, p. 231. (Trad. bras.: p. 282.)
93. Ibidem, p. 238. (Trad. bras.: p. 289.)
94. Ibidem, p. 207. (Trad. bras.: p. 256.)
95. Ver E. Jones, *Free Associations*, p. 173-174; S. Freud; C.G. Jung, op. cit., p. 211. (Trad. bras.: op. cit., p. 261.)
96. Ver Philip Kuhn, Romancing with a Wealth of Detail, *Studies in Gender and Sexuality*, v. 3, 2002, p. 344-378. Ver também a minha crítica: G.J. Makari, On "Romancing with a Wealth of Detail", *Studies in Gender and Sexuality*, v. 3, 2002, p. 389-394.
97. Ver E. Timms, *Karl Kraus Apocalyptic Satirist*, p. 105.
98. Ibidem, p. 96. Freud rejeitou a versão wittelsiana do pensamento freudiano, criticando a "asserção de que a supressão da sexualidade é a raiz de todo mal. Mas vamos ainda mais longe e dizemos: nós liberamos a sexualidade por meio de nosso tratamento, mas não a fim de que o homem, de agora em diante, seja dominado pela sexualidade, e sim para fazer uma supressão possível – uma rejeição dos instintos sob a tutela de uma agência superior". H. Nunberg; E. Federn (eds.), op. cit., p. 89.
99. Ver F. Wittels, *Die Sexuelle Not*. O título também foi traduzido como *A Necessidade Sexual*.
100. Ver F. Wittels, *Freud and the Child...*, p. 99-100.
101. Ver H. Nunberg; E. Federn (eds.), op. cit., p. 382-393.
102. Ver F. Wittels, *Freud and the Child...*, p. 93.
103. Ibidem, p. 98.
104. Carta de Granville Stanley Hall a Sigmund Freud em: Saul Rosenzweig, *The Historic Expedition to America (1909): Freud, Jung and Hall the King-Maker*, St. Louis/Seattle: Rana House/Hogrefe & Huber, 1992, p. 339.

105. S. Freud; C.G. Jung, op. cit., p. 196. (Trad. bras.: op. cit., p. 245; trad. modificada.)

106. S. Rosenzweig, op. cit., p. 361.

107. Ver S. Freud; C.G. Jung, op. cit., p. 249. (Trad. bras.: op. cit., p. 301.)

108. S. Freud; A.A. Brill, *Freud-Brill Letters, May 2, 1909*, Washington: Library of Congress, Manuscript Division. (Sigmund Freud Collection.)

109. Ver S. Freud; C.G. Jung, op. cit., p. 170, 127, 237, 195, 198, 214, 225, 262, 272, 239.

110. Ibidem, p. 193. (Trad. bras.: p. 242.)

111. Ibidem, p. 247. (Trad. bras.: p. 299.)

112. Ver S. Freud; K. Abraham, op. cit., p. 51-52.

113. S. Freud; S. Ferenczi, *The Correspondence of Sigmund Freud and Sándor Ferenczi, v. 1, 1908-1914*, ed. by Eva Brabant, Ernst Falzeder, Patrizia Giampieri-Deutsch, transl. by Peter T. Hoffer, Cambridge: Harvard University Press, 1993, p. 17. Ver também p. 50.

114. S. Freud; C.G. Jung, op. cit., p. 268. (Trad. bras.: op. cit., p. 321.)

115. Ibidem, p. 268. (Trad. bras.: p. 321.)

116. S. Freud; A.A. Brill, *Freud-Brill Letters, Feb. 14, 1909*, Washington: Library of Congress, Manuscript Division.

117. Ver H.C. Abraham, op. cit., p. 36.

118. Ver S. Freud; K. Abraham, op. cit., p. 35.

119. Ibidem, p. 56, 64-65.

120. S. Freud; C.G. Jung, op. cit., p. 138. (Trad. bras.: op. cit., p. 183.)

121. Ver C.G. Jung, *C.G. Jung Letters*, v. 1, ed. by G. Adler; A. Jaffé, transl. by R.F.C. Hull, Princeton: Princeton University Press, 1973, p. 11.

122. Ver S. Freud; C.G. Jung, op. cit., p. 259. (Trad. bras.: op. cit., p. 311.)

123. Ibidem, p. 282.

[7] INTEGRAÇÃO/DESINTEGRAÇÃO

1. Ver S. Freud; S. Ferenczi, op. cit., p. 152.

2. S. Freud; C.G. Jung, op. cit., p. 292. (Trad. bras.: op. cit., p. 346.)

3. Ver S. Freud, The Future Prospects of Psycho-Analytic Therapy, *The Complete Psychological Works of Sigmund Freud, SE, v. 11: Five Lectures on Psycho-Analysis, Leonardo and Other Works* (1910), transl. by J. Strachey, London: Hogarth, 1953-1974, p. 139-152. (Trad. bras.: As Perspectivas Futuras da Terapia Psicanalítica, *Obras Completas, v. 9*, p. 287-301.)

4. Ibidem, p. 139-152. (Trad. bras.: As Perspectivas Futuras da Terapia Psicanalítica, *Obras Completas, v. 9*, p. 287-301.)

5. Ver S. Freud; S. Ferenczi, op. cit., p. 27; S. Freud; A.A. Brill, *Freud-Brill Letters, Nov. 9, 1908*, Washington: Library of Congress, Manuscript Division; S. Freud; C.G. Jung, op. cit., p. 175. (Trad. bras.: op. cit., p. 223.); S. Freud; K. Abraham, op. cit., p. 58.

6. Ver S. Freud; C.G. Jung, op. cit., p. 202. (Trad. bras.: op. cit., p. 252.)

7. Ibidem, p. 193. (Trad. bras.: p. 242.)

8. Ver S. Ferenczi, Introjection and Transference, *First Contributions to Psycho-Analysis*, 1909, p. 35-93. (Trad. bras.: Introjeção e Transferência, *Obras Completas: Psicanálise 1*, 2. ed., trad. Álvaro Cabral, São Paulo: Martins Fontes, 2011.) Ver também: S. Freud; A.A. Brill, *Freud-Brill Letters, Aug. 27, 1908*, Washington: Library of Congress, Manuscript Division.

9. Ver S. Freud, The Future Prospects of Psycho-Analytic Therapy, op. cit., p. 144-145.

10. Ver H. Nunberg; E. Federn (eds.), op. cit., p. 207-213.

11. Ver E. Hitschmann, *Freud's Neurosenlehre*, Leipzig/Wien: Franz Deuticke, 1911. A tradução para o inglês é: Idem, *Freud's Theories of the Neuroses*, New York: The Journal of Nervous and Mental Disease, 1913. Sobre o ponto de vista freudiano acerca desse projeto, ver S. Freud; A.A. Brill, *Freud-Brill Letters, Oct. 17, 1910*, Washington: Library of Congress, Manuscript Division.

12. Ver S. Freud, The Future Prospects of Psycho-Analytic Therapy, op. cit., p. 142-143.

13. Ibidem, p. 144.

14. Ver H. Nunberg; E. Federn (eds.), op. cit., p. 30.

15. Ver J.M. Masson (ed.), *The Complete Letters...*, p. 272; S. Freud, The Interpretation of Dreams, *The Complete Psychological Works..., v. 4*, p. 261-263.

16. Ver S. Freud, Fragment of an Analysis of a Case of Hysteria, op. cit., p. 56. Ver G.J. Makari, Dora's Hysteria and the Maturation of Sigmund Freud's Transference Theory: A New Historical Interpretation, *Journal of the American..., v. 45*, 1998, p. 1061-1096.

17. Idem, Analysis of a Phobia in a Five-Year-Old Boy, *The Complete Psychological Works..., v. 10*, p. 111.

18. Idem, Notes upon a Case of Obsessional Neurosis, op. cit., p. 155-249.

19. Ver S. Freud, Five Lectures on Psycho-Analysis, *The Complete Psychological Works..., v. 11*, p. 47.

20. Ibidem, p. 171.

21. Ver S. Freud, The Future Prospects of Psycho-Analytic Therapy, op. cit., p. 147.

22. Ibidem, p. 149.

23. Ver O. Rank, Bericht über die I. private psychoanalytische Vereinigung in Salzburg am 27. April 1908, *Zentralblatt für Psychoanalyse: Medizinische Monatsschrift für Seelenkunde, v. 1*, 1910, p. 130.

24. Ver S. Freud; S. Ferenczi, op. cit., p. 25, 34, 91, 103, 131.

25. Ibidem, p. 83, 88.

26. S. Freud; A.A. Brill, *Freud-Brill Letters, May 11, 1911*, Washington: Library of Congress, Manuscript Division.

27. Ver S. Freud; S. Ferenczi, op. cit., p. 117.

28. Ibidem, p. 119-20.

29. F. Alexander, op. cit., p. 4.

Notas

30. Ver S. Freud; S. Ferenczi, op. cit., p. 130.

31. Ibidem, p. 151.

32. Ver S. Ferenczi, On the Organization of the Psycho-Analytic Movement, *Final Contributions to the Problems and Methods of Psycho-Analysis*, New York: Brunner/Mazel, 1980, p. 299-307. Ver também: S. Ferenczi, Zur Organisation der psychoanalytischen Bewegung, *Bausteine zur Psychoanalyse*, Band 1, Leipzig: Internationaler Psychoanalytische, 1911, p. 274-289. (Trad. bras.: Sobre a História do Movimento Psicanalítico, *Obras Completas: Psicanálise 1*, p. 167-178.)

33. Idem, On the Organization of the Psycho-Analytic Movement, op. cit., p. 303. (Trad. bras.: Sobre a História do Movimento Psicanalítico, op. cit., p. 172; trad. modificada.)

34. Ibidem, p. 304.

35. Ver S. Freud; S. Ferenczi, op. cit., p. 306.

36. Ver, por exemplo: S. Freud; A.A. Brill, *Freud-Brill Letters, Nov. 14, 1910*, Washington: Library of Congress, Manuscript Division.

37. Ver W. Stekel, *The Autobiography...*, p. 127-129. Nessas memórias, equivocadamente, Stekel citou o congresso em Weimar.

38. O relato de Stekel é corroborado em: F. Wittels, *Sigmund Freud*, p. 140.

39. F. Alexander, op. cit., p. 2. A carta data de 28 de setembro de 1910.

40. Ver F. Alexander; S.T. Selesnick, op. cit. A carta data de 28 de setembro de 1910.

41. Ver S. Freud; K. Abraham, op. cit., p. 115.

42. Ver S. Freud; A.A. Brill, *Freud-Brill Letters, Nov. 14, 1910*, Washington: Library of Congress, Manuscript Division; S. Freud; C.G. Jung, op. cit., p. 313. (Trad. bras.: op. cit., p. 369.)

43. Ver E. Bleuler; S. Freud, *Correspondence, Mar. 26, 1910*, Washington: Library of Congress, Manuscript Division.

44. Ver S. Freud; C.G. Jung, op. cit., p. 312-313. (Trad. bras.: op. cit., p. 368-369.)

45. Ibidem, p. 318. (Trad. bras.: p. 375.)

46. Ibidem, p. 320, 321. (Trad. bras.: p. 376, 377.)

47. Ibidem, p. 343, 345.

48. Ver F. Alexander; S.T. Selesnick, op. cit. p. 3.

49. Ver E. Bleuler; S. Freud, *Correspondence, Oct. 18-19, 1910*, Washington: Library of Congress, Manuscript Division.

50. Ver S. Freud; C.G. Jung, op. cit., p. 299. (Trad. bras.: op. cit., p. 354.)

51. Ver E. Bleuler; S. Freud, *Correspondence, Oct. 13, 1910*, Washington: Library of Congress, Manuscript Division.

52. Idem, *Correspondence, Oct. 13, 1910*, Washington: Library of Congress, Manuscript Division.

53. Ver F. Alexander; S.T. Selesnick, op. cit., p. 4.

54. Ver E. Bleuler; S. Freud, *Correspondence, Oct. 18-19, 1910*, Washington: Library of Congress, Manuscript Division.

55. Ver S. Freud; C.G. Jung, op. cit., p. 366. (Trad. bras.: op. cit., p. 423-424.)

56. F. Alexander; S.T. Selesnick, op. cit., p. 4.

57. Ver S. Freud; C.G. Jung, op. cit., p. 314.

58. Ver F. Alexander; S.T. Selesnick, op. cit., p. 4.

59. Ver E. Bleuler, Die Psychanalyse Freuds, *Jahrbuch für psychoanalytische und psychopathologische Forschungen*, v. 2, 1910, p. 623-670.

60. Ver S. Freud; K. Abraham, op. cit., p. 93-94.

61. Ver H. Nunberg; E. Federn (eds.), op. cit., p. 101-102.

62. Ver E. Bleuler [1911], *Dementia Praecox or the Group of Schizophrenias*, transl. by Joseph Zinkin, New York: International Universities, 1950.

63. Ibidem, p. 1.

64. Ibidem, p. 461-489.

65. E. Bleuler; S. Freud, *Correspondence, Oct. 6, 1911*, Washington: Library of Congress, Manuscript Division.

66. Ver S. Freud, Psycho-Analytic Notes on an Autobiographical Account of a Case of Paranoia ("Dementia Paranoides"), *The Complete Psychological Works of Sigmund Freud, v. 12: The Case of Schreber, Papers on Technique and Other Works (1911-1913)*, transl. by J. Strachey, London: Hogarth, 1953-1974, p. 3-84. (Trad. bras.: Observações Psicanalíticas Sobre um Caso de Paranoia ["Dementia Paranoides"] Relatado Em Autobiografia ["O Caso Schreber", 1911], *Obras Completas, v. 10: Observações Psicanalíticas Sobre um Caso de Paranoia Relatado em Autobiografia ["O Caso Schreber"], Artigos Sobre Técnica e Outros Textos [1911-1913]*, trad. P.C. de Souza, São Paulo: Companhia das Letras, 2010, p. 13-107.)

67. Ver E. Bleuler; S. Freud, *Correspondence, Oct. 6, 1911*, Washington: Library of Congress, Manuscript Division.

68. Idem, *Correspondence, Dec. 4, 1911*, Washington: Library of Congress, Manuscript Division. Há um excerto dessa carta em: F. Alexander; S.T. Selesnick, op. cit., p. 5 – em que consta, erroneamente, a data de 11 de março de 1911.

69. Ver E. Bleuler; S. Freud, *Correspondence, Jan. 1, 1912*, Washington: Library of Congress, Manuscript Division. Ver também: Ver F. Alexander; S.T. Selesnick, op. cit., p. 7.

70. Ver E. Bleuler; S. Freud, *Correspondence, Dec. 14, 1911*, Washington: Library of Congress, Manuscript Division.

71. S. Freud; K. Abraham, op. cit., p. 118.

72. Ver H. Nunberg; E. Federn (eds.), op. cit., p. 463-464.

73. Ibidem, p. 467.

74. Ibidem, p. 465-470.

75. Ver W. Stekel, *The Autobiography...*, p. 131.

76. Ver S. Freud; C.G. Jung, op. cit., p. 367. (Trad. bras.: op. cit., p. 419.)

77. Ver E. Mühlleitner; J. Reichmayr, op. cit., p. 73-102.

78. Ibidem, p. 259-265.

79. Ibidem, p. 425-246.

80. Ibidem, p. 19-22.

81. S. Freud; C.G. Jung, op. cit., p. 373. (Trad. bras.: op. cit., p. 430-431.)
82. Ibidem, p. 376. (Trad. bras.: p. 434.)
83. Ver S. Freud, "Wild" Psychoanalysis, *The Complete Psychological Works...*, v. 11, p. 221-227. (Trad. bras.: Sobre Psicanálise "Selvagem", *Obras Completas, v. 9.*)
84. Ver H. Nunberg; E. Federn (eds.), op. cit., p. 102-103.
85. Ibidem, p. 140.
86. Ibidem, p. 145.
87. S. Freud; O. Pfister, op. cit., p. 48.
88. Ver H. Nunberg; E. Federn (eds.), op. cit., p. 146-47.
89. Ibidem, p. 172.
90. Ibidem, p. 175.
91. Ibidem, p. 177.
92. Ver S. Freud; C.G. Jung, op. cit., p. 400. (Trad. bras.: op. cit., p. 459.)
93. Ver H. Nunberg; E. Federn (eds.), op. cit., p. 179.
94. S. Freud; O. Pfister, op. cit., p. 48.
95. Ver S. Freud; A.A. Brill, *Freud-Brill Letters, Mar. 20, 1911*, Washington: Library of Congress, Manuscript Division.
96. Ver S. Freud; C.G. Jung, op. cit., p. 422, 428. O grupo de Adler se reuniu como "Verein für Freie Psychoanalytische Forschung".
97. Ibidem, p. 403. (Trad. bras.: p. 462.)
98. Ver W. Stekel, *The Autobiography...*, p. 141-142.
99. Idem, *Die Sprache des Traumes: Eine Darstellung der Symbolik und Deutung des Traumes in ihren Beziehungen zur kranken und gesunden Seele*, Wiesbaden: J.F. Bergmann, 1911. A primeira parte dessa obra foi traduzida em inglês como: Idem, *Sex and Dreams: The Language of Dreams*, transl. by James S. van Teslaar, Boston: The Gorham, 1922.
100. Ver C.G. Jung, Annual Report (1910/11) by the President of the International Psychoanalytic Association, em G. Adler; R.F.C. Hull (eds.), *The Collected Works of C.G. Jung, v. 20: General Index*, Princeton: Princeton University Press, p. 424-425.
101. Ver H. Nunberg; E. Federn (eds.), op. cit., p. 336-338.
102. Ibidem, p. 339.
103. S. Freud, Contributions to a Discussion on Masturbation, *The Complete Psychological Works...*, v. 12, p. 243. (Trad. bras.: O Debate Sobre a Masturbação, *Obras Completas, v. 10.*)
104. Ver S. Freud; S. Ferenczi, op. cit., p. 409.
105. Ver W. Stekel, *The Autobiography...*, p. 142; E. Jones, *The Life and Work...*, v. 2, p. 134-137.
106. Ver S. Freud; S. Ferenczi, op. cit., p. 414.
107. Ibidem, p. 41. Ver também: F. Alexander; S.T. Selesnick, op. cit., p. 8.
108. Ver Lou Andreas-Salomé, *The Freud Journal*, London/New York: Quartet Encounters, 1964, p. 35.
109. Ver S. Freud; S. Ferenczi, op. cit., p. 418.
110. S. Freud; C.G. Jung, op. cit., p. 518-519. (Trad. bras.: op. cit., p. 487-589.)

111. S. Freud; S. Ferenczi, op. cit., p. 424.
112. Ver S. Freud; K. Abraham, op. cit., p. 12.
113. L. Andreas-Salomé, op. cit., p. 41.
114. W. Stekel, *The Autobiography...*, p. 143.
115. Ver S. Freud; C.G. Jung, op. cit., p. 218. (Trad. bras.: op. cit., p. 268.)
116. Ver C.G. Jung, The Significance of the Father in the Destiny of the Individual, *The Collected Works...*, v. 4, p. 321. (Trad. bras.: A Importância do Pai no Destino do Indivíduo, *Obra Completa...*, v. 4.) O argumento de Jung não esteve livre de um laivo antissemita, pois ele observou que o judaísmo era uma tentativa imperfeita de sublimação de um povo ainda demasiadamente bárbaro.
117. S. Freud; C.G. Jung, op. cit., p. 97. (Trad. bras.: op. cit., p. 139.)
118. Ibidem, p. 98. (Trad. bras.: p. 141.)
119. Ibidem, p. 421. (Trad. bras.: p. 482.) Nisso Jung não estava sozinho. Ferenczi estava bastante fascinado com a transferência de pensamento e os médiuns, e Freud também ficou interessado nesses fenômenos. Ver S. Freud; S. Ferenczi, op. cit., p. 70, 216-218.
120. Ver Franz Ricklin, *Wishfulfillment and Symbolism in Fairy Tales*, transl. by W.A. White, New York: Nervous and Mental Disease, 1915. O nome do autor, geralmente escrito como "Riklin", é grafado com "ck" nessa tradução.
121. Ver K. Abraham, Dreams and Myths: A Study in Folk-Psychology, *Clinical Papers and Essays on Psycho-Analysis*, New York: Brunner/Mazel, 1955, p. 150.
122. Ver O. Rank [1909], *The Myth of the Birth of the Hero: A Psychological Interpretation of Mythology*, transl. by F. Robbins; S.E. Jelliffe, New York: Robert Brunner, 1952. (Trad. bras.: *O Mito do Nascimento do Herói: Uma Interpretação Psicológica dos Mitos*, trad. Constantino Luz de Medeiros, São Paulo: Cienbook, 2015.)
123. A comunicação de Honegger intitulada "Über paranoide Wahnbildung" (Sobre a Formação Delirante Paranoica) foi listada e resumida com as demais apresentações no Congresso de 1910. Ver O. Rank, Bericht über die I. private psychoanalytische Vereinigung in Salzburg am 27. April 1908, op. cit., p. 130.
124. Ver Frank Miller, Quelques faits d'imagination créatrice subconsciente, *Archives de Psychologie*, v. 5, 1906, p. 36-51. Sobre Miller, ver S. Shamdasani, A Woman Called Frank, *Spring*, v. 50, 1990, p. 26-56.
125. Ver S. Freud; C.G. Jung, op. cit., p. 333-335.
126. Ibidem, p. 438. (Trad. bras.: p. 500.)
127. Ver C.G. Jung, Wandlungen und Symbole der Libido, *Jahrbuch*, v. 3, 1912, p. 120-227. (Trad. inglesa: *Psychology of the Unconscious: A Study of the Transformations and Symbolisms of the Libido*, ed. by W. McGuire, transl. by Beatrice M. Hinkle, Princeton: Princeton University Press, 1991; trad. brasileira, na versão reformulada

Notas

128. Ver S. Freud, Formulations on the Two Principles of Mental Functioning, *The Complete Psychological Works...*, *v. 12*, p. 213-226. (Trad. bras.: Formulações Sobre os Dois Princípios do Funcionamento Psíquico, *Obras Completas, v. 10*, p. 108-121.)

e ampliada na década de 1950: *Obra Completa de C.G. Jung, v. 5: Símbolos da Transformação*, trad. E. Stern, Petrópolis: Vozes, 2013.)

129. Ver C.G. Jung, *Psychology of the Unconscious*, p. 66-75.

130. S. Freud; C.G. Jung, op. cit., p. 438. (Trad. bras.: op. cit., p. 501; trad. modificada.)

131. Ibidem, p. 441. (Trad. bras.: p. 504.)

132. S. Freud; S. Ferenczi, op. cit., p. 133.

133. Ver S. Freud; S. Ferenczi, op. cit., p. 312. Para a comédia de erros de Ferenczi, ver p. 304-307.

134. Ver S. Freud; C.G. Jung, op. cit., p. 452, 455-456, 462. (Trad. bras.: op. cit., p. 516-517, 520-521, 527-528.)

135. Ibidem, p. 454. (Trad. bras.: p. 518.)

136. Ibidem, p. 460-461. (Trad. bras.: p. 525.)

137. Ibidem, p. 472. (Trad. bras.: p. 538; trad. modificada.)

138. Ver H.F. Ellenberger, *The Discovery...*, p. 810.

139. Do francês: "eminência parda". (N. da T.)

140. Ver H.F. Ellenberger, *The Discovery...*, p. 810-814. (Trad. bras.: p. 801-805.)

141. Ver S. Freud; K. Abraham, op. cit., p. 242.

142. Ver S. Freud; C.G. Jung, op. cit., p. 488. (Trad. bras.: op. cit., p. 555.)

143. Ibidem, p. 491. (Trad. bras.: p. 559.)

144. Ibidem, p. 492-494, 502-507.

145. Ibidem, p. 502-506. (Trad. bras.: p. 571-572.) Quanto às sociedades matriarcais, Jung fora provavelmente influenciado por Bachofen: Johann Jakob Bachofen, *Myth, Religion, and Mother Right: Selected Writings of J.J. Bachofen*, transl. by R. Manheim, Princeton: Princeton University Press, 1967.

146. S. Freud; C.G. Jung, op. cit., p. 507. (Trad. bras.: op. cit., p. 576.)

147. Ver O. Pfister, *Die Psychanalytische Methode: Eine erfahrungswissenschaftlich-systematische Darstellung*, Leipzig/Berlin: Julius Klinkhardt, 1913, p. 134-135, 140-141; idem, *The Psychoanalytic Method*, New York: Moffat, Yard & Company, 1917, p. 156-157, 166-167.

148. Ver S. Freud; L. Binswanger, *The Sigmund Freud-Ludwig...*, p. 83-84. Gerhard Fichtner sugere que a mulher em questão era ou Toni Wolff ou uma ex-paciente de Freud, embora, numa edição francesa anterior dessas cartas, sugerisse que se tratava de Maria Moltzer. Ver G. Fichtner (ed.), *Sigmund Freud, Ludwig Binswanger: Correspondance 1908-1938*, Paris: Calmann-Lévy, 1995, p. 151.

149. Ver S. Freud; C.G. Jung, op. cit., p. 509. (Trad. bras.: op. cit., p. 578.)

150. Ibidem, p. 512. (Trad. bras.: p. 582.)

151. Ibidem, p. 514. (Trad. bras.: p. 584.)

152. Ver C.G. Jung, *Psychology of the Unconscious*, p. 130-135.

153. Ver S. Freud; S. Ferenczi, op. cit., p. 399.

154. Ver S. Freud; L. Binswanger, *The Sigmund Freud-Ludwig...*, p. 92-93.

155. Ver C.G. Jung, The Theory of Psychoanalysis, *The Collected Works...*, *v. 4*, p. 83-228. (Trad. bras.: Tentativa de Apresentação da Teoria Psicanalítica, *Obra Completa..., v. 4*.)

156. Ibidem, p. 192-193.

157. Ver S. Freud; E. Jones, *The Complete Correspondence of Sigmund Freud and Ernest Jones, 1908-1939*, ed. by R. Andrew Paskauskas, Cambridge: Harvard Universidade Press, 1993, p. 175.

158. S. Freud; C.G. Jung, op. cit., p. 516. (Trad. bras.: op. cit., p. 586.)

159. S. Freud; E. Jones, op. cit., p. 182.

160. Ver S. Freud; C.G. Jung, op. cit., p. 517. (Trad. bras.: op. cit., p. 587.)

161. Ver *Carl Jung-Ernest Jones Letters, Feb. 19, 1959*, Wivenhoe/Colchester: Sigmund Freud.

162. Ver E. Jones, *Free Associations*, p. 222.

163. S. Freud; L. Binswanger, *The Sigmund Freud-Ludwig...*, p. 107.

164. Ver S. Freud; C.G. Jung, op. cit., p. 521-522, 524.

165. Ibidem, p. 526. (Trad. bras.: p. 596-597.)

166. Ibidem, p. 529. (Trad. bras.: p. 599.)

167. Ibidem, p. 533. (Trad. bras.: p. 605.)

168. Ibidem, p. 534. (Trad. bras.: p. 606.)

169. S. Freud; S. Ferenczi, op. cit., p. 446.

170. Ver S. Freud; C.G. Jung, op. cit., p. 537-539. (Trad. bras.: op. cit., p. 610-611.)

171. *The Otto Rank Papers, Sept. 13, 1912*, New York: Rare Book and Manuscript Library, Columbia University Library.

172. S. Freud; A.A. Brill, *Freud-Brill Letters, 1914*, Washington: Library of Congress, Manuscript Division.

173. S. Freud; S. Ferenczi, op. cit., p. 421.

174. Ibidem, p. 335.

175. Ver S. Freud; E. Jones, op. cit., p. 146.

176. Ibidem, p. 148.

177. Ibidem, p. 149.

178. Ver S. Freud; S. Ferenczi, op. cit., p. 400, S. Freud, E. Jones, op. cit., p. 146.

179. Ver S. Freud; E. Jones, op. cit., p. 158.

180. *Carl Jung-Ernest Jones Letters, Nov. 15, 1912*. Com a permissão de Ulrich Hoerni, Erbengemeinschaft C.G. Jung. Texto original em inglês.

181. Sobre o "Comitê Secreto", ver Phyliss Grosskurth, *The Secret Ring: Freud's Inner Circle and the Politics of Psychoanalysis*, Reading: Addison-Wesley, 1991. Ver também: Gerhard Wittenberger, *Das "Geheime Komitee" Sigmund Freuds: Institutionalisierungsprozesse in der Psychoanalytischen Bewegung zwischen 1912 und 1927*, Tübingen: Discord, 1995.

182. E. Jones, *The Life and Work of Sigmund Freud, v. 3: The Last Phase* (1919-1939), New York: Basic, 1959, p. 228. (Trad. bras.: *A Vida e a Obra de Sigmund Freud, v. 3: Última Fase* (1919-1939), Rio de Janeiro: Imago, 1989.)

183. Ver sua autobiografia: Hanns Sachs, *Freud: Master and Friend*, Cambridge: Cambridge University Press, 1944. Na literatura, o nome de Sachs aparece tanto como "Hans" quanto como "Hanns".

184. Ver S. Freud; S. Ferenczi, op. cit., p. 411, 417, 437, 484.

185. Ibidem, p. 486; Ver S. Freud; K. Abraham, op. cit., p. 139.

186. Para relatos desse congresso tenso, ver L. Andreas-Salomé, op. cit., p. 168-170. Ver também: E. Jones, *Free Associations*, p. 224; S. Freud; A.A. Brill, *Freud-Brill Letters, Oct. 30, 1913*, Washington: Library of Congress, Manuscript Division.

187. Ver Alphonse E. Maeder, *The Dream Problem*, transl. by Frank Mead Hallock; Smith Ely Jelliffe, New York: Nervous and Mental Disease, 1916.

188. Ver S. Freud; A.A. Brill, *Freud-Brill Letters, Oct. 30, 1913*, Washington: Library of Congress, Manuscript Division.

189. S. Freud; E. Jones, op. cit., p. 234.

190. Ver S. Freud; K. Abraham, op. cit., p. 206.

191. Ibidem, p. 205-206.

192. Ibidem, p. 206.

193. Ver *Carl Jung-Ernest Jones Letters, Oct. 31, 1913*.

194. Ver S. Freud; E. Jones, op. cit., p. 234-235.

195. Ibidem, p. 238,240.

196. *Carl Jung-Ernest Jones Letters, Dec. 2, 1913*. Publicado com a permissão de Ulrich Hoerni, Erbengemeinschaft C.G. Jung.

197. Ver S. Freud, Totem and Taboo, *The Complete Psychological Works of Sigmund Freud, v. 13: Totem and Taboo and Other Works* (1913-1914), transl. J. Strachey, London: Hogarth, 1953-1974, p. 1-164. (Trad. bras.: Totem e Tabu, *Obras Completas, v. 11*.)

198. Ver J.M. Masson (ed.), *The Complete Letters...*, p. 227.

199. Ver S. Freud, Totem and Taboo, op. cit., p. 1-74.

200. Ibidem, p. 75-99.

201. Ibidem, p. 100-161.

202. Ver S. Freud; E. Jones, op. cit., p. 354.

203. S. Freud; S. Ferenczi, op. cit., p. 340.

204. Ver E. Jones, *The Life and Work...*, v. 2, p. 354.

205. Ibidem, p. 355.

206. S. Freud; L. Binswanger, *Briefwechsel, 1908-1938*, herausgegeben von G. Fichtner, Frankfurt: S. Fisher, 1992, p. 133. (Tradução minha.) Na edição inglesa das cartas, esse grande pronunciamento é vertido de maneira tépida: "Muitas vezes penso: quem dera ser aposentado e poder deixar o trabalho para os outros. Mas que homem vivo irá me aposentar?" S. Freud; L. Binswanger, *The Sigmund Freud-Ludwig...*, p. 119.

207. Ver S. Freud; A.A. Brill, *Freud-Brill Letters, Jan. 22, 1914*, Washington: Library of Congress, Manuscript Division.

208. S. Freud, On the History of the Psychoanalytic Movement, op. cit., p. 7.

209. Ver G.J. Makari, The Seductions of History, op. cit., p. 857-869.

210. Ver S. Freud, On the History of the Psychoanalytic Movement, op. cit., p. 26-27.

211. Ibidem, p. 61-62.

212. Ver S. Freud; S. Ferenczi, *The Correspondence of Sigmund Freud and Sándor Ferenczi, v. 2, 1914-1919*, ed. by E. Brabant; E. Falzeder; P. Giampieri-Deutsch, transl. by P.T. Hoffer, Cambridge: Harvard University Press, 1996, p. 55.

213. Ver a sequência de resenhas negativas da obra de Jung feitas por Abraham, Jones e Ferenczi na *Internationale Zeitschrift für Ärztliche Psychoanalyse*, Band 2, 1914, p. 72-82, 83-86, 86-87, assim como a discussão realizada por Eitingon em: M. Eitingon, Über das Ubw. bei Jung und seine Wendung ins Ethische, *Internationale Zeitschrift...*, Band 2, 1914, p. 99-104.

214. A carta de Jung data de 20 de abril de 1914 e se encontra reproduzida em: S. Freud; C.G. Jung, op. cit., p. 551. (Trad. bras.: op. cit., p. 625.) Ver J. Freud; K. Abraham, op. cit., p. 233; S. Freud; S. Ferenczi, op. cit., p. 550.

215. Ver S. Freud; K. Abraham, op. cit., p. 234.

216. Ibidem, p. 260; S. Freud; E. Jones, op. cit., p. 295. Ver também: S. Shamdasani, *Cult Fictions: C.G. Jung and the Founding of Analytical Psychology*, London/New York: Routledge, 1998, p. 18-19.

217. Ver S. Freud; E. Jones, op. cit., p. 303.

218. Ver S. Freud; S. Ferenczi, op. cit., p. 5.

219. Ver S. Freud; K. Abraham, op. cit., p. 260.

Parte iii : Confeccionando a Psicanálise
[8] **TUDO PODE PERECER**

1. P. Valéry, The Crisis of the Mind, *Paul Valéry: An Anthology*, ed. by James Ronald Lawler, London: Routledge/Kegan Paul, 1977, p. 95.

2. Ver Sigmund Freud; Ludwig Binswanger, *The Sigmund Freud-Ludwig Binswanger Correspondence, 1908-1938*, ed. by Gerhard Fichtner, transl. by Arnold J. Pomerans; Tom Roberts, New York: Other, 2003, p. 233-234.

3. Do alemão: "coisa em si". (N. da T.)

4. Sobre a natureza das comunidades organizadas em torno de líderes carismáticos, ver o clássico: Max Weber, *The Theory of Social and Economic Organization*, Oxford: Oxford University Press, 1947. Sobre a comunidade junguiana, ver Thomas B. Kirsch, *The Jungians: A Comparative and Historical Perspective*, London/Philadelphia: Routledge, 2000, p. 238. Ver também o livro de memórias de Oskar Pfister, inédito, *Autobiographie* (Nachlass Oskar Pfister, Zürich: Zentralbibliothek Zürich), que descrevia sua surpresa com as exigências que lhe foram colocadas por Jung. Os adlerianos receberam pouca atenção

Notas

académica. A despeito da insistência aparentemente rígida de Adler com relação às suas ideias na Sociedade Psicológica das Quartas-Feiras, um seguidor escreveu acerca da abertura presente em sua comunidade. Ver Carl Furtmüller, Alfred Adler: A Biographical Essay, em Heinz L. Ansbacher; Rowena R. Ansbacher (eds.), *Alfred Adler, Superiority and Social Interest*, New York: W.W. Norton, 1973, p. 311-391. Não obstante, esse grupo veio a ser estritamente adleriano em sua definição.

5. M. Planck, The Unity of the Physical World Picture, em John T. Blackmore, *Ernst Mach – A Deeper Look: Documents and New Perspectives*, Dordrecht/Boston/London: Kluwer Academic, 1992, p. 130, 145-146. Segundo Freud, a respeito de Mach, ver Sigmund Freud; Sándor Ferenczi, *The Correspondence of Sigmund Freud and Sándor Ferenczi, v. 2, 1914-1919*, ed. by Eva Brabant, Ernst Falzeder, Patrizia Giampieri-Deutsch, transl. by Peter T. Hoffer, Cambridge: Harvard University Press, 1996, p. 91.

6. No inverno de 1911, a Sociedade se engajou num amplo debate sobre o positivismo de Mach, bem como sobre a natureza das leis científicas; até dedicaram uma noite à "metapsicologia", tal como vista por ninguém menos que o ex-paciente de Freud Hermann Swoboda. Ver John Blackmore et al., The University of Vienna Philosophical Society, em John Blackmore; Ryoichi Itagaki, Setsuko Tanaka (eds.), *Ernst Mach's Vienna 1895-1930: Or Phenomenalism as Philosophy of Science*, Dordrecht/Boston/London: Kluwer Academic, 2001, p. 277-314.

7. S. Freud, On Narcissism: An Introduction, *The Complete Psychological Works of Sigmund Freud, SE, v. 14: On the History of the Psycho-Analytic Movement, Papers on Meta-Psychology and Other Works (1914-1916)*, transl. by J. Strachey, London: Hogarth, 1953-1974, p. 77. (Trad. bras.: Introdução ao Narcisismo, *Obras Completas, v. 12: Introdução ao Narcisismo, Ensaios de Metapsicologia e Outros Textos [1914-1916]*, trad. Paulo César de Souza, São Paulo: Companhia das Letras, 2010, p. 19-20.)

8. Ver, por exemplo: Sigmund Freud; Karl Abraham, *The Complete Correspondence of Sigmund Freud and Karl Abraham, 1907-1925*, ed. and transl. by E. Falzeder, London/New York: Karnac, 2002, p. 289.

9. Ver S. Freud; E. Jones, *The Complete Correspondence of Sigmund Freud and Ernest Jones, 1908-1939*, ed. by R. Andrew Paskauskas, Cambridge: Harvard University Press, 1993, p. 309.

10. Ver Sigmund Freud; Max Eitingon, *Briefwechsel (1906-1939)*, Band I, ed. by Michael Schröter, Tübingen: Diskord, 2004, p. 103-104. A data da carta é 17 de janeiro de 1915.

11. Ver S. Freud; S. Ferenczi, *The Correspondence..., v. 2*.

12. S. Freud, On Narcissism: An Introduction, op. cit., p. 67-102. (Trad. bras.: Introdução ao Narcisismo, op. cit., p. 13-50.)

13. S. Freud, Three Essays on the Theory of Sexuality, *The Complete Psychological Works of Sigmund Freud, SE, v. 7: A Case of Hysteria, Three Essays on Sexuality and Other Works (1901-1905)*, transl. by J. Strachey, London: Hogarth, 1953-1974, p. 222. (Trad. bras.: Três Ensaios Sobre a Teoria da Sexualidade, *Obras Completas, v. 6: Três Ensaios Sobre a Teoria da Sexualidade, Análise Fragmentária de uma Histeria [O Caso Dora] e Outros Textos [1901-1905]*, trad. P.C. de Souza, São Paulo: Companhia das Letras, 2016.)

14. A ideia de uma pulsão egoica separada foi desenvolvida primeiro em: S. Freud, The Psycho-Analytic View of Psychogenic Disturbance of Vision, *The Complete Psychological Works of Sigmund Freud, SE, v. 11: Five Lectures on Psycho-Analysis, Leonardo and Other Works (1910)*, transl. by J. Strachey, London: Hogarth, 1953-1974, p. 209-218. (Trad. bras.: Concepção Psicanalítica do Transtorno Psicogênico da Visão, *Obras Completas, v. 9: Observações Sobre um Caso de Neurose Obsessiva ["O Homem dos Ratos"], Uma Recordação de Infância de Leonardo da Vinci e Outros Textos [1909-1910]*, trad. P.C. de Souza, São Paulo: Companhia das Letras, 2013, p. 313-323.) Em "Introdução ao Narcisismo", Strachey traduziu "*Ichtriebe*" como "instintos do ego", em vez de verter consistentemente "Trieb" por "pulsão". Comparar: S. Freud, On Narcissism: An Introduction, op. cit., p. 79; idem, Zur Einführung des Narzissmus, *Gesammelte Werke*, Band X, London: Imago, p. 145.

15. Ver S. Freud, Mourning and Melancholia, *The Complete Psychological Works..., v. 14*, p. 243-259. (Trad. bras.: *Luto e Melancolia*, trad. Marilene Carone, São Paulo: Cosac Naify, 2011.)

16. Idem, From the History of an Infantile Neurosis, *The Complete Psychological Works of Sigmund Freud, SE, v. 17: An Infantile Neurosis and Other Works (1917-1919)*, transl. by J. Strachey, London: Hogarth, 1953-1974, p. 12. (Trad. bras.: História de uma Neurose Infantil, *Obras Completas, v. 14: História de uma Neurose Infantil ["O Homem dos Lobos"], Além do Princípio do Prazer e Outros Textos [1917-1920]*, trad. P.C. de Souza, São Paulo: Companhia das Letras, 2010.)

17. Ibidem, p. 56, 58 e 97.

18. Dos doze artigos supostamente escritos por Freud, apenas cinco foram publicados; o restante foi considerado perdido. No entanto, um deles foi descoberto e publicado recentemente. Ver S. Freud, *A Phylogenetic Fantasy: Overview of the Transference Neuroses*, ed. by Grubrich-Simitis, Cambridge: Harvard University Press, 1987. (Trad. bras.: *Neuroses de Transferência: Uma Síntese*, trad. A. Eksterman, Rio de Janeiro: Imago, 1987.)

19. S. Freud, A Metapsychological Supplement to the Theory of Dreams, *The Complete Psychological Works..., v. 14*, p. 222. (Trad. bras.: Complemento Metapsicológico à Teoria dos Sonhos, *Obras Completas, v. 12*, p. 152.)

20. Ver S. Freud, Instincts and Their Vicissitudes, *The Complete Psychological Works..., v. 14*, p. 117-140. (Trad. bras.: *As Pulsões e Seus Destinos*, trad. Pedro Heliodoro Tavares, Belo Horizonte: Autêntica, 2013. [Col. Obras Incompletas de Sigmund Freud.]); idem, Repression, *The Complete Psychological Works..., v. 14*, p. 146-158. (Trad. bras.: A Repressão, *Obras Completas, v. 12.*); idem, The Unconscious, *The Complete Psychological Works..., v. 14*, p. 166-215. (Trad. bras.: O Inconsciente, *Obras Completas, v. 12.*); idem, A Metapsychological Supplement to the Theory of Dreams, op. cit., p. 219-235. (Trad. bras.: Complemento Metapsicológico à Teoria dos Sonhos, *Obras Completas, v. 12.*) A tradução de Strachey para *Triebe* como "instinto", no primeiro desses artigos metapsicológicos, é controversa. De minha parte, adoto uma tradução alternativa: "pulsão".

21. Ver O. Pfister, *Die Psychanalytische Methode: Eine erfahrungswissenschaftlich-systematische Darstellung*, Leipzig/Berlin: Julius Klinkhardt, 1913.

22. Ver S. Freud; O. Pfister, *Psychoanalysis and Faith: The Letters of Sigmund Freud and Oskar Pfister*, transl. by Eric Mosbacher, New York: Basic, 1963, p. 60. (Trad. bras.: *Cartas entre Freud e Pfister* [1909-1939]: *Um Diálogo Entre a Psicanálise e a Fé Cristã*, trad. Karin H.K. Wondracek; Ditmar Junge, Viçosa: Ultimato, 2009.)

23. Ver S. Freud; A.A. Brill, *Freud-Brill Letters, Dec. 4, 1911*, Washington: Library of Congress, Manuscript Division. (Sigmund Freud Collection.)

24. Essa virada dos acontecimentos é descrita em: O. Pfister, *Autobiographie*, Nachlass Oskar Pfister, Zürich: Zentralbibliothek Zürich, p. 61-62.

25. Para as seções que foram cortadas da primeira edição, ver O. Pfister, *Die Psychanalytische...*, p. 215-220.

26. Ibidem, p. 371-372. Ver também: idem, *The Psychoanalytic Method*, New York: Moffat, Yard, 1917, p. 435.

27. Ver L. Kaplan, *Grundzüge der Psychoanalyse*, Leipzig/Wien: Franz Deuticke, 1914.

28. Ver S. Freud; K. Abraham, op. cit., p. 245; Ver S. Freud; S. Ferenczi, *The Correspondence..., v. 2*, p. 110, 123.

29. Emmanuel Regis; Angelo Hesnard [1914], *La Psychanalyse: Des Névroses et des psychoses, ses applications médicales et extra-médicales*, Paris: Félix Alcan, 1929. Essa não era uma queixa vazia: ver p. v-xv. Ver também: S. Freud; S. Ferenczi, *The Correspondence..., v. 2*.

30. Ver S. Freud; S. Ferenczi, *The Correspondence..., v. 2*.

31. Ver S. Freud, Introductory Lectures on Psychoanalysis, *The Complete Psychological Works of Sigmund Freud, SE, v. 16: Introductory Lectures on Psycho-Analysis, Part III* (1916-1917), transl. by J. Strachey, London: Hogarth, 1953-1974, p. 16. (Trad. bras.: *Obras Completas, v. 13: Conferências Introdutórias à Psicanálise* [1916-1917], trad. Sérgio Tellaroli, São Paulo: Companhia das Letras, 2014.) Sobre a psicanálise não ser um sistema fechado, ver p. 244.

32. Ibidem, p. 346.

33. Do inglês: "choque de obus". (N. da T.)

34. Do alemão: "choque nervoso". (N. da T.)

35. Ver Ben Shephard, *A War of Nerves: Soldiers and Psychiatrists in the Twentieth Century*, Cambridge: Harvard University Press, 2001, p. 97-98.

36. Discutido em S. Ferenczi et al., *Zur Psychoanalyse der Kriegsneurosen*, Leipzig/Wien: Internationaler Psychoanalytischer, 1919, p. 40-41. Em inglês: Idem, *Psycho-Analysis and the War Neuroses*, London/Wien/New York: International Psycho-Analytical Press, 1921, p. 28-29.

37. Sobre Nonne, ver Paul Lerner, *Hysterical Men: War, Psychiatry, and the Politics of Trauma in Germany, 1890-1930*, Ithaca: Cornell University Press, 2003.

38. Ver S. Freud; M. Eitingon, op. cit., p. 109-110. A carta é datada de 1º de janeiro de 1916.

39. Ver S. Ferenczi, Two Types of War Neuroses, *Further Contributions to the Theory and Technique of Psycho-Analysis*, New York: Brunner/Mazel, 1980, p. 141. (Trad. bras.: Dois Tipos de Neurose de Guerra [Histeria], *Obras Completas: Psicanálise 2*, 2. ed., trad. Álvaro Cabral, São Paulo: Martins Fontes, 2011.)

40. Ver S. Ferenczi et al., *Psycho-Analysis...*, p. 17. Meus agradecimentos a Paul Lerner por me apontar isso.

41. Ver currículo e bibliografia de Ernst Simmel, *Ernst Simmel Papers*, Los Angeles: Los Angeles Psychoanalytic Society and Institute. Ver também: S. Freud; K. Abraham, op. cit., p. 372.

42. S. Ferenczi et al., *Psycho-Analysis...*, p. 43.

43. Ibidem, p. 37.

44. Ibidem, p. 265.

45. A Sociedade budapestina anterior havia colapsado. Sobre esse renascimento, ver S. Freud; S. Ferenczi, *The Correspondence..., v. 2*, p. 274.

46. Ver E. Jones, *The Life and Work of Sigmund Freud, v. 2: Years of Maturity* (1901-1919), New York: Basic, 1955, p. 197. (Trad. bras.: *A Vida e a Obra de Sigmund Freud, v. 2: A Maturidade* [1901-1919], Rio de Janeiro: Imago, 1989.)

47. Ver S. Ferenczi et al., *Psycho-Analysis...*, p. 37.

48. Ibidem, p. 7.

49. Ibidem, p. 29. Ver também S. Freud; S. Ferenczi, *The Correspondence..., v. 2*, p. 298.

50. Ver S. Freud; S. Ferenczi, *The Correspondence..., v. 2*, p. 311.

51. Ver S. Freud; L. Binswanger, op. cit., p. 6.

52. Ibidem, p. 35-56.

53. Herman Nunberg; Ernst Federn (eds.), *Minutes of the Vienna Psychoanalytic Society*, v. 3, transl. by M. Nunberg, New York: International Universities, 1962-1975, p. 204.

54. Ver S. Freud, The Dynamics of Transference, *The Complete Psychological Works of Sigmund Freud, v. 12: The*

Notas

Case of Schreber, Papers on Technique and Other Works (*1911-1913*), transl. by J. Strachey, London: Hogarth, 1953-1974, p. 97-108. (Trad. bras.: A Dinâmica da Transferência, *Obras Completas, v. 10: Observações Psicanalíticas Sobre um Caso de Paranoia Relatado em Autobiografia* [*"O Caso Schreber"*], *Artigos Sobre Técnica e Outros Textos* [*1911-1913*], trad. P.C. de Souza, São Paulo: Companhia das Letras, 2010, p. 133-146.)

55. Ver S. Freud; M. Eitingon, op. cit., p. 70-71. A carta é datada de fevereiro de 1912.

56. Ver S. Freud, The Dynamics of Transference, op. cit., p. 106.

57. Ver F. Riklin, Aus der Analyse einer Zwangsneurose, *Jahrbuch für psychoanalytische und psychopathologischen Forschungen*, Band 2, 1910, p. 248-311.

58. Ver A. Adler, Beitrag zur Lehre vom Widerstand, *Zentralblatt für Psychoanalyse: Medizinische Monatsschrift für Seelenkunde*, v. 1, 1910, p. 214-219.

59. Ver William Stekel, [1911], *Sex and Dreams: The Language of Dreams*, transl. by James Samuel Van Teslaar, Boston: The Gorham, 1922. Discutido em: S. Freud, The Disposition to Obsessional Neurosis, *The Complete Psychological Works...*, *v. 12*, p. 325. (Trad. bras.: A Predisposição à Neurose Obsessiva, *Obras Completas, v. 10*.)

60. Ver H. Nunberg; E. Federn (eds.), *Minutes...*, v. 3, p. 281.

61. Ibidem, p. 312.

62. Ver Aldo Carotenuto, *A Secret Symmetry: Sabina Spielrein Between Jung and Freud*, New York: Pantheon, 1982, p. 20. (Trad. bras.: *Diário de uma Secreta Simetria: Sabina Spielrein entre Jung e Freud*, trad. A.R. Coutinho, Rio de Janeiro: Paz e Terra, 1984.)

63. Ver H. Nunberg; E. Federn (eds.), *Minutes...*, v. 3, p. 316-317.

64. Sabina Spielrein, Destruction as the Cause of Coming into Being, *Journal of Analytical Psychology*, v. 39, 1994, p. 155-186. (Trad. bras.: A Destruição Como Origem do Devir, em R.U. Cromberg [org.], *Sabina Spielrein: Uma Pioneira da Psicanálise*, 2. ed., trad. Renata Dias Mundt, São Paulo: Blucher, 2021, p. 255-310.)

65. Ver H. Nunberg; E. Federn (eds.), *Minutes...*, v. 3, p. 317-310.

66. Ver S. Freud, The Disposition to Obsessional Neurosis, op. cit., p. 317-326. Como James Strachey salientou, em 1915 Freud acrescentou isso aos *Três Ensaios Sobre a Teoria da Sexualidade*. Ver S. Freud, Three Essays on the Theory of Sexuality, op. cit., p. 197-199.

67. Idem, Thoughts for the Times on War and Death, *The Complete Psychological Works...*, *v. 14*, p. 296-297. (Trad. bras.: Considerações Atuais Sobre a Guerra e a Morte, *Obras Completas, v. 12*, p. 241-243.)

68. Idem, Lines of Advance in Psycho-Analytic Therapy, *The Complete Psychological Works...*, *v. 17*, p. 159. (Trad. bras.: Caminhos da Terapia Psicanalítica, *Fundamentos da Clínica Psicanalítica*, trad. Claudia Dornbusch, Belo Horizonte: Autêntica, 2020. [Col. Obras Incompletas de Sigmund Freud.])

69. Ver S. Freud, Introduction, em S. Ferenczi et al., *Psycho-Analysis...*, p. 1-4. (Trad. bras.: Introdução a Psicanálise e Neuroses de Guerra, *Obras Completas, v. 14*.)

70. Ver S. Freud; S. Ferenczi, *The Correspondence...*, v. 2, p. 329.

71. Ver Elisabeth Young-Bruehl, *Anna Freud: A Biography*, New York: Summit, 1988, p. 104.

72. Ver S. Freud; S. Ferenczi, *The Correspondence...*, v. 2, p. 335.

73. Ibidem, p. 341.

74. Ver S. Freud, Beyond the Pleasure Principle, *The Complete Psychological Works of Sigmund Freud*, se, *v. 18: Beyond the Pleasure Principle, Group Psychology and Other Works* (*1920-1922*), transl. by James Strachey, London: Hogarth, 1953-1974, p. 4-5. (Trad. bras.: *Além do Princípio de Prazer*, trad. Maria Rita Salzano Moraes, Belo Horizonte: Autêntica, 2020. [Col. Obras Incompletas de Sigmund Freud.])

75. Idem, Formulations on the Two Principles of Mental Functioning, *The Complete Psychological Works...*, *v. 12*, p. 213-226. (Trad. bras.: Formulações Sobre os Dois Princípios do Funcionamento Psíquico [1911], *Obras Completas, v. 10*, p. 108-121.)

76. Idem, Beyond the Pleasure Principle, op. cit., p. 8. Ver também Gustav Theodor Fechner, *Einige Ideen zur Schöpfungs-und Entwickelungsgeschichte der Organismen*, Leipzig: Breitkopf und Härtel, 1873, p. 25-35.

77. S. Freud, Beyond the Pleasure Principle, op. cit., p. 22. (Trad. bras.: op. cit., p. 95.)

78. Ver Mario Praz, *The Romantic Agony*, Oxford/New York: Oxford University Press, 1970.

79. Ver S. Freud, Beyond the Pleasure Principle, op. cit., p. 39. (Trad. bras.: op. cit., p. 183.)

80. Do latim: "advogado do diabo". (N. da T.)

81. S. Freud, Beyond the Pleasure Principle, op. cit., p. 7, 51, 59.

82. Apud Lore Schacht, Introduction, em Georg Groddeck, *The Meaning of Illness: Selected Psychoanalytic Writings*, transl. by Gertrud Mander, London: Maresfield, 1977, p. 7.

83. Ver G. Groddeck, *Der Seelensucher: Ein Psychoanalytischer Roman*, Leipzig: Internationaler Psychoanalytischer, 1921.

84. Idem, *The Meaning of Illness*, p. 54.

85. Ibidem, p. 56.

86. Ver Fritz Wittels, *Sigmund Freud: His Personality, His Teaching & His School*, transl. by Eden Paul; Cedar Paul, New York: George Allen & Unwin, 1924, p. 142.

87. Eduard Hitschmann, Freud Correspondence, *The Psychoanalytic Quarterly*, v. 25, 1956, p. 358.

[9] EM BUSCA DE UM NOVO CENTRO

1. Ernest Jones apud Gerhard Wittenberger; Christfried Tögel (Hrsg.), *Die Rundbriefe des "Geheimen Komitees", Band 1 (1913-1920)*, Tübingen: Diskord, 1999, p. 92-96. A data é 19 de outubro de 1920.
2. Isador Coriat to Ernest Jones, Apr. 4, 1921, *The Otto Rank Papers*, New York: Rare Book and Manuscript Library, Columbia University.
3. Ver S. Freud, Lines of Advance in Psycho-Analytic Therapy, *The Complete Psychological Works...*, v. 17, p. 167-168.
4. Ver S. Freud; S. Ferenczi, *The Correspondence of Sigmund Freud and Sándor Ferenczi, v. 3, 1920-1933*, ed. by E. Brabant, E. Falzeder, P. Giampieri-Deutsch, transl. by P.T. Hoffer, Cambridge: Harvard University Press, 2000, p. 16.
5. Idem, *The Correspondence...*, v. 2, p. 351; idem, *The Correspondence...*, v. 3, p. 22.
6. Ver Reports of the International Psycho-Analytical Association, *International Journal of Psychoanalysis*, v. 1, 1920, p. 114-115.
7. Ver K. Abraham apud G. Wittenberger; C. Tögel (Hrsg.), op. cit., p. 65-66. A data é 6 outubro de 1920.
8. Do inglês: "Editora Psico-Analítica Inglesa". (N. da T.)
9. E. Jones apud G. Wittenberger; C. Tögel (Hrsg.), *Die Rundbriefe des "Geheimen Komitees", Band 2 (1921)*, Tübingen: Diskord, 2001, p. 67-71. A data é 11 de fevereiro de 1921.
10. Ibidem, p. 119-122. A data é 21 de março de 1921.
11. Ibidem, p. 141-142. A data é 11 de abril de 1921.
12. Ver K. Abraham apud G. Wittenberger; C. Tögel (Hrsg.), *Die Rundbriefe...*, Band 1, p. 170-174. A data é 17 de novembro de 1920.
13. Ver E. Jones apud G. Wittenberger; C. Tögel (Hrsg.), *Die Rundbriefe...*, Band 1, p. 140-144. A data é 2 de novembro de 1920.
14. Ver K. Abraham apud G. Wittenberger; C. Tögel (Hrsg.), *Die Rundbriefe...*, Band 1, p. 170-174. A data é 17 de novembro de 1920.
15. Ibidem, p. 238-240. A data é 31 de dezembro de 1920.
16. Ver E. Jones apud G. Wittenberger; C. Tögel (Hrsg.), *Die Rundbriefe...*, Band 2, p. 223-225. A data é 22 de julho de 1921.
17. Para um relato em primeira pessoa da atmosfera em Viena, ver Stefan Zweig [1943], *The World of Yesterday*, Lincoln: University of Nebraska Press, 1964, p. 297. (Trad. bras.: *Autobiografia: O Mundo de Ontem*, trad. Kristina Michahelles, Rio de Janeiro: Zahar, 2014.)
18. Ver S. Freud; S. Ferenczi, *The Correspondence...*, v. 3, p. 20. (Do alemão: "editora". [N. da T.])
19. Ibidem, p. 35.

20. Ver Elizabeth Ann Danto, *Freud's Free Clinics: Psychoanalysis and Social Justice, 1918-1938*, New York: Columbia University Press, 2004. (Trad. bras.: *As Clínicas Públicas de Freud: Psicanálise e Justiça Social, 1918-1938*, trad. Margarida Goldsztajn, São Paulo: Perspectiva, 2019.)
21. Ver E. Hitschmann, A Ten Years' Report of the Vienna Psycho-Analytical Clinic, op. cit., p. 245.
22. Ver S. Freud; K. Abraham, op. cit., p. 430.
23. Sobre o depoimento de Freud, ver Kurt R. Eissler, *Freud sur le front des névroses de guerre*, Paris: PUF, 1992.
24. Ver E. Hitschmann, A Ten Years' Report of the Vienna Psycho-Analytical Clinic, op. cit., p. 245.
25. Ver Reports of the International Psycho-Analytical Association: Sixth Congress of the International Psycho-Analytical Association, *International Journal...*, v. 1, 1920, p. 208.
26. Ver K. Abraham; H. Sachs apud G. Wittenberger; C. Tögel (Hrsg.), *Die Rundbriefe...*, Band 2, p. 254-256. A data é 21 de outubro de 1921.
27. Ver W. Stekel, *Nervöse Angstzustände und ihre Behandlung*, Berlin/Wien: Urban & Schwarzenberg, 1908.
28. Ver E. Jones, *Papers on Pychoanalysis*, New York: William Wood, 1913, p. 182-205.
29. Ver S. Freud; C.G. Jung, *The Freud/Jung Letters: The Correspondence Between Sigmund Freud and C.G. Jung*, ed. by William McGuire, transl. by Ralph Manheim; Richard Francis Carrington Hull, Cambridge: Harvard University Press, 1988, p. 404. (Trad. bras.: *Freud/Jung: Correspondência Completa*, org. W. McGuire, trad. Leonardo Fróes; Eudoro Augusto Maciera de Souza, Rio de Janeiro: Imago, 1993, p. 463.)
30. Ver W. Stekel, *Die Sprache des Traumes: Eine Darstellung der Symbolik und Deutung des Traumes in ihren Beziehungen zur kranken und gesunden Seele*, Wiesbaden: J.F. Bergmann, 1911.
31. Ver H. Nunberg; E. Federn (eds.), *Minutes...*, v. 3, p. 236.
32. S. Freud; C.G. Jung, op. cit., p. 404. (Trad. bras.: op. cit., p. 643.)
33. Ibidem, p. 418. (Trad. bras.: op. cit., p. 479.) Ver também: H. Nunberg; E. Federn (eds.), *Minutes...*, v. 3, p. 236.
34. S. Freud; C.G. Jung, op. cit., p. 458. (Trad. bras.: op. cit., p. 522-523.)
35. Ibidem, p. 475. (Trad. bras.: op. cit., p. 541.)
36. S. Freud, The Handling of Dream-Interpretation in Psycho-Analysis, *The Complete Psychological Works...*, v. 12, p. 89-96. (Trad. bras.: O Uso da Interpretação dos Sonhos na Psicanálise, *Obras Completas, v. 10*, p. 122-132.)
37. Ver S. Freud; C.G. Jung, op. cit., p. 12-13.
38. *Carl Jung-Ernest Jones Letters, Mai 21, 1908*, Wivenhoe/ Colchester: Sigmund Freud.
39. Meus agradecimentos a Ulrike May, que me informou sobre esse trabalho pouco conhecido. Isidor Sadger, Fragment der Psychoanalyse eines Homosexuellen,

Notas

Jahrbuch für sexuelle Zwischenstufen, Band 9, 1908, p. 339-424.

40. Ver L. Binswanger, Versuch einer Hysterieanalyse, *Jahrbuch für psychoanalytische und psychopathologischen Forschungen*, Band 1, 1909, p. 234-352.

41. Ver S. Ferenczi, Introjection and Transference, *First Contributions to Psycho-Analysis*, 1909, p. 35. (Trad. bras.: Introjeção e Transferência, *Obras Completas: Psicanálise 1*, 2. ed., trad. Álvaro Cabral, São Paulo: Martins Fontes, 2011, p. 87; trad. modificada.)

42. Ibidem, p. 93.

43. Ver W. Stekel, op. cit., p. 27; idem [1912], *Conditions of Nervous Anxiety and Their Treatment*, transl. by Rosalie Gabler, London: Kegan Paul, Trench, Trubner, 1923, p. 409.

44. Idem, *Nervöse...*, p. 27-30; idem, *Conditions...*, p. 411-413.

45. Ver S. Freud, The Dynamics of Transference, op. cit., p. 97-108. (Trad. bras.: A Dinâmica da Transferência, op. cit., p. 133-146.)

46. Ver S. Freud; C.G. Jung, op. cit., p. 8. (Trad. bras.: op. cit., p. 48.)

47. Ver S. Freud, The Dynamics of Transference, op. cit., p. 108.

48. Ibidem, p. 105-106.

49. Ver S. Freud; S. Ferenczi, *The Correspondence...*, v. 1, p. 342-343.

50. Ver H. Nunberg; E. Federn (eds.), *Minutes...*, v. 3, p. 204.

51. Ver S. Freud; L. Binswanger, op. cit., p. 113; S. Freud; S. Ferenczi, *The Correspondence of Sigmund Freud and Sándor Ferenczi, v. 1, 1908-1914*, ed. by E. Brabant, E. Falzeder, P. Giampieri-Deutsch, transl. by P.T. Hoffer, Cambridge: Harvard University Press, 1993, p. 342; S. Freud; E. Jones, op. cit., p. 266.

52. Ver S. Freud; L. Binswanger, op. cit., p. 112.

53. Ver E. Falzeder, My Grand-Patient, My Chief Tormentor: A Hitherto Unnoticed Case of Freud's and the Consequences, *Psychoanalytic Quarterly*, v. 63, 1994, p. 297-331.

54. Ver S. Freud; C.G. Jung, op. cit., p. 476. (Trad. bras.: op. cit., p. 542.)

55. Ibidem, p. 470-479. (Trad. bras.: op. cit., p. 545.)

56. S. Freud, Recommendations to Physicians Practising Psycho-Analysis, *The Complete Psychological Works...*, v. 12, p. 112. (Trad. bras.: Recomendações ao Médico para o Tratamento Psicanalítico, *Fundamentos da Clínica...*; trad. modificada.)

57. Ibidem.

58. Sobre o interesse de Freud pela telepatia, ver S. Freud, Psychoanalysis and Telepathy, *The Complete Psychological Works...*, v. 18, p. 177-194. Ver também: S. Freud, Dreams and Telepathy, *The Complete Psychological Works...*, v. 18, p. 195-220. (Trad. bras., respectivamente: Psicanálise e Telepatia; Sonho e Telepatia, *Obras Completas,*

v. 15: Psicologia das Massas e Análise do Eu e Outros Textos (1920-1923), trad. P.C. de Souza, São Paulo: Companhia das Letras, 2011, p. 150-173; p. 174-208.)

59. Ver S. Freud, Remembering, Repeating and Working-Through (Further Recommendations on the Technique of Psycho-Analysis II), *The Complete Psychological Works...*, v. 12, p. 151. (Trad. bras.: Lembrar, Repetir e Perlaborar, *Fundamentos da Clínica Psicanalítica*.)

60. Ibidem, p. 155.

61. Sobre Jung e Spielrein, ver John Kerr, A Most Dangerous Method: The Story of Jung, Freud, and Sabina Spielrein, New York: Alfred A. Knopf, 1993. (Trad. bras.: *Um Método Muito Perigoso – Jung, Freud e Sabina Spielrein: A História Ignorada dos Primeiros Anos da Psicanálise*, trad. L. Rumchinsky, Rio de Janeiro: Imago, 1997.) Sobre Wolff e Jung, ver Thomas B. Kirsch, op. cit. Sobre Jung e Moltzer, ver S. Freud; S. Ferenczi, *The Correspondence...*, v. 1, p. 446.

62. Sobre Ferenczi e as Pálos (mãe e filha), ver Axel Hoffer, Introduction, em S. Freud; S. Ferenczi, *The Correspondence...*, v. 2, p. xix.

63. Ver Martin Stanton, The Case of Otto Gross: Jung, Stekel and the Pathologization of Protest, em Edward Timms; Ritchie Robertson (eds.), *Psychoanalysis in Its Cultural Context*, Edinburgh: Edinburgh University Press, 1992, p. 49-56. Stekel escreveu abertamente sobre ter tido um caso com uma paciente: W. Stekel, *The Autobiography of Wilhelm Stekel: The Life Story of a Pioneer Psychoanalyst*, ed. by Emil A. Gutheil, New York: Liveright, 1950, p. 176-179.

64. Ver S. Freud, Observations on Transference-Love (Further Recommendations on the Technique of Psycho-Analysis III), *The Complete Psychological Works...*, v. 12, p. 157-171. (Trad. bras.: Observações Sobre o Amor Transferencial, *Fundamentos da Clínica Psicanalítica*, p. 165-182.)

65. O termo alemão utilizado foi "Indifferenz", incorretamente traduzido como "neutralidade", e não "indiferença": ibidem, p. 164. Sobre "indiferença" e "neutralidade", ver A. Hoffer, Toward a Definition of Psychoanalytic Neutrality, *Journal of the American Psychoanalytic Association*, v. 33, 1985, p. 771-795.

66. Ver S. Freud, Observations on Transference-Love, op. cit., p. 165.

67. G. Groddeck, *The Meaning of Illness*, p. 32.

68. Ibidem, p. 36.

69. Ver S. Zweig, op. cit., p. 299.

70. Ibidem, p. 301.

71. Do alemão: "Pássaros Migradores". (N. da T.)

72. Ver George Lachmann Mosse, *The Crisis of German Ideology: Intellectual Origins of the Third Reich*, New York: Howard Fertig, 1964, p. 171-189.

73. Ver S. Zweig, op. cit., p. 299.

74. Entrevista concedida a Myron Sharaf por Mitzi Mills, em 5 de julho de 1972, *Myron Sharaf Papers*. Cortesia de Giselle Sharaf.

75. Entrevista concedida a Myron Sharaf por Grete Bibring, em 30 de maio de 1971, *Myron Sharaf Papers*. Cortesia de Giselle Sharaf. Ver também: Wilhelm Reich, *The Function of the Orgasm: Sex-Economic Problems of Biological Energy*, New York, Simon and Schuster, 1973, p. 21. (Trad. bras.: *A Função do Orgasmo – Problemas Econômicos-Sexuais da Energia Biológica*, transl. by M.G. Novak, São Paulo: Brasiliense, 1975.

76. Ver Elke Mühlleitner, *Biographisches Lexikon der Psychoanalyse: Die Mitglieder der Psychologischen Mittwoch-Gesellschaft und der Wiener Psychoanalytischen Vereinigung 1902-1938*, Tübingen: Diskord, 1992, p. 93.

77. Entrevista concedida a Myron Sharaf por Grete Bibring, em 30 de maio de 1971, *Myron Sharaf Papers*. Cortesia de Giselle Sharaf.

78. Ver W. Reich, *Passion of Youth: An Autobiography, 1897-1922*, ed. by Mary Boyd Higgins; Chester M. Raphael, New York: Farrar, Straus and Giroux, 1998, p. 80. (Trad. bras.: *Paixão de Juventude: Uma Autobiografia, 1897-1922*, trad. Cláudia Sant'Anna Martins; Sâmios Rios, São Paulo: Brasiliense, 1996.)

79. Ibidem.

80. Idem, A Case of Pubertal Breaching of the Incest Taboo, *Early Writings*, transl. by Philip Schmitz, New York: Farrar, Straus and Giroux, 1975, p. 65-72.

81. Ver W. Reich, *The Function...*, p. 22, 106, 127.

82. Ibidem, p. 30.

83. Ibidem, p. 35.

84. Ver W. Reich, Drive and Libido Concepts from Forel to Jung, *Early Writings*, p. 86-124.

85. Ver Myron Sharaf, *Fury on Earth: A Biography of Wilhelm Reich*, New York: St. Martin, 1983, p. 64.

86. Ver W. Reich, *Passion of Youth*, p. 98.

87. Idem, The Impulsive Character: A Psychoanalytic Study in Ego Psychology, *Early Writings*, p. 237-252, 1925. (Trad. bras.: *O Caráter Impulsivo*, trad. Maya Hantower, São Paulo: WMF Martins Fontes, 2009.)

88. Idem, *Passion of Youth*, p. 29, 124.

89. Ibidem, p. 124-144. Ver também: M. Sharaf, op. cit., p. 60.

90. M. Sharaf, op. cit., p. 145, 155.

91. W. Reich, *Passion of Youth*, p. 147.

92. Ibidem, p. 152.

93. Ibidem, p. 156, 166, 167.

94. Ibidem, p. 173-174.

95. Ibidem, p. 176.

96. Ver S. Freud; E. Jones, op. cit., p. 364.

97. Ver S. Freud; S. Ferenczi, *The Correspondence...*, v. 3, p. 12.

98. Ver James Glover to James Strachey, Feb. 3, 1920, *James Strachey Papers*, London: The British Library.

99. Ver James Strachey to Lytton Strachey, Oct. 15, 1920, *James Strachey Papers*, London: The British Library.

100. James Strachey to Lytton Strachey, Nov. 6, 1920, *James Strachey Papers*, London: The British Library.

101. Abram Kardiner, *My Analysis with Freud: Reminiscences*, New York: W.W. Norton, 1977, p. 17, 68-69, 82. Ver também: Edoardo Weiss, *Sigmund Freud as a Consultant: Recollections of a Pioneer in Psychoanalysis*, New York: Intercontinental Medical, 1970; Ver S. Freud; E. Jones, op. cit., p. 446.

102. A. Kardiner, op. cit, p. 77-78.

103. Ver Report of the International Psycho-Analytical Congress in Berlin, September 25-27, 1922, *Bulletin of the International Psycho-Analytical Association*, v. 4, 1923, p. 358-381.

104. Ibidem, p. 372.

105. Ver S. Freud; S. Ferenczi, *The Correspondence...*, v. 3, p. 84.

106. Ver Report of the International Psycho-Analytical Congress in Berlin, September 25-27, 1922, op. cit., p. 366.

107. Como veremos, quando essas palavras comuns ("Es" e "Ich") foram traduzidas para o inglês, não receberam seus equivalentes literais, mas foram vertidas para o latim como "id" e "ego". Acompanhando a severa crítica de Bruno Bettelheim, traduzo essas palavras alemãs como "It" [isso] e "I" [eu] até a língua principal da psicanálise mudar do alemão para o inglês, depois de 1938. Ver Bruno Bettelheim, *Freud and Man's Soul*, New York: Alfred A. Knopf, 1983.

108. Ver E. Weiss, op. cit., p. 13, 18; Richard F. Sterba, *Reminiscences of a Viennese Psychoanalyst*, Detroit: Wayne State University Press, p. 75-77.

109. Ver Reports of the International Psycho-Analytical Association: Sixth Congress of the International Psycho-Analytical Association, op. cit., p. 208-221. Ver também: Report of the International Psycho-Analytical Congress in Berlin, September 25-27, 1922, *Bulletin of the International...*, v. 4, 1923, p. 358-381.

110. Prize Essay, *International Journal...*, v. 3, 1922, p. 521.

111. Ver S. Freud; S. Ferenczi, *The Correspondence...*, v. 2, p. 125.

112. Ver S. Freud, Lines of Advance in Psycho-Analytic Therapy, *The Complete Psychological Works...*, v. 17, p. 163.

113. Ibidem, p. 164.

114. Ibidem. (Trad. bras.: *Fundamentos da Clínica Psicanalítica*, p. 186.)

115. Ver S. Ferenczi, Technical Difficulties in the Analysis of a Case of Hysteria, *Further...*, p. 189-197. (Trad. bras.: Dificuldades Técnicas de uma Análise de Histeria, *Obras Completas: Psicanálise 3*, 2. ed., trad. A. Cabral, São Paulo: Martins Fontes, 2011.)

116. Ibidem, p. 191.

117. Ver S. Freud; S. Ferenczi, *The Correspondence...*, v. 2, p. 281.

Notas

118. Ver S. Ferenczi, On the Technique of Psycho-Analysis, *Further...*, p. 184. (Trad. bras.: A Técnica Psicanalítica, *Obras Completas: Psicanálise 2.*)
119. S. Freud; S. Ferenczi, *The Correspondence...*, v. 3, p. 100. Ver também p. 95.
120. Ibidem, p. 97.
121. Ver S. Ferenczi, On Influencing of the Patient in Psycho-Analysis, *Further...*, p. 235-237. (Trad. bras.: A Influência Exercida Sobre o Analisando em Análise, *Obras Completas: Psicanálise 3.*)
122. Idem, Further Extension of the Active Technique in Psycho-Analysis, Abstracts of the Sixth Inter. Psa. Congress, *International Journal...*, v. 1, 1920, p. 354; idem, The Further Development of an Active Therapy in Psycho-Analysis, *Further...*, p. 198-216. (Trad. bras.: Prolongamentos da Técnica Ativa em Psicanálise, *Obras Completas: Psicanálise 3*, p. 117-135.)
123. Ver S. Freud; S. Ferenczi, *The Correspondence...*, v. 3, p. 29.
124. Ibidem, p. 24, 49.
125. Idem, *The Correspondence...*, v. 2, p. 188-189.
126. Hoffer sugere que a técnica ativa de Ferenczi estava ligada à sua própria análise com Freud. Ver S. Freud; S. Ferenczi, *The Correspondence...*, v. 2, p. xvii-xliv; S. Ferenczi, On the Technique of Psycho-Analysis, *Further...*, p. 184.
127. Ver S. Freud; S. Ferenczi, *The Correspondence...*, v. 3, p. 73.
128. Ibidem, p. 120.
129. Ver, por exemplo, as cartas entre Ernest Jones e Otto Rank, especialmente a de 16 de novembro de 1920. *The Otto Rank Papers*. Ver também: E. Jones apud G. Wittenberger; C. Tögel (Hrsg.), *Die Rundbriefe des "Geheimen Komitees", Band 3* (1922), Tübingen: Diskord, 2003, p. 193-194 – onde ele acusa Rank de tratar os colegas feito "marionetes". A data é 22 de agosto de 1922.
130. *The Otto Rank Papers, Aug. 4, 1922.*
131. *The Otto Rank Papers, July 20, 1922; Aug. 7, 1922.*
132. Ver S. Freud apud G. Wittenberger; C. Tögel (Hrsg.), *Die Rundbriefe..., Band 3*, p. 231-235. A data é 26 de novembro de 1922.
133. Ver S. Ferenczi; G. Groddeck, *Correspondance (1921-1933)*, trad. J. Dupont et al., Paris: Payot, 1982, p. 93.
134. Ver G. Groddeck, *The Meaning of Illness*, p. 84.
135. Ver S. Freud, The Ego and the Id, *The Complete Psychological Works of Sigmund Freud, SE, v. 19: The Ego and the Id and Other Works (1923-1925)*, transl. by J. Strachey, London: Hogarth, 1953-1974, p. 12-59. (Trad. bras.: Autobiografia, *Obras Completas, v. 16: O Eu e o Isso, Autobiografia e Outros Textos*, trad. Paulo César de Souza, São Paulo: Companhia das Letras, 2011; trad. modificada.)
136. G. Groddeck, *The Meaning of Illness*, p. 58.
137. Idem, *Das Buch von Es: Psychoanalytische Briefe an eine Freundin*, Wien: Internationaler Psychoanalytischer, 1923. (Trad.: *O Livro d'Isso*, 4. ed., trad. José Teixeira Coelho Netto, São Paulo: Perspectiva, 2012.)
138. Idem, *The Meaning of Illness*, p. 77.
139. Apud G. Groddeck, *The Meaning of Illness*, p. 13.
140. Ver S. Freud, The Ego and the Id, op. cit., p. 29. (Trad. modificada.)
141. Ibidem, p. 31. (Trad. modificada.)
142. Ver S. Ferenczi; O. Rank [1924], *The Development of Psychoanalysis*, Madison: International University, 1986. (Trad. bras.: *Metas do Desenvolvimento da Psicanálise*, trad. André Carone, São Paulo: Quina, 2022.)
143. Ibidem, p. 2.
144. Ibidem, p. 28-30.
145. Ibidem, p. 30-32.
146. Ibidem, p. 34.
147. Ibidem, p. 36-44.
148. Ver *The Otto Rank Papers, July 10, 1922.*
149. Ver S. Ferenczi; O. Rank, op. cit., p. 25.
150. Ver S. Ferenczi; G. Groddeck, op. cit., p. 91.
151. Ver S. Freud; S. Ferenczi, *The Correspondence...*, v. 3, p. 125.
152. Ver O. Rank [1924], *The Trauma of Birth*, New York: Harcourt, Brace, 1929, p. 4. (Trad. bras.: *O Trauma do Nascimento: E Seu Significado Para a Psicanálise*, trad. Érica Gonçalves de Castro, São Paulo: Cienbook, 2016.)
153. Ver S. Ferenczi; G. Groddeck, op. cit., p. 77.
154. Ver O. Rank, op. cit., p. 6, 20, 30-74, 209.
155. Ibidem, p. xi, xiii.
156. Do latim: "redução ao absurdo". (N. da T.)
157. Ver O. Rank, op. cit., p. 213.
158. *The Otto Rank Papers, Dec. 1, 1923.*
159. Ver E. Jones apud G. Wittenberger; C. Tögel (Hrsg.), *Die Rundbriefe des "Geheimen Komitees", Band 4 (1923-1927)*, Tübingen: Diskord, 2006, p. 59-60. A data é 1º de março de 1923.
160. Ibidem, p. 76-77, 127-130, 144. As datas são: 5 de abril, 12 de novembro e 15 de dezembro de 1923. Ver também: S. Ferenczi apud G. Wittenberger; C. Tögel (Hrsg.), *Die Rundbriefe..., Band 4*, p. 121-222. A data é 2 de novembro de 1923.
161. Ver *The Otto Rank Papers, Sept. 8, 1922.*
162. Sándor Ferenczi to Otto Rank, Mar. 30, 1924, *The Otto Rank Papers.*
163. Ibidem.
164. Ver S. Ferenczi; G. Groddeck, op. cit., p. 88.
165. Ver S. Ferenczi [1924], *Thalassa: A Theory of Genitality*, London: Karnac and Maresfield, 1989. (Trad. bras.: Thalassa: Ensaio Sobre a Teoria da Genitalidade, *Obras Completas: Psicanálise 3*, p. 277-358.)
166. S. Freud apud G. Wittenberger; C. Tögel (Hrsg.), *Die Rundbriefe..., Band 4*, p. 169-172. A data é 15 de fevereiro de 1924. Essa carta se encontra reproduzida em: S.

466

167. Freud; K. Abraham, op. cit., p. 480. Utilizei a tradução para o inglês realizada por Ernst Falzeder.

167. Ibidem. A data é 15 de fevereiro de 1924. Essa carta se encontra reproduzida em: S. Freud; K. Abraham, op. cit., p. 480-482.

168. Ibidem.

169. Ibidem. A data é 15 de fevereiro de 1924. Essa carta se encontra reproduzida em: S. Freud; K. Abraham, op. cit., p. 483.

170. Ibidem. A data é 15 de fevereiro de 1924. Essa carta se encontra reproduzida em: S. Freud; K. Abraham, op. cit., p. 487.

171. Ver E. Jones, *The Life and Work of Sigmund Freud, v. 3: The Last Phase (1919-1939)*, New York: Basic, 1959, p. 65-66. (Trad. bras.: *A Vida e a Obra de Sigmund Freud, v. 3: Última Fase (1919-1939)*, Rio de Janeiro: Imago, 1989.)

172. Ver *The Otto Rank Papers, Feb. 15, 1924*.

173. Ver S. Freud; S. Ferenczi, *The Correspondence...*, v. 3, p. 127.

174. Ibidem, p. 131-132.

175. Ibidem, p. 135.

176. Ver S. Ferenczi apud G. Wittenberger; C. Tögel (Hrsg.), *Die Rundbriefe...*, Band 4, p. 184-185. A data é 6 de março de 1924.

177. Ver S. Freud; K. Abraham, op. cit., p. 489.

178. Ver S. Freud; S. Ferenczi, *The Correspondence...*, v. 3, p. 133.

179. Ver Otto Rank to Sándor Ferenczi, Mar. 20, 1924, *The Otto Rank Papers*.

180. Ver *The Otto Rank Papers, Mar. 20, 1924*. Ver S. Freud; S. Ferenczi, *The Correspondence...*, v. 3, p. 128-129.

181. Ver Otto Rank to Sándor Ferenczi, Mar. 20, 1924, *The Otto Rank Papers*.

182. Ibidem.

183. Ver S. Freud; K. Abraham, op. cit., p. 521.

184. Ibidem, p. 564.

185. Ibidem, p. 502.

186. A carta de Trigant Burrow a Freud encontra-se reproduzida em: Trigant Burrow, *A Search for Man's Sanity: The Selected Letters of Trigant Burrow*, ed. by William E. Galt et al., New York: Oxford University Press, 1958, p. 76-89. A resposta de Freud, inédita, é citada em: S. Freud; S. Ferenczi, *The Correspondence...*, v. 3, p. 162.

187. Ver *The Otto Rank Papers, July 23, 1924*.

188. Ver *The Otto Rank Papers, Aug. 9, 1924*.

189. Ver *The Otto Rank Papers, Aug. 27, 1924*.

190. Ver S. Freud; S. Ferenczi, *The Correspondence...*, v. 3, p. 166, 174.

191. Ibidem, p. 166.

192. James Strachey; Alix Strachey, *Bloomsbury/Freud: The Letters of James and Alix Strachey, 1924-1925*, ed. by Perry Meisel; Walter Kendrick, New York: Basic, 1985, p. 112, 115.

193. S. Freud; S. Ferenczi, *The Correspondence...*, v. 3, p. 168-178.

194. Ver S. Freud; E. Jones, op. cit., p. 559. Ver também: S. Freud; S. Ferenczi, *The Correspondence...*, v. 3, p. 186.

195. Ver S. Freud; S. Ferenczi, *The Correspondence...*, v. 3, p. 196; S. Ferenczi; G. Groddeck, op. cit., p. 96.

196. Ver O. Rank apud G. Wittenberger; C. Tögel (Hrsg.), *Die Rundbriefe...*, Band 4, p. 210-212. A data é 20 de dezembro de 1924. Ver também: M. Eitingon; K. Abraham; H. Sachs apud G. Wittenberger; C. Tögel (Hrsg.), *Die Rundbriefe...*, Band 4, p. 213-214. A data é 25 de dezembro de 1924. Max Eitingon to Otto Rank, Dec. 26, 1924, *Otto Rank Archives*, [S.l.].

197. Ver Edward Glover, Active Therapy and Psycho-Analysis: A Critical Review, *International Journal...*, v. 5, 1924, p. 269-311; H. Sachs, Review of "Das Trauma der Geburt und seine Bedeutung für die Psychoanalyse" by Otto Rank, *International Journal...*, v. 6, 1925, p. 499-508.

198. Ver Franz Alexander, Review of "Entwicklungsziele der Psychoanalyse", *International Journal...*, v. 6, 1925, p. 484-496.

199. Ver S. Freud; A.A. Brill, *Freud-Brill Letters, Nov. 19, 1924*, Washington: Library of Congress, Manuscript Division; Ver S. Freud; S. Ferenczi, *The Correspondence...*, v. 3, p. 188.

200. Ibidem, p. 175.

201. Ver H. Sachs, Review of "Das Trauma der Geburt", *International Journal...*, v. 6, 1925, p. 498.

202. Ver S. Freud; S. Ferenczi, *The Correspondence...*, v. 3, p. 178.

203. Ver O. Rank, *The Practical Bearing of Psychoanalysis*, New York: The National Committee for Mental Hygiene, 1927, p. 20, 41.

204. Ver *The Otto Rank Papers, Aug. 9, 1924*.

205. S. Freud apud G. Wittenberger; C. Tögel (Hrsg.), *Die Rundbriefe...*, Band 4, p. 169-172. A data é 15 de fevereiro de 1924. Utilizei a tradução de Falzeder em: S. Freud; K. Abraham, op. cit., p. 480.

206. Ver S. Freud, Inhibitions, Symptoms and Anxiety, *The Complete Psychological Works of Sigmund Freud*, SE, v. 20: *An Autobiographical Study, Inhibitions, Symptoms and Anxiety, Lay Analysis and Other Works (1925-1926)*, transl. by J. Strachey, London: Hogarth, 1953-1974, p. 87-178. (Trad. bras.: *Inibição, Sintoma e Medo*, trad. Renato Zwick, Porto Alegre: L&PM, 2016.)

207. Ibidem, p. 141-142.

208. Ver S. Ferenczi, Review of "Technik der Psychoanalyse: I. Die Analytische Situation" by Otto Rank, *International Journal...*, v. 8, 1927, p. 93.

209. Idem, Contra-Indications to the "Active" Psycho-Analytical Technique, *Further...*, p. 217-229. (Trad. bras.: *Contraindicações da Técnica Ativa, Obras Completas: Psicanálise 3*.)

Notas

210. Idem, Review of "Technik der Psychoanalyse", *International Journal...*, v. 8, 1927, p. 92.

[10] UMA NOVA PSICANÁLISE

1. Ver H.C. Abraham, Karl Abraham: An Unfinished Biography, *International Review of Psychoanalysis*, v. 1, 1974, p. 22.

2. Ver Gordon Alexander Craig, *Germany: 1866-1945*, New York/Oxford: Oxford University Press, 1978, p. 470. Para um relato em primeira pessoa acerca dessas mudanças, ver George Grosz, *George Grosz: An Autobiography*, transl. by Nora Hodges, Berkeley: University of California Press, 1998, p. 65, 88, 90, 113.

3. Elias Canetti, *The Torch in My Ear*, transl. by J. Neugroschel, New York: Farrar, Straus and Giroux, 1982, p. 299. (Trad. bras.: *Uma Luz em Meu Ouvido*, trad. K. Jahn, São Paulo: Companhia das Letras, 2010.)

4. G. Grosz, op. cit., p. 119, 140.

5. Ver M. Gordon, *Voluptuous Panic: The Erotic World of Weimar Berlin*, Venice: Feral House, 2000, p. 232.

6. Ver S. Freud; K. Abraham, op. cit., p. 405.

7. Ver Otto Fenichel, Statistischer Bericht über die therapeutische Tätigkeit, 1920-1930, *Zehn Jahre Berliner Psychoanalytisches Institut*, Wien: Internationaler Psychoanalytischer, 1930, p. 16.

8. Ver M. Eitingon, Report of the Berlin Psycho-Analytical Policlinic, *Bulletin of the International...*, v. 4, 1923, p. 254-269.

9. Ver S. Freud; K. Abraham, op. cit., p. 412-426.

10. Ibidem, p. 418.

11. Ibidem, p. 470.

12. Ibidem, p. 433.

13. Ibidem, p. 429.

14. Ver K. Abraham; M. Eitingon apud G. Wittenberger; C. Tögel (Hrsg.), *Die Rundbriefe...*, Band 1, p. 122-125; K. Abraham apud G. Wittenberger; C. Tögel (Hrsg.), *Die Rundbriefe...*, Band 1, p. 170-174. As datas são 27 de outubro e 17 de novembro de 1920.

15. Em alemão: "analista didata". (N. da T.)

16. Ver H. Sachs, *Freud: Master and Friend*, Cambridge: Cambridge University Press, 1944.

17. Ver K. Abraham; M. Eitingon apud G. Wittenberger; C. Tögel (Hrsg.), *Die Rundbriefe...*, Band 2, p. 232-234. A data é 14 de agosto de 1921.

18. Ver Carl Müller-Braunschweig, Historische Übersicht über das Lehrwesen, seine Organisation und Verwaltung, *Zehn Jahre...*, p. 31. Ver também: M. Eitingon, Report of the Berlin Psycho-Analytical Policlinic, op. cit., p. 266.

19. Ver M. Eitingon, Report of the Berlin Psycho-Analytical Policlinic, op. cit., p. 256.

20. Ver K. Abraham; H. Sachs; M. Eitingon apud G. Wittenberger; C. Tögel (Hrsg.), *Die Rundbriefe...*, Band 4, p. 44-47. A data é 17 de fevereiro de 1923.

21. Ver Report of the International Psycho-Analytical Congress in Berlin, September 25-27, 1922, op. cit., p. 358-381.

22. Ver W. Reich, On Genitality: From the Standpoint of Psychoanalytic Prognosis and Therapy, *Early Writings*, p. 158-179.

23. Ver K. Abraham; H. Sachs; M. Eitingon apud G. Wittenberger; C. Tögel (Hrsg.), *Die Rundbriefe...*, Band 4, p. 44-47. A data é 17 de fevereiro de 1923.

24. Ver Karen Horney, Die Einrichtungen der Lehranstalt, *Zehn Jahre...*, p. 48.

25. Ver Michael Schrötter, Max Eitingon and the Struggle to Establish an International Standard for Psychoanalytic Training (1925-1929), *International Journal of Psychoanalysis*, v. 83, 2000, p. 875-893.

26. Ver Franz Alexander, Recollections of Berggasse 19, *Psychoanalytic Quarterly*, v. 9, 1940, p. 199.

27. Ver H. Sachs, Die Lehranalyse, *Zehn Jahre...*, p. 53.

28. Embora a influência de Sachs na análise dessa fecunda geração de analistas berlinenses possa parecer grande, suas análises breves não pareceram render seguidores ou muita admiração. Radó expressou desdém por Sachs e lembrou que Alexander falava ironicamente sobre o "besteirol de cafeteria" desse analista. Ver Paul Roazen; Bluma Swerdloff, *Heresy: Sandor Rado and the Psychoanalytic Movement*, Northvale: Jason Aronson, 1995, p. 102. Ver também: Hans-Joachim Bannach, Die wissenschaftliche Bedeutung des alten Berliner Psychoanalytischen Instituts, *Psyche*, v. 14, 1971, p. 242-254.

29. Ver K. Abraham, Notes on the Psycho-Analytical Investigation and Treatment of Manic-Depressive Insanity and Allied Conditions, *Selected Papers of Karl Abraham M.D.*, London: Hogarth, 1908, p. 137-156. Ver também: idem [1913], On the Psychogenesis of Agoraphobia in Childhood, *Clinical Papers and Essays on Psycho-Analysis*, New York: Brunner/Mazel, 1955, p. 42-43.

30. Ver P. Roazen; B. Swerdloff, op. cit., p. 80-88.

31. Ver S. Freud; S. Ferenczi, *The Correspondence...*, v. 3, p. 170.

32. Ver K. Horney, *The Adolescent Diaries of Karen Horney*, New York: Basic, 1980, p. 241.

33. Esse registro não está incluído na versão publicada dos diários de Horney. Idem, p. 5. Tagebuch, Apr. 10, 1910, *Karen Horney Papers, Manuscripts and Archives*, New Haven: Yale University Library. Citado com a permissão da dra. Marianne Eckhardt.

34. Idem, *The Adolescent...*, p. 267. Quinn comentou sobre a aparente má adaptação entre o estado emocional de Horney e as interpretações de Abraham. Ver Susan Quinn, *A Mind of Her Own: The Life of Karen Horney*, New York: Summit, 1987, p. 159-164.

35. Ver K. Abraham apud G. Wittenberger; C. Tögel (Hrsg.), *Die Rundbriefe...*, Band 1, p. 80-84. A data é 13 de outubro de 1920.

36. Ver J. Strachey; A. Strachey, op. cit., p. 198, 252. Radó, por outro lado, embora admirasse a perspicácia clínica e o tato humanizado de Abraham, enxergava sua análise entre 1922 e 1924 como uma busca por confirmação teórica. Ver P. Roazen; B. Swerdloff, op. cit., p. 77.

37. Ver K. Abraham, A Particular Form of Neurotic Resistance Against the Psycho-Analytic Method, *Selected Papers of Karl...*, p. 303-311.

38. Ver, por exemplo: S. Freud; K. Abraham, op. cit., p. 303-305. Aqui Abraham desenvolveu a ideia de que o melancólico fantasia ter devorado o objeto amado, uma teoria que iria se tornar central ao trabalho de uma aluna de Abraham, Melanie Klein.

39. Ver K. Abraham, The First Pregenital Stage of the Libido, *Selected Papers of Karl...*, p. 248-279.

40. Idem, Ejaculatio Praecox, *Selected Papers of Karl...*, p. 280-302.

41. Idem, Manifestations of the Female Castration Complex, *Selected Papers of Karl...*, p. 338-369.

42. Idem, A Short Study of the Development of the Libido, Viewed in the Light of Mental Disorders, *Selected Papers of Karl...*, p. 418-501.

43. Ver O. Fenichel, Review of "Psychoanalytische Studien zur Charakterbildung" by Karl Abraham, *International Journal...*, v. 6, p. 496-499.

44. Ver Ernst Kretschmer, *Körperbau und Charakter: Untersuchungen zum Konstitutionsproblem und zur Lehre von den Temperamenten*, Berlin: Springer, 1921.

45. Ver C.G. Jung, *Psychologische Typen*, Zurich: Rascher, 1921. (Trad. bras.: *Obra Completa de C.G. Jung, v. 6: Tipos Psicológicos*, trad. L.M.E. Orth, Petrópolis: Vozes, 2013.)

46. Ver S. Freud, Character and Anal Erotism, *The Complete Psychological Works of Sigmund Freud, SE, v. 9: Jensen's "Gradiva", and Other Works (1906-1909)*, transl. by J. Strachey, London: Hogarth, 1853-1974, p. 169-175. (Trad. bras.: Caráter e Erotismo Anal, *Obras Completas, v. 8: O Delírio e os Sonhos na "Gradiva", Análise da Fobia de um Garoto de Cinco Anos e Outros Textos* [1906-1909], trad. P.C. de Souza, São Paulo: Companhia das Letras, 2015, p. 350-358); idem, Some Character-Types Met with in Psychoanalytic Work, *The Complete Psychological Works...*, v. 14, p. 309-336. (Trad. bras.: Alguns Tipos de Caráter Encontrados na Prática Psicanalítica, *Obras Completas, v. 12*, p. 253-286.)

47. Ver, por exemplo: S. Freud, Character and Anal Erotism, op. cit., p. 175. Ver também: E. Weiss, op. cit., p. 27.

48. Ver K. Abraham, Contribution to the Theory of the Anal Character, *Selected Papers of Karl...*, p. 370-392.

49. Idem, The Influence of Oral Erotism on Character-Formation, *Selected Papers of Karl...*, p. 393-406.

50. Idem, *Psychoanalytische Studien zur Charakterbildung*, Leipzig: Internationaler Psychoanalytischer, 1925.

51. P. Roazen; B. Swerdloff, op. cit., p. 88.

52. Ver E. Jones, Karl Abraham 1877-1925, *International Journal...*, v. 7, 1926, p. 155-181.

53. E. Glover, Review of "Selected Papers of Karl Abraham", *International Journal...*, v. 9, 1928, p. 123.

54. Ver S. Freud; S. Ferenczi, *The Correspondence...*, v. 3, p. 241-243, 246.

55. K. Horney, On the Genesis of the Castration Complex in Women, *International Journal...*, v. 5, 1924, p. 49-50. (Trad. bras.: A Gênese do Complexo de Castração nas Mulheres, *Psicologia Feminina*, trad. T. Rodrigues, Rio de Janeiro: Bertrand Brasil, 1991.)

56. Ibidem, p. 62. A comunicação que deu origem a esse artigo foi apresentada no Congresso de Salzburgo, em 1922. Uma biógrafa da autora sugere que Freud adotou a ideia de Horney, sem fazer referência, ao publicar sobre as diferenças entre os sexos um ano depois. Ver S. Quinn, op. cit., p. 213-214.

57. Ver K. Horney, The Flight from Womanhood: The Masculinity-Complex in Women, as Viewed by Men and by Women, *International Journal...*, v. 7, 1926, p. 324-339. (Trad. bras.: A Fuga da Feminilidade: O Complexo de Masculinidade nas Mulheres Segundo as Óticas Masculina e Feminina, *Psicologia Feminina*.)

58. Ver Sándor Radó, The Paths of Natural Science in the Light of Psychoanalysis, *Psychoanalysis of Behavior*, New York/London: Grune & Stratton, 1956, p. 3-15.

59. Idem, The Psychic Effect of Intoxicants: An Attempt to Evolve a Psychoanalytical Theory of Morbid Craving, *Psychoanalysis of Behavior*, p. 25-39.

60. Idem, An Anxious Mother: A Contribution to the Analysis of the Ego, *Psychoanalysis of Behavior*, p. 40-46.

61. Idem, The Problem of Melancholia, *Psychoanalysis of Behavior*, p. 47-63.

62. Ver F. Alexander, A Jury Trial of Psychoanalysis, *The Journal of Abnormal and Social Psychology*, v. 35, 1940, p. 306-313.

63. Idem [1923], The Castration Complex in the Formation of Character, *The Scope of Psychoanalysis, 1921-1961: Selected Papers of Franz Alexander*, New York: Basic, 1961, p. 3-30.

64. Idem, A Metapsychological Description of the Process of Cure, *International Journal...*, v. 6, 1925, p. 13-34.

65. Ibidem, p. 32.

66. Idem, Review of "Entwicklungsziele der Psychoanalyse", *International Journal...*, v. 6, 1925, p. 484.

67. S. Freud; S. Ferenczi, *The Correspondence...*, v. 3, p. 213.

68. Ver F. Alexander [1927], The Psychoanalysis of the Total Personality: The Application of Freud's Theory of the Ego to the Neuroses, New York: Nervous and Mental Disease, 1930.

69. A história oral de Bluma Swerdloffs com Sándor Radó foi publicada como P. Roazen; B. Swerdloff, op. cit., p. 78.

70. F. Alexander, *The Psychoanalysis...*, p. xx, 2, 55.

Notas 469

71. Ibidem, p. 3.

72. Ibidem, p. 50, 55.

73. Ibidem, p. 94.

74. Ver S. Freud; S. Ferenczi, *The Correspondence...*, *v. 3*, p. 239.

75. Do francês: "desqualificado". (N. da T.)

76. Entrevista concedida a Jack Rubins por Abram Kardiner, *Karen Horney Papers, Manuscripts and Archives*, New Haven: Yale University Library.

77. Correspondência de Ives Hendrick, citada em Sanford Gifford, *Ives Hendrick Abroad*, inédito, p. 104-109. Meus agradecimentos ao dr. Sanford Gifford pela disponibilização do manuscrito.

78. Ver *Zehn Jahre...*

79. Ver O. Fenichel, Psychoanalysis and Metaphysics: A Critical Inquiry, *The Collected Papers of Otto Fenichel*, v. 1, ed. by Hanna Fenichel; David Rapaport, New York: W.W. Norton, 1953, p. 8-26; idem, Introjection and the Castration Complex, *The Collected...*, p. 39-70; idem, The Clinical Aspect of the Need for Punishment, *The Collected...*, p. 71-96; idem, Identification, *The Collected...*, p. 97-112.

80. Ver Rudolf Ekstein, Siegfried Bernfeld, 1892-1953, em Franz Alexander; Samuel Eisenstein; Martin Grotjahn (eds.), *Psychoanalytic Pioneers*, New York: Basic, 1966, p. 418.

81. Sobre Schloss Tegel, ver E. Simmel, Psycho-Analytic Treatment in a Sanatorium, *International Journal...*, v. 10, 1929, p. 70-89.

82. Ver S. Radó, German Psycho-Analytical Society, *Bulletin of the International...*, v. 10, 1929, p. 532-536.

83. Ver Karen Brecht et al. (eds.), *"Here Life Goes on in a Most Peculiar Way": Psychoanalysis Before and After 1933*, transl. by Cristine Trollope, Hamburg: Kellner, 1992, p. 56-57. Ver também: *Bulletin of the International...*, v. 9, 1928, p. 390.

84. O resultado de uma série de palestras em 1929 foi: Franz Alexander, Hugo Staub, *The Criminal, the Judge, and the Public: A Psychological Analysis*, New York: Macmillan, 1931. Sobre Staub, ver F. Alexander, Hugo Staub – 1886-1942, *Psychoanalytic Quarterly*, v. 12, 1943, p. 100-105.

85. Os diagnósticos desses pacientes eram reveladores. Embora psiconeuroses e melancolia fossem diagnósticos comuns, o segundo diagnóstico mais comum em Berlim era um problema com o eu ou uma inibição neurótica – diagnóstico que os vienenses não utilizavam. Além disso, em Berlim era comum receber diagnóstico de "distúrbios" de caráter (*Charakterstörungen*), ao passo que os vienenses não diagnosticavam nada do tipo e muito raramente consideravam que o principal problema dos seus pacientes tinha algo a ver com o caráter. Ver *Zehn Jahre...*, p. 16. Comparar com: *Zehn Jahre Wiener Psychoanalytisches Ambulatorium (1922-1932)*, Wien: Internationaler Psychoanalytischer, 1932, p. 10.

86. Ver *Zehn Jahre Berliner Psychoanalytisches Institut*, p. 7-74.

87. Ver Elke Mühlleitner; Johannes Reichmayr, Following Freud in Vienna: The Psychological Wednesday Society and the Viennese Psychoanalytical Society 1902-1938, *International Forum of Psychoanalysis*, v. 6, 1997, p. 75.

88. Ver W. Reich, *The Function...*, p. 59-60. Ver também: Grete Bibring-Lehner, Seminar for the Discussion of Therapeutic Technique, *International Journal...*, v. 13, 1932, p. 257-259.

89. Ver W. Reich, *The Function...*, p. 60.

90. Ver Hans Lobner, Discussions on Therapeutic Technique in the Vienna Psycho-Analytic Society (1923-1924), *Sigmund Freud House Bulletin*, v. 2, 1978, p. 31.

91. Comparem as estatísticas listadas em *Zehn Jahre Berliner Psychoanalytisches Institut*, p. 16, com as que se encontram em *Zehn Jahre Wiener Psychoanalytisches Ambulatorium (1922-1932)*, p. 10.

92. Ver W. Reich, The Sources of Neurotic Anxiety: A Contribution to the Theory of Psycho-Analytic Therapy, *International Journal...*, v. 7, 1926, p. 380.

93. Ver H. Lobner, op. cit., p. 20-21.

94. Ver W. Reich, Bericht über das "Seminar für psychoanalytische Therapie" am Psychoanalytischen Ambulatorium in Wien (1925/26), *Internationale Zeitschrift für Psychoanalyse*, Band 13, 1927, p. 241-244.

95. Idem, A Hysterical Psychosis in Statu Nascendi, *Early Writings*, p. 235-236.

96. Ibidem, p. 238. Ver também: idem, *Reich Speaks of Freud*, ed. by M.B. Higgins; C.M. Raphael, New York: Farrar, Straus and Giroux, 1967, p. 146.

97. Sobre o comportamento de Federn, ver, por exemplo, o retrato pouco lisonjeiro em: Esther Menaker, *Appointment in Vienna: An American Psychoanalyst Recalls Her Student Days in Pre-War Austria*, New York: St. Martin's Press, 1989, p. 65-66.

98. Ver W. Reich, Bericht über das "Seminar für psychoanalytische Therapie" am Psychoanalytischen Ambulatorium in Wien (1925/26), op. cit., p. 243.

99. Idem, *The Function...*, p. 120-121.

100. Ver Karl Landauer, "Passive" Technique: On the Analysis of Narcissistic Illnesses, no magnífico compêndio: Martin S. Bergmann; Frank R. Hartman (eds.), *The Evolution of Psychoanalytic Technique*, New York: Columbia University Press, 1976, p. 175.

101. Ver W. Reich, *The Function...*, p. 118, 244.

102. Ver R.F. Sterba, Über latente negative Übertragung: Aus dem "Seminar für psychoanalytische Therapie" in Wien, *Internationale Zeitschrift...*, Band 13, p. 160-165.

103. Ver W. Reich, Zur Technik der Deutung und der Widerstandsanalyse, *Internationale Zeitschrift...*, Band 13, p. 141-159; idem, Über Charakteranalyse, *Internationale Zeitschrift...*, Band 14, 1928, p. 180-196; idem, Der genitale und der neurotische Charakter, *Internationale*

Zeitschrift..., Band 15, p. 435-455; idem, Über kindliche Phobie und Charakterbildung, *Internationale Zeitschrift...*, Band 16, p. 285-300.

104. Idem, *Charakteranalyse: Technik und Grundlagen. Für Studierende und praktizierende Analytiker*, Wien: Im Selbstverlag des Verfassers, 1933, p. 36-55. (Trad. bras.: *Análise do Caráter*, 3. ed., trad. Ricardo Amaral do Rego, São Paulo: Martins Fontes, 1998.)

105. Sua expressão era "Charakterliche Panzerung" (blindagem/couraça caracterial). Ver W. Reich, *Charakteranalyse*, p. 57.

106. Idem, Criticism of Recent Theories of the Problem of Neurosis, *International Journal...*, v. 9, 1928, p. 227-240.

107. Ver F. Alexander, Reply to Reich's Criticism, *International Journal...*, v. 9, 1928, p. 243.

108. Ver W. Reich, *The Function...*, p. 128-129.

109. Idem, Criticism of Recent Theories of the Problem of Neurosis, op. cit., p. 228.

110. Idem, *Charakteranalyse*.

111. Idem, *Reich Speaks...*, p. 66.

112. Ver Katherine Angel; Edgar Jones; Michael Neve (eds.), *European Psychiatry on the Eve of War: Aubrey Lewis, the Maudsley Hospital, and the Rockefeller Foundation in the 1930s*, London: The Wellcome Trust, 2003, p. 110.

113. Ver, por exemplo: R.F. Sterba, *Reminiscences...*, p. 82-87; Helene Deutsch, *Confrontations with Myself: An Epilogue*, New York: W.W. Norton, 1973, p. 157.

114. Carta de Wilhelm Reich a Paul Federn, 12 de fevereiro de 1926. Ver W. Reich, *The Function...*, p. 148-152.

115. Ver H. Nunberg, The Sense of Guilt and the Need for Punishment, *Practice and Theory of Psychoanalysis*, New York: Nervous and Mental Disease Monographs, 1948, p. 89-101. Ver também: Paul Federn, Narcissism and the Structures of the Ego, *Ego Psychology and the Psychoses*, New York: Basic, 1952, p. 38-35; idem, Die Wirklichkeit des Todestriebes: Zu Freud's "Unbehagen in der Kultur", *Almanach der Psychoanalyse*, v. 6, 1931, p. 68-97. Sobre esse tópico, ver R.F. Sterba, *Reminiscences...*, p. 75-77.

116. Ver H. Nunberg, Problems of Therapy, *Practice...*, p. 105.

117. S. Freud; P. Federn, *Correspondence, Nov. 22, 1928*, Washington: Library of Congress. (Sigmund Freud Archives.) Reproduzido com permissão dos detentores dos direitos autorais de Sigmund Freud. Ver W. Reich, *People in Trouble*, New York: Farrar, Straus and Giroux, 1976, p. 75.

118. Reich discute a adesão à Internationale Arbeiterhilfe em: W. Reich, *People in Trouble*, p. 31. Sobre a radicalização de Reich, ver Anson Rabinbach, The Politicization of Wilhelm Reich: An Introduction to "The Sexual Misery of the Working Masses and the Difficulty of Sexual Reform", *New German Critique*, v. 1, 1973, p. 90-110.

119. Entrevista concedida por Bluma Swerdloff a Theodor Reik, 1966, *Columbia University Oral History Research Office Collection*, p. 87.

120. Ver Paul Federn; Heinrich Meng, *Das psychoanalytische Volksbuch*, Stuttgart/Berlin: Hippokrates, 1926.

121. Sobre a psicanálise na União Soviética, ver Alexander Etkind, *Eros of the Impossible: The History of Psychoanalysis in Russia*, Boulder: Westview, 1997. Ver também: Martin A. Miller, *Freud and the Bolsheviks: Psychoanalysis in Imperial Russia and the Soviet Union*, New Haven: Yale University Press, 1998.

122. Ver S. Freud, The Future of an Illusion, *The Complete Psychological Works of Sigmund Freud, SE, v. 21: The Future of an Illusion, Civilization and its Discontents and Other Works (1927-1931)*, transl. by J. Strachey, London: Hogarth, 1953-1974, p. 5-56. (Trad. bras.: O Futuro de uma Ilusão, *Cultura, Sociedade, Religião: O Mal-Estar na Cultura e Outros Escritos*, trad. M.R.S. Moraes, Belo Horizonte: Autêntica, 2020, p. 233-298. [Col. Obras Incompletas de Sigmund Freud.])

123. W. Reich, *People in Trouble*, p. 74.

124. M. Sharaf, op. cit., p. 129-133. Ver também: Sheldon Gardner; Gwendolyn Stevens, *Red Vienna and the Golden Age of Psychology, 1918-1938*, London: Praeger, 1992.

125. W. Reich, *Reich Speaks...*, p. 153.

126. Ver R.F. Sterba, *Reminiscences...*, p. 87.

127. Ver S. Freud, Civilization and Its Discontents, *The Complete Psychological Works...*, v. 21, p. 64-145. (Trad. bras.: O Mal-Estar na Cultura, *Cultura, Sociedade, Religião*, p. 305-410.)

128. R.F. Sterba, *Reminiscences...*, p. 112.

129. Ver D.C. Large, *Berlin*, New York: Basic, 2000, p. 234-238.

130. Ver a introdução de Gregory Zilboorg em: F. Alexander; H. Staub, op. cit., p. v.

131. W. Reich, *People in Trouble*, p. 135-157.

132. Ver P. Roazen; B. Swerdloff, op. cit., p. 84. Ver também: R.F. Sterba, *Reminiscences...*, p. 88.

133. Ver W. Reich, Der masochistische Charakter: Eine sexualökonomische Widerlegung des Todestriebes und des Wiederholungszwanges, *Internationale Zeitschrift...*, Band 18, 1932, p. 303-351.

134. Ver S. Freud; S. Ferenczi, *The Correspondence...*, v. 3, p. 426.

135. Ver correpondência reproduzida em: W. Reich, *Reich Speaks...*, p. 155. Ver também: S. Freud; S. Ferenczi, *The Correspondence...*, v. 3, p. 426.

136. Ibidem, p. 426.

137. Ver S. Bernfeld, Die kommunistische Diskussion um die Psychoanalyse und Reich's "Widerlegung der Todesbtriebhypothese", *Internationale Zeitschrift...*, Band 18, p. 352-385.

138. W. Reich, *People in Trouble*, p. 193.

139. Ver G.A. Craig, op. cit., p. 576.

140. Ver W. Reich, *Charakteranalyse*. A tradução para o inglês dessa obra, que data de 1933, foi realizada a partir da terceira edição revisada: W. Reich, *Character-Analysis*, transl. by Theodore Wolfe, New York: Farrar, Straus

Notas

and Giroux, 1949. (Trad. bras.: *Análise do Caráter.*) W. Reich, *Massenpsychologie des Faschismus: Zur Sexualökonomie der politischen Reaktion und zur proletarischen Sexualpolitik*, København: Sexualpolitik, 1933. A edição em inglês também foi realizada a partir da terceira edição revisada: *The Mass Psychology of Fascism*, transl. by Vincent R. Carfagno, New York: Simon and Schuster, 1970. (Trad. bras.: *Psicologia de Massas do Fascismo*, trad. Maria das Graças M. Macedo, São Paulo: Martins Fontes, 1987.)

141. Apud Rudolf Steiner, It is a New Kind of Diaspora, *International Review...*, v. 16, 1989, p. 59.

142. Ibidem, p. 60.

[11] A Psicopolítica da Liberdade

1. Marjorie Brierley, Present Tendencies in Psychoanalysis, *British Journal of Medical Psychology*, v. 14, 1934, p. 226.

2. Ver Judith Dupont, *The Clinical Diary of Sándor Ferenczi*, transl. by Michael Balint; Nicola Zarday Jackson, Cambridge: Harvard University Press, 1988, p. 2. (Trad. bras.: *Diário Clínico*, trad. A. Cabral, São Paulo: Martins Fontes, 1990.)

3. Ver S. Freud; S. Ferenczi, *The Correspondence...*, v. 3, p. 372-373.

4. Ibidem, p. 376, 396.

5. Ver S. Ferenczi, The Elasticity of Psycho-Analytic Technique, *Final Contributions to the Problems and Methods of Psycho-Analysis*, New York: Brunner/Mazel, 1980, p. 87-101. (Trad. bras.: Elasticidade da Técnica Psicanalítica, *Obras Completas: Psicanálise 4*, 2. ed., trad. A. Cabral, São Paulo: Martins Fontes, 2011, p. 29-42.)

6. Idem, The Principle of Relaxation and Neocatharsis, *Final Contributions...*, p. 108-125. (Trad. bras.: Princípio de Relaxamento e Neocatarse, *Obras Completas: Psicanálise 4*, p. 61-78.)

7. Ver S. Freud; S. Ferenczi, *The Correspondence...*, v. 3, p. 422.

8. Ver J. Dupont, op. cit., p. 71, 85. Sobre Elizabeth Severn, ver Christopher Fortune, The Case of "R.N.": Sándor Ferenczi's Radical Experiment in Psychoanalysis, em Lewis Aron; Adrienne Harris, *The Legacy of Sándor Ferenczi*, Hillsdale: Analytic, 1993, p. 101-121.

9. Ver J. Dupont, op. cit., p. 14, 194.

10. Ver S. Ferenczi, The Principle of Relaxation and Neocatharsis; Confusion of Tongues Between Adults and Children, *Final Contributions...*, p. 108-125, 156-167. (Trad. bras., respectivamente: Princípio de Relaxamento e Neocatarse; Confusão de Língua Entre os Adultos e a Criança, *Obras Completas: Psicanálise 4*, p. 61-78; 111-135.) Ver também: S. Freud; S. Ferenczi, *The Correspondence...*, v. 3, p. 443-444.

11. Ibidem, p. 441.

12. Ibidem, p. 441, 445.

13. Ver J. Dupont, op. cit., p. 219.

14. Após sua morte por anemia perniciosa, Ferenczi também sofreu a indignidade de ser chamado de psicótico por seu analisante e rival, Ernest Jones. Ver André Haynal, *Disappearing and Reviving: Sándor Ferenczi in the History of Psychoanalysis*, London/New York: Karnac, 2002.

15. Sobre a Escola de Budapeste, ver Michelle Moreau-Ricaud, The Founding of the Budapest School, em Peter L. Rudnytsky; Antal Bókay; Patrizia Giamperi-Deutsch (eds.), *Ferenczi's Turn in Psychoanalysis*, New York: New York University Press, 1996, p. 41-59; G. Vikir, The Budapest School in Psychoanalysis, em P.L. Rudnytsky; A. Bókay; P. Giamperi-Deutsch (eds.), op. cit., p. 60-76.

16. Ver D.C. Large, op. cit., p. 291.

17. Reports of Proceedings of Societies, *Bulletin of the International...*, v. 15, 1934, p. 525-534.

18. E. Mühlleitner; J. Reichmayr (eds.), *Otto Fenichel, 119 Rundbriefe: Band I, Europa (1934-1938)*, Frankfurt/Basel: Stroemfeld, 1998, p. 35.

19. Ibidem.

20. Do alemão: "cartas circulares". (N. da T.)

21. Ver M. Schrötter, Max Eitingon and the Struggle to Establish an International Standard for Psychoanalytic Training (1925-1929), op. cit., p. 875-893.

22. O relatório do ITC de Max Eitingon encontra-se em: Anna Freud, Report of the Eleventh International Psycho-Analytical Congress, *Bulletin of the International...*, v. 10, 1929, p. 505.

23. Ver E. Hitschmann, A Ten Years' Report of the Vienna Psycho-Analytical Clinic, op. cit., p. 245, 254.

24. Entrevista concedida por Bluma Swerdloff a Theodor Reik, 1966, *Columbia University...*, p. 2.

25. S. Freud, The Question of Lay Analysis, *The Complete Psychological Works...*, v. 20, p. 183-258. (Trad. bras.: A Questão da Análise Leiga, *Obras Completas, v. 17: Inibição, Sintoma e Angústia, O Futuro de uma Ilusão e Outros Textos (1926-1929)*, trad. P.C. de Souza, São Paulo: Companhia das Letras, 2014, p. 124-218.) Sobre a história dos debates acerca da análise leiga, ver Robert S. Wallerstein, *Lay Analysis: Life Inside the Controversy*, Hillsdale/London: The Analytic, 1998.

26. Ver S. Freud; S. Ferenczi, *The Correspondence...*, v. 3, p. 339.

27. Citado por Peter Gay, *Freud: A Life for Our Time*, New York: W.W. Norton, 1988, p. 563. (Trad. bras.: *Freud: Uma Vida Para o Nosso Tempo*, 2. ed., trad. Denise Bottmann, São Paulo: Companhia das Letras, 2012.)

28. Ver Discussion: Lay Analysis, *International Journal...*, v. 8, 1927, p. 174-283.

29. Ver E. Jones, Discussion: Lay Analysis, op. cit., p. 173-176, 181, 195-196.

30. Ver T. Reik, Discussion: Lay Analysis, op. cit., p. 241-244. No total, treze comentários pessoais e a declaração feita pela Sociedade de Nova York foram contra a análise leiga, enquanto onze indivíduos e o contingente húngaro manifestaram sua aprovação.

31. A. Freud, Report of the Eleventh International Psycho-Analytical Congress, op. cit., p. 506.

32. Ibidem, p. 503-519.

33. Ver Report of Psycho-Analysis Committee, *British Medical Journal,* Appendix II, June 29, 1929, p. 266, 277.

34. Ibidem, p. 262-270.

35. Ver Standing Rules of the I.T.C. in Relation to Training Institutes and Training Centres (Lucerne Standing Rules), *Bulletin of the International...,* v. 16, 1935, p. 245-246.

36. Ver E. Glover, I. Conclusion of Report of the Fourteenth International Psycho-Analytical Congress, *Bulletin of the International...,* v. 18, 1937, p. 346-358. Ver também: R.S. Wallerstein, op. cit., p. 27-49.

37. C.G. Jung, The State of Psychotherapy Today, em Gerhard Adler; Richard Francis Carrington Hull (eds.), *The Collected Works of C.G. Jung, v. 10: Civilization in Transition,* Princeton: Princeton University Press, 1934, p. 166. (Trad. bras.: A Situação Atual da Psicoterapia, *Obra Completa de C.G. Jung, v. 10/3: Civilização em Transição,* trad. Edgar Orth, Petrópolis: Vozes, 2013.)

38. Do alemão: "Marechal do Reino" – a mais alta patente das Forças Armadas na Alemanha nazista. (N. da T.)

39. Ver Notes, *Psychoanalytic Quarterly,* v. 3, 1934, p. 150-151.

40. Ver S. Gardner; G. Stevens, op. cit., p. 67-72, 1992. O nome do grupo era "Vaterländische Front".

41. E. Glover, Report of the Thirteenth International Psycho-Analytical Congress, *Bulletin of the International...,* v. 15, 1934, p. 487.

42. Ibidem, p. 513.

43. Ver S. Freud; S. Ferenczi, *The Correspondence...,* v. 3, p. 425.

44. Do latim: "ano horrível". (N. da T.)

45. Ver W. Reich, Discussion: Lay Analysis, op. cit., p. 252.

46. C. Oberndorf, Discussion: Lay Analysis, op. cit., p. 206.

47. Ver S. Freud, Moses and Monotheism, *The Complete Psychological Works of Sigmund Freud, SE, v. 23: Moses and Monotheism, An Outline of Psycho-Analysis and Other Works (1937-1939),* transl. by J. Strachey, London: Hogarth, 1953-1974, p. 98-101. (Trad. bras.: O Homem Moisés e A Religião Monoteísta, trad. Renato Zwick, Porto Alegre: L&PM, 2014.)

48. E. Jones, Review of "Sex and Repression in Savage Society", *International Journal...,* v. 9, 1928, p. 370.

49. Ver Hermine Hug-Hellmuth, *A Study of the Mental Life of the Child,* transl. by J. Putnam; M. Stevens, Washington: Nervous and Mental Disease, 1919, p. ix. Ela também aparece na literatura como "Hermine von Hug-Hellmuth".

50. Ver Anônimo [H. Hug-Hellmuth], *Tagebuch eines halbwüchsigen Mädchens,* Leipzig: Internationaler Psychoanalytischer, 1919. Para a carta de Freud a Hug-Hellmuth, ver S. Freud, Letter to dr. Hermine von Hug-Hellmuth, *The Complete Psychological Works...,* v. 14, p. 341.

51. H. Hug-Hellmuth, Child Psychology and Education, *International Journal...,* v. 1, 1920, p. 320.

52. Ver H. Hug-Hellmuth (Hrsg.), *Tagebuch eines halbwüchsigen Mädchens,* Leipzig: Internationaler Psychoanalytischer, 1922.

53. Ver Claudine Geissman; Pierre Geissman, *A History of Child Psychoanalysis,* London: Routledge, 1992, p. 59.

54. Ver H. Hug-Hellmuth, Child Psychology and Education, op. cit., p. 320. Ver também: H. Hug-Hellmuth, Abstracts from the Proceedings of the Sixth International Psycho-Analytical Congress-Held at the Hague, September 8th to 12th, 1920, *International Journal...,* v. 1, 1920, p. 361-362.

55. Para uma recordação pessoal desse movimento, ver a entrevista concedida por Willi Hoffer a Bluma Swerdloff, 1968, *Columbia University Oral History...*

56. S. Freud, Preface to Aichhorn's "Wayward Youth", *The Complete Psychological Works..., v. 19,* p. 273. (Trad. bras.: Prólogo a "Juventude Abandonada", de August Aichhorn, *Obras Completas, v. 16: O Eu e o Isso, Autobiografia e Outros Textos,* trad. Paulo César de Souza, São Paulo: Companhia das Letras, 2011, p. 347.)

57. Idem, Dr. Reik and the Problem of Quackery: A Letter to the "Neue Freie Presse", *The Complete Psychological Works..., v. 21,* p. 247. (Trad. bras.: Carta Sobre Theodor Reik e o Charlatanismo, *Obras Completas, v. 17.*)

58. Ver Angela Graf-Nold, *Der Fall Hermine Hug-Hellmuth: Eine Geschichte der frühen Kinder-Psychoanalyse,* München/Wien: Internationale Psychoanalyse, 1988.

59. Ver Lehrkurse der Wiener Psychoanalytischen Vereinigung, Sigmund Freud Museum, London, 1932-1933 (Cursos da Sociedade Psicanalítica de Viena, Museu Sigmund Freud, Londres, 1932-1933).

60. Ver E. Hitschmann, A Ten Years' Report of the Vienna Psycho-Analytical Clinic, op. cit., p. 245-255.

61. De acordo com sua biógrafa, tratava-se de material autobiográfico disfarçado, visto que Anna ainda não havia atendido pacientes. Ver E. Young-Bruehl, op. cit., p. 103.

62. Ver S. Freud, Dr. Reik and the Problem of Quackery: A Letter to the "Neue Freie Presse", op. cit., p. 247.

63. Ver E. Menaker, op. cit., p. 146-147.

64. Ver H. Deutsch, op. cit., p. 167-168.

65. O artigo foi publicado em inglês dois anos depois: A. Freud, On the Theory of Analysis of Children, *International Journal...,* v. 10, 1929, p. 29-38.

66. Ver E. Young-Bruehl, op. cit., p. 161-162.

67. Sobre a vida de Klein, ver Phyllis Grosskurth, *Melanie Klein: Her World and Her Work,* Cambridge: Harvard

Notas

University Press, 1987. Sobre a sua dívida intelectual com Ferenczi, Abraham e Jones, ver Joseph Aguayo, Historicising the Origins of Kleinian Psychoanalysis, *International Journal…*, v. 78, 1997, p. 1165-1182.

68. Ver K. Abraham apud G. Wittenberger; C. Tögel (Hrsg.), *Die Rundbriefe…, Band 1*, p. 65-66. A data é 6 de outubro de 1920.

69. S. Freud; K. Abraham, op. cit., p. 471.

70. Ver M. Klein, Eine Kinderentwicklung: Die infantile Angst und ihre Bedeutung für die Entwicklung der Persönlichkeit, palestra ministrada em Berlim, em fevereiro de 1922; *Melanie Klein Papers*, London: Wellcome Institute for the History of Medicine, 1922.

71. Ver J. Strachey; A. Strachey, op. cit., p. 145.

72. Ibidem, p. 263.

73. Ibidem, p. 146.

74. Ver S. Freud; E. Jones, op. cit., p. 577.

75. Ibidem, p. 617. Ver também: S. Freud; S. Ferenczi, *The Correspondence…, v. 3*, p. 313.

76. Ver M. Klein, The Development of a Child, *Love, Guilt and Reparation and Other Works, 1921-1945*, New York: The Free Press, 1984, p. 22, 53. (Trad. bras.: O Desenvolvimento de uma Criança, *Obras Completas, v. 1: Amor, Culpa e Reparação e Outros Trabalhos (1921-1945)*, trad. André Cardoso, Rio de Janeiro: Imago, 1996.)

77. Idem, The Role of the School in the Libidinal Development of the Child, *Love, Guilt…*, p. 75-76. (Trad. bras.: O Papel da Escola no Desenvolvimento Libidinal da Criança, *Obras Completas, v. 1*.)

78. Ver, por exemplo: M. Klein, Unpublished Lecture on Technique, n. 2, *Melanie Klein Papers*, Wellcome Institute for the History of Medicine, 1939, p. 4.

79. Idem, Infant Analysis, *International Journal…*, v. 7, 1926, p. 34-36.

80. Ibidem.

81. Ver S. Freud; E. Jones, op. cit., p. 579.

82. Ibidem, p. 617-618.

83. Ibidem, p. 619.

84. Ver M. Klein et al., Symposium on Child Analysis, *International Journal…*, v. 8, 1927, p. 339-391.

85. Ibidem, p. 340-311, 363, 370.

86. Do francês: "pai". (N. da T.)

87. Ver S. Freud; E. Jones, op. cit., p. 623-624, 631.

88. Citado em Pearl King; Rudolf Steiner (eds.), *The Freud-Klein Controversies, 1941-45*, London/New York: Tavistock/Routledge, 1991, p. 90. (Series: New Library of Psychoanalysis.)

89. Ver M. Klein, Early Stages of the Oedipus Complex, *Love, Guilt…*, p. 186-198. (Trad. bras.: Estágios Iniciais do Conflito Edipiano, *Obras Completas, v. 1*.)

90. Idem, Personification in the Play of Children, *Love, Guilt…*, p. 199-209. (Trad. bras.: Personificação do Brincar das Crianças, *Obras Completas, v. 1*.) Ao utilizar a

projeção e a introjeção como os elementos construtivos do psiquismo infantil, Klein seguiu o trabalho inicial de Ferenczi; a ênfase que ela dava ao poder da agressão oral precoce se entrelaçava às intelecções de Karl Abraham.

91. Idem, The Psycho-Analysis of Children, transl. by Alix Strachey; H.A. Thorner, New York: The Free Press, 1975. (Trad. bras.: A Psicanálise de Crianças, trad. L.P. Chaves, Rio de Janeiro: Imago, 1997.)

92. Idem, Unpublished Lectures on Technique, *Melanie Klein Archives*, London: Wellcome Institute for the History of Medicine, 1939.

93. Idem, *The Psycho-Analysis…*, p. 17.

94. Idem, Personification in the Play of Children, op. cit., p. 208. Ver também: idem, The Importance of Symbol-Formation in the Development of the Ego, *Love, Guilt…*, p. 219-232. (Trad. bras.: A Importância da Formação de Símbolos no Desenvolvimento do Ego, *Obras Completas, v. 1*.)

95. Ver E. Jones, The Early Development of Female Sexuality, *International Journal…*, v. 8, 1927, p. 459-472.

96. S. Freud, Femininity, *The Complete Psychological Works of Sigmund Freud, SE, v. 22: New Introductory Lectures on Psycho-Analysis and Other Works (1932-1936)*, transl. by J. Strachey, London: Hogarth, 1953-1974, p. 126, 132. (Trad. bras.: A Feminilidade, *Obras Completas, v. 18: O Mal-Estar na Civilização, Novas Conferências Introdutórias à Psicanálise e Outros Textos [1930-1936]*, trad. P.C. de Souza, São Paulo: Companhia das Letras, 2010.)

97. Idem, Female Sexuality, *The Complete Psychological Works…, v. 21*, p. 242. (Trad. bras.: Sobre a Sexualidade Feminina, *Obras Completas, v. 18*.) Ver também: idem, Femininity, op. cit., p. 130-131.

98. Ver M. Klein, *The Psycho-Analysis …*, p. 194-239.

99. Ver F. Alexander, Review of "Die Psychoanalyse des Kindes" by M. Klein, *Psychoanalytic Quarterly*, v. 2, 1933, p. 141.

100. Ver E. Glover, Review of "The Psycho-Analysis of Children" by Melanie Klein, *International Journal…*, v. 14, 1933, p. 119.

101. J. Strachey, Review of "A Critical Examination of Psycho-Analysis" by A. Wohlgemuth, *International Journal…*, v. 5, 1924, p. 222.

102. Idem, The Nature of the Therapeutic Action of Psycho-Analysis, *International Journal…*, v. 15, p. 126-159.

103. Ver M. Klein, A Contribution to the Psychogenesis of Manic-Depressive States, *Love, Guilt…*, p. 262-289. (Trad. bras.: Uma Contribuição à Psicogênese dos Estados Maníaco-Depressivos, *Obras Completas, v. 1*.)

104. Ibidem, p. 285.

105. É possível que Klein tenha sido descaminhada por uma contínua adesão ao pensamento lamarckiano. Numa de suas primeiras obras inéditas, ela defendeu uma similaridade entre o pensamento de crianças pequenas e primitivos, argumento que levaria a concluir que crianças

pequenas seriam capazes de uma fantasia altamente desenvolvida, assim como os primitivos. Idem, Eine Parallele zwischen kindlichen und primitiven Vorstellungen, *Melanie Klein Archives*, London: Wellcome Institute for the History of Medicine. (Não publicado.)

106. Ver P. Roazen, Oedipus in Britain: Edward Glover and the Struggle over Klein, New York: Other, 2000, p. 75-76.

107. Entrevista concedida por Willi Hoffer a Bluma Swerdloff, 1968, op. cit.

108. Ver K. Angel; E. Jones; M. Neve (eds.), op. cit., p. 94, 110.

109. Ver A. Freud, Four Lectures on Child Analysis, *Introduction to Psychoanalysis: Lectures for Child Analysts and Teachers 1922-1935*, New York: International Universities, 1974, p. 3-72. Ver também: idem, A Short History of Child Analysis, *Psychoanalytic Studies of the Child*, v. 21, 1966, p. 8.

110. Idem, *Anna Freud's Letters to Eva Rosenfeld*, ed. by Peter Heller et al.; transl. by Mary Weigand, Madison: International Universities, 1992. Ver também: Peter Blos, A Contemplative Tale: Autobiographical Notes on "How I Became a Psychoanalyst", *Peter Blos Archives*, New York: Oskar Diethelm Library, Weill Medical College of Cornell University, [s.d.].

111. Ver Lehrausschuss der Wiener Psychoanalytischen Vereinigung, Sigmund Freud Museum, London, 1929-1930 (Comitê de Ensino da Sociedade Psicanalítica de Viena, Museu Sigmund Freud, Londres, 1929-1930).

112. Ver E. Hitschmann, A Ten Years' Report of the Vienna Psycho-Analytical Clinic, op. cit., p. 254-255.

113. Ver entrevista concedida por David Milrod, M.D., a Jeanne Lampl-de Groot, M.D., em 11 de março de 1973, *Archive and Special Collections*, A.A. Brill Library, New York Psychoanalytic Society and Institute.

114. Ver A. Freud, Introductory Notes, *Psychoanalytic Quarterly*, v. 4, 1935, p. 1.

115. E. Glover, Review of "Introduction to Psycho-Analysis for Teachers", by Anna Freud, *International Journal…*, v. 12, 1931, p. 369-370.

116. Ver A. Freud, *Das Ich und die Abwehrmechanismen*, Wien: Internationaler Psychoanalytischer, 1936. O livro foi publicado pela primeira vez em inglês no ano de 1937. Ao discutir esse trabalho, vou me referir a: A. Freud, [1936], *The Ego and the Mechanisms of Defense*, transl. by Cecil Baynes, New York: International Universities, 1966. (Trad. bras.: *O Ego e os Mecanismos de Defesa*, trad. Francisco Settíneri, Porto Alegre: Artmed, 2006.)

117. Ver Karl Raimund Popper, *Conjectures and Refutations: The Growth of Scientific Knowledge*, New York: Basic, 1962, p. 34-36.

118. Ver A. Freud, *The Ego…*, p. 4. (Trad. bras.: *O Ego e os Mecanismos de Defesa*, p. 10; trad. modificada.)

119. Ibidem, p. 4. (Trad. bras.: p. 9.)

120. Ibidem, p. 5-6.

121. Ibidem, p. 28. (Trad. bras.: p. 27.)

122. Ver Robert Wälder, The Principle of Multiple Function: Observations on Over-Determination, *Psychoanalytic Quarterly*, v. 5, 1936, p. 49. Publicado pela primeira vez em: idem, Das Prinzip der mehrfachen Funktion, *Internationale Zeitschrift…*, Band 16, 1930, p. 285-300. Algum tempo após sua migração para a América, a grafia do nome de Wälder se tornou "Waelder".

123. Ibidem, p. 60.

124. E. Jones, Review of "The Ego and the Mechanisms of Defence" by Anna Freud, *International Journal…*, v. 19, 1938, p. 115.

125. Ibidem, p. 115.

126. Ibiem, p. 116-117.

127. Ver E. Kris, Review of "The Ego and the Mechanisms of Defence" by Anna Freud, *International Journal…*, v. 19, 1938, p. 146.

128. Entrevista concedida pela dra. Dora Hartmann ao dr. Stephen Firestein, em 31 de janeiro de 1973, A.A. Brill Library, *Archive and Special Collections*, New York Psychoanalytic Society and Institute.

129. Entrevista concedida pela dra. Marianne Kris ao dr. Robert Grayson, em 15 de novembro de 1972, A.A. Brill Library, *Archive and Special Collections*, New York Psychoanalytic Society and Institute.

130. A. Freud, *The Ego…*, p. 57. (Trad. bras.: *O Ego e os Mecanismos de Defesa*, p. 47.)

131. Ver G.A. Craig, op. cit., p. 612.

132. Joseph Roth, *What I Saw: Reports from Berlin, 1920-1933*, transl. by Michael Hofmann, New York: W.W. Norton, 2003, p. 207. O instituto nazista se chamava Deutsches Institut für Psychologische Forschung und Psychotherapie, e também é referido na literatura como Instituto Göring.

133. Sigmund Freud; Arnold Zweig, *The Letters of Sigmund Freud and Arnold Zweig*, transl. by Ernst L. Freud, New York: Harcourt Brace Jovanovich, 1970, p. 64.

134. Ibidem, p. 108.

135. Ibidem, p. 91-92.

136. Ibidem, p. 21.

137. Ver S. Freud, Some Character-Types Met with in Psycho-Analytic Work, *The Complete Psychological Works…*, *v. 14*, p. 333. (Trad. bras.: Alguns Tipos de Caráter Encontrados na Prática Psicanalítica, op. cit., p. 286.)

138. Ver F. Alexander; H. Staub, op. cit.

139. Ver John Rickman, *Selected Contributions to Psycho-Analysis*, London: Hogarth/Institute of Psycho-Analysis, 1957, p. 45.

140. Ver M. Klein, On Criminality, *British Journal…*, v. 14, 1934, p. 312-315.

141. Ver E. Simmel [1932], National Socialism and Public Health, *Los Angeles Psychoanalytic Bulletin*, 1989, p. 25.

142. O título foi vertido por Strachey como *Psicologia de Grupo e a Análise do Ego*, mas tomei a liberdade de

Notas

traduzir mais literalmente o "Massenpsychologie" alemão como "psicologia das massas". Ver S. Freud, Group Psychology and the Analysis of the Ego, *The Complete Psychological Works...*, *v. 18*, p. 67-144. (Trad. bras.: Psicologia das Massas e Análise do Eu, *Cultura, Sociedade, Religião*, p. 137-232.)

143. Ver Adolf Josef Storfer (Hrsg.), Psychoanalyse der Politik, *Psychoanalytische Bewegung*, Band 3, 1931, p. 385-478. Esse número do periódico incluía seis artigos sobre Erich Fromm, Fritz Wittels, Hugo Staub, dentre outros.

144. Ver K. Brecht, op. cit., p. 60.

145. Ver S. Freud; A. Einstein, Why War?, *The Complete Psychological Works...*, *v. 22*, p. 199-215. (Trad. bras.: Por Que a Guerra?, *Cultura, Sociedade, Religião*, p. 421-444.)

146. Ver E. Glover, *War, Sadism and Pacifism: Three Essays*, London: George Allen & Unwin, 1933.

147. Ibidem, p. 46.

148. Ver Samuel A. Guttman, Robert Waelder 1900-1967, *International Journal...*, v. 50, 1969, p. 269-273; idem, Robert Waelder and the Application of Psychoanalytic Principles to Social and Political Phenomena, *Journal of the American...*, v. 34, 1986, p. 835-862.

149. Ver R. Wälder, The Problem of the Genesis of Psychical Conflict in Earliest Infancy: Remarks on a Paper by Joan Riviere, *International Journal...*, v. 18, 1937, p. 406-473.

150. Entrevista concedida por Heinz Hartmann a Bluma Swerdloff, 1963, *Columbia University Oral History...*, v. 2.

151. Sobre Schilder, ver Isidore Ziferstein, Paul Ferdinand Schilder, 1886-1940, em F. Alexander, S. Eisenstein, M. Grotjahn (eds.), op. cit., p. 457-468.

152. Ver Heinz Hartmann, *Die Grundlagen der Psychoanalyse*, Leipzig: Georg Thieme, 1927.

153. Em alemão, entendimento é "Verstehen", ao passo que explicação é "Erklären". A distinção entre os dois termos era crucial para, entre outros, o professor de Hartmann, Max Weber.

154. Ver H. Deutsch, op. cit., p. 166-167.

155. Entrevista concedida pela dra. Dora Hartmann ao dr Stephen Firestein, em 31 de janeiro de 1973, A.A. Brill Library, *Archive and Special Collections*, New York Psychoanalytic Society and Institute; entrevista concedida por Heinz Hartmann a Bluma Swerdloff, 1963, *Columbia University Oral History...*, p. 72.

156. Entrevista concedida por Heinz Hartmann a Bluma Swerdloff, 1963, *Columbia University Oral History...*, p. 57.

157. S. Freud; S. Ferenczi, *The Correspondence...*, *v. 3*, p. 433, 439.

158. R. Wälder, The Influence of Psychoanalysis and the Outlook on Life of Modern Man, em S.A. Guttman (ed.), *Psychoanalysis: Observation, Theory, Application*, New York: International Universities, 1976, p. 387.

159. Então, de modo bastante autoconsciente, o velho liberal opinou que talvez o experimento bolchevique – a despeito de sua natureza repressiva e "particularidades desagradáveis" – pudesse conter "o anúncio de um futuro melhor". Ver S. Freud, The Question of a Weltanschauung, *The Complete Psychological Works...*, *v. 22*, p. 181. (Trad. bras.: Acerca de uma Visão de Mundo, *Obras Completas, v. 18*, p. 353.)

160. Ver H. Hartmann, Psychoanalyse und Weltanschauung, *Psychoanalytische Bewegung*, Band 5, 1933, p. 416-429.

161. Ver Karl Mannheim, *Ideology and Utopia: An Introduction to the Sociology of Knowledge*, transl. by Louis Wirth; Edward Shils, New York: Harcourt, Brace, 1936.

162. Ver H. Hartmann [1939], *Ego Psychology and the Problem of Adaptation*, transl. by D. Rapaport, New York: International Universities, 1958, p. 70-71. Essa influência foi discutida por Friedman em: Lawrence Friedman, Hartmann's "Ego Psychology and the Problem of Adaptation", *Psychoanalytic Quarterly*, v. 58, 1989, p. 526-550.

163. Ver H. Hartmann, Psychiatric Studies of Twins, *Essays on Ego Psychology: Selected Problems in Psychoanalytic Theory*, New York: International Universities, 1964, p. 420.

164. Entrevista concedida por Heinz Hartmann a Bluma Swerdloff, 1963, *Columbia University Oral History...*, p. 58-59.

165. Essa palestra de 1937 encontra-se relatada em: R. Wälder, Vienna Psycho-Analytical Society, *Bulletin of the International...*, v. 20, 1939, p. 136; H. Hartmann, Ich-Psychologie und Anpassungsproblem, *Internationale Zeitschrift...*, Band 24, 1939, p. 62-135. Farei referência à tradução para o inglês: idem, *Ego Psychology...*

166. Ver H. Hartmann, *Ego Psychology...*, p. 24.

167. Idem, Psychiatric Studies of Twins, op. cit., p. 444.

168. Ver H. Hartmann, *Ego Psychology...*, p. 8.

169. Ibidem, p. 12.

170. Wälder apresentou esse trabalho no Congresso de Lucerna. Ver E. Glover, Report of the Thirteenth International Psycho-Analytical Congress, op. cit., p. 485-524. Ele foi publicado dois anos depois: idem, The Problem of Freedom in Psycho-Analysis and the Problem of Reality-Testing, *International Journal...*, v. 17, 1936, p. 89-108.

171. Ver S. Freud, New Introductory Lectures on Psychoanalysis, *The Complete Psychological Works...*, *v. 22*, 1933, p. 80. (Trad. bras.: Novas Conferências Introdutórias à Psicanálise, *Obras Completas, v. 18*, p. 223; trad. modificada.) Strachey traduziu "Wo Es war, soll Ich werden" como "Where id was, there ego shall be". Utilizo a retradução de Jonathan Lear: "Where It was, there I shall become". Para a discussão que ele faz a respeito desse dito, ver Jonathan Lear, *Love and Its Place in Nature: A Philosophical Interpretation of Freudian Psychoanalysis*, New York: Farrar, Straus and Giroux, 1990, p. 156-182.

172. H. Hartmann, *Ego Psychology...*, p. 9.

173. Ver E. Glover, Report of the Fourteenth International Psycho-Analytic Congress, *Bulletin of the International...*, v. 18, 1937, p. 72-107, 72.

174. Ver S. Freud; S. Ferenczi, *The Correspondence...*, v. 3, p. 433.
175. Sobre o destino dos analistas marxistas, ver Russel Jacoby, *The Repression of Psychoanalysis: Otto Fenichel and the Political Freudians*, New York: Basic, 1983; Benjamin Harris; Adrian Brock, Otto Fenichel and the Left Opposition in Psychoanalysis, *Journal of the History of the Behavioral Sciences*, v. 27, 1991, p. 157-165.
176. Ver O. Fenichel, *Outline of Clinical Psychoanalysis*, New York: The Psychoanalytic Quarterly/W.W. Norton, 1934.
177. Ver E. Mühlleitner; J. Reichmayr (eds.), *Otto Fenichel...*, p. 205.
178. Ibidem, p. 199-200. Sobre o conflito entre Fenichel e Reich, ver B. Harris; A. Brock, Freudian Psychopolitics: The Rivalry of Wilhelm Reich and Otto Fenichel, 1930-1935, *Bulletin of the History of Medicine*, v. 66, 1992, p. 577-611.
179. Ver E. Mühlleitner; J. Reichmayr (eds.), *Otto Fenichel...*, p. 181-182, 208, 225.
180. Ibidem, p. 441.
181. Ver E. Glover; M. Brierley (eds.), *An Investigation of the Technique of Psycho-Analysis*, Baltimore: The Williams & Wilkins, 1940, p. v.
182. Ver O. Fenichel, *Problems of Psychoanalytic Technique*, New York: The Psychoanalytic Quarterly, 1941, p. 9, 34, 44, 47, 86, 103-105. O texto alemão foi reeditado e comentado: idem, *Probleme der Psychoanalytischen Technik*, Hrsg. von Michael Giefer; Elke Mühlleitner, Giessen: Psychosozial, 2001. Ver também: E. Mühlleitner; J. Reichmayr (eds.), *Otto Fenichel...*, p. 207.
183. Ver O. Fenichel, *Problems...*, p. 70, 73-74.
184. Ibidem, p. 90.
185. Idem, Review of "Ich-Psychologie und Anpassungsproblem" by Heinz Hartmann, *Psychoanalytic Quarterly*, v. 9, 1940, p. 445.
186. Idem, *Problems...*, p. 107.
187. Ver E. Mühlleitner; J. Reichmayr (eds.), *Otto Fenichel...*, p. 567.
188. O livro foi publicado em fascículos. Ver O. Fenichel, Problems of Psychoanalytic Technique, *Psychoanalytic Quarterly*, v. 7, 1938, p. 421-442; v. 8, 1938, p. 57-87, 164-185, 303-324, 438-470.
189. Do alemão: "Anexação". (N. da T.)
190. Ver S. Freud; A. Zweig, op. cit., p. 106.
191. Ver G.A. Craig, op. cit., p. 635-637.
192. Ver R.F. Sterba, *Reminiscences...*, p. 156-166. Até que ponto algum arremedo de psicanálise continuou sob o mandato de Göring é uma fonte de controvérsia entre os estudiosos. Ver Geoffrey Cocks, *Psychotherapy in the Third Reich: The Göring Institute*, New Brunswick: Transaction, 1997. Ver também: James E. Goggin; Eileen Brockman Goggin, *Death of a "Jewish Science": Psychoanalysis in the Third Reich*, West Lafayette: Purdue University Press, 2001.

193. Entrevista concedida a Walter Briehl por Myron Sharaf, em março de 1972, *Myron Sharaf Papers*. Cortesia de Giselle Sharaf.
194. Do alemão: "psicanálise". (N. da T.)
195. S. Freud, The Question of Lay Analysis, op. cit., p. 195.
196. Ver J. Strachey; A. Strachey, op. cit., p. 83.
197. Ibidem, p. 307.
198. Ver S. Freud, *The Ego and the Id*, transl. by Joan Riviere, London: Hogarth, 1927.
199. Elisabeth Roudinesco, *La Bataille de cent ans: Histoire de la psychanalyse en France. 1, 1885-1939*, Paris: Seuil, p. 376-378. (Trad. bras.: *História da Psicanálise na França: A Batalha dos Cem Anos, v. 1: 1885-1939*, Rio de Janeiro: Zahar, 1989.)
200. Ver E. Glover, Fifteenth International Psycho-Analytical Congress, *Bulletin of the International...*, v. 20, 1929, p. 116-127, 124.
201. Ver R. Steiner, It Is a New Kind of Diaspora, op. cit., p. 35-72.
202. E. Glover, Fifteenth International Psycho-Analytical Congress, op. cit., p. 121.
203. Ibidem, p. 121-122, 124.
204. O suicídio assistido de Freud foi apurado pela primeira vez por Peter Gay. Ver P. Gay, op. cit., p. 648-651.
205. Ver G.A. Craig, op. cit., p. 743.

EPÍLOGO

1. Ver Anna Freud, Bulletin of the International Psycho-Analytical Association, *Bulletin of the International Psycho-Analytical Association*, v. 30, 1949, p. 178-208.
2. Sigmund Freud, *Letters of Sigmund Freud*, transl. by Tania Stern; James Stern, Nova York: Basic, 1960, p. 458. (Trad. bras.: *Correspondência de Amor e Outras Cartas* [1873-1939], trad. Agenor Soares dos Santos, Rio de Janeiro: Nova Fronteira, 1982.)
3. Apud Pearl King; Riccardo Steiner (eds.), *The Freud-Klein Controversies, 1941-45*, London: Tavistock/Routledge, 1991, p. 32-33.
4. Ibidem, p. 40-41.
5. Ibidem, p. 59.
6. Ibidem, p. 63.
7. Ibidem, p. 53.
8. Ibidem, p. 84-86.
9. Ibidem, p. 89.
10. Ibidem, p. 77, 100.
11. Ibidem, p. 602-609.
12. Ibidem, p. 631-632.
13. Ibidem, p. 907.
14. Ver John Chynoweth Burnham, *Psychoanalysis in American Civilization Before 1918*, Ann Arbor: University Microfilms International, 1958; Nathan G. Hale Jr., *Freud and the Americans: The Beginnings of Psychoanalysis*

Notas

in the United States, 1876-1917, New York/Oxford: Oxford University Press, 1995; idem, *The Rise and Crisis of Psychoanalysis in the United States: Freud and the Americans, 1917-1985*, New York: Oxford University Press, 1995.

15. Franz Alexander, Psychoanalysis Comes of Age, *Psychoanalytic Quarterly*, v. 7, 1938, p. 299-306.

16. *American Psychoanalytic Association Archives*, File Box 9-10, New York: Oskar Diethelm Library, Weill Medical College of Cornell University.

17. Ibidem.

18. Ver Clarence Paul Oberndorf, *A History of Psychoanalysis in America*, New York: Grune & Stratton, 1953, p. 179.

19. Sándor Radó to David Levy, May 27, 1937, *David Levy Papers*, New York: Oskar Diethelm Library, Weill Medical College of Cornell University.

20. S. Radó, Scientific Aspects of Training in Psychoanalysis, *Psychoanalysis of Behavior*, New York/London: Grune & Stratton, 1956, p. 126.

21. Idem, Psychoanalytic Conception and Treatment of the Neuroses, *Archives of Neurology and Psychiatry*, v. 42, 1939, p. 1195-1198.

22. Ver a transcrição dos trabalhos juntamente com uma carta da secretária da Sociedade Neurológica de Nova York, Clarence Hare, a Lawrence Kubie, datada de 20 de março de 1940. *David Levy Papers*.

23. Ibidem.

24. David Levy to Lawrence Kubie, Nov. 14, 1939, *David Levy Papers*.

25. Lawrence Kubie to David Levy, Nov. 17, 1939, *David Levy Papers*.

26. Adolph Stern to Lawrence Kubie, fall, 1939, *David Levy Papers*.

27. Lawrence Kubie to David Levy, May 2, 1940, *David Levy Papers*.

28. David Levy to Lawrence Kubie, Oct. 13, 1939, *David Levy Papers*.

29. Entrevista realizada pelo autor com o dr. Henry Nunberg, em 27 de julho de 2006.

30. Ver John A.P. Millet, Psychoanalysis in the United States, Franz Alexander; Samuel Eisenstein; Martin Grotjahn (eds.), *Psychoanalytic Pioneers*, New York: Basic, 1966, p. 557.

31. Lawrence Kubie to Samuel Atkin, Dec. 11, 1940, *David Levy Papers*.

32. Karen Horney, *The Neurotic Personality of Our Time*, New York: W.W. Norton, 1937, p. ix. (Trad. bras.: *A Personalidade Neurótica de Nosso Tempo*, 2. ed., trad. Octavio Alves Velho, Rio de Janeiro: Civilização Brasileira, 1961, p. 10.)

33. Idem, *New Ways in Psychoanalysis*, New York: W.W. Norton, 1939. (Trad bras.: *Novos Rumos na Psicanálise*, trad. José Severo de Camargo Pereira, Rio de Janeiro: Civilização Brasileira, 1959.)

34. Abram Kardiner to Lawrence Kubie, Oct. 24, 1939, *David Levy Papers*.

35. Do alemão: "cartas circulares". (N. da T.)

36. Ver Otto Fenichel, Review of "New Ways in Psychoanalysis" by K. Horney, *Psychoanalytic Quarterly*, v. 9, 1940, p. 114-121.

37. Ver F. Alexander, Psychoanalysis Revised, *Psychoanalytic Quarterly*, v. 9, 1940, p. 1-36.

38. Fritz Wittels to Lawrence Kubie, Mar. 13, 1940, *David Levy Papers*.

39. Gregory Zilboorg to David Levy, Dec. 6, 1940, *David Levy Papers*. A petição dos estudantes, não datada e intitulada "Resolutions Submitted to the New York Psychoanalytic Society" (Resoluções Apresentadas à Sociedade Psicanalítica de Nova York), foi anexada a uma carta que data de 25 de março de 1941, de Bernard S. Robbins a David Levy. *David Levy Papers*.

40. David Levy to Franz Alexander, Mar. 31, 1942; Franz Alexander to David Levy, Apr. 16, 1942, *David Levy Papers*. Sobre a fundação do Columbia Center, ver C. Tomlinson, Sandor Rado and Adolf Meyer: A Nodal Point in American Psychiatry and Psychoanalysis, *International Journal of Psychoanalysis*, v. 77, 1966, p. 963-982.

41. Comunicação oral de Theodore Shapiro, 2005.

42. Ver Elke Mühlleitner; Johannes Reichmayr (eds.), *Otto Fenichel, 119 Rundbriefe: Band I, Europa (1934-1938)*, Frankfurt/Basel: Stroemfeld, 1998, p. 1613.

43. Ver Martin S. Bergmann, The Hartmann Era and Its Contribution to Psychoanalytic Technique, *The Hartmann Era*, New York: Other, 2000, p. 1-78.

44. Para uma descrição amplamente documentada sobre a censura da biografia, das cartas e dos trabalhos de Freud entre 1945 e 1955, ver Mikkel Borch Jacobsen; Sonu Shamdasani, *Le Dossier Freud: Enquête sur l'histoire de la psychanalyse*, Paris: Les Empêcheurs de penser en rond, 2006, p. 333-432.

45. Jones afirmou que Ferenczi, Fliess e Rank eram psicóticos e que Stekel sofria de insanidade moral. Vários outros oponentes também foram desmerecidos como mentalmente deficientes. Ibidem, p. 394-395. Ver também: Carlo Bonomi, Flight into Sanity: Jones's Allegation of Ferenczi's Mental Deterioration Reconsidered, *International Journal of Psychoanalysis*, v. 80, 1999, p. 507-542.

Autorizações

1. As citações de escritos publicados e inéditos de Sigmund Freud foram reproduzidas com a gentil autorização da agência Paterson Marsh, responsável pelos direitos do autor.
2. As citações das correspondências inéditas entre Jean-Martin Charcot e Sigmund Freud foram reproduzidas com autorização da Johns Hopkins University.
3. Os excertos de cartas e diários inéditos de Otto Rank, que integram o Acervo Otto Rank conservado pela Biblioteca de Livros Raros e Manuscritos da Universidade de Columbia, foram reproduzidos com autorização de Ruhama Veltfort e dos administradores da Universidade de Columbia.
4. Os excertos da correspondência inédita de Eugen Bleuler foram reproduzidos com a cordial autorização da sra. Tina Joos-Bleuler.
5. As citações dos escritos publicados e inéditos de C.G. Jung foram reproduzidas aqui com a gentil autorização do sr. Andreas Jung e do Familienarchiv C.G. Jung.
6. As citações retiradas da correspondência inédita de Adolf Meyer foram reproduzidas com autorização dos Arquivos Médicos Alan Mason Chesney, das Instituições Médicas Johns Hopkins.
7. As citações da lavra inédita de Karen Horney, conservada no setor Manuscritos e Arquivos da Biblioteca da Universidade de Yale, foram publicadas com autorização da sr. Marianne Eckardt e da Universidade de Yale.
8. As citações retiradas das cartas inéditas de James Strachey foram reproduzidas com autorização da Biblioteca Britânica, e da Sociedade de Autores, na condição de agente do The Strachey Trust.
9. As citações das entrevistas de Bluma Swerdloff com Theodor Reik, Willi Hoffer e Heinz Hartmann foram reproduzidas com autorização da Repartição de Pesquisa em História Oral da Universidade de Columbia, Biblioteca Butler, Universidade de Columbia.
10. Os excertos de entrevistas com a dra. Jeanne Lampl-de Groot, a dra. Dora Hartmann e a dra. Marianne Kris foram reproduzidos com autorização da Biblioteca A.A. Brill, Arquivos e Coleções Especiais, Sociedade e Instituto Psicanalíticos de Nova York.
11. Agradeço aos editores dos periódicos *Bulletin of the History of Medicine*, *History of Psychiatry*, *International Journal of Psychoanalysis*, *International Review of Psychoanalysis* e *Journal of the American Psychoanalytic Association* por autorizarem a utilização de materiais das seguintes publicações anteriores de minha autoria: "Between Seduction and Libido: Sigmund Freud's Masturbation Hypotheses and the Realignment of His Etiologic Thinking, 1897-1905" (Entre Sedução e Libido: As Hipóteses de Sigmund Freud Sobre a Masturbação e o Realinhamento de Seu Pensamento Etiológico, 1897-1905), *Bulletin of the History of Medicine*, v. 72, 1998, p. 638-662; "Towards Defining the Freudian Unconscious: Seduction,

Sexology and the Negative of Perversion (1896-1905)" (Rumo à Definição do Inconsciente Freudiano: Sedução, Sexologia e o Negativo da Perversão [1896-1905]), *History of Psychiatry*, v. 8, 1997, p. 459-486; "The Seductions of History: Sexual Trauma in Freud's Theory and Historiography" (As Seduções da História: Trauma Sexual na Teoria e na Historiografia de Freud), *International Journal of Psychoanalysis*, v. 79, 1998, p. 857-869; "A History of Freud's First Concept of Transference" (Uma História do Primeiro Conceito de Transferência Freudiano), *Internacional Review of Psychoanalysis*, v. 19, 1992, p. 415-432; "In the Eye of the Beholder: Helmholtzian Perception and the Origins of Freud's 1900 Theory of Transference" (No Olho de Quem Vê: A Percepção Helmholtziana e as Origens da Teoria Freudiana da Transferência de 1900), *Journal of the American Psychoanalytic Association*, v. 42, 1994, p. 549-580; e "Dora's Hysteria and the Maturation of Sigmund Freud's Transference Theory: A Historical Interpretation" (A Histeria de Dora e o Amadurecimento da Teoria da Transferência de Sigmund Freud: Uma Interpretação Histórica), *Journal of the American Psychoanalytic Association*, v. 45, 1998, p. 1061-1096

Créditos das Ilustrações

1. "Somnambulisme provoqué, Sommeil" (Sonambulismo Provocado, Sono). Reproduzido a partir de: Désiré-Magloire Bourneville; Paul Regnard, *Iconographie photographique de la Salpêtrière*, Paris: Aux Bureaux du Progrès Médical/Adrien Delahaye et Emile Lecrosnier, 1879-1880, Figura 7.
2. Sigmund Freud, 1885. Reproduzido por cortesia da Biblioteca do Congresso dos Estados Unidos.
3. Uma família "neuropática" judia. Reproduzido a partir de: Jean-Martin Charcot, *Clinique des Maladies du Système Nerveux*, Paris: Félix Alcan, 1893, p. 318.
4. Hermann Ludwig Ferdinand von Helmholtz, 1894. Reprodução da capa de: John Gray Mckendrick, *Hermann Ludwig Ferdinand von Helmholtz*, Nova York: Longmans, Green, 1899.
5. Diagrama do movimento consciente como resultado de reflexos cerebrais confeccionado por Theodor Meynert, Viena, 1885. Reproduzido a partir de: Theodor Meynert, *Psychiatry*. New York/London: G.P. Putnam's Sons, 1885, p. 158.
6. Gustav Theodor Fechner. Fotogravura de uma pintura ou fotografia anterior, 1910. Cortesia do Museu da Ciência/Biblioteca de Imagens da Ciência e da Sociedade, Reino Unido.
7. Cartão-postal de travesti masculina da coleção de Richard von Krafft-Ebing. Reproduzido por cortesia da Biblioteca Fotográfica Médica do Wellcome Trust.
8. Diagrama mostrando as origens da Teoria Freudiana confeccionado pelo autor.
9. Estudantes de medicina na sala de dissecção na Universidade de Viena. Reproduzido com autorização da Medizinische Universität Wien, Institut für Geschichte der Medizin, Bildarchiv.
10. Karl Kraus, foto de d'Ora, 1908. © IMAGNO/Arquivo Austríaco.
11. "O Relatório Matinal" no Burghölzli, c. 1890. Reproduzido a partir de: August Forel, *Out of My Life and Work*. Transl. by Bernard Miall. New York: W.W. Norton, 1937, Figura 4.
12. Eugen Bleuler, 1902. Reproduzido por cortesia da Biblioteca Oskar Diethelm da Faculdade de Medicina Weill da Universidade de Cornell.
13. Associações de palavras oriundas do Caso "Catterina H.". Retiradas de: Franz Riklin, Cases Illustrating the Phenomena of Association in Hysteria, em Carl Gustav Jung (ed.), *Studies in Word-Association: Experiments in the Diagnosis of Psychopathological Conditions Carried Out at the Psychiatric Clinic at the University of Zurich Under the Direction of C.G. Jung*, transl. by M.D. Eder, London: Heinemann, 1918, p. 326.
14. Otto Gross. Sociedade Internacional Otto Gross. Arquivo Otto Gross, Londres. Disponível em: <www.ottogross.org>.
15. Congresso da Associação Psicanalítica Internacional, Weimar, 1911. Cortesia da Biblioteca do Congresso dos Estados Unidos.

482

16. Alfred Adler. Reprodução da capa de: Heinz L. Ansbacher; Rowena R. Ansbacher (eds.), *The Individual Psychology of Alfred Adler: A Systematic Presentation in Selections from His Writings*, New York: Basic, 1956.

17. Wilhelm Stekel. Reproduzido por cortesia da Biblioteca Oskar Diethelm da Faculdade de Medicina Weill da Universidade de Cornell.

18. Carl Gustav Jung e Emma Jung, 1903. Reproduzido por cortesia do sr. Andreas Jung e do Familienarchiv C.G. Jung.

19. A Batalha de Verdun, Fevereiro de 1916. © Coleção Hulton-Deutsch/CORBIS.

20. Arqueamentos e paralisias devidos a neurose de guerra. Retiradas de: G. Roussy; J. L'Hermitte, *The Psychoneurosis of War*, trad. W.B. Christopherson, London: University of London, 1918, Figura 4.

21. Caricaturas de participantes do congresso psicanalítico de Salzburgo, em 1924, por Róbert Berény e Olga Székely-Kovács. Reproduzidas em: *Almanach der Psychoanalyse 1927*, Wien: Internationaler Psychoanalytischer, 1927, p. 181.

22. Sándor Ferenczi. Reproduzido por cortesia da Biblioteca Oskar Diethelm da Faculdade de Medicina Weill da Universidade de Cornell.

23. Karl Abraham. Reproduzido a partir de: Theodor Reik, Gedenkrede Über Karl Abraham, *Almanach der Psychoanalyse 1927*, Wien: Internationaler Psychoanalytischer, 1927, p. 80.

24. Equipe do Ambulatório de Viena. Cortesia do Museu Freud, Londres.

25. Wilhelm e Annie Reich na praia, 1928. Reproduzido por cortesia do Arquivo da Sociedade Psicanalítica de Nova York/Instituto Psicanalítico de Nova York.

26. Erwin Stengel, Grete Bibring, Rudolph Lowenstein e Wilhelm Reich, Lucerna, 1934. Fotografia de Edward Bibring. Cortesia do arquivo da Sociedade Psicanalítica de Boston/Instituto Psicanalítico de Boston. Ver também: Sanford Gifford; Daniel Jacobs; Vivien Goldman (eds.), *Edward Bibring Photographs the Psychoanalysts of His Time, 1932-1938*, Giessen: Psychosozial, 2005.

27. Ernest Jones, Lucerna, 1934. Fotografia de Edward Bibring. Cortesia do arquivo da Sociedade Psicanalítica de Boston/Instituto Psicanalítico de Boston.

28. Anna Freud, Budapeste, 1937. Fotografia de Edward Bibring. Cortesia do arquivo da Sociedade Psicanalítica de Boston/Instituto Psicanalítico de Boston.

29. Princesa Marie Bonaparte, Melanie Klein, Anna Freud e Ernest Jones, Paris, 1938. Fotografia de Edward Bibring. Cortesia do arquivo da Sociedade Psicanalítica de Boston/Instituto Psicanalítico de Boston.

30. Bertha Bornstein, Otto Fenichel e uma mulher não identificada, Marienbad, 1936. Fotografia de Edward Bibring. Cortesia do arquivo da Sociedade Psicanalítica de Boston/Instituto Psicanalítico de Boston.

31. Sigmund e Anna Freud chegam a Paris, 1938. © Coleção Hulton-Deutsch/CORBIS.

Índice

A

Abraham, Karl, 205
  como líder da psicanálise em Berlim, 205, 331
  como presidente da IPA, 262, 320, 335
  como presidente da Sociedade Psicanalítica de Berlim, 328, 335
  conferências introdutórias à psicanálise de, 303, 328
  conflito com Ferenczi, 318-321, 335
  conflito com Jung, 208-211, 228, 251, 331
  conflito com Rank, 310, 311, 316-319, 321, 322, 335
  e Klein, 374-375
  e o crescimento do freudismo em Berlim, 217, 218
  e o Instituto de Formação berlinense, 329
  e o periódico freudiano internacional, 210
  e os candidatos da Brunswick Square, 292
  ideias de Jung atacadas por, 262
  morte de, 335
  mudança para Berlim, 326
  na Policlínica em Berlim, 327, 328
  prêmio de publicação para, 280
  relacionamento de Jones com, 311, 342
  sobre a classificação que Freud realizava dos seus seguidores, 211
  sobre a dissolução da IPA, 259
  sobre a equipe de Bleuler, 186, 205
  sobre Bleuler defendendo as perspectivas psicanalíticas, 232
  sobre demência precoce, 205, 208-210
  sobre Jung como presidente da IPA, 258
  sobre o amor, 382
  sobre o caráter, 335-335, 348-350
  sobre o clamor pela psicanálise em Berlim, 327

  sobre o interesse estadunidense por Freud, 232
  sobre sonhos e mitos, 245
  teoria da libido estendida por, 331, 333
  Reik analisado por, 362
  sobre o Comitê Secreto, 257, 290
  técnica de, 332
  sobre as neuroses de guerra, 378, 279
Academia Americana de Psicanálise, 420
ação diferida, 97
adaptação, 396, 397, 401, 421
Adler, Alfred, 130
  como médico de Rank, 159
  "Contribuição à História do Movimento Psicanalítico" de Freud sobre, 262
  e a resposta de Freud para Groddeck, 301
  e a Sociedade Psicanalítica de Viena, 212, 231, 235, 236, 239
  e centros de orientação infantil, 371
  e *Zentralblatt für Psychoanalyse*, 235, 239
  embate de Freud com, 237, 238, 239, 256
  Freud procura marginalizar, 272
  grupo psicanalítico rival formado por, 24, 237, 240, 241, 255
  ida para os Estados Unidos, 404
  inflando as suas próprias ideias para Freud, 227
  interesse estadunidense por, 290
  Método Psicanalítico, O, de Pfister sobre, 274
  mudança nas regras da Sociedade Psicológica das Quartas-Feiras proposta por, 166-169
  na Sociedade Psicológica das Quartas-Feiras, 128
  persistente simpatia de Stekel por, 240, 242
  Psicologia Individual de, 289, 371

  Reich sobre, 302
  sobre a base orgânica das neuroses, 156, 158, 193
  sobre a impossibilidade de ensinar o método psicanalítico, 151
  sobre a presidência da IPA, 227
  sobre a teoria da libido, 212, 237, 238-240
  sobre agressão, 212, 236, 238, 240, 262, 272, 281, 282, 295
  sobre Nothnagel, 133
  sobre o caráter nervoso, 334
  sobre reforma social e emancipação psicológica, 351
  teoria unificada da neurose de, 236
  teorias vistas como expressão da neurose, 222, 256, 299
afasias, 80
Archives de Psychologie (Arquivos de Psicologia), 185, 202
agressão
  Abraham sobre, 330, 332
  Adler sobre, 212, 235, 238, 240, 262, 272, 280, 282, 294
  Freud sobre, 280-282
  Klein sobre, 382-384, 389
Aichhorn, August, 351, 371, 372, 376, 34
Alexander, Franz, 337, 341
  artigo sobre técnica e teoria, 338, 344
  como presidente da Associação Psicanalítica Americana, 414
  crítica de Reich feita por, 38-349
  e o currículo acadêmico para analistas, 343
  faz formação em psicanálise, 329
  na medicina forense, 342, 391
  na psicanálise berlinense depois de Abraham, 334, 336
  Horney criticada por, 418

sobre a pulsão de morte, 39, 354

sobre *Metas do Desenvolvimento da Psicanálise*, de Ferenczi e Rank, 323, 338, 339

sobre o medo que Freud tinha de seus herdeiros intelectuais, 330

psicologia do ego de, 338-339,343, 350

sobre Klein, 374, 379, 380

sobre reformar a psicanálise, 413, 416

vai para os Estados Unidos, 353, 358, 414

Altenberg, Peter, 139, 141

ambivalência, 195, 232, 281,282, 297, 330

Ambulatório (Viena), 293, 343, 344, 349, 362, 371

amor

Freud sobre a busca por um objeto externo de, 118

teoria trágica de Klein sobre o, 381-383

Análise Fragmentária de uma Histeria (Freud), 107-111, 189-190

Andreas-Salomé, Lou, 243, 369

Angel, Anny, 348, 385

"Anna O." (Bertha Pappenheim), 54, 58, 97, 133, 140 ,141

antissemitismo

Bleuler nega ser motivado por, 230

dos freudianosde Zurique, 254

em Viena, 135

experiências de Freud em Viena, 40

Freud considera escrever sobre, 391

Jones acusado de, 311

Jung acusado de, 226

nazistas e, 366, 390

propostas de Nurembergue tentam minar o, 228, 254

sobre degenerescência judia, 136

teorias hereditárias e, 52

Aschaffenburg, Gustav

e o interesse estadunidense por Freud, 234

no Congresso de Amsterdã de 1907, 199

Bleuler defende as perspectivas psicanalíticas contra, 230

Freud criticado por, 189-191

testes de associação de palavras, 179,189, 190

associação

associação livre, 208, 222, 295, 299 308, 347

Binswanger emprega, 206

experimentos com associação de palavras, 178, 179, 182-186, 201, 295

Ver também complexos

associação de palavras, experimentos com, 177-179, 182-186

Associação de Pesquisa Psicanalítica Livre, 239, 241, 255

associação livre, 208, 222, 295, 299, 308, 347

Associação Para o Avanço da Psicanálise, 420

Associação Psicanalítica Americana, 294, 366, 406, 407, 414, 421, 422

Associação Psicanalítica Internacional (IPA)

Abraham como presidente da, 263, 320, 334, 335

Adler distingue a Sociedade Psicanalítica de Viena da, 235

analistas marxistas denunciados pela, 398

Associação Psicanalítica Americana e a, 406, 407-408, 414

como sendo criada para policiar as fronteiras freudianas, 255

crescimento após a Segunda Guerra Mundial, 409-410

crescimento da, 1910-1911, 241

Eitingon como presidente da, 335

entrar e sair de Bleuler da, 229-235

estabelecimento da, 227-229

Ferenczi como presidente da, 291

Freud assume o controle da, 263-264, 268

Freud sobre a restrição da psicanálise à, 237

Freud tenta dissolver, 258-259

Hartmann como presidente da, 421

Internationale Zeitschrift für Ärztliche Psychoanalyse torna-se a plataforma da, 242-243

Jones como presidente da, 291, 294, 310, 356, 406, 407

Jung como presidente da, 227-228, 244, 248, 251, 253, 255, 256-257, 258

Jung renuncia a, 262

modelo de formação berlinense adotado pela, 341, 362

Sociedade Psicanalítica de Zurique renuncia à, 263, 269

Zentralblatt für Psychoanalyse torna-se a plataforma da, 241

Ver também congressos psicanalíticos; Comitê Secreto

associacionismo, 32

Brentano influenciado por, 41

Freud adota o, 45, 52, 60

Meynert e, 73

uso charcotiano do, 37

autismo, 197, 232, 251

autossugestionamento, 38, 49, 53, 60

B

Babinski, Joseph, 45, 276

Bachofen, Johann Jakob, 250

Baginsky, Adolf, 93

Bahr, Hermann, 138, 139, 145, 148, 161

Bálint, Alice, 359, 360

Bálint, Mihály (Michael), 359, 360, 414

Bass, Alfred, 134

"Bate-se Numa Criança" (Freud), 283

Bauer, Ida ("Dora"), 107, 109, 112, 121, 122, 188, 191, 224

Benedikt, Moritz, 53, 55

Berlim, 324-356

congresso psicanalítico de 1922 em, 307, 330

currículo acadêmico para analistas em, 343

e o modernismo, 326

em conflito com os freudianos de Viena e Budapeste, 310, 321, 323

freudismo se torna estabelecido em, 203, 205

fuga de psicanalistas, 354

golpe nazista afeta a psicanálise em, 361, 362, 366, 390

Instituto de Formação em, 291, 294, 329, 330, 342, 343, 362, 366

IPA adota o modelo de formação de, 343, 362

Jung sobre a influência zuriquense sobre a psicanálise em, 241

Klein em, 374

laços entre o grupo londrino e, 342

liderança ariana para, 361, 367, 406

organização de Viena comparada com a de, 342

Policlínica de, 291, 327, 328, 335, 343

Sanatório Schloss Tegel, 342

torna-se centro do movimento freudiano, 318, 319, 340-341

Bernfeld, Siegfried

e a Policlínica de Berlim, 342, 343

exilado de Berlim, 361

e Anna Freud, 372, 384

e Klein sobre o supereu, 376

em São Francisco, 404

no Instituto de Viena, 343

no trabalho analítico com crianças, 371

sobre a psicanálise e o marxismo, 353

Bernheim, Hippolyte, 46-49, 53, 57, 59, 60, 62, 172, 296

Além do Princípio de Prazer (Freud), 284-286, 306, 312, 378

Bezzola, Dumeng, 200, 201

Bibring, Edward, 302, 303, 352, 394, 403

Bibring, Grete Lehner, 302, 303, 357, 394, 394, 403

Binet, Alfred, 36, 56, 58

Binswanger, Ludwig, 206

aceno de simpatia de Freud para, 250

caso "Irma", 296

Índice

como presidente da Sociedade Psicanalítica de Zurique, 230
conflito com Jung, 230, 250
e Freud sobre natureza do inconsciente, 267
Freud se corresponde com, 210
no hospital Burghölzli, 186, 206
recusa-se a renunciar à IPA, 263
sobre "A Dinâmica da Transferência" de Freud, 298
vai para Viena com Jung, 192, 193
biofísica, 71-75
como beco sem saída em relação à consciência, 124
Freud e a, 75, 79, 81
na síntese freudiana, 120, 121, 133
psicofísica contrastada com a, 77-78
biologia evolutiva, 423, 40, 68, 98, 113, 119, 123, 125
bissexualidade, 101, 103, 109-110, 112, 143, 148
Bleuler, Eugen, 173
autoanálise de, 187
como diretor do Hospital Burghölzli, 175, 176, 197
como diretor do manicômio de Rheinau, 174
conflito com Jung, 217, 254
defende Freud contra o ataque de Aschaffenburg, 189, 191
deixa de ser freudiano, 24 ,234
e a IPA, 229,235
e a psicologia experimental, 177, 178
Jung quando aluno de, 190, 197
na Sociedade Internacional de Psicologia Médica e Psicoterapia, 219
resistência atribuída a, 223, 234
sobre a associação na classificação da enfermidade mental, 182
sobre a demência precoce, 197, 208, 209, 232
sobre a psicose, 174, 175, 177, 193-197
sobre a teoria da libido, 188, 189, 191, 192, 208, 209-212, 222, 233, 233, 251, 255
sobre ambivalência, 195, 232, 281, 282
sobre conteúdos mentais conscientes e inconscientes, 176, 184
sobre estados emocionais negativos, 194, 196, 198, 209
Stein trabalha com, 204
Bloch, Iwan, 99, 119, 218, 263, 326
Boehm, Felix, 361, 367, 410
Bornstein, Bertha, 385, 399, 404, 418
Boston, 342, 366, 404
Brentano, Franz, 31, 40, 80, 83
Breuer, Josef, 53-54

caso "Anna O." (Bertha Pappenheim), 54-55, 58, 133
como assistente de Oppolzer, 133
como patrono de Freud, 54, 55
descrição de Flournoy sobre a histeria e, 181
e a biofísica, 80, 83
e Fechner, 77-78, 60
e Hering, 54, 78, 80
hipnotismo utilizado por, 53,-56
Kraepelin critica a teoria da histeria de, 189
método catártico de, 58, 63, 94, 261
reducionismo de Exner condenado por, 75
rompimento com Freud, 96-97
sobre a base psíquica da histeria, 59
sobre a sexualidade como biológica e psíquica, 121
sobre estados hipnoides, 59, 60, 63
teoria freudiana da histeria defendida por, 96, 97
terapia da memória de, 55, 58
Brill, Abraham Arden, 204-205
e o periódico freudiano internacional, 210
na Universidade de Clark, 216
sobre o antissemitismo de Jung, 254
sobre a psicose, 208
sobre a técnica de Rank, 322
Briquet, Paul, 34
Brouardel, Paul, 95
Brücke, Ernst Wilhelm von
e Interpretação dos Sonhos, A, de Freud, 85
em reação contra a metafísica, 69
Freud trabalha no laboratório de, 41, 71, 75
Freud vincula suas ideias a, 134
sobre ação reflexa, 71
subsídio de viagem recebido por Freud com o apoio de, 39
Brunswick, Ruth Mack, 379
Budapeste
conflito com freudianos em Londres e Berlim, 310
congresso psicanalítico de 1918 em, 278
Ferenczi e a psicanálise em, 226, 358, 359, 360
freudismo se torna estabelecido em, 202-204
Freund cria instituições psicanalíticas em, 280, 290, 291
prática em Berlim contrastada com a teorização em, 331
turbulência política após a Primeira Guerra Mundial, 280, 291
Burlingham, Dorothy, 384, 385
Buxbaum, Edith, 348, 385

C

Cannon, Walter B., 415, 416
caráter
Abraham sobre o, 333-334, 348, 349
Alexander sobre o, 338, 339, 341, 342
Análise do Caráter (Reich), 349, 355
Reich sobre o, 345, 347-350, 351
castração, medo de 273, 315, 319, 336, 338, 347, 375, 376, 379
catarse, 58, 63, 94, 222, 261, 278, 280, 294, 359, 360
causação psíquica
e sua aceitação pelo senso comum, 79
do choque de obus, 279
Freud adota a, 65, 83
Klein busca causas psíquicas, 376
modelo topográfico da mente freudiano e a, 91
problemas decorrentes do conceito de, 66
síntese freudiana leva em conta a, 122, 123
sonhos para o estudo da, 86-87
teoria da mente que leva em conta a, 69-70, 75
cena primeva, 273
cérebro
como órgão da mente, 66
filosofia da natureza sobre mente e, 67
Freud sobre a consciência e o, 79-80
Meynert sobre a enfermidade mental e a doença do, 42
no choque de obus, 276, 280
pesquisa vienense sobre, 71-72
Schopenhauer sobre mente e, 68
Charcot, Jean-Martin, 33-37
Bleuler estuda com, 174
crítica de Bernheim sobre, 46-50
Freud como seguidor de, 43-45, 133
hereditariedade no modelo psicológico de, 37, 50-52
Janet e, 62
Jung cita, 181
Nordau estuda com, 136
Ribot e, 33
sobre o hipnotismo, 36-38
sobre a histeria, 34-37, 92-93
sobre o inconsciente, 37-38
sobre trauma e neuroses, 37-38, 56
choque de obus (neurose de guerra), 276-278, 279-280, 283-284, 285-286, 293, 307-308
ciência
ciência natural versus ciência humana, 71
Freud defende psicanálise como, 269, 272, 314
Hartmann sobre a psicanálise como, 394

implicações kantianas para a, 67-68

teoria de Popper, 385

visão machiana de, 269

ciências humanas (Geisteswissenschaft), 71, 407, 423-424

Claparède, Édouard, 185, 202, 208

Claus, Carl, 113

Clínica Brunswick Square (Londres), 292, 293, 305, 375

Clínica Pediátrica de Viena, 371

clínicas públicas, 291, 293-94, 327-328, 343

Clube "Gato Preto", 373, 394

Coburg, Louise von, 145

cocaína, 21, 40, 43, 81

Comissão Internacional de Formação (ITC), 362, 364, 365, 407

Comitê Secreto, 282-284

Anna Freud entra para o, 372

conflito político no interior do, 310-311

dado como "morto", 319

debate as opções para assumir o controle do movimento psicanalítico internacional, 259

e o novo modelo freudiano da mente, 313

Freud para de participar do, 310-311

movimento psicanalítico policiado pelo, 263

na reconstrução da psicanálise depois da Primeira Guerra Mundial, 290

para de funcionar na Primeira Guerra Mundial, 272

sobre Groddeck, 286

sobre Totem e Tabu, 261

teorias junguianas julgadas pelo, 257

"Complexo de Castração e o Caráter, O" (Alexander), 338

complexo de castração feminina, 333, 336

Complexo de Édipo

Adler sobre o, 238

Bleuler defende o, 232

como ambivalente, 281, 297

Freud descobre em si o, 85

Freud sobre a religião e o, 247

Horney e o, 336, 419

na teoria freudiana da neurose, 224-225

Jung sobre o, 245, 247

Klein sobre o, 376, 377-378, 379, 380, 383

no caso "Dora" (Ida Bauer), 108-109, 224-225

no modelo freudiano do desenvolvimento sexual, 118

Rank e o, 160, 245

supereu na resolução do, 313

tabus do incesto e o, 250

Totem e Tabu e o, 261

trauma do nascimento rankiano e o, 318, 319

"Complemento Metapsicológico à Teoria dos Sonhos" (Freud), 284

complexos

experimentos junguianos com associação de palavras e os, 182-185, 198

na teoria freudiana da neurose, 223-225

no discurso de Jung na Conferência de Amsterdã em 1907, 201

compulsão à repetição, 300, 338, 387, 419

Comte, Auguste, 30-31, 37, 40, 41, 70, 163, 238, 269

Estados Nervosos de Medo e seu Tratamento (Stekel), 154, 295, 297

conflito mental

Freud sobre o conflito como causa de neurose, 113-119, 120-122, 150

Gross defende a noção de, 206

modelo topográfico da mente freudiano e o, 91

na teoria stekeliana das neuroses, 152-156

no modelo freudiano da década de 1890, 56, 57-58, 59-60, 62, 66

no "Projeto de uma Psicologia" de Freud, 81

teoria herbartiana do, 79-80

congressos psicanalíticos

Congresso de Bad Homburg (1925), 330, 335

Congresso de Berlim (1922), 306-307, 329-330

Congresso de Haia (1918), 294

Congresso de Innsbruck (1927), 395, 377

Congresso de Lucerna (1934), 356, 357, 358, 361, 362, 365, 366, 367, 368, 382

Congresso de Marienbad (1936), 398, 399

Congresso de Munique (1913), 257

Congresso de Nurembergue (1910), 221-230, 255, 289

Congresso de Paris (1938), 406-407, 414

Congresso de Salzburgo (1908), 170, 203-210, 211, 212, 214, 320

Congresso de Salzburgo (1924), 288, 320, 338

Congresso de Weimar (1911), 241

Congresso de Zurique (1949), 409

Método Psicanalítico, O (Pfister), 273-274

consciência

Bleuler sobre o inconsciente e a, 176, 183

Du Bois-Reymond sobre a impossibilidade de compreensão, 75, 78

Fechner sobre o inconsciente e a, 76-78

Freud sobre o cérebro e a, 79-80

no "Projeto de uma Psicologia", de Freud, 82

no modelo topográfico da mente freudiano, 88

teorias de Janet sobre estados alterados de, 62

trauma como cisão da, 58, 63

contratransferência, 215, 222, 298, 305, 308, 359-360

"Contribuição à História do Movimento Psicanalítico" (Freud), 261, 263, 300, 386-387

crianças

associações em, 179

Anna Freud sobre, 369, 372-374, 384-385

Hug-Hellmuth sobre, 369-372

Klein sobre, 369, 374-384

sexualidade em, 116-117, 273, 330

D

Daniels, George, 341, 415, 416, 420

Darwin, Charles, 98, 113, 159, 369

defesa psíquica

Meynert sobre a, 74

modelo topográfico da mente freudiano e a, 89

na psicologia normal e na psiconeurose, 92

no "Projeto de uma Psicologia" de Freud, 81, 82

Delboeuf, Joseph, 56, 58

demência precoce

Abraham sobre a, 205, 208-209

Bleuler sobre a, 196, 208-209, 232

Brill sobre a, 205, 208

Freud sobre a, 208

Jung sobre a, 197, 208-209

Kraepelin sobre a, 174, 194, 197, 232

Demência Precoce Ou Grupo das Esquizofrenias (Bleuler), 232

Deutsch, Adolf, 134, 149

Deutsch, Felix, 293, 351, 394

Deutsch, Helene, 329, 331, 343, 351, 360, 373, 379, 394, 415

"Dinâmica da Transferência, A" (Freud), 281, 297, 298

"Diretrizes Para a Formação de Terapeutas Psicanalíticos", 330

"Dissolução do Complexo de Édipo, A" (Freud), 319

"Dora" (Ida Bauer), 107-111, 122, 188, 191, 224

Douglas, Lord Alfred, 292

Du Bois-Reymond, Emil, 70, 71, 75, 78, 93, 180

E

efeitos de limiar, 77, 79

ego. Ver eu

Ehrenfels, Christian von, 141, 142, 269

Eissler, Kurt, 384, 422

Eitingon, Max

Índice

alunos banidos dos seminários de Reich por, 355

análise leiga combatida por, 363

chega a Berlim, 205, 326, 327

como presidente da IPA, 335

como presidente da Sociedade Psicanalítica de Berlim, 335

correspondência com Freud, 205, 210

e a crítica da técnica (Ferenczi e Rank), 322

e a Policlínica de Berlim, 291, 327, 335

e o instituto de formação berlinense, 329, 330, 362

Jung atacado por, 262

método de ensino do tratamento clínico de, 329

no Hospital Burghölzli, 150, 186

parte para a Palestina, 361, 362

sobre a interferência de Freud no processo editorial, 354

sobre a psicanálise associada aos judeus, 367

sobre *Além do Princípio de Prazer*, 378

sobre o conflito berlinense com Ferenczi e Rank, 321

sobre uma única técnica, 343

sobre a Sociedade Psicológica das Quartas-Feiras, 149-151

substitui Rank na eleição para a IPA, 320

Elisabeth von R. (caso), 58

Ellis, Havelock, 105-106, 114, 404

Emmy von N. (caso), 58

empirismo, 32, 40, 41, 67, 386, 389, 395, 396

enfermidade mental

Bleuler sobre a associação na classificação da, 182

categorização kraepeliana da, 194-195

crítica a atribuí-la à hereditariedade, 50-53

e o seu papel na psicologia experimental segundo Ribot, 32

estudo de Charcot sobre a, 32-37

Meynert sobre a doença cerebral e a, 42-43

Ver também neuroses; psicoses

equidistância, teoria da, 387, 388, 401

Erikson, Erik Homburger, 384, 385

espiritismo, 180, 204

esquizofrenia, 195, 232, 251

Estados Unidos

análise leiga combatida nos, 363, 364, 365

antiamericanismo de Freud, 363, 415

conflito entre ortodoxos e os reformadores no pós-guerra, 414-422

Fenichel sobre o futuro da psicanálise nos, 399, 415

imigrantes europeus nos, 403-404, 407, 410, 414-415

Jung sobre as perspectivas da psicanálise nos, 225-226

Problemas de Técnica Psicanalítica de Fenichel nos, 402

novos institutos fundados após a Segunda Guerra Mundial, 410

psicanálise permeia a cultura dos, 423

psicanálise pós-Primeira Guerra Mundial, 290

Rank clinica nos, 320

Sociedade Filosófica da Universidade de Viena, 269

estágio anal-sádico, 282

estágio oral, 117, 119, 332, 334, 337, 384

Estudos de Associação Para Fins Diagnósticos (Jung), 189

Exner, Sigmund, 71, 75, 80, 85, 156, 159

experimentação

Bleuler recorre à, 177, 179

e sonhos, 86

estudos associativos tornam as ideias de Freud relevantes para a, 185

Fackel, Die (semanário), 142, 146-147, 162, 163, 165, 216

psicologia experimental de Wundt, 83, 178

Ribot sobre a, 32

síntese freudiana e, 124

eu

agência crítica vigia o, 273

Alexander sobre o, 338, 339

Anna Freud sobre as defesas do, 385

bélico, 283

como enraizado na libido, 276

Freud postula pulsões egoicas, 272

Freud sobre os conflitos entre o isso e o, 307

no novo modelo estrutural freudiano da mente, 312-313, 389

Reich sobre a análise do eu antes da análise do Isso, 347

sinal de medo utilizado pelo, 323, 344, 415

traduções do, 407-408

Eu e o Isso, O (Freud), 307, 312, 313, 336, 337, 405-406

Eu e os Mecanismos de Defesa, O (Anna Freud), 385, 385-389

F

falsas conexões, 60, 61, 90

fantasias

de psiconeuróticos, 108

Freud e as, 104, 105, 108, 109, 112, 245

Jung sobre mito e, 244-246, 252

na Teoria das Relações de Objeto, 389

Fechner, Gustav, 76-78

Alexander sobre a psicanálise e, 338, 340

Breuer influenciado por, 80

Freud influenciado por, 80, 88, 133, 285

sobre a necessidade de estabilidade, 285, 338

Federn, Paul

como social-democrata, 351

conflito com Radó, 416-417

e a nova ortodoxia freudiana do pós-guerra, 416, 422

em Nova York, 403

na Sociedade Psicológica das Quartas-Feiras, 134, 149

Reich combatido por, 350, 352,-353, 355

Sociedade Psicanalítica de Viena sob o comando de, 346

sobre a pulsão de morte, 307

sobre a teoria adleriana da neurose, 236, 238

sobre a teoria stekeliana das neuroses de medo, 152

sobre os limites do policiamento do campo freudiano, 167-168

sobre Sadger, 162

uso político da psicanálise por, 351-352

Federn-Meng, movimento, 352

feminismo, 140-142, 326, 336

Fenichel, Otto

Abraham criticado por, 333

em Berlim para realizar formação, 329, 342

em Los Angeles, 404

Horney criticada por, 419

liderança ariana de Berlim combatida por, 361

neofreudianos combatidos por, 421

no Movimento Juvenil vienense, 302, 303

Reich e, 302, 303, 304, 362, 400, 401

sobre a equipe do Instituto de Berlim, 342, 343

sobre crime, 391

sobre marxismo e psicanálise, 353, 394, 398, 400, 421

sobre o futuro da psicanálise nos EUA, 399, 415

sobre técnica, 400-402

Ferenczi, Sándor, 204

análise ativa de, 308, 309, 322, 345, 359, 401

análise mútua com Severn, 359-360

cátedra em psicanálise de, 290-291

como editor da *Internationale Zeitschrift für Ärztliche Psychoanalyse*, 243

como palestrante acerca da técnica psicanalítica, 306

como presidente da IPA, 291

conflito com Abraham, 318, 319, 320, 334

conflito com Jones, 308, 316, 318, 319, 320

e a consolidação do movimento psicanalítico, 221, 255

e a organização freudiana internacional,
219, 221, 227, 229, 254

e Jung, 247, 257, 262

e Klein, 374-374

e o periódico freudiano internacional, 210

e Radó, 337

e Reich, 346-347, 367-368

Freud analisa, 278

Jones analisado por, 258, 311

morte de, 359, 360

na criação da Sociedade de Budapeste,
226, 258

na Universidade de Clark, 216

no Congresso de Nurembergue (1910),
221, 226-227

planeja substituir Abraham em Berlim, 335

posiciona-se contra Rank, 323-324

princípio da indulgência de, 359, 360

realizações teóricas de, 278-279

regra de abstinência de, 308, 309, 359, 401

relacionamentos românticos de, 278-279,
299-300, 309-310

sobre "A Dinâmica da Transferência" de
Freud, 298

sobre a situação analítica, 313, 314

sobre a liderança analisada por Freud,
256, 258

sobre contratransferência, 359, 360

sobre a psicanálise associada aos judeus,
367-368

sobre a técnica psicanalítica, 307-315

sobre a teoria rankiana do trauma do nascimento, 317, 320-321

sobre o panorama de Régis e Hesnard, 275

sobre a transferência de pensamentos,
299-300

sobre *Totem e Tabu*, 261

sobre a transferência, 221-223, 296-297

sobre as neuroses de guerra, 279-278

Stein criticado por, 226, 254

teoria da libido aceita por, 210

filosofia da natureza, 67, 69, 71, 76-77, 86, 89

física newtoniana, 23, 67, 71, 79, 81, 124

Fleischl von Marxow, Ernst, 42-43, 53, 54,
71-72

Fliess, Wilhelm, 92-93

correspondência de Freud com, 83, 84, 88,
94, 95, 96, 102-103, 104, 106, 107, 109,

120, 122, 144

rompimento com Freud, 109-113, 148-149

sobre a bissexualidade,103-104, 110, 148-149

sobre a pulsão sexual inata, 113

sobre a sexualidade infantil, 116

sobre a neurose nasal reflexa, 92-93, 109

sobre a subjetividade no método freudiano, 111-112, 164

sobre ciclos periódicos masculinos e femininos, 109-111

Flournoy, Théodore, 181, 184-185, 202, 202,
208, 245, 246

fobias, 60, 153, 154, 155, 308

Forel, Auguste, 172

Bleuler quando aluno de, 173-174, 177

como diretor do Hospital Burghölzli, 172-
173, 173

e a Sociedade Internacional de Psicologia
Médica e Psicoterapia, 218-219

Freud criticado por, 248

hipnose empregada por, 53-54, 60, 172-173

Journal für Psychologie und Neurologie
editado por, 184

sobre a psicose, 174

sobre resultados laboratoriais forçarem
mudanças de opinião, 153-154

sobre a moralidade sexual, 146-147, 176-177

estudos zuriquenses e, 186

Frank, Ludwig, 200, 219, 227, 230, 248, 263

frenologia, 31

Freud, Anna, 372-375

como teórica, 385, 386

crianças como interesse de, 369, 372-375,
384-385

e a morte de Freud, 407

e a nova ortodoxia freudiana do pós-guerra, 422

e a primeira onda de analistas leigos, 326

e Klein, 372, 373, 374, 375, 376-379, 387,
388, 389, 410-141

e Reich, 349, 356, 388

Fenichel e, 400, 401

Freud analisa, 283

Hartmann e, 393, 396, 421

no debate sobre a análise leiga, 365, 372

no Instituto de Viena, 343

pulsão de morte rejeitada por, 354, 374

se radica em Londres, 403, 410

Freud, Sigmund

características e opiniões pessoais sobre

antiamericanismo de, 363, 415

como liberal, 134, 391

consumo de charutos, 94-95, 311

judeidade de, 40, 46, 52

misoginia de, 119

necessidade de dominar de, 268-270

pano de fundo, 40

casos

"Dora", 107-111, 112, 122-123, 189, 190, 224

e "Anna O.", 54, 55-56

Frau N., 281

"Homem dos Ratos", 208, 224

"Homem dos Lobos", 272-273, 283-284,
307-308

"Pequeno Hans", 224

desenvolvimento profissional de

Breuer como patrono de, 54, 56

estudos em Paris, 21,29, 36, 40, 43-45

formação de, 40

na clínica de Kassowitz, 94

na Universidade de Clark, 216-217

na Universidade de Viena, 129, 136

no Hospital Geral de Viena, 41-42

no laboratório de Brücke, 41, 71, 75

quando aluno de Meynert, 42, 43, 71

palestras universitárias de, 149, 273,
275-276

pesquisa zoológica de, 41

influências sobre, 23

Brentano, 40

Charcot, 43-46

Darwin, 113

Ellis, 106

Fechner, 85, 88, 133, 136

Herbart, 79

pega emprestado de seus professores e
depois fica contra eles, 60

psicopatologia francesa cooptada por, 64

psychologie nouvelle, 62

no desenvolvimento das descrições antitéticas da psicanálise de, 21-22

análise leiga apoiada por, 362-363, 368,
372-373

aposentadoria contemplada, 260-261

aproxima-se do público vienense, 144-149

autoanálise de, 83-85

consolida o movimento, 221-229

defende a psicanálise como ciência, 269,
272, 314

divã turco para os pacientes, 87

e a ausência de instalações para alunos, 201

e a Associação Psicanalítica Internacional, 258-259, 263-264, 268-269

e a Sociedade Psicanalítica de Viena,
235, 239, 241-242

Índice

e Kraus, 144, 145, 149

e o Comitê Secreto, 256, 259, 311-312

e o periódico internacional, 202, 210

e os freudianos de Viena, 129-170

e os freudianos de Zurique, 171-198

e os freudianos internacionais, 199-219

na Sociedade Internacional de Psicologia Médica e Psicoterapia, 219

na Sociedade Psicológica das Quartas-Feiras, 149

no I Congresso de Psicologia Freudiana, 208

no Congresso de Nurembergue (1910), 221-222

no escândalo envolvendo *Sexo e Caráter*, de Weininger, 148-149

panorama da psicanálise de 1915, 275-276

Primeira Guerra Mundial e, 272, 276, 278, 280

sobre o fascismo e a psicanálise, 390-391

sobre os objetivos da análise, 398

sobre os objetivos da comunidade freudiana, 254

sobre a organização internacional freudiana, 219, 226-227, 228-229

sobre a psicanálise como algo demasiadamente identificado com ele, 228

sobre o método psicanalítico, 294-301

teme a associação entre a psicanálise e os judeus, 208, 211, 368

relacionamento com outros no movimento psicanalítico

amizade com Fliess, 93

berlinenses se veem como independentes de, 340

Binswanger visitado por, 250-251

Bleuler e, 175, 176, 182, 186-189, 192, 193, 197, 230-233

Bleuler rompe com, 96-98

confrontação com Adler, 237-239, 256

confrontação com Stekel, 243-244

distancia-se dos freudianos de Viena, 207-208

e a teoria adleriana da base orgânica das neuroses, 157, 158

e a teoria stekeliana das neuroses, 153, 154, 154-156

e Groddeck, 286, 300-301

e Reich, 349, 350, 353, 353-354

e Sokolnicka, 309

e *Zentralblatt für Psychoanalyse*, 235

embate com radicais jovens, 164

experimentos junguianos com associa-

ção e, 182, 183, 184, 185-186, 188-191

Ferenczi analisado por, 278

Fliess rompe com, 109-112, 149

Jung rompe com, 242, 243-253, 256

Jung tenta explicar as diferenças entre eles, 191-192

Jung torna-se seguidor de, 183, 183

Jung visita Viena (1907), 192-193

no debate acerca da teoria da libido, 210-212

relação próxima de Rank com, 311, 316, 320

renuncia aos freudianos de Zurique, 258

sobre *A Língua dos Sonhos* de Stekel, 295

sobre a nova técnica de Ferenczi, 356

sobre a resistência às suas teorias, 192, 194, 235

sobre a teoria rankiana do trauma do nascimento, 315-319, 321, 323, 368

sobre Abraham, 331, 335

sobre as opiniões de Anna Freud, 389

sobre *Metas do Desenvolvimento da Psicanálise*, de Ferenczi e Rank, 317

sobre Jung como "príncipe herdeiro" do movimento, 244, 259

sobre Klein, 376-77, 378, 379

sobre opiniões divergentes, 153, 154-155, 241-242

vida pessoal de

abstém-se da atividade sexual, 95

câncer de, 311, 316, 321

caso com Minna Bernays, 146

morte de, 407

morte do pai de, 83

noivado e casamento com Martha Bernays, 21, 39, 41, 43, 46

sobre a sua família judia neuropática, 51

vai embora da Áustria, 401, 402-403

visões e atividades sociais e políticas de

depoimento sobre o direito matrimonial, 145-146

e a reforma sexual vienense, 139, 142, 145, 166

sobre a ciência e a vida política, 41

sobre reforma social e a emancipação psicológica, 351

visões teóricas de

aparta-se do discurso hipnótico, 60

aplicações humanistas das teorias de, 158-166

ataque de Aschaffenburg a, 189-191

confecção da teoria freudiana, 27-125

conflito mental como foco central de, 56, 57-58, 59-60, 61, 68

crítica de Janet a, 62-64

e a biofísica, 75, 78-79, 81

e a crítica de Bernheim a Charcot, 46-47, 48-49, 60-61

e a psicofísica, 75, 79-80, 83

e o seu modelo topográfico da mente, 88-90

efetividade terapêutica vista como prova científica das ideias de, 63-64

elementos de síntese de, 119, 121

feministas apelam às ideias de, 140-141

foco intrapsíquico de, 50, 53, 56, 61, 65

incorpora inovações dos outros, 155-156, 323

Kraepelin critica a teoria da histeria de, 188-189

método aberto a acusações de subjetividade, 111-112

migra a sua teoria da sexualidade para as forças biológicas, 112-119

modelo da mente desenvolvido por, 66-91

natureza da síntese altamente teorizada de, 133-134

novo modelo estrutural da mente de, 311-313, 337, 389

oposição à síntese de, 124

pensamento lamarckiano de, 368

"Projeto de uma Psicologia", 80-83

resume a sua teorização da década de 1890, 106-107

sobre a agressão, 281-282, 283

sobre o caráter, 333, 334

sobre a cocaína, 21, 39-40, 42-43

sobre a continência sexual, 143

sobre a interpretação de sonhos, 83-91, 295

sobre a inveja do pênis, 336-337, 379

sobre a masturbação como causa da neurastenia, 93, 94-96

sobre a mente como autorreguladora, 57

sobre a metapsicologia, 273

sobre a molestação sexual como causa de histeria, 96-98, 102-106, 143

sobre a pulsão de morte, 285, 307, 312, 313, 339, 348, 354, 385, 416

sobre a sexualidade e as neuroses, 92-125

sobre a técnica ativa, 317-318

sobre falsas conexões, 60

sobre a paranoia, 232

sobre a transferência de pensamentos, 299

sobre as neuroses de guerra, 282-283

sobre o complexo de Édipo, 224-225

sobre o inconsciente, 45, 92, 103, 120, 267-268, 286-287, 313 sobre os processos primários e secundários, 246

sobre o recalcamento como uma força originalmente social, 249-250

sobre transferência no método psicanalítico, 296-299

teoria da degeneração combatida por, 51, 52, 63, 137, 217

teoria da libido minada por, 268-270, 280-287, 289-290

tese da especificidade de, 95

freudianos

aplicações humanistas das teorias de Freud pelos, 158-166

Bleuler deixa de ser freudiano, 233-234

Bleuler e Gross como polos dos, 214-216, 254

como grupo de interesse movido a polêmicas, 268

confeccionando os, 127-264

consolidação do campo, 221-229

crescimento, 11-113, 216-219

diferenças entre vienenses e zuriquenses, 191-192, 193-194, 251

divididos quanto à teoria da libido, 210-212

em Viena, 127-170

em Zurique, 171-198

escândalos sexuais entre os, 212-216

hostilidade francesa para com os, 62

muitos analistas abrem mão da ideia de serem estritamente, 363-364

na Primeira Guerra Mundial, 270-271, 278

neofreudianos, 420-421, 423

nova ortodoxia freudiana do pós-guerra, 420, 422

Passagem da cultura freudiana para a cultura psicanalítica, 24, 358

psicossexualidade para definir e unificar os, 221

ressentimento dos vienenses com os zuriquenses, 212, 216

reúnem-se em torno da síntese de Freud, 125

Totem e Tabu reflete contendas entre os, 260-261

transformação dos, 268-270, 286, 289-290

três categorias utilizadas por Freud para classificar os, 211

uma organização internacional para, 219, 221, 226-228

um periódico internacional para os, 202, 210

variações entre, 221, 267, 358

Ver também psicanálise

Freund, Anton von, 279-280, 280, 290, 291, 292, 294

Fromm, Erich, 342, 357, 382, 420

Furtmüller, Carl, 158, 238, 239, 371

Futuro de uma Ilusão, O (Freud), 352

G

"G." (paciente Görlitz) (caso), 242

Gattel, Felix, 103-104

Gerö, Georg, 361, 400

Glover, Edward

e a perspectiva berlinense, 329, 341

e Anna Freud, 377, 385, 388

e sua sondagem sobre técnica, 400-401

renuncia à Sociedade Britânica, 413

sobre a agressividade criminosa, 391

sobre a contratransferência negativa, 360

sobre a guerra, 382-393, 400

sobre Abraham e a psicanálise, 335

sobre Klein, 380, 383-384

sobre o tratamento ativo, 321, 322

Glover, James, 292, 329, 342

Göring, Mattias H., 366-367, 390, 395, 395, 403

Graf, Max, 148, 149, 151, 162, 164, 168, 369

Groddeck, Georg, 286, 300-301, 307, 312, 314-315, 331, 342

Gross, Otto, 212-214

e Bleuler como polos da comunidade freudiana, 214-216, 254

e Jones, 215

e Jung, 213

no Congresso de Amsterdã (1907), 200

sobre estados psicológicos negativos, 206

sobre livrar a sociedade da repressão, 212, 225

sobre Freud como revolucionário moral, 209

Gudden, Bernhard Aloys von, 172, 173, 206

guerra, a interpretação psicanalítica de Glover sobre a, 391-392, 400

H

Haeckel, Ernst, 78, 118, 135, 156, 248

Hall, G. Stanley, 216-217, 274

Hansen, Carl, 44, 53

Hartmann, Eduard von, 74 179

Hartmann, Heinz, 393-398

a psicologia do eu de, 397-399, 422

e Anna Freud, 489

Reich como influência sobre, 349

sobre a adaptação, 396-397, 401, 421

vai para Nova York, 403, 418, 421

Heimann, Paula, 414

Heller, Hugo, 149, 157, 168, 271

Helmholtz, Hermann von, 71

aparta-se do discurso hipnótico

e a biofísica, 69, 71, 78

e *A Interpretação dos Sonhos*, de Freud, 85, 91

e a psicofísica, 78-79, 79-80, 83

Freud vincula suas ideias a, 133

sobre a autoridade tradicional, 135

sobre a inferência inconsciente, 78

sobre conteúdos mentais conscientes e inconscientes, 184

Hendrick, Ives, 341

Herbart, Johann Friedrich, 23, 77, 80

hereditariedade

críticas à atribuição de doenças mentais à, 50-52

Freud adota a ênfase charcotiana sobre a, 46

Freud se opõe às visões charcotianas sobre a, 52, 60

homossexualidade e, 100

Janet sobre a, 63

no modelo psicológico de Charcot, 37, 50-51

"pseudo-hereditariedade", 103

Ribot sobre a, 32, 51, 63, 121

hereditariedade lamarckiana, 123, 247, 250, 273, 366, 368-369, 396, 412

Hering, Ewald, 53, 78, 79, 85, 118, 246

Hermann, Imre, 290, 359

Herr J. v. T. (caso), 281

Hesnard, Angelo, 250

Hirschfeld, Magnus, 169, 204, 218, 263, 326, 327

Hitschmann, Eduard

como presidente dos Seminários Técnicos de Viena, 344

como vice-presidente da Sociedade Psicanalítica de Viena, 220

e Anna Freud, 387, 389

e uma clínica psicanalítica pública para Viena, 293-294

e Stekel, 154, 241

em Boston, 403

manual sobre as neuroses, 223

na Sociedade Psicológica das Quartas-Feiras, 134, 149, 167, 169

Reich aconselhado por, 304

sobre a pulsão de morte, 307

sobre a resistência às teorias de Freud, 223

sobre a teoria adleriana da neurose, 237

sobre Rank acerca da psicossexualidade, 160

sobre Sigmund Freud, 286-287

sobre Wittels, 165

Hitzig, Eduard, 172, 173

hipnotismo

Índice

493

Bernheim sobre o, 46-50

e a autoanálise psíquica de Freud, 83

emprego que Bleuler faz do, 173, 175, 176

emprego que Breuer faz do, 53-56

emprego que Ford faz do, 53, 60, 172-173

emprego que Riklin faz do, 187

Freud se aparta do discurso do, 60

Freud sobre o, 45-46, 47, 48, 49

Journal für Psychologie und Neurologie e, 184

Krafft-Ebing emprega o, 53, 100, 101, 133

Liébeault sobre o sonho e o, 85-86

movimento psicanalítico rompe com o, 263

oposição vienense ao, 52-53

para o choque de obus, 277-278

pesquisa de Charcot acerca do, 36-37, 38

"Sobre o Mecanismo Psíquico dos Fenômenos Histéricos: Comunicação Preliminar", de Breuer e Freud, acerca do, 57-58

Ver também sugestionamento

histeria

Abraham compara a demência precoce e a, 209

Aschaffenburg sobre a, 189

Bleuler conhece o trabalho de Breuer e Freud sobre a, 175

caso "Anna O.", 54-56

caso "Dora", 107-111

crítica de Bernheim à teoria charcotiana da, 46, 47, 48

em massa, 48

e o clima sexual vienense, 140

Estudos Sobre a Histeria, Os, de Breuer e Freud, 58-59

Freud sobre a causa e o tratamento da, 59, 61

Freud torna-se representante das ideias francesas acerca da, 46

Freud vê a molestação sexual como causa da, 96-98, 102-106, 143, 192

histeria de medo, 153, 154, 155

Janet sobre a, 63

Kraepelin critica a teoria de Breuer e Freud sobre a, 188-190

masculina, 34, 44, 46

no estudo de Flournoy acerca da mediunidade, 181

pesquisa de Charcot sobre, 34-36, 37, 37-38, 93

sexualidade associada à, 34, 92-93

"Sobre o Mecanismo Psíquico dos Fenômenos Histéricos: Comunicação Preliminar", de Breuer e Freud, 57-58

traumática, 44, 52, 57, 93, 94

Hoffer, Willi, 372, 384, 393, 403

Hollós, István, 290

"Homem dos Lobos" (caso), 273, 283, 307

"Homem dos Ratos" (caso), 208, 224

Homem Moisés e a Religião Monoteísta, O (Freud), 369

homossexualidade

Comitê Internacional para a Defesa dos Homossexuais, 204

Freud sobre as teorias dominantes acerca da, 114-115

Kraus sobre a legalização da, 142

sexólogos sobre a, 98-102

Soyka encoraja a, 147

tratamento rankiano de seis semanas para a, 324

Weininger sobre o caráter natural da, 143-144

Horney, Karen, 336-337

a análise leiga combatida por, 364, 420

análise com Abraham, 332

como neofreudiana, 420

na psicanálise berlinense, 335-336

sobre a feminilidade, 379

sobre a reforma da psicanálise, 385, 416, 417-418, 419-420

sobre o enviesamento masculino na teoria psicanalítica, 336-337

vai para os Estados Unidos, 353, 415

Hospital Burghölzli (Zurique)

Abraham trabalha no, 206

Binswanger trabalha no, 206

Bleuler como diretor do, 174-175, 197

Brill trabalha no, 205

diagnósticos de pacientes do, 194

estabelecimento do, 171-172

Jung trabalha no, 180, 218, 227, 243

pensamento freudiano disseminado a partir do, 198, 201-202, 207, 234

Hug-Hellmuth, Hermine, 369-372, 373, 374, 375, 376

I

id. Ver isso

Imago (periódico), 257, 293, 311, 405

"Importância do Pai no Destino do Indivíduo, A" (Jung), 244

incesto, o tabu do, 249-250, 257, 302

inconsciente, o

Bleuler sobre a consciência e, 176, 184

Charcot sobre, 37-38

compulsão à repetição no, 284-285, 299-300

complexos emocionalmente acentuados no, 182, 183, 184, 185

Fechner sobre a consciência e, 76, 77-78

Freud aceita a existência do, 45

Freud acerca da natureza provisória das teorias sobre, 267-268, 286-287, 313

Freud afirma saber conteúdos do, 92, 103, 120

Freud sobre a memória inconsciente, 118-119

Helmholtz sobre inconsciente inferência, 78

Hering sobre a memória inconsciente, 80, 118

Janet sobre a atividade automática no, 62

na dissertação de Jung, 181-182

na síntese freudiana da década de 1890, 56

no modelo topográfico da mente freudiano, 89-90

Nietzsche sobre, 138

Rank sobre os artistas terem capacidade de conhecer, 159

regras necessárias para fazer inferências acerca do, 294-295

transferência como fonte crucial de informações sobre o, 297

Ver também isso

"Inibição, Sintoma e Medo" (Freud), 323, 378

injeção de Irma, o sonho da, 84, 87-88, 296

insanidade maníaco-depressiva, 195, 206, 333, 382-383

Instituto de Pesquisa Social de Frankfurt, 342, 391

Instituto Psicanalítico de Nova York, 354, 415-416

Internationaler Psychoanalytischer Verlag, 280, 293, 310-311, 321

Internationale Zeitschrift für Ärztliche Psychoanalyse, 242-43, 259, 262, 271, 293, 321, 337, 354, 394, 398, 405

International Journal of Psychoanalysis, 364, 377, 389, 411

Interpretação dos Sonhos, A (Freud), 85, 87-91, 92, 130, 144, 167, 180, 187, 217, 295

"Introdução ao Narcisismo" (Freud), 272-273

introjeção, 222, 296, 338, 342, 389, 392-393

introspecção, 30, 31, 41, 87

inveja do pênis, 336, 379-380

Isaacs, Susan, 375, 389, 409, 411

Isakower, Otto, 403

Isserlin, Max, 197, 230-231

isso

Alexander sobre o, 339

Anna Freud sobre o, 386

Freud sobre os conflitos entre o eu e o, 307

Groddeck sobre o, 307, 312

no novo modelo estrutural freudiano da mente, 312-313, 390

494

Reich sobre a análise do eu antes da análise do isso, 347
traduções do, 405-406

J

Jackson, John Hughlings, 80
Jacobson, Edith, 404, 418
Jahrbuch für psychoanalytische und psychopathologische Forschungen, 210, 227, 232, 243, 252, 256, 257, 259, 261, 271
James, William, 31, 37, 75, 180, 217, 244, 246, 333
Janet, Pierre, 62-64
    curso na Universidade de Clark ministrado por, 216
    e a histeria traumática, 57
    estudos de Bleuler com, 173
    Jung e, 181, 182
    na Conferência de Amsterdã (1907), 199, 200, 201
    sobre psicanálise e sugestionamento, 308
    sobre Ribot, 33
    visão de Bernheim acerca do hipnotismo combatida por, 47
Jekels, Ludwig, 350, 354, 403, 418
Jelliffe, Smith Ely, 204-205
Jones, Ernest, 203-204
    ajuda analistas europeus a escapar, 407, 415
    análise leiga combatida por, 363-364, 411
    como abertamente subserviente a Freud, 264
    como presidente da IPA, 291, 294, 310, 356, 389, 406, 407
    conflito com Ferenczi, 308, 316, 318, 319, 320
    conflito com Rank, 310, 311, 316, 318, 319, 321
    e a interferência de Freud no processo editorial, 354
    e a nova ortodoxia freudiana do pós-guerra, 422
    e a oposição americana à IPA, 407-408
    e a transferência, 296
    e a tradução de termos psicanalíticos, 405
    e Abraham, 310, 335, 342
    e Klein, 375, 376-377, 378, 389, 411
    e o Comitê Secreto, 256, 257, 259, 290
    e o periódico freudiano internacional, 210
    e o I Congresso de Psicologia Freudiana, 202, 203, 204
    escândalo sexual relacionado a, 215, 256, 300
    Ferenczi analisa, 258, 311
    ideias de Jung atacadas por, 262
    liderança ariana em Berlim apoiada por, 361-362, 368, 407
    missão de averiguação em Zurique, 256

na fuga de Freud de Viena, 403
na Sociedade Psicológica das Quartas-Feiras, 207
preconceito racial denunciado por, 367
sobre a psicanálise britânica em desordem, 291-292
sobre a terapia ativa, 308, 316
sobre a nova técnica de Ferenczi, 360
sobre Anna Freud e as defesas egoicas, 388-389
sobre dissociar a psicanálise do marxismo, 366-368
sobre Freud acerca das mulheres, 379
sobre o pensamento lamarckiano de Freud, 368
sobre a psicanálise associada aos judeus, 368
sobre a psicanálise na América, 290
sobre a psicanálise pós-Segunda Guerra Mundial, 409-410
sobre o cisma no movimento psicanalítico, 263
sobre o método psicanalítico, 295-295
sobre *Totem e Tabu*, 261
Sterba apoiado por, 403
teoria da libido aceita por, 210
Journal für Psychologie und Neurologie, 184
judeus
    austríacos aterrorizam os, 403
    Charcot e Ribot sobre a degeneração em, 51
    Freud teme que a psicanálise seja associada com os, 208, 211, 368
    freudianos de viena enquanto, 207-208, 228, 251
    igualdade civil garantida aos austríacos que eram, 134
    nazistas e os, 360, 367, 390
    Nordau sobre a degenerescência dos, 136-137
    organizações psicanalíticas vão ao resgate de, 406-407
    psicologia racial junguiana sobre os, 366
    Ver também antissemitismo
Juliusberger, Otto, 217, 219
Jung, Carl Gustav, 178-179
    Adler tenta prejudicar, 235
    antissemitismo de, 226, 254
    Bleuler como professor de, 180, 197
    como assistente no Hospital Burghölzli, 179, 180
    conflito com Abraham, 209, 210, 211, 228, 251, 331
    conflito com Binswanger, 230, 250-251
    conflito com Bleuler, 218, 254
    contratransferência e a divergência teó-

rica de, 298-299
Comitê Secreto e, 256, 259, 262
como editor do *Jahrbuch*, 228, 242, 252, 256, 258, 259
como presidente da IPA, 227-228, 244, 248, 251, 254, 255, 257, 258
defende Freud contra o ataque da Liga Kepleriana, 248-249
defende Freud contra o ataque de Aschaffenburg, 189-191
e a consolidação do movimento psicanalítico, 221
e Bleuler e a IPA, 229-230, 231-232
e Gross, 213-214
e *Método Psicanalítico, O* de Pfister, 274
e Spielrein, 214, 282
em Paris (1902), 182
e o espiritismo, 180, 204
e o I Congresso de Psicologia Freudiana, 170, 203, 227
e o periódico internacional, 202, 210
e suas palestras na Universidade Fordham, 251-252
estudos associativos de, 179, 182, 183, 184, 185, 186, 189, 190, 295
Freud busca marginalizar, 272
húngaros associados a, 204
interesse estadunidense por, 290
na Conferência de Amsterdã de 1907, 199-200, 201
na Sociedade Freudiana de Médicos, 198
na Sociedade Internacional de Psicologia Médica e Psicoterapia, 219
na Sociedade Psicológica das Quartas-Feiras, 207
na Universidade de Clark, 216
no Congresso de Nurembergue (1910), 221, 224
no Hospital Burghölzli, 180, 218, 228, 244
psicologia analítica de, 289
psicologia racial de, 366, 394
quando estudante de medicina na Basileia, 179-180
relacionamentos sexuais com pacientes, 214, 298, 299-300
renuncia à IPA, 262-263
rompimento com Freud, 242, 243-254, 256
sobre a contratransferência, 298
sobre a demência precoce, 197, 208-210
sobre "A Dinâmica da Transferência" de Freud, 298
sobre a "História do Movimento Psicanalítico" de Freud, 262

Índice

sobre a organização internacional freudiana, 219

sobre Bleuler acerca da teoria da libido, 192

sobre o crescimento da IPA, 241

sobre o crescimento do movimento freudiano na Suíça, 217

sobre Hirschfeld, 218-219

sobre a teoria da libido, 191, 192, 208, 210, 211-212, 221, 244, 248, 250, 251-252, 254, 257, 290

sobre a transferência maternal, 315

sobre o mito religioso, 244-246, 260

sobre a transferência, 196, 296

sobre o caráter, 333-334, 349

sobre os complexos, 182, 183, 185-186, 199 211

Stekel como ovelha negra de, 241

tentativas de explicar as diferenças entre ele e Freud, 191-192

torna-se mais claramente freudiano, 218

torna-se seguidor de Freud, 182, 183-184

Totem e Tabu direcionado contra, 258, 259-260, 261

visita Freud em Viena em 1907, 192-193

Jung-Wien, 139, 141, 142, 148, 150

K

Kahane, Max, 130, 131, 160, 170

Kahn, Lore, 303-304

Kant, Immanuel, 41, 67-69, 81, 85, 86, 89, 179, 180, 267-268, 274, 340, 423

Kaplan, Leo, 275

Kardiner, Abram, 306, 340, 415, 417, 417-419, 420, 421

Kassowitz, Max, 93, 130

Klein, Melanie, 374-384

crianças como interesse de, 369, 374-384

crítica de Wälder a, 393

e a Teoria das Relações de Objeto, 382, 384, 388

e Anna Freud, 373, 374, 375, 376-378, 386, 389, 390, 410-413

e Freud fixando-se em Londres, 403, 410

e interpretação psicanalítica de Glover sobre a guerra, 392-393

em Berlim, 374-375

estuda em Berlim, 329

excessos teóricos de, 383-384, 385, 389, 410

Fenichel e, 400, 401-402

na Sociedade Psicanalítica Húngara, 291

nova teoria da técnica de, 379-380

primeira onda de analistas leigos contrastada com, 368

sobre a pulsão de morte, 382

sobre impulsos criminosos, 390

sobre feminilidade, 379-380

sobre as posições paranoica e depressiva, 382-383

teoria trágica do amor de, 383

Kovács, Vilma, 359, 360

Kraepelin, Emil

Bleuler defende as perspectivas psicanalíticas contra, 231-232

categorização da enfermidade mental, 194-195

Gross trabalha com, 206, 212

e o caso Isserlin, 230

estudos associativos de Jung contrastados com, 184, 188-189

modera suas visões acerca de Freud, 218

oposição a Freud oriunda dos seguidores de, 201

sobre a demência precoce, 174, 194, 197, 232

sobre a experimentação na psicopatologia, 178

sobre a visão schrenck-notzinginiana de perversão, 101-102

Krafft-Ebing, Richard von, 99-101

Adler influenciado por, 130

como professor de psiquiatria em Viena, 100, 133

Freud bebe de, 114

hipnotismo empregado por, 53, 100, 101, 133

sexologia de, 100-101

sobre a bissexualidade, 103

sobre a descrição freudiana da histeria, 97, 98

sobre as zonas erógenas, 117

sobre os molestadores de crianças, 102

Stekel trabalha para, 130-131

Weininger influenciado por, 142-143

Kraus, Karl, 142-143

e seu papel no movimento psicanalítico, 149

e sua associação com Freud, 144, 145

e Wittels, 162-163, 165, 215-216

psiquiatria criticada por, 145, 146

sobre o caso Hervay, 144, 145

sobre a reforma sexual, 141-143

teoria freudiana é atraente para os influenciados por, 199

Kretschmer, Ernst, 333, 349, 366

Kris, Ernst, 349-350, 389, 394, 403, 418, 421, 422

Kris, Marianne, 389, 394, 403, 418

Kubie, Lawrence, 414, 415, 416, 417, 418-419, 420, 421

L

Lacan, Jacques, 406, 423

Lampl-de Groot, Jeanne, 379-380

Landauer, Karl, 342, 347, 392

Lanzer, Ernst, 151-152

Levy, David, 414, 416, 417, 418, 420

Lewin, Bertram, 415

libido

Abraham e a teoria da, 209, 331, 332-334

Adler e a teoria da, 157, 212, 221, 237-238, 240

como base do edifício teórico de Freud, 120

como biológica e psíquica, 121, 124

Bleuler sobre a teoria da, 187, 188, 191, 192, 208, 210, 211, 212, 221, 223, 233, 251, 254

eu como enraizado na, 276

Ferenczi e Rank sobre a prática clínica e a, 314

Freud enfraquece a teoria da, 268-270, 280-287, 289-290

Freud sobre os conflitos derivados da causa das neuroses, 112-119, 120-122

freudianos de Zurique sobre a teoria freudiana da, 193, 208, 209

freudianos divididos quanto à teoria da, 210-212

Horney rejeita a teoria da, 419

isso e a, 312

Jung sobre a teoria da, 191, 192, 208, 210-211, 211-212, 221, 244, 248, 250, 251-252, 254, 257, 262

na teoria freudiana do narcisismo, 272

nas neuroses de guerra, 280, 282-284

no panorama freudiano sobre a psicanálise, 275-276

pulsões egoicas e a, 272

Reich sobre a libertação da, 345

Liébeault, Ambroise Auguste, 46, 53, 86

Lipps, Theodor, 90, 91, 187

Loewenstein, Rudolph, 357, 404, 421

Londres

Clínica Brunswick Square, 292, 375

conflito com freudianos em Viena e Budapeste, 310

conflito entre os imigrantes vienenses e os londrinos, 410-414

freudismo se estabelece em, 203-204

Freud se radica em, 403

imigrantes europeus em, 404-405, 410

Klein chega a, 375

laços entre o grupo de Berlim e, 342

métodos de formação berlinenses em, 342

na psicanálise pós-Primeira Guerra Mundial, 290

oposição à psicanálise em, 291-292

Teoria das Relações de Objeto em, 389

Low, Barbara, 285

Löwenfeld, Leopold, 96, 98, 161, 186

Lucerna, Regimento de, 366

Lucy R. (caso), 58

Luto e Melancolia (Freud), 273

M

Mach, Ernst, 78, 137, 269, 340

Maeder, Alphonse, 217, 233, 251, 257, 258, 263, 281

mães

Freud sobre as consequências da separação da, 323

nas estruturas de transferência, 297

Rank sobre a transferência materna, 315, 320

Magnan, Valentin, 50, 100

Mahler-Schönberger, Margarethe, 404

Maier, Hans, 233

Mal-Estar na Cultura, O (Freud), 353

Mannheim, Karl, 392, 395-396, 397

Mantegazza, Paolo, 116

Marie, Pierre, 34, 205

masoquismo, 282, 283, 354, 358, 259, 417

masturbação

Ellis sobre a, 105-106

debatida na Sociedade Psicanalítica de Viena, 241

histeria infantil associada com, 92-93

na descrição freudiana da histeria, 104, 105

neurastenia atribuída a, 94, 95-96, 104

no caso "Dora", 109

vista por Freud como um estágio normal do desenvolvimento, 106

Mayreder, Rosa, 140, 147, 149

medicina romântica, 68, 69

medo de separação, 315-316, 323

Meijer, Adolph F., 275

Meisel-Hess, Grete, 140-141, 145

Meisl, Alfred, 152-153

memória

amnésia infantil, 117

ação diferida da, 97

falsa, 61

Freud sobre a memória inconsciente, 118-119

Hering sobre a memória inconsciente, 80, 118-119

na técnica inicial freudiana, 60-61

na síntese freudiana de 1892, 56

no tratamento de Breuer, 55-56, 57-58

teoria da libido desloca a ênfase da, 121-122

Meng, Heinrich, 351-352

mente (psique/psiquismo)

abordagem de Ribot ao estudo da, 31-33

cérebro e a, 66, 68

Charcot sobre o caráter epifenomênico da, 33

constância interior buscada pela, 285 -286

debates alemães sobre a, 66-75

empirismo e a, 67

Freud desenvolve um modelo da, 66-91

Freud sobre a intenção *versus* a expectativa na, 57

Freud sobre a autorregulação da, 57

Haeckel sobre a ontogenia recapitulando a filogenia na, 118

Kant sobre a, 67-69

Mach sobre a, 137

modelo associacionista da, 32

modelo freudiano estrutural da, 312-313, 337, 389-390

modelo topográfico freudiano da, 88-90, 312, 313, 358, 391

no "Projeto de uma Psicologia" de Freud, 81-83

racionalismo e a, 29, 67

Ver também consciência; conflito mental; enfermidade mental; causação psíquica; psicologia; o inconsciente

metafísica, 29, 30, 69-70, 81, 269

Metamorfoses e Símbolos da Libido (Jung), 245, 247-248, 251, 368

metapsicologia, 274

Metas do Desenvolvimento da Psicanálise (Ferenczi e Rank), 311-314, 317, 323-332, 339, 379

Meyer, Adolf, 148, 185-186, 205, 217, 394, 420

Meynert, Theodor

e *A Interpretação dos Sonhos*, de Freud, 85

Forel quando aluno de, 172

Freud quando aluno de, 42, 43, 72

nomeação de Krafft-Ebing contestada por, 133

sobre a França ter arruinado Freud, 46, 72

sobre a vontade na vida mental, 74, 82

sobre afasias, 80

sobre o cérebro e a mente, 71-74, 64, 82-83

sobre os controles internos do cérebro, 57

Miller, srta. Frank, 245, 246-247

Möbius, Paul J., 58, 59, 114, 161, 162, 170

modelo topográfico da mente, 88-90, 312, 313, 358, 391

Moll, Albert, 114, 116, 117, 218-219

Moltzer, Maria, 253, 300

mulheres

complexo de castração feminina, 333, 336

e a reforma sexual, 140-144

e misoginia de Freud, 119

e o amor de transferência com os seus analistas, 300

feminismo, 140-141, 142, 326, 337

Freud sobre a emancipação da, 146

Horney sobre a feminilidade, 379

ideias de Wittels sobre as, 163-165

Klein sobre a feminilidade, 379

na Berlim de Weimar, 327

na teoria adleriana da neurose, 236, 238

Müller, Johannes, 69-70, 71, 78, 82

Müller-Braunschweig, Carl, 343, 461, 403, 410

múltipla função, princípio da, 387-388, 397-398

Munique, 203, 212, 214, 215, 241, 258

N

narcisismo, 272, 280, 283

negativismo

Bleuler sobre o, 194, 195-196, 198, 209

e a descrição abrahamiana da demência precoce, 209

Gross sobre o, 206

neofreudianos, 421, 422

neurastenia, 93-94, 95-96, 104, 152

neurose atual, 152, 154, 156

neurose de guerra (choque de obus), 276-279, 279, 283, 285, 293, 307

neuroses

Adler sobre a base orgânica das, 156-158

análise do caráter *versus* tratamento das, 358

atuais, 152, 153-154, 156

Charcot sobre trauma e, 37-39, 57

como enfermidades de recalcamento, 116

como negativo da perversão, 108-109

de defesa, 62, 91

de transferência, 300

Fliess sobre a neurose nasal reflexa, 92-93, 109

Freud sobre a sexualidade e as, 92-125

Freud sobre o conflito derivado da pulsão sexual como causa das, 112-119, 120-122, 150

Freud sobre o conflito interno como causa das, 59

Jung sobre a religião e as, 244

pesquisa de Charcot sobre as, 34-37

Rank compara artistas com neuróticos, 159-160

Rank sobre o trauma do nascimento e as, 315, 318

Sociedade Psicológica das Quartas-Feiras debate sobre, 150

Índice

teoria adleriana unificada da, 236-237

teoria geral freudiana desenvolvida para as, 223-225

Ver também neuroses de medo; histeria

neuroses de medo

abstinência associada com, 104

Freud contrasta neurastenia com, 95

Freud revisa sua teoria do medo, 323, 345

Reich sobre, 345

Stekel e Freud discordam sobre, 152-156

Nietzsche, Friedrich, 138

Jung influenciado por, 179, 180, 245

Rank influenciado por, 159

sobre a necessidade de enganar a si mesmo, 111

sobre os novos médicos da alma, 129, 138

sobre Schopenhauer, 74

teoria freudiana é atraente para os influenciados por, 199

Nirvana, princípio de, 285

Nonne, Max, 277-278

Nordau, Max, 136-137

Nothnagel, Hermann, 42, 43, 133-134

Nova York

analistas europeus fogem para, 403-404, 410, 414

freudismo se estabelece em, 203, 205

Jung sobre a influência de Zurique sobre, 241

métodos de formação berlinenses em, 342

psicanalistas com formação em Berlim em, 341

um segundo instituto para, 410

Nunberg, Hermann, 305, 307, 328, 344, 345, 350-351, 389, 418

O

Oberndorf, Clarence, 368, 415

Ophuijsen, Johan van, 418

Oppenheim, Hermann, 44, 218, 276, 325-326

Oppolzer, Johann von, 133

P

Paneth, Josef, 41, 54, 72

Pappenheim, Bertha ("Anna O."), 54-56, 58, 97-98, 133, 140, 141

paralisia

no caso de Bertha Pappenheim ("Anna O."), 54

psíquica, 36, 37, 38, 44-44, 46

traumática, 38, 56, 57-58

paranoia, 194-195, 208, 232-233

pais

e a teoria rankiana do trauma do nascimento, 316, 321

Freud sobre o complexo paterno de Jung, 249, 251, 252, 256, 298

Jung sobre o complexo paterno na religião, 244, 246

na teoria freudiana da sedução, 102- 104

nas estruturas de transferência, 297

psicanalistas enfatizam o vínculo da criança com os, 315

Ver também complexo de Édipo

pais [e mães]

como primeiro objeto sexual da criança, 118

em estruturas de transferência, 297

Hug-Hellmuth atribui os problemas das crianças aos, 370-371

Klein sobre as transferências parentais, 378-380

na cena primeva, 273

Ver também pais; mães

Payne, Sylvia, 412, 413

pedofilia, 115

"Pequeno Hans" (caso), 151, 224

perversão

como parte do impulso sexual universal, 116

em crianças, 117

Freud sobre a ocorrência comum da, 108, 115-116

Freud sobre desenvolvimento sexual infantil e a, 108

Krafft-Ebing sobre as categorias de, 100

neuroses como negativo da, 108-109

perversidade polimorfa, 117-118

Rank sobre o trauma do nascimento e a, 315

recalcamento da, 115, 116

Schrenck-Notzing sobre a causa da, 101-102

sociedades primitivas e a, 119

Soyka sobre a, 147

perversidade polimorfa, 118

Pfister, Oskar, 217, 238, 239, 274, 294, 298, 369

Pin (caso), 37, 38, 44

Planck, Max, 269, 340

Policlínica (Berlim), 291, 327-328, 335, 343

poligamia, 141-142,144, 146, 214

Popper, Karl, 385-386

Porez (caso), 37, 38, , 56

positivismo

Brentano sobre a psicologia e o, 40

crítica ao, 137, 138

de Charcot, 33, 34, 36, 37, 45

na visão comtiana de psicologia, 30-31

reconciliação da experiência interna com o, 23

pré-consciente, o, 89

I Internacional de Psiquiatria, Neurologia, Psicologia e Assistência aos Alienados (1907), 199-201, 204, 207

Prince, Morton, 202, 205, 208

princípio de prazer, 76, 119, 284-287

princípio de realidade, 284

Problemas de Técnica Psicanalítica (Fenichel), 402

projeção

e contratransferência, 215, 222-223

e Stekel sobre a visão wittelsiana das mulheres, 163

Ferenczi contrasta a introjeção com a, 296

Freud sobre a teoria do trauma como, 113

Glover sobre a agressão e a, 392

Mayreder sobre a projeção masculina, 147

na descrição freudiana da transferência, 297

na teoria abrahamiana da demência precoce, 209-210

na teoria rankiana da arte, 160

nas teorias de Klein, 378-379, 380, 380, 381-382, 389

síntese freudiana vista como, 111-113

Totem e Tabu sobre a, 260

prostituição, 99, 140, 141, 142, 143-144, 176, 326

psicanálise

Abraham no desenvolvimento da

como líder da psicanálise em Berlim, 205, 331

conferências introdutórias à psicanálise de, 291, 328

estabelece uma nova, 335

seguidores e a nova, 336

Adler no desenvolvimento da

cria um grupo rival à, 24, 239, 240, 241, 255, 289

dissocia-se da, 289

visto como ameaça à, 238

Alexander no desenvolvimento da

e a nova, 339, 340-341

na psicanálise berlinense depois de Abraham, 335-356

sobre dois princípios de, 338

sobre reformar a psicanálise, 385-386, 415, 416, 418

Anna Freud no desenvolvimento da

dá uma nova definição para a, 385-389

na ortodoxia freudiana do pós-guerra, 422

aplicações da

em crianças, 369-372

no choque de obus, 277-278, 279-280

Bleuler no desenvolvimento da

ampla concepção da, 230

e Gross como polos do movimento freudiano, 215-216, 254

publica uma defesa da, 232

tentativas de praticar a, 186

características da

analista objetivo ideal, 299

como deslindamento de repetições inconscientes, 300

como empreendimento iluminista, 356, 395

como estrutura a dois, 314

como Weltanschauung, 394-396, 414, 423

Horney sobre o enviesamento masculino na, 336

psicossexualidade como elemento-chave da, 221, 240, 254, 255, 262, 263-264, 268

como ciência

Freud sobre a, 269, 272, 314

Hartmann sobre a, 394

Popper sobre a, 385-386

congressos (Ver congressos psicanalíticos)

estágios no desenvolvimento da, 23-24

Berlim torna-se o centro da, 325-356

busca de um novo centro para a, 289-324

confecção da, 265-408

passagem da cultura freudiana para a cultura psicanalítica, 24, 358

pós-Segunda Guerra Mundial, 409-424

Ferenczi no desenvolvimento da

cátedra de, 291

e o movimento budapestino, 226, 358, 360

Metas do Desenvolvimento da Psicanálise, 310-315, 317, 320, 323-324, 332, 339, 379

sobre a transferência e, 222, 296-297

formação em

análise na, 299-300, 328-331

manuais, 274-275

padronização da, 222-223

Freud no desenvolvimento da

a restringe aos membros da IPA, 237

a vê como algo demasiadamente identificado com ele, 228

adeptos parciais expulsos do movimento, 239-240, 263

autoanálise psíquica, 83-85

fala em "análise psíquica", 60, 61, 64, 170

fontes atribuídas a, 23

panorama de 1915, 275-276

primeiro uso do termo, 170

receio de ser visto como judeu, 207, 211, 367-368

"Sobre a História do Movimento Psicanalítico", 261-262, 386

sobre a transferência na, 196

sobre o objetivo da, 397-398

sobre o papel de Kraus no movimento, 149

Totem e Tabu reflete contendas na construção do movimento, 259-261

Horney no desenvolvimento da

na psicanálise berlinense depois de Abraham, 336

sobre a reforma da psicanálise, 385, 417, 418, 419

Jones no desenvolvimento da

experimenta a sua própria versão de, 203

dissocia-se do marxismo, 367

no pós-guerra, 409-410, 422

psicanálise é descoberta por, 203-204

Jung no desenvolvimento da

dissocia-se da, 289

sobre os testes com associação e a, 190

na consolidação do movimento, 221

no crescimento do movimento na Suíça, 217-218

versão de, 251-253

leiga versus médica, 362-365, 368, 372, 407, 420

oposição à

desdém francês pela, 124, 201

em Londres, 291-292

Freud sobre a, 225

organização da (Ver também Associação Psicanalítica Americana, Sociedade Psicanalítica de Berlim; Sociedade Psicanalítica Britânica; Sociedade Psicanalítica Húngara; Associação Psicanalítica Internacional [IPA]; Associação Psicanalítica de Viena)

clínicas públicas, 291, 293, 343

organização internacional proposta para a, 219, 221, 226-227

uma editora para a, 280, 293, 310-311, 321

questões mundanas e o desenvolvimento da

fascismo e a, 355-356, 367, 390-391, 402-408

marxismo e a, 352, 353, 367, 394, 395, 397, 398-399, 400, 421

Primeira Guerra Mundial afeta a, 270-271

uso político da, 351-352, 391-398

Radó no desenvolvimento da

na psicanálise berlinense depois de Abraham, 335-336

nova direção teórica da, 336-337

sobre a reforma da psicanálise, 415-417, 418

Rank no desenvolvimento da

Metas do Desenvolvimento da Psicanálise, 310-315, 316, 317, 321, 322-324, 331, 339, 379

sobre técnica, 306, 310-324

Stekel no desenvolvimento da

recusa dissociar-se da, 289

teoria das neuroses e, 152-156

técnica da

abordagem do analista-espelho, 299, 307, 308, 331

concurso para o melhor artigo sobre, 307, 310, 320

método estável requerido, 221-222, 294-324

Sociedade Psicológica das Quartas-Feiras debate sobre, 150, 151

técnica ativa, 307-309, 316, 318, 322, 324, 345-346, 358, 400-401

tradução de termos da, 404-406

Ver também os conceitos psicanalíticos por nome

Psicanálise de Crianças, A (Klein), 379, 380

Psicanálise da Personalidade Integral (Alexander), 339

psicanálise leiga, 362-365, 368-369, 372, 407, 420

psicobiografia, 161-162

psicofísica, 76-79

amparo para a síntese freudiana oriundo da, 124-125

dificuldades em cumprir a promessa da, 124

Freud adota a, 75-76, 79-80, 83

na síntese freudiana, 120, 121, 134

sobre os sonhos, 86

Zeitschrift für Psychologie e a, 185

psicologia

Brentano busca embasamento científico para a, 40

crítica positivista de Comte à, 30-31, 163, 269

Fechner e a quantificação na, 78

França como centro da psicologia do século XIX, 29-30

Freud coloca a sexualidade no centro da, 120

insuficiência da biofísica para compreender a, 75

Meynert sobre a psicoanatomia e a, 73

"Projeto de uma Psicologia" de Freud, 80-84

psychologie nouvelle, 29-33, 21, 47, 62, 64

Índice

Ribot tenta fornecer base científica para a, 30-33
Ver também associacionismo; experimentação; psicofísica
psicologia analítica, 289
Psicologia das Massas e Análise do Eu (Freud), 392
psicologia das profundezas, 189, 358, 387
psicologia do eu
Anna Freud sobre a, 374
como perspectiva psicanalítica majoritária, 389
de Alexander, 338-339, 343, 350
de Horney, 339
de Radó, 337
debate sobre o papel da, 347
ênfase na sexualidade contrastada à, 341
Hartmann sobre a, 397-399, 421, 422
na psicanálise do pós-guerra, 421, 422
Psicologia das Massas e Análise do Eu, de Freud, 392
Reich sobre a, 348, 349, 350
seminários de Fenichel sobre, 342
técnica neocatártica de Ferenczi como rival da, 360
traduções de termos da, 405-406
Wälder sobre a, 387-388
psiconeurose
distinção entre a neurose atual e a, 153
Ver também neuroses
Psicopatologia da Vida Cotidiana, A (Freud), 111, 185
psicopatologia francesa
Adler influenciado por, 130
Bleuler se baseia na, 175, 234
e a Conferência de Amsterdã (1907), 200
Freud coopta a, 64
Jung se baseia na, 181, 182
na síntese freudiana, 119, 121, 122, 199
oposição a Freud vinda da, 124, 201
permanece comprometida com a teoria da degeneração, 52, 64, 123
sobre os estados inconscientes, 45
psicoses
Bleuler sobre as, 174-175, 177, 193-197
debate acerca da causa da, 212
esquizofrenia, 195, 232, 233
Freud sobre o conflito interno como causa da, 59
insanidade maníaco-depressiva, 195, 206, 333, 382-383
Jung sobre a teoria da libido e as, 251
teoria freudiana e as, 221, 223

Ver também demência precoce
psicossexualidade, 123-124
Abraham cria uma nova teoria unificada da, 334
busca de confirmação empírica para a, 268-269, 272-273
como elemento-chave da nova psicologia de Freud, 221, 240, 254-255, 262, 263, 268
debates na Sociedade Psicológica das Quartas-Feiras organizados em torno da, 169
Freud considera a resistência a ela como sendo emocional, 192, 194, 234
insatisfação dos zuriquenses com a, 191, 251
princípio de prazer e a, 284
reservas de Jung, 192-193
Ver também libido
psicoterapia
de Krafft-Ebing, 133
florescendo no início do século xx, 219
Rank sobre psicoterapia breve, 322, 323
Ver também psicanálise
psique. *Ver* mente (psique/psiquismo)
psiquiatria
causas hereditárias como algo popular na psiquiatria francesa, 50
crítica de Kraus à, 145, 146-147
em Berlim, 325
freudianos no mapa europeu da, 202
Hospital Burghölzli como centro de formação em, 173
importância de Krafft-Ebing na, 99-100, 133
Meynert definindo a, 42-43
Ver também enfermidade mental; psicanálise
psychologie nouvelle, 28-33, 39, 47, 62, 64
pulsão de morte
Abraham e a, 333
Alexander sobre Eros e Tânatos, 340, 354
Anna Freud sobre a, 354, 374
Freud sobre a, 385, 307, 312, 313, 339, 349, 354, 385, 416
debate em curso sobre a, 358
defesa. *Ver* projeção; psíquico defesa; recalque
implicações conservadoras da, 354
Klein sobre a, 381
o anseio romântico pela morte, 285
Reich sobre a, 349, 350, 354-355, 367
Reik sobre sexo e morte, 282, 385
Spielrein sobre sexo e morte, 282, 285
Stekel sobre Eros e Tânatos, 154, 282, 285
pulsões
como inerentemente conservativas, 285

Horney rejeita a teoria pulsional, 419
modelo kleiniano baseado nas, 393, 400
problemas sociais e as, 392
Radó deixa a teoria das, 417
Sullivan abandona a teoria das, 420
Ver também agressão; pulsão de morte; libido
Putnam, James Jackson, 205, 217, 252

Q

"Questão da Análise Leiga, A" (Freud), 363

R

racionalismo, 29, 67, 395
Radó, Sándor, 335, 336, 337
análise leiga combatida por, 364
artigo sobre técnica e teoria, 338, 344
Berlim e Budapeste contrastadas por, 331
como diretor educacional da Sociedade Psicanalítica de Nova York, 414, 415, 418, 419
como editor da *Internationale Zeitschrift für Ärztliche Psychoanalyse*, 354
como neofreudiano, 420-421
conflito com Federn, 416-417
e a formação de analistas, 343
Hartmann analisado por, 393-394
na Policlínica de Berlim, 329
na Sociedade Psicanalítica Húngara, 291
nova direção teórica de, 337
sobre Abraham, 335
sobre Psicanálise da Personalidade Integral de Alexander, 339
sobre Klein, 375
sobre a reforma da psicanálise, 415-416, 418
vai para os Estados Unidos, 354, 414
Rank, Otto, 159
conflito com Abraham, 310, 311, 316, 319, 321, 322, 334
conflito com Jones, 310, 311, 316, 319, 320, 321
como diretor da editora psicanalítica, 310, 321
como editor da *Internationale Zeitschrift für Ärztliche Psychoanalyse*, 243, 311, 321
como palestrante acerca da técnica psicanalítica, 306
como pesquisador da cultura, 159, 160
como secretário da Sociedade Psicológica das Quartas-Feiras, 149, 160
curas breves defendidas por, 322, 323
e a Imago, 257, 311
e o artigo de Wittels sobre doenças venéreas, 165
e o Comitê Secreto, 256, 257, 259, 290

expulsão do movimento psicanalítico, 321-323
Ferenczi se posiciona contra, 323
Jung critica o estatuto de discípulo de, 193
nos Estados Unidos, 319-320, 404
prêmio de publicação para, 280
presidência da Sociedade Psicanalítica de Viena é oferecida a, 320, 321
relação próxima com Freud, 310-311, 316-317, 320
retrata-se a respeito de suas teorias, 320-321
sobre a psicologia da criatividade artística, 159-160
sobre a situação analítica, 314, 315, 316, 319, 323
sobre a técnica psicanalítica, 310-324
sobre Freud querer analisá-lo, 330
sobre o antissemitismo dos freudianos de Zurique, 254
sobre o término acelerado, 315, 319, 345
sobre o trauma do nascimento, 315-320, 322, 368
sobre relatos míticos de heróis, 245
sobre transferência materna, 315-316, 320
sobre a reforma social e a emancipação psicológica, 351
realização de desejo
os sonhos como, 87, 90-91
recalque/recalcamento
como originalmente uma força social, 250
como um conceito que não é novo, 232
de desejos perversos, 115, 116
dos complexos emocionalmente acentuados, 183, 183, 185
feministas apelam à noção freudiana de, 140-142
Fliess sobre o, 110
Freud sobre substitui-lo por uma repressão saudável, 164
Gross sobre libertar a sociedade do recalque, 213, 225
Gross sobre o negativismo e o, 206
Jung e, 199-200, 226, 250-251, 251
neuroses como enfermidades do, 116
no caso "Dora", 108, 109
no modelo freudiano do desenvolvimento sexual, 117, 119
sociedades primitivas vistas como livres de recalque, 119
teorias incorretas atribuídas ao, 152, 153, 268
Régis, Emmanuel, 275
regra de abstinência, 308, 309, 359, 401
regressão, 89, 251

Reich, Annie Pink, 304, 344, 348, 353, 354, 418
Reich, Wilhelm, 302-305
Anna Freud e, 387, 389
análise leiga combatida por, 364, 368
caráter de, 350
começa a praticar a psicanálise, 303-304
como chefe dos Seminários Técnicos de Viena, 344-350
e Movimento Juvenil vienense, 302, 303, 350
em Berlim, 353-355
expulso do movimento psicanalítico, 350, 356, 361, 362, 367
Fenichel e, 302, 303, 361-362, 400, 401
Ferenczi adverte sobre a abstinência, 308
e a psicologia do eu, 349, 350, 351
e Ferenczi e a crítica rankiana à técnica, 323
na clínica psicanalítica vienense, 294, 305
no Congresso de Lucerna de 1934, 357
oposição de Federn a, 350, 352-353, 355
Radó analisa, 354
Sadger analisa, 303
sobre a disfunção sexual, 344
sobre a contratransferência negativa, 360
sobre a pulsão de morte, 348-349, 350, 353-354, 367
sobre a resistência, 345, 346, 345, 348, 349, 385, 387
sobre o caráter, 345, 347-349, 351
sobre o crime, 391
sobre os orgasmos, 352, 400
técnica agressiva de, 400
técnica ativa rejeitada por, 346-347
terapia orgônica de, 404
vai para os Estados Unidos, 404
visões e atividades políticas de, 349-356
vivia fugindo, 358, 361
Reik, Theodore
análise leiga apoiada por, 364
acusação de charlatanismo contra, 362, 363, 372
e o livro de Fenichel sobre técnica, 401
em Nova York, 404
Nunberg sobre, 350
Reich critica, 349, 354
sobre a pulsão de morte, 282, 285, 349, 354
sobre a técnica, 401
Reitler, Rudolf, 130-131, 152
religião
estudo junguiano do mito religioso, 244-248, 260
Freud sobre o complexo de Édipo, 247
Totem e Tabu de Freud sobre, 260
resistência

analista objetivo como sem, 299
e a teoria bleuleriana dos estados emocionais negativos, 194-197
Fenichel sobre a, 401
Ferenczi e Rank sobre a situação analítica e a, 314-315
Freud sobre colegas que oferecem, 192, 194, 234, 252
Hitschmann sobre a, 224
Reich sobre, 345, 346, 347-348, 349, 385, 387, 388
Ribot, Théodule, 30-33
e Charcot, 33, 37
Janet influenciado por, 62
sobre a hereditariedade, 32, 51, 63, 121
sobre a introspecção e a observação na psicologia, 31, 120
Richet, Charles, 36, 46-47, 181
Rickman, John, 305, 306, 391
Riklin, Franz
caso "Lina H.", 187
e Aschaffenburg, 189
estudos associativos de, 179, 182, 183, 185, 186
Jones entrevista, 257
na Sociedade Freudiana de Médicos, 198
no manicômio de Rheinau, 198
simbolismo não sexual enfatizado por, 251
sobre o complexo de Édipo, 281, 297
sobre os contos de fada, 245
Riviere, Joan, 377, 389, 405, 412
Róheim, Géza, 291, 306, 404
Rokitansky, Carl, 131, 133
Rosenfeld, Eva, 384

S

Sachs, Hanns
artigo sobre técnica e teoria, 338, 344
como analista didata em Berlim, 291, 328, 329, 331
como leigo, 364
e o currículo acadêmico para analistas, 343
e o instituto berlinense de formação, 329
e os candidatos de Brunswick Square, 292
psicologia do eu adotada por, 338
sobre a teoria rankiana do trauma nascimento, 321
sobre a técnica de Rank, 322
sobre as análises didáticas, 330
sobre o Comitê Secreto, 257, 259, 290, 328
vai para os Estados Unidos, 354, 415
Sadger, Isidor
e Wittels, 165, 202, 210, 216
Hug-Hellmuth analisada por, 370

Índice

na Sociedade Psicológica das Quartas-Feiras, 134

Reich analisado por, 303

sobre a psicobiografia e a teoria da degeneração, 161-162

sobre a transferência, 296

sobre pulsão de morte, 307

sadismo, 282, 354, 378, 381, 389

Salten, Felix, 139, 142

Schelling, Friedrich, 67, 76, 85

Schilder, Paul, 394, 409, 415

Sanatório Schloss Tegel, 342

Schmideberg, Walter, 411-412

Schnitzler, Arthur, 139, 148, 149

Schopenhauer, Arthur, 68-69

    Interpretação dos Sonhos, A de Freud e, 85, 86

    Hartmann sobre, 73-74 Nesta parte é Meynert que discute Shopenhauer e não Hartemann

    Helmholtz influenciado por, 78

    Jung influenciado por, 179, 180, 245, 251

    Meynert influenciado por, 74

    modelo dinâmico da mente freudiano comparado com o de, 82

    Nietzsche influenciado por, 138

    Rank influenciado por, 159

    sobre a necessidade de enganar a si mesmo, 111

    sobre a renúncia à sexualidade, 144

Schrenck-Notzing, Albert von, 49, 101-102, 114

Seif, Leonhard, 217, 257, 263

Seminários Técnicos de Viena, 344-350, 350-351

Severn, Elizabeth, 359-360

sexologia, 98-102

    apoio à síntese freudiana vindo da, 124-125

    divisões no interior da, 124

    e a teoria freudiana da sedução, 102-103

    Freud torna-se sexólogo, 106

    Freud se baseia na sexologia e a critica, 113-114

    Jung e Ferenczi distanciam-se da, 254

    na síntese freudiana, 119, 121, 122, 199, 221

    na Berlim de Weimar, 327

    oposição à síntese freudiana vinda da, 124-125

    os sexólogos deixam o movimento psicanalítico, 263

    Seminário Vienense de Sexologia, 302, 303

    sexólogos de Berlim e o freudismo, 218

sexualidade

    bissexualidade, 100-101, 103, 109-110, 111-112, 142-144, 148

como biológica e psíquica, 121

escândalos entre os freudianos, 212-216

Freud centra-se nas forças intrínsecas da, 107-111

Freud migra sua teoria para as forças biológicas, 112-119

Freud sobre a continência sexual, 146

Freud sobre as neuroses e a, 92-125

Freud vê a molestação sexual como causa da histeria, 96-98, 102-106, 144, 192

Gross como revolucionário sexual, 212

histeria associada com a, 34, 92

infantil, 116-118, 273-274, 330

ligas de moralidade zuriquenses sobre a, 176-177

na teoria adleriana unificada da neurose, 236

psicologia do eu contrastada com a ênfase sobre a, 341

Reich sobre a importância da, 303, 352, 354

Reik sobre a morte e a, 282

reforma sexual berlinense, 326-327

reformadores sexuais vienenses, 139-144, 145, 166

Spielrein sobre a morte e a, 282

transferência como sexual, 297

Ver também libido; masturbação; perversão; psicossexualidade; sexologia

Sharpe, Ella, 292, 360, 375, 377, 401

Simmel, Ernst, 278-279

    como diretor do Sanatório Schloss Tegel, 342

    como presidente da Sociedade Psicanalítica de Berlim, 335

    e o instituto berlinense de formação, 330

    Na Policlínica de Berlim, 291, 327

    prêmio de publicação para, 280

    preso pelos nazistas, 361

    sobre a reforma social e a emancipação psicológica, 351

    sobre o crime, 392

    tratamento de neuroses de guerra por, 278-279, 280, 284

    vai para os Estados Unidos, 404, 415

sinestesia, 177

Sobre a Concepção das Afasias: Um Estudo Crítico (Freud), 80

"Sobre o Mecanismo Psíquico dos Fenômenos Histéricos: Comunicação Preliminar" (Breuer e Freud), 57-58, 63

"Sobre Psicanálise 'Selvagem'" (Freud), 237

Sociedade Freudiana de Médicos (Zurique), 198

Sociedade Internacional de Psicologia Médica e Psicoterapia, 219

Sociedade de Psicologia Individual, 289

Sociedade Psicanalítica Britânica, 292, 293, 375, 377, 380, 384, 393, 410-414

Sociedade Psicológica das Quartas-Feiras

    crescimento da, 149

    e a não recusa de candidatos, 220

    estabelecimento da, 129-131

    dissensão no interior da, 149-152

    Freud considera a possibilidade de recrutar intelectuais para a, 148

    humanistas e reformadores sociais na, 158

    ideias de Wittels debatidas na, 162, 163-164, 165-167

    Jung e Binswanger frequentam a, 193

    Jung e Jones sobre a, 208

    muda de nome, 170

    novos membros entram para a, 134, 147, 163

    objeções à autoridade clínica de Freud não eram permitidas na, 156, 167

    psicobiografias de Sadger debatidas na, 161-162

    psicologia rankiana da criatividade artística debatida na, 159-160

    repensa a sua missão, 167-170

    Sociedade Freudiana de Médicos comparada com a, 198

    teoria adleriana da base orgânica das neuroses debatida na, 156-158

    teoria da psicossexualidade organiza debates na, 170

    teoria stekeliana das neuroses debatida na, 152, 153-154, 155

    vários interesses representados na, 167, 267

Sociedade Psicanalítica de Berlim

    Abraham como presidente da, 327, 335

    crescimento da, 326

    Eitingon como presidente da, 335

    estabelecimento da, 219

    instituto de formação estabelecido pela, 329

    no Congresso de Haia em 1918, 294

    proposta de separação da IPA, 259

    Simmel como presidente da, 335

Sociedade Psicanalítica de Budapeste, 258, 259, 364, 374

Sociedade Psicanalítica de Londres, 259, 263, 292, 298

Sociedade Psicanalítica de Nova York, 294, 364, 365, 403-404, 414, 415-420

Sociedade Psicanalítica de Viena

    Adler como presidente da, 231, 235-236, 239

    Adler renuncia à, 212, 239

análise leiga apoiada pela, 365
  Anna Freud na, 372
  crescimento da, 236
  como modelo para a organização internacional, 226
  cursos pedagógicos oferecidos pela, 384-385
  e a análise de crianças, 371
  efeito das propostas de Nurembergue sobre a, 235-243
  Freud sobre as opiniões divergentes na, 241-242
  na Primeira Guerra Mundial, 271-272
  no Congresso de Haia de 1918, 294
  sob a direção de Federn, 346
  Rank e a liderança da, 310, 320, 321
  Rank renuncia à, 321
  reconstitui-se depois da Primeira Guerra Mundial, 293, 343
  se dissolve, 403
  Stekel renuncia à, 243
  Sociedade Psicológica das Quartas-Feiras torna-se, 169-170
  teoria adleriana da inferioridade debatida na, 236-237
Sociedade Psicanalítica de Zurique, 230, 233, 263, 268-269
Sociedade Psicanalítica Húngara, 279, 290, 294, 364
sociologia psicanalítica, 392
Sokolnicka, Eugenia, 309, 310
sonhos, 83-91
  Abraham sobre mitos e, 245
  Bleuler sobre a análise de sonhos no tratamento da psicose, 197
  como "via régia" para o inconsciente, 91, 296
  descrição freudiana dos, 82, 86-91, 120, 275, 295
  em pacientes traumatizados de guerra, 278, 284
  Fechner sobre a localização dos, 88
  Maeder sobre os, 258
  no caso "Dora", 107-109, 111
  no caso "Homem dos Lobos", 273
  no método psicanalítico, 294-295
  Stekel e, 240, 295
  transferência contrastada com a interpretação dos, 297, 298
  ultrapassamento do princípio de prazer e os, 284
Soyka, Otto, 147, 165
Spielmeyer, Walter, 191-192
Spielrein, Sabina, 214, 282, 296, 312
Staub, Hugo, 342, 353, 392, 404, 410

Stein, Phillip, 204, 226, 254
Stekel, Wilhelm
  como a ovelha negra dos zuriquenses, 241
  conflito com Freud acerca da natureza das neuroses, 152-156
  confrontação de Freud com, 242-243
  depoimento sobre o direito matrimonial, 145
  desprezo de Freud pela teorização de, 227, 241
  e Adler, 157, 236, 238, 241, 242
  e Nothnagel, 133
  e o *Zentralblatt für Psychoanalyse*, 235, 241-242, 243, 255, 271
  interpretação de sonhos por, 295
  na Sociedade Psicanalítica de Viena, 235, 238-239, 240, 243
  na Sociedade Psicológica das Quartas-Feiras, 130, 150, 167
  reunião sobre a crise ao redor, 252-253
  sobre Eros e Tânatos, 153-154, 282, 285, 312
  sobre a presidência da IPA, 227, 228
  sobre a psicobiografia de Sadger, 162
  sobre a psicologia rankiana da criatividade artística, 160
  sobre a técnica feita sob medida para o paciente, 151
  recusa-se a se dissociar da psicanálise, 289
  Reich sobre, 303
  relacionamentos sexuais com pacientes de, 300
  sobre a transferência, 297
  sobre os símbolos universais, 224
  sobre as ideias de Wittels, 163, 165
  Sterba, Editha, 348, 372, 384, 404
  Sterba, Richard, 344, 347, 348, 352, 403, 404
Strachey, Alix, 305, 332, 375, 405
Strachey, James, 305-306, 321, 380-381, 390, 405, 406, 411, 413
  Estudos Sobre a Histeria (Breuer e Freud), 58-59, 60, 63, 94, 105, 144, 217
sugestionamento
  autossugestionamento, 37-38, 49, 53, 60
  Bernheim sobre o, 46-48
  Bleuler sobre o, 195
  distinção entre a psicanálise e o, 222
  Freud e o, 49-50, 56-57, 60, 61, 201
  transferência contrastada com o, 296
  Ver também hipnotismo
Sullivan, Harry Stack, 417, 420
superego. *Ver* "supereu"
supereu
  Alexander sobre o, 338, 339, 340
  Anna Freud sobre o, 386-387

debate acerca do papel do, 347-348
  Klein sobre o, 376, 380, 381
  no novo modelo estrutural da mente freudiano, 312-313, 389-390
  traduções do, 405-406
  Wälder sobre a liberdade e o, 398
Swoboda, Hermann, 142, 148

T

tabe dorsal (ataxia locomotora), 51-52
Tausk, Victor, 242
Thalassa: Uma Teoria da Genitalidade (Ferenczi), 317, 323, 331, 368
teoria da degeneração
  e psicobiografia, 161, 162
  fracasso do projeto liberal atribuído à degeneração, 136
  Freud sobre a perversão sexual e a, 114, 115
  Krafft-Ebing sobre a homossexualidade e a, 100
  medicina francesa atribui a enfermidade mental à, 50-51
  Meynert se opõe à, 72
  oposição de Freud à, 51, 52, 63, 136, 217
  psicopatologia francesa permanece comprometida com, 52, 64, 123
  teoria adleriana da base orgânica das neuroses e a, 156
  teoria freudiana da libido contrastada com a, 107, 120, 121
teoria da sedução, 96-98, 102-106, 110
Teoria das Relações de Objeto, 382, 384, 389
terapia lúdica, 376
tese da especificidade, 95, 104
Thompson, Clara, 420
Totem e Tabu (Freud), 258, 259-261, 368
transferência de pensamentos, 299
Três Ensaios Sobre a Teoria da Sexualidade (Freud), 113-119, 120, 146-148, 187, 188, 192, 195, 217, 303
transferência
  agressão e a, 281
  amor de transferência, 300
  como tentativa de viver o passado, 300
  como ideia organizadora central, 300-301
  como empiricamente observável, 297, 298-299
  contratransferência, 215, 222, 298, 305, 308, 359-360
  do desejo inconsciente à consciência, 90
  Fenichel sobre a, 401
  Ferenczi e Rank sobre a situação analítica e a, 315

Índice

Ferenczi sobre a psicanálise e a, 222-223, 296-297
freudianos Zurique sobre a, 198
Freud introduz o conceito de, 61-62
Gross sobre a, 213-215
Horney e a, 332, 419
Jung e a, 200, 231-232, 252, 298
Klein sobre a, 377, 378-379, 381
na descrição abrahamiana da demência precoce, 209
necessidade de constância interior e a, 285
neurose de transferência, 299
no método psicanalítico, 298-300
Rank e a, 160, 315, 320
Reich e a, 303, 304, 345, 346, 347, 348
Sociedade Psicológica das Quartas-Feiras debate sobre a, 151
teoria da libido e a, 122
tratamento ativo e a, 322
tratamento pela fala
Charcot emprega o, 38
de Breuer no caso de Anna O., 55
Ver também psicanálise
trauma
Charcot sobre as neuroses e o, 37-38, 57
do nascimento, 150, 315-320; 321, 323, 368
Ferenczi sobre a recentralização no, 359, 360
Freud e Breuer sobre a cisão da consciência pelo, 57-58, 63
Freud migra sua teoria da sexualidade para longe do, 112-113
Freud sobre a importância do trauma psíquico, 52
Freud sobre o sinal de medo para a defesa contra o, 323, 345
na síntese freudiana da década de 1890, 56
no caso "Dora", 107-108, 122
repetição do, 285
histeria traumática, 44, 52, 57-58, 93, 94-95
no choque de obus, 276, 279, 280, 285
paralisia traumática, 38, 56, 58
trauma do nascimento, 315-319, 320, 322, 323, 368
Trauma do Nascimento, O (Rank), 315-318, 322, 323

U

Ulrichs, Karl Heinrich, 99, 100, 103

V

Viena
Ambulatório, 293, 329, 343, 344, 349, 362, 371-372

análise leiga proibida em, 362
analistas alemães fogem para, 384-385
analistas fogem de Viena para os Estados Unidos, 407
anexação da Áustria pelos nazistas, 367, 402
antissemitismo em, 135
aumento do número de freudianos em, 216
busca por um modelo psicanalítico entre Reich e Klein em, 393-394
Centro para Estudo da Criança em, 371
círculos modernistas em, 138-139
colapso do mercado de ações de 1873, 135
como centro de estudo médico, 131-133
conflito com freudianos em Londres e Berlim, 310, 321
conflito entre os londrinos e os imigrantes de, 410-414
Congresso de Salzburg e os freudianos de, 212
Fenichel trabalha com vienenses, 400
Freud aborda o público vienense, 144-149
Freud tenta distanciar-se dos seguidores em, 207
freudianos de Viena sobre a presidência da IPA, 227, 228
freudianos em, 129-170
instituto de formação em, 294, 343, 373
judeidade dos freudianos em, 207-208, 228, 251
métodos de formação berlinenses em, 342
Movimento Juvenil em, 301-302, 303
na psicanálise pós-Primeira Guerra Mundial, 290
organização berlinense comparada com a de, 342
psicanálise organizada deixa de existir em, 403
psicologia do eu em, 389
reformadores sexuais em, 139-144
Seminário de Sexologia, 302, 303
sistema de aprendizado em, 330
"Sobre a História do Movimento Psicanalítico", de Freud, sobre os freudianos de, 261
Stekel torna-se a voz dos freudianos de, 240-241
Zentralblatt für Psychoanalyse, 235
Ver também Sociedade Psicanalítica de Viena; Sociedade Psicológica das Quartas-Feiras
Virchow, Rudolf, 95, 132
visão mecanicista, 71, 72, 73, 75, 89, 138-139
Vogt, Oskar, 184, 219, 263

W

Wagner-Jauregg, Julius von, 277, 293, 305, 393, 396
Wälder, Robert, 349, 387-388, 389, 393-394, 395, 397, 398, 404
Weininger, Otto, 142-143, 148, 159, 161, 199, 303
Weiss, Edoardo, 391, 404
Westphal, Carl, 99, 101
White, William Alanson, 420
Winnicott, Donald W., 412, 414
Wittels, Fritz, 162-167
Horney criticada por, 420
Kraus sobre, 215
liberalismo de Freud contrastado com, 225
propostas de Nurembergue e, 263
no conflito no interior da Sociedade Psicológica das Quartas-Feiras, 167
sobre o Congresso de Salzburg de 1908, 210
sobre a reforma social e a emancipação psicológica, 351
Wundt, Wilhelm
estudos com associação de palavras, 178, 184
estudos com associação tornam as ideias de Freud relevantes para, 185
psicofísica renunciada por, 83
Putnam sobre os psicopatologistas e, 217
Metamorfoses, As de Jung e, 245
oposição a Freud dos seguidores de, 124, 201
sobre as associações como sendo conscientes, 184
sobre Freud acerca da afasia, 80
sobre os sonhos, 86
sobre a psicologia fisiológica, 79

Z

Zeitschrift für psychoanalytische Pädagogik, 385, 405
Zeitschrift für Psychologie, 185
Zentralblatt für Psychoanalyse, 235, 243, 255, 271, 295
Ziehen, Theodor, 178, 182, 183, 189
zona anal, 119, 334
zonas erógenas, 109, 117
zona genital, 117, 334
Zurique
Congresso de Nurembergue e os freudianos de, 228, 233, 254
freudianos cristãos em, 208
freudianos em, 179-198
freudianos internacionais formados em, 203, 207
Freud renuncia aos freudianos de, 258

insatisfação com a psicossexualidade em, 191, 251

IPA e os freudianos de, 229-230

missão de averiguação de Jones em, 256

Liga Kepleriana ataca Freud em, 248-249

ligas de moralidade em, 176, 177

psiquiatras alemães atacam os freudianos de, 199

"Sobre a História do Movimento Psicanalítico", de Freud, sobre os freudianos de, 261-262

Stekel como ovelha negra dos freudianos de, 241

Totem e Tabu direcionado aos freudianos de, 258

Ver também Hospital Burghölzli

Zweig, Stefan, 139, 140, 301

Agradecimentos

Meus mais profundos agradecimentos vão para os meus pais, Jack e Odette Makari, cuja paixão pela investigação intelectual e cuja perseverança foram a minha inspiração. Tenho o prazer de expressar minha gratidão aos professores e amigos que me ajudaram nesta longa subida, incluindo o meu primeiro guia erudito, Sander L. Gilman, o finado Eric T. Carlson, Norman Dain, Theodore Shapiro, Arnold Cooper, Robert Michels, William Frosch, Lawrence Friedman, Gerald Fogel, Roy Schafer, Elizabeth Auchincloss, Nathan Kravis, o inimitável Michael S. Harper, Rob Seidenberg, David Levin, Adam Bresnick, Leora Kahn, Leonard Groopman, Nicola Khuri, Sam Messer, Eleanor Gaver, Constance Herndon, *il miglior fabbro* Anthony Walton, Cathy Frankel e Michael Beldoch.

Durante esses meus anos de pesquisa e escrita, fui apoiado por colegas acolhedores na Universidade Rockefeller, no Centro de Pesquisa e Formação Psicanalítica da Universidade de Columbia, e especialmente no Departamento de Psiquiatria e no Instituto de História da Psiquiatria da Universidade de Cornell. Fui enriquecido por longas discussões com o excepcional corpo docente do Instituto, bem como por diálogos com outros acadêmicos, incluindo o finado Roy Porter, Sonu Shamdasani, Brett Kahr, Peter Swales, Richard Skues, Elke Mühlleitner, Patrick Mahoney, German Berrios, Ernst Falzeder, Eric Engstrom, Cheryce Kramer, Nathan Hale e John Burnham.

Partes deste trabalho foram apresentadas na Conferência Muriel Gardner na Universidade de Yale; na Conferência Samuel Perry organizada pela Faculdade de Medicina Weill da Universidade de Cornell; na Conferência Sándor Radó no Centro Psicanalítico da Universidade de Columbia, na Universidade Rockefeller, no Colégio Universitário de Londres e na Universidade de Emory. Agradeço aos promotores desses eventos e aos respectivos públicos pelos retornos.

Este livro não teria sido possível sem a gentileza e a sabedoria de muitos bibliotecários e arquivistas, de Zurique a Los Angeles. Dentre eles, cumpre mencionar Erica Davies, J. Keith Davies, Jill Duncan, Nellie Thompson, Matthew von Unwerth, Thomas Roberts, Marvin Krantz, Leonard Bruno, Andreas Jung, Ulrich Hoerni, Tina Joos-Bleuler, Marie-Renée Cazabon, Verena Michels, Giselle Sharaf, Sanford Gifford, e a notável Diane Richardson, bibliotecária das coleções especiais da Biblioteca Oskar Diethelm, em Nova York. A finada Doro Belz, Heidi Ziegler e Astrid von Chamier auxiliaram enormemente com materiais alemães; e ao longo dos anos, os meus assistentes no Instituto – Charles Gross, Tanya Uhlmann e Siovahn Walker – impediram que aquele monte de trabalho me esmagasse.

Mitchell Feigenbaum me cedeu refúgio na Universidade Rockefeller, onde este livro foi escrito; além disso, ele e Gunilla Feigenbaum me ofereceram contínuo incentivo. *Revolução em Mente* beneficiou-se das perspicazes leituras de Robert Michels, Sander L. Gilman, Nathan Kravis, Lawrence Friedman, Sonu Shamdasani, Anthony Walton, Arabella Ogilvie, os Feigenbaum e, sobretudo, da generosa e talentosa Siri Hustvedt, cuja dedicação a este livro foi inigualável.

Considero-me entre os bem-aventurados por ter a sorte de trabalhar com Sarah Chalfant, assim como com Edward Orloff e o restante da equipe da Agência Wylie. Tim Duggan, da HarperCollins, foi um editor maravilhoso, oferecendo-me muitos conselhos firmes; sua assistente, Allison Lorentzen, relevou minhas fraquezas com paciência e bom humor. Este trabalho teria sido impossível sem uma oportuna bolsa de pesquisa oferecida pela Associação Psicanalítica Internacional, e sem o apoio contínuo do DeWitt Wallace Reader's Digest Program, da New York Community Trust. Os agradecimentos finais são reservados ao meu diretor exemplar, Jack D. Barchas, que esteve sempre ao meu lado neste projeto e me incentivou do início ao fim.

George Makari é diretor do Instituto de História da Psiquiatria da Universidade de Cornell, professor associado de psiquiatria na Faculdade de Medicina Weill, professor adjunto na Universidade Rockefeller, e integra o corpo docente do Centro Psicanalítico da Universidade de Columbia. Seus escritos sobre história da psicanálise ganharam inúmeros prêmios. Ele vive na cidade de Nova York.

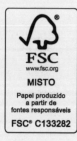

Este livro foi impresso na cidade de São Bernardo do Campo,
nas oficinas da Paym Gráfica e Editora, em novembro de 2024,
para a Editora Perspectiva.